AF337314

TRAITÉ

D'HYGIÈNE MILITAIRE

PAR

G. H. LEMOINE

Médecin principal de première classe
Professeur d'Hygiène à l'École d'application du service de santé militaire du Val-de-Grâce
Membre du Conseil supérieur d'Hygiène de France.

AVEC 89 FIGURES DANS LE TEXTE

PARIS

MASSON ET Cⁱᵉ, ÉDITEURS
LIBRAIRES DE L'ACADÉMIE DE MÉDECINE
120, BOULEVARD SAINT-GERMAIN

1911

TRAITÉ
D'HYGIÈNE MILITAIRE

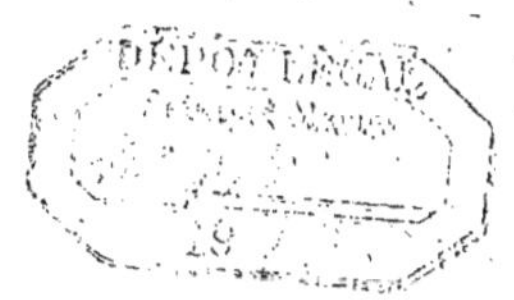

TRAITÉ
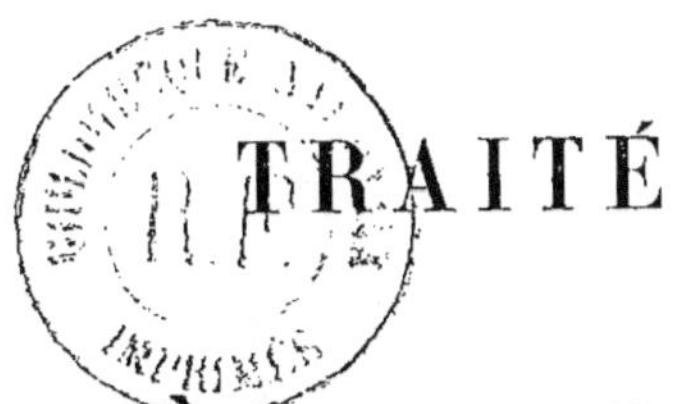

D'HYGIÈNE MILITAIRE

PAR

G. H. LEMOINE

Médecin principal de première classe
Professeur d'Hygiène à l'École d'application du service de santé militaire du Val-de-Grâce
Membre du Conseil supérieur d'Hygiène de France.

AVEC 89 FIGURES DANS LE TEXTE

PARIS

MASSON ET Cie, ÉDITEURS

LIBRAIRES DE L'ACADÉMIE DE MÉDECINE

120, BOULEVARD SAINT-GERMAIN

1911

AVANT-PROPOS

Si, de toutes les collectivités, l'armée semble la plus vulné-
rable par l'homogénéité du milieu, l'identité du mode d'existence, et surtout le groupement de ses membres dans de vastes
habitations où la promiscuité est la règle, elle trouve dans ces
conditions mêmes des éléments de défense. C'est au médecin de
savoir les discerner, pour les faire servir à une organisation
méthodique de l'hygiène militaire, dans les garnisons, les
camps et les cantonnements suivant les circonstances de paix
ou de guerre dans lesquelles il est appelé à accompagner les
troupes.

L'homogénéité du milieu qui limite le champ d'observation
facilitera l'étude des maladies épidémiques; l'identité du mode
d'existence permettra d'en saisir plus facilement les lacunes,
le groupement sur une surface relativement restreinte et la
discipline qui en soude les divers éléments favoriseront les
prescriptions de mesures prophylactiques absolument inappli-
cables ailleurs.

Pour obtenir ce résultat, il importe que le médecin militaire
se pénètre de cette idée qu'il doit être avant tout un hygiéniste.

Son rôle d'organisateur du service de santé en temps de paix
et en campagne réclame des connaissances approfondies de
l'hygiène, surtout à notre époque où les agglomérations militaires deviennent par leur densité une proie de plus en plus
facile pour les micro-organismes infectieux en multipliant les
contacts et en leur créant un milieu de culture favorable.

Cette notion de la nécessité du médecin hygiéniste est aussi ancienne que la guerre. A Cyrus, qui se vantait d'avoir réuni auprès de lui les meilleurs médecins et chirurgiens, Cambise[1] répondait que les guérisseurs n'avaient que faire dans les armées... « Vous auriez, ajoute-t-il, un bien plus noble soin, si vous tâchiez de prévenir les maladies, et si vous empêchiez qu'elles se répandent dans vos troupes. » Même idée a été développée fort heureusement par le professeur Bard[2] : « Une fois mis en possession de l'autorité nécessaire à leurs fonctions dans l'armée, il importera que les médecins se pénètrent que leur rôle de guérisseurs, médical ou chirurgical, n'est qu'une face accessoire de leur mission et qu'ils doivent être avant tout des hygiénistes... La place rationnelle du médecin n'est pas à l'arrière-garde à ramasser des éclopés ; elle devrait être à l'avant-garde pour reconnaître les lieux de campement, veiller aux qualités de l'eau utilisée, surveiller le mode d'établissement des cantonnements, l'installation des lieux d'aisance, etc. L'*arme sanitaire* doit être appelée à faire entendre sa voix. Nombre de campagnes n'ont-elles pas *échoué* parce qu'on n'avait pas tenu compte des possibilités hygiéniques? Dans un plan de campagne la connaissance de la géographie médicale des régions à traverser importe tout autant que la connaissance des chemins, et les médecins seuls sont capables de l'établir avec clairvoyance. »

On ne peut mieux résumer en quelques lignes le rôle du médecin militaire en temps de guerre. Ce rôle, en effet, s'est transformé à travers les âges comme s'est transformée l'armée elle-même. Autrefois les contingents relativement restreints, rassemblés seulement au moment d'une expédition, ne réclamaient guère de notre art que l'habileté chirurgicale. On avait peu souci de la conservation d'effectifs dont on trouvait toujours à combler les vides faits par le feu de l'ennemi ou les maladies, et les chefs s'entouraient plus de chirurgiens, à l'exemple de Cyrus, que d'hygié-

____

1. *Cyropédie*, traduction de Charpentier, 1749, p. 63.
2. BARD, La mortalité et les maladies dans les milieux militaires, *Presse médicale*, avril 1904.

nistes. L'hygiène, d'ailleurs, et la prophylaxie des maladies épidémiques ne connaissaient guère que les quarantaines et les cordons sanitaires et n'étaient pas encore une science. Aussi le corps de santé renfermait-il les notabilités de la chirurgie et on voit au xvii⁰ siècle les chirurgiens militaires tenir la première place dans les Universités et dans les Académies. Mais bientôt les armées deviennent plus nombreuses, on a plus souci de la vie humaine, et les médecins d'armée commencent à étudier les maladies épidémiques qui sévissent sur les troupes en campagne.

C'est, en effet, de la fin du xvii⁰ siècle [1] que datent en France les premiers ouvrages des médecins d'armée sur les maladies épidémiques, et l'étude attentive des moyens propres à les prévenir et à en arrêter la propagation.

Remy-Lefort, en 1681 [2], décrit les maladies le plus souvent observées chez le soldat. Dezou [3], médecin ordinaire des hôpitaux et des armées du Roi en Italie, élève de Bœrhaave et de Rivière, étudie plus spécialement les fièvres paludéennes et la dysenterie. Mais l'hygiène militaire proprement dite trouve son premier maître en de Meyserey [4], qui attribue un rôle prépondérant à l'air, à l'eau, aux aliments et à l'habitation dans la transmission des germes pathogènes encore hypothétiques, mais reconnaissables sous les termes de miasmes et de vapeurs. Médecin ordinaire du Roi, correspondant de l'Académie royale des sciences, médecin des armées en Italie et en Allemagne, de Meyserey publia en 1754, sous le titre de *Médecine d'armée*, deux volumes où il rapportait ce qu'il avait observé d'avantageux et de contraire aux « hommes sains, malades ou convalescents ».

Après avoir donné des conseils pour l'établissement des camps et bivouacs, principal objectif et souci des médecins militaires de cette époque où les guerres se succédaient sans

---

1. J. DES CILLEULS, Les études épidémiologiques dans l'armée française au xvii⁰ et xviii⁰ siècles, *Bull. méd.*, 1908, p. 67.

2. *Le Médecin d'armée ou les entretiens de Polémiatre et de Léoceste*, Paris, 1684.

3. *Lettres sur les principales maladies qui ont régné dans les hôpitaux de l'armée du Roy en Italie pendant les années 1734, 1735, 1736*, Paris, 1741.

4. *Méthode aisée et peu coûteuse de traiter avec succès plusieurs maladies épidémiques*, 1758, *Bull.* 1908, p. 108.

interruption, de Meyserey passe en revue les principaux desiderata de l'hygiène militaire concernant le casernement, l'eau de boisson, l'alimentation et la propreté.

C'est ainsi qu'il attire l'attention sur l'ouverture des fenêtres à intervalles réguliers, le jour et la nuit, pour purifier l'atmosphère des chambrées, et l'application de « grosse toile un peu usée » à des trous pratiqués dans la muraille pour produire une aération continue. Ne reconnaît-on pas là l'idée qui a fait préconiser les feutres, toiles métalliques, vitres perforées, comme mode de garniture des fenêtres? Portius[1] et Duhamel de Montceau[2] démontrent également la nécessité de lutter contre le méphitisme de l'air des locaux habités et insistent sur quelques moyens propres à purifier et à renouveler l'air.

Duhamel de Montceau préconisa le premier les hottes appliquées aux fenêtres. De Meyserey ordonne l'éloignement immédiat des récipients destinés à recevoir les matières fécales et urines, et recommande le badigeonnage des parquets à la chaux.

Les dangers occasionnés par *l'eau* n'échappèrent pas à de Meyserey. Il décrivait soigneusement les caractères que doit présenter toute eau potable, et donnait les moyens de « corriger » les eaux corrompues. On devait les traiter par le repos, la décantation, le filtrage et l'adjonction, pendant l'ébullition, de plantes acides, d'alun ou de vitriol.

Au point de vue de l'alimentation du soldat, l'auteur signalait les dangers de l'absorption des viandes provenant d'animaux maigres, vieux ou harassés de fatigue, comme aussi ceux qu'occasionnait l'ingestion de pain mal cuit[3] ou moisi, ou fabriqué avec des farines avariées ou de seigle ergoté. Il donnait, en outre, la description et la composition de tablettes de viande incorruptibles dont il vantait l'usage en campagne.

---

1. PORTIUS, *La Médecine militaire*, traduit successivement en 1686, 1701, 1728, 1739, 1744.
2. DUHAMEL DE MONTCEAU (1729-1770), *Moyens de renouveler l'air des infirmeries.* — *Moyens de conserver la santé des équipages de vaisseaux*, etc.
3. PORTIUS, *Loc. cit.*, p. 109-154.
4. Lamy en présenta plusieurs modèles, ainsi qu'un certain nombre de « fontaines domestiques ». Ils furent adoptés par l'Académie.

Toutes les questions qui font encore aujourd'hui l'objet de nos études et de nos recherches, préoccupaient déjà les hygiénistes militaires et certaines solutions appliquées à l'heure actuelle se rapprochent de bien près de celles adoptées alors.

J. Colombier [1], inspecteur général des hôpitaux, nous a laissé un *Traité d'hygiène* (1775) et un *Code de médecine militaire* (1772) dans lesquels il s'étend longuement sur les mesures à prendre dans les casernes et dans les camps. Il insiste spécialement sur les méfaits de l'encombrement, se plaignant d'avoir vu jusqu'à 8 bataillons logés ensemble. Il relève aussi l'absence de précautions contre l'air confiné, la saturation des chambrées par les vapeurs infectes que dégageaient soit les aliments qu'on y prépare, soit les produits éliminés par l'organisme. Il préconisait la construction des casernes « de manière qu'il n'y eut que deux corps de logis parallèles séparés par un espace large. C'est déjà le type 1874. Les fenêtres doivent être opposées et garnies de ventilateurs.

Colombier, préfère le camp au cantonnement chez l'habitant « où le soldat se livre à l'intempérance et au dévergondage » ; c'est encore souvent comme cela de nos jours. L'eau suspecte doit être bouillie avant consommation, on peut encore l'épurer par l'alun ou le nitre. Les fosses d'aisance doivent être comblées avec beaucoup de terre tous les huit jours, « car elles sont la source de propagation de diarrhées et de dysenterie ».

En somme, les préceptes de Colombier ressemblent à ceux de de Meyserey et à ceux que nous retrouvons dans nos traités d'hygiène militaire du xixᵉ siècle. Les dangers de l'encombrement dans nos casernes, des matières usées accumulées dans les camps, de l'impureté de l'eau de boisson, sont toujours présents, et c'est à les diminuer et supprimer autant que possible que s'évertuent les médecins d'armée de tous les temps. Mais, plus heureux que nos ancêtres, nous possédons aujourd'hui pour cela des armes plus puissantes.

---

1. J. DES CILLEULS, Un réformateur de l'hygiène militaire, J. Colombier, inspecteur général des hôpitaux militaires, *Caducée*, 9 novembre 1907.

Viennent ensuite Read[1], médecin de l'hôpital militaire de Metz (1767), puis du duc d'Orléans, du régiment de Béarn, du corps des hussards (1787), enfin correspondant de l'Académie royale des sciences et agrégé au collège des médecins de Nancy, et Rambaud (1725-1785), médecin de l'hôpital militaire de Givet puis de Sedan, qui soulignèrent à différentes reprises le rôle néfaste de l'eau dans la genèse des diarrhées, dysenteries, fièvre typhoïde. Read fit combler les puits de Metz qu'il incriminait comme la cause du mal lors des épidémies de 1770, 1781, 1782.

C'est aux écrits de Read que nous devons la constitution de la première *Commission supérieure d'hygiène et de prophylaxie*, réunie par Louis XVI sur la proposition de Turgot. Elle fut spécialement chargée de l'étude et de l'histoire des épidémies connues. Ses membres devaient correspondre avec leurs confrères les plus éclairés des provinces et des pays étrangers, puis réunir et comparer leurs observations pour en former un livre unique et complet sur les épidémies. Parmi les praticiens auxquels cette tâche était dévolue figuraient MM. de La Saone, premier médecin du Roi et « chef » de la Société royale de médecine; Vicq d'Azyr, Bouvart, Poisonnier, Lorry et Malouet.

Dehorne, médecin aux Rapports pour la salubrité de Paris et premier *consultant* des camps et armées du Roi, membre de la Société royale de médecine et rédacteur du *Journal de médecine militaire*, peut être regardé comme le précurseur des études prescrites dans ces derniers temps sur l'hygiène des cantonnements; il adoptait à peu de chose près la formule du médecin-major Champeaux.

Dans un mémoire lu à la Société royale de médecine, le 26 octobre 1784, devant le prince Henri de Prusse, il exposa clairement ses vues et montra quel profit les armées pouvaient retirer de la connaissance exacte des *villes et villages traversés dans les marches*, comme aussi des causes principales d'insalubrité qu'on y rencontrait.

---

1. *Réflexions sur un projet médical à l'usage des troupes*, 1787.

Une géographie médicale ferait, en outre, mieux connaître les *affections importées par les recrues*.

Les nombreuses études de « topographie médicale » poursuivies au cours du siècle dernier, et signées d'un très grand nombre de médecins militaires montrent que les sentiments de Dehorne et de Read ont été partagés par leurs successeurs, en même temps qu'elles apportent pour l'épidémiologiste et l'hygiéniste des documents précieux. Il est à désirer qu'à ceux-ci soient joints des carnets sanitaires urbains analogues à la deuxième partie de nos registres de casernement. L'établissement du casier sanitaire de la ville de Paris[1], inauguré par A.-J. Martin en 1892 et continué par Juillerat et Bonnier, marque un premier pas dans cette voie féconde en enseignements, et précieux pour nos garnisons.

Au cours des guerres de la Révolution et de l'Empire, le médecin hygiéniste occupe encore une place effacée, mais les chirurgiens ne se confinent plus exclusivement dans leurs fonctions d'opérateurs et de panseurs, et les écrits de Larrey, Percy, Desgenettes montrent qu'aux qualités techniques chirurgicales, ces maîtres joignaient les talents d'organisateurs et d'hygiénistes. C'est en l'an XII que Revollat, d'autre part, écrit son *Hygiène militaire*. Un registre d'ordres journaliers du 48e régiment d'infanterie[2] permet de voir que même à cette époque les chefs de l'armée, bien que portant surtout leur attention sur les moyens de secourir rapidement blessés et malades, ne se désintéressaient cependant pas des mesures d'hygiène prophylactique. On y trouve les prescriptions relatives à la vaccination (ordre du 15 mai 1810), à la visite hebdomadaire des sous-officiers et soldats dans le but de s'assurer qu'ils ne sont points atteints de maladie.

A côté de la recherche des *cas frustes ou latents* de maladie contagieuse, on préconise l'*isolement relatif des convalescents*

---

1. REILLE, Le casier sanitaire de la ville de Paris, *Annales d'hyg. et de méd. légale*, 1900, p. 43.
2. LACRONIQUE, Mesures d'hygiène et de prophylaxie prescrites à l'armée d'Allemagne, 1810-1812, *France médicale*, 1905, p. 378.

et il est enjoint aux chefs de corps de ne point faire monter la garde aux hommes venant des hôpitaux qu'au moins 20 jours après la guérison. Suivent les prescriptions concernant le vêtement, la nourriture et l'eau de boisson. Ordre est donné (15 octobre 1811) de nettoyer tous les jours les tonneaux servant de *filtres* pour l'eau de boisson, d'y augmenter la quantité de sable et de renouveler la poussière de charbon. La tenue des camps entre aussi pour une grande part dans les soucis du commandement et du service de santé. Le médecin principal Gilbert, médecin en chef de l'armée d'Allemagne, signale en outre la *mauvaise installation des hôpitaux* qui deviennent des centres de contagion. Comme on le voit, l'influence de l'hygiène sur la santé des troupes n'était pas plus méconnue autrefois qu'aujourd'hui. C'était plutôt la science hygiénique elle-même qui souvent était en défaut, ou l'absence d'organisation du Service de santé qui, s'il pouvait faire entendre sa voix, ne disposait que rarement des moyens d'exécution. L'impuissance du Service de santé, de ce fait, ne ressort nulle part mieux que dans l'histoire de la campagne de Crimée, pendant laquelle le médecin inspecteur Michel Lévy vit toutes ses propositions réduites à néant parce qu'il ne pouvait les faire exécuter lui-même.

De nombreuses années se sont écoulées avant que l'autonomie du corps de santé à laquelle contribua si puissamment mon cher maître, le professeur Léon Le Fort, ne vint fournir aux médecins militaires les pouvoirs nécessaires à l'accomplissement de leur tâche hygiénique. L'hygiène, d'autre part, depuis cette époque, a bénéficié de la révolution pastorienne. Comme l'a écrit Duclaux : « Tant que Pasteur n'a étudié que la levure il n'a fait que révolutionner la brasserie. Mais quand il a touché aux germes pathogènes, la maladie joue un tel rôle dans le monde, que c'est l'humanité tout entière qui a été remuée de fond en comble par le revirement d'idées sorti de ses découvertes. » — Pasteur, en matérialisant les miasmes, par la culture des germes, en démontrant dans ses admirables études sur la flacherie, la valeur du terrain organique, et par l'expérience de la poule refroidie l'importance des causes dites secondes appelées refroidissement, misère physiologique, etc., dans l'évolution des maladies infectieuses, a donné à l'hygiène le caractère scientifique qui lui manquait jusque-là.

L'hygiène, qui, d'après la définition d'Andral, était confinée dans « l'étude des causes des maladies », a pu dès lors aborder les questions de prophylaxie que les découvertes nouvelles permettaient de faire entrer dans le domaine pratique, en lui fournissant des données plus précises sur l'étiologie des maladies infectieuses et les causes de dépression de l'organisme. « Éloigner ou détruire les germes des maladies transmissibles, dit le professeur Chantemesse[1], rendre le corps de l'homme plus résistant et moins sensible à leur atteinte, n'est-ce pas les deux buts essentiels de l'hygiène que les travaux de Pasteur ont rendus visibles et accessibles presque à tout le monde. »

Plus que tous les autres, les médecins militaires, qui, par leurs fonctions mêmes, doivent être hygiénistes, ont accueilli les enseignements de Pasteur avec reconnaissance. Ceux-ci confirmaient d'ailleurs en partie des observations faites antérieurement par leurs maîtres en leur enlevant ce caractère d'incertitude qui était la conséquence d'une étiologie obscure. Ces observations éclairées immédiatement d'un jour nouveau devinrent un guide sûr pour les applications prophylactiques.

Les travaux de Michel Lévy, qui créa l'enseignement de l'hygiène au Val-de-Grâce, et ceux de L. Colin et Kelsch ne constitueront-ils pas toujours un ensemble de documents impérissables parce qu'ils reposent sur des faits et sur la pratique de l'hygiène dans un milieu idéal pour l'observation. C'est d'ailleurs à la nature de ce milieu qu'on doit attribuer la prédilection du médecin d'armée pour les études hygiéniques, et que nous devons d'avoir occupé la première place dans cette science à une époque où son enseignement était relégué au dernier rang dans nos facultés de médecine.

L'histoire de l'hygiène est en effet inséparablement liée dans la seconde moitié du XIXe siècle à un groupe de médecins mili-

---

1. CHANTEMESSE, L'évolution de l'hygiène et les doctrines pastoriennes, *Bull. méd.*, 1904, p. 395.

taires dont les travaux font autorité. Ce sont les médecins inspecteurs Maillot et Boudin qui inaugurent la lutte spécifique contre le paludisme. C'est le médecin inspecteur Villemin qui, par la preuve expérimentale de la contagiosité de la tuberculose, présida aux mesures prises contre cette terrible affection; ce sont les médecins inspecteurs Michel Lévy, L. Laveran, Léon Colin, Kelsch, R. Rochard, E. Vallin, qui, par l'autorité attachée à leurs noms et à leurs travaux et par les nombreux rapports rédigés au cours de leur carrière sur l'hygiène et l'épidémiologie militaires, en firent pénétrer peu à peu les notions dans l'armée et préludèrent à des améliorations notables dans le régime de vie du soldat. Rochard s'applique surtout à l'étude de l'hygiène hospitalière; L. Colin obtint dans les casernes une distribution spéciale pour l'eau de boisson; Kelsch fait ressortir les différentes conditions épidémiologiques des milieux militaires; Vallin s'attache plus spécialement à l'étude de la désinfection dans les casernes et les hôpitaux. Fondateur, d'autre part, de la Société de médecine publique et de génie sanitaire, il sait donner à son organe, la *Revue d'hygiène*, une impulsion qui en fait le recueil hygiénique le plus répandu dans le monde scientifique. Le médecin inspecteur Richard, qui, par son *Précis d'hygiène appliquée* et par son *Traité d'hygiène militaire* en collaboration avec le médecin inspecteur Viry, nous ont fait connaître d'une part l'outillage moderne de l'hygiène, et, d'autre part, les dispositions hygiéniques prises dans les armées étrangères; le médecin inspecteur général Boisseau, dont les études se sont fixées d'une façon particulière sur l'hygiène des casernes et des camps; le médecin principal Ch. Sarazin, professeur agrégé de la Faculté de médecine de Strasbourg, qui, avec l'ingénieur Tollet, inaugura en France le block-system anglais en l'appliquant pour la première fois dans la construction des casernes et de l'hôpital militaire de Bourges; le médecin principal Schindler, dont le nom restera toujours lié aux améliorations apportées dans l'alimentation du soldat; les médecins inspecteurs J. Arnould et Morache, professeurs d'hygiène aux Facultés de médecine de Lille et de Bordeaux, qui, par leur enseignement, formèrent une génération d'hygiénistes et acquirent au corps de santé militaire les bénéfices de leur notoriété personnelle.

C'est enfin le professeur A. Laveran, membre de l'Institut, qui, par sa découverte de l'hématozoaire du paludisme et ses études sur son agent de propagation, permit d'entrevoir la conservation de millions d'existences et la mise en valeur de nos possessions coloniales. Il a été l'un des éducateurs de la génération actuelle des médecins militaires. Les enseignements dispensés à ses élèves, laissés à ses successeurs, constituent une doctrine, formulée dans un *Traité d'hygiène militaire*, devenu le véritable code du médecin militaire. Depuis sa publication, de nombreux desiderata formulés par le maître ont reçu satisfaction ; l'hygiène publique, de son côté, a perfectionné ses méthodes et son outillage ; l'hygiène urbaine, aiguillonnée par les exigences du Corps de santé militaire en faveur des troupes des garnisons, fait chaque jour de notables progrès ; enfin l'application de la loi sur la Santé publique du 15 février 1902 a été, dans l'armée, le point de départ d'une organisation nouvelle. Il m'a donc semblé utile de marquer cette étape, tout en conservant pour guide les principes formulés par mes prédécesseurs. Je leur dois le meilleur de mon propre enseignement. A cette liste déjà longue, je pourrais ajouter les noms de nos chefs et maîtres encore en activité de service. Mais leurs travaux sont trop connus de la génération actuelle pour que j'aie besoin de les rappeler ici. Ils occupent d'ailleurs le premier rang dans nos formations hygiéniques militaires. Leur notoriété permet de présager que les élèves ne laisseront pas péricliter l'œuvre de leurs maîtres. Plus heureux que ceux-ci, d'ailleurs, ils vont avoir à leur disposition une organisation qu'il me reste à exposer.

Les services d'hygiène sont régis par deux groupes d'organes. Les premiers, dont les fonctions actives datent de l'autonomie du Service de santé, sont essentiellement formés d'éléments militaires. Les seconds sont constitués par les commissions mixtes au sein desquelles prédomine l'élément civil.

Le **Comité technique de santé**[1], composé uniquement de médecins inspecteurs de l'armée, d'un général et d'un intendant, est avec sa section technique à la tête du Corps de santé militaire. Il a dans ses attributions l'examen des questions d'hygiène et d'épidémiologie concernant l'armée. Il a de plus dans ses attributions la direction technique générale des médecins militaires, reçoit et analyse leurs travaux, procède à l'établissement de la statistique médicale et examine les dossiers des réformes et des retraites.

A côté du Comité technique et préposé plus spécialement à l'étude et à la prophylaxie des maladies épidémiques *régnant* dans l'armée, se trouve un bureau spécial relevant de la **Direction du Service de santé** au ministère de la Guerre[2]. Mais, dans ces derniers temps, en face d'attaques incessantes contre le Service de santé militaire, il a paru nécessaire au ministre de la Guerre d'avoir *auprès de lui* plusieurs *commissions mixtes* composées de sommités scientifiques civiles et militaires dont le rôle serait d'étudier et de solutionner les questions hygiéniques évoquées par le Parlement ou l'opinion publique.

Un décret du 31 mai 1904 a constitué une « **Commission supérieure consultative d'hygiène et d'épidémiologie militaires** » destinée à éclairer le ministre sur les questions d'hygiène et d'épidémiologie qu'il jugera à propos de lui soumettre.

Cette Commission, composée primitivement uniquement de médecins civils faisant partie de l'Académie de médecine et de médecins militaires du grade d'inspecteurs appartenant au cadre actif ou au cadre de réserve, nommés tous directement

---

1. Comité technique de santé :
Président : Le médecin inspecteur général DELORME.
Membres : Les médecins inspecteurs généraux VAILLARD, CHAVASSE ; — les médecins inspecteurs CALMETTE, MARÉCHAL, HOCQUARD, MARTIN, CLAVEL. — Le pharmacien inspecteur MASSON. — Général POLINE. — Intendant VALLÉE.
Secrétaire : Le médecin principal VIGNOL.
2. Direction du Service de santé au ministère de la Guerre :
Médecin inspecteur : FÉVRIER, directeur ;
Médecin principal de 1re classe : POLIN, sous-directeur ;
Médecins-majors de 1re classe : ROUGET et BRAUN.

par le ministre, a été modifiée depuis, quant au nombre et à la qualité de ses membres par les décrets du 6 août 1906, 29 juin 1907 et 25 février 1908. Actuellement cette Commission[1] comprend :

1 sénateur ;

1 député ;

9 médecins civils, membres de l'Académie de médecine ;

7 médecins militaires du grade d'inspecteur ou d'inspecteur général, appartenant soit au cadre actif, soit au cadre de réserve ;

1 officier général appartenant à l'arme du génie.

A cette commission a été adjointe, par circulaire du 3 avril 1909, une commission technique dite **Commission permanente de prophylaxie** destinée à devenir son organe d'exécution. Elle a, pour fonction essentielle, d'envoyer en cas d'épidémie un ou plusieurs de ses membres dans la garnison menacée, de procéder sur place aux recherches techniques nécessaires pour établir la nature de l'affection, et de préparer l'application des mesures de préservation nécessaires.

---

1. Les membres de cette Commission sont les suivants :

Président : M. Roux ✻, directeur de l'Institut Pasteur, président du Conseil supérieur d'hygiène publique de France, membre de l'Institut et de l'Académie de médecine.

Vice-président : M. Kelsch, C. ✻, médecin inspecteur du cadre de réserve, membre de l'Académie de médecine.

Membres civils : MM. Labbé, C. ✻, sénateur, président de l'Académie de médecine ; Villejean, député, président de la Commission d'hygiène de la Chambre des députés ; Bouchard, G.O. ✻, professeur à la Faculté de médecine de Paris, médecin des hôpitaux, membre de l'Institut et de l'Académie de médecine ; Chantemesse, professeur à la Faculté de médecine de Paris, médecin des hôpitaux, inspecteur général des services sanitaires du ministère de l'Intérieur, membre de l'Académie de médecine ; Debove, professeur à la Faculté de médecine de Paris, médecin des hôpitaux, membre de l'Académie de médecine ; Landouzy, doyen de la Faculté de médecine de Paris, médecin des hôpitaux, membre de l'Académie de médecine ; A. Robin, professeur à la Faculté de médecine de Paris, médecin des hôpitaux, membre de l'Académie de médecine ; Chauffard, professeur agrégé à la Faculté de médecine de Paris, médecin des hôpitaux, membre de l'Académie de médecine ; Widal, professeur agrégé à la Faculté de médecine de Paris, médecin des hôpitaux, membre de l'Académie de médecine.

Membres militaires : MM. Delorme, O. ✻, médecin inspecteur général, président du Comité technique de santé, membre de l'Académie de médecine ; Chavasse, médecin inspecteur général ; Kermorgant, C. ✻, médecin inspecteur général des troupes coloniales, du cadre de réserve, membre de l'Académie de médecine ; Goetschy, C. ✻, général de brigade, inspecteur permanent des travaux de casernement ; Vaillard, C. ✻, médecin inspecteur général, directeur de l'École d'application du Service de santé militaire, membre de l'Académie de médecine ; Février, C. ✻, médecin inspecteur, directeur du Service de santé au ministère de la Guerre ; Vallin, C. ✻, médecin inspecteur, du cadre de réserve, membre de l'Académie de médecine ; Catteau, C. ✻, médecin inspecteur, du cadre de réserve ; Braun, médecin major de 1ʳᵉ classe au ministère de la Guerre (7ᵉ direction), secrétaire.

Cette commission, qui a son siège à l'École d'application du Service de santé militaire au Val-de-Grâce, est composée de 10 membres. Elle est présidée par un médecin inspecteur ou un médecin inspecteur général, membre de la Commission supérieure d'hygiène et d'épidémiologie militaire; elle comprend 3 membres de droit qui sont [1] : le professeur d'épidémiologie et de microbie de l'École d'application du Service de santé, le professeur agrégé d'épidémiologie et de microbie de la dite école et un des médecins majors attachés à la direction du Service de santé au ministère de la Guerre. Les six autres membres sont désignés par le sous-secrétaire d'État.

Chaque jour le président de cette commission reçoit communication, par la direction du Service de santé au ministère de la Guerre, des dépêches télégraphiques [2] adressées au sous-secrétaire d'État provenant des différentes garnisons où existent des maladies contagieuses. Il reçoit en même temps les ordres nécessaires, s'il y a lieu, pour envoyer un des membres de la section sur un point quelconque du territoire. Enfin les médecins chefs de service des corps de troupe peuvent correspondre directement avec le directeur du Service de santé du corps d'armée en cas d'urgence. (Circ. du 2 avril 1908.)

A côté de la Commission supérieure d'hygiène et d'épidémiologie ont été créés deux autres organes destinés l'un à surveiller les eaux d'alimentation, l'autre à étudier les modifications à apporter à l'alimentation du soldat.

Le premier, dit « **Conseil supérieur de surveillance des eaux** destinées à l'alimentation de l'armée », a été constitué par circulaire du 24 décembre 1907. Ses fonctions consistent à examiner les projets d'amenée d'eau aux camps ou aux casernes. Par suite le Conseil est souvent appelé à donner son avis sur la nature et la pureté des eaux de boisson fournies par les com-

---

1. La composition nominative de cette commission est aujourd'hui la suivante :
Président : Le médecin inspecteur général VAILLARD;
Vice-Président : Le médecin principal VINCENT.
Secrétaire : Le médecin major de 2ᵉ classe SCHNEIDER.
Membres : Le médecin principal de 1ʳᵉ classe BILLET; le médecin major de 1ʳᵉ classe BRAUN; les médecins majors de 2ᵉ classe ROUSSEL, CATHOIRE, DOPTER, SICRE, HENRY.
2. Circulaires du 21 mai 1895, du 12 février et du 23 juillet 1896 et du 9 mars 1908.

munes à leurs habitants. Ce contrôle semble devoir être dans l'avenir d'une grande efficacité au point de vue de l'hygiène urbaine, chaque ville tenant beaucoup à conserver sa garnison, et se prêtant en général assez volontiers aux exigences légitimes de l'autorité militaire appuyée maintenant sur une assemblée qui réunit dans son sein des hommes d'une notoriété reconnue par tous [1].

Ce conseil est en rapport constant avec les « **Bureaux d'hygiène militaire** » fonctionnant dans chaque garnison et composés de 5 membres, dont 1 officier du génie, 1 fonctionnaire de l'intendance, 1 médecin militaire et 2 membres civils choisis parmi les personnes compétentes en géologie et analyses bactériologiques. Ces membres sont nommés par le général commandant de corps d'armée pour une période de trois années. La présidence de la commission appartient à l'officier le plus élevé en grade.

Aux *bureaux d'hygiène* incombe le soin de rassembler tous les éléments indispensables, dans l'état actuel de la science, pour apprécier la *valeur des eaux potables*.

Ils prélèvent et envoient les échantillons d'eau. Ils procèdent aux études topographiques et géologiques nécessaires pour

1. Actuellement le *Conseil supérieur de surveillance des eaux* destinées à l'alimentation de l'armée comprend les membres suivants :

Président : M. Léon Labbé, C. ✱, sénateur, ancien président de l'Académie de médecine.

Vice-présidents : M. Villejan, député, président de la Commission d'hygiène de la chambre des députés; M. le médecin inspecteur général Delorme, O. ✱, président du Comité technique de santé, membre de l'Académie de médecine.

Secrétaire : Le médecin major de 1re classe Rouget, attaché au ministère de la Guerre.

Membres : MM. Chautemps, docteur, sénateur; Strauss (P.), sénateur; Baudet (L.), député; Lebrun, député, ingénieur des mines; Levraud, docteur, député; Roux, C. ✱, directeur de l'institut Pasteur, président de la Commission supérieure consultative d'hygiène et d'épidémiologie militaires; Dabat, directeur de l'hydraulique et des améliorations agricoles au ministère de l'Agriculture; Miquel, chef du service bactériologique à l'observatoire de Montsouris; Dollfus, membre de la Société géologique de France; Martel, spéléologue, collaborateur de la carte géologique de France; J. Courmont, professeur à la Faculté de médecine de Lyon, membre du Conseil supérieur d'hygiène publique de France; Ducuing, intendant général, directeur du Service de l'intendance au ministère de la Guerre; Roques, C. ✱, général, directeur du Service du génie au ministère de la Guerre; Février, ✱, médecin inspecteur, directeur du Service de santé au ministère de la Guerre; Masson, O. ✱, pharmacien inspecteur, membre du Comité technique de santé; Lemoine ✱, médecin principal de 1re classe, professeur à l'École d'application du Service de santé militaire; Vincent, ✱, médecin principal de 2e classe, professeur à l'École d'application du Service de santé; Bonjean, chef du laboratoire du Conseil supérieur d'hygiène publique de France; Rouget, médecin-major de 1re classe, secrétaire.

reconnaître l'origine des sources, déterminer l'étendue du bassin d'alimentation, ainsi que la nature des terrains qui entrent dans sa constitution, pour rechercher les différentes causes de contamination au niveau des sources et sur le parcours de la canalisation et pour délimiter le périmètre de protection. Ils étudient l'influence des saisons et des pluies sur le débit de la source et sur la limpidité de l'eau, recherchent la constance de la température de l'eau ou ses variations, contrôlent le fonctionnement des installations d'épuration, surveillent les dégradations, rendent compte de celles-ci à l'autorité militaire locale, procèdent aux suppléments d'enquête. Ils entrent ensuite en pourparlers avec les bureaux municipaux d'hygiène prévus par la loi du 5 février 1902, avec les commissions d'hygiène ou le conseil départemental d'hygiène.

La « **Commission d'alimentation** » créée par la décision ministérielle du 4 avril 1907 a pour fonction d'étudier les projets établis dans le but d'améliorer l'alimentation dans l'armée. Elle est composée, comme les précédentes, de membres civils et militaires [1].

Comme on le voit, les années qui viennent de s'écouler marquent un véritable progrès dans l'organisation de l'hygiène militaire. C'est là une conséquence logique de la promulgation de la loi du 15 février 1902 sur la santé publique que l'armée aura été la première à appliquer d'une façon complète, et il est à désirer que semblables mesures soient prises rapidement dans le milieu civil, car de ces dernières dépend en grande partie

---

1. La composition actuelle de la Commission d'alimentation est la suivante :

Président : M. le professeur Armand Gautier, O. ✳, membre de l'Institut, membre de l'Académie de médecine.

Membres : MM. Docteur Labbé, C. ✳, sénateur, membre de l'Institut et de l'Académie de médecine; Calvet, sénateur; Fleurent, député, professeur de chimie industrielle au Conservatoire des arts et métiers; Cazeneuve, député; Grosdidier, député; Duccing, intendant général, directeur de l'intendance au ministère de la Guerre; Maillard, agrégé à la Faculté de médecine; Gley, membre de l'Académie de médecine; Bordas, O. ✳, chef du service des laboratoires du ministère des Finances, professeur suppléant au Collège de France; Martel ✳, chef du Service vétérinaire sanitaire de la Seine; Alquier (J.), chimiste; Deverre, ✳, sous-intendant militaire de 1re classe, chef de la section technique du comité de l'intendance; Balland, ✳, pharmacien principal de 1re classe en retraite; Lemoine ✳, médecin principal de 1re classe, professeur à l'École d'application du Service de santé militaire; Boisard, officier d'administration de 1re classe détaché à la section technique de l'intendance, secrétaire.

l'amélioration de l'état sanitaire de l'armée, celui-ci étant étroitement lié à l'état sanitaire des villes de garnison. D'ailleurs les dispositions prises par le ministre de la Guerre pèseront heureusement sur les municipalités et les pouvoirs publics. Il ne faut pas oublier, en effet, que les différentes commissions créées depuis 1904 comprennent non seulement des maîtres de la science et des officiers, mais encore des membres du Parlement; par cette heureuse association, le sous-secrétaire d'État s'est assuré des collaborateurs d'une compétence technique indiscutable, et dont l'influence sur l'opinion parlementaire et publique servira les intérêts de l'armée. Elle aura encore eu comme résultat de mettre au jour les nombreuses études accumulées dans les Archives du Comité technique de santé et de l'Intendance, de faire mieux connaître les travaux des membres du corps de santé, et de leur fournir les moyens de réaliser les desiderata formulés par eux depuis de longues années pour le bien des hommes qui leur sont confiés. Enfin cette coopération des membres civils, outre les avantages matériels qu'elle procurera à l'armée, abat quelques-unes de ces cloisons étanches qui, dans les administrations, semblent s'élever entre les divers services alors qu'un mutuel appui est nécessaire à leur bon fonctionnement.

De même que l'élément civil a pénétré dans les commissions sanitaires de l'armée, de même le médecin militaire a été introduit dans les conseils civils.

C'est ainsi que, par application de la loi du 1er juillet 1889 établissant l'autonomie du Service de santé, la circulaire du 16 juillet 1890 a remplacé les fonctionnaires de l'intendance par les médecins militaires dans les *conseils départementaux d'hygiène et de salubrité*. Deux circulaires du ministre de l'Intérieur du 16 juillet 1890 et du 17 juin 1893 enjoignent aux préfets de tenir la main à ce que, « dans chaque garnison où siège un conseil d'hygiène, le médecin militaire du grade le le plus élevé ou le plus ancien dans le grade soit appelé à assister aux délibérations de ce conseil ». « Il est du plus haut intérêt, dit le ministre, que les médecins militaires puissent se concerter, dans les conseils d'hygiène, avec les autorités civiles en vue des mesures à prendre pour prévenir les maladies transmissibles ou pour en arrêter la propagation. »

Ainsi donc, à l'heure actuelle, tout ce qui touche à l'hygiène militaire est l'objet d'une sollicitude particulière, qui s'est traduite par une organisation en rapport avec les nécessités présentes. La Direction du Service de santé a donné à celle-ci une orientation nouvelle. Les résultats obtenus sont déjà appréciables. Nul doute que l'exécution des programmes tracés par des maîtres ne produise bientôt une amélioration notable dans l'état sanitaire de l'armée.

TABLE DES MATIÈRES

QUATRIÈME PARTIE

HABITATIONS DU SOLDAT

CINQUIÈME PARTIE

MATIÈRES USÉES

SIXIÈME PARTIE

DÉSINFECTION ET ISOLEMENT.
PROPHYLAXIE DES MALADIES CONTAGIEUSES

SEPTIÈME PARTIE

HYGIÈNE DES PAYS CHAUDS

TRAITÉ
D'HYGIÈNE MILITAIRE

PREMIÈRE PARTIE
HYGIÈNE GÉNÉRALE

CHAPITRE I

CONDITIONS D'APTITUDE AU SERVICE MILITAIRE

Age : armée métropolitaine, appelés et engagés volontaires; armée coloniale.
— *Taille.* — *Poids.* — *Mensurations diverses* : périmètre thoracique; amplitude thoracique; périmètre des épaules et du bassin; force dynamométrique; mensurations combinées; indice de robusticité, capacité respiratoire et poids; évaluation de la masse du corps. — *Antécédents familiaux et personnels.* — *Signes divers* : modifications du côté des appareils respiratoire, circulatoire. *Classement des hommes du contingent* : malingres, service auxiliaire. *Classement dans les différentes armes.*

Le sélectionnement des hommes du contingent constitue la base de l'état sanitaire de l'armée. C'est pour avoir méconnu son importance que nombre d'auteurs se sont trompés dans l'appréciation de la morbidité et de la mortalité militaires, dont le chiffre encore trop élevé dans l'armée française a été attribué à tort à certaines défectuosités de l'hygiène militaire. Quoique réelles, celles-ci n'ont qu'une part relativement restreinte sur la santé du soldat. Cette erreur s'est surtout manifestée à l'occasion d'enquêtes sur le mode d'habitation des troupes. Comparant les chiffres de morbidité et de mortalité militaires de l'armée allemande, avec ceux constatés dans l'armée française, on a fait porter l'origine de notre infériorité presque tout entière sur les mauvaises conditions d'aménagement de nos casernes et de nos hôpitaux.

Il a été facile de démontrer qu'il fallait chercher ailleurs la cause d'un tel état de choses qui est la conséquence, en réalité, de notre faible natalité, et des efforts faits pour la compenser en incorporant le plus grand nombre d'hommes possible. Tandis qu'en Allemagne [1] le conseil de revision exerce son choix sur 1 270 000 hommes environ chaque année, pour constituer un contingent qui ne dépasse pas 220 à 230 000 hommes, en France, les conseils de revision examinent annuellement en moyenne 399 500 hommes pour former le même contingent. Dans l'armée allemande on réforme annuellement 21 000 soldats, soit 40 p. 100 de l'effectif, tandis que dans l'armée française on n'exclut annuellement de ce chef que 15 000 hommes environ, soit 29 p. 100 de l'effectif. Enfin, chez nos voisins, on incorpore chaque année par précaution et en surnombre, un nombre d'hommes égal à 9 p. 100 du contingent affecté à chaque unité. Ces hommes constituent, au moment de l'appel, un surcroît non prévu dans l'effectif budgétaire. A mesure qu'un homme du contingent légal disparaît, il est remplacé, au point de vue budgétaire, par un homme pris dans cet effectif supplémentaire. On conçoit que, dans ces conditions, l'autorité militaire allemande accueille très volontiers toutes les propositions de réforme que les médecins présentent très largement.

En résumé, comme l'a rapporté le médecin major Alvernhe [2], les armées étrangères incorporent moins d'hommes que nous. L'Allemagne, l'Autriche-Hongrie et la Russie prélèvent sur 1 000 inscrits 180 à 200 hommes, alors que la France incorpore 670 sujets. Pour 1,66 homme que nous éliminons, les armées voisines que nous venons de citer en éliminent 5.

Ces quelques considérations suffisent à expliquer notre chiffre de mortalité annuelle moyenne pour 1 000 hommes d'effectif, qui est de 4,58 au lieu de 2,32 dans l'armée allemande. Il est juste d'ajouter d'ailleurs que les autres armées étrangères présentent des chiffres supérieurs aux nôtres. La mortalité moyenne est en effet de 4,87 pour l'armée italienne, de 5,06 pour l'Autriche et 5,32 en Russie.

Si ces derniers chiffres permettent d'envisager notre situation sous

1. Comparaison de la morbidité et de la mortalité dans les armées française et allemande, *Caducée*, 17 janvier 1903, p. 16.

2. ALVERNHE, L'état sanitaire des principales armées européennes, *Arch. de méd. et de pharm. militaires*, 1903, p. 351. Voir aussi sur le même sujet : ANTONY, même recueil, 1895, p. 142, et LONGUET, même recueil, vol. 5, 12, 13, 14, 15, 16.

un jour moins sombre qu'on l'a présenté, il n'en est pas moins vrai que la sélection semble être le principal remède à notre infériorité sanitaire relative et c'est avec raison que, abandonnant ce qu'on a appelé très justement « la folie du nombre », le ministre de la Guerre a employé tous ses efforts à rendre cette sélection plus parfaite, pour laquelle il trouvera dans le corps de santé un aide expert et convaincu. (Loi du 21 mars 1905. Instruction du 21 juillet 1906. Circulaires des 28 et 30 décembre 1908 et 22 janvier 1909.) Une armée ne puise-t-elle pas sa force plus dans l'intelligence de ses chefs, l'intrépidité, le courage et l'endurance des troupes que dans le nombre de ses éléments et dans le perfectionnement de ses armes?

N'hésitons donc pas à rechercher le perfectionnement des qualités physiques et morales de nos soldats et à éliminer tous ceux qui, au jour d'une mobilisation, ne serviraient qu'à encombrer nos formations sanitaires et à démoraliser les hommes valides. Mais cette sélection devra se faire avec prudence et circonspection, et la loi de 1905, en incorporant les services auxiliaires, nous a donné les moyens de conserver dans nos effectifs tous ceux qui, en dehors de l'armée combattante, peuvent lui être utiles, compensant ainsi les déchets produits par l'élimination progressive des faibles, non susceptibles de s'améliorer au cours du service actif. C'est dire que ce triage demandera du temps et du doigté. C'est dire aussi qu'il ne pourra se faire tout entier au conseil de revision, qui restera toujours un simple filtre dégrossisseur, incapable de retenir dans ses pores tous les éléments inférieurs. Dans la situation que nous crée notre faible natalité, nous n'avons pas le droit d'oublier que souvent la vie régimentaire est un élément thérapeutique applicable à certains faibles. Les médecins qui vivent dans ce milieu ont appelé souvent l'attention sur les bénéfices qu'un grand nombre retirent de leur service militaire. Comme l'a écrit si judicieusement le médecin inspecteur Kelsch : « Le véritable critérium de l'aptitude au service de guerre ne se trouve, en dernière analyse, que dans l'essai de ce service ».

Sélectionnons donc soigneusement nos combattants, non seulement par un examen plus ou moins rapide pratiqué au conseil de revision ou au moment de l'incorporation, mais encore pendant les six mois qui suivent, et notre état sanitaire déjà amélioré si on le compare à celui de l'ancienne armée (de 1810 à 1830 la mortalité était de 20 p. 1000, en 1881-85, elle a été de 7 p. 1000 et aujourd'hui elle oscille entre 4,5 et 5 p. 1000) deviendra encore meilleur.

Une modification dans la composition des conseils de revision et des commissions de réforme, telle que la demandait M. Maujan en 1903, rendrait ce sélectionnement plus facile, en donnant au médecin la place et l'autorité que ses qualités techniques lui assignent.

L'étude des conditions d'aptitude au service militaire est donc une de celles qui doit attirer le plus l'attention du médecin. Quelle que soit la profession antérieure du jeune soldat arrivant au régiment, celui-ci doit être apte à subir les fatigues inhérentes à tout changement brusque dans la façon de vivre. Si le travail musculaire sera difficile à supporter par l'homme à profession sédentaire, la vie dans un milieu confiné ne sera pas moins redoutable pour l'agriculteur, et on peut avancer que, d'une façon générale, le premier bénéficiera plutôt de sa nouvelle existence au bout d'un certain temps, tandis que le second verra peut-être plus fréquemment ses forces péricliter, dans ce milieu où l'air lui est pour ainsi dire mesuré, où ses habitudes alimentaires sont changées, où le travail physique exigé de lui n'est pas comparable au labeur continu intense parfois, mais lent et paisible, qu'il fournit chaque jour chez lui.

Pour tous donc, le régiment va être *une cause de fatigue*, il importe, pour que celle-ci soit salutaire, qu'on apporte à la doser une véritable science, et que, d'autre part, le sujet qui va y être soumis présente la force nécessaire pour la surmonter et en tirer même bénéfice au bout d'un certain temps. Nous devons donc nous assurer tout d'abord du degré d'endurance des hommes, autrement dit de leur aptitude au service militaire.

Peut on déterminer celle-ci d'une façon exacte ?

Existe-t-il un critérium qu'on puisse énoncer en une formule unique et réglementaire ?

Pour répondre à ces questions, nous passerons en revue successivement l'âge auquel le soldat doit être appelé, puis les éléments divers d'appréciation de son aptitude physique, tirés de l'examen de la taille, du poids, du périmètre thoracique, etc., des recherches poursuivies sur les antécédents familiaux et personnels des sujets, et sur quelques signes objectifs utilisés par certains observateurs pour déceler la faiblesse de constitution [1].

I. Age : Armée métropolitaine (Engagés volontaires). Armée coloniale. — L'âge auquel l'homme est appelé à servir en France est celui de vingt ans. En réalité, il n'est incorporé qu'à vingt et un ans. A cette période de la vie, l'organisme n'est pas encore définitive-

---

1. G.-H. Lemoine, Conditions d'aptitude physique au service militaire, *Caducée*, 19 mars 1904.

ment formé, la charpente osseuse notamment n'est pas encore complètement édifiée, puisqu'un certain nombre d'apophyses ne sont soudées qu'entre vingt, vingt-deux et vingt-huit ans. C'est plutôt à vingt-cinq ans qu'à vingt et un qu'est achevé le développement du corps et que celui-ci présente le maximum de force. Mais un ajournement du service militaire à un âge plus avancé aurait trop d'inconvénients individuels et sociaux pour qu'il soit possible d'y songer. Aussi devons-nous accepter l'âge de vingt et un ans comme compatible avec le service militaire. Il n'en est pas de même en ce qui concerne la fixation de l'âge des engagés, ceux-ci, qui peuvent entrer au régiment à dix-huit ans, fournissent en général des déchets considérables. Le médecin major Bonnette[1] a fait voir qu'à cet âge, d'ailleurs, on refuse à peu près les trois quarts des jeunes gens qui se présentent, tandis qu'il n'en est refusé que la moitié parmi les hommes de vingt ans. Aussi demande-t-il qu'on fixe à dix-neuf ans au maximum l'âge des engagés. M. Jourdin, médecin major de réserve[2], a publié à ce sujet des documents intéressants. Il a comparé pour les appelés et les engagés volontaires le nombre d'hommes entrés à l'infirmerie et à l'hôpital ainsi que celui des réformés et des décédés au corps. Son étude a porté sur 10 contingents du 54ᵉ de ligne et sur 18 contingents du 5ᵉ dragons. Les chiffres obtenus en prenant les moyennes des deux régiments on été les suivants :

Valeur physique des engagés volontaires par rapport à celle des appelés.

54ᵉ régiment d'infanterie :

	MILITAIRES TRAITÉS		Réformés.	Décès.
	Infirmerie.	Hôpital.		
	P. 100.	P. 100.	P. 100.	P. 100.
Appelés...............	14,64	7,53	2,75	0,24
Engagés...............	26,09	10,58	4,51	0,55

5ᵉ régiment de dragons :

	MILITAIRES TRAITÉS		Réformés.	Décès.
	Infirmerie.	Hôpital.		
	P. 100.	P. 100.	P. 100.	P. 100.
Appelés...............	»	16,48	3,13	0,82
Engagés...............	»	21,61	4,82	1,17

Comme le montrent ces chiffres, la valeur physique des engagés volontaires est inférieure à celle des appelés. Il en est de même, d'ail-

1. Bonnette, La limite d'âge physiologique des engagements volontaires, *Caducée*, 1903.
2. Jourdin, Valeur physique et morale des engagés volontaires, *Caducée*, 1903, p. 105 et 112.

leurs, de leur valeur morale. Granjux[1], Pitres et Regis ont insisté d'une façon toute particulière sur ce sujet, en faisant voir la mentalité spéciale de ces jeunes gens, qui presque toujours s'engagent par coup de tête, ou sont engagés imprudemment par leurs parents, et qui au bout de peu de temps commettent faute sur faute et finissent par la compagnie de discipline, la prison ou la désertion. L'engagement volontaire est chez un grand nombre de jeunes gens un acte impulsif. (Jourdin, Simonin, Chavigny).

Valeur morale des engagés volontaires par rapport à celle des appelés.

54ᵉ régiment d'infanterie :

		Effectif des 10 années.	Nombre de cas.	Proportion p. 100.
Soldats condamnés par les conseils de discipline.	Appelés	7 289	73	10,28
	Engagés.....	983	18	18,31
Déserteurs.	Appelés	7 289	32	4,39
	Engagés.....	983	8	8,13

5ᵉ régiment de dragons :

		Effectif des 8 années.	Nombre de cas.	Proportion p. 100.
Cavaliers condamnés par les conseils de discipline.	Appelés	1 809	15	8,28
	Engagés.....	555	24	43,24
Déserteurs.	Appelés	1 809	20	11,05
	Engagés.....	555	17	30,63

Ces engagements volontaires doivent donc être limités le plus possible, et le médecin militaire ne doit accepter que les hommes présentant une constitution très robuste. L'autorité militaire cherche dans ces dernières années, à mettre obstacle à ces engagements prématurés, et il semble d'ailleurs que l'engagement volontaire perd de sa faveur.

Il nous reste encore à examiner l'âge auquel un homme peut être admis à faire campagne dans les pays chauds, autrement dit, à faire partie de l'armée coloniale.

Actuellement, des engagements volontaires peuvent être acceptés pour l'armée coloniale à l'âge de dix-huit ans comme pour l'armée métropolitaine, mais engagés et appelés ne doivent être envoyés aux colonies qu'à vingt et un ans et après un an de service. D'autre part, on ne peut plus entrer dans l'armée coloniale après trente-deux ans. Les hommes de dix-huit à vingt et un ans sont donc réglemen-

---

1. *Caducée*, 1903, n° 24, p. 325.

tairement éliminés des contingents se rendant aux pays chauds. L'âge minimum exigé devrait être au moins vingt-trois ans.

L'exemple de la campagne de Madagascar, entre autres, permet de se rendre compte du danger qu'il y a à envoyer des troupes trop jeunes aux colonies.

On connaît le sort du 200e de ligne et du 40e bataillon de chasseurs, constitués par des hommes âgés en moyenne de vingt à vingt-deux ans. Tous disparurent du rang au bout de peu de temps, tandis que la Légion étrangère[1] bien que fortement éprouvée, puisqu'elle perdit 38 p. 100 de son effectif, put cependant continuer l'expédition et arriver à Tananarive.

La campagne du Dahomey offre un autre exemple de la résistance des troupes, suivant l'âge des éléments qui la composent. C'est ainsi que les rapatriements pour cause de maladie n'ont été que de 45 p. 100 pour la Légion étrangère et de 80 p. 100 pour l'infanterie de marine[2].

En résumé, l'âge requis actuellement pour la plus grande partie des hommes entrant dans l'armée métropolitaine est suffisant au point de vue hygiénique ; celui des engagés volontaires exige un examen sévère et de larges éliminations ; celui des troupes coloniales appelées à servir ou à faire campagne aux pays chauds devrait être de vingt-trois ans au moins, au lieu de vingt et un ans, chiffre actuellement fixé par la loi. L'âge de trente-deux ans comme limite maxima nous paraît bonne. MM. Raynaud, Bonvalot et Thierry[3] pensent que, pour l'explorateur, l'âge le plus favorable est compris entre vingt-cinq et trente-cinq ans.

Les vieilles troupes du premier Empire composant la garde étaient constituées par des hommes de vingt-huit à vingt-neuf ans. A Austerlitz, les plus vieux avaient trente-trois ans. Au delà de cet âge, l'homme n'a plus la force suffisante pour faire campagne.

II. Taille. — La taille exigée du soldat a subi des variations considérables, suivant les époques de notre histoire et suivant les besoins d'hommes.

Autrefois, l'homme de guerre, obligé de porter un équipement et des vêtements pesants, des armes lourdes et hautes, devait être grand et très robuste. Plus tard, ces qualités deviennent moins nécessaires, et on préfère le nombre à la qualité.

1. DEBRIE, *Archives de méd. militaire*, 1898, p. 22.
2. SABATIER, *Archives de méd. militaire*, 1889, p. 45.
3. RAYNAUD, BONVALOT ET THIERRY, Précautions à prendre pour les expéditions coloniales, *Congrès international d'Hygiène*, Paris, 1900.

Aujourd'hui, depuis la circulaire ministérielle du 14 avril 1901, il n'y a plus de minimum de taille. Cependant, pour les engagés volontaires, le minimum de taille existe pour les armes autres que l'infanterie et pour les sapeurs-pompiers, elle est maintenue provisoirement, à 1 m. 54.

Il existe des limites de taille pour la cavalerie et l'artillerie à pied.

Pour les cuirassiers.........................	$1^m,70$ à $1^m,80$
Pour les dragons.............................	1 ,64 à 1 ,72
Pour les spahis et chasseurs d'Afrique.........	1 ,60 à 1 ,67
Pour les hussards et chasseurs................	1 ,59 à 1 ,66
Pour l'artillerie de forteresse	1 ,80

Enfin, certains corps spéciaux, comme les chasseurs à pied, n'admettent pas d'hommes mesurant plus de 1 m. 68. Mais il n'y a pas pour ceux-ci de limite réglementaire.

D'ailleurs la taille, au point de vue hygiénique, n'a de valeur qu'autant que son chiffre est rapproché d'autres éléments d'appréciation qui sont beaucoup plus importants : les hommes petits étant souvent plus résistants que les hommes de haute stature. Louis et Briquet ont signalé que ces derniers étaient plus prédisposés à la phtisie pulmonaire.

La taille est plutôt affaire de pays et de race que de robusticité (Boudin).

Élevée pour les individus d'origine germanique : Alsaciens, Lorrains, Franc-Comtois, on la voit s'abaisser chez les descendants des Celtes et des Sbires : les Bretons et les Aquitains.

Cependant, les hommes grands ont souvent des constitutions mal équilibrées, par suite d'un manque de rapports presque constant entre le poids, le périmètre thoracique et la stature. L'observation montre en effet que les hommes moyens ont proportionnellement à leur stature plus de poids et de poitrine, plus de périmètre musculaire que les tailles élevées.

Les enseignements de l'histoire confirment la supériorité physique des individus de moyenne et de petite taille. Les légions romaines étaient constituées par des hommes plutôt petits. Au dire de Larrey, au cours de la retraite de Russie, qui fut pour toutes les races de l'Europe un véritable champ d'expérience d'énergie physique et morale, les races du Midi résistèrent mieux que celles du Nord.

III. Poids. — La valeur de la pesée, comme moyen d'établir le degré de robusticité des jeunes soldats, a été admise par les médecins militaires avant celle de la mensuration du thorax, et il semble au premier abord. que cette recherche soit susceptible de donner un résultat plus exact que le chiffre du périmètre thoracique, la constatation du poids étant par elle-même une donnée mathématique non variable avec le talent de l'observateur ou les dispositions du sujet. Cependant, une diminution de poids assez notable pourrait être obtenue volontairement en dehors de tout état morbide par un homme désireux de se faire exempter. Tout exacte qu'elle soit, cette mesure pourrait donc induire en erreur un expert qui serait tenté d'en faire un critérium de robusticité.

D'une façon générale, le poids d'un homme robuste doit être représenté par un chiffre égal au nombre de centimètres qui dépassent le mètre de la taille (formule de Broca). M. Tartière a proposé d'ajourner tout homme dont le poids n'atteint pas 48 kilogrammes.

D'autre part, la différence entre les décimales de la taille et le poids ne doit pas s'élever au-dessus de 12 à 15 pour les tailles moyennes ou supérieures (1 m. 65 à 1 m. 80) et de 7 pour les tailles inférieures (1 m. 50 à 1 m. 64).

Villaret, en réunissant les moyennes du poids et de la taille de 42 563 jeunes soldats qui, ultérieurement, accomplirent intégralement leur temps de service et furent libérés en bonne santé, a fait voir que, chez les hommes de petite taille, la formule de Broca se vérifiait à l'âge du service militaire, et que, chez les hommes de taille moyenne, il se produit des différences en moins qui augmentent avec l'accroissement de la taille presque en progression arithmétique, ainsi que le démontre le tableau suivant :

Nombre de jeunes soldats examinés.	Taille moyenne.	Poids moyen.	Différence de poids en moins de la formule de Broca.
4 128	156,5	56,8	0,3
11 234	162	59,6	2,4
14 619	167	62,5	4,5
9 158	172	66	6
2 840	177	69,3	7,7
514	182	74,5	7,5

Comme on le voit, la bascule acquiert une certaine importance au conseil de revision.

Ultérieurement, au cours des années de service, elle est appelée encore à rendre les plus grands services, c'est elle qui souvent attirera l'attention sur tel ou tel sujet malingre, sans lésion organique lors de son entrée au régiment, mais qui supporte mal la fatigue, ou sur tel homme entré au régiment robuste, bien constitué *et* qui, au bout d'un certain temps, entre dans la tuberculose par un amaigrissement progressif, sans lésion nette et bien déterminée.

Les poids faibles entraîneront l'ajournement ou la réforme. La circulaire du 18 janvier 1908 a fixé le poids de 50 kilogrammes comme un chiffre minimum.

Les pesées sont d'ailleurs devenues réglementaires. Elles doivent avoir lieu tous les deux mois, conformément aux prescriptions de la circulaire ministérielle du 31 octobre 1904, notifiée le 6 mars 1905. Une bascule automatique fait maintenant partie de l'outillage des infirmeries régimentaires.

IV. Mensurations diverses. — On a proposé successivement de prendre le périmètre thoracique moyen, puis l'amplitude respiratoire, les périmètres des épaules et du bassin, enfin de combiner certaines de ces mensurations pour obtenir un chiffre qui serait l'indice de la robusticité.

1° Mensurations thoraciques. — A. Périmètre thoracique. — La mensuration du périmètre thoracique a d'abord été faite en clinique pour apprécier la constitution et la prédisposition à la tuberculose pulmonaire par Hirtz[1], Woillez[2], Corbin[3], Seeger[4], Gintrac[5] et Michel Lévy[6] en 1840 appela l'attention des jeunes médecins militaires sur l'importance de la mensuration du thorax pour apprécier la valeur physique des conscrits. Cinq ans plus tard. L. Laveran[7] publiait une étude reposant sur l'observation de 236 sujets. Les hommes classés comme forts présentaient un périmètre de 0 m. 83, et ceux classés comme faibles un périmètre de 0 m. 77.

Cette même année le Conseil de santé[8] des armées recommanda cette mensuration pour apprécier l'aptitude au service militaire, sans cependant tracer des règles précises à ce sujet.

Vinrent ensuite les mémoires de Boudin[9], Champenois[10], Allaire[11], Vincent[12], Robert[13], Bernard[14], Morache[15]. Enfin en 1871, deux

1. Thèse de Strasbourg, 1836.
2. *Recherches pratiques sur l'inspection et la mensuration de la poitrine*, Paris, 1838.
3. *Gazette Méd. de Paris*, 3 mars 1838.
4. *Id.*, 20 mars 1841.
5. *Bulletin de l'Académie de Médecine*, vol. 27, p. 1240.
6. *Traité d'Hygiène*, 1859.
7. *Gazette médicale de Paris*, 1855, p. 82.
8. *Instr. sur les infirmités qui rendent impropres au service*, 1845.
9. *Mémoire de médecine et de chirurgie militaires*, 1847, 2ᵉ série, t. III.
10. *Id.*, 2ᵉ série, t. XII.
11. *Id.*, 3ᵉ série, t. III.
12. *Id.*, 3ᵉ série, t. VI.
13. *Id.*, 3ᵉ série, t. III.
14. *Id..*, 3ᵉ série, t. XX.
15. *Dictionnaire Dechambre*, Art. Service de santé sanitaire.

médecins militaires russes, Seeland et Stolaroff [1], après examen de 4 930 soldats de la garde impériale russe, et Capdevielle [2], d'après ses recherches sur ses camarades stagiaires au Val-de-Grâce et sur des soldats en traitement pour affection chirurgicale, arrivent à conclure que, chez un individu bien constitué, la circonférence thoracique excède toujours la demi-taille de 25 à 40 millimètres.

Remarquons de suite que les conditions d'examen pour ces trois derniers observateurs s'éloignent d'une façon assez sensible de celles qui se présentent au Conseil de revision ou à la visite d'incorporation dans l'armée française.

Les deux premiers n'ont examiné que des hommes d'élite et Capdevielle, des jeunes gens âgés de plus de vingt ans.

Néanmoins, suivant l'exemple des mesures prises dans différentes armées étrangères, le Conseil de santé des armées [3], en 1875, recommandait l'usage de cette mensuration dans les cas douteux, et donnait 784 millimètres comme minimum. En 1876 [4] il décida de ne déclarer aptes au service que les hommes dont le périmètre thoracique égalerait la demi-taille plus 2 centimètres pour les hommes dont la taille est au-dessus de 1 m. 60; elle devait avoir 3 centimètres de plus que la demi-taille chez les sujets au-dessous de 1 m. 60. Mais il fallut rapporter cette décision immédiatement après l'ouverture des Conseils de revision, un nombre excessif de jeunes gens se trouvant éliminés pour insuffisance de développement de la poitrine. On n'avait pas pris garde, en effet, que les chiffres rapportés jusqu'alors par divers observateurs ne représentaient qu'une moyenne et non un minimum au-dessous duquel le périmètre thoracique devait être regardé comme insuffisant.

Suivant la remarque faite par M. le médecin inspecteur Vallin, ce qui importe au médecin c'est qu'on lui dise :

« Si cet homme qui se dirige de la toise vers vous n'a pas telle taille, tel poids, telle circonférence pectorale, vous le déclarerez impropre au service. C'est le chiffre minimum qui lui importe.

Le médecin major Mackiewicz [5] a fait voir que, pour les constitutions moyennes, le périmètre thoracique était inférieur à la moyenne

---

1. *Loc cit.*
2. Thèse de Paris, 1873.
3. Instruction du 5 avril 1875, *B. M. O.*, 1er semestre 1875.
4. Instruction du 15 mars 1876.
5. De l'emploi des mensurations du corps pour la fixation d'un minimum de robusticité, et la diminution de fréquence de la tuberculose dans l'armée, *Bulletin milit.*, 1898, n° 35, p. 409. *Recueil de mémoires de médecine et de chirurgie militaires*, 3e série, t. XXXII. — Voir en outre dans les mesures minima : LEHRBUCHER, *Deutsche mil. Zeitschrift*, 1886, n° 5. — MACKIEVICZ, *Arch. de médecine et de pharmacie militaires*, vol. 11.

chez 47 p. 100 des sujets examinés. Or, ceux-ci forment la majeure partie des hommes du contingent, et sont en général déclarés bons pour le service, lorsque le périmètre et les autres mensurations ne sont pas trop inférieures.

Mackiewicz a fixé comme périmètre minima :

Pour la taille de 1 m. 54 à 1 m. 59 0,78
    —   de 1 m. 60 à 1 m. 64 0,80
    —   de 1 m. 65 à 1 m. 70 0,81
    —   de 1 m. 71 à 1 m. 75 0,82
    —   de 1 m. 78 et au-dessus 0,83

En somme, pour les petites tailles, le périmètre thoracique doit être égal à la demi-taille plus 1 centimètre, pour les moyennes il doit être égal à la demi-taille, ou inférieur à celle-ci de 1 centimètre, et pour les grandes (1 m. 71 à 1 m. 85), on peut regarder comme minimum suffisant un chiffre inférieur de 3 à 10 centimètres à la demi-taille.

Aussi, l'instruction ministérielle de 1877, sans fixer de règle absolue, donnait le chiffre de 0 m. 78 comme un minimum au-dessous duquel il était rare de voir s'abaisser le périmètre thoracique chez les sujets aptes au service militaire.

Enfin, en 1890, le Comité technique de santé regarda comme inutile la fixation d'un minimum périmétrique unique.

Les armées étrangères ont d'ailleurs suivi cet exemple : l'Allemagne, l'Autriche, la Suisse, la Belgique ont tellement restreint l'application de cette mensuration qu'elle influe peu sur le choix des conscrits.

L'Angleterre, les États-Unis et la Russie, par contre, l'utilisent encore. Est-ce à dire que le périmètre thoracique ne signifie rien et que son chiffre rapporté à la taille ne peut être d'aucune utilité dans l'appréciation de la force corporelle.

Le professeur A. Laveran[1] s'est toujours bien trouvé de faire la mensuration du thorax et a pu constater que les jeunes gens dont le périmètre thoracique n'atteignait pas au moins 0 m. 78 pour les tailles moyennes et les petites tailles étaient rarement aptes au service militaire. Le périmètre thoracique constitue encore pour M. le médecin principal Marty[2] un des éléments les plus importants pour l'appréciation de l'état physique de l'individu.

D'après Mackiewicz[3] les périmètres thoraciques faibles se rencon-

---

1. *Traité d'hygiène militaire*, p. 17.
2. *Annales d'hygiène*, 1897.
3. *Archives de médecine militaire*, 1894, t. XXIV, p. 94.

trent quatre fois plus souvent chez les sujets tuberculeux que chez les sujets sains. Même opinion de Laveran, Seeland et Stolaroff. Le médecin major Mackiewicz[1] pense que, pour le choix des conscrits, l'emploi de cette mensuration ne permettrait d'éliminer qu'une partie des malingres. Pour lui, le rapport du périmètre thoracique à la taille seul est absolument insuffisant.

D'une façon générale, le périmètre thoracique est pris au-dessous du mamelon ou, plus exactement, devrait être recherché au niveau de l'articulation du sternum avec l'appendice xyphoïde (Démonet)[2].

On obtient ainsi la mesure du thorax à un niveau où celui-ci a son maximum d'ampliation. On évite les causes d'erreurs du périmètre bimammaire (développement plus ou moins prononcé de la glande mammaire, saillie des omoplates).

B. Amplitude thoracique[3]. — On a voulu, en Allemagne surtout, attribuer une grosse importance au chiffre de l'amplitude thoracique, c'est-à-dire à la différence existant entre le développement thoracique provoqué par une inspiration forcée et celui que produit une expiration complète.

En France, M. le médecin inspecteur Kelsch[4], d'après un relevé portant sur 130 examens, a constaté que :

Jusqu'à 1 m. 60, la moyenne des excursions thoraciques était de	0m,055
De 1 m. 61 à 1 m. 65, elle était de	0 ,077
De 1 m. 65 à 1 m. 75 —	0 ,071
Au delà de 1 m. 75	0 ,069

L'excursion thoracique augmenterait donc avec la taille, mais M. Kelsch ne pense pas que ces chiffres puissent servir de règle pour déterminer l'aptitude au service.

On ne peut en effet accorder à l'amplitude thoracique qu'une valeur très relative dans l'appréciation de la robusticité, car elle varie souvent avec le talent, ou l'adresse de l'observateur, plus qu'avec la force du sujet.

On doit considérer des amplitudes de 7 comme l'expression d'un indice fort. Sur 4190 mensurations prises par moi-même, 3163 m'ont donné 3 à 6 d'amplitude, et sur ce chiffre 1080 m'ont donné 5.

1. *Mémoire inédit 1903. Archives du comité technique de santé.*
2. Démonet, Recherches sur la capacité vitale, *Société d'anthropologie*, 15 octobre 1903 et 5 janvier 1905.
3. Indice respiratoire, *Caducée*, 2 décembre 1903 et Rosenthal, L'insuffisance respiratoire, *Presse médicale*, 19 mars 1904 et 28 mai 1904.
4. Kelsch, La tuberculose dans l'armée, *Revue d'hygiène*, 20 septembre 1905, p. 784.

Mme Nageotte-Wilbouschewitch[1] est arrivée aux mêmes résultats. Il en est de même de Mackiewicz.

La capacité pulmonaire ne semble pas plus sûre que les mensurations, elle est d'ailleurs d'une application trop difficile pour entrer dans la pratique au point de vue de la sélection du contingent. Notons cependant qu'elle a été trouvée moindre chez les tuberculeux que chez les gens sains[2], ce qui n'a rien de surprenant, ces malades portant dans leurs poumons des lésions qui diminuent d'une part la surface pulmonaire et qui troublent d'autre part le mécanisme respiratoire (adhérences pleurales, pneumonie pleurogène, etc.).

2° **Périmètre des épaules et du bassin.** — Lehrbucher[3], médecin militaire bavarois, est le premier qui ait fait des recherches dans ce sens, et Mackiewicz[4], en France, a consacré à la question plusieurs études intéressantes, où il expose le résultat des observations prises par lui. Pour cet auteur « le périmètre des épaules et celui du bassin expriment suffisamment le développement musculaire et osseux de l'individu ».

Ces périmètres se rencontrent à leur minimum presque exclusivement chez les sujets ayant le périmètre sous-pectoral inférieur à 0 m. 80, il y a donc utilité à connaître ceux-ci pour juger du développement corporel de l'individu.

Ils sont pris de la façon suivante :

Périmètre des épaules : ligne horizontale passant par le sommet des plis axillaires, les bras tombants et appliqués le long du corps. *Périmètre du bassin*, ligne horizontale passant par le bord supérieur de la symphyse pubienne, un peu au-dessous des grands trochanters, et la partie saillante des fesses.

Mackiewicz a établi d'après de nombreuses observations le tableau des périmètres minima en rapport avec les tailles.

	PÉRIMÈTRES MINIMA	
Tailles.	Des épaules.	Du bassin.
1,54 à 1,64	1,01	0,81
1,65 à 1,70	1,02	0,83
1,71 à 1,75	1,04	0,84
1,78 et au-dessus	1,05	0,85

1. Mme Nageotte-Wilbouschewitch, *Atlas manuel de gymnastique orthopédique*, Paris, 1905.
2. Charlier, *Société de Biologie*, 1904.
3. *Deutsche mil. Zeitschrift*, n° 5, 1886.
4. *Bulletin méd.*, 1893 et 1903, et mémoires inédits, *Archives du Comité technique*, 1894 et 1903.

Ces minima ont été trouvés 90 fois sur 100 chez les sujets médiocres ou mauvais, et ayant le périmètre sous-pectoral inférieur à 0,78 pour les petites tailles, et à la demi-taille plus 2 centimètres pour les tailles supérieures à 1 m. 60.

Ils indiquent donc un développement insuffisant de l'individu.

3° **Force dynamométrique.** — Dans une intéressante étude, le médecin major Campos-Hugueney[1] a pensé que l'épreuve de la force musculaire calculée à l'aide du dynamomètre pourrait entrer en ligne de compte pour l'appréciation de la force constitutionnelle. Après avoir démontré expérimentalement que la puissance de flexion des doigts de la main est en concordance avec la force générale de l'homme développée dans divers exercices du corps (lutte à mains plates, haltères, courses de vitesse et de fond), il fait voir par de nombreuses observations que le résultat de l'épreuve dynamométrique est en raison directe du poids de l'homme dans la généralité des cas; aussi conclut-il que, dans la comparaison des forces de plusieurs individus dont le poids et le périmètre thoracique sont dissociés, l'avantage sera du côté de ceux qui ont un poids fort sur ceux qui ont un périmètre fort.

4° **Mensurations combinées. Formules de robusticité.** — INDICE NUMÉRIQUE (PIGNET). — Les diverses mensurations que nous venons de passer en revue ont-elles toutes la même valeur? ont-elles chacune une grande valeur?

La réponse me semble facile. Aucune d'elles n'a de valeur absolue.

Le périmètre thoracique, le poids et les périmètres des épaules et du bassin comparés à la taille et pris chacun isolément ne représentent que des éléments de la force corporelle.

Comme l'a écrit Mackiewicz[2], chaque mesure ne constitue un signe matériel certain de la robusticité probable que si elle fournit des chiffres très forts ou très faibles. Un tel mode d'appréciation matérielle de la constitution n'est exact que pour un très petit nombre de sujets (5 à 11 p. 100 des examinés selon la mesure).

Il n'en est pas de même si on combine ces différentes mensurations et, en les rapprochant toutes les unes des autres, on arrive à avoir une somme d'éléments d'appréciation d'une utilité incontestable.

Le médecin major Pignet a eu la pensée de tirer d'une de ces combinaisons des chiffres qui représenteraient, sous une forme brève et concrète, le taux de robusticité de chaque sujet, auquel il donne le nom d'indice numérique.

---

1. CAMPOS-HUGUENEY, *De la méthode expérimentale dans l'étude de la constitution de l'homme*, Maloine, 1904.
2. *Mémoire inédit*, 1903.

Ces chiffres s'obtiennent en additionnant pour chaque sujet les chiffres du périmètre thoracique et du poids et en soustrayant cette somme du chiffre représentant la taille, opérations qu'on peut résumer par la formule suivante : T — P + P (taille — poids + péri-mètrique thoracique moyen [1]).

Soit un homme de 1 m. 54 ayant un périmètre thoracique de 0 m. 78 et un poids de 54 kilogrammes, nous aurons :

$$154 — (78 + 54 = 132) = 22.$$

On donne au chiffre 22 le nom d'indice numérique.

D'observations nombreuses recueillies par lui, l'auteur a fait voir que le chiffre de l'indice numérique est d'autant plus grand que la constitution est moins bonne, et d'autant plus petit, au contraire, que la force physique est plus grande.

Si le périmètre et le poids sont faibles, leur somme diminuera et si la taille ne diminue pas proportionnellement, le reste de la sous-traction deviendra plus grand. L'inverse se produira si, pour une même taille, le périmètre et le poids sont plus forts, le reste de la soustraction étant plus petit.

Pignet a établi ainsi, pour un contingent de 510 hommes, que le chiffre de la morbidité médicale était d'autant plus fort que l'indice numérique était lui-même plus élevé, et qu'il en était de même pour le nombre de journées de maladie pour 1 000 journées de présence.

Moi-même j'ai établi l'indice numérique de près de 500 tubercu-leux et de 2 000 hommes non tuberculeux dont j'avais relevé le poids, le périmètre thoracique, ainsi que la taille en même temps que les antécédents familiaux. L'indice moyen des tuberculeux s'est chiffré par 22,71, tandis qu'il n'est que de 17,64 pour les non tuberculeux traités à l'hôpital pour une autre affection.

D'autre part, le docteur Butza [2], médecin chef à l'hôpital de Bucarest, a réuni 816 observations qui l'ont amené à conclure que le procédé de Pignet représentait le critérium de la constitution de l'homme, surtout pour les douteux.

C'est ainsi qu'il ajourne le conscrit dont la valeur numérique varie entre 23 et 25 exclusivement et qu'il le classe ensuite dans le service auxiliaire si cet indice ne diminue pas et si, d'autre part, il ne présente aucune lésion organique.

Il semble donc que l'ingénieux procédé de mensuration préconisé par Pignet puisse donner d'excellents résultats pour les cas douteux et que, en règle générale, on devra ajourner ou rejeter de l'armée les hommes présentant des indices supérieurs à 25, sans cependant

1. *Bulletin médical*, 1901, n° 33, et *Archives médicales d'Angers*, 1900.
2. *Revista sanitara militari* (Bucarest), avril à mai 1902.

jamais établir une règle à ce sujet et une limite réglementaire, **un** des éléments de la formule étant trop sujet à des variations indivi- duelles de la part de l'observateur (périmètre thoracique).

Le procédé de Boureau et de Gauléjac[1] rapproche la mesure de la capacité respiratoire du poids. Thémoin[2] additionne les chiffres de la taille, du poids et du périmètre.

Nombreuses, comme on le voit, sont les méthodes d'appréciation de la vigueur physique. Chacune d'elles marque un perfectionnement et témoigne des efforts faits par les médecins militaires pour arriver à éliminer de l'armée les faibles et les insuffisants.

Mais on se tromperait en pensant qu'un organisme aussi variable que celui de l'être humain puisse révéler ses aptitudes à la santé ou à la maladie suivant des formules mathématiques.

Aussi, est-ce bien plutôt dans son expérience et son sens clinique que le médecin devra rechercher les bases les plus solides de son jugement.

La plus large initiative devra lui être accordée à cet égard et son attention devra être attirée d'une façon particulière sur le groupe de renseignements qui va faire l'objet du chapitre suivant.

V. Antécédents familiaux et personnels et contacts tuberculeux antérieurs. — Parmi les causes de la morbidité dans l'armée, il en est une jusqu'ici prédominante, c'est la tuberculose pulmonaire.

Or, c'est surtout cette affection qu'une sélection bien faite peut faire diminuer.

Du dépouillement[3] de plus de 3 000 observations personnelles, il résulte que 68 p. 100 des hommes arrivant au corps avec des antécédents familiaux y deviennent tuberculeux au cours de leur service.

Le plus grand nombre d'entre eux sont atteints la première année. Mais la tuberculose pulmonaire des anciens soldats subit cette influence tout comme celle des jeunes, de sorte que nous pouvons dire que si on tenait compte dans une plus large mesure au conseil de revision et à la visite d'incorporation de ces antécédents pour prononcer de larges éliminations, on arriverait à diminuer dans des proportions considérables le nombre des hommes devenant tuber- culeux à l'armée.

---

1. Boureau et de Gauléjac, *Gaz. méd. du centre*, 1904.
2. Thémoin, *Arch. de méd. navale*, 1903.
3. G.-H. Lemoine, *Académie de médecine*, mars 1903. Rapport du développement de la tuberculose pulmonaire dans l'armée avec la tuberculose pulmonaire familiale ou acquise avant l'incorporation. *Archives de méd. mil.*, mars 1903. *Revue de la tuberculose*, juillet 1903.

Il serait donc désirable que, suivant l'opinion exprimée à plusieurs reprises par Landouzy, Granjux, et par le médecin inspecteur Kelsch, il fut établi pour chaque homme un livret sanitaire dont l'ordonnancement reste à étudier.

VI. De quelques autres signes propres à décider de l'inaptitude au service militaire. — Sous ce titre, Duponchel[1] ajoute aux signes donnés par les mensurations diverses et par le poids, l'abaissement de la pointe du cœur et l'expiration prolongée et soufflante aux deux sommets des poumons et particulièrement au sommet droit.

Ces derniers phénomènes sont attribués par Duponchel à une sorte d'asthénie des alvéoles pulmonaires, qui, n'ayant plus complètement leur élacticité normale, reviennent moins rapidement sur elles-mêmes au moment de l'expiration : pour lui, l'expiration simplement prolongée s'explique sans qu'il soit besoin de faire intervenir la tuberculose.

L'existence de celle-ci se révélerait surtout par la rudesse de l'expiration. Quoi qu'il en soit et quelque interprétation que l'on donne à ces signes du côté du sommet, le résultat est le même et l'ajournement s'impose lorsqu'on constate l'un quelconque de ces phénomènes au sommet du poumon, et l'exemption lorsque ceux-ci persistent, surtout si le sujet a des antécédents familiaux ou personnels suspects au point de vue de la bacillose.

L'*auscultation du poumon* peut encore donner une indication précieuse en révélant, soit une diminution d'intensité de l'inspiration de la région sous-claviculaire droite, soit une inspiration rude et basse sous la clavicule gauche.

Ces deux modalités du murmure vésiculaire ont été bien mises en lumière par le professeur Grancher, comme signes de la tuberculose pulmonaire à une période bien antérieure à celle dite « premier degré » par les auteurs classiques. Nous avons fait voir[1] que pareilles anomalies respiratoires pouvaient s'accompagner d'un état général excellent et étaient *compatibles avec le service militaire*. Mais cependant, il ne faut pas oublier que ces *anomalies*, lorsqu'elles sont *fixes et persistantes*, s'observent presque toujours chez les héréditaires et que, par là même, elles doivent inspirer une certaine suspicion concernant les sujets qui les présentent. Ces hommes doivent être surveillés de près, signalés aux officiers et sous-officiers et arrêtés à la première bronchite. L'état général vient-il à péricliter, l'appétit diminue-t-il, survient-il une perte de poids, existe-t-il une élévation de température persistante après exercice, il faudra éliminer ces hommes au moins temporairement et sans retard.

---

1. *Traité de médecine légale militaire*, p. 226.

L'expert devra se rappeler qu'il existe des anomalies inspiratoires physiologiques[1] dont nous connaissons encore mal la pathogénie. Les gauchers, par exemple, présentent souvent une inspiration plus forte à gauche, ce qui peut être interprété soit comme un signe de congestion, alors qu'il n'y a là que l'expression d'un développement plus intense des alvéoles pulmonaires. Nous avons fait voir[2], d'autre part, avec mon collègue et ami le médecin principal Sieur, l'influence que pouvaient exercer les obstructions légères des fosses nasales sur l'intensité de l'inspiration.

Enfin il faudra avoir soin, pour obtenir des phénomènes de comparaison exacte, de bien ausculter les hommes au niveau de régions bien délimitées et identiques[3] à l'aide du sthétoscope.

Quant à *l'abaissement de la pointe du cœur*, il indique en général non une hypertrophie de cet organe, mais une étroitesse de la cage thoracique, comme l'a bien démontré Huchard.

Germain See avait prétendu que les exercices militaires devaient être regardés comme favorables pour ces hypertrophies de croissance.

La plupart des médecins militaires sont d'un avis opposé.

Daga[4], Larrey[5], Longuet[6], Duponchel, Laveran[7] se prononçaient autrefois expressément pour l'ajournement ou l'exclusion des jeunes gens présentant cette tare. La *tachycardie permanente* avec palpitations est encore un signe important à relever, étant donnée la coexistence fréquente avec la tuberculose pulmonaire au début (Schultzen, Braun, Ptechow).

Venant de passer en revue tous les éléments d'appréciation de la vigueur physique des recrues, nous devons nous demander en terminant quels sont ceux que nous devons retenir, comme devant nous permettre de porter un jugement sûr et rapide sur l'aptitude physique des jeunes gens soumis à notre examen ?

Aucun ne peut être regardé comme un critérium absolu et il serait imprudent de fixer des limites réglementaires, même minima, de périmètre, de poids, d'indice numérique, etc. Le médecin major Jolly[8]

---

1. Moncorgé, De la respiration faible physiologique à droite, *Lyon médical*, 22 avril 1894.

2. G.-H. Lemoine et Sieur, Influence des obstructions nasales sur les phénomènes respiratoires, *Bull. de la Soc. méd, des hôp.*, 12 décembre 1908.

3. G.-H. Lemoine, L'auscultation du sommet du poumon chez les jeunes soldats, *Presse médicale*, janvier 1907. La *tuberculose dans l'armée et la marine*, Doin, 1909, p. 62 à 77.

4. *Archives médicales militaires*, 1885, t. V, p. 125.

5. *C.-R. de l'Académie des sciences*, 1885, p. 249.

6. *Union médicale*, 1885, n° 139 et 140.

7. *Traité d'hygiène militaire*, p. 88.

8. Jolly, La morbidité d'un contingent régional suivant les constitutions, *Languedoc médico-chirurgical*, 25 janvier 1904.

a fait voir l'insuffisance de ces dernières mensurations sur un contingent de 246 hommes. Les sujets classés faibles d'après le périmètre thoracique rapporté à la taille, ayant fourni une morbidité très inférieure à celle des hommes classés bons et très bons.

Malgré tout, ces chiffres ont cependant une valeur réelle et rendront de grands services dans les cas douteux.

Pour moi, la recherche des tares familiales et personnelles a une importance prédominante, car une expérience déjà longue m'a permis de constater leur influence néfaste sur la santé ultérieure d'hommes qui, cependant, d'autre part par leur aspect général, par leur ampleur thoracique, par leur poids, par leur indice numérique, avaient été jugés et à bon droit propres au service armé. Les chiffres de Jolly confirment cette manière de voir.

VII. Classement des hommes du contingent. — A. Peloton des Malingres. — L'armée reçoit chaque année dans ses rangs un certain nombre de jeunes gens faibles et suspects, dont l'aptitude militaire, sujette à caution, ne peut être définitivement jugée qu'après un essai d'entraînement où beaucoup d'entre eux peuvent et doivent trouver l'occasion de relever et de parfaire leur développement physique.

Ces jeunes gens forment deux catégories.

L'une, constituée par les *faibles*, comprend des hommes dont le développement est retardé par une existence anti-hygiénique et un travail au-dessus de leur force, qu'ils appartiennent au monde du commerce, de l'industrie, ou à celui des étudiants et des intellectuels. Leurs organes sont sains, mais leur organisme est déficient.

Appartiennent également à cette catégorie les convalescents de maladie grave.

L'autre, constituée par les *suspects*, comprend des jeunes gens à antécédents pathologiques héréditaires ou personnels, *ne présentant au moment de leur incorporation aucune lésion appréciable*. C'est dans ce groupe que se trouvent les prétuberculeux.

Or, ces deux groupes sont appelés à bénéficier de l'existence militaire, à condition de prendre vis-à-vis d'eux certains ménagements. Les éliminer *a priori* serait une mesure que ne justifient ni les données de la science ni l'observation des faits et qui infligerait à nos effectifs une perte actuellement incompatible avec les exigences de notre recrutement.

En effet, nos ressources en hommes s'épuisent avec les années. Il est donc nécessaire d'économiser notre capital humain et d'en tirer tout le bénéfice possible. Aussi la circulaire du 14 octobre 1908 a-t-elle créé les pelotons de malingres. Le travail que le médecin principal Simon et le médecin major Perrin[1] ont consacré à l'étude de ces groupes dans l'armée permet de voir ce qu'un entraînement progressif bien conduit peut faire dans ce sens.

La moyenne des malingres dans un corps de troupes recevant de 5 à 700 hommes paraît être, d'après ce qui s'est passé au 74ᵉ régiment d'infanterie, de 30 à 40. Cet effectif réduit avait fait penser à certains médecins militaires qu'on pourrait réunir ces groupes en un ou plusieurs corps, situés de préférence dans des villes pouvant être considérées par leur situation géographique comme de bonnes stations maritimes ou climatériques. L'idée émise par les médecins majors Viguier[2] et Solmon[3], notamment, est en effet assez suggestive au premier abord tant par le choix d'une région thérapeutique par elle-même que par l'application d'une méthode d'entraînement qui, dans ces conditions, serait plus uniforme. Mais en dehors de la diversité des armes auxquelles appartiennent ces hommes, qui déjà est un premier obstacle à une semblable manière de faire, il semble que la réunion de tous les chétifs aurait un effet moral déplorable sur ceux qui en feraient partie. De plus, il faut compter qu'il se produira pour plusieurs un va-et-vient entre le service actif ordinaire et le peloton des malingres, et qu'on pourra verser momentanément dans celui-ci des convalescents, des hommes appartenant au service auxiliaire, capables au bout d'un certain temps d'être versés dans le service armé.

C'est pourquoi leur instruction dans chaque corps de troupes paraît à la fois plus rationnelle et plus pratique. D'ailleurs, officiers et médecins s'intéressent de plus en plus à ces questions d'entraînement, et les instructeurs ne manqueront pas. Le programme d'instruction du 2 septembre 1909 réglemente d'ailleurs cette question en faisant instruire les malingres et retardataires dans leur compagnie. S'ils sont en trop petit nombre pour former une unité d'instruction, ils seront réunis à ceux d'une autre compagnie et pourront aussi être formés en un seul peloton. Le programme général de cet entraînement proposé par Simon et Perrin est résumé dans les deux propositions suivantes :

Chaque malingre sera soumis autant que possible à des exercices appropriés à sa constitution.

---

1. Simon et Perrin, Les malingres dans l'armée, *Arch. de méd. milit.*, 1906.
2. Viguier, École d'aptitude physique, *Bull. de la Soc. de méd. milit.*, 15 février 1908.
3. Solmon, Entraînement des malingres dans l'armée, *Soc. de méd. milit.*, 21 mai 1908, et Baudin, Les services auxiliaires, *le Journal*, 5 juin 1908.

Ils devront vivre le plus possible au grand air[1].

Une part excessivement large devra être faite, en tout temps, aux mouvements respiratoires et aux exercices d'assouplissement et de développement, aux jeux, à la marche.

La marche de l'instruction devra être lentement et insensiblement progressive.

L'alimentation réclamera une place importante dans l'ensemble des mesures spéciales à leur appliquer.

Quant à l'instruction militaire proprement dite, maniement d'armes, escrime à la baïonnette, elle ne sera donnée que tardivement. Enfin, le port du sac, dans l'infanterie, sera l'objet d'une surveillance attentive.

Pour la réglementation de détail, elle devra être arrêtée par le commandant sur les conseils du médecin du corps appelé à noter les progrès ou les défaillances, et à constater les résultats définitifs.

B. Service auxiliaire. — Le recrutement des hommes de cette catégorie devrait être demandé aux sujets qui ont des vices de conformation légers ou un certain degré d'insuffisance des organes des sens. En aucun cas on ne doit y classer des malingres ou des faibles, les intentions du législateur à cet égard sont formelles.

Le rapporteur de la loi du 21 mars 1905 au sujet de la discussion de l'article 18 établissant l'échelle des aptitudes physiques d'après laquelle doit se faire la sélection, s'exprimait ainsi pour les hommes devant être classés dans le service auxiliaire :

« Nous vous proposons de classer, dans la catégorie des jeunes gens bons pour le service auxiliaire, ceux dont la constitution générale n'est pas douteuse et qui sont seulement atteints d'une infirmité relative, les rendant impropres à l'accomplissement du service armé. »

Malheureusement ce *classement* est plus *théorique* que pratique. Voilà en effet un conscrit présentant une taille de 1 m. 54, ayant juste le périmètre voulu, 0 m. 77, pesant 51 kilogrammes, il est pâle, semble légèrement anémique, mais il ne présente aucune tare héréditaire ou acquise, il a toujours été bien portant, l'auscultation de la poitrine ne permet de dévoiler aucune lésion, il en est de même de l'examen de l'appareil circulatoire.

Cet homme est évidemment loin d'être robuste. C'est un faible, pour lequel les premiers exercices seront pénibles, le sac un peu lourd. Prononcerez-vous l'exemption? Si oui, vous aurez un déchet considérable, car beaucoup sont dans ce cas; si non, vous verrez servir

---

1. Dans les régiments fractionnés, il y aura toujours avantage à grouper les malingres dans celui des centres urbains qui présente le plus de garantie au point de vue du casernement et de la santé publique.

cet homme dans le service armé, alors qu'un homme robuste myope ou hypermétrope sera classé dans le service auxiliaire! Ce serait là une décision qui paraîtrait absolument irrationnelle. C'est pourquoi le service auxiliaire, depuis qu'il fonctionne, a reçu un grand nombre d'hommes faibles de constitution et ce classement est même justifié par l'article 19 de la loi qui contredit en partie les déclarations du législateur.

En effet, cet article qui concerne la destination à donner aux jeunes gens *ajournés* à un nouvel examen du conseil de revision spécifie dans son quatrième alinéa que « ceux qui, lors de ce nouvel examen, ne sont pas encore reconnus bons pour le service armé, sans que leur état physique justifie pourtant une exemption définitive, *sont classés dans le service auxiliaire* et incorporés comme tels.

Or les ajournés sont représentés par les sujets faibles de constitution, les anémiques, les convalescents de maladie grave, etc.

La *législateur accepte donc par là même l'admission de faibles de constitution dans le service auxiliaire.*

Les circulaires du 28 et du 30 décembre 1908 et du 22 janvier 1909 ont cherché à lutter contre cette introduction des faibles de constitution dans le service auxiliaire, en rappelant aux conseils de revision et aux commissions de réforme que les « *faibles de constitution ne doivent pas être classés dans le service auxiliaire*, mais bien *réformés définitivement*, soit immédiatement, soit après ajournement d'un an ».

Mais, d'autre part, on spécifie dans ces mêmes circulaires que les *jeunes gens réformés temporairement et classés ensuite dans le service auxiliaire* doivent, comme les ajournés, être examinés d'office par les commissions de réforme un an après leur rappel à l'activité.

Cette dernière disposition laisse d'ailleurs ouverte la porte du service armé pour ceux dont l'état se serait notablement amélioré.

La circulaire du 28 décembre 1908, notamment, admet donc implicitement que les faibles de constitution peuvent être classés dans le service auxiliaire, puisque ce sont les sujets faibles qui constituent les quatre cinquièmes des réformés temporairement.

Enfin l'introduction des faibles est même prévue dans les rangs des combattants par la circulaire du 22 janvier 1909. Celle-ci dit, en effet, que *les réformés temporairement rappelés* qui primitivement appartenaient à un corps de l'Est ou habitant un climat rigoureux seront affectés à des corps de troupes stationnés dans la région d'où ils sont originaires afin de leur éviter un changement de climat trop brusque. Les faibles de constitution sont seuls susceptibles de motiver ces précautions, bien légitimes du reste, auquel tout hygiéniste militaire doit souscrire.

Comme on le voit, malgré tout, on est entraîné à verser des faibles dans le service auxiliaire et même dans le service armé. La loi et les circulaires qui l'ont suivie autorisent une pareille manière de faire. Il ne peut en être autrement. Pour éliminer d'une façon absolue du service auxiliaire ce qu'on appelle les « faibles de constitution », il aurait fallu commencer par déterminer d'une façon exacte ce qu'on entend par ce terme. Nous avons vu qu'une telle détermination ne peut être mathématiquement fixée.

Toutes les fois qu'on s'est avisé de vouloir tracer des limites réglementaires à cet égard, les mesures prescrites ont dû être rapidement rapportées en face du nombre considérable de sujets ne présentant pas les conditions requises.

Pour le médecin expert, la tâche est donc fort délicate, mais elle n'offre pas de difficultés insurmontables pourvu qu'il soit admis que l'aptitude physique au service militaire pour les faibles de constitution se juge souvent par l'accomplissement de ce service, que par conséquent on ne peut exiger du médecin militaire toujours et en toute circonstance une décision définitive au conseil de revision ou à la visite d'incorporation, et qu'on accepte officiellement la division de la classe des services auxiliaires en deux catégories : les bons avec difformité ou insuffisance des organes des sens, et les « faibles de constitution ».

Les *premiers* affectés définitivement aux postes qui leur sont réservés dans les régiments. A ces hommes seulement s'appliquerait la circulaire ministérielle du 25 août 1909 interdisant le maniement d'armes.

Les *seconds* formant dans chaque corps un groupe spécial dont le médecin surveillera l'entraînement. Le passage dans le service armé, le maintien définitif dans le service auxiliaire, le retour au peloton des malingres, ou enfin la radiation définitive étant laissés à l'initiative de celui-ci.

Le médecin militaire devra, de son côté, éliminer définitivement et rapidement tout homme présentant une lésion en évolution, et pour les faibles de constitution le terme lésion veut dire, *phénomènes suspects localisés au sommet du poumon.*

Nous devons ajouter que la sélection devra rester très sévère et qu'il ne faut pas se faire trop d'illusion sur les bénéfices qu'on retirera des *pelotons de robusticité.* Sous prétexte de réserver une place dans l'armée à ces écoles d'aptitude physique dans le but légitime d'accroître la force des effectifs, il ne faudrait pas en enfler les cadres et en multiplier les éléments, car l'armée doit grouper avant tout des hommes assez robustes pour recevoir l'instruction militaire complète et supporter les fatigues d'une campagne.

VIII. Classement dans les différentes armes. — Pour cette opération nous suivrons l'instruction ministérielle du 22 octobre 1905.

Pour la répartition des jeunes soldats entre les différentes armes ou services, les commandants de recrutement se baseront d'après les *indications données par les médecins*, sur les conditions d'aptitude suivantes :

Infanterie. — L'aptitude à l'infanterie comporte :

1° L'aptitude à la marche, qui nécessite la bonne conformation et le bon fontionnement des membres inférieurs.

2° L'aptitude à porter le fusil, les munitions et l'équipement, aptitude qui nécessite une grande vigueur.

3° Une acuité visuelle se rapprochant autant que possible de la normale, au moins pour l'un des deux yeux.

Cavalerie. — L'aptitude à la cavalerie comporte :

1° L'aptitude physique à l'équitation qui demande plus de souplesse que de vigueur et une longueur suffisante des membres inférieurs ; la conformation des jambes et celle des pieds peuvent d'ailleurs n'être pas irréprochables.

2° Une acuité visuelle se rapprochant autant que possible de la normale pour l'un des yeux, et un champ visuel assez étendu.

Abstraction faite de la taille, le poids maximum est de 75 kilogrammes pour les cuirassiers, de 70 kilogrammes pour les dragons et de 65 kilogrammes pour la cavalerie légère.

Artillerie. — L'aptitude à l'artillerie comporte :

Pour les hommes affectés à l'artillerie à pied ou aux batteries de campagne, et pour les servants des batteries montées :

1° L'aptitude à la marche, qui nécessite la bonne conformation des membres inférieurs.

2° L'aptitude aux manœuvres de force.

Pour les conducteurs des batteries montées et pour les conducteurs servants des batteries à cheval :

1° L'aptitude à l'équitation comme pour la cavalerie.

2° L'aptitude aux manœuvres de force.

Pour tous les canonniers servants :

Une acuité visuelle se rapprochant autant que possible de la normale, au moins pour l'un des yeux.

Génie. — L'aptitude au service du génie comporte :

Pour les hommes à pied (sapeurs mineurs, sapeurs aérostiers, sapeurs du régiment de chemins de fer, sapeurs télégraphistes) :

1° L'aptitude physique nécessaire à l'infanterie, surtout au point de vue de la marche.

2° L'aptitude aux manœuvres de force.

3° L'aptitude à distinguer nettement le vert du rouge pour les hommes du régiment de chemins de fer, les pontonniers et les télégraphistes.

Pour les conducteurs :

1° L'aptitude à l'équitation comme pour la cavalerie.

2° L'aptitude aux manœuvres de force.

Sapeurs-Pompiers. — L'aptitude au service dans le régiment des sapeurs-pompiers comporte :

1° Une constitution très robuste, l'intégrité absolue des organes de la respiration et de la circulation, l'absence de tendances aux varices et à la dilatation des anneaux inguinaux.

2° Une aptitude particulière aux manœuvres de force et aux exercices gymnastiques.

3° L'acuité visuelle remplissant les conditions définies à l'art. 77 mais sans correction par les verres.

Gendarmerie et Garde républicaine. — L'aptitude au service dans la gendarmerie et dans la garde républicaine comporte les conditions exigées pour l'infanterie et la cavalerie, suivant qu'il s'agit de candidats se destinant à l'arme à pied ou à l'arme à cheval.

Train des Équipages militaires. L'aptitude au train des équipages militaires comporte pour les conducteurs de mulets de bât :

1° L'aptitude à la marche,

2° L'aptitude aux manœuvres de force.

Les autres cavaliers du train doivent posséder l'aptitude physique à l'équitation.

Artificiers, Ouvriers d'Artillerie et d'Administration, Infirmiers militaires. — Pour les ouvriers d'artillerie et les artificiers, pour les commis et ouvriers militaires d'administration et les infirmiers militaires, il y a lieu de tenir compte surtout des aptitudes professionnelles. En outre, les infirmiers devront être choisis parmi les hommes vigoureux. On pourra se montrer moins sévères en ce qui concerne certaines défectuosités physiques qui ne seraient pas compatibles avec le service de l'infanterie, de la cavalerie, de l'artillerie.

En outre des aptitudes exigées pour les différentes armes, le médecin militaire doit aussi se prononcer sur le classement de certains hommes dans les catégories exigeant un travail spécial.

C'est ainsi que les *vélocipédistes* doivent être l'objet d'un examen particulier. Le médecin militaire assiste la commission qui délivre les brevets. (Instruction ministérielle du 5 avril 1895.) Il doit s'assurer de l'intégrité absolue des appareils respiratoire et circulatoire. La poitrine devra être large et bien développée. On devra porter son attention sur l'état du rhino-pharynx, pour éliminer tous les sujets affectés de déviation de la cloison avec ou sans rhinite chronique, ou porteurs de végétations adénoïdes. Le candidat devra encore être examiné au point de vue de ses prédispositions aux hernies, aux varices, aux affections articulaires. Il devra enfin posséder une excellente vue, avec acuité visuelle normale d'un œil et une demie au plus de l'autre et ne pas présenter de daltonisme. Les vitesses qui leur seront imposées ne devront pas excéder 15 à 18 kilomètres à l'heure. L'épreuve en Allemagne comporte 30 kilomètres en deux heures, et, en France, 60 kilomètres en moins de six heures.

Les *employés* ouvriers, secrétaires, etc., devront être empruntés au service auxiliaire. *Aucun faible de poitrine ne devra être admis dans leurs rangs,* et on devra se conformer strictement aux intentions du législateur qui ne comprend dans cette catégorie, comme nous l'avons vu, que les *déficients* par vice de conformation, ou insuffisance des organes des sens. Leur logement devra être l'objet d'une surveillance spéciale, et l'emploi du temps devra comporter des exercices en plein air; la circulaire du 2 septembre 1909 ratifie d'ailleurs cette façon de voir.

CHAPITRE II

EXERCICES MILITAIRES. PHYSIOLOGIE
DES EXERCICES. DE LA MARCHE

Des exercices en général.
Physiologie des exercices. — Agents du mouvement; effets locaux de l'exercice; son
influence sur le fonctionnement des divers appareils; résultats constatés dans
l'armée.
Règles à suivre dans l'exécution des exercices pour obtenir l'état d'entraînement.
Des exercices en particulier. — Gymnastique, équitation, marche. Réglementation
des marches.

1. Des exercices en général. — Les exercices physiques sont le
complément des actes vitaux qui s'exercent au sein de notre organisme.

Les mouvements extérieurs qui les constituent ont pour but d'activer les échanges qui s'exécutent entre nos cellules dans l'intimité
de nos tissus. Ils harmonisent les formes du corps humain, facilitent
l'absorption de l'oxygène, élément de vie, activent l'excrétion des
déchets de l'organisme qui, retenus dans nos tissus, ne tarderaient pas
à devenir des éléments de mort; les exercices doivent avoir comme
résultat de maintenir en équilibre parfait le fonctionnement de nos
organes.

L'application méthodique d'exercices rationnels semble plus nécessaire au début de la vie régimentaire qu'à toute autre époque. A ce
moment, la constitution de l'organisme humain va s'achever, il possède la souplesse nécessaire à l'exécution de l'exercice, ses organes
de vie et d'excrétion sont sains, rien ne s'oppose donc à cet entraînement dont la conduite prudente et scientifique sera le point de
départ d'un essor décisif vers la santé.

On conçoit dès lors l'importance du rôle des hommes à qui sera
confiée l'exécution des mesures destinées à accroître la force et la
résistance des nombreuses générations de jeunes hommes venus à
la caserne pour apprendre à défendre le patrimoine commun, ils

devront en sortir en plein équilibre de vigueur physique et morale, si leur instruction a été bien conduite. Aussi, comme le rappelait M. Tissié [1], le médecin militaire doit il être considéré à ce point de vue comme un ingénieur biologiste. Son rôle ne doit pas seulement consister à soigner les malades, mais à donner aux capitaines les meilleures formules d'entraînement physique pour leurs hommes.

Nous assistons précisément, en ce moment en France, à une évolution de la gymnastique qui doit attirer l'attention des médecins. La gymnastique athlétique d'autrefois s'oriente vers des méthodes plus scientifiques, et si les exhibitions et les manœuvres de parade resteront encore longtemps une des attractions favorites du public, on voit déjà poindre à l'horizon une modification dans l'état des esprits.

Le règlement du 22 octobre 1902 sur l'application de la gymnastique dans l'armée, adopté par les sociétés de gymnastique et prescrit dans les lycées et collèges, marque à ce point de vue une étape importante, et fait œuvre de progrès.

D'autre part, des circulaires et des instructions multiples [2] prescrivent de prendre des mesures pour éviter la fatigue, le surmenage chez les hommes en réglant les marches et en faisant prendre des précautions pour éviter les accidents locaux et généraux des exercices.

II. Physiologie de l'exercice. — A. Agents du mouvement. — L'agent principal du mouvement est le *muscle*, et l'acte fondamental qui préside au mouvement est la *contraction musculaire*. Le muscle, en effet, possède deux propriétés : à l'état de repos, la tonicité; à l'état de mouvement, la contractilité. Par cette dernière propriété, le muscle transforme la force latente en mouvement sensible. L'exercice est le résultat de la mise en mouvement des différents leviers du corps. Les muscles sont la puissance, les articulations ou le sol, le point d'appui, la résistance est représentée par les poids divers supportés par les leviers, par les muscles eux-mêmes, ceux-ci sont donc à la fois puissance et résistance. Dans les mouvements de flexion, par exemple, le groupe des fléchisseurs doit vaincre la résistance opposée par le groupe antagoniste des extenseurs. Tous ces actes ont pour but

---

1. Tissié, La gymnastique dans l'armée, *Revue scientif.*, 1903, 1er semestre, p. 718; voir, d'autre part, M. Faure, *Société de thérapeutique*, 1905.
2. Instruction du 30 mars 1895, relative à la nécessité de l'initiative pour assurer le maintien de la santé des troupes. Instruction complémentaire sur le même sujet du 21 janvier 1899.

d'établir un équilibre plus ou moins constant, tendant à l'harmonie des forces et des mouvements.

Mais si le muscle est l'agent principal du mouvement, ce n'est pas le seul, et le système nerveux joue un rôle important. Pour certains auteurs même, il jouerait le rôle principal, le muscle n'étant que la terminaison, « la plaque terminale du nerf » (Tissié).

La volonté est en effet la genèse de tous les actes musculaires de la vie de relation : courant nerveux plus ou moins puissant suivant les sujets, elle met en jeu la contractilité.

Les expériences de Ferrier et de Bartholozzi, le premier sur le chien et le second sur l'homme, démontrent l'existence de centres moteurs bien spéciaux, siégeant le long du sillon de Rolando. Ces centres transforment l'énergie potentielle en énergie actuelle.

D'une façon générale donc, les nerfs agissent de deux façons, soit comme éléments de transmission, soit comme éléments de direction.

Le cerveau entre pour la plus grande part dans l'origine des mouvements volontaires, tandis que la moelle est le siège des mouvements réflexes, mais il arrive que certains mouvements habituels qui, au début, exigent un grand effort cérébral, se font au bout d'un certain temps sans la moindre attention et deviennent en quelque sorte des réflexes. C'est ainsi que l'enfant qui commence à marcher fait un grand usage de ses cellules cérébrales et de ses centres moteurs ; pour l'adulte, au contraire, la marche devient un acte purement réflexe, du moins pendant le jour.

B. Effets de l'exercice. — Les *effets locaux* de l'exercice peuvent se ramener aux phénomènes biologiques et chimiques qui se passent dans le muscle.

Celui-ci est constitué par des cellules unies entre elles par du tissu conjonctif dans lequel cheminent les vaisseaux et les nerfs qui commandent la nutrition de l'organe.

Les matériaux qui entrent dans sa composition sont de deux ordres : les uns azotés constituent l'organe lui-même, ce sont les *albuminoïdes* (myosine, syntonine), qui, sous l'influence de l'oxygène et des combustions qu'il provoque au sein du muscle même lorsque celui-ci est à l'état de repos, se transforment en produits plus ou moins oxydés, tels qu'acide urique, créatine, xanthine, hypoxantine, etc. L'urée représente le degré d'oxydation complet. Il existe en outre un corps qui, bien que de nature azotée, l'inogène, se transformerait comme les hydrocarbonés en acide carbonique, eau et acide lactique (Hermann).

Les *substances non azotées* constituent les réserves de force du muscle. Ce sont l'inosite, la graisse et surtout la matière glycogène qui fournit le glucose, lequel se transforme en eau, acide carbonique et acide lactique, sous l'influence du travail. Le *glycogène* est la source principale de l'énergie. Si la contraction musculaire est produite jusqu'à épuisement, le glycogène musculaire disparaît (Chauveau et Kaufmann). Mais il n'est pas l'unique source, car, d'après Luchsinger, les muscles complètement dépourvus de glycogène peuvent encore effectuer un certain travail. Celui-ci pourrait être produit même aux dépens des éléments azotés (Ranke).

Le muscle vit d'une vie propre, il respire, il absorbe de l'oxygène et rejette de l'acide carbonique. Le premier phénomène se produit surtout la nuit, il a pour but d'emmagasiner une réserve destinée à être brûlée et transformée en acide carbonique pendant le jour.

Le muscle se contracte, il se congestionne, alors les vaisseaux, artères et veines se dilatent et permettent au sang d'arroser plus largement la masse musculaire, d'où apport d'oxygène en plus grande quantité et oxydation plus rapide et plus complète des substances qui entrent dans la constitution du muscle.

L'oxygène porte d'abord son activité sur les substances non azotées, c'est-à-dire sur les hydrocarbones et les sels. Le produit de l'oxydation est de l'eau, de l'acide carbonique et de l'acide sarcolactique. Dès lors, la réaction du muscle, qui était alcaline, devient acide. C'est au sang circulant qu'incombe alors le rôle de saturer au fur et à mesure de sa production l'acide sarcolactique, de façon à rendre au muscle cette alcalinité qui est la condition « sine qua non » de sa vie et de son fonctionnement. Le sang, d'autre part, se charge de produits de décomposition et de déchets, d'acide carbonique surtout, et il devient acide. Tant que le muscle reste alcalin, il ne se fatigue pas. Kronecker, en pratiquant des injections de permanganate de potasse, a pu pousser très loin l'exercice, sans déterminer la fatigue, mais dans les conditions normales il arrive un moment où l'alcalinité du sang n'est plus capable de neutraliser l'acidité du muscle, la réaction acide apparaît et le muscle se fatigue. Dès lors le muscle va consommer ses substances azotées, c'est-à-dire qu'il va vivre sur sa propre substance.

Il y a dès lors surproduction des produits de désassimilation azotée, créatine d'après Liebig, créatinine d'après Sarakow, acide phosphorique ou phosphates d'après Landois.

En même temps la température est accrue et Becquerel et Brochet ont montré que des contractions répétées pouvaient faire monter la température de 0°,6 en 5 minutes.

Effets généraux. — Le premier résultat général de l'exercice est de déterminer l'accélération de la circulation, et cette accélération s'explique par plusieurs raisons. Dans l'exercice, toutes les masses musculaires du corps entrent en contraction, leurs innombrables vaisseaux se dilatent, ce qui amène une chute de la pression sanguine générale, entraînant comme conséquence une accélération de la circulation. Pour expliquer celle-ci on peut encore faire intervenir une action purement mécanique, produite par les muscles eux-mêmes, comprimant pendant leur contraction les vaisseaux qu'ils contiennent et facilitant ainsi la progression du sang. Quoi qu'il en soit, les battements du cœur sont aussi augmentés de force et ces modifications produisent un véritable balayage de l'appareil circulatoire des déchets organiques, ainsi qu'une oxydation de ceux-ci plus rapide et plus intense.

D'après les faits précédents, nous avons pu voir le rôle important joué par l'oxygène dans les phénomènes de l'exercice musculaire, nous pouvons dès lors comprendre le rôle de l'*appareil respiratoire* qui permet au sang de se charger du gaz nécessaire aux oxydations et de se décharger de l'acide carbonique dont il est encombré. Les mouvements respiratoires vont s'accélérer et vont en outre augmenter d'amplitude, accroissant ainsi au maximum la surface d'absorption et d'évaporation.

L'exercice apporte réellement avec lui le remède aux maux qu'il peut causer.

L'exercice fait également sentir ses effets sur l'*appareil digestif*, mais de façon diverse. Il peut faciliter la digestion par l'excitation directe des organes. La contraction des muscles abdominaux favorise l'absorption et l'évacuation des produits usés. Il peut agir aussi indirectement par la consommation plus grande d'aliments et avoir comme conséquence l'amélioration de l'état général; mais, d'autre part, il peut diminuer l'activité digestive par la congestion des organes périphériques qu'il détermine, provoquant, de cette façon, une anémie des muqueuses dont les glandes ne peuvent plus trouver que difficilement les éléments nécessaires à leur sécrétion.

Après un violent exercice à bicyclette, par exemple, l'appétit a souvent disparu, au moins momentanément. Les exercices violents avant le repas sont absolument contre-indiqués au point de vue hygiénique.

Le *système nerveux*, appelé à régulariser la circulation, est chargé de maintenir l'équilibre organique. La sensation de fatigue d'un côté, de l'autre la volonté, sont des éléments de défense en général suffisants. Il n'en est pas de même lorsque le travail porte sur le système nerveux lui-même. Il se produit alors de ce côté des phénomènes de congestion analogues à ceux qui se passent dans le muscle après un temps d'excitation ; des produits de déchets spéciaux s'y accumulent et peuvent produire de la fatigue cérébrale, du délire, des hallucinations, etc., voire à plus ou moins longue échéance, des lésions matérielles (Hiller).

Les *sécrétions* cutanées sont augmentées. La peau, grâce aux glandes sudoripares, constitue un appareil régulateur important. Son fonctionnement est en rapport avec l'intensité du travail ; il est d'autant plus actif que le sujet est moins entraîné.

La sécrétion urinaire subit une diminution en ce qui concerne la quantité des urines. Elle est modifiée également dans sa composition surtout lorsque l'exercice dépasse certaines limites en rapport avec la constitution de chacun. Dans ce cas, il y a élimination d'une grande quantité d'acide urique et d'urates. Parfois l'albuminurie apparaît [1].

L'augmentation de température des masses musculaires en activité entraîne une élévation thermique du corps tout entier, pouvant aller jusqu'à 39°,5, comme l'a constaté Hiller [2], et, s'il ne se produisait des déperditions de calorique par les divers appareils que nous venons de passer en revue, la machine humaine ne tarderait pas à se détraquer.

En définitive, l'effort nous apparaît comme le phénomène résumant les effets du travail musculaire. Dans cet acte, le thorax immobilisé en inspiration forcée par la fermeture de la glotte donne un point d'appui fixe aux muscles qui viennent s'y insérer et déterminent à la fois une dilatation forcée des poumons, une compression du cœur et des gros vaisseaux intrathoraciques et un afflux de sang vers le cerveau et les organes périphériques, muscles des membres et surface cutanée. La circulation de ce fait subit un arrêt en surpression momentané et on comprend facilement le danger qui en résulte pour les sujets présentant quelques tares du côté des organes intrathoraciques ou du cerveau. La congestion périphérique est ici un phénomène compensateur de la plus haute importance, diminuant la tension centrale et contribuant à abaisser la température par l'exposition d'une plus grande quantité de sang aux influences rafraîchissantes de l'air ambiant et par la sécrétion sudorale.

Ainsi dans le muscle est l'organe d'exécution, le système nerveux l'organe de direction, le cœur, les poumons et l'appareil digestif les organes de résistance ; enfin le rein et la peau des organes de sûreté. Tissié a bien résumé le rôle de chacun de nos principaux organes dans l'accomplissement du travail par l'aphorisme suivant : « On

1. Tréves, *Congrès d'hygiène*, 1903, p. 27.
2. Hiller, Die Gesundheitspflege des Heeres, p. 287, Berlin, 1905.

marche avec ses muscles, on court avec ses poumons, on galope avec son cœur, on résiste avec son estomac, on arrive avec son cerveau. »

C. **Résultats sanitaires constatés dans l'armée.** — L'influence sanitaire de l'exercice a été bien étudiée par Marey et par un certain nombre de médecins militaires (Chassagne et Dally [1]).

Les expériences de ces derniers auteurs ont consisté à mettre en observation deux groupes de sujets choisis parmi les plus robustes appartenant à l'école de gymnastique de Joinville-le-Pont, au nombre de 401, puis à noter pour chaque individu à des intervalles de 3, 5, 12 mois, les modifications survenues dans le périmètre thoracique, dans l'amplitude du thorax, dans la capacité respiratoire, dans le volume des muscles, dans le poids et dans la résistance physique à la fatigue. Les auteurs se sont livrés à 16 330 mensurations, pesées et dynamométries :

Résultats (au bout de 5 mois).

Périmètre thoracique	augmenté de 2 cm. 5	chez	76	p. 100.
— des bras	— 1 cm. 2	—	82	—
— de l'avant-bras	— 0 cm. 17	—	62	—
— de la cuisse	— 1 cm. 38	—	64	—
— de la jambe (mollet)	— 0 cm. 82	—	56	—
Force de soulèvement de	28 kilogr.	—	86	—
Diminution du poids de	1 kg. 359	—	63	—

Toutes ces expériences peuvent donc se résumer ainsi :

Le périmètre thoracique, l'amplitude thoracique, la capacité pulmonaire, le volume des muscles sont augmentés. de même est accrue la résistance physique mesurée par une morbidité moins grande. Une seule chose a diminué ou du moins est restée stationnaire, c'est le poids des sujets en expérience, 1 kg. 359 de perte chez 63 p. 100 d'entre eux; on attribua alors ce fait à la mauvaise nourriture. D'autres auteurs ont vu en effet que, après un entraînement rationnel et progressif, le poids augmentait. Il diminuait toujours dans les trois premiers mois pour se maintenir ensuite et augmenter enfin progressivement.

C'est ce qu'a constaté Dettling [2] sur les jeunes soldats et les stagiaires de l'école de gymnastique de Joinville-le-Pont, comme le démontre le tableau suivant :

1. CHASSAGNE ET DALLY, *Influence précise de la gymnastique*, Paris, Dumaine, 1881, p. 61.
2. DETTLING, *Le corps humain. — Influence de l'exercice sur l'organisme*, Paris, 1903.

	JEUNES SOLDATS		STAGIAIRES	
	Augmentés.	Augmentation moyenne.	Augmentés.	Augmentation moyenne.
Poids......................	65 p. 100.	2 kg. 425	58 p. 100.	1 kg. 296
Circonférence de la poitrine...	52 —	17 mm.	44 —	19 mm.
— du bras.........	48 —	11 —	75 —	12 —
— de l'avant-bras..	70 —	6 —	54 —	8 —
— de la cuisse.....	74 —	18 —	70 —	18 —
— du mollet.......	82 —	9 —	22,5 —	6 —

Les expériences de Marey [1] à Joinville sur cinq sujets ont consisté à faire parcourir 600 mètres au pas de gymnastique et à prendre le temps du parcours, le nombre des mouvements respiratoires et l'amplitude respiratoire avant et après la course.

Les résultats obtenus au bout de cinq mois sont consignés dans le tableau suivant :

	Au début.	Après 5 mois.
Temps qu'à duré le parcours..............	4 minutes	3 m. 5
Nombre des mouvements respiratoires après la course.............................	20 —	12

Quant à l'amplitude respiratoire, elle avait quadruplé.

Déjà, en 1868, Abel avait montré que le périmètre thoracique augmente de 2 à 5 centimètres chez 75 p. 100 des sujets soumis à des exercices gradués.

Mourson, chez les canonniers de la marine, a observé une augmentation du périmètre thoracique au bout de quatre mois.

Rigal, au 12e bataillon de chasseurs, après six mois d'entraînement, ne trouva d'augmentation que chez les plus faibles, la taille s'était accrue de 1 centimètre, le périmètre thoracique et l'amplitude avaient également augmenté.

Parkes et Rothe, à part le poids trouvé augmenté, ont enregistré les mêmes résultats que Chassagne et Dally. Le médecin major Roux [2], examinant 133 sujets d'un bataillon d'infanterie après cinq mois de séjour au corps, a trouvé une augmentation du périmètre thoracique chez 55 p. 100, une augmentation de poids chez 66 p. 100 et une augmentation de taille chez 27 p. 100 seulement des sujets. *Toutes* les constitutions *passables* ont été améliorées. Les résultats obtenus par Thémoin [3] sur les élèves du *Borda* accusent les mêmes améliorations de l'état général.

1. MAREY, *Méthode graphique*, Paris, 1878.
2. ROUX, Modifications survenues dans l'aptitude physique des jeunes soldats du 4e bataillon du 2e d'infanterie après cinq mois de séjour au corps, *Caducée*, 1902.
3. THÉMOIN, *Arch. de méd. navale*, 1903.

L'augmentation de la capacité respiratoire est, de tous les effets produits par des exercices rationnellement conduits, le plus constant et le plus évident. Cette influence sanitaire de la gymnastique a d'ailleurs aussi été remarquée par les médecins qui ont observé plus particulièrement des malades soumis à des exercices actifs ou passifs au point de vue thérapeutique.

Raymond [1] a établi que le volume du courant d'air que chaque sujet fait passer dans sa poitrine par l'arbre respiratoire était augmenté d'environ un cinquième à un quart, après trois mois de traitement, ce qui permet d'évaluer le bénéfice chimique obtenu à l'absorption d'un supplément de 100 litres d'oxygène par jour environ. On s'aperçoit d'ailleurs facilement soi-même des effets produits par les premières séances de gymnastique respiratoire et qui consistent en étourdissements et vertiges légers dont on peut en partie expliquer le mécanisme par l'ivresse oxygénique.

III. Règles à suivre dans l'exécution des exercices pour obtenir l'état d'entraînement. — Une remarque s'impose tout d'abord au sujet des hommes auxquels vont être imposés les exercices militaires. Ces hommes ont vécu jusqu'à l'incorporation dans des conditions très différentes, les uns sont accoutumés aux exercices corporels, ils font appel constamment aux forces physiques, tels sont les agriculteurs, les charretiers, débardeurs, maçons, etc., travaillant en plein air et les ouvriers de certaines usines, les autres ne connaissent que le magasin ou le bureau. Or, il faut faire de tous ces hommes des marcheurs et des porteurs.

A vrai dire, la distinction à faire entre les hommes de différentes origines nous semble plus théorique que pratique, car au fond tous se ressemblent à peu près, au point de vue des exercices spéciaux auxquels ils sont soumis, et un agriculteur sera souvent plus fatigué un soir de manœuvre qu'un ouvrier de la ville, car bien différent est l'exercice fait par le premier marchant à pas lents tout le long des routes ou derrière sa charrue, avec ces mouvements brusques, cadencés qu'on lui demande au régiment. Quant à l'aptitude à la marche elle est tout à fait individuelle. On peut dire qu'en ménageant une certaine progression dans les exercices et en leur donnant une allure et une direction scientifiques, tous les hommes du contingent, à part les faibles, peuvent être réunis les uns avec les autres pour apprendre la gymnastique et les autres exercices corporels.

La première règle à suivre pour qu'un entraînement soit utile et

---

1. RAYMOND, *Revue médicale de la Suisse Romande* et *Société médicale de Genève*, 1896.

sans danger est d'accomplir tous les jours un effort plus grand que la veille *sans fatigue*.

La seconde est de ne pas exiger un travail continu et de trop longue durée. Morache pense que le militaire peut fournir un travail de huit à neuf heures par jour; Roth et Lex, huit au maximum; nous nous rangeons à ce dernier avis en partageant le temps entre trois à quatre heures le matin et quatre heures le soir.

Le général Lewal condamnait les manœuvres à heures fixes avec une leçon conforme pour tout le monde qui « stérilisent l'instruction pratique par la monotonie et l'ennui ».

L'instruction ministérielle du 30 mars 1895 donne à ce sujet de sages conseils :

« L'entraînement qui a pour but d'augmenter les forces de l'homme ne doit jamais être poussé au point de les affaiblir par le surmenage. » « Connaître le degré de résistance du soldat pour ne jamais aller au delà, entretenir et développer ses forces par une série d'exercices variés et appropriés : savoir le faire reposer à temps, arrêter les efforts quand une circonstance par trop défavorable intervient, les reprendre dès qu'on le peut, mener ainsi l'homme sans secousse et presque à son insu, à son maximum de souplesse et de vigueur, tel est le rôle de l'officier. » Les circulaires du 4 mars 1903, 28 septembre 1905 et 10 octobre 1907 insistent à nouveau sur les règles à suivre dans l'entraînement des hommes.

IV. **Des exercices en particulier.** — Les exercices usités dans l'armée sont : la gymnastique proprement dite et le maniement d'armes, l'équitation et la marche. L'escrime n'est plus *obligatoire* depuis la circulaire ministérielle du 15 février 1894. Cependant elle est encore enseignée conformément à un règlement approuvé par le ministre de la Guerre du 6 mars 1908.

A. **De la gymnastique proprement dite avec ou sans maniement d'armes.** — Il faut d'abord apprendre à l'homme à bien respirer. Pour cela, la bouche étant fermée, le sujet ayant les bras pendants le long du corps, doit exécuter une respiration lente et profonde en faisant passer l'air par les fosses nasales, c'est dire de suite l'importance de la perméabilité de ce dernier organe; tout obstacle de ce côté, rétrécissements, végétations adénoïdes, constituent de mauvaises conditions pour se livrer à la gymnastique respiratoire. Au début, le nombre de 18 à 20 inspirations de suite ne peut guère être dépassé, mais on arrive assez vite à contracter cette habitude.

Cependant, en raison de conformations fréquentes empêchant la respiration nasale, toutes les voies d'entrée de l'air devront être utilisées, car avant tout c'est l'augmentation de la capacité pulmonaire qui doit être le but visé par l'instructeur : il faut permettre un apport maximum d'oxygène, suivi de rejet au dehors de la plus grande quantité possible d'acide carbonique et de déchets organiques.

Une expiration forcée devra suivre l'inspiration ; comprise ainsi, la gymnastique est un moyen puissant de purifier l'organisme.

Bientôt, l'exécution de mouvements suivant le rythme de la respiration normale (16 à 18 respirations par minute), augmentant l'intensité du travail, viendra accroître parallèlement le besoin de respirer, favorisant ainsi une épuration de plus en plus nécessaire.

Tout d'abord, les exercices seront modérés, coupés par des poses fréquentes. On évitera de les pratiquer soit immédiatement avant, soit après les repas. En passant aux exercices plus violents, l'attention du commandement sera attirée sur les hommes s'essoufflant facilement chez lesquels, d'autre part, l'accélération du pouls est considérable, montant à 140, 160 pulsations à la minute. Ceux-ci devront être arrêtés et mis au repos. L'attention soutenue est encore une cause de fatigue et doit entrer en ligne de compte lorsqu'il s'agit de l'instruction des recrues, comprenant mal ce qu'on leur demande et peu habituées à ces exercices spéciaux.

La gymnastique utilisée autrefois dans l'armée française répondait au type dit : Gymnastique athlétique ; son but était de développer les masses musculaires et d'assouplir les articulations. Toute différente est la gymnastique enseignée aujourd'hui aux jeunes soldats. Le nouveau règlement du 22 octobre 1902, profitant des études poursuivies dans ces vingt dernières années, par les physiologistes, les hygiénistes et un certain nombre de professionnels, a imposé une méthode dite « rationnelle », qui, s'inspirant des procédés de Ling vise un tout autre but. Ici le développement des muscles et l'assouplissement des articulations passent au second plan.

Les mouvements doivent avoir comme principal objectif le rendement maximum de l'appareil respiratoire. L'acquisition d'une grande quantité d'oxygène, dit Lagrange[1], est le résultat le plus utile des exercices du corps. La capacité du poumon réglant la quantité d'air atmosphérique introduit dans l'organisme, il importe donc de diriger les exercices de telle façon qu'ils dilatent le plus possible cette capacité pulmonaire.

Pour y parvenir, Lagrange ne voit pas de moyen plus puissant que la marche et la course qui, forçant les alvéoles pulmonaires à se déplisser par le mécanisme de l'effort, fait porter principalement

---

1. LAGRANGE, *Physiologie des exercices du corps.*

leur action sur le poumon dont le développement entraîne celui de la cage thoracique. D'autres physiologistes, sans nier cette heureuse influence de la marche et de la course, font de ces derniers le complément d'exercices gymnastiques méthodiques, ayant pour but de porter l'action d'abord sur la cage thoracique elle-même. Il n'y a point à vrai dire d'opposition entre les deux systèmes, comme le prétend Lagrange. Il n'y a là qu'une différence d'appréciation. Les prescriptions du règlement procèdent de la seconde façon de voir.

En effet, comme dans la gymnastique dite suédoise, les premiers exercices consistent en mouvements qui redressent le thorax, élèvent les côtes, *abaissent le diaphragme*. Dans ses positions fondamentales, cette gymnastique commence par redresser la colonne vertébrale en provoquant des contractions concentriques dans les muscles rhomboïde, trapèze, angulaire de l'omoplate, grand dentelé et grand dorsal, qui ont comme résultat la fixation des omoplates en arrière[1]. Celles-ci servent ensuite de point d'appui aux muscles élévateurs des côtes; mais, comme le fait remarquer avec raison Tissié[2], cette fixation ne s'obtient que par la fixation préparatoire et auxiliaire de toutes les articulations du corps, de sorte que l'acte respiratoire, pour être physiologiquement et complètement accompli, exige la mise en action de toutes les masses musculaires, aussi bien celle des membres inférieurs que celle des membres supérieurs, en même temps qu'une profonde inspiration *abaisse le diaphragme*.

Celle-ci suffirait à l'ampliation du thorax pour Lagrange. On ne peut nier cependant que les mouvements spéciaux, tels que ceux des bras, par exemple, favorisent la dilatation du thorax, et que ces mouvements répétés ne soient d'une réelle utilité, non seulement par eux-mêmes, mais encore par les phénomènes d'effort qu'ils provoquent, tout autant que la marche et la course[3].

La soif d'oxygène, si nécessaire à la ventilation pulmonaire, se produit dans les deux genres d'exercice. Les premiers ont l'avantage de pouvoir être mieux dosés par des instructeurs sachant leur métier et de servir ainsi de préparation rationnelle aux seconds.

Les premiers exercices de gymnastique imposés aux recrues par le nouveau règlement semblent donc rationnels et s'adaptent parfaitement à un entraînement progressif.

Dans l'exposé de la méthode d'instruction, on a eu l'heureuse

1. DESFOSSES, Gymnastique de l'omoplate, *Presse médicale*, 5 juin 1907.
2. TISSIÉ, Du développement thoracique par la gymnastique respiratoire, *Bull. de la Soc. méd. milit.*, 1907, p. 491.
3. LÉARD, Contribution à l'étude des résultats obtenus par l'éducation physique dans l'armée, *Arch. de méd. milit.*, 1908, p. 24.

pensée de répartir les hommes en petits groupes et de commencer l'instruction par des exercices individuels dans lesquels chaque sujet donne ce qu'il peut en se conformant toutefois aux indications réglementaires données par l'instruction. Ce n'est que plus tard qu'on procède à des exercices d'ensemble pour obtenir une cadence uniforme, pour stimuler les soldats et faire produire aux moins énergiques d'entre eux des efforts plus intenses.

Puis on a prévu des catégories à part pour les hommes de constitution faible et pour les anciens soldats.

Une même séance de gymnastique comprend toujours des mouvements variés généralisant l'exercice à toutes les parties du corps, les uns destinés à activer la circulation du sang et la respiration, à dilater la cage thoracique, à développer le système musculaire et à corriger les attitudes vicieuses, les autres à rendre l'homme adroit et à le préparer ainsi à l'exécution des exercices d'application.

Tissié critique le maintien des agrès qui sont restés à peu près ce qu'ils étaient dans la gymnastique athlétique, et qui comprennent entre autres la barre fixe, au lieu de ne figurer que comme un moyen de faciliter l'appui du corps pour mieux en fixer les positions fondamentales.

Il semble cependant exagéré de repousser d'une façon absolue le maintien de certains exercices de l'ancienne méthode qui ont comme résultat de varier la leçon et de distraire en demandant à l'homme le développement de qualités de souplesse et d'agilité toujours utiles au troupier.

Le nouveau règlement représente une sorte de compromis avec la méthode suédoise[1], et marque un progrès réel sur les anciennes méthodes. Son application, si elle est judicieusement conduite, ne peut manquer de donner d'excellents résultats.

L'instruction de la gymnastique pour l'armée allemande date du 24 octobre 1895 et comprend[2] :

Des exercices libres, des exercices avec armes, des exercices aux appareils : corde, poutre, barre, échelle, des exercices de gymnastique appliquée : sauts de fossés, de barrières, escalades, etc.

Ils doivent être continués pendant toute la durée du service.

B. Équitation. — L'équitation est un exercice spécial aux corps de cavalerie et d'artillerie. Au point de vue hygiénique elle peut être considérée tantôt comme un exercice violent, tantôt comme un exercice passif.

Pour les recrues, l'équitation est toujours un exercice actif

1. LEFÉBURE, *L'Éducation physique en Suède*, Paris, Maloine, 1904, p. 69.
2. *Revue de l'Infanterie*, 1904, p. 74.

violent, et son enseignement réclame de l'instructeur une grande attention, autant pour éviter les traumatismes que pour inspirer confiance aux hommes. Malgré tout, certains d'entre eux subissent une terreur telle qu'on est obligé de prononcer pour eux un changement de corps.

D'autres, par le fait d'une constitution spéciale ne peuvent absolument pas supporter ces exercices. Je veux parler d'un certain état de laxité du tissu conjonctif qui engendre *la ptose ou la mobilité trop grande de certains organes importants* tels que le *cœur*, le *foie*, les *reins* et le *gros intestin*. Ces accidents sont moins rares qu'on ne le pense et doivent éveiller toute la sollicitude du médecin. L'attention doit être appelée surtout sur certains accidents douloureux, au niveau des angles que forment le côlon transverse avec les côlons ascendant et descendant et qui peuvent provoquer une douleur telle que le cavalier est obligé de cesser l'exercice, sous peine de voir survenir des lypothymies ou des syncopes.

C. **De la marche.** — La marche est de tous les exercices corporels le meilleur et le plus hygiénique.

Les mouvements des membres inférieurs se produisent d'une façon assez automatique pour que le cerveau n'intervienne que peu dans leur exécution. Aussi est-ce encore le meilleur dérivatif pour les hommes à profession sédentaire et intellectuelle.

Malheureusement, à notre époque, ce sport est un peu délaissé et on ne le cultive plus guère qu'au régiment. Les jambes des fantassins seront toujours le gros élément de la victoire. Il faut donc prendre des mesures pour les rendre souples, agiles et résistantes, tout en conservant intacts les organes qui président au développement du corps.

Inutile de nous arrêter longtemps sur le mécanisme physiologique de la marche. Certains auteurs ont dû leur renommée à une théorie fausse. Il suffit de savoir que tous les muscles du corps concourent à l'action de la marche. Lamy[1] a fait voir notamment le rôle primordial des muscles spinaux dans le maintien de l'équilibre.

La longueur du pas étudiée par de nombreux auteurs (Neugebauer, Gilles de la Tourette) a été trouvée en moyenne de 0 m. 635. Il varie d'abord avec la taille, la conformation du pied, avec le genre de chaussures, un talon haut raccourcit le pas. La longueur réglementaire du pas est de 0 m. 75 en France, de 0 m. 71 en Russie, et de 0 m. 80 en Allemagne.

Les études de Marey sur les rapports de la longueur avec le rythme

---

1. LAMY, *Bulletin médical*, 1904, p. 764.

du pas ont fait voir que lorsque l'accélération de la marche compte 80 à 150 pas à la minute, le parcours d'un kilomètre se fait en des temps de plus en plus courts en rapport avec l'augmentation du nombre des pas.

Mais aussitôt que ce nombre dépasse 130, le marcheur, raccourcissant instinctivement la longueur de son pas, parcourt d'autant moins d'espace en un temps donné que son pas est plus accéléré.

La charge diminue aussi l'amplitude du pas.

L'allure la plus avantageuse pour une troupe d'infanterie chargée et équipée est de 115 à 125 pas pour le pas cadencé, et de 105 à 125 pas pour le pas de route, avec une longueur de pas de 80 à 90 centimètres [1].

Le pas de charge est de 140 et le pas de gymnastique de 170 avec une amplitude de 0 m. 86, de 165 à 170 dans l'armée allemande avec une longueur de 1 mètre.

La façon de marcher a aussi une influence sur la vitesse de la marche. C'est ainsi que la marche en extension, qui consiste à lancer le membre inférieur en avant, la jambe tendue, est extrêmement fatigante et contribue par conséquent à raccourcir le pas. C'est un pas de parade à utiliser dans les défilés, dans les revues mais non dans la marche. Firmin Weiss, puis le capitaine de Raoul en 1890 ont consacré d'importantes études à la marche en flexion, dite encore en messager. Elle s'exécute en levant la pointe du pied juste ce qu'il est nécessaire pour éviter les aspérités de la route et en fléchissant légèrement la jambe sur la cuisse. On augmente ainsi la souplesse de la marche, et on évite le retentissement du choc du talon sur le sol. La méthode chronophotographique de Marey, en décomposant le mécanisme du mouvement du marcheur, montre comment la simple inclinaison du tronc en avant force les jambes à se fléchir. Cette attitude est en somme celle qu'on prend lorsqu'on est fatigué par une longue course, et qu'on cherche instinctivement à diminuer le travail en atténuant en hauteur les oscillations du centre de gravité, et supprimant en partie la dépense de force nécessaire pour soulever le poids du corps. Le montagnard, le paysan marchent ainsi et acquièrent par ce moyen une rapidité que les citadins ne peuvent égaler.

La réglementation de la marche dans l'armée a fait l'objet de tout temps de recherches multiples. Le but à atteindre, dit le règlement du 22 octobre 1902, est d'amener la troupe à effectuer les plus longs parcours avec le minimum de fatigue.

---

1. *Revue de l'Infanterie*, 1905, vol. I, p. 235.

La marche est faite des trois éléments que nous venons de passer en revue : attitude du corps, longueur du pas, cadence.

La vitesse est égale au produit de la longueur du pas par celui de la cadence. Pour arriver à faire avec ces éléments de longs parcours, avec le minimum de fatigue, il faut que la troupe soit entraînée. On atteint ce but par la progression des exercices et par l'adoption de mesures hygiéniques qu'il nous reste à exposer.

On devra prendre comme base d'appréciation pour l'entraînement à la marche la résistance des hommes les plus faibles parmi ceux propres à faire campagne. Les malingres en sont exclus. Les hommes de petite taille seront placés en tête.

La vitesse et la durée de la marche ainsi que le poids du chargement entrent chacun pour une part dans la progression de l'instruction.

La vitesse moyenne doit être de 4 km. 500 à l'heure, halte horaire comprise, soit 1 kilomètre en onze à douze minutes.

Cependant, lorsque les soldats marchent par groupes restreints, par compagnie isolée, par exemple, on peut atteindre 5 kilomètres à l'heure. La durée totale doit être progressivement augmentée. De 16 kilomètres tout d'abord, elle doit être portée ensuite à 20 kilomètres sans charge, puis avec un chargement de 20 kilogrammes.

C'est dans ces dernières conditions qu'on commence en général les marches d'épreuve; celles-ci, qui couronnent l'instruction des recrues, ont maintenant lieu en février. Elles durent quatre jours, pendant lesquels les hommes font quotidiennement d'abord 20 kilomètres, puis 22, 24 et 26 kilomètres avec le chargement.

Les haltes devront être assez fréquentes au début, en rapport d'ailleurs avec la nature du terrain. Elles seront plus multipliées dans un pays accidenté que dans un pays plat. On fixera une courte halte avant de gravir une montagne, une longue après l'ascension, en ayant soin de choisir un endroit abrité du vent et du soleil pour y laisser reposer la troupe.

En temps et en régions ordinaires, on fait une halte de dix minutes après une marche de cinquante minutes, et de trente minutes après un parcours de trois heures. On place cette halte générale aux trois quarts de l'étape.

Enfin, il est nécessaire d'accorder vingt-quatre heures de repos après une certaine période de marche; le règlement est sage en prescrivant de faire séjour dans les cantonnements tous les quatre jours.

On devra éviter les haltes trop fréquentes, les à-coups, la mise en marche nécessitant un effort plus considérable.

On ordonnera l'enlèvement du sac pendant le repos.

L'heure du départ devra être fixée de façon à arriver au point initial exactement, de façon à éviter les stationnements, causes de fatigue.

En été ou dans les pays chauds, la fixation de l'heure du départ devra tenir compte également du besoin de repos des hommes et de la chaleur. C'est ainsi qu'en temps de paix, lorsque la troupe est cantonnée, il semble imprudent de faire partir les hommes à une heure ou deux heures du matin.

Dans certaines communes, l'arrivée de la troupe est jour de fête et l'habitant oblige l'homme à dîner ou à boire assez tard dans la nuit. Si le réveil est trop rapproché, l'homme ne se couche pas et prolonge ses libations. Le départ à quatre heures du matin nous paraît préférable pour permettre d'arriver à l'étape entre neuf et dix heures. Hiller, sur un groupe de 258 isolés au cours d'une marche en a compté 208 entre neuf heures du matin et neuf heures du soir.

Il faudra autant que possible éviter les marches de nuit à cause de la fatigue excessive qu'elles provoquent non seulement par manque de sommeil, mais encore par la nécessité qu'elles imposent d'une tension cérébrale plus ou moins forte dans l'acte de se conduire à travers l'obscurité.

L'entraînement à la marche est forcément assez long, et celui-ci n'est vraiment complet qu'au bout d'une année. Les chiffres suivants empruntés à un mémoire du médecin major Drouineau[1] en font foi.

Dans une étude sur l'influence des marches d'épreuve sur le poids des soldats, l'auteur a fait voir que souvent les hommes maigrissaient ou restaient stationnaires et qu'il existait une différence sensible entre les jeunes soldats, et ceux qui auraient plus d'une année de service, ces derniers étant beaucoup plus épargnés. En effet, dans un groupe de 115 hommes, composé de 65 jeunes soldats et de 50 hommes ayant plus d'un an de service, on a observé une diminution de 500 grammes à 3 kilogrammes chez 63,3 p. 100 des premiers et seulement chez 45,10 p. 100 des seconds. Il faut arriver à l'entraînement sans chercher à réaliser de grandes vitesses au début. La persistance des effets est toujours en raison directe de la durée de l'entraînement. Tous les animaux qui ont été une fois entraînés sont bien plus faciles à remettre en condition.

Les hommes seront souvent exercés à marcher par un, par deux, par quatre, sur des parcours mesurés et divisés en hectomètres et on les habituera à rendre compte à leur chef de leur état de fatigue. Les essoufflés devront être envoyés à la visite médicale. Il serait désirable

1. Drouineau, Influence des marches dites d'épreuve sur le poids des soldats, *Caducée*, 1904.

à cet effet qu'il existât dans les corps de troupes des rapports étroits entre les médecins et les officiers.

Il faut savoir faire reposer les hommes à temps. Un ou deux jours de repos accordés en temps opportun ne provoquent qu'une interruption insignifiante dans le service, mais sont cependant un préservatif suffisant contre un grand nombre d'indisponibilités et de maladies.

Ces repos seront de nature à maintenir l'entrain et la bonne humeur si nécessaires à la troupe. Enfin il est indispensable pour l'officier de connaître pour chaque homme les observations recueillies par le médecin lors de la visite d'incorporation, principalement pour la catégorie des malingres.

CHAPITRE III

ACCIDENTS LOCAUX ET GÉNÉRAUX
DES EXERCICES

Accidents locaux des marches.

Accidents généraux. — Fatigue et surmenage; répercussion sur les divers appareils. Maladies engendrées ou favorisées par la fatigue. Accidents dus à la chaleur, au froid.

Accidents spéciaux aux travaux de certaines armes. — Terrassements, guerre des mines, gonflement des ballons, gaz de la poudre sans fumée.

I. Accidents locaux. — Les accidents locaux des exercices consistent en contusions, entorses, fractures, hernies, etc., ceux de la marche en particulier sont des ampoules, des excoriations, des périostites et diverses lésions ou aggravations de déformations antérieures des articulations du pied.

Parmi tous ces accidents, les excoriations et les ampoules tiennent de beaucoup la première place; elles peuvent, par leur fréquence, devenir un obstacle sérieux à la mobilité d'un régiment.

Dues souvent à une chaussure mal adaptée à la forme du pied, elles peuvent relever aussi d'une prédisposition très commune à l'hyperidrose plantaire.

Ces accidents locaux de la marche peuvent être prévenus en grande partie par des soins appropriés. On ne saurait trop insister sur leur application.

Bien des moyens et un grand nombre de formules ont été préconisés. Nous ne parlerons ici que de celles qui ont fait leurs preuves.

Un des remèdes les plus anciennement connus est l'acide chromique, employé dans l'armée allemande[1] en 1888 sur plus de 18 000 soldats. Un circulaire du 30 novembre 1888 prescrivit, pour éviter les accidents locaux inflammatoires et les empoisonnements généraux, de n'employer que de l'acide chromique pur et à un titre

---

1. *Deutsche milit. Zeitschrift*, 1889, p. 199, *Revue d hygiène*, 1890.

inférieur à 5 p. 100. Le traitement donna 42 p. 100 de guérisons, 50 p. 100 d'améliorations et 8 p. 100 d'insuccès. Parfois, la suppression de l'hyperidrose a amené l'apparition de sueurs locales en d'autres points du corps, mais jamais d'accidents graves.

Le procédé consiste à badigeonner, avec un pinceau ou un tampon d'ouate, la plante des pieds et les interstices des orteils avec la solution à 1 p. 100. La peau devient jaunâtre et se durcit, au bout de quelques jours, elle s'exfolie et on répète alors l'opération. Le plus souvent, il faut deux ou trois badigeonnages à une ou deux semaines d'intervalle.

En 1898, le médecin principal Berthier[1] a préconisé la suintine, additionnée ou non de sulfate de cuivre dans la proportion de 5 p. 100. Le graissage du pied doit être fait tous les jours de marches militaires. L'instruction ministérielle du 30 mars 1898 semble préconiser de préférence cette dernière méthode.

On obtiendrait ainsi un certain degré d'imperméabilité de l'épiderme plantaire, qui empêcherait son imbibition par la sueur et neutraliserait les effets fâcheux de l'hyperidrose.

Une compagnie du 16ᵉ bataillon de chasseurs put faire, grâce à l'emploi de cette graisse, 64 kilomètres en vingt-deux heures, sans qu'un seul homme eut des lésions du pied. Avantage appréciable, la suintine ne coûte que 0 fr. 20 le kilogramme.

Stefanowski[2] a réussi, dans 20 cas sur 20, à faire disparaître la fétidité de la sueur et à en diminuer la sécrétion par le moyen suivant :

1° Lavage du pied avec l'eau ordinaire.

2° Friction de la plante des pieds avec du savon humecté d'eau, puis, au bout d'une à deux minutes, on dispose sur le pied une couche de savon presque sec, on chausse le pied sans essuyer.

En 1903, à la suite d'une note de Gardeck sur l'emploi de la solution de formaldéhyde, le médecin inspecteur général Vaillard, se reposant sur les expériences faites aux 11ᵉ, 76ᵉ, 141ᵉ de ligne, aux 6ᵉ et 13ᵉ bataillons de chasseurs (Viala, Folliasson), a donné le mode d'application de cette solution.

A titre préventif, on doit employer la solution à 50 p. 100 d'abord, puis pure en badigeonnage comme pour la solution chromique. Gardeck utilise 3 badigeonnages en six jours.

A titre curatif, il est recommandé de commencer par des solutions faibles de 2 à 8 p. 100, on tâte ainsi la susceptibilité du sujet.

---

1. Berthier, *Annales d'hygiène publique*, septembre 1898.
2. Stefanowski, *Semaine médicale*, 1902, p. 350.

Dernièrement, L. Weiss[1] a signalé l'emploi du permanganate de potasse en pédiluves et sous la forme d'un mélange pulvérulent dont on saupoudre le pied après les bains.

Les premiers bains sont donnés avec une solution à 10 p. 100 chauffée à 40° pendant un quart d'heure.

On laisse ensuite sécher le pied. Le lendemain, on saupoudre abondamment avec le mélange suivant :

Permanganate de potasse	13
Alun	1
Poudre de talc	50
Oxyde de zinc	
Chaux	} 18

Citons encore l'aniodol (Sedan) et le naftalan, onguent extrait d'un naphte spécial du Caucase et préconisé par Le Tanneur[2].

La poudre consistant en un simple mélange de talc, d'oxyde de zinc par parties égales, auquel on ajoute un quart de sous-nitrate de bismuth, nous a paru donner les meilleurs résultats.

Il faut toujours avoir soin de ne pas baigner les pieds, mais les laver rapidement.

En résumé, le moyen qui nous a paru le mieux réussir consiste à badigeonner le pied avec une solution de formol à 20 p. 100, à l'essuyer puis à l'enrober d'une épaisse couche de poudre de talc, dont nous venons de donner la composition.

Le pansement des plaies peut se faire de la même façon, mais dans ce cas la solution de formol devra être au titre de 2 à 8 p. 100

L'ostéoarthrite du tarse de Gosselin, l'impotence fonctionnelle du long péronier latéral (Duchenne, de Boulogne), l'affaissement de la voûte du pied (Tillaux et Pingaud), la périostite des métatarsiens et les autres lésions des os et des articulations du pied sont du domaine de la thérapeutique chirurgicale, et tiennent plus à une conformation vicieuse du membre qu'à la marche elle-même. Nous ne nous étendrons donc pas sur ce sujet, car ces lésions, lorsqu'elles sont constatées, doivent faire éliminer le sujet de l'armée, ou au moins de l'arme de l'infanterie.

II. Accidents généraux. — La fatigue physique est le premier phénomène qui suit une marche un peu longue, un excercice modéré auquel on n'est pas habitué ou un exercice prolongé. Bien

---

1. L. WEISS, *Bulletin médic.*, 1904, et *Journal of the Amer. medic. Assoc.* et *Medical Record*, 13 août 1904.

2. LE TANNEUR, *Bulletin médical*, 1904.

des définitions ont été données de la fatigue, les uns considérant celle-ci comme un phénomène normal (Marfan [1]) tandis que, pour les autres, elle marque le début du surmenage. Ceux-ci pensent que la fatigue est déjà un trouble de l'organisme, causé par une rupture d'équilibre favorisant le procès de désintégration (Tréves [2]).

« La lassitude est à la fois un phénomène d'empoisonnement et un état d'épuisement. » Demoor [3], en définissant ainsi la fatigue, en indique en même temps la pathogénie et les effets.

La fatigue marque en somme le début du surmenage ; elle consiste surtout en une sensation douloureuse avec diminution d'aptitude de l'organisme humain à produire du travail.

Il n'y a pas lieu, semble-t-il, d'établir une distinction entre la fatigue normale et la fatigue pathologique.

Expliquer [4] la première par l'usure énergétique et la seconde par une auto-intoxication, nous semble une simple vue de l'esprit, car, au cours d'un exercice, nous ne savons pas à quel moment s'arrête l'usure des principes dynamogènes pour faire place à l'usure de la machine ; nous n'avons aucun critérium, si ce n'est précisément cette sensation de fatigue, qui, si légère qu'elle soit, est déjà un phénomène anormal, car tout exercice n'est pas suivi de fatigue. Lorsque celle-ci paraît, le stade pathologique de l'exercice commence.

Deux facteurs concourent à le produire : un excès d'excitation suivi d'épuisement ; un excès du processus de désassimilation suivi d'auto-intoxication.

L'excès d'excitation peut être relatif. Il peut ne pas y avoir exagération réelle de travail, mais changement d'activité, ce dernier élément est souvent le propre de la fatigue causée par les exercices militaires et par la marche.

L'entraînement pratiqué dans l'armée a pour but en effet, comme nous en avons déjà fait la remarque, de fondre dans un même moule une foule d'individualités disparates de par leur existence antérieure, et par conséquent de forcer tous les organismes à exécuter un travail absolument nouveau.

Il n'est donc pas étonnant de voir un équilibre conservé jusque-là chanceler au début, sous l'influence d'une excitation qui elle-même peut ne pas être très intense.

---

1. MARFAN, *Gazette des hôpitaux*, 17 janvier 1891, p. 61.
2. TRÉVES, *Congrès de Bruxelles*, 1903.
3. DEMOOR, *Congrès de Bruxelles*, 1903.
4. LAFEUILLE, *Traité d'hygiène*. BROUARDEL ET MOSNY, J.-B. Baillière, 1906, fascicule 3, Exercices physiques, p. 321.

L'excédent de dépenses sur les recettes est dû surtout aux troubles apportés dans l'activité des masses musculaires.

Il se traduit d'abord par une diminution, puis une disparition complète des substances dynamogènes consommées par le muscle et le système nerveux pendant l'exercice physique, à savoir : l'oxyhémoglobine et le glycogène, qui en représentent les éléments essentiels. On constate ensuite une destruction exagérée des substances albuminoïdes.

Lahy[1], passant en revue tous les travaux accumulés sur la question, a conclu que le travail excessif diminuait d'abord l'excrétion de l'urée, parce qu'alors les résidus azotés incomplètement oxydés s'accumulent dans l'organisme qui ne peut livrer au rein qu'une petite quantité d'azote complètement transformé. On sait en effet que l'azote urinaire est représenté normalement par l'urée dans la proportion de 90 p. 100. Les 10 parties restantes comprennent les acides urique et hippurique, la créatinine, la xanthine, etc., et représentent les substances azotées qui ont échappé à la transformation en urée. Le rapport azoturique envisagé de cette façon devient donc l'expression des troubles de la désassimilation azotée et en donne le degré. L'excès des autres corps que l'urée dans l'urine est la cause de ces dépôts plus ou moins épais qui se produisent au fond du vase des individus soumis à un excès de travail, lorsque le rein, suffisamment perméable, a donné passage aux produits albuminoïdes incomplètement oxydés en même temps qu'à l'urée.

Les décharges d'urée surviennent ensuite lorsque l'organisme, suffisamment reposé, a pu se livrer à la transformation complète des déchets azotés dont il était saturé.

D'autre part, par suite de la consommation des éléments hydrocarbonés, l'acide carbonique augmente dans le sang, provoquant par son accumulation un acte de défense de la part de l'organisme, une excitation du centre respiratoire.

Enfin, le muscle lui-même est atteint : outre les produits de déchet qu'il livre à la circulation, il voit la réaction de son tissu propre, de neutre qu'elle était, devenir acide par formation d'acide lactique. D'après Lagrange, Marcus, on retrouverait cet acide lactique dans les urines des individus surmenés. Même opinion a été soutenue par Colosanti et Mostacelli[2]. Sur huit hommes fatigués à la suite des marches d'épreuve, je n'ai pu en déceler la présence qu'une fois.

---

1. Lahy, *Revue scientifique*, 1905.

2. Colosanti et Mostacelli, Sur la présence des acides paralactiques dans l'urine des soldats après des marches pénibles, *Academia Medica di Roma*, 1887.

Le muscle perd encore son glycogène quelquefois au point de n'en plus contenir que des traces (Kulz[1]).

Cette désassimilation exagérée entraîne donc dans le sang une grande quantité de produits anormaux. Ceux-ci produisent l'intoxication, soit par le fait même de l'accumulation de ces poisons, les émonctoires étant sains, soit par insuffisance des organes préposés à l'épuration de l'organisme, le taux des déchets étant relativement peu exagéré. C'est ce qui explique l'apparition plus rapide de la fatigue chez les gens ayant une perméabilité rénale compromise, un tégument dans lequel la circulation périphérique est peu active où la sécrétion des glandes sudoripares se fait mal.

C'est ce qui explique encore la plus grande fréquence de ces accidents d'intoxication en temps chaud et humide, parmi des hommes marchant en rangs serrés, ou trop couverts, ou portant des vêtements imperméables, etc., ces dernières circonstances empêchant les émonctoires de fonctionner normalement.

Aussi ne saurait-on trop porter son attention du côté de ces organes pour en apprécier l'intégrité ou l'état pathologique.

Les expériences d'Abelous[2], de Charrin et Langlois[3], de Carnot et Josserand permettent de considérer les capsules surrénales comme un organe de défense contre les poisons de la fatigue.

Cette pathogénie, si elle se vérifiait complètement, aurait une conséquence thérapeutique que le médecin major Sabatier[4] a bien mise en lumière.

La fatigue, premier degré de surmenage, est donc constituée par une excitation exagérée qui a comme conséquence de détruire l'équilibre organique en augmentant les déchets de la désassimilation et en produisant l'auto-intoxication.

Comment réagissent les divers appareils de l'organisme ?

Appareil de la respiration. — Sous l'influence du travail, il se produit ordinairement une accélération des mouvements respiratoires.

C'est ainsi que se produit ordinairement l'essoufflement, sentinelle avancée de la fatigue, qui en compense ainsi les effets, tout au moins dans une certaine mesure, et évite le surmenage (Lagrange).

Le centre respiratoire entre en action et provoque une accélération des mouvements respiratoires, qui fera pénétrer dans l'organisme

---

1. Kulz, *Arch. f. exp. path. u. Anat.*, t. IV, p. 184.
2. Abelous, *Soc. de biol.*, 1894.
3. Charrin et Langlois, *Soc. de biol.*, 1896.
4. Sabatier, *Le traitement des accidents dus à la chaleur par l'ext. de capsules surrénales*, Maloine, 1904.

une plus grande quantité d'oxygènc, c'est en ce sens que le mouvement porte en lui-même le remède aux maux qu'il peut causer. Mais ceci est souvent insuffisant.

Sans doute, l'accélération de la respiration entraîne comme résultat le refroidissement du sang, par évaporation de vapeur d'eau et par la pénétration dans les bronches d'un air relativement froid. Mais la quantité d'oxygène qui pénètre dans l'organisme peut être insuffisante pour les besoins de ses combustions musculaires, ou bien celles-ci peuvent produire une quantité telle d'acide carbonique qu'une accélération des mouvements respiratoires et par suite du sang est encore impuissante à le rejeter en quantité suffisante. C'est alors que se produisent les phénomènes d'asphyxie.

Appareil circulatoire. — Le travail intense et prolongé exagère deux phénomènes qui se produisent normalement à la suite de tout exercice : l'effort, l'essoufflement.

Celui-ci, acte de défense d'abord, aboutit ensuite à l'asphyxie, comme nous venons de le voir. Il représente la réaction propre des poumons. L'effort, lui, touche plus particulièrement le cœur. On peut, en effet, dans l'effort, considérer deux phases au point de vue de son action sur l'appareil circulatoire, phases qui représentent en les exagérant les phénomènes normaux de l'inspiration et de l'expiration.

Lors de l'inspiration, sous l'influence du vide intrathoracique consécutif à la dilatation du thorax, il se produit un afflux de sang dans le cœur et dans les poumons. Les veines caves se vident dans l'oreillette et le ventricule droits, le contenu des viscères pulmonaires afflue à l'oreillette gauche. Mais les ramifications de l'artère pulmonaire, comprimées par les parois alvéoaires dilatées, mettent obstacle au jeu du ventricule droit, qui ne peut se vider que difficilement. D'autre part, les parois de l'aorte, comprimées par le poumon, n'offrent au contenu du ventricule gauche qu'une sortie difficile.

Ces conditions favorisent donc la dilatation des cavités ventriculaires, et surtout du cœur droit; mais la vaso-dilatation qui se produit à la périphérie compense bientôt la compression de l'aorte et permet en fin de compte au ventricule gauche d'opérer sa déplétion à tel point que, si le thorax reste immobilisé dans cette situation, il arrive un moment où le ventricule gauche, l'oreillette gauche et le poumon sont vides de sang, comme l'ont démontré les expériences de Valsalva. Ces conditions favorisent alors la production d'une syncope; heureusement, la phase expiratoire vient bientôt mettre un terme à ces accidents en permettant le rétablissement de la circulation normale.

On conçoit donc qu'à la longue la répétition de l'effort puisse amener une dilatation du cœur suivie soit d'une hypertrophie compensatrice (hypertrophie de travail de Merklen), soit d'une paralysie de l'organe, si celui-ci est lésé.

L'étude du pouls au sphygmographe révèle de plus un allongement croissant de la systole et la diminution de la pause diastolique, et ces deux phases de la contraction cardiaque peuvent atteindre la même durée dans les cas extrêmes de la fatigue, tandis que le pouls arrive à 140 à 150 à la minute. La longueur de la systole accompagnée de tachycardie et d'une forte congestion cutanée est le symptôme d'une grave fatigue des muscles du cœur.

Zuntz et Schumburg [1] ont noté après les marches une augmentation du poids spécifique du sang de 2 à 3 p. 100. Il en fut de même pour le nombre des globules rouges. Ces faits sont dus à la perte d'une certaine quantité de l'eau du sang, dont une partie s'évapore à l'extérieur, mais la perte la plus importante a lieu par le passage de l'eau dans les muscles où les produits des échanges, en s'accumulant, font augmenter la pression.

Émonctoires. — L'appareil cutané et l'appareil urinaire retardent les effets de la fatigue, car ils sont pour l'organisme de véritables soupapes de sûreté. Ils en sont les régulateurs et, grâce à leur fonctionnement exagéré, ils rejettent les déchets organiques. Mais eux aussi peuvent ne plus suffire à leur tâche, la fatigue, l'épuisement peuvent les atteindre. Alors les poisons qu'ils devaient éliminer s'accumulent dans l'organisme et concourent à la production des accidents de surmenage. Lorsqu'après un travail fatigant on trouve, par les réactifs ordinaires, des traces d'albumine dans les urines, il faut en conclure que l'effort musculaire, même s'il n'a pas été prolongé, a surpassé pour l'individu les limites physiologiques (Tréves [2]).

Les recherches de Leube [3], Ebel [4] et de Von Noorden [5] à ce sujet font voir la proportion considérable qu'atteignent des albuminuries.

En 1877, Leube, sur 119 hommes, constate chez 4 p. 100 de l'albuminurie au repos et chez 16 p. 100 après un travail prolongé. En 1902, Ebel, sur 100 hommes : 32 présentaient de la nucléo-albumine (se dissolvant dans un excès d'acide acétique), albumine acéto-soluble, et 27 de l'albuminurie vraie se coagulant par l'acide nitrique. Von Noorden a observé 17 p. 100 d'albuminurie au repos et 43 p. 100 après exercice.

---

1. Zuntz et Schumburg, *Die Physiologie der Marsche*, Berlin, Hirschwald.
2. Tréves, *Congrès de Bruxelles*, 1903.
3. Leube, *Die Therapie der Geg.*, 1902.
4. Ebel, *Munch. Wochenschrift*, 12 novembre 1902.
5. Von Noorden, Albuminurie beim gesunden Menschen, *Deutsch. Arch. f. klinik. Med.*, 1896, vol. 38, p. 205.

Le coefficient azoturique, d'autre part, est modifié, il y a rétention d'urée et les produits azotés incomplètement oxydés, l'acide urique surtout, apparaissent alors dans l'urine en grande quantité. Nous avons signalé déjà aussi la présence de l'acide lactique, qui cependant ne semble pas aussi fréquente que l'ont avancé Lagrange et Marcus.

Système nerveux. — L'épuisement nerveux est réel. Tout mouvement commencé par une excitation nerveuse entraîne bientôt la fatigue et le surmenage des cellules nerveuses. Edinger et Helbing[1], qui ont soumis des rats à des fatigues prolongées, ont constaté au bout de très peu de temps des altérations de la moelle. Les expériences de Bovoditen ont établi, d'autre part, que l'épuisement épargne les tubes nerveux. Ceux-ci ne se fatigueraient jamais expérimentalement.

Il en serait de même pour les cellules nerveuses de la moelle d'après Pitres et de Fleury, qui ont montré que les trépidations épileptoïdes pouvaient atteindre le chiffre colossal de 12 000 oscillations doubles par heure, indéfiniment, sans fatigue. Quoi qu'il en soit de ces faits contradictoires, tous les auteurs admettent que la fatigue touche plus ou moins profondément les cellules cérébrales. Sans être prépondérante[2] l'influence psychique est évidente et, pour ainsi dire, providentielle, car elle joue le rôle de régulateur. La fatigue centrale précède la fatigue périphérique et agit comme un frein qui empêche l'organisme d'aller trop loin. La fatigue, en dernière analyse, a sa source dans le cerveau et le fonctionnement excessif des cellules cérébrales accélère la désassimilation et accumule en elle des produits toxiques. Cette notion de la coopération du système nerveux cérébral aux conséquences de la fatigue musculaire nous fait très bien comprendre, entre autres choses, le danger des marches de nuit, où l'automatisme normal est aggravé par l'effort, et la tension de l'esprit pour éviter les obstacles de la route, condition favorable à l'épuisement de l'énergie nerveuse. Elle nous fait comprendre certains phénomènes psychiques, certains délires observés au cours de défaites et à la suite de fatigues provoquées par les opérations militaires (épidémies de suicide, d'hallucinations sous l'influence du mirage en Algérie, etc.).

III. Maladies engendrées par le surmenage. — La fatigue est non seulement une cause de troubles fonctionnels du côté des principaux appareils de l'organisme, mais encore elle produit un

---

1. EDINGER ET HELBING, *Monatschr. f. Psych.*, vol. III, BROUARDEL, GILBERT ET GIRODE, *Traité de Pathologie interne*, vol. 9, p. 769.
2. ABELOUS, *Arch. de Physiologie*, 1893, p. 446.

ensemble de phénomènes pathologiques qui forment de véritables entités morbides ; elle peut encore favoriser l'éclosion de certaines maladies infectieuses.

La fatigue occasionne parfois des accidents suraigus, caractérisés par de l'angoisse précordiale, accompagnée de cyanose, d'irrégularité du pouls aboutissant à la syncope, à l'asystolie aiguë, à l'endocardite ou à l'œdème aigu du poumon. Ces accidents sont suivis de mort brusque ou rapide. On cite partout l'histoire du soldat de Marathon qui vint annoncer la victoire aux Athéniens et qui tomba mort après s'être acquitté de sa mission. Bertherand a observé en Algérie deux coureurs indigènes qui moururent ainsi brusquement l'un après une course de 192 kilomètres en quarante-cinq heures, l'autre de 252 kilomètres en soixante-deux heures. Dans ces cas on constate après la mort une rigidité cadavérique rapide, suivie à très bref délai de putréfaction.

Le premier phénomène s'explique par la coagulation de la myosine par l'acide lactique produit pendant l'exercice immodéré du muscle (Herzen). Quant à la putréfaction, due comme on le sait aux microbes anaérobies, elle a été favorisée par la disparition d'oxygène consommé par le muscle.

Les accidents aigus ou suraigus sont assez souvent observés dans l'armée au moment des marches d'épreuve ou de grandes manœuvres sous forme de courbatures simples ou fébriles.

La fatigue, sans malaise général, a ses symptômes dans une sensation d'épuisement et qui consiste dans un retard dans le temps de la réaction psychique qui produit les fautes d'attention ou de mémoire.

A. **Courbature simple.** — La courbature simple se caractérise par de la lassitude, des maux de tête, des douleurs musculaires dans les membres, elle est apyrétique et passagère.

B. **Courbature fébrile.** — La courbature fébrile débute brusquement après l'exercice ou la marche qui l'a produite. Elle est caractérisée par trois symptômes primordiaux : céphalalgie, rachialgie, myalgies, ces dernières s'étendent à tous les muscles, elles sont spontanées et augmentées par la pression. Il est commun d'observer simultanément un état saburral et de l'insomnie. Cet état dure cinq à dix jours et se termine par la guérison. Souvent on constate un peu d'albumine dans les urines, l'urée, d'abord diminuée, augmente dans la convalescence. On a observé de véritables débâcles d'urée. C'est ainsi que Revilliod rapporte un cas dans lequel on a relevé le chiffre de 126 grammes en vingt-quatre heures. D'autre part, l'acidité de l'urine est augmentée, et Roger, Bouchard, Tissié, Bergonié, Chauffard ont noté une augmentation de la toxicité urinaire. Le taux de l'urine est lui-même diminué (oligurie ortho-statique, Linossier et Lemoine), ce qui explique en partie l'accumu-lation des déchets dans l'organisme.

Fournol[1] a signalé chez ses malades une langue blanchâtre, rouge sur les bords, de la diarrhée, de la douleur et des gargouillements dans la fosse iliaque droite, de l'hypertrophie de la rate et même de petites taches ecchymotiques sur l'abdomen. Marfan, Peter ont insisté sur l'aspect typhique des sujets. Si l'on joint à cela la consta-tation d'une asthénie cardiaque avec dilatation, d'une fièvre subcon-tinue ou à rechute, on peut se demander si de nombreux cas qui portent l'étiquette de courbature fébrile ne relèvent pas en réalité de la fièvre typhoïde.

La lecture des nombreux travaux publiés sur ce sujet avant et après la thèse de Carrieu[2] prouve surabondamment qu'il en est ainsi. Un certain nombre d'observations de Fournol sont dans ce cas. Revilliod, en 1880, dans son étude sur les maladies de la fatigue qu'il réunit sous le nom de ponose, commet aussi cette confusion qui se répète dans le travail de Rendon[3].

Quoi qu'il en soit la courbature fébrile existe, et Lubanski[4] en a bien établi l'expression clinique.

La pathogénie, qu'on dit encore aujourd'hui dans les classiques relever uniquement de l'auto-intoxication consécutive à la résorption des déchets organiques usés, semble devoir résider peut-être plus souvent qu'on ne pense dans une infection de l'organisme, par des microbes venus soit de l'intestin, soit d'ailleurs.

La diminution des sécrétions digestives sous l'influence de la fatigue vient encore enlever à cet organe des éléments de défense.

Cette façon d'envisager l'accident grave de fatigue n'implique nul-lement le rejet des autres causes invoquées par les auteurs pour expliquer les phénomènes observés. Les douleurs musculaires sont le résultat à la fois de la meurtrissure des muscles par les efforts répétés, équivalents à des traumatismes, et de l'accumulation des produits de déchets dans l'intimité de leurs tissus.

Enfin, la céphalée et l'insomnie sont observées dans la plupart des infections et des intoxications.

A côté de ce type fréquent d'accident par le surmenage se placent des formes diverses et plus rares. Telle la forme rhumatismale. Sous l'influence de la fatigue expérimentalement provoquée, on a constaté

---

1. Fournol, Thèse de Paris, 1879.
2. Carrieu, Thèse d'Agrégation, 1878.
3. Rendon, *Fièvres de surmenage*, Paris, 1887.
4. Lubanski, *Archives de médecine militaire*, 1883, V, ii, p. 416.

une diminution ou un épaississement de la synovie, où apparaissent de nombreux globules blancs.

Il peut même exister parallèlement de l'érythème polymorphe (Dreyfus-Brissac[1]).

La forme cardiaque comprend la myocardite de surmenage de Peter, la dyspnée, l'angoisse, les arythmies rythmées, la douleur provoquée par la pression à la région précordiale en sont les signes habituels. La mort peut survenir en trois semaines, mais il est des cas plus bénins et tous les accidents peuvent se borner à la dilatation du cœur droit, un souffle systolique, de l'œdème malléolaire passager. Nul doute que certaines fièvres dites de croissance chez les enfants relèvent en réalité du surmenage. La fatigue répétée produit le surmenage chronique et un certain nombre d'états pathologiques que je ne ferai qu'énumérer.

Le surmenage chronique s'observe au régiment. Il se traduit par de l'amaigrissement, un état de faiblesse général; l'homme dit : « Je suis fatigué ». Il ne sent rien de plus, ne souffre de nulle part, mais le médecin ne peut s'y tromper; les traits tirés du malade, la décoloration du tégument et des muqueuses le mettent sur la voie du diagnostic. Parfois le malade se plaint de palpitations et de dyspnée au moindre effort. J'ai observé de la bradycardie, des intermittences, des arythmies qui disparurent par un simple repos de quelques jours.

Ces troubles ne sont pas en général consécutifs à une marche, à un gros effort de courte durée, conditions qui président aux accidents aigus ou subaigus. Le plus souvent, il s'agit d'hommes ayant été de garde trop souvent, ayant manqué de sommeil d'une façon continue, ayant en somme fatigué chroniquement. Le médecin inspecteur Kelsch a insisté d'une façon toute particulière sur ce sujet.

La myosite atrophique (Lagrange), l'endocardite et la myocardite, l'artério-sclérose entraînant la dilatation permanente du cœur, comme j'ai pu le constater moi-même à l'autopsie d'un bicycliste de profession, enfin l'athérome peuvent survenir dans les mêmes conditions.

C. **Affections favorisées par le surmenage.** — C'est un fait accepté par tout le monde que le surmenage favorise l'éclosion de maladies infectieuses. Charrin et Roger en ont donné une preuve expérimentale en créant la réceptivité morbide à une infection chez des animaux doués vis-à-vis d'elle d'une immunité naturelle. Ainsi le rat blanc, réfractaire au charbon, succombe cependant aux atteintes

---

1. Dreyfus-Brissac, Thèse de Paris, 1889.

du mal lorsque, après lui avoir inoculé la maladie, on le soumet à un travail forcé.

Le surmenage favorise donc l'infection dans sa genèse et l'aggrave quand elle existe; son rôle adjuvant dans la myosite infectieuse (Brunon), dans l'ostéomyélite des adolescents et surtout dans la tuberculose pulmonaire n'est pas discutable.

En ce qui concerne la dothiénenterie, le surmenage pourrait la faire éclore. Personne n'admet plus aujourd'hui que l'accumulation de simples déchets d'usure musculaire puisse produire à elle seule la fièvre typhoïde, mais la fatigue exagérée peut préparer le terrain. Les annales de la médecine militaire sont pleines d'exemples d'épidémies de fièvre tyhoïde dans lesquelles le surmenage semble avoir joué le principal rôle. Aussi mérite-t-elle d'être retenue, car elle mène à des données prophylactiques importantes, trop souvent oubliées.

D). **Conditions qui favorisent le surmenage.** — L'apparition des accidents du surmenage est favorisée par certaines conditions qui dépendent souvent de l'individu même ou du milieu extérieur.

L'*âge* est un facteur dont il faut tenir compte, car l'enfant, l'adolescent, non encore pleinement développés, offrent une résistance moins grande à la fatigue et certaines fièvres de croissance sont de simples témoins de surmenage. L'adulte résiste davantage, mais, de par les exigences de la vie, il est plus exposé aux conditions qui surmènent l'individu. Chez le vieillard, la lésion fréquente des émonctoires, du rein en particulier, est une cause prédisposante importante.

La *profession*, suivant le travail musculaire plus ou moins considérable qu'elle exige, est une cause adjuvante de premier ordre. Au point de vue militaire, les recrues sont plus exposées aux accidents, les grandes manœuvres en sont très souvent la cause déterminante.

On sait que, pendant le sommeil, l'organisme fait une véritable réserve d'oxygène et produit, d'après Bouchard, moins de toxine. On comprend dès lors l'importance qu'acquiert la *privation de sommeil* dans l'éclosion des accidents du surmenage.

Pratiquement, il y a danger à priver les troupes de sommeil lorsqu'on exige d'elles des fatigues prolongées.

D'après Helmholtz, les muscles, avec l'habitude, produisent un maximum de travail : l'*habitude* crée ainsi une sorte d'immunité contre la fatigue. On s'explique alors les effets nuisibles des changements de profession, du défaut d'entraînement, peut-être même peut-on invoquer une hérédité d'habitude qui expliquerait la résistance de certaines races humaines à la fatigue.

Il faut compter aussi avec l'*influence morale*. Un travail ennuyeux surmène plus qu'un travail intéressant. Des fatigues supportées par des gens démoralisés, tels que des soldats en déroute, sont particulièrement nocives.

A côté de ces conditions, qui relèvent de l'individu, il faut signaler également l'influence du *milieu cosmique*. La chaleur favorise l'apparition de la fatigue, non seulement parce qu'elle met obstacle à la déperdition de l'excès de chaleur qu'entraîne un exercice violent, mais parce qu'elle trouble fréquemment les actes digestifs. L'excès de froid exige une plus grande dépense d'éléments nutritifs pour sauvegarder l'équilibre thermique.

On a constaté aussi que la fatigue survient plus facilement avec l'abaissement de la pression barométrique.

L'état hygrométrique de l'air, lorsqu'il est près du point de saturation, entrave les éliminations pulmonaires et cutanées et peut constituer de ce fait une condition favorisante.

Enfin, la *nature des exercices* contribue pour sa part à provoquer la fatigue; ceux de vitesse et de force entraînant le surmenage aigu, ceux de fond, le surmenage subaigu et prolongé.

IV. Accidents dus à la chaleur. — L'érythème solaire ou « coup de soleil » n'est qu'un accident local léger sans retentissement sur l'état général.

Les sujets atteints d'accidents dus à la chaleur peuvent se diviser en deux catégories :

Les insolés passifs et les insolés actifs.

Les *premiers* reçoivent du milieu ambiant plus de calorique que leur organisme n'en peut céder, et il en résulte une augmentation de la température centrale.

Dans ces cas, la chaleur extérieure est excessive. C'est ce que nous voyons se produire dans les chambres de chauffe des navires ou sur le pont des bateaux sous les tropiques.

On peut en rapprocher les faits d'insolation survenant dans les revues après une exposition prolongée aux rayons directs du soleil dans l'immobilité.

Les *seconds* reçoivent aussi du milieu ambiant une certaine quantité de calorique, mais la chaleur extérieure peut très bien n'être pas excessive, elle est parfois modérée, mais à la chaleur subie directement s'ajoute une augmentation de température produite par le travail.

Dans ces conditions, l'élévation de la température du-corps le rend plus sensible à l'influence des produits toxiques. C'est à cette deuxième catégorie qu'appartiennent la plupart des insolés que nous observons dans nos pays et dans l'armée, au cours des marches et des manœuvres. Il s'agit en réalité d'accidents de surmenage favorisés par la chaleur. Nous retrouvons là des troubles de la régulation thermique du corps provenant du mauvais fonctionnement des organes épurateurs : poumons, peau dont le jeu normal est entravé par les vêtements, l'équipement, l'état hygrométrique de l'air, et en plus la chaleur de l'air ambiant. Les fonctions rénales périclitent également et, suivant leur degré d'altération, favorisent plus ou moins l'apparition des accidents. Ceux-ci consistent dans la forme légère, en éblouissements, faiblesse, gêne respiratoire, congestion ou pâleur de la face, battements artériels et tendance à la syncope. A ces signes viennent s'ajouter, dans les formes graves, des convulsions prolongées avec intermittences de quelques secondes (Brigdes, d'Espine, Moussous) ou bien du coma ou du délire avec ou sans contracture de la mâchoire et des membres. Ce délire s'accompagne souvent d'idées de suicide. Les pupilles sont dilatées ou contractées, il y a de la cyanose, des palpitations, de l'écume rose aux lèvres, les conjonctives sont injectées. La ponction lombaire a permis de constater de l'hypertension du liquide céphalo-rachidien. Le médecin major Dopter[1] a trouvé que, dans les cas graves, le liquide céphalo-rachidien, trouble, albumineux, renfermait des éléments cellulaires en abondance.

Du côté du tube digestif, on observe des vomissements, des selles involontaires. La température centrale a été trouvée de 42°, 43°, 45° au moment et même une demi-heure après la mort.

Quelle que soit la pathogénie de ces accidents, l'intervention du médecin, qui doit être hâtive, se base sur les deux éléments cliniques suivants : l'insolé est pâle ou congestionné.

Dans le premier cas, on devra recourir aux stimulants, injections sous cutanées d'huile camphrée ou d'éther, le malade doit être étendu la tête dans une position déclive. Lacassagne a conseillé les injections d'essence de térébenthine qui devront être faites, à la dose de 1 centimètre cube, à la face externe de la cuisse. On recourra aux affusions froides et à la flagellation, enfin on procédera aux tractions rythmées de la langue.

Chez les insolés congestionnés, cyanosés, la méthode de choix est la saignée, puis la ponction lombaire en cas de céphalée persistante.

Dans tous les cas, on devra commencer par étendre le malade en

---

1. Dopter, *Société médicale des Hôpitaux*, 4 décembre 1903.

plein air, après l'avoir débarrassé de son équipement et avoir ouvert ses vêtements.

Sabatier a conseillé l'administration de 5 à 9 gouttes d'une solution d'adrénaline à 1 p. 1000.

La prophylaxie est celle de la réglementation rationnelle des marches que nous avons déjà fait connaître et qui peut se résumer ainsi :

1° Choix de l'heure des marches : ne pas marcher de neuf heures du matin à quatre heures du soir en été. Heures de départ fixées en songeant à sauvegarder les heures de sommeil. Léger repas avant de se mettre en route. Choix d'un itinéraire en rapport avec la température ;

2° Desserrer les vêtements ;

3° Protéger la tête par un mouchoir mouillé ;

4° Décharger les faibles ;

5° Desserrer les rangs ;

6° Haltes plus fréquentes (ne pas laisser les hommes s'étendre sur le sol et choix d'un emplacement ombragé et largement aéré). Éviter les endroits resserrés ;

7° Boisson : provision emportée en route : thé, café; approvisionnements d'eau le long de la route.

8° Surveillance du médecin qui doit parcourir les rangs.

Surveillance des employés malingres, douteux, de tous ceux qui ne sont pas entraînés.

La *pathogénie du coup de chaleur* a été établie par les auteurs d'une façon différente. Ces accidents semblent d'ailleurs susceptibles de recevoir plusieurs interprétations suivant les circonstances qui ont présidé à leur genèse.

Lorsque la température subie est excessive, la coagulation des fibres musculaires du cœur, opinion défendue par Cl. Bernard, Vallin, semble assez rationnelle, bien qu'expérimentalement Laveran et Regnard n'aient pas trouvé de rigidité cardiaque.

La diminution du taux de l'oxygène du sang a été trouvée par Cl. Bernard, Vallin, Mathieu et Urbain, mais le sang avait été recueilli après la mort. Vincent n'a pas constaté le même résultat dans le sang recueilli pendant la vie. La teneur en oxygène resterait normale.

D'autre part, Laveran et Regnard, qui ont fait la même constatation que Vincent, ont vu que la quantité d'acide carbonique diminuait d'une façon très marquée.

La capacité respiratoire de l'hémoglobine est donc intégralement conservée, et on ne peut tabler sur les troubles proprement dits de l'hématose.

La toxicité du suc des organes d'animaux ayant succombé à l'insolation, a fait penser à Hirsch, Lereboullet, Stillet, qu'il se produisait une auto-intoxication. Laveran et Regnard, ayant pu injecter impunément à un chien sain 250 centimètres cubes de sang défibriné pris sur un chien mort par la chaleur après un travail prolongé dans l'étuve, pensent que les produits toxiques accumulés dans l'organisme dans ces conditions ne sont pas suffisants pour produire les accidents, et ils concluent de leurs recherches que la mort par la chaleur est due à des troubles de l'innervation qui surviennent quand la température du milieu intérieur atteint 45° chez l'homme et les animaux supérieurs. Mais les accidents dus à la chaleur peuvent ne pas s'accompagner d'une pareille élévation thermique. Ne peut-on penser qu'alors il se produit au sein du système nerveux une combinaison avec les substances toxiques toujours fournies par l'organisme ; celles-ci seules sont impuissantes à produire les accidents, mais la chaleur en augmente l'action comme dans les expériences de Langlois et Richet[1]. Ces observateurs ont fait voir en effet qu'on déterminait chez le chien des convulsions à l'aide de la cocaïne, du lithium, etc., la dose suffisante pour déterminer l'accès convulsif était d'autant plus faible que l'on élevait la température du chien. D'où ces expérimentateurs ont conclu que la chaleur favorisait la combinaison du poison avec la substance nerveuse. Enfin Kelsch a attiré l'attention sur l'insuffisance des émonctoires sur la méiopragie de certains organes, comme le rein, par exemple. Chauffard, en démontrant chez nombre de sujets sains en apparence l'existence des néphrites parcellaires, a permis de comprendre la pathogénie invoquée par Kelsch. D'après mon expérience personnelle, c'est à l'existence des lésions rénales légères et latentes qu'il faut attribuer le plus souvent la genèse des accidents de surmenage avec ou sans insolation.

En réalité, dit le médecin inspecteur général Vaillard[2], la pathogénie du coup de chaleur ne semble pas comporter une explication univoque, parce que les accidents qui le traduisent ou qu'on lui impute révèlent un état complexe, ayant des degrés nombreux, des formes diverses et sans doute aussi des causes multiples.

Les accidents éloignés de l'insolation ont été peu étudiés. E. Regis[3] a appelé l'attention ces derniers temps sur certains états psychopathiques aigus, état de confusion mentale avec délire hallucinatoire, suivis d'obnubilation intellectuelle et d'amnésie à la fois rétrograde

1. Langlois et Richet, *Société de biol.*, 1895, et d'Espine, *Congrès de Toulouse*, 1902.
2. Vaillard, *Traité de médecine*, vol. IX, p. 436.
3. Régis, *Académie de médecine*, 1901, et *Caducée*, 1901, p. 99.

et antérograde ou de fixation pouvant se prolonger pendant long-temps. Hyslop avait déjà signalé d'autre part l'analogie de certaines psychoses d'insolation avec celles du traumatisme et la fréquence de la paralysie générale à la suite du sunstrobe (insolation).

L'insolation, d'agrès Regis, agirait sur le cerveau à la façon d'une intoxication, soit par action directe du calorique sur le système nerveux (calorique poison), soit par voie indirecte ou d'auto-intoxi-cation; si l'insolé actif relève très nettement de l'auto-intoxication, il est plus difficile d'expliquer l'influence directe de la chaleur.

O. Hiller [1] a insisté aussi tout particulièrement dans son dernier traité sur les complications récentes ou éloignées du coup de chaleur.

Parmi celles-ci prédominent les atteintes du système nerveux (41 cas), dont les principales manifestations ont consisté en délires hallucinatoires de la vue et de l'ouïe (1 cas), délires mélancoliques avec idée de persécution (1 cas), dépression psychique avec phobie (1 cas) et démence (2 cas). D'autres fois, on a vu se produire des pertes de connaissance d'une durée de quatre à cinq jours avec crises épileptiformes au réveil (2 cas), ou bien une tendance constante à la syncope (1 cas), huit fois l'insolation a produit l'épilepsie et deux fois l'hystérie.

Enfin on a observé 23 fois des paralysies diverses, soit sous forme d'hémiplégie survenant dès le lendemain de l'accident, soit sous forme de parésie des membres inférieurs ayant duré de deux jours à trois semaines et s'étant accompagnées dans ce dernier cas de para-lysie de la vessie. Viennent ensuite cinq observations de troubles de la parole consistant principalement dans l'impossibilité de finir les mots, d'autres fois la langue était paralysée.

Les troubles des organes des sens se sont manifestés sous forme de ptosis avec nystagmus, d'affaiblissement de la vision, voire d'une amaurose complète, de surdité et d'hallucinations de l'ouïe ayant été assez graves et prolongées pour nécessiter l'internement.

M. le médecin principal Hublé et le médecin aide-major Pigache [2] viennent de rapporter également des observations analogues à celles de Hiller. Certains auteurs auraient vu la paralysie générale progres-sive succéder à une insolation (Fayrer [3], Cramer [4], Hyslop [5]).

Ces faits et l'étude d'Hiller sont du plus haut intérêt au point de vue militaire, car ils nous permettent de juger de la valeur de

1. HILLER, *Die Gesundheitspflege des Heeres*, Berlin, 1905, p. 22.
2. HUBLÉ ET PIGACHE, *Monographies médico-psychologiques*, Bloud, 1909.
3. FAYRER, Insolation or sunlecke, *A System of méd.*, t. I.
4. CRAMER, Atrophie fibreuse après insolation, *Centralblatt Allgemeine*, mars 1890.
5. HYSLOP, Insolation et Aliénation mentale, *Journal of mental science*, oct. 1900.

l'insolation comme origine de troubles multiples des divers appareils. Et tout nous porte à penser que bien des lésions définitives de ces organes survenant plus ou moins longtemps après l'accident peuvent lui être attribuées.

Cette notion doit rester gravée dans l'esprit des médecins militaires qui jouent si souvent le rôle d'experts.

V Accidents produits par le froid. — Les accidents *locaux* ont ici plus d'importance que ceux produits par la chaleur, les engelures des extrémités et des pieds principalement pouvant causer un grand nombre d'indisponibilités.

Ici, comme pour l'insolation, les accidents généraux se sont toujours montrés parallèlement à ceux résultant du surmenage et des privations.

Les circonstances dans lesquelles ils sont observés proviennent, soit d'une modification du milieu extérieur, soit de conditions individuelles.

Il n'est pas nécessaire que la température extérieure soit très basse pour voir se produire les congélations, comme le prouve l'exemple de la retraite de Bou-Thaleb en 1846. Une colonne forte de 2 800 hommes, déjà frappés par la fièvre et la dysenterie, rentrait à Sétif sous les ordres du général Levasseur après une expédition de trois mois. Arrivée le 2 janvier à 80 kilomètres de Sétif, elle fut surprise par une tempête de neige. Le thermomètre marquait seulement — 2°; mais il fut impossible de faire la soupe; les hommes éreintés, le ventre vide, passèrent la nuit sans abri. La colonne se remit en route le lendemain pour arriver à Sétif le 4. Elle avait semé le long du chemin, en quarante-huit heures : — 208 morts et 1 800 congelés, dont 532 durent être hospitalisés, et fournirent encore 32 décès. Ainsi plus des deux tiers de la colonne avaient été frappés à un degré quelconque, et la mortalité a atteint la proportion de 8 p. 100 de l'effectif.

Le vent et l'humidité augmentent l'action du froid. La neige, qui absorbe une grande quantité de chaleur en fondant, quand elle est en contact avec le corps, est un des éléments météoriques le plus redoutables.

Mais à ces causes extérieures viennent toujours se joindre la fatigue et le surmenage, la dépression morale qui en est la conséquence, puis l'immobilité, l'insuffisance des vêtements et de l'alimentation et enfin l'usage de l'alcool.

Toutes les grandes épidémies de congélation se sont produites avec ce cortège de misère physiologique.

Les symptômes consistent en une obnubilation de la vue, de l'affaiblissement musculaire peu en rapport avec le travail fourni, de la raideur des muscles du cou et du tronc, puis surviennent du délire et des attaques épileptiformes.

Racontant les accidents observés au cours de la retraite de Russie, Desgenettes rapporte des cas de mort foudroyante. « Ils tombent, dit-il, avec quelques convulsions et expirent. »

Le pouls devient petit, les mouvements respiratoires paresseux et le malade succombe avec tous les signes d'une asphyxie lente.

Les accidents généraux peuvent survenir sans le moindre accident local, sans même que le sujet ait pour ainsi dire souffert. Ainsi Galzin[1] rapporte qu'à la bataille d'Eylau, les nombreux hommes atteints d'accidents à la suite d'une saute de température de — 21° à — 15°, puis à + 6°, n'avaient éprouvé aucun phénomène pénible pendant le froid rigoureux qu'ils subirent du 5 au 9 février. Ils ne sentirent quelque chose que lorsque la température commença à remonter.

D'ailleurs Marey, Bolck et Richer ont fait voir que la vitesse de la transmission de l'action nerveuse diminue dans les nerfs moteurs et sensitifs sous l'influence de la fatigue et surtout du froid.

Comme pour le coup de chaleur, le médecin doit intervenir rapidement. S'il s'agit seulement de lésions locales, mais étendues, il faut éviter de réchauffer brusquement les membres atteints en les exposant à la flamme d'un foyer incandescent, on doit les frictionner avec de la neige et y ramener le sang mécaniquement et progressivement.

On peut employer des liquides excitants lorsque la chaleur tarde trop à reparaître. Si celle-ci ne revient pas, les tissus prennent une couleur livide et il y a pas lieu de pousser le traitement local plus loin. Si la chaleur revient seule sans la sensibilité, on peut espérer pouvoir sauver la région lésée. Mais si la sensibilité n'est pas revenue au bout de vingt-quatre heures, tout espoir est à peu près perdu.

Galzin a vu la sensibilité ne revenir qu'au bout de douze heures pendant lesquelles il avait frictionné doucement et presque constamment les parties atteintes. Il faut avoir soin de laisser nues les parties en réaction et maintenir le sujet dans une atmosphère fraîche.

Pour les accidents généraux, les stimulants doivent être utilisés sur une large échelle, frictions à la surface du corps, injections sous-cutanées d'huile camphrée ou d'éther, puis de sérum artificiel chaud.

---

1. GALZIN, *Revue de l'Infanterie*, 1904.

L'ingestion d'une petite quantité d'alcool à ce moment est d'une bonne pratique : on aura recours à la respiration artificielle et aux tractions rythmées de la langue.

La prophylaxie consistera à bien nourrir les hommes, en insistant sur les aliments développant la chaleur, tels que la graisse et le sucre. On sait que l'inanition abaisse toujours la température du corps. On limitera la durée d'exposition au froid en changeant par exemple la nature des exercices, l'heure d'une marche suivant les variations météorologiques, comme le prescrit d'ailleurs l'instruction du 30 mars 1895 sur l'hygiène des corps de troupes, p. 83.

Le vêtement joue aussi un rôle de première importance et surtout les vêtements des extrémités. On rapporte que, dans les Balkans, l'armée russe présenta un grand nombre de cas de congélation des pieds jusqu'au moment où on fournit des chaussettes aux hommes. Il sera utile de prescrire ou d'autoriser l'usage de chaussures spéciales pour les troupes exposées au froid et à la neige. Les Japonais et les Russes, dans la guerre de 1903, ont utilisé des snowboots, on a conseillé pour nos troupes alpines l'usage de raquettes à neige, destinées à empêcher le pied d'être entouré constamment par la neige.

En route, on devra marcher les rangs serrés, les sentinelles devront être réduites au strict nécessaire en temps de paix. En temps de guerre elles devront être relevées plus fréquemment et recevoir des vêtements et des aliments supplémentaires. Tout homme isolé est un homme perdu et, lors de la retraite de Russie, ce furent les traînards qui donnèrent la plus grande mortalité par le froid.

Il est vrai que ceux-ci faisaient partie des fatigués, des surmenés et on sait combien ce dernier état favorise les accidents dus aux influences météorologiques excessives.

On relate pendant la campagne de Crimée le fait d'une mortalité par le froid plus grande le second hiver que le premier. Or, la température ne fut pas plus rigoureuse, mais les troupes eurent alors à subir plus de fatigues.

De plus, il est hors de doute que le froid, par lui-même, peut, comme la chaleur, provoquer l'apparition des maladies infectieuses.

La célèbre expérience de Pasteur provoquant l'apparition du charbon chez la poule réfractaire à la maladie, par une simple immersion dans l'eau froide, en est une preuve manifeste. Löde[1] a fait voir aussi son influence sur la prédisposition individuelle.

Le mécanisme des accidents dus au froid varie avec les circon-

---

1. LÖDE, *Arch. f. Hyg.*, 1897; *Revue d'hygiène*, 1897, p. 716.

stances qui les ont produits. L'obstacle apporté par le froid à la mobilisation des phagocytes défenseurs de l'organisme explique pour une part la genèse des maladies infectieuses. D'autre part l'abaissement progressif de la température centrale, en provoquant une paralysie des systèmes nerveux et musculaire, explique l'asthénie générale, les délires, l'affaiblissement musculaire.

Il est aisé de comprendre combien, dans ces conditions, l'auto-intoxication peut être facilitée d'un autre côté par la suppression de l'émonctoire cutané, surtout lorsque le rein, touché antérieurement, ne peut venir compenser par une suractivité fonctionnelle l'insuffisance des moyens d'épuration de l'organisme.

En résumé, qu'il s'agisse d'accident dus au froid ou au chaud, l'expérience acquise dans l'armée au cours des marches, de manœuvres et en campagne, a toujours démontré qu'ils devaient être attribués, pour la plus grande partie, au *surmenage, l'action des météores venant aggraver la situation* d'un organisme en état de déchéance, de misère, ou se défendant mal par suite de lésions anciennes ou récentes d'organes importants et principalement du cœur et du rein.

Les précautions à prendre ont été bien exposées en détail par le médecin principal Salle[1] dans un mémoire récent, qui fait l'application des mesures mentionnées plus haut aux différentes circonstances de la vie du soldat.

En dehors des accidents dus aux exercices militaires proprement dits, on observe dans l'armée d'autres accidents du travail, en particulier dans les régiments du génie et des sapeurs-pompiers dont la prophylaxie fait partie d'une hygiène professionnelle plus particulière et doit être ici l'objet d'une courte mention.

Les *travaux de terrassement* pendant la saison chaude ont produit à plusieurs reprises le paludisme et la fièvre typhoïde. Une circulaire du 6 septembre 1901 enjoint aux chefs du génie de ne pas faire exécuter de travaux de ce genre dans les casernes pendant la saison chaude, sauf en cas de nécessité absolue, et de prendre, le cas échéant, les mesures nécessaires pour faire désinfecter les terres provenant d'un sol plus au moins saturé de matières organiques. Dans les pays de paludisme, les mesures à prendre sont celles qui constituent la prophylaxie de cette affection. (Voir le chapitre consacré à la désinfection et à l'hygiène des pays chauds.)

Les *accidents de la guerre des mines* sont en grande partie imputables à l'intoxication par l'oxyde de carbone. Ils surviennent d'ordi-

---

1. SALLE, *Gelures et insolations chez le soldat*, Paris, Lavauzelle, 1907.

naire à la suite d'un séjour plus ou moins prolongé, quelquefois très court, dans une excavation produite par une explosion, parfois ces accidents s'observent même dans une mine abandonnée depuis quarante-huit heures et plus. Les médecins principaux Zuber[1], Rigal[2], Rizet[3], Favier[4] ont décrit en détail les phénomènes cliniques observés qui sont ceux de l'intoxication par CO. Il en est de même pour les accidents consécutifs à l'inhalation de fumée (Coullaud)[5]. Cependant parfois il y a eu association d'autres gaz, tels que l'acide carbonique incriminé dans l'accident de Grandenz, ou l'hydrogène sulfuré et carboné qui, d'après Rigal, rendraient plus toxique l'action de CO et CO^2.

Ces accidents sont observés surtout dans le corps du génie. Un des plus célèbres est celui survenu le 8 août 1873 sur des sapeurs mineurs du 12e bataillon du génie saxon. Il y eut 80 cas et 7 décès.

Comme traitement il suffit d'exposer l'homme à l'air pur, de desserrer ses vêtements, de pratiquer des tractions rythmées de la langue et de provoquer une excitation du système nerveux par la flagellation et les injections hypodermiques d'huile camphrée.

Les mesures prophylactiques consistent essentiellement à assurer la ventilation des galeries.

Les *intoxications par l'hydrogène* servant à gonfler les ballons[6] ont été observées à diverses reprises. Elles sont rares cependant. On sait qu'elles sont dues à l'impureté de ce gaz qui, suivant son mode de préparation, est constitué soit par de l'hydrogène antimonié, de l'hydrogène sélénié et surtout par de l'hydrogène arsénié, suivant la teneur de l'acide sulfurique, toujours impur, qui a servi à la préparation. Les symptômes et les signes observés par Barić et Brissy[7], hémoglobinurie, douleurs abdominales avec diarrhée et vomissements porracés, hypertrophie et dégénérescence graisseuse du foie, enfin présence de l'arsenic dans le sang, ainsi que ceux rapportés par Maljean[8], Belin et Lecornu[9], Oulmont[10], Croue[11], semblent ressortir à la même pathogénie.

1. Zuber, *Dict. de Dechambre*, Art. : Maladie des mines, 2e série, vol. II, p. 353.

2. Rigal, Des accidents de la guerre des mines, *Revue de médecine militaire de Delorme*, 1881-82.

3. Rizet, *De quelques états généraux observés sur les mineurs du génie après les travaux du polygone*, Arras, 1868, Courtin.

4. Favier, Étude sur la maladie de la guerre des mines, *Bull. médical*.

5. Coullaud, L'intoxication par les fumées, *Annales d'hyg.*, 1909, p. 490.

6. Chaignot, *De l'intoxication par le gaz des ballons*, th. Paris, 1904.

7. Barié et Brissy, Intoxication suivie de mort par le gaz des ballons, *Bull. de la Soc. méd. des hôp.*, 11 novembre 1904, p. 1059.

8. Maljean, *Arch. de méd. milit.*, 1900.

9. Belin et Lecornu, *Bull. de la Soc. méd. des hôp.*, décembre 1903.

10. Oulmont, Deux cas d'empoisonnement par l'hydrogène servant à gonfler les ballons, *Méd. mod.*, 4 décembre 1890.

11. Croue, *Deutsch. milit. Zeitschr.*, 1900.

La prophylaxie consiste à supprimer le mode de fabrication actuel de l'hydrogène par les produits chimiques, et de lui substituer le procédé par électrolyse de l'eau, ainsi que cela se fait maintenant au parc d'aérostation militaire de Chalais-Meudon.

Empoisonnement par les gaz développés par la poudre sans fumée [1]. — Les gaz qui se dégagent à la suite des explosions brusques de la poudre B sont : l'oxyde de carbone et des vapeurs nitreuses.

Les effets de ces explosions ont été bien étudiés par L'Helgouach et Valence [1] lors d'une explosion de cette nature survenue à bord du croiseur *Forbin* en 1904.

A la suite d'une explosion violente dans la soute aux munitions, un certain nombre d'accidents se produisirent sur les hommes logés à proximité du lieu de l'accident. Les symptômes observés, consécutifs en général à une sensation d'odeur acre prenant à la gorge, ont consisté d'abord en une irritation trachéo-pharyngienne très marquée donnant lieu à une toux sèche, pénible, courte, quinteuse, accrue par le moindre effort ou un simple changement de position. Dans les cas graves, on constata de la congestion pulmonaire tantôt au sommet, tantôt aux deux bases; dans plusieurs cas, on a observé des crachats hématiques. Cette toux s'est accompagnée de vertiges, de lipothymie, de torpeur et d'obnubilation intellectuelle; on note, dans presque tous les cas, une sensation d'angoisse précordiale ou bien une sensation d'étau enserrant la base de la poitrine; on note en même temps de la cyanose du visage et de la petitesse du pouls. La céphalée est intense dans presque tous les cas, chez quelques sujets on observa des crampes dans les mollets avec diarrhée légère et douleurs abdominales. Enfin on a constaté des vomissements bilieux, nausées et tous les symptômes de l'embarras gastrique. Les urines, rares au début, prennent peu à peu l'aspect d'urines fébriles, foncées en couleur sans albumine. Dans deux cas on observa de la glycosurie ayant duré deux ou trois jours (12 grammes de sucre). Le sang retiré de la veine par une saignée était noir. On n'a pas observé de troubles nerveux proprement dits, pas de phénomènes paralytiques. Cependant certains sujets ont accusé une sensation de courbature prononcée.

Il se peut que l'oxyde de carbone ait eu quelque part dans l'empoisonnement et qu'il ait préparé l'action des vapeurs nitreuses. Mais à part la fatigue générale accusée par certains malades, tous les autres symptômes et, en particulier, la coloration noire du sang permettent d'éliminer ce dernier gaz comme cause des accidents.

1. L'HELGOUACH ET VALENCE, *Arch. de méd. navale*, juillet 1904, p. 31.

Accidents consécutifs à l'inhalation de vapeurs d'alcool et d'éther se dégageant au cours de la fabrication de la poudre B. — Les différentes opérations qui se succèdent dans la fabrication de la poudre B produisent toutes, à des degrés divers, des émanations d'alcool et d'éther dont l'effet se fait plus ou moins sentir dans les établissements destinés à cette fabrication. Il sont caractérisés par des troubles du sommeil, des cauchemars au cours desquels les sujets se voient entourés de bêtes féroces, de flammes ; il accusent en même temps des crampes dans les mollets survenant la nuit, des pituites matinales, de la sécheresse de la gorge et de la bouche, de l'anorexie, de la faiblesse dans les membres et des vertiges.

Toute la prophylaxie de ces divers accidents tient dans la ventilation énergique des locaux. La loi du 11 juillet 1903, d'ailleurs, portant modification de la loi du 12 juin 1893 sur l'hygiène et la sécurité des travailleurs dans les établissements industriels, prévoit l'élaboration de règlements concernant l'évacuation des poussières et des vapeurs, l'aération et la ventilation des locaux ouvriers.

CHAPITRE IV

PROPRETÉ CORPORELLE

Appareils actuellement en usage dans l'armée. — Appareils Barois-Bouvier, Herbet,
Flicoteaux.
Installation des bains-douches dans les casernes. Manière de prendre la douche. —
Bains froids. — *Lavabos.* — *Pédiluves.* — *Hygiène de la bouche.*

La propreté corporelle est la première condition de l'asepsie du
milieu habité. La nécessité s'impose d'une façon encore plus urgente
lorsque l'homme vit en collectivité. C'est assez dire son importance
dans l'armée et dans nos casernes où le méphitisme de l'air des
chambrées est dû, pour une bonne part, à la négligence des hommes
à cet égard.

Lorsque la peau est laissée sans soins, elle se couvre rapidement
d'une couche imperméable, formée par un mélange de sueur et de
débris épithéliaux. Les poussières extérieures viennent en outre s'y
fixer et complètent l'obstruction des pores de la peau. Or, le tégument externe est non seulement un émonctoire important destiné à
éliminer avec les reins et la surface pulmonaire tous les déchets de
notre organisme, mais il vient encore en aide aux fonctions du
poumon, pour introduire dans nos tissus l'oxygène nécessaire aux
échanges nutritifs destinés à maintenir leur intégrité.

La pathologie nous apprend quelle importance s'est attachée aux
sueurs profuses, indiquant dans certaines affections une terminaison
favorable, et l'élimination plus ou moins complète des principes
morbides, et les physiologistes, d'autre part, ont déterminé souvent
chez les animaux des accidents asphyxiques et la mort, en recouvrant leur surface cutanée d'un enduit imperméable.

Le foie, le poumon sont susceptibles de se congestionner à la
longue chez les sujets malpropres, et la peau peut devenir le siège
d'affections diverses telles que l'acné, le lichen, le prurigo, les
furoncles, etc.

La peau est en outre un appareil régulateur de la température du corps; elle permet de lutter contre le froid par la vaso-constriction dont elle est alors le siège, restreignant ainsi le champ de la circulation périphérique et mettant obstacle au rayonnement extérieur. Elle s'oppose à l'accumulation de calorique dans l'organisme en se congestionnant sous l'influence de la chaleur extérieure, augmentant ainsi la quantité de sang soumise à une température extérieure moins élevée que celle du corps. Si celle-ci est trop intense, la peau recourt aux glandes sudoripares pour rafraîchir la surface du corps.

Les surfaces muqueuses demandent non moins que la peau des soins tout particulier. Nous avons tous vu chez les soldats ces stomatites, ces gingivites ulcéreuses arrivant à déchausser complètement les dents et à hâter leurs lésions et leur chute, et qui ne sont dues qu'au défaut de soins pour la bouche.

La malpropreté des parties génitales cause des balanites, des herpès, des intertrigo parfois très rebelles.

De plus, grâce à la vie en commun que mènent les soldats, chaque homme devient pour son voisin un foyer d'émanations malsaines, propres à créer ce miasme humain sur l'influence duquel L. Colin a insisté autrefois et qui peut devenir, par la permanence des causes, une des origines multiples du terrain de culture propre à la génération des germes infectieux. C'est donc préserver encore les autres que de se préserver soi même, et c'est à cette préservation générale que tendent tous les hygiénistes quand, dans tous les conseils qu'ils sont appelés à donner chaque jour, soit pour la tenue des demeures particulières ou des logements publics comme les casernes, les hôpitaux, les écoles, les asiles, soit pour l'application des mesures destinées à nous préserver de l'envahissement des grands fléaux épidémiques, ils recommandent avant tout *la propreté*.

Il faut dire que ces préceptes gagnent du terrain tous les jours. Depuis de longues années déjà, la question est étudiée dans l'armée et, aujourd'hui, presque toutes les garnisons de France ont des appareils plus ou moins perfectionnés, destinés à maintenir la propreté corporelle des hommes. On a installé dans un grand nombre de locaux des lavabos qui ont remplacé avantageusement la pompe unique parfois, où le soldat était réduit à aller chercher par tous les temps le peu d'eau qu'il pouvait se procurer pour satisfaire aux besoins d'une toilette toujours des plus sommaires. Dans presque tous, les bains par aspersion ont été organisés, permettant le nettoyage complet de l'individu une ou plusieurs fois par mois.

La ligue pour la propreté s'est étendue à la population civile où, grâce à d'intelligentes et énergiques initiatives, les bains douches ont trouvé dans la population ouvrière de certaines grandes villes des clients de plus en plus nombreux, comme le prouve cette statistique dressée par un des promoteurs de cette œuvre hygiénique, M. Charles Cazalet.

A Bordeaux, depuis la fondation d'une maison de bains-douches en 1892, jusqu'en 1904, il a été donné 1 089 714 bains-douches; à Paris, depuis 1898 : 679 083; à la Rochelle depuis 1902, près de 70 000.

Il est à remarquer qu'à Bordeaux, le nombre des bains pris pendant la première année (1893) était seulement de 26 051, qu'il passait en 1900 à 112 816, et qu'enfin il a atteint en 1904 le chiffre de 191 391. Il y a là une progression encourageante qui marque l'utilité de l'œuvre et la façon dont le public l'apprécie. La propreté jusqu'ici réservée aux riches pourra, grâce à ces établissements à bon marché (0 fr. 20 la douche savon compris) s'étendre à ceux qui en ont le plus besoin en raison même de la nature de leurs travaux, de la transpiration qui en résulte et de l'impossibilité où ils se trouvent de changer de linge aussi souvent qu'il le faudrait.

Il serait nécessaire de posséder des installations semblables dans les écoles, collèges, lycées afin d'y inculquer *des principes de propreté* en général si primitive!

Une circulaire ministérielle du 26 mai 1890 conseille bien de faire prendre aux élèves deux bains complets tous les mois et deux bains de pieds par semaine. Mais les bains en baignoire ou en piscine ne lavent pas, on en sort presque aussi sale qu'on y était entré.

Il est un moyen plus simple, plus pratique, d'assurer la propreté du corps tout entier : c'est le bain par aspersion. C'est le seul, qui satisfasse à la fois aux conditions qu'imposent l'hygiène et l'économie.

I. Appareils actuellement en usage dans l'armée. — Les notes ministérielles du 23 novembre 1893 et 11 avril 1894 revenant sur la décision prise en 1879 et en 1863, prescrivirent que les seuls appareils utilisables pour l'armée seraient : l'appareil Barois-Bouvier, l'appareil Herbet C et l'appareil Flicoteaux. La circulaire du 7 juin 1909 ajoute à la liste l'appareil Franck-Defoug. D'ailleurs, une certaine latitude semble être laissée aux chefs de corps qui ont utilisé des appareils analogues sortant de différentes maisons. Nous empruntons au traité d'A. Laveran la description des appareils réglementaires.

Appareil Barois-Bouvier. — L'appareil Barois-Bouvier est basé sur le principe du thermosiphon et comprend (fig. 1) :

Une chaudière C à double paroi et foyer central; un tuyau de fumée F qui traverse le réservoir afin d'utiliser la chaleur perdue; deux tuyaux de circulation EC et EF formant, par l'addition d'un pied à fourche, les quatre points d'une charpente métallique qui supporte un réservoir R de 500 litres de capacité. En bas le tuyau EC s'abouche à la partie supérieure de la chaudière, et le tuyau EF à la partie inférieure; en haut, ils s'abouchent l'un et l'autre au fond du réservoir R. Il en résulte que la chaudière, le réservoir et les tuyaux ne forment en réalité qu'un seul et même récipient. Dès qu'on allume le foyer FC, l'eau tiède étant plus légère monte dans le

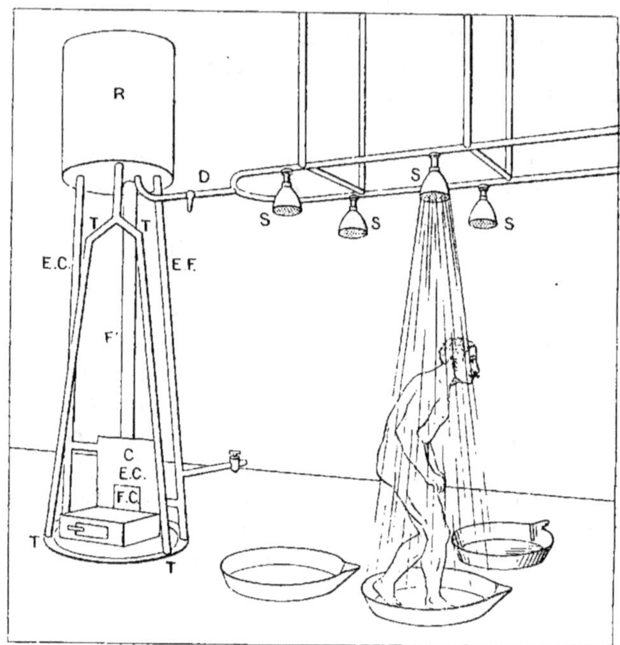

Fig. 1. — *Appareil Barois-Bouvier*. — C, Chaudière; F. Tuyau de fumée; R, Réservoir; EC. Conduite d'eau chaude; EF, Conduite d'eau froide; FC, Foyer; S, Pommes d'aspersion; T, Charpente métallique supportant le réservoir R.

réservoir par le tuyau EC et est remplacée par de l'eau froide qui, descendant par le tuyau EF, s'échauffe dans la chaudière, monte à son tour et ainsi de suite.

En une demi-heure ou une heure, suivant la température extérieure, l'eau du réservoir R est portée à 36° ou 37° avec une consommation de 6 à 10 kilogrammes de charbon, soit une dépense de 25 à 40 centimes.

La distribution a lieu par une artère principale formant nourrice de deux rampes, portant chacune 4 pommes d'aspersion S percées à leur périphérie seulement de deux rangées de 40 trous, du diamètre d'une épingle (sur la figure on n'a indiqué que 4 pommes au lieu de 8).

L'artère principale est munie d'un robinet chef D; deux autres robinets (non indiqués sur la figure) sont placés sur les deux rampes de distribution.

Le robinet chef est ouvert de façon à ne pas donner un débit supérieur à 3 litres un quart par pomme en une minute.

A l'aide d'un de ces appareils muni de huit pommes d'arrosoir, on peut laver 80 hommes (soit en moyenne tous les disponibles d'une compagnie) en vingt-cinq minutes, dont onze sont consacrées aux allées et venues de l'habillement.

Le prix d'un appareil à huit pommes (sans robinets individuels) est de 315 francs.

Ce système est représenté dans la région lyonnaise par l'appareil Bouchayes et Viallet.

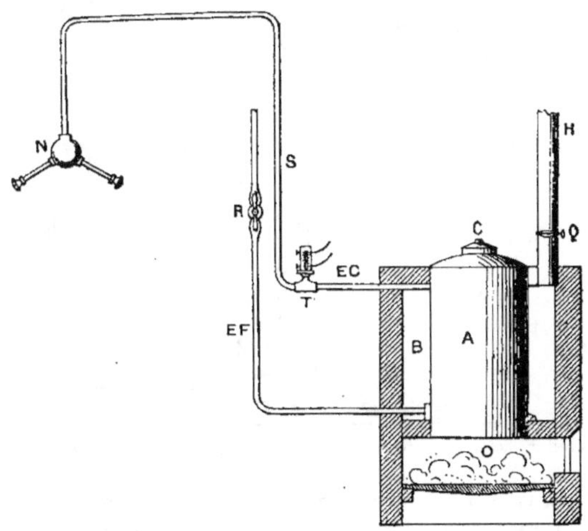

Fig. 2. — Appareil Herbet C pour bains-douches. (Laveran, *Traité d'Hygiène militaire*.)

Appareil Herbet (fig. 2). Il se compose :

1° D'une chaudière C, logée dans un fourneau en maçonnerie B.

2° D'un tuyau d'arrivée d'eau froide EF muni d'un robinet de réglage R.

3° D'un tuyau de départ d'eau chaude EC aboutissant à une nourrice N, chargée de déverser l'eau tiède à environ 35° par 2, 4, 6 ou 8 pommes d'arrosoir, suivant les cas, formant de préférence des jets obliques. La nourrice peut être remplacée par un petit réservoir qui répartit l'eau comme on le désire.

4° D'un thermomètre T qui permet de constater la température de l'eau à chaque instant, et qui, relié à une sonnerie électrique, avertit dès que la température de l'eau atteint 45°.

5° D'une cheminée H, munie d'un registre Q.

Pour faire fonctionner l'appareil, on ouvre le robinet R d'arrivée d'eau froide et on remplit la chaudière. On referme ce robinet dès que l'eau sort en N et on allume le feu; pour cela, après avoir brûlé un peu de bois sur la grille, on ajoute peu à peu le combustible (de préférence du coke n° 0) par l'ouverture O jusqu'à ce que la trémie soit pleine et on ferme après le couvercle.

Le registre Q de la cheminée doit être ouvert en plein pendant l'allumage ; au bout de quinze minutes, on a de l'eau chaude.

Dès qu'on constate au thermomètre T une température de 45°, on ouvre progressivement le robinet d'arrivée d'eau froide pour la mise en train et on arrive, au bout de quelques minutes, au débit normal.

L'appareil une fois en marche, il suffit de mettre du coke toutes les demi-heures par l'ouverture O pour remplacer celui qui est brûlé ; une heure et demie avant la fin prévue de l'opération, on cessera de mettre du coke.

La régularité de la température pour un débit donné s'obtient par la

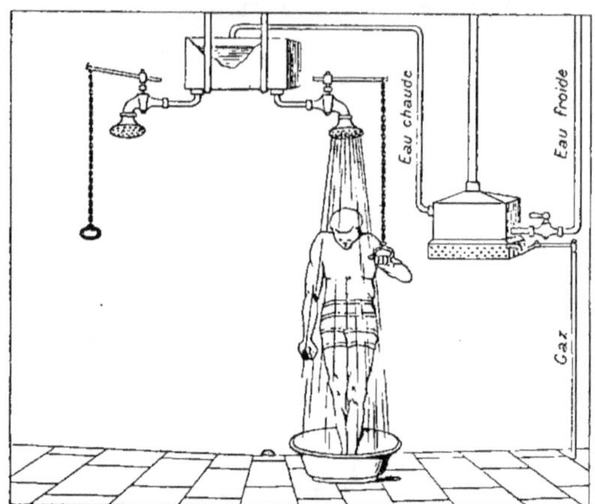

Fig. 3. — Appareil Flicoteaux pour bains-douches. (Laveran, *Traité d'Hygiène militaire.*)

manœuvre du registre Q ; suivant que la température tend à descendre ou à monter, l'homme chargé du service des bains doit ouvrir ou fermer progressivement ce registre.

L'appareil peut débiter à l'heure 1 400 litres d'eau à 35° en dépensant 60 litres de coke en trois heures de fonctionnement. (Herbet, *Note sur l'installation de bains-douches*, Paris.) Grâce à la construction particulière de la chaudière, M. Herbet dit avoir réussi à éviter les variations trop grandes de température qui s'observaient jusqu'alors dans les appareils à circulation d'eau. Il suffit, pour que l'appareil fonctionne, d'avoir de l'eau à la pression de 3 mètres.

Appareil Flicoteaux (fig. 3). — Flicoteaux a construit à l'usage des casernes qui peuvent employer le gaz pour le chauffage de l'eau des bains, un appareil qui est représenté par la figure 3.

Cet appareil se compose d'un chauffage en cuivre, à surface tubulaire, munie d'une rampe à gaz reliée avec un réservoir en tôle sur lequel sont fixées les pommes de douches.

L'appareil est d'une installation facile et il permet de donner des douches à un nombre considérable d'hommes aussitôt après l'allumage et avec une dépense de gaz peu considérable.

Il résulte d'expériences faites en 1891 à la caserne du quai d'Orsay, qu'un mètre cube de gaz suffit pour donner des douches tièdes à 100 hommes en été et à 50 en hiver.

Le prix d'un appareil permettant de donner quatre douches à la fois est de 600 francs.

II. Installation des bains-douches dans les casernes. — Cette installation est encore aujourd'hui des plus primitives. Elle consiste essentiellement en une salle de douches et une salle d'attente; ces locaux, situés au rez-de-chaussée, font en général partie de l'infirmerie et y sont accolés.

Il existe souvent une entrée commune à tous, par où vont et viennent malades et hommes sains. Cependant, dans un assez grand nombre de casernes, les bains-douches sont installés dans un bâtiment spécial, complètement séparé des locaux d'habitation, mais leur aménagement intérieur ne varie pas. La plupart du temps, les salles d'attente et de douches *sont insuffisamment chauffées*; de plus tous les hommes sont entassés dans une promiscuité regrettable à tous les points de vue. Aussi un certain nombre d'entre eux, esquivant ce qu'ils regardent comme une corvée dangereuse ou désagréable, profitent de la foule pour ne point passer à la salle de douches.

M. le médecin major Drouineau [1], dans un rapport récent, est venu même nous apprendre que souvent le soldat déserte la salle de douches du régiment pour les établissements de douches populaires qui commencent à s'installer dans certaines grandes villes, dans des conditions de confort remarquables.

C'est ainsi qu'à La Rochelle l'établissement de douches populaires a donné 18095 bains-douches à des militaires de 1902 à 1908, à Bordeaux ce chiffre s'est élevé à 244144 de 1900 à 1908.

Une réforme s'impose donc, qui, déjà faite à l'étranger dans certaines armées, a reçu un commencement d'exécution chez nous au 144e de ligne, en 1905, à la caserne Babylone, à Paris, en 1907, à Rouen, etc.

Cette réforme consiste en l'adoption du régime cellulaire, autrement dit de la douche individuelle, adopté par la circulaire ministérielle du 30 mai 1907.

---

1. DROUINEAU, Rapport sur les bains-douches dans l'armée, *3e Congrès d'assainissement et de salubrité de l'habitation*, 6 novembre 1909.

Le 23 avril 1907, le ministre de la Guerre inaugura à la caserne Xaintrailles, à Bordeaux, les bains-douches du 144° régiment d'infanterie, dont nous donnons ici les dispositions détaillées (fig. 4).

Le local comprend un bâtiment sans étage de forme rectangu-

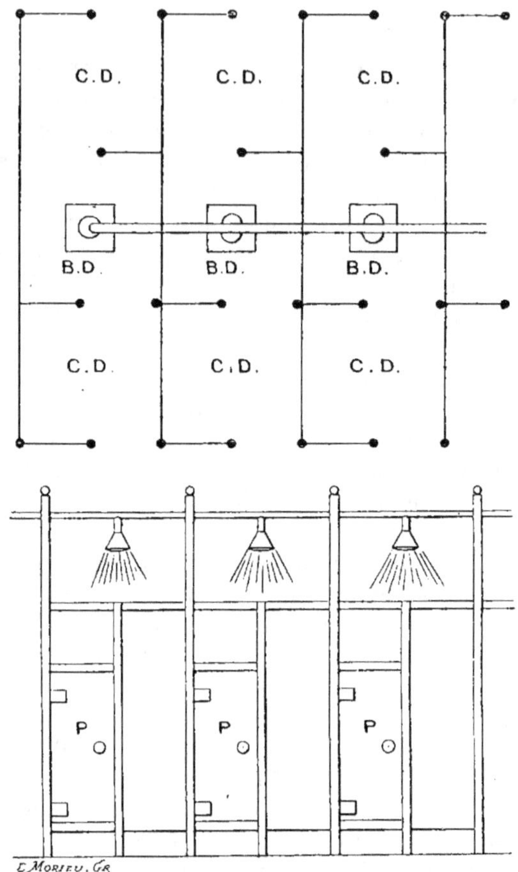

Fig. 4. — *Installation des bains-douches au 144° régiment d'infanterie à Bordeaux.* — CD. Cabines de déshabillage ; BD, Bain-douche ; Profil de l'installation : P, Porte des cabines.

laire, n'offrant qu'une salle dont les dimensions sont 13 m. 85 de long sur 6 m. 80 de large ; une porte à deux battants donne accès dans ce local qui est éclairé par quatre fenêtres et un lanterneau central à châssis vitré mobile disposé au-dessus du réservoir à eau chaude, de façon à assurer en même temps le dégagement de la vapeur d'eau. L'installation du bain-douche à cabines vestiaires individuelles forme ainsi dans son ensemble un rectangle de 11 m. 38 de long sur 3 m. 25 de large.

L'appareil de chauffage est un thermo-siphon.

L'appareil de distribution est constitué par deux conduites en cuivre garnies chacune de cinq pommes d'arrosoir dont le débit est de 6 litres par minute.

Il existe dix groupes de cabines : chaque groupe comprend une cabine de bain et deux cabines déshabilloires. Toutes les trois communiquent par des ouvertures et chacune d'elles mesure 1 m. 05 de long sur 1 m. de large. Le sol est cimenté et présente au centre de la cabine une excavation de forme carrée, sorte de cuvette profonde de 0 m. 20 et large de 0 m. 42 dans laquelle le baigneur se tient debout; au-dessus de la tête se trouve la pomme d'arrosoir, à 2 m. 50 du sol. Dans l'un des angles de la cuvette est disposé debout un trop-plein constitué par un petit tube métallique mobile d'une longueur de 0 m. 16 ouvert à ses deux extrémités et communiquant inférieurement avec une canalisation centrale destinée à entraîner au dehors les eaux usées; l'eau amassée dans la cuvette se déverse quand elle arrive au niveau du trop-plein, les pieds du baigneur restant immergés. Le bain terminé, on soulève le trop-plein et la cuvette se vide complètement. L'ameublement de chaque cabine déshabilloire comporte des crochets porte-manteau, une descente de bain en liège comprimé et un escabeau.

Toutes les parois de l'ensemble sont en tôle métallique peinte et vernie, les angles arrondis sont soutenus par des poteaux en fer.

Il résulte de ce dispositif que, pendant qu'un homme prend un bain, un autre se déshabille, le baigneur ayant terminé se retire dans la cabine où il a laissé ses vêtements et est remplacé immédiatement dans la cuvette. Ces mouvements s'opèrent avec ensemble, au coup de sifflet donné par un gradé. La surveillance des baigneurs s'exerce par-dessus les portes, car, tandis que les parois des cabines s'élèvent à 2 mètres de hauteur, les portes n'ont que 1 m. 45, l'ouverture ne comporte qu'un rideau en toile cirée. Ce système ne nécessite qu'un infirmier pour conduire le feu et régler la température de l'eau du bain.

Les frais d'installation et d'achat se sont élevés à un total de 4 500 francs. Le 144ᵉ régiment d'infanterie est redevable de cette dotation à un généreux philanthrope de la ville de Bordeaux, le commandant Hounau.

L'installation de la caserne Babylone (système Frank-Defoug) comprend cinq cabines en tôle ondulée, adossées au mur du fond d'un local de 3 m. 5 une salle de déshabillage commune pourvue de bancs, patères, boîtes à savon, glace, etc.

L'appareil a été placé dans la cage d'escalier, enfermé dans une armoire qui ne gêne en aucune façon la circulation.

L'eau, sortant en jets divisés de la conduite d'arrivée, s'échauffe à l'air libre et se déverse sans pression dans la conduite de distribution des pommes-douches. La pluie tombe obliquement.

Il faut trois à quatre minutes pour la mise en train ; un thermomètre donne la température de l'eau et permet le réglage au moyen d'un robinet unique commandant l'arrivée de l'eau et celle du gaz. Une fois atteinte la température qu'on s'est fixée, l'appareil peut être abandonné à lui-même sans surveillance.

Des relevés faits par l'officier de casernement il résulte que, pour 100 hommes, la consommation de gaz a été en moyenne de 4 m³ 500 à 0 fr. 15, soit une dépense de 0 fr. 675. Une aspersion revient donc à 0 fr. 007.

Quelle que soit l'installation, certaines règles générales doivent être observées dans la construction de ces locaux. Le sol doit être imperméable et dirigé en pente douce pour favoriser l'écoulement des eaux. On pourra employer pour cela les revêtements de ciment.

D'ailleurs la surface du sol sera recouverte d'une claie en bois, facile à laver par un jet d'eau projeté à sa surface.

L'usage des matériaux imperméables devra s'étendre aux parois. Ici, plus que partout ailleurs, les joints à angle doivent être interdits.

D'autre part, le chauffage des locaux devra être l'objet d'une surveillance attentive, et on devra prévoir le maintien d'une température de 22 à 25°, celle de l'eau devra atteindre 35 à 37°.

Il serait nécessaire d'affecter aux établissements de bains-douches une *ration spéciale de chauffage*, comme on leur alloue une allocation d'eau particulière. Actuellement, le combustible est pris sur celui de l'infirmerie. Les deux services devraient être absolument distincts. Celui des bains n'est pas un service médical, ce doit être un service de la caserne analogue à ceux de la buanderie, de la commission des ordinaires, etc.

Enfin la disposition des cabines devra être en ligne. Chaque cabine sera séparée de la voisine par une cloison incomplète de 1 m. 80 à 2 mètres de hauteur. La largeur devra compter 3 m. 20 et la profondeur 1 mètre. En face de chaque cellule de douche sera un compartiment individuel de déshabillage séparé par une allée. Celle-ci qui s'étendra tout le long des cabines permettra la surveillance. Les cabines n'auront pas de porte. En somme, nous pensons

que l'adoption du type vu à Bruxelles et à Ammersfort et figuré
schématiquement ici est celui qui réalise la meilleure installation.

Le nombre des pommes d'arrosage devrait être, d'après le
Dr Lachaud[1], de 50 à 60 pour 3 bataillons. L'Instruction du
30 mai 1907 a fixé ce nombre à 12 pour 1 régiment.

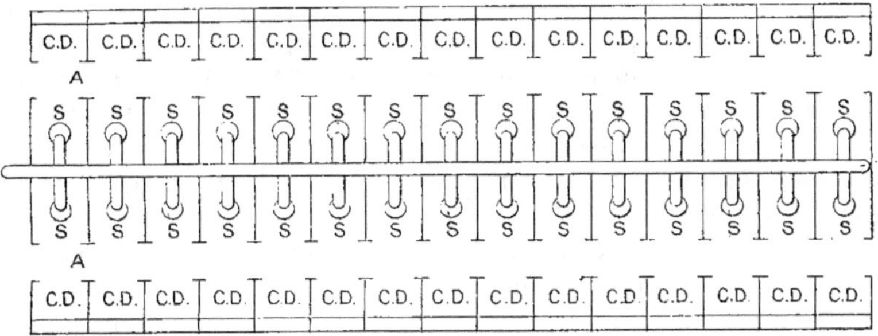

Fig. 5. — Disposition des cellules dans la caserne d'Ammersfort. — CD, Cabine de déshabillage;
A, Allée séparant la cabine de déshabillage de la cabine de douche qui est située en face;
S, Pomme de la douche en pluie.

III. Manière de prendre la douche.

— Dans une collectivité l'admi-
nistration du bain-douche doit chercher à réaliser une scrupuleuse
propreté du corps avec le moins de temps et de dépenses possibles.

C'est pourquoi il me semble inutile de maintenir la douche en
pluie ouverte pendant toute la durée des opérations du nettoyage du
corps. Une première ablution de quelques secondes suffit pour
mouiller le corps et permettre le savonnage de sa surface; la toilette,
qui doit durer en moyenne quatre à cinq minutes, est terminée par
une seconde ablution de 50 à 60 secondes de durée. On devra mettre
à la disposition des hommes un morceau de savon blanc. Le savon
noir actuellement en usage est d'un maniement difficile, il revêt la
surface cutanée d'un enduit gras, adhérent, qu'on ne peut enlever.

Certains auteurs préconisent l'usage simultané d'un récipient sous
la douche, de façon à récolter et à permettre une immersion des pieds
d'une certaine durée. Cette manière de faire, qui semble rationnelle
au premier abord, devra être rejetée, car il sera toujours difficile, pour
ne pas dire impossible, de tenir ces récipients suffisamment propres,
il vaut mieux renouveler les ablutions, les porter à trois ou quatre
au cours du nettoyage que d'adopter le bain de pieds. On devra
enfin porter son attention sur la propreté du sol, trop souvent recouvert de boue. Les hommes, en regagnant le vestiaire, se souillent
ainsi les pieds. On pourrait encore faire usage de sabots.

1. *Bull. méd.*, 1905, p. 230.

Le règlement sur le service intérieur de 1892 (20 novembre) fixe à un tous les quinze jours le nombre des bains-douches à administrer à chaque soldat; il serait désirable d'arriver à un par semaine, surtout dans certains corps.

C'est ainsi, par exemple, que les infirmiers employés dans les services de contagieux, en exécutant des opérations de désinfection, devraient pouvoir procéder au lavage du corps, même quotidiennement. Le médecin major Rouget a encore appelé l'attention sur l'insuffisance du linge. Une serviette supplémentaire pourrait être accordée en plus des deux réglementaires. Il est vrai que chaque homme possédera d'ici peu une sortie de bain. (Circulaire du 28 janvier 1909.)

La discussion qui a suivi le rapport du médecin major Drouineau au IIIe Congrès de l'assainissement de l'habitation (nov. 1909) s'est terminée par l'adoption des conclusions suivantes qui résument les desiderata formulés.

Le Congrès a émis les vœux :

1° Que l'installation des bains-douches à cabines individuelles, dont le principe a été posé par la circulaire ministérielle du 30 mai 1907, soit poursuivie le plus promptement possible, non seulement dans les casernes, mais encore dans les camps d'instruction, conformément aux dispositions de la circulaire ministérielle du 6 mai 1909.

2° Que la température de la salle de bains et du vestiaire soit maintenue entre 22° et 25°. Qu'à cet effet le service des bains-douches reçoive une allocation spéciale de chauffage distincte de celle attribuée à l'infirmerie.

3° Qu'on mette à la disposition des hommes, en plus de la sortie de bain dont ils sont dotés aujourd'hui, des serviettes en quantité suffisante.

4° Qu'un concours soit ouvert pour déterminer quel est l'appareil à chauffer l'eau qui est le plus pratique et le plus avantageux pour l'armée, par analogie avec ce qui a été fait pour les fourneaux de cuisine ou les appareils à simple ébullition.

IV. Bains froids. — En été, les bains-douches peuvent être remplacés à certains jours par les bains froids de mer ou de rivière qui agissent, non seulement comme moyens de propreté, mais encore comme toniques. Cependant, certaines circonstances peuvent en restreindre l'emploi, le trop grand éloignement, par exemple. Pour se rendre au bain, les hommes, en effet, se fatiguant, arriveront en sueur, au retour, ils seront couverts de poussière.

Le bénéfice retiré du bain dans de telles conditions est absolument nul. Lorsque la rivière n'est pas trop éloignée et que le bain froid peut être pris facilement, on devra prendre certaines précautions : les hommes seront avertis du danger qu'il y a de se mettre à l'eau après avoir mangé. Parmi les accidents à redouter, Tourraine, Granjux ont signalé des érythèmes généralisés qui peuvent être suivis de perte de connaissance. Ils se produisent d'autant plus facilement que l'eau est plus froide. Les sujets qui sont pris de ces érythèmes généralisés peuvent se noyer, même s'ils sont dans un endroit où ils ont pied. Aussi doit-on, lorsqu'on voit un homme présenter cette coloration rouge du tégument le faire sortir de l'eau immédiatement et lui interdire ultérieurement la baignade.

Il semble que ces troubles doivent être imputés à une paralysie généralisée des vaso-moteurs, qui, entraînant une congestion périphérique, détermine l'anémie des viscères thoraciques et encéphaliques et produit la syncope.

Il arrive aussi souvent qu'un imprudent qui s'est aventuré trop loin est retiré de l'eau en état d'asphyxie.

Il faut alors, sans perdre de temps, coucher l'homme sur le côté droit, la tête inclinée en avant et soutenue par un aide. Par cette attitude on facilite l'écoulement de l'eau qui remplit les voies aériennes, puis on institue aussitôt la respiration artificielle au moyen de tractions rythmées de la langue exécutées simultanément avec les mouvements de la respiration. On ne devra renoncer à cette pratique qu'après des manœuvres prolongées, l'expérience ayant montré la possibilité de rappeler à la vie des sujets inanimés depuis une demi-heure à une heure. On emploiera en même temps tous les autres moyens connus : injections sous-cutanées d'éther ou d'huile camphrée, frictions, flagellations, etc., tels qu'ils sont décrits dans l'instruction à cet effet qui fait partie du rouleau de secours emporté à la baignade.

V. Lavabos. — Pédiluves. — A coté du bain-douche, le soldat doit avoir à sa disposition des lavabos pour procéder à sa toilette quotidienne. Actuellement, dans la plupart des casernes, ils sont situés au rez-de-chaussée au niveau de couloirs toujours ouverts, exposant les hommes à des refroidissements. Ils sont constitués par des auges en pierre ou en ciment s'élevant à 43 centimètres du sol et alimentés par des robinets séparés par un espace de 30 centimètres environ. Assurément, ces dispositions marquent un progrès sur la pompe de la cour, mais elles sont susceptibles d'améliorations faciles à réaliser et dont la principale consiste dans l'établissement d'un plus grand nombre de locaux affectés à cet usage et dans leur aménagement aux étages à proximité des chambres à coucher. Certains voudraient voir les cuvettes se substituer à l'auge; ce serait une disposition regrettable, les récipients de cette nature, quels qu'ils soient, étant difficiles à tenir propres, comme nous avons pu le constater *de visu* dans certaines casernes. En Belgique chaque homme dispose d'une cuvette métallique, ce n'est pas là un exemple à

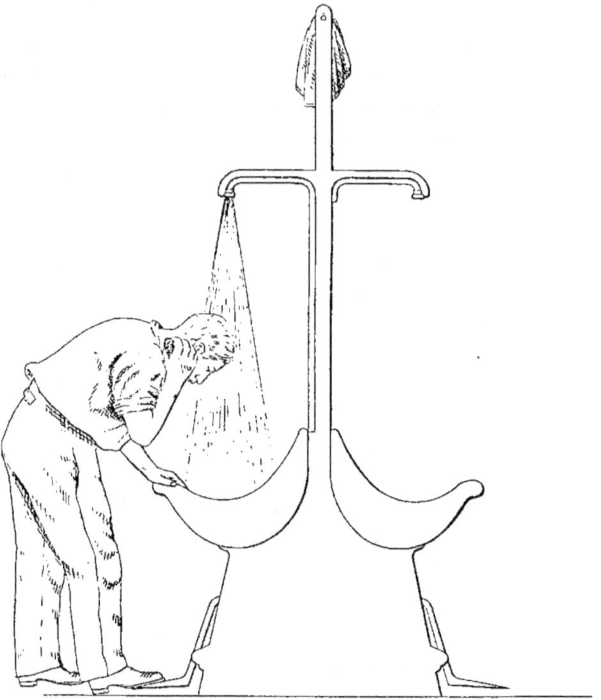

Fig. 6. — Lavabo à pédale Levalland.

suivre. Il serait désirable, en outre, que les lavabos fussent chauffés en hiver.

Dans ces dernières années, certaines casernes du Sud-Ouest ont été dotées d'installations automatiques comprenant un lavabo, un pédiluve et un bidet[1]. Le lavabo (fig. 6) est démontable et entièrement métallique, sauf toutefois la cuvette, qu'il est plus avantageux de faire en béton armé. Les châssis sont en fonte d'une seule pièce,

1. DEVALLAND, Notes sur une installation automatique pour soins de propreté, *Revue du Génie*, 1904, p. 309-320, et *Caducée*, 1904, p. 274-276.

les entretoises en fer, la tuyauterie en cuivre rouge étiré et étamé, les vis et les boulons également en cuivre.

La robustesse de tous les organes permet de les laisser apparents, ce qui facilite leur visite et leur entretien.

Aucune dépense inutile d'eau, chacun des distributeurs ne fonctionne que lorsque la pédale correspondante est actionnée. Cette pédale se trouve placée à l'endroit même que vient occuper naturellement le pied de l'homme quand il se sert du lavabo, son maniement ne constitue donc pas une gêne ; il laisse libres les deux mains et, par suite, le soldat ne peut avoir l'idée de paralyser l'automatisme de l'appareil en chargeant la pédale avec un poids quelconque.

Chacun des distributeurs se termine par une petite pomme d'aspersion divisant le jet en sept ou huit filets très peu divergents, le débit des filets et leur divergence sont calculés de telle sorte qu'on évite tous les rejaillissements d'eau en dehors des cuvettes et les éclaboussures qui seraient gênantes pour l'homme dont elles mouilleraient les vêtements.

Le pédiluve. — L'homme lave ses pieds dans l'auge du lavabo. La maison Devalland installe aussi des pédiluves dont la construction est basée sur le principe du lavage à eau courante sans récipient.

Il suffit qu'on puisse assurer d'une façon convenable l'écoulement de ces eaux ; mais son emplacement le plus favorable semble devoir être, lorsque la salle s'y prête, sur le prolongement du lavabo.

Le bidet. — Repose sur les mêmes principes que les précédents.

De composition fort simple, il consiste en une pomme d'arrosoir, dirigée verticalement de bas en haut, au-dessus de laquelle l'homme accroupi présente son siège.

De part et d'autre de cette pomme et en avant d'elle, deux pas identiques à ceux des latrines à la turque. A la pomme d'arrosoir aboutit une conduite d'eau qui descend le long de la muraille en face de l'homme et à portée de sa main. A hauteur de celle-ci un robinet à poussoir et sur lequel agit un système de leviers pour permettre l'écoulement.

Les locaux destinés aux ablutions journalières, outre les appareils de lavage, doivent encore posséder un sol imperméable et en pente dont la partie déclive aboutirait dans un caniveau couvert. Les murs doivent également être imperméables et posséder des porte-manteaux.

Le médecin principal Descours[1] a décrit un appareil à jet dirigeable tangentiel qui paraît assez pratique.

VI. Hygiène de la bouche. — L'hygiène de la bouche était pour

1. DESCOURS, Toilette intime, *Revue d'hygiène*, 1909.

ainsi dire nulle jusqu'à ces derniers temps dans l'armée, elle est encore bien méconnue dans la population civile, urbaine et rurale : Affaire d'éducation, qu'il ne faut cesser cependant de rappeler. C'est dans la bouche que se passent les premiers actes de la digestion, et non ceux de moindre importance, puisqu'une mauvaise dentition est souvent l'unique cause de troubles dyspeptiques, parfois graves. Or, l'absence de soins est en grande partie l'origine de la carie dentaire, des périostites du maxillaire, des stomatites, des phlegmons de la mâchoire.

L'asepsie de la bouche, entretenue par des lavages de cette cavité et par des frictions exercées à la surface des dents à l'aide d'un linge où d'une brosse spéciale, est la seule prophylaxie de ces accidents.

L'adjonction d'une brosse à dents aux objets de toilette du soldat serait utile, en même temps qu'elle constituerait une leçon pratique de propreté.

D'autre part la circulaire du 10 octobre 1908 inaugure une organisation odontologique dans l'armée, qui donnera son plein résultat le jour où chaque centre régional possédera un ou plusieurs spécialistes [1] nécessaires à l'exécution de la circulaire.

---

1. Monod, Organisation des services dentaires dans l'armée, *Odontologie*, 30 avril 1908.

DEUXIÈME PARTIE

ALIMENTATION

CHAPITRE V

ALIMENTATION EN GÉNÉRAL

I. Alimentation en général. — « Toute digestion, que ce soit celle de l'éléphant, que ce soit celle du microbe, a devant elle une masse de matière utilisable, dont elle retient une partie en l'appropriant à ses besoins et dont l'autre lui sert à faire de la chaleur et à créer le mouvement nécessaire à la vie d'ensemble. »

C'est en ces termes que Duclaux[1] montre le double but que doit atteindre l'alimentation et qui tient dans les deux propositions suivantes : 1° restituer à l'organisme les pertes qu'il a subies; 2° fournir l'énergie nécessaire à son fonctionnement et à une réserve de forces.

A. Restitution à l'organisme de pertes subies. — 1° Pertes de l'organisme a l'état de jeûne. — Pour avoir une notion des pertes subies par l'organisme, nous n'avons qu'à nous adresser aux résultats constatés chez l'homme à l'occasion des jeûnes célèbres.

Cette étude permet de se rendre compte en même temps des besoins alimentaires stricts de l'organisme.

---

1. Duclaux, *Annales de l'Institut Pasteur*, 1903, n° 4.

On peut admettre, *a priori*, que ces pertes ne portent que sur l'albumine et la graisse, la réserve du corps en hydrate de carbone étant très minime et vite épuisée. Le tableau suivant, dressé par Voit et Pettenkofer, nous fait connaître les pertes de trois organismes, en poids total d'albumine et de graisse.

Pertes survenant chez les jeûneurs.

		Poids.	Albumine.	Graisse.
Cetti	1er jour	56,5	95	170
	5e —	52,6	67	166
	10e —	50,6	60	165
Breithaupt.	1er jour	59,5	63	162
	2e —	58,8	62	160
	6e —	56,4	60	160
Succi	1er jour	62,4	104	»
	10e —	56,7	51	170
	20e —	52,8	33	170
	29e —	50,2	31	169

Comme on le voit les pertes portent surtout sur l'albumine et le chiffre des graisses reste à peu près constant.

Quant à la perte quotidienne de poids, elle est en moyenne de 4 à 6 kilogrammes les premiers jours, puis cette perte quotidienne s'abaisse à 2 ou 3 kilogrammes.

2° PERTES SUBIES PAR UN ORGANISME NORMAL NOURRI MOYENNEMENT. — Payen fournit à ce sujet les chiffres suivants pour un adulte de 74 kilogrammes.

1° Azote........	20 grammes.	Urines.......... 14gr,5 Selles.......... } Sueurs .... } 5 ,5	
2° Carbone.....	310 —	Respiration...... 250 Excrétion 60	
3° Eau........	2 530 —	(Ranke)	
4° Sels........	25 à 30 gr. surtout du chlorure de sodium.		

Les chiffres de **M. A.** Gautier diffèrent un peu de ces derniers. Pour cet auteur l'homme adulte bien portant détruit chaque jour environ 500 grammes de sa chair musculaire ou des composés albumineux qui forment son sang et ses tissus, il perd 1 800 centimètres cubes d'eau par les urines, 600 centimètres cubes par la peau, 450 centimètres cubes par les poumons, soit 2 350 centimètres cubes; en même temps il exhale une quantité d'acide carbonique contenant 610 v. en moyenne d'O et 255 v. de C. Il rejette 280 v. de ce dernier à peu près par ses excrétions. Il perd par ses fèces et par l'ensemble de ses urines 22 à 23 v. de sels minéraux formés pour plus de moitié de sel marin, qu'accompagnent des phosphates, des sulfates alcalins et terreux.

M. Chassevant[1] résume les pertes quotidiennes de l'organisme d'un homme de 60 à 70 kilogrammes dans le tableau suivant :

Eau..	2 500 à 3 500 v.
Sels minéraux..............................	20 à 30
Acide carbonique..........................	900 à 950
Urée..	20 à 40
Autres combinaisons azotées...............	2 à 5
Matières solides dans les excréments........	30 à 50

Cette élimination se fait par diverses voies en proportions différentes, à savoir :

Par les poumons...........................	32 p. 100.
Par la peau................................	17 —
Par les reins..............................	46 à 47 —
Par les fèces..............................	5 à 9 —

En résumé l'alimentation doit restituer par jour en moyenne à un adulte de 74 kilogrammes :

Azote....	20 gr. : soit, sous forme de substances albuminoïdes...	141 gr.
Carbone .	300 — : soit, sous forme de substances hydro-carbonées.	468 —
Eau.....	2 530 —
Sels.....	25 à 30 gr.
1 gr. d'azote répondant à 7 gr. 5 d'albumine.
1 gr. de carbone répondant à 1 gr. 51 d'hydro-carbonés.

Mais les variations physiologiques sont nombreuses selon l'âge, la taille, la constitution, le repos, le travail, le milieu, etc., etc. Ces chiffres demandent donc à être modifiés suivant ces différentes circonstances.

3° Moyens divers de réparer ces pertes. — Nous avons vu qu'un sujet soumis à l'inanition détruit surtout des matières albuminoïdes. C'est donc à ces dernières que nous demanderons les éléments de réparations de nos tissus. Mais, pour couvrir la perte de l'organisme en albuminoïde, il faut en ingérer une quantité considérable, car l'ingestion des substances albuminoïdes augmente la désassimilation azotée, comme permet de le constater l'augmentation du taux de l'urée excrétée par l'organisme[2] lors d'une alimentation carnée exclusive ou exagérée.

1. Chassevant, *Précis de chimie physiologique*, Alcan.
2. Linossier, *Hygiène du dyspeptique*, p. 5, et *Traité de diététique* de Munk et Ewald, p. 218.

Or cette alimentation exclusivement azotée est dangereuse.

Ignatowski[1], dans un travail du laboratoire du professeur Roger, a démontré expérimentalement la toxicité de la viande. Son usage longtemps continué chez le lapin finit par produire des lésions cirrhotiques du foie et de la néphrite parenchymateuse. Il semblerait qu'il existe un *foie carné* analogue au *foie alcoolique* et *au foie syphilitique*. La toxicité des muscles avait déjà été relevée par Roger[2] lui-même en 1891. Nous avons fait voir d'autre part avec Linossier[3] l'action néphrotoxique de la viande.

L'insuffisance et les dangers de l'alimentation azotée exclusive a donc pour conséquence de rendre nécessaire une combinaison de ces mêmes aliments avec les graisses et les hydro-carbonés.

En effet, les graisses et les hydrocarbonés sont des aliments d'épargne pour les albuminoïdes et nous permettent ainsi de restreindre la quantité des aliments azotés. La graisse est en effet un principe constitutif important de l'organisme, puisque celui-ci en contient de 9 à 23 p. 100 du poids du corps, de plus elle permet de donner plus de sapidité à l'alimentation. Sa quantité maxima est cependant limitée par la difficulté de sa digestion à doses élevées. On ne peut dépasser 100 grammes à 150 grammes par jour sans s'exposer à voir survenir des troubles gastriques.

Les hydrates de carbone ont une valeur nutritive égale à celle de la graisse. Théoriquement, ils pourraient la remplacer, en réalité la chose est impossible en raison du volume considérable des aliments qu'il faudrait ingérer pour qu'ils soient représentés dans l'alimentation d'une façon suffisante, aussi les hydrates de carbone et la graisse doivent être associés en tenant compte des facultés digestives individuelles.

Les hydro-carbonés sont cependant plus utiles que les graisses, comme agents d'épargne de l'albumine.

En somme ces différentes sortes d'aliments peuvent se suppléer. On peut en alterner l'usage et avoir ainsi un régime mixte dont les éléments ont été fixés sous forme de ration dite ration d'entretien.

4° FIXATION DE LA RATION D'ENTRETIEN. — La ration d'entretien est la quantité minima de principes nutritifs permettant à un individu de force et de poids moyens, de conserver pendant plusieurs jours l'équilibre entre l'azote absorbé et l'azote éliminé.

---

1. IGNATOWSKI, *Arch. de méd. expér. et d'anat. pathologique*, 1908, n° 1, p. 1, et ROMME, La toxicité de la viande, *Presse méd.*, 1908, n° 32.
2. ROGER, Toxicité des extraits de tissus animaux, *Soc. de biol.*, 3 oct. 1891.
3. LINOSSIER ET G.-H. LEMOINE, Toxicité normale des aliments. *Arch. des maladies de l'appareil digestif*, avril 1910.

« L'alimentation, pour être suffisante, dit Linossier[1], doit permettre à l'homme d'équilibrer ses recettes et ses dépenses, en maintenant son poids normal, s'il s'agit d'un adulte, en accroissant normalement son poids s'il s'agit d'un enfant. »

Ces rations varient naturellement avec chaque organisme, mais on a établi des moyennes.

Voici quelques-unes d'entre elles :

Types de rations d'entretien.

	Munck et Ewald.	Voit.	A. Gautier.	Linossier.
Albumine...............	100	118	108	100
Hydro-carbonés.........	450	500	400	400
Graisse	56	56	49	50

Rations de travail.

Albumine...............	130	»	150	»
Hydro-carbonés.........	500	»	560	»
Graisse	90	»	60	»

Pour Maurel[2] on devrait calculer 1 gr. 50 de substances azotées par kilogramme de poids et 6 grammes d'aliments ternaires, ce qui, pour un homme de 70 kilogrammes, donne : 105 d'albumine, 420 d'hydro-carbonés.

Lors d'un travail moyen la ration doit se composer de la ration d'entretien plus un sixième de celle-ci, et deux sixièmes lors d'un travail fort. De plus les pertes dues au travail étant couvertes surtout par les aliments ternaires, ceux-ci seront augmentés d'un cinquième tandis que les azotés ne le seront que d'un dixième.

La quantité d'albuminoïde donnée par Maurel doit être regardée comme un minimum indispensable pour réparer l'usure de l'organisme. *L'albumine ne peut pour cette œuvre être suppléée par rien.*

Des tableaux ont été dressés donnant pour les divers aliments leur richesse en albumine, hydro-carbonés et graisse; nous en extrayons ce qui a trait aux aliments entrant dans la composition de la ration du soldat.

Contenance.	Viande.	Pain.	Pommes de terre.	Haricots.	Sucre.
P. 100.	P. 100.	P. 100.	P. 100.	P. 100.	P. 100.
Albumine.........	21	6,8	1,2	23	0
Graisse..........	9	6	0,015	1,9	0
Hydro-carbonés....	»	52,3	17,3	55,6	100

1. Linossier, *Hygiène du dyspeptique*, p. 3, Masson.
2. Maurel, *Arch. de méd. navale*, 1900, n° 12, et 1901, n° 1 et 2.

Type de ration d'entretien sous forme d'aliments (Linossier).

	Éléments nécessaires.	Viande. 200gr	Pain. 500gr	Haricots. 100gr	Pommes de terre. 50gr	Graisse. 28gr	Sucre. 83gr
Graisse.....	50 »	18	3,5	1,9	0,075	28	»
Albumine...	100 »	42	34 »	23,6	0,6	»	»
Hydro-carbo-nés.......	408,7	»	261,5	55,6	8,60	»	83

Les matières alimentaires ne sont pas absorbées en totalité durant leur parcours à travers le tube digestif. L'absorption des substances albuminoïdes notamment, n'est pas uniforme. Bien que chimiquement les matières albuminoïdes animales soient analogues aux matières albuminoïdes d'origine végétale, celles-ci, cependant, sont moins bien digérées.

Apport de l'énergie nécessaire au fonctionnement de l'organisme et d'une réserve de force. — A chaque instant notre organisme, par le fait même de la vie, absorbe et dépense une certaine quantité d'énergie. Les mouvements qui s'effectuent dans les systèmes circulatoire, digestif et respiratoire, les réactions chimiques qui se produisent dans l'intimité de nos tissus, nécessitent de la force.

Celle-ci a été mesurée, elle demande l'emploi de 2515 calories environ, se répartissant de la façon suivante :

1700 calories pour satisfaire aux pertes par rayonnement cutané, 190 pour l'évaporation pulmonaire et 370 pour l'évaporation sudorale. L'échauffement de l'air inspiré et des aliments exigent respectivement 30 et 45 calories. Enfin la production du travail intérieur, utilisé surtout pour la circulation en demande 130.

Donc l'organisme, avant de pouvoir produire un travail extérieur, devra, par le fait seul des lois de la vie, emmagasiner 2515 calories.

Il faut, de plus, calculer 100 calories pour le travail extérieur moyen. Von Norden calcule que 32 à 35 calories par kilogramme d'homme sont dépensées par 24 heures au repos, 38 à 45 pour un travail moyen, de 50 à 70 pour un travail fort. A. Gautier, pour le repos, demande 30 calories par kilogramme, pour le travail moyen 39 calories, pour le travail fort 57 calories.

Les aliments constituent précisément la source de cette énergie. Aussi après avoir cherché dans ceux-ci les éléments de reconstitution de nos tissus, sera-t-il bon de nous renseigner sur leur puissance calorifique.

Pour la calculer, deux méthodes sont en présence :

La première et la plus ancienne, dite de Rübner et d'Atwater consiste à mesurer cette puissance par le nombre de calories nécessaires à brûler complètement au calorimètre chacun des genres d'aliments entrant dans le régime de l'homme ou des animaux.

La seconde, due aux belles recherches de Chauveau, n'admet comme origine de force que ce qui, dans l'aliment, peut fournir du glycose par dédoublement intra-organique.

Dans la théorie de Rübner et Atwater les aliments peuvent se remplacer en proportions isodynames, c'est-à-dire suivant la chaleur qu'ils dégagent par leur combustion intra-organique. Le nombre de calories employées à obtenir leur combustion complète est regardé comme représentant le nombre de calories dégagées par ces substances. C'est ainsi que :

	Rübner.	Atwater.	
1 gr. d'albumine dégage............	4^{cal},1	4 »	3,7
1 gr. amidon ou h.-c. dégage......	4 ,1	4 »	3,9
1 gr. graisse dégage..............	8 ,9	8,9	8,5

Ces derniers chiffres tiennent compte de la fraction moyenne de chacun des aliments qui reste inabsorbée dans l'intestin. Il serait donc indiqué de les substituer aux coefficients de Rübner.

D'après ces chiffres nous voyons que les hydrates de carbone et les albumines peuvent se substituer l'un à l'autre, qu'ils ont en définitive même poids isodynamique ou isothermique.

Les poids isodynamiques de la graisse sont un peu plus du double que le poids isodynamique des hydro-carbonés et albumines.

1 gramme de graisse équivaut à 2,30 de carbone ou d'albumine.

1 gramme d'hydro-carbone ou d'albumine équivaut à 0,42 de graisse.

Si, muni de telles données, nous nous demandons quel est le nombre de calories fournies par les rations d'entretien de Münck, voici les chiffres auxquels nous arrivons :

	Albumine.	Graisse.	Hydor-carbonés.	Calories.
Homme au repos............	100	56	450	2 600
— au travail moyen....	100	56	500	3 000
— — pénible ...	120	90	500	3 500

Dans la théorie de Chauveau les aliments ne peuvent se substituer les uns aux autres que suivant la proportion de glycose qu'ils peuvent fournir à l'économie.

Pour Chauveau, il n'y a qu'une substance capable de développer de l'énergie, et cette substance est le sucre. Plus un corps sera riche en substance transformable en sucre, plus il développera d'énergie. Deux substances pourront se substituer l'une à l'autre, non plus lorsque les calories dégagées par leur combustion seront égales, mais lorsque leur teneur en matière glycogénique sera en proportions identiques. En un mot, aux poids isodynamiques il faut substituer les poids isoglycosiques.

La valeur des aliments devra être calculée d'après la quantité de glucose qu'ils peuvent produire par leurs dédoublements intra-organiques. Ainsi :

    1 gr. de graisse fournit.................... 1,61 de glucose.
    1 gr. d'albumine   —   0,80   —

Dans ces conditions la chaleur, *utilisable pour le travail physiologique*, dégagée par les divers aliments serait :

    Albumine...................................... 3,2
    Hydrates de carbone.......................... 4,1
    Graisse...................................... 8,4

Weiss[1] vient de faire voir qu'au point de vue calorifique les aliments ne peuvent se substituer les uns aux autres en quantité isodyname. Pour remplacer 100 calories en hydrates de carbone, il faut environ 115 calories en graisse et 140 calories en albumine. Les hydrates de carbone apparaissent donc comme les aliments de la vie cellulaire à rendement le plus élevé, les graisses ne viendraient qu'en seconde ligne, et les albuminoïdes au troisième rang. Les hydrates de carbone, d'autre part, ne nécessitent qu'une faible élaboration, tandis que les albuminoïdes donnent lieu à un déchet de chaleur chimique de plus de 30 p. 100. Les graisses se classent entre les deux, avec un déchet d'environ 13 p. 100. Quant à l'alcool, il ne livrerait à l'organisme que de la chaleur et ne lui rendrait aucun service pour le travail physiologique. Il peut, à basse et moyenne température, suppléer d'autres aliments, mais d'une façon imparfaite et au détriment des véritables combustions physiologiques.

Quelles que soient les théories adoptées, des rations d'entretien et de travail ont été fixées par les auteurs. Les tableaux suivants font voir combien leurs chiffres sont variables.

---

1. WEISS, Isodynamie alimentaire, *Bull. Acad. Med.*, 1909, p. 236.

Rations de l'homme au repos.

	Albumine.	Graisse.	Hydro-carbonés.	Auteurs.
Bourgeois français ne faisant qu'exercice modéré....................	120	70	330	A. Gautier.
Moyenne d'un adulte de Paris..........	97	58	410	—
Bourgeois anglais (exercice modéré)	92	72	352	Forster.
Ouvrier allemand au repos.............	137	72	352	Pettenkofer et Voit.
Soldat suédois (paix)..................	130	40	530	Abisscn.
Prisonnier ne travaillant pas..........	87	22	305	Schüster.
Paysan silésien.....................	80	16	552	Meinert.

Rations de travail.

	Albumine.	Graisse.	Hydro-carbonés.	Auteurs.
Ouvrier français travaillant beaucoup... {	190	90	600	A. Gautier.
	144	88	623	A. Gautier.
Forgeron anglais (travail fatigant)......	176	71	666	Playfair.
Ouvrier suédois......................	146	44	504	Hildesheim.
Soldat français (en campagne)..........	192	40	651	A. Gautier.
Soldat suédois (en campagne)..........	166	59	557	Almen.
Ouvrier bavarois.....................	118	56	500	Voit.
Ouvrier allemand.....................	130	40	550	Moleschott.
Soldat en campagne..................	132	82	619	C^t Perrier [1].

Il semblerait, d'après ces chiffres, qu'on puisse déterminer d'une façon rigoureuse et mathématique les diverses rations et qu'on puisse prévoir par la nature et la quantité des aliments ingérés le nombre de calories dégagées.

Or, il ne suffit pas d'ingérer, il faut digérer, et l'organisme humain n'est pas comparable à un appareil de physique.

Il est soumis à de nombreuses influences et nous ne devons pas prêter aux chiffres précédents plus de valeur qu'ils n'en ont réellement. Ils servent simplement à la fixation théorique et approximative des régimes.

Comme l'a écrit si judicieusement Linossier [2] : « Il n'existe pas de ration normale d'entretien ; ce que les physiologistes déterminent sous ce nom n'est que la ration moyenne, et en réalité les besoins alimentaires sont très variables chez deux individus différents à l'état de santé. »

II. Alimentation dans l'armée. — Dans une collectivité, l'ali-

1. PERRIER, Essai de détermination de la ration du soldat en campagne, *Revue de la Soc. d'hyg. alimentaire*, 1909, n° 9.
2. LINOSSIER, De la variabilité de la ration alimentaire, *Bull. de la Soc. de thérap.*, 24 déc. 1902.

mentation est en général uniforme en raison des difficultés pratiques que rencontrerait l'alimentation individuelle. Celle-ci cependant a été tentée dans l'armée anglaise, comme nous le verrons tout à l'heure.

En face de cette uniformité, il n'est pas sans intérêt d'opposer, au point de vue hygiénique, la variété des organismes appelés à subir un même régime. Gens de la ville, habitués à une alimentation plutôt carnée, hommes de la campagne, se nourrissant en grande partie d'un bout de l'année à l'autre d'aliments végétaux, pain en grande quantité, pommes de terre, choux et un peu de porc salé, tous doivent s'adapter à un régime qui en réalité s'approche plus de celui du paysan que de celui du citadin. Au bout d'un certain temps, il se fait sans doute une accoutumance, un entraînement, mais l'influence de ce brusque changement de nourriture doit se faire sentir au début pour tous et pour un certain nombre pendant toute la durée du service. Certains états dyspeptiques n'ont pas d'autre origine et une expérience déjà longue m'a convaincu qu'il y avait là souvent une cause importante de dépression de l'organisme.

Ne connaît-on pas d'ailleurs les mauvais effets de l'alimentation carnée chez les nourrices qui viennent brusquement de la campagne? et l'exemple des soldats japonais ne nous fait-il pas voir qu'il n'est pas indifférent de changer les habitudes alimentaires d'une collectivité.

Élevés à l'école allemande [1], les médecins militaires japonais voulurent modifier, pour l'améliorer, l'ordinaire du soldat et ils ont dû rapidement rendre à ce dernier la ration de riz dans laquelle il puisait l'énergie nécessaire à l'exécution d'une campagne (guerre sino-japonaise). Pendant la guerre de Mandchourie [2] cependant, on a donné une plus grande quantité de poisson et de viande aux troupes, tout en leur conservant un taux suffisant de riz [3] (1 200 centimètres cubes de riz ordinaire ou 1 000 de riz étuvé).

Les rations allouées aux soldats varient en temps de paix et en temps de guerre. Les divers tarifs de vivres en temps de paix et en temps de guerre ont été fixés par deux instructions ministérielles, l'une du 14 juin 1900 pour le temps de paix, l'autre du 10 novembre 1908 pour le temps de guerre. Une instruction du 22 avril 1903 a de plus accru le taux de la ration de viande en temps de paix.

Alimentation du soldat en temps de paix. — Nous avons compris dans ce tableau les substitutions les plus usuelles nécessitées par le renouvellement des provisions de guerre.

---

1. Barbier, *Soc. de thérapeutique*, 10 déc. 1902.
2. Simonin, Le pain de guerre actuel, *Arch. de méd. milit.*, mars 1905.
3. Matignon, *Les enseignements de la guerre Russo-Japonaise.*

	TAUX DE LA RATION	
	Pain de munition.	Pain nouveau.
Pain ordinaire : de repas...............	0,750	0,675
— : de soupe..............	0,250	»
Ou pain biscuité : de repas............	0,700	»
Pain biscuité : de soupe..............	0,250	»
Ou pain de guerre : pour le repas.......	0,550	»
Pain de guerre : pour la soupe..........	0,185	»
Viande fraîche......................	0,320	»
Ou conserves de viande..............	0,200	»
Ou porc salé......................	0,240	»
Riz.............................	0,030	»
Ou légumes secs....................	0,060	»
Ou conserves de légumes.............	0,030	»
Ou potages condensés................	0,060	»
Graisse de saindoux..	0,030	»
Ou graisse de bœuf.................	0,040	»
Sel.............................	0,016	»
Sucre [1].........................	0,021	»
Café torréfié [1].....................	0,016	»

Suppléments extraordinaires.

Vin..	0ˡ,25
Eau de vie : ration ordinaire......................	0 ,0625
— : ration hygiénique...................	0 ,3125

D'après une enquête poursuivie récemment par le contrôle et d'après un travail de Maillard [2], il manquerait à cette ration une certaine quantité de graisse.

Mode d'approvisionnement. — Le mode de fourniture des aliments dans l'armée française était assez complexe. Il a été simplifié par le décret présidentiel et le règlement du 22 avril 1905 dont nous résumerons les prescriptions en ce qui concerne uniquement l'alimentation.

Avant 1905, la solde des hommes était de 28 centimes par jour. Sur cette somme, 5 centimes devaient rester à l'homme comme sou de poche, et les 23 centimes restant avaient pour but de compléter l'alimentation ; ils servaient en même temps à subvenir aux frais d'entretien et d'éclairage des chambres, au blanchissage du linge, au paiement des cuisiniers, etc. En général, ces der-

1. Pour les troupes disposant de percolateurs ou de cafetières François Vaillant, le taux de la ration entière de sucre et de café est seulement de 10 grammes pour chaque denrée.

Nota. — Des instructions ministérielles spéciales déterminent le taux des rations applicables aux potages condensés.

2. MAILLARD, Les ordinaires de l'armée française, *Revue de la Société d'hygiène alimentaire*, juin 1909, et Instruction ministérielle du 19 juillet 1909 sur les moyens de donner à l'alimentation dans l'armée un caractère rationnel.

nières dépenses étaient couvertes par 0 fr. 0614 par homme et par jour, mais le prélèvement pouvait être plus fort.

Le nouveau décret a eu pour but d'affecter exclusivement à l'alimentation une somme déterminée. On a retranché 23 centimes de la solde du soldat, et on les a transformés en primes normales éventuelles ou spéciales.

Les *primes normales* comprennent :

1° Une prime de viande basée sur une ration de 320 grammes de viande au lieu de 300.

2° Une prime fixe destinée à subvenir à toutes les autres dépenses normales de l'alimentation. Cette prime est de 0 fr. 22 pour l'intérieur, 0 fr. 26 pour l'Algérie (territoire civil) et la Tunisie et de 0 fr. 28 pour l'Algérie (territoire militaire).

3° Un supplément de 1 centime à la prime fixe allouée aux cuirassiers, aux hommes de l'artillerie à pied et du génie, des batteries à cheval et de montagne, et aux subsistants étrangers de ces troupes.

Les *primes éventuelles* :

Au nombre de quatre, sont allouées dans des circonstances spéciales, pour tenir compte des conditions hygiéniques, des fatigues exceptionnelles ou des dépenses annuelles imposées aux troupes. Le tarif de ces primes est le suivant :

0 fr. 05 à titre d'indemnité hygiénique en temps d'épidémie.

0 fr. 10 à l'occasion des revues ou travaux pénibles.

Ces deux primes sont allouées aux sous-officiers, caporaux et soldats.

0 fr. 15 pendant les marches, manœuvres et exercices techniques.

0 fr. 20 pendant les marches et manœuvres alpines.

Ces deux primes sont allouées aux caporaux et soldats. Elles sont portées à 0 fr. 90 et 0 fr. 95 pour les adjudants et 0 fr. 30 et 0 fr. 35 pour les sous-officiers.

Les sous-officiers rengagés ou commissionnés manœuvrant dans les Alpes perçoivent une double indemnité n° 3 en marches et manœuvres.

Les *primes spéciales* comprennent :

1° Des indemnités spéciales pour cherté de vivres ou conditions climatériques exceptionnelles.

2° L'indemnité pour la fête nationale.

Cette indemnité se cumule avec la prime éventuelle de 0 fr. 10 pour les troupes comptant à l'effectif présent le 14 juillet.

3° Des indemnités accordées dans certaines places des Alpes, suivant un tarif spécial.

En résumé, sauf le pain que l'on continue à percevoir en nature, les différentes primes remplacent les anciennes prestations en nature ou leurs indemnités représentatives.

Quant aux bonis, en principe, il n'est pas fait de répartition; cependant, si, dans certaines circonstances exceptionnelles, une unité a fait un boni élevé; le chef de corps peut prescrire la répartition de ce boni sur le corps entier. (Décret du 28 mars 1908.)

Préparation des aliments. — L'alimentation de l'armée absorbe en temps de paix une somme de 141 millions [1], dont 90 millions sont dépensés par les ordinaires des corps de troupes. Il est donc indispensable de veiller à l'emploi de ces ressources, pour leur faire rendre le maximum d'utilité qu'on est en droit d'en attendre. Or, parmi les moyens à utiliser, la préparation des aliments joue le rôle le plus important.

Donner aux hommes la quantité de matériaux nécessaires à leur équilibre nutritif est indispensable, mais ce n'est pas suffisant.

Il faut pouvoir favoriser l'absorption et la digestion de ces matériaux et, à ce point de vue, la variété des aliments joue un rôle des plus importants.

« Un régime aura beau satisfaire, disent Rouget et Dopter [2], à toutes les exigences de la chimie, s'il ne renferme que des aliments peu appétissants, difficiles à digérer, il sera peut-être suffisant au point de vue théorique, mais en pratique il sera franchement détestable. Une nourriture grossière, monotone, sans cesse pareille, entraîne forcément à la longue de la répugnance et du dégoût, elle n'est plus, dès lors, consommée en totalité, et sa richesse nutritive se trouve diminuée de la valeur des résidus et des déchets. »

Schindler [3], en 1885, fut le véritable promoteur de l'alimentation variée en l'organisant à la 10ᵉ compagnie d'ouvriers d'artillerie de Vernon.

« Il n'est pas absolument nécessaire, dit-il, pour juger le système d'alimentation variée, de savoir combien la ration journalière contient d'albumine, de graisse et d'hydro-carbone.

« Il importe davantage de connaître la nature des aliments consommés et sous quelle forme de préparation ces aliments ont été distribués. La ration habituelle du soldat français serait suffisante si elle était mangée, mais souvent les hommes, rebutés par l'uniformité des aliments, en rejettent une partie. »

Les déchets vont remplir le tonneau d'eaux grasses. Schindler a

---

1. BALLAND, CHASSEVANT, Hygiène alimentaire dans l'armée, *Société scientifique d'Hygiène alimentaire*, 1904.
2. ROUGET ET DOPTER, Hygiène militaire, *Traité d'hygiène* de Brouardel et Mosny.
3. SCHINDLER, L'*alimentation du soldat en campagne*, Paris, Lavauzelle, 1887.

constaté que le poids de ces résidus pouvait atteindre 210 grammes par jour et par homme avec le régime monotone ancien, tandis qu'il n'était plus que de 50 grammes lorsqu'on variait l'alimentation.

Il faudra donc varier les denrées et la viande principalement, varier aussi le mode de préparation.

Il ne faudra pas faire usage constamment de viande de bœuf, mais la remplacer par de la viande de porc ou de mouton; la graisse sera un aliment d'une grande utilité. D'abord, elle accroîtra le taux des aliments d'énergie et elle servira à mieux préparer la viande. Les légumes seront également variés; enfin, l'usage fréquent de fromage sera recommandé.

La circulaire du 29 mai 1908 exclut de l'alimentation les saucisses, boudins, chipolatas, andouillettes, gras doubles, etc., à moins que la préparation de ces produits ait lieu dans les cuisines régimentaires, ou lorsqu'ils proviendront de boucheries militaires.

On utilisera et on surveillera les bonis pour nourrir les hommes et non pas pour leur donner du vin ou de l'alcool. Les denrées seront achetées en gros et de bonne qualité, et on utilisera dans la plus large mesure les jardins potagers dont l'organisation est prévue par l'instruction du 22 avril 1905. L'achat de denrées autres que la viande donnera également lieu à l'ouverture d'un registre de visite. (Circulaire ministérielle du 1er juin 1908 et Notice du 20 mai 1908.)

Les gamelles individuelles seront supprimées; elles devront être remplacées par des assiettes, des plats; on établira un menu commun à un bataillon.

La préparation des aliments joue un rôle des plus importants. Depuis les premiers travaux de Schindler, l'alimentation variée est entrée peu à peu dans les habitudes et le nombre des publications faites à ce sujet par les médecins et les officiers, témoigne du souci de tous pour cette importante question.

Le livre de cuisine militaire en garnison du 22 novembre 1908 donne enfin une consécration officielle au principe de l'alimentation variée.

En Angleterre [1] on a fait dans ces derniers temps des essais intéressants de repas à la carte au dépôt des fusiliers de Winchester. Le cuisinier chef sous-officier avait sous ses ordres 2 caporaux et 16 hommes pour préparer la cuisine nécessaire pour 600 hommes. Le menu était soumis chaque jour à l'approbation du quartier-maître; l'un d'eux comprend jusqu'à 18 mets différents : chaque homme

----

1. *France militaire*, 1905, et *United Service Gazette*, 1905.

choisissait ce qui lui plaisait. Ce système a été plus économique que l'ancien et n'a nécessité qu'un prélèvement de 35 centimes par jour sur la solde des hommes. Il n'y a d'autre part qu'une voix sur la qualité des aliments.

La préparation des aliments, pour être efficace et bien comprise, réclame l'emploi de cuisiniers et l'adoption d'appareils culinaires.

En France. — Le règlement des ordinaires de 1905 et la circulaire ministérielle du 22 avril 1908 prévoient pour une cuisine ou pour chaque groupe de cuisines voisines servant à plusieurs unités :

1° Un cuisinier chef choisi parmi les professionnels.

2° Un cuisinier et un aide de cuisine par compagnie ou fraction de compagnie. Ceux-ci seront choisis, à défaut de professionnels, parmi les hommes de profession similaire : charcutiers, pâtissiers, aubergistes...

Le chef est permanent, les autres sont changés tous les trois mois et ne peuvent être appelés à remplir leurs fonctions plus de deux fois par an.

L'instruction des cuisiniers a été l'objet d'une circulaire du 28 décembre 1905 invitant les généraux commandant les corps d'armée à rechercher les dispositions qui pourraient être prises pour apprendre aux cuisiniers à préparer une bonne alimentation. Des essais ont été faits dans différentes directions. Dans certaines régions on a demandé à des cuisiniers civils de faire des cours pratiques de cuisine. Dans d'autres on a envoyé les cuisiniers des régiments faire un stage comme apprentis dans des hôtels et restaurants, ou bien dans des hôpitaux civils et militaires. Mais la plupart du temps ces hommes se sont trouvés en face d'ustensiles de cuisine absolument différents de ceux utilisés dans les casernes, et ont appris à préparer des aliments qui ne peuvent entrer dans l'alimentation du soldat, et il a paru en somme plus pratique d'affecter à chaque corps de troupes des cuisiniers de profession.

En Angleterre. — Les cuisiniers de l'armée se forment dans une école spéciale appelée « The central school cookery » installée au camp d'Aldershot.

Les promotions s'y succèdent de quatre en quatre mois. Chaque promotion compte 36 élèves. Ces hommes ne cessent pas d'habiter la caserne, puisque l'école elle-même est en pleine caserne. Ils ont pour maître un cuisinier de carrière (sous-officier).

Les 36 élèves sont répartis en deux groupes de 18 chacun. Le premier groupe fournit six hommes à chacune des trois cuisines d'enseignement. Ces 18 élèves sont occupés aux fourneaux de différents modèles et sont pratiquement instruits de leur usage et des procédés qui permettent d'en obtenir le meilleur service avec la plus faible quantité de combustible. Les élèves du second groupe, composés du même nombre de futurs cuisiniers, vont étudier la coupe de la viande, se rendre compte de la place qu'occupent les morceaux sur la bête vivante, de leur qualité, de la façon la plus avantageuse de les débiter, ou encore, ils s'exercent à la cuisine improvisée des camps de guerre, à la fabrication du pain au moyen du four de campagne.

Les deux groupes alternent à des époques déterminées. L'école des cuisiniers d'Aldershot envoie des cuisiniers maîtres dans les différents corps de troupes de l'armée anglaise.

Chaque « bataillon » en reçoit un qui prend la direction des cuisines. Il est assisté d'un certain nombre d'aides n'ayant qu'exceptionnellement passé par l'école, ceux-ci se renouvellent, tandis que le cuisinier maître reste à demeure.

En Allemagne. — Il n'y a pas de cuisiniers permanents dans les corps de troupes. La cuisine est faite par quatre soldats et deux sous-officiers par bataillon, en suivant les instructions contenues dans le *Friedens Verpflegungs-Vorschrift* du 3 avril 1902 (Berlin, Mittler u. Sohn; page 203-229 : Koch-Anleitung).

Les quatre soldats restent en fonctions trois mois, les sous-officiers six mois sous la direction d'un capitaine, d'un lieutenant et d'un médecin de bataillon.

Les cuisiniers professionnels sont recrutés et exercés comme les autres soldats. Quand leur instruction est terminée, ils sont ordinairement employés dans les cuisines des troupes (un des quatre soldats) ou plus souvent dans la cuisine particulière des sous-officiers du bataillon. Ces derniers ont souvent une cuisinière à gages. (Renseignements dus à l'obligeance de MM. Hiller et Friedheim.)

Au Japon. — Il y a 2 cuisiniers par compagnie qui changent tous les mois. Pendant la guerre, la cuisine se faisait par bataillon, c'est-à-dire que les cuisiniers de compagnie étaient groupés pour faciliter la surveillance, les distributions, etc., avec le moins d'employés possible. Il y eut à ce moment jusqu'à 6 cuisiniers par compagnie, soit 1 cuisinier par peloton de 70 à 80 hommes et un aide. La surveillance était confiée à un soldat de 1re classe, et les distributions s'effectuaient sous la surveillance d'un sous-officier par compagnie. Il n'y a pas de cuisiniers permanents. (Renseignements dus à l'obligeance du capitaine Bertin.)

En Italie. — L'alimentation n'est pas préparée par des cuisiniers permanents. On prend autant que possible 1 ou 2 professionnels par compagnie. La surveillance est exercée par un caporal par bataillon et un caporal major par régiment. (Renseignements dus à l'obligeance du professeur Testi.)

En Belgique. — Les cuisiniers font un apprentissage dans un hôpital militaire.

En Suisse. — Un sergent cuisinier chef dirige l'exercice pour l'ensemble de l'école des recrues. Un caporal, 3 hommes de corvée par compagnie préparent les aliments, épluchent les légumes pour les 200 rationnaires de la compagnie.

Il convient de remarquer que tandis que la main-d'œuvre civile est utilisée pour certaines besognes de propreté dans la caserne, les soldats eux-mêmes sont appelés à faire la cuisine et à exécuter toutes les corvées relatives à l'ordinaire.

Cette disposition est motivée par l'importance qui s'attache à donner à un certain nombre d'hommes des notions élémentaires de cuisine en vue du cas de mobilisation.

Elle présente aussi l'avantage de permettre aux hommes de se rendre compte et de la qualité et de la préparation des denrées qui leur sont allouées.

Le sergent et les caporaux cuisiniers sont des volontaires, souvent hommes du métier.

Les trois hommes de corvée par compagnie sont désignés d'office à tour de rôle.

Les sous-officiers perçoivent la même ration et ont le même ordinaire que les soldats, mais leurs repas sont servis dans des salles à manger spéciales.

En Hollande[1]. — Chaque corps possède un certain nombre de cuisiniers qui ont le grade de caporal et que l'on choisit parmi les soldats qui ont suivi un cours complet et qui ont obtenu un certificat de l'école ménagère d'Amsterdam ou de quelque autre école.

En dehors de la préparation des aliments, les cuisiniers sont responsables en ce qui concerne la propreté et la régularité de la cuisine.

Les caporaux cuisiniers sont assistés par des aide-cuisiniers qui reçoivent leur enseignement théorique et pratique des cuisiniers eux-mêmes.

Lorsque les cuisiniers une fois installés se montrent impropres à leur métier, ils redeviennent soldats.

En Norvège. — L'armée n'avait pas, avant 1900, de cuisiniers permanents. Le sous-officier fourrier, chef de cuisine, n'avait alors aucune notion spéciale, relativement à l'art culinaire. La préparation

1. REICHBORN, KJENNERUD, *Caducée*, 1902.

des aliments était faite par de simples soldats commandés à cet effet à tour de rôle, ne restant en fonctions que vingt-quatre ou quarante-huit heures et n'ayant pas la moindre connaissance culinaire.

En 1900, au moment de la conscription, un changement notable eut lieu. Des soldats spéciaux furent désignés pour le service de la cuisine; c'étaient des hommes moins aptes que leurs camarades à un service actif et qui déjà possédaient certaines notions culinaires : tels que cuisiniers d'hôtels ou de bateaux, garçons boulangers, bouchers ou charcutiers, etc.

La cuisine est faite dans les compagnies. Le fourrier reçoit les denrées et a la responsabilité de leur préparation. Le personnel est sous ses ordres et il en dirige l'instruction. Les cuisiniers sont formés durant l'école des recrues, ils ne reçoivent qu'une instruction rudimentaire et sont promus chefs avec le grade de caporal.

Le chef cuisinier est responsable devant le fourrier de la préparation des aliments et a sous ses ordres les simples cuisiniers désignés journellement parmi les hommes de la compagnie.

Pour arriver à une organisation aussi rapide que possible de la cuisine, il fut créé à cette date des cours culinaires pour les fourriers. Les sous-officiers furent instruits dans la préparation des denrées alimentaires.

Des cours sont organisés dans le but d'améliorer l'approvisionnement de l'armée en temps de paix et en campagne; des manœuvres ont lieu pour apprendre aux cuisiniers la préparation des aliments pendant les marches.

Il est édité un livre de cuisine à l'usage de l'armée norvégienne.

En Amérique. — Des notions de cuisine sont données aux infirmiers dans des écoles d'instruction.

Le médecin major Drouineau [1], a étudié dans quelques groupes de soldats, l'influence de la cuisine sur la santé générale des hommes. Il a constaté que la morbidité était moins grande dans les compagnies où le cuisinier était bon et où les hommes mangeaient avec appétit à tous leurs repas. Ces résultats, pour n'être pas indiscutables, ne sont pas moins intéressants.

Une circulaire a d'ailleurs prescrit des mesures pour doter les différentes unités de cuisiniers de profession et pour instruire des hommes dans le but de les attacher spécialement à la préparation des aliments (5 mars 1906).

Les dispositions prises par le commandement depuis 1903 marquent un réel progrès sur la manière de faire ancienne. Mais il y a un point

---

1. Drouineau, *Caducée*, 21 mars 1903.

qu'on ne saurait trop mettre en relief, c'est que les fonctions de cuisinier en chef demandent, pour être bien remplies, un homme restant non seulement à poste fixe, mais encore occupant ce poste le plus longtemps possible. Il prendrait ainsi l'habitude de ces préparations culinaires, qui ne ressemblent pas au mode de préparation des restaurants, des hôtels ou des maisons bourgeoises. Aussi, cet homme devrait être assimilé aux ouvriers tailleurs, selliers, bottiers, armuriers, etc., qui existent actuellement dans toutes les casernes. Il faudrait de plus que, comme les chefs d'atelier, il eût un grade, et fut commissionné.

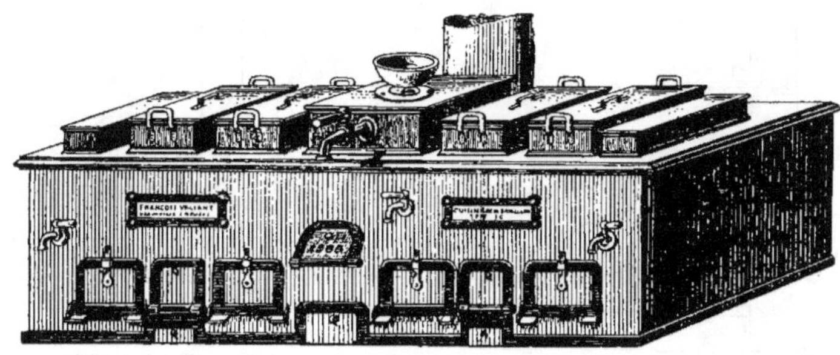

Fig. 7.

En le relevant ainsi à ses propres yeux et devant les hommes, on pourrait acquérir un personnel qui demande à être choisi avec soin.

Cuisines. — Le plus ancien modèle des fourneaux à feu libre en usage dans l'armée remonte à 1830. C'est celui de Choumara. Il consiste en marmites à section demi-circulaire associées deux à deux. Les gaz de la combustion et l'air chaud sont obligés de contourner les marmites et les échauffent.

Ce principe se retrouve dans le *modèle François Vaillant.*

Dans le modèle 1896, les marmites demi-cylindriques en tôle d'acier sont au nombre de deux et d'une contenance de 35 à 175 litres; il y a deux fours à rôtir avec plateaux. Enfin, l'appareil possède aussi deux foyers. Le modèle pour un bataillon comporte 4 marmites de 100 à 160 litres et quatre fours à rôtir (fig. 7).

Il y a également un réservoir d'eau chaude pour le café. Un récipient muni d'un filtre peut lui être adjoint. Enfin, le foyer peut communiquer avec l'extérieur.

Four Chappée (fig. 8 et 9). — Le four Chappée est spécialement destiné au rôtissage.

Le foyer est à la partie inférieure de l'appareil, dont la partie supérieure est constituée par une chambre en fonte, dans laquelle tournent autour d'un axe vertical des porte-objets à claire-voie, sur lesquels on dispose les viandes à rôtir. Cette chambre présente une porte unique qui permet une surveillance facile de ce fourneau.

A la suite d'un concours ouvert en 1895 divers fourneaux furent proposés ; nous donnons ici la description de celui qui remporta la plus haute récompense[1] et qui avec ceux de Pierron et Berton, de Lyon, présentent les dispositions les plus judicieuses soit pour les corps de troupes, soit pour les hôpitaux militaires.

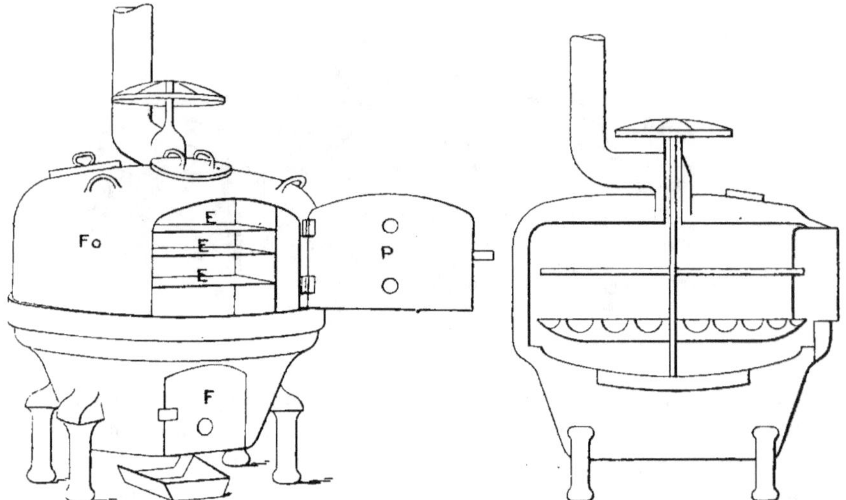

Fig. 8. — Four Chappée. Vue d'ensemble. — F, Foyer ; Fo, Four ; E. Porte-objets à claire-voie ; P, Porte.

Fig. 9. — Four Chappée. Coupe.

LE FOURNEAU CUBAIN est un appareil à feu direct, à conduit de fumée aérien. Toutes ses pièces sont métalliques et s'assemblent au moyen d'un petit nombre de vis et de boulons. Toutefois, une partie de ses parois est garnie intérieurement de maçonnerie réfractaire pour empêcher la perte de calorique par rayonnement extérieur.

Il est disposé en vue du chargement des foyers dans un local distinct de la cuisine ; si celle-ci est dépourvue de chaufferie, il doit être établi à une distance de 1 m. 20 à 1 m. 50 du mur où se trouvent les cheminées. Il peut encore, quand cela est nécessaire par l'emplacement dont on dispose, être adossé contre un mur.

L'appareil de 500 rations se compose de trois parties, chauffées chacune par un foyer spécial, et pouvant fonctionner simultanément ou séparément.

1. *B. O. R.*, 1896, n° 29.

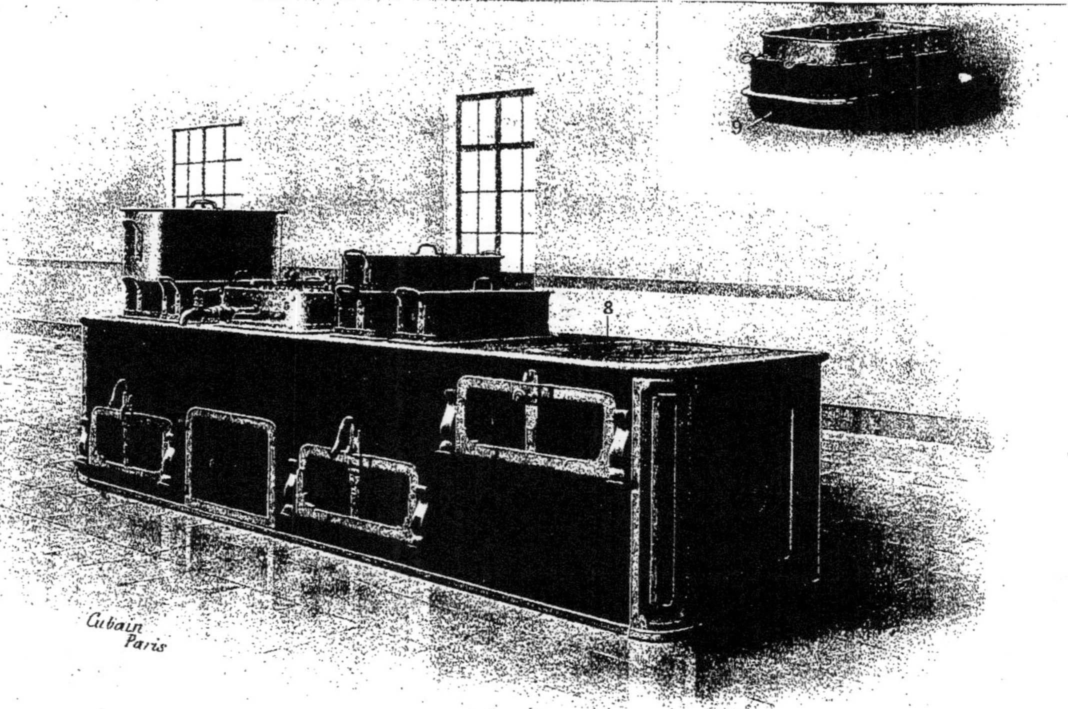

Fig. 10. — Fourneau Cubain. — 1, 2, 3, 4. Marmites en tôle d'acier, pour soupes et ragoûts ; 5. Réservoir étamé, produisant l'eau bouillante pour la préparation du café, du thé, etc., ou la stérilisation de l'eau. Il déverse automatiquement l'eau bouillante dans la cafetière ; 6. Bassine étamée pour la cuisson des pommes de terre à la vapeur ; 7. Bassine à cuire le riz au bain-marie ; 8. Plaques de coup de feu recevant les casseroles, poêlons, bassines pour la préparation des roux, sauces, plats divers ; 9. Bassine à friture, avec panier étamé (Elle est mise à la place de la plaque de coup de feu 8) ; 10, 11, 12. Fours à rôtir pour rôtis, gratins, etc. ; 13. Étuve chauffe-plats et gamelles. Des bouilleurs, placés sur l'autre face du fourneau, produisent constamment de l'eau chaude pour les lavages, et peuvent alimenter les laveries placées à distance.

Deux de ces parties, identiques et symétriques, sont exclusivement destinées à la préparation des repas variés; elles comprennent chacune :

Deux marmites en tôle d'acier, de section rectangulaire et à fond plat, d'une contenance de 125 litres chacune, destinées à la préparation de la soupe, et pouvant recevoir des paniers en fil de fer étamé pour la cuisson à part des légumes, des pâtes alimentaires, etc.

Un four à rôtir, où trouvent place deux lèchefrites en tôle destinées à recevoir les mets à cuire; deux modèles de lèchefrites peuvent être employés, l'un de forme basse, pour la cuisson exclusive des rôtis; l'autre de forme surhaussée, pour la cuisson des viandes accompagnées de légumes, des gratins, etc.

Un bouilleur en fonte, placé près du foyer.

La troisième partie comprend :

Une grande étuve pour la conservation au chaud des portions des hommes absents.

Un réservoir d'eau en tôle d'acier, à fond plat, d'une contenance utilisable de 150 litres, communiquant par des tuyaux avec des bouilleurs placés contre les foyers à repas variés.

Le foyer de cette troisième partie n'est allumé que pour la préparation du café; lorsque l'eau du réservoir, qui peut être tenu complètement fermé, a été portée à l'ébullition, elle se déverse automatiquement en quantité convenable, par suite de l'excès de pression intérieure, dans une cafetière en tôle étamée indépendante du fourneau.

Cet appareil, qui exige 1 cuisinier et 4 aides, fonctionne dans les conditions suivantes :

Temps nécessaire pour :

1º La préparation du café.................... $1^h,15$ environ.
2º La préparation d'un repas complet......... 3 à 4 heures.
3º Porter les fours à 200 degrés, température
   convenable pour la cuisson des rôtis........ 2 h. environ.

1. Les dispositions spéciales de cet appareil ont permis, depuis qu'il a été adopté dans les cuisines de l'armée, de réaliser un important perfectionnement.

Nous rappellerons à ce sujet que le réservoir central a deux fonctions bien distinctes. La première est la production de l'eau bouillante du café. Cette eau est versée dans les filtres au moyen d'un siphon qui ne lui permet de sortir du réservoir que si elle est en ébullition. Ce chauffage s'obtient par le foyer central qui est seulement allumé exclusivement pour la préparation du café. Quand le café est fait, le foyer central est éteint, le feu qu'il contenait est réparti entre les deux autres foyers et sert ainsi à les allumer. A ce même moment le réservoir central est de nouveau rempli d'eau froide et il ne servira plus pendant tout le reste de la journée qu'à emmagasiner l'eau chaude destinée aux lavages de la vaisselle. Cette eau pour les lavages est l'eau froide qui a été introduite dans le réservoir, une fois le café terminé, et le chauffage de cette eau s'opère par les bouilleurs placés en contact direct avec le feu des foyers extrêmes, qui fonctionnent toute la journée pour la préparation des repas.

D'après les essais faits en 1895, la consommation de combustible serait réduite à 0 kg. 103 par jour et par homme.

La maison Pierron et Berthon, de Lyon, fournit un certain nombre d'hôpitaux militaires. Un fourneau de ce type vient d'être construit au Val-de-Grâce. Il présente, comme le précédent, un certain nombre de marmites, de fours à rôtir, d'étuves et des foyers indépendants. Ils sont établis avec sortie de fumée souterraine. Certains modèles construits pour les casernes possèdent des appareils à friture. Il existe un type transportable.

Les appareils à vapeur du type Egrot ou Becker sont employés

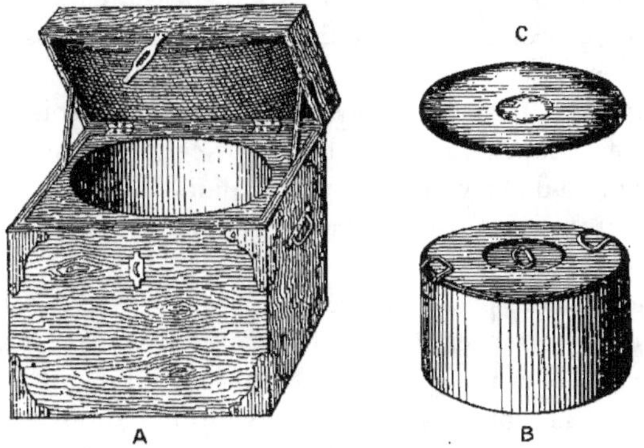

Fig. 11. — Marmite norvégienne.

dans certains établissements publics, ils sont peu pratiques actuellement pour nos casernes et se prêtent mal à la nourriture variée.

Il faut leur adjoindre des fours à rôtir.

Marmite norvégienne (fig. 11). — La marmite norvégienne a été inventée par Maire, à Paris. Elle se compose d'une boîte métallique à doubles parois, avec un couvercle, le tout matelassé, soit avec de la bourre en poils de vache, soit d'étoffes de laines, soit de feutre. Certains régiments se servent d'une boîte en bois contenant une marmite en fer-blanc ; dans l'espace ménagé entre les deux, on place un corps isolant. On fait chauffer la marmite sur un fourneau à feu libre et lorsque l'eau bout, on la met dans la boîte.

On obtient ainsi un bouillon excellent ; le pot-au-feu ne doit pas bouillir. Cet appareil a l'avantage de conserver longtemps la chaleur, et c'est pour cette raison qu'il est souvent utilisé en manœuvres ou en campagne pour la préparation du thé ou du café.

Mais il y a un grand inconvénient. Les matériaux de rembourrage se souillent assez facilement et assez vite et exigent d'être remplacés souvent.

Distribution des aliments. — La distribution des aliments se fait de deux façons différentes : soit par le transport de gamelles individuelles prises à la cuisine par chaque unité, soit dans des réfectoires par le transport dans ces locaux des aliments contenus dans des récipients divers.

LE TRANSPORT DE GAMELLES INDIVIDUELLES n'est pas sans inconvénients. Beaucoup d'aliments sont renversés par suite du désordre qui règne à la cuisine lorsque les hommes s'y rendent pour retirer leur gamelle. Ensuite tous les aliments sont refroidis quand ils arrivent à ceux à qui ils sont destinés.

On peut aujourd'hui remédier à ces inconvénients en établissant des réfectoires à proximité des cuisines autant que possible, en supprimant les gamelles et en les remplaçant par une vaisselle collective. Pour la soupe, on se sert de marmites à doubles parois, dont le couvercle creux est maintenu demi-chaud par cette dernière et empêche le refroidissement de la viande contenue dans le fond.

La distribution doit être faite aussi rapidement que possible dans chaque unité.

Des études ont été prescrites récemment pour rechercher les procédés propres à conserver leur chaleur aux aliments. Des essais sont en cours portant sur une quinzaine d'appareils qui ont été présentés dans ce but à la commission des inventions intéressant l'armée. Aucun choix ferme n'a encore été fait, mais il est désirable à tous égards qu'une décision soit prise à cet effet.

HEURES DES REPAS. — Les repas devraient être rigoureusement fixés à des heures régulières. Dans les régiments on sonne la soupe à dix heures du matin et à cinq heures du soir. L'heure des repas est cependant moins importante que leur durée, qui, sans être prolongée indéfiniment, ne devrait pas être trop courte. On doit en effet réserver une heure et demie pour les repas des hommes et veiller avec soin aux exercices qui peuvent précéder ou suivre l'ingestion des aliments. Nous avons déjà dit que les exercices violents avant le repas épuisent la muqueuse gastrique et diminuent l'appétit; les hommes doivent se reposer également après.

Alimentation du soldat en campagne. — Elle a été particulièrement étudiée par Schindler en 1885. Elle s'applique aux troupes en marche, en manœuvres et en campagne.

Les principes qui doivent régler cette alimentation sont les suivants :

1° *Augmentation de la ration en temps de guerre.* — Il faut en premier lieu augmenter la ration du temps de paix puisqu'on demande aux hommes une plus grande dépense d'énergie.

A un accroissement d'albuminoïdes doit s'ajouter des hydrocarbonés en quantité relativement grande, en raison de leur rôle comme fournisseurs d'énergie.

Le sucre doit y occuper une place importante.

2° *Rapidité de préparation. Cuisines roulantes.* — En second lieu la préparation des aliments doit être rapide ; c'est pourquoi on doit renoncer d'une façon définitive au bouilli dont la préparation exige quatre heures pour chaque repas. C'est une perte de temps inutile, surtout en campagne.

Pour la même raison on se trouvera bien de l'emploi des Potages condensés dont le type est le potage Maggi, qui se trouve prêt en

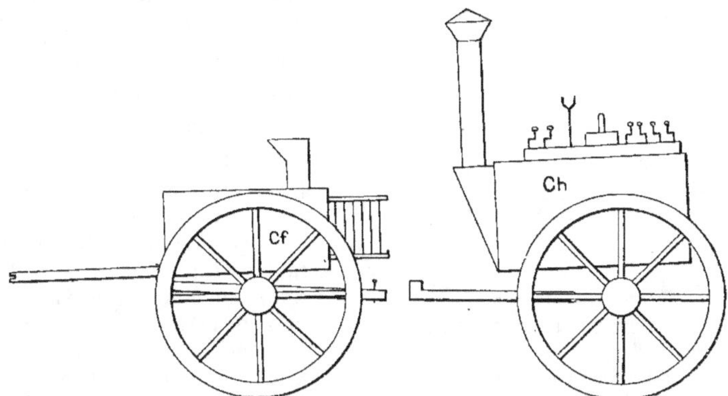

Fig. 12. — Cuisine roulante de l'armée russe. — Cf. Coffre ; Ch. Chaudière.

une demi-heure environ. Dans le même ordre d'idées, on devra utiliser les fécules de pois, de haricots, de lentilles, qu'on verse dans l'eau bouillante après les avoir délayées dans l'eau froide, mais dont la préparation exige plus de temps, une heure un quart environ.

Schindler recommande l'emploi de la graisse et de la farine pour faire griller la viande qui devient ainsi très digestible : on devra recourir aussi à l'emploi des conserves sous toutes les formes, pain, viande, légumes, etc.

Cependant, depuis la campagne russo-japonaise, nos idées se sont modifiées un peu par l'entrée en scène des *cuisines roulantes.*

C'est le feld-maréchal Gourko qui préconisa ces appareils lorsqu'il commandait la circonscription militaire de Varsovie. Elles ont le grand avantage de procurer aux hommes un repas chaud. Dans la guerre de Mandchourie[1] il a été le plus souvent possible, pendant les combats, de conduire une fois par jour au moins les voitures cuisines

____

1. *Russku Invalid*, n° 271, de 1904. *France militaire*, 16 avril 1905.

de compagnie, près des troupes en première ligne, qui, grâce à elles, sont restées rarement vingt-quatre heures sans repas chaud.

Les officiers de l'armée russe sont unanimes à vanter les bienfaits de la cuisine roulante. Dans tous les cas, il semble qu'en France leur adoption pourrait être tout au moins discutée pour les ambulances et les hôpitaux de campagne. Nous empruntons les figures ci-contre à l'étude du médecin inspecteur Nimier[1], qui en fit usage aux manœuvres du service de santé du Gouvernement militaire de Paris, en 1905.

L'armée russe possède deux modèles de cuisines de campagne sur roues, l'un dit modèle de l'infanterie et de l'artillerie, l'autre dit modèle de la cavalerie. Tous deux sont traînés par deux chevaux, mais un seul cheval peut suffire pour celui de la cavalerie.

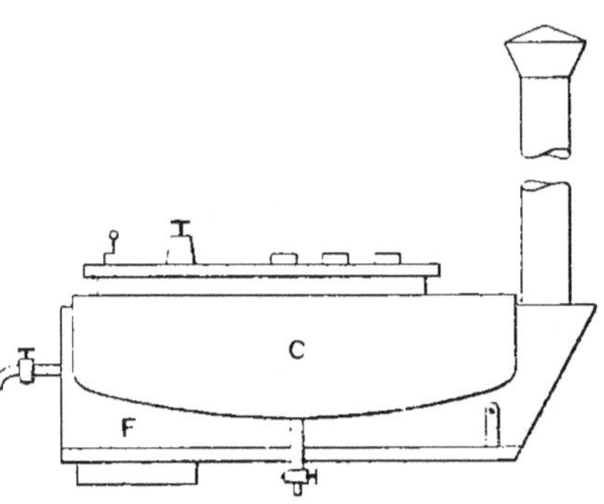

Fig. 13. — Cuisine roulante de l'armée russe (Coupe). F. Foyer ; Ch. Chaudière.

La cuisine du modèle de l'infanterie (fig. 12 et 13) est établie pour une compagnie à l'effectif de 200 à 300 hommes, et celle du modèle de la cavalerie pour un escadron de 130 à 135 hommes.

En sus de la chaudière et du foyer, elle comporte un coffre d'avant-train destiné à transporter un jour de vivres pour l'effectif des rationnaires, trois jours d'avoine et deux jours de foin pour deux chevaux, ainsi que les ustensiles de cuisine et une provision de bois pour une seule cuisson.

D'après l'instruction russe, le chargement est réparti dans un coffre rectangulaire en bois, divisé en plusieurs compartiments, lequel sert de siège au conducteur.

Dans la cuisine d'infanterie, le coffre est divisé en six compartiments ; dans le compartiment n° 1 on place le bois de chauffage ; on remplit également de bois la boîte à feu sous la chaudière et le panier métallique derrière le coffre afin d'avoir du combustible sous la main ; le compartiment n° 2, doublé de feuilles de zinc, est destiné à la conservation de la viande pour le déjeuner ou de la viande cuite et désossée pour le dîner, lorsqu'il est nécessaire de retirer celle-ci de la chaudière de crainte qu'elle soit trop cuite ; dans le compartiment n° 3 on place en vrac les trois jours d'avoine pour les deux chevaux et par-dessus, dans un large sac, la moitié de la ration de gruau et de denrées analogues. Les compartiments n°s 4, 5, et 6 contiennent indifféremment le sel, la farine d'assaisonnement pour un jour, le couteau de boucher, les clefs à écrous, la boîte à graisse pour les

1. Nimier, *Caducée*, 1905.

roues, les effets du conducteur, etc. A la partie supérieure des compartiments 3, 4 et 5, on fixe, au moyen des courroies, dans les évidements et
mortaises pratiqués à cet effet, la scie passe-partout, la hache, la cuiller
à pot, la fourchette, le tisonnier, la brosse pour nettoyer la chaudière, et
le racloir pour nettoyer la cheminée. Le seau se dispose sur le couvercle
postérieur du coffre, dans une galerie installée à cet effet.

Le coffre de la cuisine de cavalerie est divisé en quatre compartiments :
dans le compartiment n° 1, le plus grand, avec porte du côté droit du
coffre, on place le bois de chauffage, on remplit également de bois la boîte
à feu sous la chaudière; le compartiment n° 2, doublé de feuilles de zinc,
est destiné à la conservation de la viande pour le déjeuner, ou de la viande
cuite et désossée pour le dîner, lorsqu'il est nécessaire de retirer celle-ci
de la chaudière pour l'empêcher d'être trop cuite; dans le compartiment
n° 3, du bas, avec porte du côté gauche du coffre, on place le couteau de
boucher, la scie passe-partout, la hache, la cuiller à pot, la fourchette, le
tisonnier, la brosse pour nettoyer la cheminée; dans le compartiment n° 4,
le plus bas, avec porte en avant, sur le marche-pied du conducteur, se
trouvent indifféremment le sel, la farine d'assaisonnement, et la ration de
gruau pour un jour, les clés à écrou, la boîte à graisse destinée aux roues,
les effets de conducteur, etc.

En arrière du coffre, sur les supports en bois, sont placés, dans les galeries
disposées pour les recevoir, deux seaux en fer; l'un, peint en rouge, sert à
abreuver les chevaux; l'autre, peint en blanc, à transporter de l'eau pour
la cuisine, pour les assaisonnements, etc.; dans chacun de ces seaux est
déposé en route un sac contenant de l'avoine.

Les denrées destinées à la première cuisson, c'est-à-dire la moitié
de la ration de viande transportée, à l'exception des assaisonnements,
se placent en une fois dans la chaudière.

En Allemagne. — Les cuisines roulantes ont également été expéri-
mentées au cours des manœuvres. Contrairement à ce qui a été
signalé par les Russes et à ce que le médecin inspecteur Nimier a pu
lui-même constater, les Allemands n'auraient obtenu que des résultats
médiocres avec des cuisines roulantes à feu continu, c'est-à-dire
munies d'un foyer qu'on garnissait de charbon, suivant les besoins,
en cours de route. Par contre, les résultats auraient été satisfaisants
avec une cuisine roulante du système de la marmite norvégienne.
Cette cuisine permet, suivant ses dimensions, de préparer le repas,
soit de 250, soit de 150, soit même de 80 hommes. Elle se compose
d'une marmite placée sur une voiture à deux roues et traînée par un
cheval. Avant le départ du cantonnement, son contenu ayant été
amené à l'ébullition, la marmite est placée dans un coffre garni de
feutre ou d'amiante, si bien que la soupe continue à cuire en cours
de route.

Fourneaux transportables japonais. — De son côté, l'armée japonaise a utilisé des fourneaux constitués uniquement par un foyer

avec support en tôle de fer de 0 m. 50 de hauteur et de 0 m. 65 de diamètre, se chauffant au bois, sur lequel s'adaptait une marmite d'une contenance de 53 litres. Celle-ci pouvait faire cuire en une fois la quantité nécessaire à 70 à 75 repas. La préparation du riz avec cet appareil demandait 40 à 45 minutes. Le poids total d'un jeu complet de ces ustensiles de cuisine est de 172 kilogrammes, environ. Ils sont transportés sur des chevaux de bât à raison de deux chevaux pour un jeu.

Aux dernières manœuvres d'armée, des essais ont été faits en France. On a utilisé deux types de cuisine. L'une, sans foyer, constituée par une véritable marmite norvégienne (capitaine de La Taille), n'avait comme but que la conservation de la chaleur et la continuation en route de la cuisson opérée primitivement à la halte ou mieux au cantonnement. L'autre, véritable cuisine roulante, très analogue à celle de l'armée russe, devait comme elle servir à faire la cuisine en cours de route (Système Thirion et Mottant). Deux modèles ont été essayés : un à quatre roues (cavalerie), l'autre à deux roues (infanterie).

Les cuisines de campagne ont été employées en Mandchourie dans une véritable guerre de siège. Peut-être leur utilisation serait-elle moins facile avec des troupes plus mobiles. Dans ce cas, elles constitueraient des impedimenta gênants et peu utiles, en alourdissant les colonnes. Elles semblent devoir être une ressource précieuse surtout pour les formations sanitaires tels que les hôpitaux de campagne, l'ambulance de corps, les hôpitaux d'évacuation, etc.

3° *Rapidité de consommation.* — La consommation doit être rapide ; pour cela les aliments seront divisés d'avance, et c'est un avantage de plus à ajouter aux aliments présentés sous la forme de poudre ou de petits morceaux (saucissons des Allemands). Cette division réduit à son minimum le travail de la mastication, et elle rend plus facile la digestion.

4° *Multiplication du nombre des repas.* — Celle-ci est encore favorisée par la multiplication du nombre des repas. De cette façon, on évite les repas trop copieux qui alourdissent l'homme, provoquent des malaises et le rendent impropre aux fatigues d'un exercice prolongé en l'entraînant au sommeil. Il est bien préférable de manger peu et souvent. C'est pourquoi il est juste de dire avec le général Lewal : « Le soldat doit manger et dormir toutes les fois qu'il en trouve l'occasion ; en campagne, on doit manger quand on peut et toutes les fois qu'on peut, l'heure n'y fait rien, surtout lors des grandes opérations et près de l'ennemi. »

Les *rations de guerre* viennent d'être déterminées par une décision ministérielle en date du 10 novembre 1908.

Elles se distinguent en rations de vivres de réserve, en rations fortes et en rations normales de campagne.

Ces rations ont la composition suivante :

DENRÉES				RATION DE VIVRES DE RÉSERVE	RATION FORTE	RATION NORMALE
Pain.	Pain ordinaire			»	0,750	0,750
	Ou pain biscuité			»	0,700	0,700
	Ou pain de guerre			0,300 [1]	0,600 [2]	0,600 [2]
Vivres-viande.	Viande fraîche			»	0,500	0,400
	Viande de conserve assaisonnée.			0,300	0,300	0,200
Vivres de campagne.	Petits vivres.	Légumes secs ou riz		»	0,100	0,060
		Sel		»	0,020	0,020
		Sucre		0,080	0,032	0,021
		Café torréfié.	En tablettes	0,036	»	»
			En grains ou en tablettes.	»	0,024	0,016
		Ou café vert		»	0,0285	0,019
	Lard			»	0,030	0,030
	Potage salé, chaque fois que l'on distribue de la viande de conserve			0,030	0,050	0,030
	Eau-de-vie à tout homme bivouaqué ou à titre exceptionnel.	Vin		0ˡ,0625	0ˡ,25	0,25
		Ou bière		»	0,50	0,50
		Ou eau-de-vie.		»	0,0625	0,0625

1. 6 galettes en moyenne.
2. 12 — —

Les *vivres de réserve* ne sont consommés que sur un ordre du commandement, lorsque tout autre mode d'alimentation est impossible, ou bien lorsqu'il est nécessaire de renouveler les denrées.

La *ration forte* est allouée au cours des opérations actives, dans les circonstances imposant aux troupes des fatigues exceptionnelles ou par les froids rigoureux.

La *ration normale* est allouée pendant les stationnements, de quelque durée, ou pour toute période de guerre n'imposant pas aux troupes des fatigues exceptionnelles.

Les *suppléments de ration* peuvent être alloués accidentellement à raison des fatigues exceptionnelles supportées par une troupe, ou à raison d'un effort particulier exigeant une plus grande réparation des forces. Ils peuvent s'ajouter aussi bien à la ration forte qu'à la ration normale. Ils sont accordés pour un seul jour, sauf à être renouvelés, s'il y a lieu. Les officiers y ont droit comme les hommes de troupe proportionnellement au nombre de rations qui leur sont allouées d'après les tarifs.

En résumé, la valeur alimentaire et la valeur énergétique des rations du soldat français en temps de paix et en campagne peuvent être résumées dans les tableaux suivants :

**Valeur alimentaire et énergétique
des différentes rations du soldat français.**

Les chiffres qui ont servi de base à ces évaluations sont les suivants :

POUR 100 PARTIES DE :	VIANDE FRAICHE	VIANDE DE CONSERVE	PAIN DE MUNITION	PAIN DE GUERRE	POTAGE CONDENSÉ	RIZ	SUCRE	L'EAU-DE-VIE A 40 P. 100
Albuminoïdes ..	21	29,18	6,8	10,7	15	7	»	»
Hydro-carbonés.	»	»	53,8	75,1	44	77,4	100	40
Graisse........	9	8,15	0,7	0,7	25	0,9	»	»

Les rations sur lesquelles les chiffres ont été établis sont les suivantes :

	RATION DU TEMPS DE PAIX	RATIONS DE GUERRE		
		Normale.	Forte.	Vivres de réserve.
Viande.....................	320	320	400	»
Conserve de viande...........	»	»	»	300
Pain......................	1 000	750 ou	750 ou	»
Pain de guerre..............	»	(600)	(600)	300
Riz.......................	30	60	100	»
Graisse	30	30	30	»
Sucre..................	21	21	32	80
Eau-de-vie à 40 p. 100.........	»	6^{cl},2	6^{cl},2	6^{cl},2

Valeur alimentaire et énergétique des rations.

	RATION DU TEMPS DE PAIX	RATIONS DE GUERRE		
		Normale.	Forte.	Vivres de réserve.
Albuminoïdes.....	137,3	124,4	141,45	127,14
Hydro-carbonés....	561,22 — 134 pain de soupe	470,9 ou 518 avec pain de guerre	512,9 ou 560 avec pain de guerre	327,3
Graisse	66,07	64,5	72,15	39,05
Alcool	»	24,8	24,8	24,8
Calories..........	3 478^{cal},38 — 551 ,45 pain de soupe	3 144^{cal},58 + 195 ,8 pain de guerre	3 457^{cal},82 + 193 ,1 avec le pain de guerre	2 330^{cal},36
	2 926^{cal},93	3 340^{cal},38	3 650^{cal},92	

Les chiffres précédents font ressortir une moindre valeur calorimétrique des rations de campagne si on pratique les calculs avec le pain de munition comme fournissant une partie des hydro-carbonés de cette dernière ration, et si, d'autre part, on tient compte dans la ration du temps de paix des 250 grammes de pain de soupe. Or, aujourd'hui, ce dernier, avec l'adoption des repas variés, tend à disparaître de plus en plus ; d'un autre côté, en campagne, le pain de guerre sera fréquemment mis en distribution et *mangé* avec les modifications projetées qui en font un aliment appréciable et facilement consommable. En tenant donc compte de ces nouvelles conditions, on voit que les valeurs calorimétriques comparatives des différentes rations se classent d'une façon très différente.

Ration du temps de paix.	RATIONS DE GUERRE		
	Normale.	Forte.	Réserve.
2 926^{cal},93	3 340^{cal},3	3 650^{cal},9	2 330^{cal},3

La différence serait encore plus accentuée si, pour le calcul des albuminoïdes, on tient compte de la perte de 50 p. 100 qui se produit sur l'aliment viande fraîche, ce qui donnerait 103,3 d'albuminoïde pour le temps de paix au lieu de 137,3, et si, d'autre part, on a égard à la richesse plus grande des conserves de viande en éléments albuminoïdes. On aurait ainsi, en tablant sur 200 grammes de viande de conserve, 24 grammes d'albuminoïde de plus pour la ration normale de campagne et 53 gr. 9 pour la ration forte, soit 98 cal. 4 de plus pour la première et 220 cal. 9 pour la seconde.

Seuls restent à un taux inférieur les vivres de réserve. Mais on sait que ceux-ci sont un en-cas passager destiné à permettre d'attendre l'arrivée de rations plus substantielles. Il y a lieu de remarquer encore que les rations de guerre ont été augmentées surtout en éléments hydro-carbonés (60 et 100 gr. de riz) et en aliments plus rapidement absorbables, comme le sucre et l'eau-de-vie. Cette nouvelle ration de campagne semble donc bien comprise. D'aucuns lui reprocheront de ne pas contenir assez de graisse. Dans certaines circonstances, et en pratique, les chefs d'unité feront bien dans leurs substitutions d'aliments d'augmenter de temps en temps cette dernière denrée aux dépens des hydro-carbonés du riz. Mais ce sont là questions d'espèces. Un estomac fatigué digérera moins bien la graisse qu'un hydro-carboné, et dans ce cas on conservera ce dernier élément à son taux réglementaire.

Comme nous l'avons déjà dit, en campagne peut-être plus qu'en temps de guerre, il faut s'inspirer des circonstances, pour le choix des aliments à donner aux hommes. Autant le menu pourra être riche en albuminoïdes, en hydro-carbonés et en graisse en quantité un peu forte pendant les périodes de stationnement et de repos, autant, au contraire, on insistera sur les aliments énergétiques au moment des actions, et dans ce cas on choisira de préférence des aliments ne chargeant pas l'estomac comme les hydro-carbonés

Rations alimentaire[s]

Les chiffres contenus dans ce tablea[u]

| DENRÉES | FRANCE | | | | | ALLEMAGNE | | | | |
| | PAIN | | GUERRE | | | PAIN | | GUERRE | | |
	Garnison	Manœuvres	Forte	Normale	Vivres sac.	Petite	Grande	Petite	Forte	Sac.
Pain	1 000[1]	750	750	750	»	750	750	750 1/3	»	»
— biscuité	950[1]	700	700	700	»	»	»	»	»	»
— de guerre	735	550	600	600	300	»	»	»	»	»
Biscuits	»	»	»	»	»	»	»	500	»	25
— à la levure	»	»	»	»	»	»	»	»	»	»
— à la viande	»	»	»	»	»	»	»	»	»	40
Farine	»	»	»	»	»	»	»	250	»	»
Riz	30	30	100	60	»	90	120	125	170	»
Semoule	»	»	»	»	»	»	125	125	»	»
Gruau	»	»	»	»	»	120	150	125	170	»
Macaroni	»	»	»	»	»	»	»	»	»	»
Potage condensé	60	50	50	50	50	»	»	»	»	»
Soupe de conserve	»	»	»	»	»	»	»	»	»	»
Légumes frais	»	»	»	»	»	»	»	»	»	»
— secs	60	60	100	60	»	230	300	250	340	»
— verts	»	»	»	»	»	»	»	»	»	»
— conservés	»	»	»	»	»	»	»	»	»	1
— comprimés	»	»	»	»	»	»	»	»	»	»
Pommes de terre	»	»	750	150	»	1 500	2 000	1 500	2 000	»
Carottes	»	»	»	»	»	»	»	1 750	»	»
Choucroute	»	»	»	»	»	»	»	340	»	»
Oignons	»	»	»	»	»	»	»	»	»	»
Haricots	»	»	»	»	»	»	»	»	»	»
Fruits	»	»	»	»	»	»	»	125	»	»
Œufs	»	»	»	»	»	»	»	»	»	»
Viande fraîche (bœuf)	360	320	100	320	»	150	250	375	»	»
— — (mouton)	»	»	»	»	»	»	»	»	»	»
— salée	»	»	»	»	»	»	»	375	»	»
— conserve	200	200	300	200	300	»	»	200	»	2
— fumée	»	»	»	»	»	»	»	250	»	»
Porc	»	»	»	»	»	»	»	»	»	»
Viande légume	»	»	»	»	»	»	»	»	»	»
Lard	»	210	300	240	»	»	130	170	»	»
Saindoux	30	»	30	30	»	»	»	»	»	»
Graisse	»	»	»	»	»	»	»	»	»	»
Huile	»	»	»	»	»	»	»	»	»	»
Fromage	»	»	»	»	»	»	»	»	»	»
Lait	»	»	»	»	»	»	»	»	»	»
Sel	16	16	20	20	20	»	25	25	25	»
Poivre	»	»	»	»	»	»	»	»	»	»
Sucre	21	21	32	21	80	»	»	17	»	»
Café torréfié	16	16	24	16	24	»	»	30	»	»
Maté	»	»	»	»	»	»	»	3	»	»
Thé	»	»	»	»	»	»	»	3	6	»
Eau-de-vie	»	0,06	0,06	0,06	»	»	»	»	0,10	»
Vin	»	0,25	0,25	0,25	»	»	»	»	»	»
Bière	»	»	»	»	»	»	»	»	»	»
Cacao	»	»	»	»	»	»	»	»	»	»
Tabac	»	»	»	»	»	»	»	»	»	»

Observations. — *France.* — 1. Y compris le pain « dit pain de soupe ».
Belgique. — 1. Ou 90 quand on ne délivre pas de viande fraîche (art. 114 de l'Instruction sur le Service
Angleterre. — 1. Au Soudan, 366 gr. — 2. Au Soudan, 63 gr.
Espagne. — 1. En Espagne, à part le pain fourni par l'Etat, tous les aliments sont achetés par les comma[ndants]
Japon. — 1. Un des trois seulement.

différentes armées.

riment le taux des rations en grammes.

Angleterre	Autriche			Belgique		Chili	Hollande	Italie			Japon	Portugal		Russie	
Guerre.	Paix.	Guerre.	Sac.	Paix.	Guerre.	Paix.	Paix.	Paix.	Manœuvres.	Guerre.	Guerre.	Paix.	Guerre.	Paix.	Guerre.
670	850	950	»	750	750	»	750	750	750	800	600[1]	700	700	1 230	»
»	»	»	»	»	»	»	»	»	»	»	»	»	»	»	820
»	»	»	»	»	»	»	»	»	»	»	»	»	»	»	»
458	»	500	250	»	510	»	»	560	560	600	640[1]	450	450	820	»
»	»	»	400	»	»	»	»	»	»	»	»	»	»	»	»
»	»	»	»	»	»	»	»	»	»	»	»	»	»	»	»
»	190	»	»	»	»	340	»	»	»	»	»	»	»	820	17
»	»	140	»	30	30[1]	120	50	240	variable	280	1 200[1]	200	200	»	»
»	»	140	»	»	»	»	»	»	»	»	»	»	»	»	»
»	140	»	»	»	»	»	»	»	»	»	»	»	»	130	205
»	»	»	»	»	»	»	»	»	»	150	»	»	»	»	»
»	»	36	30	»	»	»	»	»	»	»	»	»	»	»	»
170	»	»	»	»	»	»	variable	»	»	»	320	400	400	»	»
»	140	110	»	»	»	250	»	»	»	»	»	»	»	»	»
»	»	»	»	»	»	»	400	»	»	»	»	»	»	»	»
»	»	»	»	»	»	»	»	»	»	250	»	»	»	»	»
14	»	»	»	»	»	»	»	»	»	»	»	»	»	»	»
»	500	»	»	»	1 000	100	2 250	»	»	50	»	1 000	1 000	»	»
»	»	»	»	»	»	»	»	»	»	»	»	»	»	»	»
»	280	»	»	»	»	»	»	»	»	»	»	»	»	»	»
»	»	»	»	»	»	50	»	»	»	50	»	»	»	»	»
»	»	»	»	»	»	»	»	»	»	50	»	»	»	»	»
»	»	»	»	»	»	»	»	»	»	»	»	»	»	»	»
»	»	»	»	»	»	»	»	»	»	»	106	»	»	»	»
453[1]	190	300	»	150	450	400	400	220	100	500	»	250	300	205	820
»	»	400	»	»	300	»	300	»	»	600	»	350	400	»	»
»	»	250	»	»	»	»	»	»	»	200	»	»	»	»	»
»	»	»	»	»	100	»	»	»	»	»	296,6	»	»	»	»
»	»	250	»	»	»	»	»	»	»	»	»	»	»	»	»
»	»	450	»	»	»	»	250	»	»	»	»	»	»	»	»
»	»	»	»	»	800	»	»	»	»	»	»	»	»	»	»
»	»	»	»	»	90	»	200	20	10	15	»	18	18	»	»
»	»	»	»	»	»	»	»	»	»	»	»	»	»	»	»
»	»	»	»	»	»	40	25	»	»	»	»	»	»	»	21
»	»	»	»	»	»	»	»	»	»	15	»	»	»	»	»
»	»	250	»	»	»	»	»	»	»	10	»	»	»	»	»
»	»	»	»	»	»	»	»	»	»	»	»	»	»	»	»
14	15	30	25	»	25	25	20	20	15	50	7,9	16	16	»	35
8	»	5	»	»	»	5	»	»	»	»	»	»	»	»	»
37[2]	»	25	25	»	»	45	»	15	»	28	7,9	25	25	»	»
94	»	25	25	»	15	15	25	10	»	15	»	16	16	»	»
»	»	»	»	»	»	»	»	»	»	»	»	»	»	»	»
4,5	»	6	»	»	»	»	»	»	»	»	5,2	»	»	»	»
0,07	»	0,09	»	»	»	»	»	»	»	»	»	0,10	0,10	»	»
»	»	0,36	»	»	»	»	»	»	»	»	»	0,40	0,50	»	»
»	»	»	»	»	»	»	»	»	»	0,50	»	»	»	»	»
»	»	2,5	»	»	»	»	»	»	»	»	»	»	»	»	»
»	»	0,35	»	»	»	»	»	»	»	»	»	»	»	»	»

mentation, 1898 (Wilmaers).

s d'unités, qui ont toute liberté pour l'établissement des menus.

ordinaires, mais bien des éléments nutritifs comme le sucre, le pain de guerre et le vin.

Il faut enfin se souvenir que l'estomac n'est pas une cornue, que l'homme n'est pas un tube à expérience, et qu'il faut autant que possible *satisfaire ses goûts* dût la chimie alimentaire subir quelques accrocs.

Nous donnons ci-dessus un aperçu des diverses rations alimentaires dans les armées étrangères comparativement avec celles de l'armée française.

CHAPITRE VI

PAIN ET LÉGUMES

Propriétés générales des aliments d'origine *végétale*. Graines céréales. Blés et farines. Pain; sa fabrication. Pain de munition et pain blanc fendu. Altération du pain. Conserves de pain en usage dans l'armée. Pain biscuité. Pain de guerre. Autres aliments végétaux consommés dans l'armée.

I. Propriétés générales des aliments tirés du règne végétal. — Tous les aliments d'origine végétale sont riches en hydrates de carbone, même ceux qui contiennent beaucoup de substances albuminoïdes, mais ils sont pauvres en graisse. Ils renferment aussi une certaine quantité de matériaux non digestibles comme la cellulose. Celle-ci provoque du côté de l'intestin une irritation mécanique tendant à diminuer le séjour des aliments dans cette partie du tube digestif, entravant ainsi l'absorption dans une certaine mesure. D'autre part, les hydrates de carbone qu'ils contiennent provoquent par leur décomposition la formation d'acides lactique, butyrique, tous produits irritants pour l'intestin.

Certains d'entre eux sont en même temps assez riches en albumine pour pouvoir remplacer la viande. Les pois, les haricots, les lentilles rentrent dans cette catégorie. Car l'albumine d'origine végétale possède la même qualité nutritive que l'albumine d'origine animale.

C'est pourquoi ils sont utilisés avec avantage dans l'alimentation des enfants auxquels la précocité d'un régime carné est parfois préjudiciable : mais dans ces conditions ces aliments végétaux ne sont réellement profitables qu'autant que leur préparation a été précédée d'une décortication préalable capable d'exclure la cellulose. Quelques-uns de ces aliments contiennent de grandes quantités d'acide phosphorique.

II. Espèces diverses d'aliments végétaux. — Les aliments végétaux le plus communément employés pour l'alimentation de l'armée sont : les graines céréales, les légumineuses, les tubercules, puis en moindre quantité les racines, les légumes, herbes, salades, fruits, etc.

III. Graines céréales. — Blés et farines. — Leur valeur nutritive varie selon la constitution de chacune d'elles, la nature du terrain producteur, la qualité et la quantité de l'engrais, suivant les conditions du climat. Le froment, par exemple, renferme plus d'albuminoïde que le seigle et l'orge.

La composition des principales graines céréales est la suivante :

100 PARTIES	FROMENT	SEIGLE	ORGE	AVOINE	MILLET	MAÏS	RIZ
Eau	13,6	15,3	13,8	12,4	11,0	13,1	13,1
Albumine...........	12,4	11,5	11,1	10,4	10,8	9,9	7,0
Graisse	1,8	1,8	2,1	5,2	5,5	4,6	0,9
Hyd. de carbone.....	67,9	67,8	64,9	57,8	66,8	68,4	77,4
Cellulose...........	2,5	2,0	5,3	11,2	2,6	2,5	0,6
Cendre	1,8	1,8	2,7	3,0	2,4	1,5	1,0

Le blé dur est plus riche en matériaux azotés, le blé tendre en hydro-carbonés. Le blé doit peser 75 à 80 kilogrammes l'hectolitre, et être coulant à la main ; son mélange avec d'autres graines étrangères de qualité inférieure ou à des matières minérales lui fait perdre ce dernier caractère.

Au point de vue de sa constitution, le grain représente assez bien un œuf dont la coquille est le *péricarpe*, élément cellulosique inassimilable composé lui-même de trois enveloppes : une couche externe ou épiderme, un parenchyme et une couche profonde à la partie interne de laquelle se trouvent des parties riches en phosphates.

Au blanc de l'œuf, à l'albumine répondraient les *cellules à gluten*.

Le jaune correspond aux *cellules amylacées*. A son pôle inférieur se trouve le germe ou embryon riche en phosphates (fromentine).

La *mouture* consiste à faire passer les grains sous des meules en pierre ou entre des cylindres métalliques qui, en les écrasant, forment un mélange de débris cellulosiques, de son et de farine qui a reçu le nom de *boulange*. Celle-ci, reçue sur des tamis de soie de plus en plus fins appelés *blutoires*, laisse passer la farine. C'est ainsi qu'on obtient différentes qualités qui, suivant leur état de finesse et de pureté, sont dites blutées à 70, 80, 90 p. 100.

Dans l'armée on utilise pour le pain de munition des farines à 80 p. 100 pour le blé tendre et à 88 p. 100 pour le blé dur ; c'est-à-dire que sur 100 parties de boulange on élimine 20 p. 100 d'éléments grossiers dans le premier cas et 12 p. 100 seulement dans le second.

Cette prescription date d'un décret de 1853.

D'ailleurs, depuis l'introduction du procédé de mouture aux cylindres, le type à 80 p. 100 n'est plus un type industriel. La farine de pain blanc du commerce est blutée à 60 et 65 p. 100. On est donc en droit de dire qu'aujourd'hui le taux du blutage des farines destinées à la fabrication du pain de troupe doit être changé. C'est d'ailleurs chose faite en principe, comme nous le verrons tout à l'heure.

Les blés subissent différentes altérations (ergot, verdet, rouille, teigne) sur lesquelles nous n'avons pas à insister ici. L'emploi des frigorifiques déjà utilisés en Angleterre et en Allemagne devrait à ce titre être introduit en France.

La *composition d'une farine* est variable, comme le démontre le tableau suivant (Munk et Ewald) :

100 PARTIES	EAU	ALBUMINE	GRAISSE	HYDRATES DE CARBONE	CELLU-LOSE	CENDRES
Farine de froment fine.......	13,3	10,2	0,9	74,8	0,3	0,5
— — grossière.	12,7	11,8	1,4	72,2	1,0	1,0
— de seigle.............	13,7	11,5	2,1	69,7	1,6	1,4
Gruau d'orge...............	14,8	10,9	1,5	71,7	0,5	0,6
— d'avoine.............	10,1	14,7	5,9	64,7	2,4	2,2
Farine de maïs.............	10,6	14,0	3,8	70,5	0,6	0,9
— de riz..............	14,1	13,5	2,5	30,8	31,6	7,5

La valeur en éléments hydro-carbonés et albuminoïdes sera différente suivant l'origine du blé, son espèce et son traitement. Les farines riches en albuminoïdes et en matières cellulosiques sont les farines grossières comme celles du seigle, de l'orge, de l'avoine; elles contiennent beaucoup moins d'hydrates de carbone que les farines de froment et de riz. Indépendamment des causes se rattachant à la nature, à l'origine et aux altérations du grain, la farine subit d'autres altérations capables d'en modifier la nature, car elle peut être le siège de développement d'acariens, de champignons. Elle peut être falsifiée par l'adjonction d'éléments minéraux qui lui donnent un poids spécifique plus fort.

Ces altérations peuvent causer des accidents chez l'homme. Cambillet a observé ainsi une petite épidémie d'urticaire. L'expert fit découvrir que cette affection était due à la *manipulation* de la farine qui contenait, d'après le D' Bounhiol, de l'École des sciences d'Alger, un acarien (*Aleurobius farinæ*), parasite des grains, de la farine, du foin, de la paille etc.

Expertise d'une farine. — Un bon moyen de juger de la qualité d'une farine est de procéder à l'examen du gluten. Pour obtenir celui-ci, on mélange d'abord dans un récipient 30 gr. de farine et 0 l. 10 d'eau environ, puis on malaxe le tout sous un filet d'eau, jusqu'à ce que le liquide s'écoule limpide. On obtient ainsi une pâte élastique, grisâtre lorsque que la farine provient du froment, un peu plus noire pour le seigle, verte pour la farine de pois, brune pour celle de lentilles, rose pour la féverolle, jaune clair pour le haricot et le maïs, jaune sale pour l'avoine.

La farine de blé tendre donne 28 à 32 p. 100 de gluten hydraté.

La farine de blé dur donne 30 à 45 p. 100 de gluten hydraté.

L'élasticité, qui est une des qualités les plus importantes du gluten, se mesure au moyen de l'aleuromètre de Bolland. Mais cette recherche est du domaine du laboratoire, ainsi que le dosage de l'azote.

Il faut ensuite procéder à l'examen des grains au microscope après avoir étalé sur une lame de verre une parcelle de farine avec de l'eau.

Les farines se différencient les unes des autres par les caractères suivants.

	Dimensions du grain.	Forme et contours.	Hile [1].
Blé...............	6μ à 40μ	Allongée à surface lisse.	Allongé unique.
Seigle............	40 à 50	Allongée ou arrondie à surface lisse.	Étoilé.
Orge.............	7 à 40	Allongée à surface chagrinée.	Allongé unique.
Avoine...........	7 à 40	Polymorphe et polyédrique.	»
Riz...............	3 à 10	Anguleuse et polyédrique.	Punctiforme.
Maïs.............	15 à 35	Polyédriques.	Étoilé.
Légumineuses....	15 à 40	Allongée, elliptique réniforme.	Allongé avec fentes secondaires perpendiculaires.
Pommes de terre.	60 à 140	Pyriforme et lignes courbes, horizontales marquant les différentes couches du grain.	Punctiforme.

Ces moyens d'analyse fournissent des éléments suffisants d'appréciation pour juger de la qualité d'une farine.

Les approvisionnements militaires en denrées de cette nature se font de deux manières.

Les achats sont surtout faits en blés broyés et blutés dans les manutentions militaires. Mais celles-ci n'étant pas suffisantes, l'administration loue des moulins civils pour un certain temps en y employant la main-d'œuvre militaire, ou encore laisse à des meuniers civils le soin de procéder à ces opérations. Cette dernière manière de faire expose à des fraudes nombreuses et il est permis de se demander si, dans ces circonstances, il ne vaudrait pas mieux acheter directement des farines pour parfaire le taux des approvisionnements nécessaires.

---

1. Pour faire mieux apparaître le hile, G. Gastine imprègne la farine d'une solution colorante puis la dessèche lentement à 110° et l'examine dans le baume du Canada ; le hile apparaît sous forme d'une ponctuation rouge. (*Acad. des Sciences*), 1906.

IV. Pain. Sa fabrication. — Le pain est au moins en Europe et surtout en France un élément fondamental de l'alimentation courante. Sa consommation s'élève à Paris à 900 000 kilogrammes par jour. Son rôle dans l'alimentation du soldat est prédominant.

Pour fournir 100 kilogrammes de pain, il faut 100 kilogrammes de blé rendant 80 à 90 kilogrammes de farine blutée à 80 ou 90 p. 100.

Le pain blanc est un aliment d'une haute valeur nutritive ; pauvre en albuminoïde, riche en hydrocarbonés, contenant une quantité moyenne de sels, de teneur en graisse nulle. Il est moins riche en substances nutritives azotées que les légumineuses. Au point de vue calorimétrique le pain équivaut à presque deux fois son poids de viande et à deux tiers de son poids de lentilles.

Il existe une différence nutritive entre la mie et la croûte ; 100 grammes de celle-ci équivalent, d'après Balland, à 135 grammes de mie.

On fabrique le pain en préparant d'abord un mélange de farine, d'eau et de sel qu'on additionne à une pâte faite de la même façon à laquelle on donne le nom de levain. La céréaline, ferment diastasique contenu dans la membrane immédiatement appliquée sur l'amande des céréales, préside aux premiers phénomènes de fermentation. Sous son influence la fécule se transforme en sucre et celui-ci se décompose ensuite à l'aide des levures en alcool et acide carbonique. Ces phénomènes, qui se produisent dans le levain, se reproduisent dans le pain.

A ces *levains de pâte*, qualifiés de naturels, dans lesquels les microbes de l'air et ceux apportés par la farine venant de la surface du grain de blé (Balland) donnent ultérieurement des acides secondaires aux dépens de la fécule et du sucre, on a substitué des levains sélectionnés, qui, préparés avec de la *levure de bière*, contiennent des ferments purs et transforment la farine sans donner lieu à des fermentations secondaires acides. Enfin on a proposé aussi l'utilisation de *levains chimiques*. Liebig pensait incorporer à la pâte du bicarbonate de soude et de l'acide chlorhydrique étendu. Bouchereau[1] a donné la formule suivante :

Biphosphate de chaux . . . . 3 parties.
Acide citrique. . . . . 2 —
Bicarbonate de soude. . . . . 5 —

1 gramme de cette poudre composée suffirait à faire lever 500 grammes de pâte.

1. Bouchereau, Procédé de fortune pour fabriquer rapidement du pain sans levain, *Caducée*, 1902.

On a proposé encore de faire arriver dans la pâte de l'acide carbonique sous pression, au moyen d'appareils spéciaux. Mais il semble qu'en pratique, ces moyens ne valent pas l'emploi du levain et surtout des levures pures.

La fermentation qui s'accompagne du dégagement d'acide carbonique et qui ainsi fait lever la pâte, produit sans doute, en plus, des modifications intimes qui ont pour résultat de rendre le pain plus assimilable.

La pâte ainsi obtenue est mise au four à une température variant de 250 à 300°. L'intérieur de la pâte ne tarde pas à acquérir une température de 100 à 102°; l'acide carbonique se dilate, l'alcool passe à l'état gazeux, l'eau s'évapore et l'acide carbonique est retenu par le gluten, si la farine est bonne. Quand elle est mauvaise le gluten le laisse échapper et la pâte ne lève pas. Quoi qu'il en soit, sous l'influence de cette température élevée, la surface du pain se condense et prend l'aspect brunâtre produit par le sucre carbonisé. La croûte ainsi constituée forme pour ainsi dire une enveloppe imperméable qui fait obstacle à l'évaporation de l'eau et de l'acide carbonique. Celui-ci écarte les différents éléments de la pâte et forme ce qu'on appelle les *yeux* du pain. *L'inégalité des cavités produites* indique un levage de la pâte irrégulier qui peut être attribué à la mauvaise qualité de la farine, car cet inconvénient ne se produit pas avec un bon gluten. On pourra donc conclure à une bonne ou mauvaise qualité de la farine, de la régularité plus ou moins parfaite du levage. La fermentation au bout d'un certain temps ne tarde pas à s'arrêter sous l'influence de la température élevée qui détruit les levures.

On pensait jusqu'ici qu'il en était de même des microbes. Les recherches du pharmacien inspecteur Masson et du pharmacien principal Balland[1], en 1893, avaient établi que le pain au sortir du four était stérile. De récentes expériences du pharmacien major Roussel[2] font craindre qu'il n'en soit pas toujours ainsi pour les produits tuberculeux qui conserveraient leur action infectante pour le cobaye. Mais les recherches de contrôle faites par Auché[3] confirment le résultat des expériences de Masson et Balland et celles de Yersin ont fait voir qu'en milieu humide le bacille tuberculeux ne

---

1. Masson et Balland, Recherches sur les blés, les farines et le pain, *Arch. gén. de Méd.*, vol. 49, p. 229 et 232.

2. Roussel, Survivance des bacilles pathogènes dans le pain après cuisson, *Annales d'hygiène publique*, 1907, p. 430, et *Revue de l'Intendance*, février 1907.

3. Auché, Destruction du bacille tuberculeux dans le pain par la cuisson, *Soc. de Biol.*, 15 mai 1909.

résiste pas à une température de 70° prolongée pendant 10 minutes, à 100° il suffit d'une demi-minute (Grancher et Ledoux-Lebard).

Quoi qu'il en soit, il y aurait quand même intérêt à substituer les procédés mécaniques à la manutention qui est encore le plus généralement employée pour le pétrissage de la pâte, et cela plus pour l'hygiène professionnelle que pour le consommateur.

La cuisson de la pâte est terminée au bout de 30 à 40 minutes, le pain est alors chaud, de plus il est humide puisqu'il contient 39,2 p. 100 d'eau[1], soit 24,6 pour la croûte et 47 p. 100 pour la mie. Il importe donc d'en pratiquer le ressuage. Cette opération consiste à exposer le pain sur des claies pour favoriser l'évaporation et pour le refroidir en même temps avant de le livrer à la consommation, car le pain chaud est de digestion difficile. La perte d'eau par ressuage est en moyenne de 2 p. 100.

Dans le but d'augmenter la richesse du pain en éléments nutritifs, on a voulu utiliser les enveloppes du grain de blé dont le péricarpe est riche en matériaux azotés (son); on a tenté également, comme Sauvant, de remplacer dans la confection de la pâte l'eau ordinaire par de l'eau de son, mais l'emploi de cette dernière n'augmentait pas la quantité d'azote et ne facilitait nullement la conservation du pain.

L'addition à la farine de tout le son permit d'obtenir le *pain complet*. Les uns[2], comme Graham, n'employant que la partie tout à fait interne du péricarpe, le petit son, arrivaient à fournir un pain riche en phosphates contenant 11 p. 100 de matières azotées alors que le pain blanc n'en contient que 7 p. 100. D'autres, utilisaient le son complètement en se servant de la farine blutée à 96 p. 100. Des expériences prouvèrent que le pain complet est en grande partie inassimilable et indigeste sans que la quantité plus grande d'azote soit même utilisée. Lehmann a de plus démontré que les pains les plus légers sont ceux qui s'imbibent le mieux des sucs digestifs. En somme le gain alimentaire paraît chez l'homme d'autant plus marqué que la farine est plus pure et mieux débarrassée de son.

A. Pain de munition. Sa composition. Sa consommation. — Le pain est le principal aliment du soldat français. Sur 3 054 calories que lui fournit sa ration entière, le pain compte pour 1 640 calories, puisque les 750 grammes qui lui sont alloués quotidiennement renferment à peu près 480 grammes d'hydrocarbone ($400 \times 4,1 = 1640$).

---

1. BALLAND, *Les Aliments*, p. 218, 222, 272.
2. LAUMONIER, Le pain complet, *Bull. de Thérapeutique*, 15 avril 1896.

Sa composition, comparée à celle du pain blanc, est la suivante (Jalade)[1] :

	Pain blanc.	PAIN DE MUNITION		Analyse Balland.
		Blé tendre.	Blé dur.	
Eau...............	30,38	36 »	40 »	39 »
Malte.............	7,65	8 »	10,9	9
— grasos........	0,28	0,6	0,8	0,65
— sucrus........	4,32	53,8	45,7	1,80
Amidon gomme....	45,89	»	»	47,25
Cendres	1,48	1 »	1,5	0,90
Cellulose..........	»	0,6	1,1	0,55

Le pain de munition est de forme discoïde et ne doit pas présenter plus de trois baisures, car c'est à leur niveau que se produit l'évaporation. Il comprend deux rations de 750 grammes et pesant par conséquent 1 500 grammes. Les dimensions doivent être de 27 centimètres de diamètre et 9,5 de hauteur. Lorsqu'on distribue du pain de guerre, le pain donné à la troupe ne pèse plus que 1 240 grammes; ses dimensions sont de 23/9.

La croûte ne présentera ni soufflure, ni crevasse, indices de fermentation anormale; à la partie supérieure, elle doit être brune, grise à la partie inférieure. Le pain sera sonore et élastique. Si on le presse entre les doigts, il reprendra ensuite sa forme primitive. Cette élasticité est due au gluten : donc si le pain n'est pas élastique, c'est que le gluten, et par conséquent la farine, sont de mauvaise qualité.

A la coupe, la croûte ne sera pas trop épaisse et la mie présentera des yeux régulièrement arrondis, mais non anfractueux. Enfin, une dernière recherche consistera à noter son odeur et sa saveur.

La quantité d'eau ne doit pas dépasser 38,5 p. 100.

A. Gautier trouve cette quantité trop grande; elle nuirait à la conservation. Elle favoriserait la formation des moisissures.

De plus, elle rendrait cet aliment lourd et indigeste, Boutroux[2] attribue ce dernier défaut à une insuffisance de cuisson et non à la quantité d'eau elle-même. Le pain de munition, tel qu'il est distribué actuellement aux troupes, présente le grave défaut d'avoir trop de mie et de ne pas être assez blanc. Il contient en effet 996 grammes de mie pour 504 grammes de croûte, soit 30 p. 100, dont 259 pour la croûte supérieure et 245 pour l'inférieure. La preuve de cette infériorité est donnée par le médecin inspecteur Chauvel et le médecin major Drouineau. Tous les médecins des corps de troupe d'ailleurs sont à même de constater depuis longtemps le gaspillage dont il est l'objet.

1. JALADE, *Revue de l'Intendance*, avril 1907, p. 269.
2. BOUTROUX, *Revue de l'Intendance*, avril 1906, p. 368.

Le capitaine Perrier[1] l'évalue à 100 grammes par homme et par jour.

Le médecin major Drouineau[2] a eu la curiosité de calculer ce qu'un bataillon d'infanterie avait perdu de pain pendant cinq mois. Le chiffre est de 700 kilogrammes, ce qui représente 140 francs en calculant le pain à 20 centimes le kilogramme.

Pour un régiment à trois bataillons, la perte se serait élevée à 4 200 kilogrammes, soit 840 francs pour une année de dix mois. Si les 163 régiments d'infanterie commettaient le même gaspillage les chiffres monteraient à 684 600 kilogrammes, soit 136 920 francs.

Il n'est donc pas tout à fait juste de dire que la quantité de pain allouée au soldat ne suffit pas à le rassasier, et s'il en achète en dehors de la caserne, ce n'est pas comme supplément, mais bien comme élément de substitution, préférant le pain blanc et croustillant du boulanger civil, au pain bis, massif, lourd, indigeste que lui sert l'État.

La conclusion de tout ceci est qu'il faut améliorer la qualité du pain en portant plus loin le taux de blutage de la farine et en diminuant la quantité de mie par la division du pain actuel en deux parties de 350 grammes chacune. Boutroux[3] propose dans le même but de donner 8 centimètres de hauteur au lieu de 9,5 et un plus grand diamètre. En outre, une distribution plus rationnelle, consistant à mettre le pain en commun, semble comporter une meilleure utilisation de cet aliment.

Des essais ont d'ailleurs été pratiqués dans ce sens depuis 1901.

Dans ces derniers temps, on a mis en distribution un pain long, fendu, fabriqué avec de la farine de blé tendre blutée à 70 p. 100 et à 80 p. 100 avec la farine de blé dur.

Les farines employées doivent avoir la composition chimique suivante :

	Farine de blé tendre.	Farine de blé dur.
Humidité maximum.........	15 » p. 100.	15 » p. 100.
Gluten sec..............	8,5 —	11 » —
Matières grasses maximum...	1,4 —	1,5 —
Acidité maximum..........	0,07 —	0,07 —
Cellules et débris maximum..	0,6 —	0,6 —

Le pain fabriqué avec cette farine ne doit pas contenir plus de 36 p. 100 d'eau pour le blé tendre et 40 p. 100 pour le blé dur.

1. PERRIER, 1ᵉʳ Congrès intern. d'hygiène alimentaire, 1905, et *Revue de l'Intendance*, 1907.
2. DROUINEAU, *Le Caducée*, 1904.
3. BOUTROUX, Considérations générales au sujet du rendement des farines, *Revue de l'Intendance*, avril 1906, p. 363.

Comme il présente des éléments plus assimilables, on a pensé que, de ce chef, on pourrait récupérer l'augmentation de dépenses causée par sa fabrication, en diminuant la ration. On a ramené celle-ci de 750 grammes à 675 grammes. Les résultats de l'expérience ne sont pas encore complètement connus, mais il semble que la diminution du taux de la ration a été d'autant plus sensible que le pain est meilleur. Le soldat français, gros mangeur de pain, en réclame une portion plus forte, et, dans certains corps, on a élevé la ration à 700 grammes. L'homme de troupe veut du poids, et après avoir ingéré sa ration, il ne se sentait pas rassasié. Peu lui importe que son aliment constitue plus ou moins d'éléments *chimiquement* nutritifs, il lui faut satisfaire sa faim, et cette satisfaction ne lui est procurée que par la sensation de plénitude à laquelle il a été habitué depuis son enfance. A part cela, la blancheur du nouveau pain et son goût ont été fort appréciés. Les hommes ne le gaspillent plus. C'est déjà un résultat. Ce pain présente plusieurs inconvénients au point de vue pratique. Il se dessèche plus rapidement que le pain de munition actuel, et on a été obligé de faire aux hommes des distributions journalières. D'autre part son arrimage sur le sac serait plus difficile. Il est donc désirable que le nouveau pain retienne un peu plus d'eau. Quant à la forme il sera peut-être possible de la modifier suivant la formule de Boutroux. Quoi qu'il en soit, l'accueil fait au nouveau pain doit encourager de nouveaux essais dans le même sens.

De toute façon il semble difficile de réduire la quantité allouée aux hommes même en mettant le pain en commun, surtout au moment de l'arrivée des recrues. Il existe à cette époque une période de trois à quatre mois pendant laquelle le plus grand nombre des nouveaux venus mangent une très grande quantité de pain. La mise en commun, d'autre part, surtout pour le pain blanc, parce que meilleur, aiguise encore l'appétit et il est à craindre dans certains cas qu'il se produise du gaspillage ou des dépenses exagérées. Au fond, et pour tout concilier, il n'y aurait peut-être pas lieu d'établir une règle uniforme, en laissant aux chefs de corps le soin de juger ces questions d'espèces, qui semblent variables avec le temps et avec les régions.

Le pain de munition était additionné à certaines époques de farines de riz, pour faciliter l'écoulement de ce produit accumulé dans les magasins. La question, il faut bien le dire, est liée à celle de la préparation des aliments en général. Le riz mal préparé n'est pas mangeable, il est rejeté par l'homme, de là la nécessité de réduire les distributions de cette denrée. C'est pourquoi on avait pensé pouvoir l'utiliser en en incorporant une partie au pain. Mais cette manière de faire diminuait d'autre part ses qualités nutritives. Aussi la circulaire du 18 juin 1909 a-t-elle interdit l'emploi de la farine de riz dans la fabrication du pain. Les soins de plus en plus grands apportés dans les corps de troupes à la préparation des aliments permettront sans doute de mieux utiliser le riz dans l'avenir.

Un supplément de pain est encore consommé sous le vocable de « pain de soupe ». Celui-ci est alloué au taux de 250 grammes par homme et par jour. Il est acheté par les ordinaires dans le commerce, et est représenté par le pain de ménage.

Cette quantité de pain est aujourd'hui réduite par suite de l'adoption des repas variés dont l'usage se généralise de plus en plus. Au lieu d'avoir la soupe matin et soir, les hommes n'ont plus de soupe au pain que 4 à 5 fois par semaine et en tous cas une seule fois par jour. Le pain de soupe est supprimé dans les établissements pénitentiaires et remplacé par le pain ordinaire perçu à titre remboursable. On distribue encore, pour la soupe, du pain biscuité. C'est là un bon moyen d'écouler ce produit qui, en général dur et sec, serait peu apprécié par les hommes, s'il fallait le manger tel quel.

B. Altérations du pain. — Ces dernières sont provoquées par l'humidité autant que par la mauvaise qualité de la farine. Elles consistent en un développement de moisissures dont on distingue quatre variétés principales.

Les moisissures vertes qui sont dues à l'*Aspergillus glaucus* ou au *Penicillium glaucum*.

Les moisissures noires qui relèvent de l'*Aspergillus niger* ou du *Mucor mucedo*.

Les blanches causées par l'*Aspergillus albus* et enfin les rouges oranges rencontrés sur le pain de munition. Elles sont constituées par trois espèces principales : l'*Oidium aurantiacum*, le *Penicillium sitophilum* trouvé en 1843 par Payen, et enfin le *Monilia sitophilia*, auquel le pharmacien major Jalade [1] a consacré une intéressante étude.

D'autres altérations peuvent encore provenir de l'addition au pain de sels minéraux. Bien que ces derniers ne soient pas toujours dangereux, ils doivent néanmoins être recherchés parce qu'ils enlèvent au pain, du fait de leur présence, une partie des éléments nutritifs de la farine dont ils masquent en général la mauvaise qualité.

C. Expertise du pain. — L'expertise du pain de troupe comporte l'appréciation de son volume, de ses formes extérieures, l'examen de la coupe, de son élasticité, de son odeur, de sa saveur, la proportion d'eau qu'il contient et sa richesse en matières azotées. Nous

---

1. JALADE, *Arch. de méd. militaire*, 1907, p. 112.

venons de passer en revue la plupart de ces caractères, nous n'avons donc pas à y revenir.

D. **Conserves de pain.** — On en distingue actuellement deux variétés : le pain biscuité et le pain de guerre.

1° Le *pain biscuité* est du pain ordinaire de troupe qui a subi une cuisson prolongée : c'est la conserve à court terme dont l'aspect est analogue à celui du pain de munition. Beaucoup plus sec que ce dernier, possédant une mie plus dense et une croûte plus brune il a la propriété de se conserver dix-huit à vingt jours après lesquels il est mis en distribution. Lorsqu'il est fabriqué avec du levain de pâte la durée réglementaire de sa conservation n'est que de dix jours. (Circulaire du 20 janvier 1908.) Il se fabrique actuellement dans les corps d'armée. Chaque pain pèse 1 400 grammes, soit 2 rations de 700 grammes chacune. On tolère 30 à 50 grammes de déficit en poids suivant le temps écoulé depuis sa fabrication jusqu'à sa consommation.

2° Le *pain de guerre*, connu encore sous le nom de tablette Destenay, est l'ancien biscuit additionné de levain adopté depuis le 25 novembre 1894. Il est fabriqué avec de la farine blutée à 70 p. 100.

Pour 1 600 galettes, on emploie :

Farine de froment blutée à 70 p. 100.........	67 kilogr.
Levure de grain	600 grammes.
Eau	16 litres.
Sel	800 grammes.

Il présente la forme d'une galette de 70 millimètres de longueur, 65 millimètres de large et 25 millimètres d'épaisseur.

Une galette [1] pèse en moyenne 50 grammes. En un point de sa surface se trouve la marque d'un timbre indiquant sa provenance et la date de sa fabrication. La ration [1] comporte 10 galettes et doit pouvoir se conserver pendant un an.

Sa valeur alimentaire a été donnée par l'analyse suivante de Balland[2].

Eau...................................	12 » p. 100.
Matières azotées........................	10,76 —
— grasses............................	0,70 —
— sucrées et amylacées..................	75,10 —
Cellulose	0,36 —
Cendres	1,08 —

1. Instruction du 14 juin 1900 sur le service des subsistances, art. 209 et 219.
2. BALLAND, *Revue de l'Intendance*, septembre 1896.

Sa saveur est fade et il prend le goût de rance au bout de quelques mois. Balland [1] pense qu'on pourrait atténuer ce dernier inconvénient par l'addition de sucre. Un concours a eu lieu en 1902 dans le but de modifier le pain de guerre. Il n'a pas donné de résultats et le ministre de la Guerre a décidé que le Comité technique de l'Intendance entreprendrait des études pour remplacer le pain de guerre par le pain biscuité de forme oblongue, ayant une durée de conservation plus longue que le pain biscuité actuel, et une forme permettant de le loger plus facilement dans le sac. Des expériences faites en 1903 n'ont pas été favorables. Dans tous les cas, depuis le 26 avril 1902, le ministre de la Guerre a décidé que la consommation du pain de guerre ne serait plus maintenue en temps de paix. Il sera fabriqué au moment de la mobilisation dans des stations-magasins à l'aide de provisions de farine constituées en quantité suffisante dès le temps de paix. Pour le moment il ne sera donné aux troupes qu'à titre d'expérience pour assurer le service des *vivres-pain* en manœuvres, dans les colonnes d'Algérie, ou dans quelques ciconstances exceptionnelles.

Au point de vue hygiénique, le pain de guerre est aussi mauvais que l'ancien biscuit; il est de digestion difficile, car il irrite l'estomac en absorbant tous les sucs digestifs; il forme corps étranger, et sa présence ne tarde pas à provoquer la diarrhée par irritation de l'intestin.

Son procès semble donc fait, car les soldats s'en montrent peu partisans et le gaspillent.

Le professeur Simonin [2] attribue cette défaveur à ce fait que le pain de guerre ne se présente pas sous l'aspect connu et routinier, en quelque sorte du pain que l'homme mange à son foyer familial. C'est encore, ajoute-t-il, la complication utile, sinon indispensable, mais sûrement longue et assujettissante de le faire tremper avant consommation. C'est enfin et surtout la fréquence des parasites et des larves qu'on y rencontre.

Decaux [3] a étudié trois espèces : l'*Ephesta elutella*, l'*Ephesta interpunctata*, l'*Asopia farinalis*, et a montré que ces insectes ne visitaient les caisses à biscuits que de la fin de mai au commencement de septembre, d'où l'indication de mettre les produits en caisse dans la période intermédiaire. Il a fait voir, d'autre part, que la désinfection des caisses était fort difficile. Une température de 130° serait néces-

1. BALLAND, *Revue de l'Intendance*, septembre-octobre 1896.
2. SIMONIN, Le pain de guerre actuel, *Arch. de méd. milit.*, mars 1905.
3. DECAUX, Les parasites du biscuit de troupes. Moyens de préservation, *Arch. de méd. milit.*, 1892, *Revue d'hygiène*, 1893, p. 156.

saire. Appaix [1] y a décelé la présence d'un coléoptère : le ténébrion meunier (*Tenebrio molitor*). Les cadavres de ces parasites et leurs déjections occasionnent du dégoût et des troubles intestinaux signalés par A. Laveran : « la diarrhée du biscuit ». Au cours de toutes les campagnes, on a constaté l'influence nocive de cette conserve sur le tube digestif, lorsqu'elle est mise en consommation pendant long-temps. Enfin, la densité de sa contexture physique, bien plus que la nature de sa composition chimique est cause de son infériorité au point de vue alimentaire. Nous ne possédons donc pas encore une conserve de pain utilisable en campagne. Cette lacune sera-t-elle comblée? De nouvelles études doivent être entreprises à ce sujet pour procurer aux troupes le vivre-pain sous une forme *consommable immédiatement sans préparation et facilement mangeable*.

Le problème à résoudre réside dans ces deux qualités primordiales. Personne ne doute des qualités chimiques du pain de guerre actuel, de sa richesse en matières hydrocarbonées; mais à quoi servent tous ces avantages si les hommes ne le mangent pas. On dit qu'en campagne, lorsque ceux-ci n'auront à leur disposition que du pain de guerre, celui-ci trouvera des consommateurs. Sans doute, mais il faut songer aux inconvénients réels d'un pareil aliment pour la santé du soldat. De plus la conserve de pain fait uniquement partie des vivres du sac, c'est-à-dire que c'est un aliment qui sera mangé au moment ou à la suite des actions de guerre, en tous cas à des périodes de troubles, où toute préparation est impossible, il faut donc que sa première qualité soit d'être *friable et facilement mangeable* sans que cette propriété fasse obstacle à sa conservation et à son transport. Il doit pouvoir supporter le ballottement prolongé dans le sac ou la musette et pouvoir aussi se conserver en magasin à l'abri des insectes.

Or l'expérience d'une telle conserve a été faite au cours de la campagne de Mandchourie, et le pain de guerre japonais apparaît comme un des types les mieux conçus. La supériorité de ce produit n'a d'ailleurs pas échappé à l'administration militaire française et c'est dans ce sens que les recherches sont poursuivies à l'heure actuelle. Les premiers résultats paraissent satisfaisants, mais il faut attendre l'appréciation des chefs et des hommes qui en font en ce moment l'essai pratique.

Pain de guerre dans les armées étrangères. Pain de guerre japonais. — Le pain de guerre japonais se présente sous la forme de galettes aplaties et allongées de 0 m. 08 de longueur et de 0 m. 06

---

1. APPAIX, Rapport sur le pain de guerre, *Revue de l'Intendance*, avril 1906, p. 379.

de largeur sur 0, 015 d'épaisseur. Les différentes faces sont lisses, brillantes, d'un beau jaune doré, il en est de même des parties latérales. En aucun point on ne rencontre de fissure capable de donner asile ou de servir de porte d'entrée aux parasites. Ces qualités tiennent à trois causes : d'abord la pâte, au lieu d'être partagée en galettes à la sortie du four, subit cette fragmentation avant la mise au four, d'où absence de fissure sur les bords; d'autre part, au lieu d'être déposées sur une *plaque métallique* pleine *au moment de l'enfournement*, les galettes sont *placées sur une grille*, ce qui permet à la chaleur d'agir sur toutes les faces en même temps, et rend la répartition de la croûte uniforme, à l'inverse de ce qui se produit pour toutes les autres conserves de même nature qui offrent toujours une face moins cuite que l'autre; enfin la belle couleur jaune dorée est due à ce qu'avant la mise au four les galettes sont humectées à l'aide d'une brosse ou mieux encore sont soumises, dans une chambre de vapeur où elles sont exposées pendant 5 à 10 minutes, à l'action de jets de vapeur à une pression de 0,2 atmosphères. La cassure de ce pain est finement granuleuse, et sa friabilité est juste suffisante pour permettre de le manger facilement sans préparation, et ne pas nuire à son transport. On le croque comme on croquerait un petit beurre un peu volumineux. Cette dernière propriété est due à la farine de riz que ce pain contient au taux de 10 p. 100. Il renferme en outre de 12 à 15 p. 100 de sucre; il est aromatisé avec des graines de sézame ou de fenouil [1].

La ration journalière, donnée comme substitutive de celle de riz, était pendant la guerre de 675 grammes se décomposant en trois paquets de 1 repas de 225 grammes chacun. Le paquet est divisé en 2 parties égales et chacune de celles-ci est enveloppée dans du papier parcheminé. Le tout est réuni dans un papier plus fort sur lequel est inscrite la provenance de la denrée.

Ces biscuits sont, avant la distribution, conservés dans des caisses en zinc soudées et enduites au dehors d'un vernis jaunâtre pour préserver le métal. La boîte en zinc est elle-même mise dans une boîte en bois. Chaque caisse contient 40 rations, soit 120 paquets; elle pèse 30 kilogrammes environ, dont 27 kilogrammes de poids net.

On voit avec quel soin se fait la conservation de ce biscuit. Il n'est pas étonnant que les avaries soient rares. Les dépenses consacrées à l'empaquetage sont compensées et au delà par la modicité des pertes.

Pain de guerre et pain biscuité allemands. — En Allemagne,

1. MATIGNON, *Enseignements de la guerre russo-japonaise*, 1907.

depuis 1902, on fabrique un nouveau pain biscuité en mélangeant 100 grammes de pâte de farine avec 10 grammes de riz cuit et 10 grammes de sel. L'introduction du riz a pour but d'obtenir une plus grande hydratation du pain de façon à rendre sa dessiccation moins précoce. Mais ce pain manque d'élasticité par suite de l'emploi de la farine de riz qui est dépourvue de gluten, et son humidité le rend plus attaquable par les moisissures.

D'autre part l'armée allemande est pourvue actuellement d'un biscuit d'une forme toute particulière. Il est constitué par de petits cubes, du poids de 2 gr. 3, analogues comme forme aux bonbons appelés caramels, mesurant 0,037 sur 0,020 et ayant une épaisseur de 0,007. La pâte faite avec la farine blutée à 70 p. 100 est aromatisée avec des grains de cumin. Elle contient une certaine quantité de farine de pomme de terre 9 p. 100 environ et à peu près autant de sucre. Il y est ajouté des œufs dans la proportion de 500 pour 100 kilogrammes de farine de froment. La farine de pomme de terre a pour résultat.de rendre la pâte plus facilement friable, et par cela même plus facilement comestible.

Malheureusement la conservation de ce produit semble assez limitée. Les parois latérales friables laissent des fissures, après manipulation, ce qui favorise l'introduction des insectes. Il faut reconnaître cependant que la forme adoptée marque un véritable progrès. La petitesse des galettes en rend l'ingestion plus commode, et permet en outre un triage plus facile des biscuits attaqués et limite ainsi les pertes.

Pain de guerre anglais. — Ce produit présente un aspect analogue à l'ancien biscuit français. Il est cependant plus blanc et sa surface parsemée de grains de son, laisse deviner la grossièreté des éléments qui entrent dans sa composition. Il est fabriqué en effet avec de la farine de froment brute, c'est-à-dire avec ce que l'on appelle la boulange. L'eau qu'il contient est en très petite quantité (8 p. 100). Aussi pourrait-il se conserver plus longtemps que le pain de guerre français, dans lequel l'humidité est de 12 p. 100, s'il ne présentait comme ce dernier des fissures latérales qui favorisent la pénétration des insectes. Le pain de guerre anglais est renfermé dans des boîtes en fer-blanc scellées et soudées hermétiquement.

Pain de guerre autrichien. — Le pain de guerre autrichien ancien présente les qualités et les défauts du pain de guerre français. Sa croûte supérieure dorée cependant lui donne meilleur aspect. Cette

---

1. BALLAND, Les pains de conserve dans les différentes armées, *Gaducée*, 1901.

teinte est obtenue en faisant subir aux galettes, avant la mise au four, la même opération que pour le pain de guerre japonais,

Un nouveau pain de guerre décrit par le sous-intendant Tlapek dans le *Manuel techique des services administratifs*, est un pain aux œufs comme celui des allemands. Sa composition est la suivante :

Farine de froment..........................	100 kilogrammes.
— de pommes de terre....................	12 —
Œufs..	500 unités.
Sucre...	12 kilogr.
Lait...	12 litres.
Sel..	1 kg. 625
Cannelle.....................................	70 grammes.
Cardamone	2 —
Clous de girofle.............................	1 —
Levure	1 kg. 500

Pour 400 éléments cubiques.

La forme est celle du pain de guerre allemand. Ses éléments sont également enfermés dans un sachet de coton.

Pain de guerre belge. — Il est constitué par des galettes de 150 grammes, percées de 40 trous et mesurant 0,15 sur 0,10 avec une épaisseur de 0,015. Fabriqué avec de la farine blutée à 70 p. 100, des œufs et du sucre, il rancit assez rapidement, se brise facilement et se laisse attaquer par les insectes, comme le pain de guerre français.

Pain de guerre italien. — Son aspect représente absolument l'ancien biscuit français. Ses dimensions sont de 0,15 sur 0,15 avec une épaisseur de 0,02. La farine qui sert à sa fabrication est blutée à 75 p. 100. Il ne contient que de la farine, de l'eau, du sel et de la levure. Mais sa croûte est uniforme au-dessus et au-dessous; les parois latérales ne formant qu'une seule surface unie avec les faces supérieures et inférieures, ne peuvent être attaquées par les insectes.

Pain de guerre roumain. — Analogue à celui de France.

Pain de guerre russe. — Il est constitué par de petits morceaux de pain séchés au four (Poukhari).

Pain de guerre suisse. — Le pain de guerre suisse représente une « Biscotte ». Il est constitué par des tranches de pain de 0,09 sur 0,09 épaisses de 0,02, pesant 50 grammes, de forme rectangulaire; toutes les faces ont été grillées au four. La farine qui sert à le fabriquer est blutée à 60 p. 100. Il contient en outre 3,61 p. 100 à 5,11 p. 100 de sucre, et 6 à 11 p. 100 d'eau. Sa saveur est très agréable. Malgré cela le lieutenant-colonel Zuber se plaint du gaspillage dont il est l'objet. On le renferme dans des boîtes en carton à raison de 5 par boîte.

Pain de guerre turc. — Constitué par des galettes rondes de 0,15 de diamètre, il est fabriqué avec de la farine blutée à 70 à 80 p. 100. Il est percé de trous irrégulièrement répartis. peu nombreux. La croûte est brune, très épaisse. Son poids est de 200 grammes.

Le tableau ci-contre résume ce qui vient d'être dit et donne les qualité nutritives et énergétiques des principaux pains de guerre.

V. Autres aliments végétaux. — Le soldat consomme encore un certain nombre d'aliments végétaux. Parmi ceux-ci il convient de citer encore une céréale. le riz puis les légumineuses dont les plus utilisées sont celles de pois. de haricots et de lentilles.

Ces derniers contiennent une assez grande quantité d'albumine, 25 p. 100, dont une partie toutefois n'est point assimilable. Leur composition ressort du tableau suivant :

100 PARTIES	HARICOTS	PETITS POIS		LENTILLES
		En gousse.	Pelés.	
Eau	14,8	15,0	12,7	12,3
Albumine	24,3	22,9	21,1	25,7
Graisse	1,6	1,8	0,8	1,9
Hydrates de carbone	49,0	52,4	61,0	53,5
Cellulose	7,1	5,4	2,6	3,8
Cendres	3,2	2,5	1,8	2,8

Le riz, par contre. est l'aliment hydrocarboné par excellence.

Sa distribution a lieu d'ordinaire par l'administration de la guerre qui conserve en magasin de grandes quantités de cette denrée. Il entre cependant peu dans l'alimentation ordinaire de l'homme. Cela tient en général, comme nous l'avons dit, à sa mauvaise préparation. On fabrique avec le riz dans le régiment un véritable plat de « colle » que refuse le soldat. Il goûte au contraire volontiers au riz au lait préparé dans certaines unités. C'est d'ailleurs un des aliments les plus riches comme valeur énergétique.

Le riz est l'aliment-pain du soldat nippon.

Chacun d'eux en reçoit un litre et demi par jour. Mais le riz cuit aigrit vite et il vaut mieux recommencer cette opération pour chaque repas. On attribue au riz, ou à certaines altérations de ce produit, peut-être à la présence d'un parasite encore inconnu, l'origine du béri-béri, affection qui causa une morbidité assez forte dans l'armée japonaise.

Les racines et les tubercules tiennent également une grande place dans l'alimentation végétale du soldat : la carotte, les navets con-

Pains de guerre.

	POIDS D'UN BISCUIT	VOLUME, DIMENSIONS D'UN BISCUIT	VOLUME OCCUPÉ PAR 100 GR.	HUMI- DITÉ	MATIÈRES GRASSES	MATIÈRES AZOTÉES	HYDRATES DE CARBONE	CELLU- LOSE	CEN- DRES	VALEUR ÉNER- GÉTIQUE	SUCRE RÉ- DUCT.	SUCRE NON RÉ- DUCT.	SUCRE TOTAL	CHLORURE DE SODIUM
Suisse (Sommer).	49^{gr}	11^{cm},5 × 5^{cm},5 × 1^{cm},7 = 107^{cm},5	219^{cm},4	11	0,40	14	72,48	0,16	1,96	358^{cal}	4,13	0,98	5,11	1,19
Suisse (Lain)	54 ,1	9 × 9 ×1 ,6 = 129 ,6	239 ,5	11,22	0,50	13.47	72,04	0,19	2,58	355	2,66	0,95	3,61	1,67
Belge..........	136 ,7	15 ,3×10 ,2×1 ,8=280 ,9	205 ,5	12,30	0,45	9,89	75,38	0,17	1,81	354	0,425	0,303	0,728	0,71
Allemand........	2 ,23	1 ,9× 2 ,6×1 = 4 ,94	221 ,5	10,14	2,86	11,64	73,35	0,15	1,86	375	3,42	5,55	8,97	0,854
Autrichien.......	153 ,8	12 × 9 ,5×2 ,4=273 ,6	177 ,8	12,24	0,45	12,50	73,44	0,05	1,32	357	0,84	0	0,84	0,43
Anglais (Spratt)..	59 ,5	10 ,5× 7 ,5×1 ,4=110 ,2	185 ,3	8,44	0,72	12,08	77,02	0,44	1,30	372	0,54	0,62	1,16	traces
Anglais (Clark et Sons)...........	60 ,5	—	182	9,60	0,74	12,42	75,50	0,68	1,06	367	0,44	0,84	1,28	—
Anglais (Spiller et Boks)..........	57 ,2	—	192 ,7	10,28	0,90	12,51	73,71	1,30	1,30	362	0,52	0,56	1,08	—
Italien (fabrication privée)	»	»	»	11	0,52	11,99	75,45	0,26	0,78	363	1,02	0,04	1,06	—
Italien (fabrication militaire)	»	»	»	11	0,50	12,25	75,05	0,24	0,96	363	0,675	0,025	0,70	0,047
Français........	52	6 ,5× 6 ,5×2 ,3= 97 ,17	186 ,7	12	0,10	10,36	76,54	0,20	0,80	357	0	0	0	»
Japonais........	28	8 × 6 ×1 ,5= 72	256 ,0	6,01	0,56	10,15	73,49	»	2,14	348	4,53	3,12	7,65	0,35

tiennent beaucoup d'eau 75 à 90 p. 100 : la pomme de terre également est un excellent aliment, mais dont la germination aboutit à une transformation de l'amidon en sucre et production d'un acide amidé très toxique, la solanine, qui a provoqué des accidents d'intoxication alimentaire.

Le médecin major Cortial[1] a rapporté une épidémie d'intoxication alimentaire de cette nature survenue le 11 juillet 1888 au 139e régiment d'infanterie caserné au fort de Saint-Irénée, à Lyon. Les pommes de terre distribuées à l'ordinaire étaient germées; 101 malades présentèrent de la diarrhée, des crampes dans les mollets et de la dilatation de la pupille.

Ces racines et tubercules présentent la composition suivante :

100 PARTIES	EAU	ALBUMINE	GRAISSE	HYDRATES DE CARBONE	CELLULOSE	CENDRES
Pommes de terre......	75,5	2,0	0,2	20,6	0,7	1,0
Carottes............ ..	87,1	1,0	0,2	9,3 (1)	1,4	0,9
Navets.............. ..	89,4	1,4	0,2	7,4 (2)	1,0	0,7

Enfin certaines herbes et salades contiennent beaucoup plus d'eau et sont utilisées sous formes de potages condensés, de juliennes usitées dans les colonies; leur composition est la suivante :

100 PARTIES	LÉGUMES-RACINES (2)	CHOU-FLEUR	CHOU VERT (3)	CHOU BLANC	POIS VERTS (4)	ÉPI-NARDS (5	ASPER-GES	SALADES (6	CON-COM-BRES
Eau	93 — 76	90,9	87,1	90,0	78,4	88.5	93,8	92 — 94	95,6
Substances azotées	1,2 — 2,7	2,5	3.3	1,9	6,4	2,5	1,8	1.3 — 2,1	1,0
Graisse........	0 — 0,8	0,3	0,7	0,2	0,5	0,6	0.3	0,1 — 0.5	0,1
Extrait non azoté (1).........	3,8 — 15,9	4,6	6,0	4,9	12,0	4,4	2,6	2,6 — 3,6	2,3
Cellulose.......	0,8 — 2,8	0,9	1,2	1,8	1,9	0,9	1,0	0.6 — 0.7	0,6
Cendres........	0,7 — 2,5	0,8	1,7	1.2	0,8	2,1	0.5	0,8 — 1,0	0,4

Ces aliments sont beaucoup moins nutritifs et leur emploi n'a de valeur qu'en ce qu'ils contribuent un peu à varier l'alimentation du soldat. Des recherches récentes ont cependant démontré la présence de lécithine dans les légumes verts.

Mention doit être faite en terminant du danger que présente la consommation de certains haricots à acide cyanhydrique (*Phaseolus lunatus*) arrivés dans ces derniers temps des Indes en Europe et des-

1. CORTIAL, *Arch. de méd. milit.*, 1889.

tinés à la nourriture du bétail. L'absorption de ces haricots a donné lieu à des accidents d'empoisonnements chez l'homme et leur étude a été l'objet d'une communication de M. Guignard à l'Académie des Sciences (5 mars 1906). Une circulaire ministérielle du 11 avril 1906 met en garde l'administration de l'armée contre ce danger et une circulaire du 23 avril 1906 donne le procédé suivant pour reconnaître la présence d'acide cyanhydrique dans les haricots :

1° Tremper une feuille de papier buvard dans une solution aqueuse d'acide picrique à 1 p. 100.

2° Laisser sécher.

3° Imprégner cette feuille de papier d'une solution de carbonate de soude à 1 p. 10.

4° Laisser sécher.

5° Broyer les haricots et verser le produit du broyage dans un tube.

6° Suspendre le papier préparé à la partie supérieure du tube en bouchant celui-ci avec un bouchon de liège.

Le papier, qui, après la préparation décrite ci-dessus, est coloré en jaune, deviendra d'une couleur orangée en présence des haricots en question.

La consommation des légumes crus a donné lieu plusieurs fois à des infections typhoïdiques. L'épandage sur le sol qui se fait tant autour des villes est spécialement utilisé pour la culture maraîchère, aussi les circulaires ministérielles du 5 mai 1907 et du 13 janvier 1908 mettent-elles les corps de troupes en garde contre la consommation de ces aliments à l'état cru. Leur vente est d'ailleurs absolument interdite dans les cantines lorsque règne la fièvre typhoïde; il doit en être de même au point de vue de leur achat pour les ordinaires.

CHAPITRE VII

VIANDES

Constitution de la viande. Suivant l'état de chair, suivant les espèces d'animaux, suivant les catégories. Composition des divers organes.

Expertise des viandes. Examen de la bête sur pied, sexe, âge, état de santé, état de chair et d'embonpoint, maniements. Examen de la bête abattue : qualités et catégories, coupe des viandes, examen des séreuses, du tissu cellulaire, des muscles, de la graisse, des os, des vaisseaux, des ganglions lymphatiques, des organes.

Mode d'approvisionnement de la viande dans l'armée. Indemnité représentative. Quantité allouée, qualités requises. Modes d'achat. Marchés par adjudication, de gré à gré, boucheries militaires.

Approvisionnement de viande en campagne. Parcs de bestiaux. Transports d'animaux en quartiers.

Préparation de la viande. Bouillie, rôtie. Bouillon.

La viande semble nécessaire à l'organisme humain, non seulement à cause des éléments albuminoïdes qu'elle contient, mais encore parce que ces éléments s'y trouvent sous une forme qui la rend plus facilement transformable par le suc gastrique que l'albumine végétale.

La digestibilité de la première est en effet de 97 p. 100 tandis que celle de la deuxième est seulement de 75 p. 100.

La viande doit fournir 35 p. 100 des 120 grammes d'albuminoïdes de la ration d'entretien. Or, elle contient 21 p. 100 d'albumine, il faudrait donc que la quantité allouée soit donnée à raison de 200 grammes en moyenne entièrement absorbable.

I. Composition de la viande. — On entend par viande les muscles des animaux de boucherie, du gibier, du poisson, des mollusques et certains organes comestibles comme le foie, le rein, le poumon, le cerveau et le sang.

Cependant, il est important de distinguer : la viande proprement dite, comprenant exclusivement les muscles et celle de boucherie, assemblage complet de tous les tissus qui entrent dans la constitution de l'organisme : tissus musculaires, osseux, adipeux, etc.

Aux animaux habituellement abattus dans les boucheries : bœuf, vache, mouton, porc, il ne faut pas oublier de joindre le cheval, dont la consommation augmente chaque jour dans les grandes villes. En 1903, les abattoirs de la Villette ont reçu près de 30 000 chevaux (28 765 chevaux, 109 ânes, 172 mulets) donnant un poids de 7 millions 300 et quelques mille kilogrammes de viande. En Allemagne, il a été abattu pour la boucherie 120 000 chevaux en 1904 et 180 000 en 1905.

D'après A. Gautier, la viande de boucherie ordinaire contiendrait :

Os et aponévroses	8 à 23	p. 100.
Graisse	4,5 à 13	—
Tissu musculaire	64 à 83	—

de sorte que pour un kilogramme de viande de boucherie on peut compter :

Os et aponévroses	200
Tissu adipeux	90
Chair proprement dite	710
	1 000

Ces analyses n'ont d'ailleurs qu'une valeur très approximative.

La quantité de chair subit des variations considérables qui sont surtout influencées par le taux de la graisse. Plus il y a de graisse et moins il y a de muscle, et plus il y a de graisse, moins la viande contient d'eau. L'hydratation de la viande est en effet en raison inverse de l'état d'engraissement, comme le prouve le tableau suivant :

Viande ayant	1 p. 100 de graisse	renferme	76 p. 100 d'eau.
—	6	—	—	73	—
—	17	—	—	63	—
—	34	—	—	51	—

Les matériaux constitutifs principaux de la viande de mammifères, privée d'os et de tissus adipeux, sont dans les rapports suivants calculés pour 100 parties.

Myosine	8 à 11	Moyenne
Myostroïne	4 à 5	des
Osséines et peptones	2 à 3	albuminoïdes
Myoalbumine	1,5 à 2,5	18,5 p. 100.
Matière extractives	2 à 3	
Sels solubles	0,5 à 0,8	
Sels insolubles	0,3 à 0,5	
Eau	74,5 à 78	

Les matières extractives sont constituées en grande partie par des bases azotées qui donnent à la viande son action stimulante. Ce sont la créatine, la créatinine, la xanthine, etc. La glyconine se rencontre dans les proportions de 0,3, à 0,8. Enfin on trouve du sucre.

Les substances minérales entrent dans 1 p. 100 environ de sa constitution. Le phosphate de potasse constitue à lui seul les deux tiers des sels de la viande. Puis viennent les phosphates de calcium, de magnésium, le chlorure de sodium.

En général, la magnésie prédomine sur la chaux.

Potasse.	Soude.	Chaux.	Magnésie.	Oxyde de fer.	Phosphore.	Chlorure.
0,5	0,08	0,01	0,04	0,006	0,5	0,07

II. Expertise de la viande dans l'armée. — L'instruction du 2 mai 1908 sur le contrôle et l'inspection des viandes et des animaux de boucherie destinés à la troupe et l'instruction technique pour la reconnaissance et l'examen de la viande sur pied et abattue du 16 mai 1908 abrogeant celle du 22 avril 1905 fixent les conditions de l'expertise. « Toute viande destinée à l'alimentation de la troupe doit, avant d'être acceptée par l'officier de distribution, être examinée par un vétérinaire militaire ou, à son défaut, par le médecin militaire. Dans certaines unités isolées, cet examen peut être fait par un officier ou le gradé chef de détachement qui se fait seconder par un professionnel du détachement.

Les médecins qui interviennent pour la réception sont tenus de mentionner chaque jour leur avis, suivi d'un émargement daté sur le registre de visite, déposé à demeure dans le local où s'effectue la réception de la viande. Les médecins peuvent, en outre, être chargés de faire aux officiers et aux gradés des démonstrations pratiques en vue de la reconnaissance et de l'examen de la viande. (Circulaire du 27 février 1907 et du 6 novembre 1908.)

Cette expertise ne présente pour les médecins militaires, dans la grande majorité des cas, aucune difficulté ; par ses études antérieures, il est plus à même que quiconque d'acquérir rapidement les quelques connaissances pratiques nécessaires. Il s'agit pour lui, non de faire un diagnostic de maladie, mais de se mettre au courant de quelques recherches à poursuivre sur l'état de la chair musculaire, sur les modifications de forme, de volume, de constitution des ganglions, sur l'aspect des séreuses, sur l'épaisseur du pannicule adipeux, sur l'état du tissu cellulaire...

Un garçon boucher acquiert bien et rapidement les notions nécessaires, un médecin pourra non moins aisément et plus rapidement acquérir les mêmes connaissances usuelles.

L'expertise, telle qu'elle doit être pratiquée par le médecin militaire, comprend :

L'examen de la bête sur pied et abattue, ainsi que celui de la viande en morceaux. L'instruction technique du 16 mai 1908 donne à cet égard tous les détails nécessaires et nous n'aurions qu'à la reproduire. Mais il nous a paru plus instructif d'en extraire les parties principales en nous servant pour les exposer des conférences faites aux médecins militaires chaque année, soit aux abattoirs, soit aux halles centrales, par MM. Villain et Godbille.

A. Examen de la bête sur pied. — Cet examen comprend l'estimation du poids net de viande pure, l'examen du sexe, de l'âge, de l'état de santé et de chair.

ESTIMATION DU POIDS VIVANT ET DU POIDS DE VIANDE NETTE DES ANIMAUX DE BOUCHERIE. — La pesée de l'animal vivant a pour inconvénient de ne pas toujours renseigner exactement sur la valeur réelle du sujet qu'on a à estimer. Il faut tenir compte en effet du degré de vacuité des viscères digestifs et de la densité des aliments ingérés. Selon que les animaux ont été pesés à jeun ou au contraire repus par une alimentation copieuse, on peut trouver des différences allant jusqu'à 30 kilogrammes[1]. Le poids du cuir et la conformation du sujet font aussi varier considérablement la proportion du poids des diverses parties du corps d'un animal vivant. Quoi qu'il en soit, le rendement pour cent de l'animal est la plupart du temps au jugé et en moyenne de :

Bœuf maigre............................... 46 à 49 p. 100.
—   en état.............................. 50 à 54   —
—   demi-gras............................ 55 à 58   —
—   gras................................. 59 à 60   —
—   fin gras............................. 62 à 63   —

Comparativement d'après le sexe, on aura :

Bœuf ...   55 p. 100.
Taureau.   53   —   à cause de l'épaisseur du cuir et de la grosseur de la tête.
Vache...   40   —   à cause du moindre développement de la musculature et des os.

EXAMEN DU SEXE. — Les mâles entiers donnent en général une viande de qualité inférieure; c'est pour cela que jusqu'ici on a exclu des fournitures de l'armée les verrats, les béliers et les taureaux.

Ce dernier cependant peut être bon lorsqu'il est jeune et engraissé.

---

1. Sur les rendements et déperditions de poids, voir l'ouvrage : *Vente et achat de bétail vivant*, par E. Piou et P. Godbille, lib. A. Colin, 5, rue de Mézières, Paris.

Les organes génitaux permettent de le reconnaître facilement. Depuis plusieurs années, on se livre à l'élevage du taureau de boucherie et il n'est pas rare de rencontrer des animaux jeunes engraissés à point, offrant au dépeçage des viandes si bien persillées que les fins connaisseurs, les bouchers eux-mêmes sont trompés dans leurs achats[1]. Il n'y a pas d'inconvénient, dans ces conditions, à

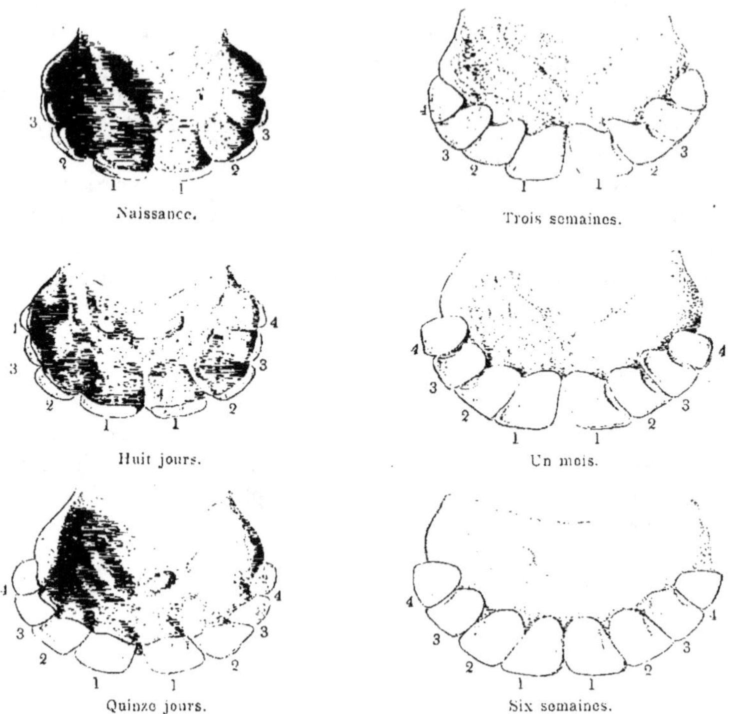

Fig. 14. — *Age du veau.* — 1. Pinces; 2. Premières mitoyennes; 3. Deuxièmes mitoyennes; 4. Coins. (Renues, Inspection des viandes).

laisser entrer de pareilles viandes dans une fourniture par adjudication au même titre que celle de bœuf. Tué à trois ans à peine le taureau donne aujourd'hui une chair moins ferme et plus sapide, chair qui alimente les tables des lycées, des pensionnats et des restaurants populaires. Il n'y aurait donc plus aucune raison de l'exclure des adjudications de l'armée.

EXAMEN DE L'AGE. — Le complet développement de l'animal est la meilleure garantie de sa bonne qualité. La viande d'un animal trop

---

1. VILLAIN, Les viandes de boucherie, *Revue de l'Intendance*, octobre 1908, p. 842.

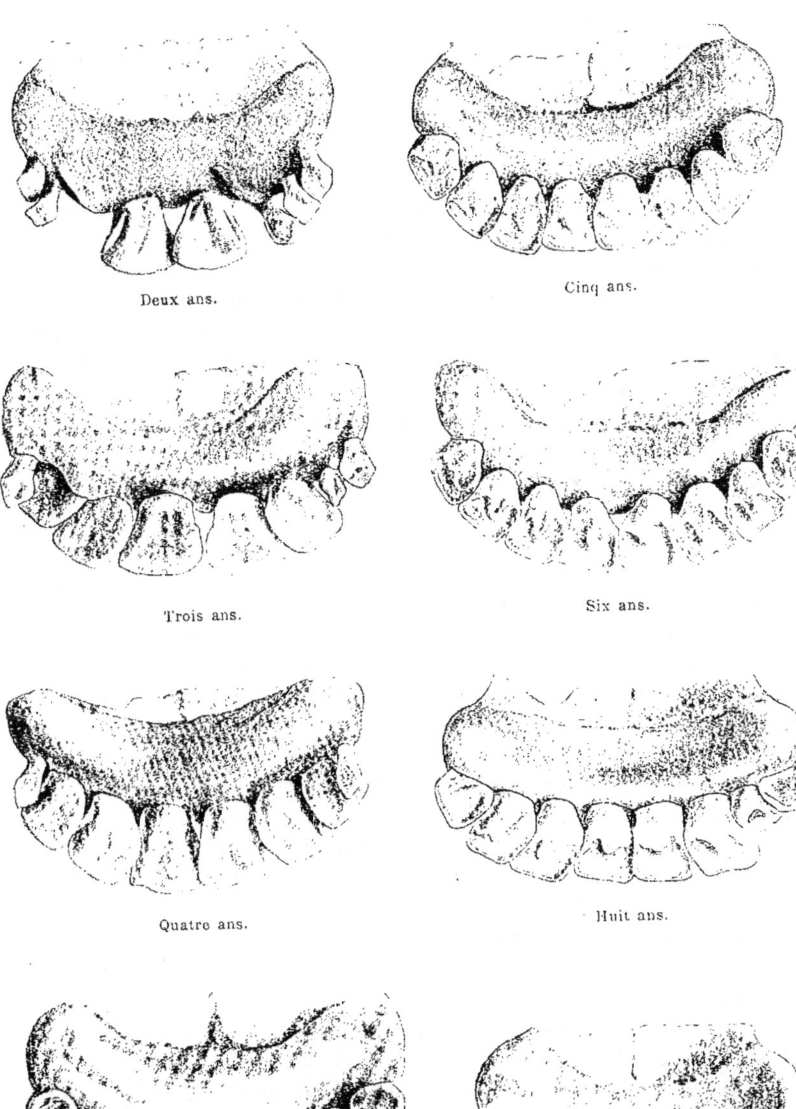

Fig. 14 *bis.* — *Age du bœuf.* (Rennes, Inspection des viandes.)

jeune a une valeur nutritive insuffisante; elle est riche en gélatine et en graisses. Trop vieux, le tissu fibreux prend des proportions considérables et sa valeur nutritive est nulle.

La chair de veau ne doit pas être utilisée avant que l'animal ne soit âgé de six semaines au moins. Elle a d'ailleurs été exclue des fournitures de l'armée, et dans les hôpitaux militaires, on ne doit admettre que des animaux non soufflés.

Les bovidés sont comestibles entre trois et dix ans.

Les brebis peuvent servir à l'alimentation jusqu'à six ans, le mouton jusqu'à huit ans et le porc quand il a atteint un an.

Diagnostic de l'âge. — Il est donc important de faire le diagnostic de l'âge des animaux de boucherie. Celui-ci repose sur l'examen des cornes et dents.

a. Cornes. Leurs sillons sont des points de repère précieux. Le premier compte pour trois ans et les autres pour un an.

b. Dents (fig. 14). Elles n'existent qu'à la mâchoire inférieure. Les pinces sont les deux dents médianes, les mitoyennes sont les deux dents situées de chaque côté des pinces; les coins sont aux extrémités de l'arc dentaire.

Tout animal présente deux dentitions.

Première dentition : Chez le veau, les pinces et les mitoyennes apparaissent dès la naissance. Au bout de huit jours on voit poindre les coins. Toutes les dents sont complètement sorties au bout de trois semaines.

L'usure des dents commence vers dix mois pour les pinces, vers un an pour les premières mitoyennes, vers quinze mois pour les deuxièmes, de dix-huit à vingt mois pour les coins.

La seconde dentition se fait entre un an et deux ans pour les pinces. Entre deux ans et demi et trois ans pour les premières mitoyennes, à quatre ans pour les coins.

Ainsi, elle est complète à quatre ans.

L'usure des dents commence par les pinces et elle s'opère par rasement :

A quatre ans, celui-ci atteint les premières mitoyennes.

De cinq à huit ans, l'usure gagne toutes les dents.

A la même époque, une concavité (étoile dentaire) commence à se dessiner sur la table des pinces et des premières mitoyennes et s'étend ensuite aux secondes mitoyennes puis les dents s'écartent. Au delà de dix ans, l'étoile dentaire tend à prendre une forme arrondie, correspondant à l'usure des dents jusqu'à la racine. Il est difficile alors de déterminer l'âge, on dit alors que la bête est *hors d'âge.*

Etat de santé. Aspect général. — L'animal en bonne santé présente une physionomie spéciale ; il a l'œil éveillé et brillant, la conjonctive rosée, les allures vives et dégagées, le mufle est frais et couvert de rosée ; le poil lisse et comme lustré ; la colonne vertébrale s'infléchit lorsqu'on la pince légèrement au niveau des reins entre le pouce et l'index ; la rumination et l'appétit sont réguliers. La respiration est calme : 12 à 15 respirations par minute ; les oreilles sont tièdes.

Vu couché, l'animal se présente dans le décubitus ordinaire, c'est-à-dire sterno-costal ; le corps penché repose sur un côté ; l'encolure est déjetée du côté opposé ; les membres antérieurs sont fléchis sur eux-mêmes, l'un est engagé sous la poitrine, l'autre reste plus ou moins apparent ; les talons de ce dernier touchent au coude ; les membres postérieurs sont fléchis en avant, l'un est presque caché sous le ventre, l'autre reste libre. Au repos, l'animal rumine en sommeillant. Le décubitus latéral complet est en général un signe de mauvais augure.

Quelle que soit la façon dont il repose, il est bon de le faire lever afin d'apprécier exactement son état de santé. S'il est bien portant, une fois debout, il s'étire en haussant la colonne vertébrale en contre-haut, et en la baissant ensuite dans un mouvement spécial dit de « pandiculation ». La température intérieure du corps, prise au rectum ou à la vulve à l'aide d'un thermomètre à maxima, ne doit pas dépasser 38° à 39°.

L'animal malade se présente avec une attitude générale variable suivant la nature et l'intensité de la maladie.

Au cours des affections aiguës, la physionomie revêt un caractère de tristesse tout spécial ; le malade se déplace difficilement, le mufle est sec, chaud, la conjonctive rouge laisse suinter du muco-pus ; la bouche est chaude, le poil terne, la tête basse, les grandes fonctions (respiration, circulation) sont accélérées, l'appétit et la rumination sont troublés.

La souplesse de la colonne vertébrale peut ou diminuer ou disparaître, l'animal affectant de se tenir voussé ; parfois, au contraire, elle s'exagère.

Des symptômes sont constatés qui tiennent plus particulièrement aux maladies diverses que l'on observe : salivation et ulcération au cours de la fièvre aphteuse, excréments liquides striés de sang à la suite d'entérite, écoulement de muco-pus par la vulve en cas de métrite...

Dans les cas de maladies chroniques ayant amené la cachectisation progressive, on trouve des symptômes généraux d'une grande importance, amaigrissement avec ou sans émaciation de muscles, surtout dans la région des lombes et du dos; peau collée aux côtes, yeux caves et ternes...

On doit rechercher d'autres signes qui indiquent l'existence de maladies graves; la présence de tuméfactions et d'indurations des ganglions envahis par la tuberculose; les altérations de la mamelle avec hypertrophie ou simple induration, seules ou associées à d'autres lésions siégeant du côté de l'intestin ou de la matrice...

Il convient de retenir que les animaux, sous l'influence de la fatigue, des marches forcées, du séjour prolongé en wagon, de la température élevée, peuvent arriver à l'abattoir dans de mauvaises conditions faisant croire à un état maladif.

Lorsque la santé n'est pas profondément altérée, un repos de quelques jours fait disparaître les signes de fatigue.

ÉTAT DE CHAIR ET D'EMBONPOINT. — Chez les animaux adultes, la graisse se dépose de préférence à l'intérieur (suif) et infiltre les masses musculaires. Les sujets qui reçoivent une nourriture très alibile composée surtout de soupes, ont une tendance à faire beaucoup de graisse extérieure [1].

Elle s'amasse d'abord le long des veines et des vaisseaux lymphatiques, se dépose en nappes entre les plans musculaires de la poitrine et au flanc et forme des amas importants au voisinage des ganglions. Ces dépôts sont faciles à explorer. Ils portent le nom de « maniements ».

Ceux dont la consistance est dure indiquent une viande dense; au contraire, chez les sujets nourris d'une façon intensive, les amas de graisse sont plus ou moins flasques [2].

Leur exploration méthodique permet de calculer le rendement en viande et en suif.

Il existe trois sortes de maniements :

1° *Les maniements qui caractérisent la graisse intérieure* ou suif; ce sont :

Le *scrotum* ou *les bourses* chez le mâle. Au centre de ce dernier se trouve le ganglion lymphatique de l'aine.

Le *cordon de la mamelle* chez la femelle, encore appelé entrefesson, braie, entredeux, entrefesses; il occupe la région du périnée, en le maniant chez le bœuf vers sa partie supérieure on sent rouler la verge. Celle-ci, par son volume, indique si l'animal a été châtré de bonne heure et on peut alors prévoir l'état de finesse que présentera la viande.

---

1. Les bouchers disent de ces animaux qu'ils « mettent tout dehors ». Le veau, le taureau et la vache âgée font peu de graisse de couverture.
2. Les bouchers disent que les sujets sont « creux ».

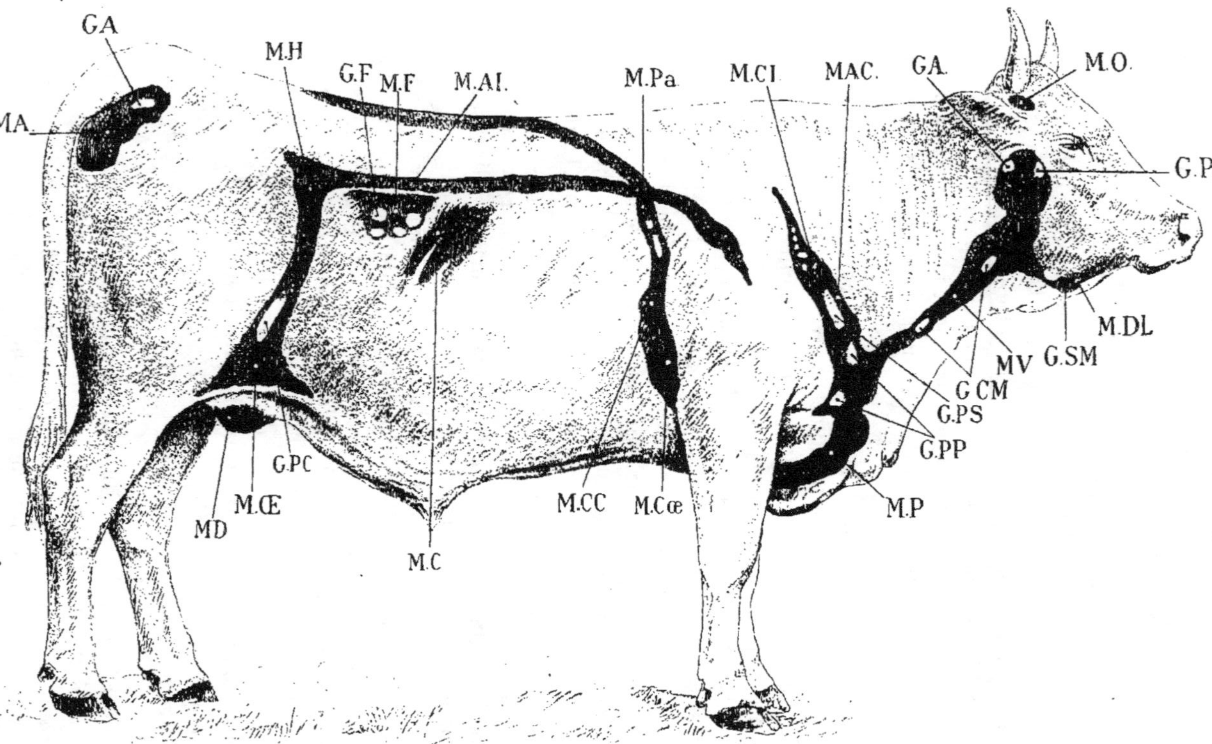

Fig. 15. — *Maniements*. — MO. Oreillette; MDL. Dessous de langue; MV. Veine; MP. Poitrine; MCœ. Cœur; MCC. Contre-cœur; MAC. Avant-cœur; MCi. Collier; MPA. Palleron; MC. Côte; MAl. Aloyau: MF. Flanc; MH. Hanche; Mœ. Œillet; MD. Dessous; MA. Abords. — *Ganglions*. — GA. Altoïdien: GP. Parotidien; GSM. Sous-maxillaire; GCM. Cervicaux moyens; GPS. Préscapulaire; GPP. Prépectoraux: GPC. Précrural: GA. Anal; GF. Du flanc. — (Maniements et Ganglions superficiels du Bœuf, *figure demi-schématique; en partie d'après Godbille.*) (Rennes. Inspection des viandes.)

Ce long maniement se divise en deux branches qui contournent en dehors la base des mamelles pour venir s'accoler en avant, et se confondre dans le repli cutané de l'ombilic (maniement de l'avant-lait).

L'*œillet*, appelé aussi hampe, lampe, gras et fras, se forme dans le repli de la peau qui se trouve tendu entre la rotule et l'abdomen. Il envoie vers la pointe de la hanche et tout à fait contre le devant de la cuisse un prolongement graisseux englobant un énorme ganglion. Si le maniement graisseux est ferme au toucher et pèse à la main qui le soulève, il indique un état d'engraissement intérieur très avancé. C'est l'un des derniers maniements à disparaître chez les animaux maigres.

L'*avant-cœur et le collier* forment un seul cordon de graisse prismatique, occupant la fossette située en avant du bord antérieur de l'épaule. Cette masse adipeuse forme sous une mince couche musculeuse un bourrelet que l'on peut délimiter avec les doigts pour en apprécier facilement le volume et la consistance.

L'avant-cœur est la partie la plus inférieure et la plus large de cette masse; elle se trouve en avant de l'articulation de l'épaule et englobe un long et gros ganglion; l'autre partie, collier, qui la prolonge, s'effile peu à peu en gagnant le garrot; elle cache dans son épaisseur une série linéaire de cinq petits ganglions. Toute cette masse graisseuse préscapulaire se prolonge vers le bas pour gagner la face interne du bras. Après s'être raccordée au cordon graisseux qui longe la veine jugulaire, elle se fond avec les masses adipeuses qui séparent les plans musculaires du poitrail.

La graisse s'accumule aussi sous la gorge pour englober les glandes maxillaires et leurs ganglions lymphatiques; elle forme dans l'auge un maniement proéminent appelé *dessous de langue*, gros de langue ou sous-machelière. Dans le creux des tempes et entre les cornes et les oreilles, on trouve un amas de graisse roulant sous les doigts et formant le maniement de *l'oreillon*. Il sert à apprécier les animaux maigres, car il ne disparaît guère complètement que chez les animaux émaciés à l'extrême.

2° *Les maniements qui indiquent la graisse extérieure ou couverture,* sont :

Les *abords ou cimiers*, situés de chaque côté de l'anus, dans le repli cutané unissant la queue à la pointe de la fesse.

La *hanche*, constituée par une croûte graisseuse, qui en s'épaississant d'abord sur la pointe de la hanche en efface le relief osseux.

Sous le poitrail, la graisse de couverture prend aussi un grand développement; elle s'épaissit et, à une période avancée de l'engraissement, forme une masse volumineuse qui ballotte entre les membres antérieurs et élargit le repli du fanon.

La *côte*. Sous l'aspect d'épaississement qui se forme sur le haut des dernières côtes (côtes) et dans le creux du flanc (flanc), où se trouvent quatre petits ganglions lymphatiques sous-cutanés.

3° *Les maniements annonçant l'épaisseur des muscles* sont :

Le *travers*, région qu'on saisit à pleine main au creux du flanc, et le *garrot*.

Ces dépôts de graisse n'ont pas toujours pour centre un ganglion lymphatique, quelques-uns sont formés dans le tissu cellulaire seul. Ils n'apparaissent pas tous à la fois ; ceux en général qui se développent les premiers comme les abords, l'œillet, la côte, la poitrine et le paleron sont les derniers à disparaître par l'amaigrissement ; ils sont aussi plus tenaces et plus fondamentaux.

B. **Examen de la bête abattue.** — QUALITÉS ET CATÉGORIES. — On divise les viandes en trois qualités et trois catégories.

La *qualité* dépend de l'âge et de l'état de santé de l'animal.

La *catégorie* signifie les différentes parties de l'animal classées d'après leur degré de digestibilité.

La *qualité*, chez une bête saine, quelle qu'elle soit, se traduit par l'aspect du tissu cellulaire sous-cutané. Il devra être d'une grande blancheur ; la graisse de couverture sera ferme, de couleur blanc rosé, ou légèrement jaunâtre ; la graisse du rognon ou suif de même nuance et sans injection.

L'aspect extérieur doit être exempt d'ecchymoses, d'arborisations vasculaires et d'infiltration. Les muscles peauciers seront d'un rouge intense chez les animaux adultes, en rapport avec la coloration des muscles ; on les trouvera plus pâles s'il s'agit d'animaux jeunes à viande blanche.

Le tissu musculaire, selon l'espèce ou l'âge, paraîtra d'un beau rouge ou d'un blanc rosé ; de teinte généralement uniforme, il sera de plus ferme et exempt d'infiltrations.

On distingue dans les viandes trois qualités :

La *première qualité* est fournie par le mâle châtré de bonne heure, âgé de quatre à huit ans, engraissé systématiquement et pesant 150 kilogrammes au moins.

La graisse de couverture sera épaisse et les fibres musculaires doivent être striées de veines graisseuses (persillé).

La *deuxième qualité* comprend les bœufs de huit à dix ans, les vaches au-dessous de cinq ans et les taureaux jeunes.

La *troisième qualité* enfin embrasse les bêtes trop jeunes, trop vieilles, ou fatiguées.

Les *catégories* (fig. 16), ainsi que nous l'avons dit, sont établies d'après la saveur de la viande et ses propriétés nutritives et digestives.

La *première catégorie* comprend le psoas, c'est-à-dire le filet, les muscles des régions fessières, sus- et sous-lombaires (culotte, rumsteck).

La *deuxième catégorie* est constituée par les muscles de l'épaule et la racine des côtes (entrecôte).

La *troisième catégorie*, enfin, comprend les muscles du cou, de la

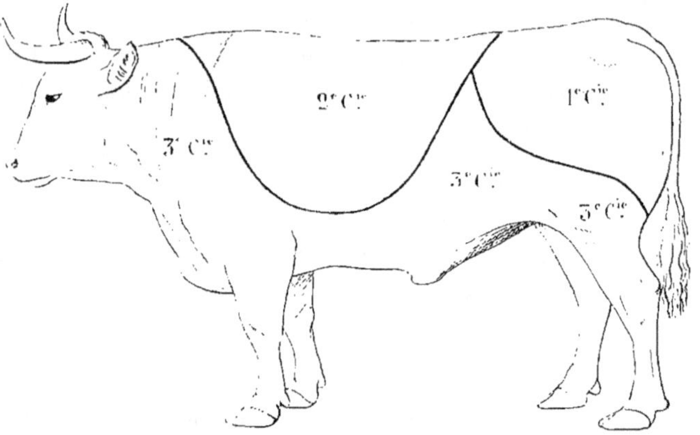

Fig. 16. — Catégories d'une bête de boucherie.

tête, des côtes (plat de côtes), de l'abdomen et de la partie inférieure des membres.

Après l'abattage, la bête est examinée, soit à l'abattoir, soit à la caserne, après quoi elle est estampillée à l'aide d'un cachet renfermé dans une boîte déposée à l'abattoir, ou au corps de garde. Le vétérinaire ou le médecin en ont seul la clef.

La bête doit être présentée séparée en deux parties, sauf au cou, de manière que la peau reste adhérente au sommet de la tête afin de pouvoir constater son identité avec celle précédemment examinée vivante. Les organes thoraciques et abdominaux, ainsi que leurs enveloppes, *plèvre et péritoine*, seront tout d'abord l'objet d'un examen attentif et minutieux. Le *poumon* notamment et les deux *ganglions qui se trouvent de chaque côté de la trachée* au sommet de l'organe attireront l'attention d'une façon particulière.

Les séreuses sont souvent atteintes de tuberculose locale, aussi est-ce avec raison que l'instruction de 1905 (p. 114) prescrivait que la plèvre pariétale doit couvrir intégralement la face interne des côtes.

Toute tentative d'enlèvement, même partiel, entraîne le *rejet* absolu de l'animal, *sans autre examen*.

D'autre part, les séreuses qui tapissent la cavité abdominale et la cavité pectorale, la surface des articulations et les parois du cœur seront lisses, brillantes, transparentes. On n'y rencontrera ni hémorragie, ni injection généralisée, ni adhérence, ni traces de lésions anciennes ou récentes.

Le tissu cellulaire sous-cutané doit être assez épais, et contenir une graisse blanche et de consistance ferme.

C'est dans le bassin et dans les interstices des apophyses épineuses des vertèbres dorsales que l'on peut le mieux apprécier l'état de la graisse.

Une infiltration de ce tissu se manifesterait par de la mollesse, une coloration rouge, la présence d'ecchymoses.

Si l'animal a été sacrifié en état de bonne santé, après un temps de repos suffisant, et si la saignée a été complète, les organes de la viande se présentent sans hémorragies, ni arborisations vasculaires, ni infiltrations de sérosité.

Les régions musculaires sont exsangues, les divers plans qui les constituent ne contiennent pas de sérosité, les ganglions qu'elles peuvent renfermer sont fermes, noyés dans la graisse et ne présentent sur la coupe aucune hémorragie, ni néoformation nodulaire.

Le muscle récemment incisé présente chez les bovidés une couleur rouge violacée qui, par contact à l'air et oxydation de la matière colorante du sang, passe très vite au rouge vif. Il est bon de savoir que la viande offre normalement des décolorations locales physiologiques, ne diminuant nullement sa qualité.

D'autre part, au contact de l'air sec, un morceau de viande se ternit sur la coupe et devient rouge sombre. Une coupe fraîche permet alors de se rendre compte de la couleur réelle de la viande.

Cependant, certaines régions, comme *le collier*, qui entrent souvent dans les fournitures de la troupe, présentent des *muscles rouge sombre*, sans que pour cela on soit en droit de suspecter l'état de santé de la bête.

Le muscle non raffermi ne laisse sourdre aucune sérosité sur la coupe. La viande rassise depuis quelques jours laisse écouler sur la coupe un suc musculaire abondant (jus) d'un rouge vif.

Lorsque le bétail a été engraissé à l'aide d'aliments très aqueux et quelque peu irritants, tels que les drèches et les pulpes altérées (bœufs sucriers), la quantité de sérosité qui s'écoule des muscles peut être véritablement considérable. La viande est un peu dépréciée.

L'engraissement à l'aide d'un mélange de drèches de distillerie de

grains et de détritus de cuisine des casernes et des hôpitaux produit
une viande riche en gras de couverture et d'une teinte jaune spéciale.

La *graisse* doit être ferme et onctueuse au toucher. Elle est toujours blanche, un peu rosée ou plus ou moins jaunâtre suivant les
races et les modes d'engraissement. Les caractères de la graisse
sont faciles à apprécier lorsque l'examen porte sur les amas rencontrés dans le bassin ou sur la « fente ».

Les *os de la colonne vertébrale* doivent présenter sur la section une
coloration rouge vif rosée.

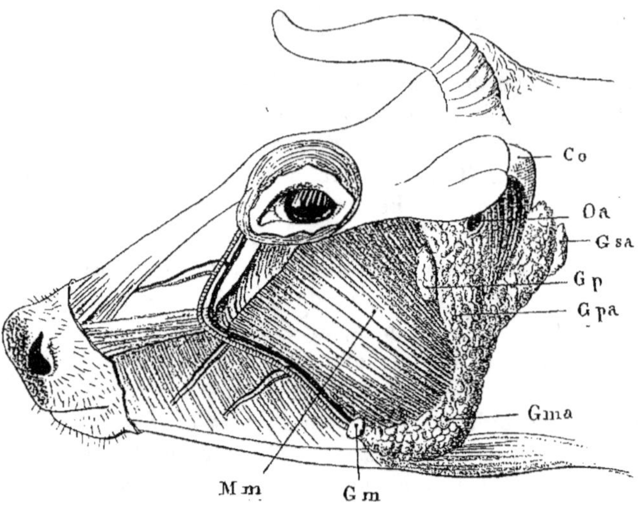

Fig. 17. — Ganglions lymphatiques de la joue du bœuf. — Co. Condyle de l'occipital; Oa. Orifice
du conduit auditif; Gsa. Ganglion sous-atloïdien; Gpa. Glande parotide; Gma. Glande maxillaire;
Gm. Ganglion maxillaire; Mm. Muscle masséter (figure due à M. Godbille).

Lorsque la fente a été pratiquée par des mains inexpérimentées,
la section est irrégulière avec de nombreuses esquilles; en outre,
des taches de sang peuvent être rencontrées sur la coupe du rachis.

Les *os longs* ont une moelle blanche et ferme; le doigt ne peut
arriver à pénétrer dans le canal médullaire lorsque la moelle est
complètement figée.

Leurs extrémités (partie épiphysaire) adhèrent intimement à la
partie centrale chez les animaux adultes. Par contre, lorsque l'animal
n'a pas achevé sa croissance, les diverses régions d'un même os sont
mal soudées, et ils sont moins blancs sur la coupe.

Les vaisseaux doivent être absolument vides de sang : la pression
exercée sur le trajet des veines en ramenant les doigts qui compri-

ment le vaisseau vers la section plus ou moins béante ne fait sourdre ni sang incoagulé, ni caillot constitué.

Les *ganglions lymphatiques* présenteront un volume normal, une teinte ambrée à l'intérieur. Au toucher, la surface de la coupe sera lisse et régulière et le suc ganglionnaire qui s'en échappe peu abondant à peine visible. Il existe de plus de petits ganglions, dits ganglions hématiques, qui se présentent sous la forme de masses arrondies de la grosseur d'une lentille dont le contenu est du sang pur à l'état normal, ces derniers se trouvent le long du rachis.

La situation des ganglions mérite d'être bien connue, car leur

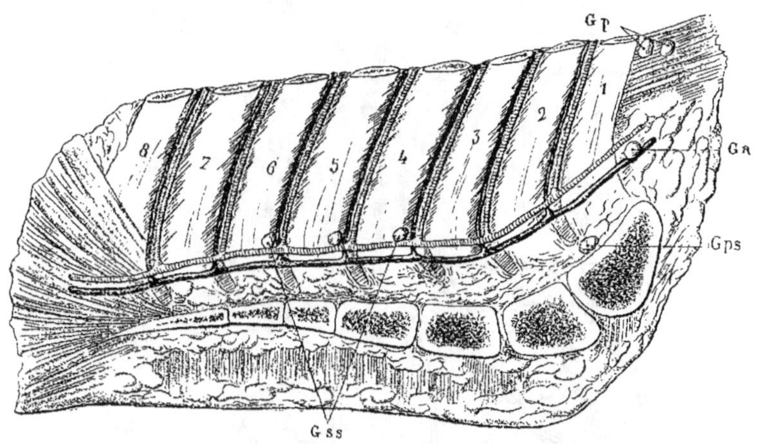

Fig. 18. — Ganglions de la poitrine du bœuf. — Gp. Pré-pectoral; Ga. Ganglion axillaire; Gps. Pré-sus-sternal; Gss. Ganglions sus-sternaux visibles après enlèvement du muscle triangulaire du sternum et ouverture de la plèvre. Ils siègent au niveau du bord inférieur des 3e, 4e et 5e côtes. — Ces ganglions sont souvent pris dans la tuberculose (Godbille).

volume, leur forme, leur coloration, leur consistance, sont souvent l'expression de l'état de santé de l'animal. Ils acquièrent une importance de premier ordre pour déceler la tuberculose. Enfin, ils sont une précieuse ressource pour l'expert quand il s'agit d'expertiser la viande en quartiers ou par morceau.

Les principaux d'entre eux ont été vus à l'article maniements.

D'une façon générale les ganglions[1] sont situés au voisinage des artères et des veines, les vaisseaux lymphatiques étant satellites de ces dernières. Les plus petits ganglions se trouvent placés dans la fourche de bifurcation des vaisseaux sanguins ou bien ils s'alignent

1. Voir GODBILLE, L'examen méthodique des ganglions lymphatiques des animaux de boucherie au point de vue de l'inspection des viandes, *Hygiène de la viande et du lait*, 1910.

le long de certains d'entre eux. La plupart sont *englobés dans les amas de graisse* ou isolés entre les masses musculaires.

Les ganglions que l'expert est appelé à rechercher chez l'animal abattu sont surtout les ganglions vertébro-costaux, le long de la colonne vertébrale, les intercostaux antérieurs situés en avant sous

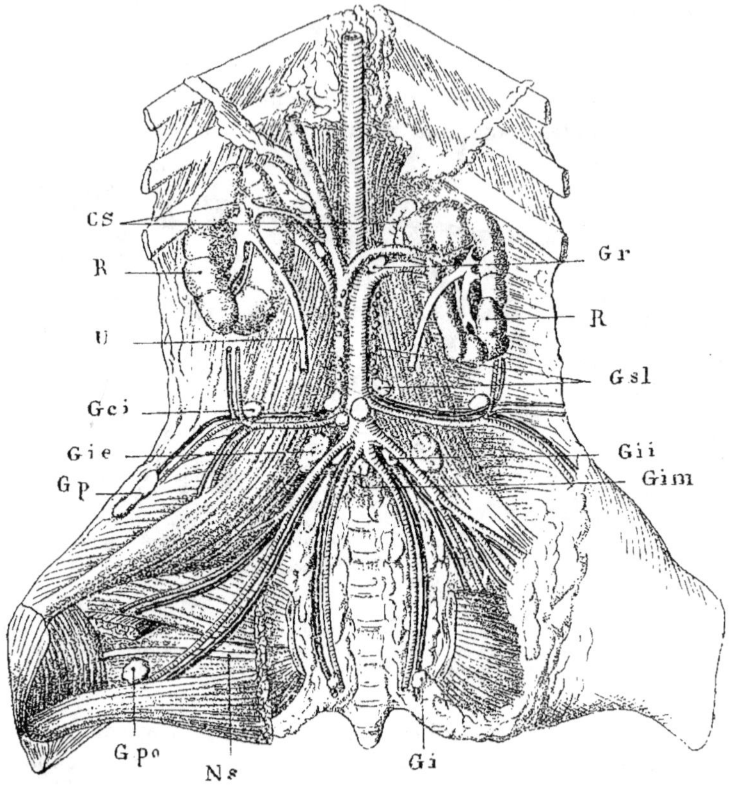

Fig. 19. — Ganglions des régions lombaire et pelvi-crurale. — Cs. Capsules surrénales. Gr. Ganglion rénal; R. Rein; U. Uretère; Gsl. Ganglions sous-lombaires; Gci. Ganglion circonflexe iliaque; Gie. Ganglion iliaque externe; Gii. Ganglion iliaque interne; Gp. Ganglion précrural; Gim. Ganglion iliaque médian; Gi. Ganglion iliaque ischiatique; Ns. Nerf sciatique; Gpo. Ganglion poplité (Godbille).

la face profonde du plastron sterno-costal au niveau des 3e, 4e et 5e espaces intercostaux, les ganglions sous-atloïdien, rétro-pharyngien et maxillaire très souvent pris dans la tuberculose, le ganglion parotidien, puis le gros ganglion de la face profonde du paleron.

Enfin, parmi les organes internes, le rein doit attirer l'attention d'une façon particulière (Martel). On devra examiner au microscope le suc de la coupe pour révéler une infection microbienne.

III. Modes de fourniture de la viande dans l'armée. — 1° *A l'intérieur.* — Tous les fournisseurs de l'ordinaire doivent être français, et on ne peut admettre en livraison que des produits français, ou provenant de nos colonies ou pays de protectorat, sauf autorisation spéciale du général commandant le corps d'armée. (Décret du 22 avril 1903, art. 24, vol. 7, p. 22.)

La circulaire du 16 mai 1908 rappelle qu'en aucun cas les viandes provenant de bétail exotique ne pourront être admises dans les fournitures pour la troupe.

A. Indemnité représentative et quantités allouées. — En France, l'indemnité représentative varie entre 30 et 40 centimes par homme et par jour. Elle a été, en 1903, pour le gouvernement militaire de Paris, de 0 fr. 27. Exceptionnellement, lorsque les corps ne peuvent trouver une viande de qualité suffisante pour le prix fixé par l'indemnité représentative, l'intendance paie au corps la différence entre le taux de cette indemnité et le prix payé par le corps.

Quantité de viande allouée. — Le poids de viande allouée en temps de paix est de 320 grammes, qui comprennent, il est vrai, une certaine quantité d'os, dont le poids ne doit pas excéder le cinquième du poids total, de tissu fibreux et de tendon, si bien qu'après l'enlèvement de ces déchets et après cuisson, la portion de viande est réduite en réalité à environ 150 grammes, soit 75 grammes pour chaque repas. Le capitaine Perrier [1] n'a jamais trouvé le rendement inférieur à 48 à 50 p. 100.

D'après de nombreuses expériences faites au détachement de l'hôpital du Val-de-Grâce, nous avons obtenu une moyenne de 85 grammes par homme et par repas.

En temps de guerre, la ration s'élève à 4 ou 500 grammes.

En Angleterre, le soldat reçoit 340 grammes de viande en temps de paix, 435 gr. en temps de guerre.

En Allemagne, la petite ration de paix comprend 150 grammes, la grande 250 gr. et celle de guerre 375 gr.

En Italie, les soldats reçoivent en temps de paix 220 grammes ; en Autriche, 190 gr. ; en Suisse, 312 gr. ; en Russie, 209 gr. ; en Turquie, 257 gr. ; en Belgique et en Hollande, 300 gr. ; en Bulgarie, 230 gr.

Qualité requise. — Cette viande, en raison du bas prix auquel on l'achète, ne peut être que de deuxième qualité.

D'après certains auteurs il serait préférable d'avoir les bas morceaux d'une bête de 1re qualité.

---

1. Perrier, L'alimentation dans l'armée, *Revue de l'Intendance*, 1907, p. 914.

Le médecin major Barthélemy [1] fixe ainsi le taux de chaque morceau de deuxième et troisième catégorie dans la fourniture de la viande :

			Ou en poids pour 1 000 grammes de viande.
Collier......................	2	quarts	500 grammes.
Paleron et épaule.............	1	—	250 —
Gîte..........................	1/2	—	125 —
Plates-côtes ou poitrine.......	1/2	—	125 —

Il ne faudrait cependant pas prendre cette opinion à la lettre. Les morceaux de troisième catégorie contiennent beaucoup d'os, de tendons, d'aponévroses, et peu de chair musculaire; dans nos visites aux halles, nous nous sommes demandé souvent s'il ne serait pas préférable, dans bien des circonstances, d'utiliser des bêtes de deuxième et même troisième qualité, maigres et un peu âgées, mais saines et de bonne santé et faire consommer à la troupe des morceaux de première et deuxième catégories.

On proscrit actuellement la viande de cheval; il faut regretter qu'elle ne soit pas utilisée dans l'armée, car, en raison de la modicité de son prix, on pourrait l'avoir de bonne qualité et en quantité plus grande.

Des divers modes d'achat, les marchés de gré à gré et l'approvisionnement par la boucherie militaire paraissent les meilleurs, car ils peuvent procurer à des prix moyens une viande d'excellente qualité. Les boucheries de Verdun, Toul, Romans semblent donner toute satisfaction.

En campagne. — Si la fourniture de la viande en temps de paix se heurte à bien des difficultés, le problème est encore plus difficile à résoudre en campagne. Les parcs à bestiaux ne donnent fort souvent qu'une viande de qualité inférieure provenant d'animaux fatigués ou suspects, et sont une cause de souillure des camps et des cantonnements.

Le transport d'animaux abattus en arrière des armées expose la viande à des dangers d'altération difficiles à éviter; aussi, presque toujours faudra-t-il avoir recours à la consommation de conserves, au moins lors des opérations militaires proprement dites.

Cependant, au cours des dernières manœuvres, le transport rapide des viandes abattues à l'aide d'automobiles a réalisé un progrès considérable.

---

1. BARTHÉLEMY, *L'alimentation du soldat*, Maloine, 1908, p. 47.

IV. Préparation de la viande. — Pour rendre la viande comestible, il est nécessaire de lui faire subir une préparation ; deux modes de cuisson principaux sont utilisés : le rôtissage et l'ébullition.

1° La *viande rôtie* est plus succulente, ce qui résulte du mode de cuisson même. En effet, la chaleur du four coagule l'albumine et transforme ainsi la surface en enveloppe imperméable, au sein de laquelle se conservent les sucs de la viande. A l'intérieur du rôti, la chaleur n'atteint guère plus de 70°, ce qui d'ailleurs suffit à tuer tout parasite pour peu qu'elle soit prolongée. Wolfügel et Hueppe en exposant un morceau de veau à une température de 103° pendant 3 minutes et demie, ont constaté à la périphérie les températures de 94,99 et 100° et dans la profondeur des températures de 71,76 et 89°. Uffelmann, en maintenant un morceau de viande au four pendant une heure à la température de 120 à 130°, a constaté à 1 centimètre de la surface 86°, à 3 centimètres 81°, et à 8 centimètres 52°. Après un contact de deux heures et demie à 2 centimètres une température de 97°, à 3 centimètres 94°, à 9 centimètres 78°. Dans ce mode de cuisson il se forme des produits empyreumatiques par décomposition de l'albumine, de la gélatine, des substances extractives et peut-être de la graisse.

En même temps, il s'évapore une certaine quantité d'eau. La volaille perd ainsi 24 p. 100, le veau 21 p. 100 et le bœuf 17 p. 100. Le fait a comme conséquence l'augmentation de richesse de la viande en principes nutritifs pour le même poids. Enfin, sous l'influence de la chaleur, il se fait une dissociation du tissu conjonctif et des faisceaux musculaires qui, fragmentant la viande, favorise l'action ultérieure des sucs digestifs. D'ailleurs, au point de vue de la digestibilité, le rôle important revient sans conteste aux substances extractives, en raison même de la sapidité qu'elles donnent à la chair. Les recherches récentes de Pawlow et de ses élèves ont démontré l'exactitude physiologique du vieil adage qui prétend que l'on digère bien ce que l'on mange avec plaisir (suc d'appétit).

Pour toutes ces raisons, le rôtissage est donc le procédé de cuisson de choix.

2° *Viande bouillie.* — L'ébullition de la viande, des os, des cartilages, aboutit sensiblement aux mêmes modifications que le rôtissage. Cependant, la chaleur pénètre alors plus lentement, mais aussi, elle s'y maintient à un degré plus élevé. C'est ainsi que l'intérieur d'un morceau de bœuf de 3 kilogrammes, après un séjour de deux heures et demie dans l'eau bouillante, atteint 91 et 92°.

Ce mode de préparation diffère du précédent par l'extraction d'une quantité notable de substances de la viande qui passent dans l'eau et la transforment en bouillon. Ce sont des substances gélatineuses solubles dans l'eau, des substances extractives, des sels, des albumines, des graisses.

La perte d'eau est plus considérable que dans le rôtissage, ainsi qu'en témoignent les chiffres suivants :

Un rôti contient encore 60 p. 100 d'eau totale, le bouilli n'en renferme plus que 50 à 56 p. 100.

La perte de la sapidité est due à celle des substances extractives. Il en résulte une infériorité de goût et parallèlement une diminution de la digestibilité.

Aussi serait-il désirable qu'on donnât la viande bouillie hachée et mélangée au bouillon; par cette division, on rendrait plus facile l'action des sucs digestifs en même temps qu'on faciliterait la sécrétion par l'addition des produits empyreumatiques du bouillon.

Le Bouillon. — Dans les hôpitaux militaires, le bouillon se fait avec un kilogramme de viande pour 2 litres 75 d'eau qui, par le chauffage, se réduit d'environ un tiers.

A. Gautier donne l'analyse suivante :

Peptone	5,3
Albuminoïdes	0,5
Gélatine	1,7
Bases créatiniques et xanthiques	2
Inosite et glycogène	1,4
Matières extractives diverses	5
Sels minéraux (surtout phosph. et chaux)	4,1
Graisse	2 ou 3 grammes.

Le bouillon n'a peut-être mérité ni le mal ni le bien qu'on a dit de lui tour à tour. Bien préparé il contient encore 7 gr. 5 de matières albuminoïdes assimilables, correspondant à 40 grammes de viande fraîche, et une certaine quantité de substances extractives odorantes, sapides, qui font de lui un excitant de la sécrétion gastrique.

CHAPITRE VIII

ALTÉRATIONS DES VIANDES.

Viandes insalubres. Leurs caractères généraux. Viandes avariées. Viandes provenant d'animaux malades. — *Maladies non transmissibles à l'homme*. Troubles de la nutrition. Viandes fermentées, fiévreuses, etc. — *Maladies transmissibles à l'homme*. Maladies microbiennes, charbon, tuberculose, infection par les salmonelloses.
Viandes défectueuses.
Fraudes.

I. Viandes insalubres. — Les précautions prévues pour éviter la distribution des viandes malsaines ont été l'objet de plusieurs circulaires ministérielles récentes du 28 mars, du 2 et du 16 mai 1908, plus une instruction technique du 15 mai 1908, à laquelle nous empruntons en grande partie les détails qui vont suivre.

Les viandes insalubres présentent à peu près toutes les mêmes modifications générales.

A. Modifications générales. — Les *modifications de teintes* consistent en une décoloration générale. La surface perd son éclat, elle devient terne.

Parfois la couleur rouge est remplacée par une teinte grisâtre (viandes fiévreuses et certaines viandes virulentes, ou provenant d'animaux médicamentés) ou bien par une teinte rouge brun et par l'apparition de marbrures (viandes asphyxiques).

A cette modification de la couleur vient s'ajouter l'apparition d'une sorte de pseudo-membrane gris terne (viandes putréfiées).

Enfin, l'aspect lisse de la surface de la viande est remplacé par un aspect grenu dû souvent à l'apparition de corps étrangers (kystes), etc.

Lorsqu'on fait une nouvelle section, la coloration rouge se perd rapidement à l'air, ce qui donne à la viande l'aspect d'une viande cuite.

A la coupe, la surface laisse écouler un suc plus fluide, plus abondant, plus pâle que normalement. La réaction acide est remplacée par une réaction alcaline.

L'aspect des surfaces de section offre des reflets ternes, indécis et des points hémorragiques. Les interstices des muscles sont remplis de tâches noirâtres (viandes virulentes).

Au toucher, la consistance est molle, et la surface gommeuse gluante colle aux doigts. La diminution de consistance peut cependant se trouver dans une viande saine par les temps humides.

Modifications du tissu cellulaire sous-cutané. — Le tissu, de couleur terne, gris, est infiltré ; celui qui entoure les gros vaisseaux semble injecté. Il peut présenter dans les viandes fiévreuses et médicamentées un fin réseau de capillaires gorgés de sang et d'infiltrations séro-sanguinolentes. Il en est de même pour les viandes asphyxiques.

Il se montre teinté en rouge vif chez le porc atteint du rouget.

Modifications de la graisse. — Elle est le siège d'un certain degré d'injection, surtout chez les animaux atteints de maladies virulentes. Elle est fluide ou pulvérulente et a perdu son caractère onctueux.

On la voit grisàtre ou même bistrée, grenue dans les viandes gélatineuses. Chez le porc asphyxique, le lard est d'un rouge sombre et piqueté. Il est au contraire d'un rouge vif dans les viandes virulentes.

Modifications des séreuses. — Leur surface, d'ordinaire brillante, est terne, sale, livide, imbibée, marbrée d'ecchymoses violacées (porc asphyxique), parfois recouverte de fausses membranes, de granulations tuberculeuses.

Modifications des ganglions. — Ceux-ci sont *volumineux, engorgés*, tachés de noir, et entourés d'infiltrations séreuses (v. fiévreuses), le centre est parfois ramolli. Il existe des hémorragies interstitielles. Ils sont noirs dans le rouget du porc. Cependant une teinte légèrement ardoisée par place est compatible avec l'état de santé de la bête.

Le ganglion peut même être marbré sans que cette modification indique qu'il soit altéré.

Modifications du côté des os. — Plus rouges que normalement, ils contiennent une moelle fluide, sans consistance, ou bien boueuse, d'un rouge intense, comme dans les viandes gélatineuses. Ces caractères doivent être recherchés dans la moelle des os longs.

La section des vertèbres manque de netteté, la coupe en est terreuse, presque noire. Le poids des os atteint le chiffre énorme de 35 à 40 p. 100 du poids total de l'animal pour les viandes maigres.

Modifications du côté des articulations — Elle augmentent souvent de volume et la sérosité qu'elles renferment est louche ou contient du pus grumeleux.

Cet état se rencontre fréquemment chez le jeune veau.

Modifications du côté du bassin. — Des ecchymoses et des infiltrations indiquent un part laborieux.

Modifications du côté des vaisseaux. — Ils laissent sourdre du sang et des caillots. Le sang noirâtre rougit à l'air dans les viandes asphyxiques.

Il est poisseux et reste liquide, tache les doigts en brun rouge et garde à l'air la teinte foncée dans les viandes virulentes.

Cette constatation faite du côté des vaisseaux et du sang est en général l'indice que la bête a été sacrifiée *in extremis* et mal saignée. Un examen microscopique sur lamelle du sang desséché et coloré par la thyonine phéniquée, y décèlera la présence de microbes. Il n'en existe pas chez la bête saine.

Enfin, l'odorat viendra le plus souvent donner un renseignement complémentaire important sur l'état de conservation de la viande.

Tels sont les caractères généraux qui permettent de rejeter une viande de la consommation, quelle que soit son origine. Leurs causes d'insalubrité sont excessivement nombreuses et difficiles à classer. Cependant, au point de vue pratique où nous nous plaçons, c'est-à-dire pour l'expertise, on doit distinguer deux groupes : celui des *viandes avariées* et celui des *viandes provenant d'animaux malades*.

B. **Modifications spéciales.** — 1° **Viandes avariées.** — L'avarie atteint les viandes de toutes provenances, qu'elles soient fournies par des animaux sains ou malades. Il s'agit en somme de viandes ayant subi un commencement de putréfaction. C'est la cause prédominante des saisies faites aux halles le lendemain de temps orageux, comme le fait voir le tableau suivant :

Quantités de viandes saisies aux halles pour putréfaction.

	1897[1]	1898	1899	1900	1901	1902	1903	1904	1905[2]
Bœuf...	14 637	22 859	26 774	39 789	12 361	8 065	8 287	17 001	9 838
Veau ...	5 129	5 300	7 906	20 268	6 665	6 033	5 109	9 683	7 498
Mouton .	9 723	7 081	8 951	14 805	6 633	4 693	3 885	6 426	11 743
Chèvre..	70	39	60	293	598	27	115	127	66
Porc....	7 245	6 690	6 242	11 249	6 054	5 556	5 840	10 851	4 408
Triperie.	39 495	38 741	45 396	74 512	29 721	18 279	16 922	31 974	26 202
Cheval..	»	»	»	»	102	»	»	»	»
	76 299	80 710	95 329	160 916	62 134	42 653	40 158	76 062	59 755

D'après Tissier et Martelly[3] les microbes de la putréfaction empruntés à l'air ambiant, ou aux contacts multiples que subissent les

---

1. En 1897, le 6 août, on saisit 968 kilogrammes de viande sur 228 moutons d'origine américaine abattus à Dunkerque et envoyés aux Halles centrales de Paris, soit environ 15 p. 100 de l'expédition.

2. La perte en argent pour 1905 atteint, au bas mot, 45,000 francs ; à ce chiffre, il faut ajouter les frais de transport, les droits d'octroi et d'abri.

3. Tissier et Martelly, Sur la putréfaction, *Annales de l'institut Pasteur*, 1902.

viandes, ne sécréteraient pas de toxines très actives, et ce ne serait pas à ceux-ci qu'est imputable l'action toxique des viandes avariées, mais bien à la présence accidentelle d'espèces particulières comme le *B. botulinus* d'Ermenghem, le *Proteus vulgaris* et le vibrion septique. Le danger serait corrélatif des hasards de l'ensemencement et des associations microbiennes qui en dérivent.

La putréfaction n'est pas une. Elle varie avec le milieu et avec ses hôtes. Cette notion cadre bien avec la variabilité des réactions du tube digestif vis-à-vis des viandes avancées, dont l'atteinte ou l'immunité ne semble pas dépendre seulement de la susceptibilité de l'organisme.

L'odorat mieux que tout autre procédé est suffisant pour faire constater cette altération. La couleur verdâtre des tissus, principalement de la graisse, vient confirmer les soupçons. Si la viande saine est susceptible de se putréfier comme la viande d'animaux malades, il est hors de doute cependant que cette dernière est plus facilement envahie par le processus de la putréfaction. Comme nous venons de le dire, la putréfaction n'est pas une ; or, tandis que celle de la viande saine se produit moins souvent et cause peu d'accidents, celle de la viande d'animaux malades est fort dangereuse.

Nous savons en effet que l'intérieur d'un muscle sain est amicrobien et reste en cet état souvent très longtemps, surtout lorsque le morceau en expérience est volumineux, bien dense, non traversé de tractus aponévrotiques, de tendons ou de gros vaisseaux et que la température n'est pas trop élevée ; les phénomènes de putréfaction commencent ici par la périphérie et marchent lentement.

Il n'en est déjà plus de même lorsqu'une viande saine a été dépecée et découpée en morceaux minces, ou lorsque le transport a produit de petites ruptures musculaires, à plus forte raison lorsque le muscle a été envahi pendant la vie de l'animal, ou pendant son agonie, par des éléments infectieux. Aussi, l'avarie hâtive atteint-elle en pratique presque toujours des viandes provenant d'animaux ou incomplètement formés, à tissus lâches, ou atteints d'affections diverses : fièvres, maladies parasitaires ou microbiennes, maladies de nutrition avec cachexie, etc.

Cependant, ici encore existent des différences marquées suivant la nature des infections. Celles qui ont envahi le sang sont à ce titre les plus dangereuses. Il s'agit pour la plupart du temps de septicémies qui, en hâtant la corruption de la chair, ajoutent leur action propre à celle de la putréfraction.

De ce nombre sont les viandes saigneuses, fiévreuses, pyoémiques, charbonneuses, etc.

Lorsqu'une viande offre le caractère de putréfaction[1] il n'y a pas lieu de faire de prélèvement.

Dans ce cas, un procès-verbal doit être dressé par un officier de police judiciaire (membre du parquet, juge de paix, maire, commissaire de police, officier ou sous-officier de gendarmerie, gendarme, garde champêtre) sur la demande de l'officier qui croira avoir constaté une avarie de la viande fournie à la troupe.

Il sera bon que ce procès-verbal soit dressé en présence d'un vétérinaire, ou à son défaut par un médecin.

Cette pièce est ensuite envoyée au procureur de la République avec une plainte émanant du chef de corps ou de service.

2° Viandes provenant d'animaux malades. — Parmi les maladies qui atteignent les animaux de boucherie, les unes ne sont pas transmissibles à l'homme directement, les autres sont transmissibles.

Le départ à faire entre ces deux groupes est difficile à établir pour un certain nombre d'entre elles. Mais nous n'avons à nous préoccuper ici que des principales dont le danger est admis par tous les hygiénistes.

a) **Maladies non transmissibles à l'homme directement.** — Dans ce premier groupe se placent deux catégories distinctes : l'une constituée par des troubles de la nutrition, ou par un développement incomplet de la bête; l'autre, par des affections en général fébriles et ayant un caractère infectieux.

α) Les *troubles de la nutrition* chez les animaux sont excessivement fréquents. Ils sont dus à des maladies chroniques du tube digestif, des reins, du cœur, entraînant à la longue des œdèmes et un amaigrissement considérable. Dans ce cadre rentrent encore la fatigue, la vieillesse. Quelles que soient les causes des modifications des viandes, celles-ci sont appelées viandes cachectiques.

Pendant l'année 1906, sur 172 407 kilogrammes de viandes retirées de la circulation aux Halles centrales, 42 937 kilogrammes, soit environ 25 p. 100 ont été saisis pour cachexie[2].

A cette catégorie appartiennent encore les viandes d'animaux abattus trop jeunes.

β) *La seconde catégorie comprend* : les viandes provenant d'animaux qui, à la suite de traumatismes, d'accidents, de maladies diverses, accidents de parturition chez la vache, fièvre de surmenage

---

1. Circulaire relative à la constatation de la fraude en matière de viande, 5 mars 1909, *B. O.*, p. 257.
2. H. MARTEL, *Rapport sur les opérations du service sanitaire de la Seine*, 1906.

chez le bétail emmené à la suite des armées, etc., présentent de véritables infections:

On distingue les *viandes fermentées*, improprement appelées *fiévreuses*, qui dégagent au moment de la coupe une odeur rappelant un peu celle de l'haleine des fébricitants.

Elles sont caractérisées par une extraordinaire richesse en suc intramusculaire, de réaction acide; on peut obtenir jusqu'à 25 à 30 p. 100 de jus rosé sous l'influence de la pression mécanique.

On note une mollesse excessive qui donne à la cuisse un aspect spécial. Les différences de ton qui existent entre les parties périphériques (liséré gris terne) et la partie centrale de certains muscles fraîchement incisés (muscles de la cuisse, de la face interne de l'épaule), les infiltrations de sérosité entre les plans musculaires, la lividité accusée des grandes séreuses qui sont comme imbibées de liquides et dépolies, les signes d'une fermentation complexe, trouvent leur origine le plus souvent dans les affections graves des organes digestifs.

Toutes ces altérations s'accentuent avec le temps, même lorsque les viandes sont maintenues à basse température. Elles sont toujours faciles à apprécier lorsque la mise en observation a été prolongée d'une période de douze à vingt-quatre heures.

Les *viandes fatiguées* ou *surmenées* forment un groupe de viandes insalubres dont l'aspect est absolument caractéristique et qui diffèrent tout à fait des précédentes quant à l'origine et à la nature des lésions.

Le muscle se présente avec une couleur brune, quelquefois absolument noire; la viande est collante, comme gommeuse, au point qu'un fragment même assez lourd, projeté contre une partie en élévation (mur ou plafond), y reste adhérent. Le muscle ne donne pas de suc, même sous forte pression mécanique. Il jouit de la propriété d'absorber beaucoup d'eau lorsqu'il est trituré et mélangé à ce liquide.

On note en outre de la congestion du tissu cellulaire et de la graisse, des caillots sanguins plus ou moins diffluents dans les vaisseaux, une coloration noire des os spongieux. Le bouillon obtenu avec ces viandes est très acide et se conserve mal.

De telles chairs s'altèrent vite.

On doit ranger dans cette catégorie les viandes qui proviennent d'*animaux empoisonnés*, par suite de troubles graves du fonctionnement des organes (urémie, ictère). L'odeur urineuse rencontrée lorsqu'on vient d'inciser les muscles de la cuisse peut traduire un simple accident (rupture de la vessie consécutive à une obstruction calculeuse du canal de l'urètre), ou une imprégnation profonde de l'organisme consécutive à une auto-intoxication urémique.

La coloration jaune verdâtre des tissus blancs (graisse, tissu cellulaire, os) indique une jaunisse plus ou moins accusée ; elle ne doit pas être confondue avec la coloration jaunâtre normale que revêt la graisse de certains animaux et qui s'efface assez rapidement après une exposition prolongée à l'action de la lumière solaire.

Lorsqu'il existe des affections graves caractérisées par l'évolution de *tumeurs* ou de lésions des os (actinomycose) les viandes sont rejetées en totalité ou en partie de la consommation.

Les signes extérieurs qui traduisent de telles altérations sont généralement très marqués et retiennent facilement l'attention.

b) **Maladies des animaux de boucherie transmissibles à l'homme. — Maladies parasitaires. — Cysticercose** [1]. — *La viande ladrique se présente infestée de vésicules opalines*, ovales ou elliptiques, de la grosseur d'un grain de chènevis, offrant une tache d'un blanc opaque. Lorsque la viande est salée, ces taches sont plus petites et prennent une teinte légèrement rosée.

Ces kystes enlevés laissent une petite excavation dans les espaces intermédiaires. *Leur examen* se pratique en les écrasant entre deux lames de verre ; sous l'influence de la pression, le scolex sort et on découvre facilement avec un objectif O et un oculaire n° 1 une masse dont les bords anguleux forment trois masses granuleuses au centre desquelles on aperçoit deux ou trois cercles clairs qui ne sont autres que les ventouses de la tête du tænia. En avant de ces ventouses se trouve une couronne de crochets lorsqu'il s'agit du *Tænia saginata*, dit tænia armé.

Ce dernier existe chez le porc, tandis que le *Tænia inerme* est observé chez le bœuf.

On lui donne encore le nom de *Tænia mediocanellata*.

Ces signes de ladrerie se rencontrent surtout *sous la muqueuse de la face inférieure de la langue* (langueyage), dans les muscles masséter et ptérygoïdiens de la langue, les muscles intercostaux, du diaphragme, du cœur.

Les tænias vivent à l'état adulte dans l'intestin de l'homme sous forme de longs rubans blancs d'une longueur de 8 à 10 mètres et composés d'une grande quantité d'anneaux de 10 à 15 millimètres de large. Ces anneaux contiennent les œufs dans lesquels est renfermé l'embryon. Celui-ci, entouré de sa coque, tombe dans les milieux extérieurs et peut être détruit, ou bien il reste en état de vie

1. Ces chapitres concernant les altérations parasitaires sont tirés en grande partie du mémoire de H. Martel, intitulé : Les parasites d'origine animale, *Revue de la Société scientifique d'hygiène alimentaire*, 1908, n° 1.

latente, jusqu'à ce qu'il pénètre dans le tube digestif d'un animal, bœuf ou porc, avec l'eau de boisson ou avec les aliments.

Les sucs digestifs détruisent alors la coque qui l'entoure. Devenu libre, il traverse la muqueuse intestinale et va se loger le plus souvent dans le tissu conjonctif intermusculaire où il devient cysticerque et s'entoure d'un kyste épais.

C'est lui qui forme les vésicules dont nous avons parlé plus haut.

Ingéré par l'homme, ce cysticerque, dont l'enveloppe est dissoute par les sucs digestifs, se transforme en être adulte et constitue le

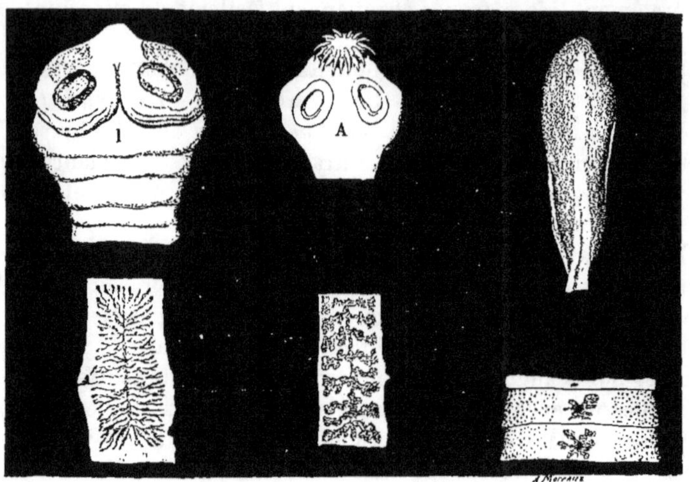

Fig. 20. — Tænia. — A. Tête de tænia armé; I. Tête de tænia inerme.

tænia. Parfois, il peut rester à l'état de cysticerque et aller se loger directement dans un organe de l'homme.

La *prophylaxie de la ladrerie* a été exposée par Villain, en 1883, dans son *Traité des viandes insalubres*.

Elle consisterait en la prohibition de la viande ladrique à l'état frais et à n'en permettre la consommation qu'après l'emploi d'un procédé capable de détruire les cysticerques (Congrès de 1903).

En pratique, le mode de saisie est aujourd'hui fort variable.

Le *Tænia échinocoque* vit à l'état adulte dans l'intestin du chien; lorsque ses œufs arrivent dans le tube digestif de l'homme l'embryon, mis en liberté, va former des hydatides dans différents organes et principalement dans le foie.

Il agit de même dans le tube digestif du bœuf, du mouton et du porc.

Le foie et e poumon de ces animaux sont les principaux habitats.

Le kyste qui l'entoure peut acquérir un volume considérable.

C'est en ingérant des organes ainsi infestés que le chien s'infeste et permet l'évolution du cysticerque vers l'état adulte, d'où l'indication de soustraire au moins aux chiens les abats d'animaux chez lesquels les kystes à échinocoques ont été constatés.

La viande provenant des animaux de boucherie atteints d'hydatides ne doit pas être rejetée, puisque celles-ci ne sont pas dangereuses pour l'homme.

La *trichine* est due à un petit ver nématode, cylindrique, blanc,

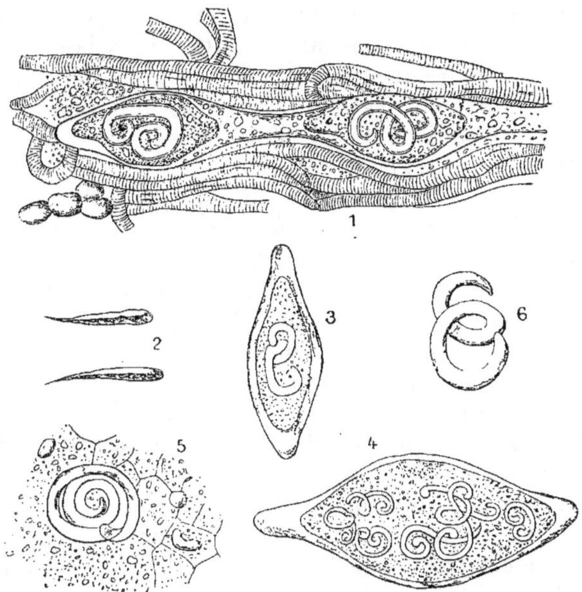

Fig. 21. — Trichines (d'après J. Chatin). — 1. Kyste pluriloculaire au milieu de fibres musculaires; 2. Trichines embryonnaires; 3. Trichine enkystée; 4. Kyste volumineux contenant 7 trichine; 5. Trichine dans le tissu adipeux, spiralée mais sans kyste; 6 Trichine spiralée en forme de 8 extraite de son kyste.

dont le mâle a 1 millimètre et la femelle 3 à 4 millimètres de longueur. Ce ver, enkysté dans la chair de porc, est avalé par l'homme.

Le suc gastrique dissout la membrane kystique et met ainsi en liberté un certain nombre de trichines qui grandissent et donnent naissance à des embryons. Ceux-ci traversent la paroi intestinale et émigrent vers les muscles où ils s'enkystent à nouveau.

L'irritation du tube digestif, lorsque les trichines y séjournent en grand nombre, se traduit par des coliques et de la diarrhée; plus tard, ces accidents sont suivis de douleurs musculaires. L'état peut devenir grave et revêtir toutes les apparences d'une fièvre typhoïde.

La chair musculaire du porc atteint de cette affection présente un semis de petits grains opalins, jaunâtres, facilement reconnaissables à la loupe.

On peut encore pratiquer une coupe de la viande et écraser celle-ci entre deux verres. On examinera ensuite à un grossissement de 70 diamètres.

On a proposé (Kabitz) de projeter l'image de la préparation microscopique, de façon à faciliter la lecture. De semblables microscopes à projection fonctionnent à l'abattoir d'Aix-la-Chapelle.

C. Staïbli a montré que les *embryons de trichine* sont répartis dans les muscles des régions les plus diverses du corps, mais particulièrement dans les *muscles des attaches costales du diaphragme*, les muscles de la *langue* et du *larynx*.

En France, en dehors des règlements applicables à la frontière aux viandes d'Amérique (Décret du 4 décembre 1891, lois de finances du 30 décembre 1894, 5 mars 1892, 3 mai 1897, 30 mars 1898), il n'existe aucune inspection au point de vue de la trichinose du porc.

La seule épidémie observée sur l'homme à Crépy-en-Valois en 1878 et les constatations faites en 1888 sur les jambons des États-Unis (Leclerc) n'ont pas paru suffisantes pour justifier la création d'une surveillance spéciale.

Viandes microbiennes. — Parmi celles-ci, les unes n'ont guère jusqu'ici propagé la maladie que dans les *opérations de manipulation* dont elles ont été l'objet pendant le dépeçage de l'animal, ou la préparation des morceaux, telle est la *morve*.

D'autres n'ont donné lieu à aucune infection, ni par ingestion ni par inoculation : telle est la *rage*.

Malgré cela cependant, le Congrès de Bruxelles (1903) s'est prononcé pour la consommation de cette viande après stérilisation.

Enfin, une troisième classe comprend les viandes d'animaux atteints d'affections pouvant se propager *par ingestion* ou tout au moins être regardées comme dangereuses pour la consommation et rejetées en totalité ou en partie.

CHARBON. — Les muscles des animaux sacrifiés au cours de fièvres charbonneuses présentent des altérations dont l'aspect varie beaucoup suivant qu'on les examine sur des sujets abattus tout à fait à l'agonie ou au début de la maladie.

Sacrifiés *in extremis* et mal saignés, les animaux charbonneux fournissent une viande dont les muscles sont congestionnés, friables, de couleur jaunâtre et comme saumonée.

Entre les plans musculaires, des dépôts de sérosité mélangée de sang peuvent être rencontrés ; les ganglions se montrent volumineux, gorgés de sérosité hémorragique, friables et entourés d'une zone de tissu cellulaire infiltré et plus ou moins ecchymosé.

Il s'en faut que de tels désordres musculaires soient observés lorsque l'animal a été saigné au début de la maladie. Le muscle peut avoir une coloration et une consistance normales ; les congestions, hémorragies et infiltrations sont quelquefois réduites à peu de chose. Bref, peu de caractères permettent d'attirer l'attention en dehors de petites particularités observées surtout du côté des séreuses des grandes cavités (aspect plus ou moins terne, dû à une sorte d'imbibition de la membrane, lividité, hémorragies discrètes).

Tuberculose. — La fréquence de la tuberculose dans l'armée et dans la population urbaine qui l'entoure nous engage à insister plus particulièrement sur les viandes provenant d'animaux tuberculeux.

Des nombreuses expériences rapportées jusqu'alors, *Nocard, il y a dix ans, concluait qu'il n'en existait pas une seule prouvant que la viande provenant d'animaux tuberculeux soit capable de transmettre la tuberculose.*

Il est certain qu'en compulsant les nombreux documents accumulés depuis cinquante ans sur cette question, on est frappé de voir les partisans de l'exclusion absolue de la viande d'animaux tuberculeux prendre les preuves du danger de ces viandes dans les expériences de Chauveau, qui a démontré le danger de l'ingestion des *produits tuberculeux proprement dits* et *non de la chair musculaire des animaux tuberculeux.*

D'autre part, les expériences faites avec le suc musculaire des animaux tuberculeux ont prouvé la présence de ce bacille, qui, inoculé sous la peau ou dans la cavité abdominale d'animaux de laboratoire éminemment réceptifs, comme le cobaye, ont donné la tuberculose.

Encore, en renouvelant ces expériences avec de la viande d'animaux atteints de tuberculose généralisée, Nocard n'a-t-il produit la tuberculose qu'une fois sur 21 et Galtier 5 fois sur 22.

Aussi ces auteurs concluent-ils que le suc musculaire de bovidés tuberculeux ne présente qu'un danger exceptionnel, car rien ne prouve que l'ingestion d'un pareil produit puisse donner la tuberculose, surtout dans les conditions ordinaires de l'alimentation normale de l'homme qui ne consomme la chair musculaire des animaux qu'après cuisson.

C'est pourquoi l'exclusion totale et absolue de ces viandes adoptée par le Congrès international des vétérinaires de 1883, sous l'influence des idées de Toussaint et Bouley, et par le Congrès de la tuberculose de 1888, n'a-t-elle pas été maintenue ultérieurement. Arloing et Chauveau, déjà en 1885, soutinrent qu'il n'y avait danger que si la tuberculose était généralisée, et l'arrêté ministériel du 28 juillet 1888, prenant en considération l'opinion de ces derniers expérimentateurs et prévoyant, d'autre part, les difficultés d'application d'une mesure trop absolue, établit en son article 3 une distinction entre les animaux atteints d'une tuberculose généralisée et ceux porteurs d'une lésion locale.

Art. 3. — Les viandes provenant d'animaux tuberculeux sont exclues de la consommation :

1° Si les lésions sont généralisées, c'est-à-dire non confinées exclusivement dans les organes viscéraux et leurs ganglions lymphatiques.

2° Quand il existe des tubercules dans les muscles et dans les ganglions inter-musculaires.

3° Quand la généralisation de la tuberculose se traduit par des éruptions miliaires dans tous les parenchymes et notamment dans la rate.

4° Quand il existe des lésions tuberculeuses importantes à la fois sur les organes de la cavité thoracique et de la cavité abdominale.

Elles ne seront saisies et exclues qu'en partie de la consommation :

1° Quand la tuberculose est localisée, soit à la cavité thoracique, soit à la cavité abdominale.

2° Quand les lésions, bien qu'existant à la fois dans la cavité thoracique et dans la cavité abdominale, sont peu étendues. Dans ce cas, la saisie et l'exclusion ne portent que sur les portions de viande directement en contact avec les parties malades.

L'arrêté ministériel du 28 septembre 1896 vient compléter celui de 1888, ajoutant que :

L'*exclusion totale* est prononcée contre les animaux ayant des lésions tuberculeuses accompagnées de maigreur, *même si la tuberculose est localisée*;

Contre ceux dont les muscles ou les ganglions musculaires sont atteints et qui présentent une éruption miliaire dans les parenchymes, la rate surtout [1].

Enfin, quand il y a des lésions étendues dans tous les organes.

1. Dans une série d'expériences LINOSSIER et G.-H. LEMOINE ont fait voir le danger de viandes non tuberculeuses au point de vue de la propagation de la tuberculose. La souillure toute superficielle d'ailleurs de ces viandes semble produite par des instruments contaminés par des produits tuberculeux ou par des manipulations exécutées par des tuberculeux ou des gens sains dont les mains sont souillées de produits tuberculeux. (*Bull. de l'Acad. de méd.*, mars 1910.)

A l'heure actuelle la question vient d'être l'objet d'un nouvel arrêté du 11 février 1909 pris par le ministre de l'Agriculture conformément aux vœux exprimés par le Comité consultatif des épizooties. Ses dispositions sont conformes aux données que nous venons d'énumérer.

Viandes infectées par des salmonelloses, le proteus, l'entérocoque, etc. — Enfin il est un groupe de maladies microbiennes dont l'origine doit être recherchée dans les infections intestinales des animaux qui, jusqu'ici, considérées comme affections banales, pourraient bien, d'après des recherches récentes, être spécifiques et se transmettre comme telles à l'homme. Nous voulons parler des infections gastro-intestinales par les microbes répondant au type des salmonelloses.

Les éléments nocifs trouvés dans ces cas sont, soit des poisons comme les ptomaïnes, dont la présence a été décelée par Selmi, Brieger, A. Gautier, ou des agents parasitaires comme le *B. enteridis*, les *paratyphiques*, le *Proteus vulgaris*, le *coli*, l'*entérocoque*, etc.

A part les viandes infectées par le proteus, qui présentent en général des signes de putréfaction, les autres ont ceci de particulier que *rien dans leur aspect ne peut faire présumer de leur toxicité*.

Ce n'est qu'en recourant à des examens bactériologiques qu'on pourrait peut-être en déceler l'altération. Aussi, ne nous appesantirons-nous pas sur ce groupe que nous retrouverons au chapitre des empoisonnements alimentaires, car, au point de vue de l'expertise, il n'y a rien à tirer actuellement de l'examen de la viande.

II. Viandes défectueuses. — A côté des viandes insalubres, il en est de simplement défectueuses.

On considère comme viandes défectueuses celles qui sont répugnantes par l'odeur désagréable qu'elles dégagent (animaux médicamentés, engraissés avec les résidus de fabrique d'absinthe, nourris avec des débris de poisson, etc.)

III. Les fraudes. — Les fraudes sont innombrables et consistent en substitutions ou manœuvres ayant pour but de faire disparaître les parties malades ou suspectes d'une bête de boucherie. Un certain nombre d'entre elles sont énumérées dans l'instruction du 15 mai 1908.

Les mesures à prendre concernant les fraudes dans l'armée ont été l'objet d'un décret et de plusieurs circulaires ministérielles récentes.

Lorsque certains bouchers achètent en foire des animaux dont l'état de santé laisse à désirer et leur inspire quelques inquiétudes, ils tracent parfois aux ciseaux une marque dite « de classe », indépendante des marques marchandes ordinaires, qui indique au personnel de l'abattoir la nécessité de procéder au sacrifice d'urgence [1].

Il arrive que les fournisseurs de l'armée réalisent intentionnellement une saignée incomplète de manière à augmenter le poids de la viande. Ils abattent plusieurs animaux en série et ne font la saignée qu'après l'abattage.

Le personnel préposé à l'habillage des animaux de boucherie est souvent enclin à soustraire tout ou partie des lésions rencontrées sur l'animal abattu.

Le garçon boucher supprime les ganglions tuberculeux et notamment ceux du hile, du poumon [2], de l'entrée de la poitrine, du médiastin, du diaphragme, des lésions échinococciques (boules d'eau), des viscères, les abcès du foie.

L'existence fréquente des lésions tuberculeuses à la surface de la plèvre et du péritoine chez les bovidés adultes occasionne assez souvent la manœuvre déloyale suivante : le boucher incise la membrane séreuse à la périphérie des insertions du muscle du diaphragme, la décolle ou l'arrache entièrement sur tout ou partie de la paroi atteinte. A première vue, il est assez facile de commettre une erreur d'inspection ; toutefois, si l'on examine avec minutie la surface de la paroi ainsi traitée, on s'aperçoit que le lisse ou le brillant de la plèvre fait défaut et que la décortication dont elle a été l'objet a laissé des traces (filaments du tissu fibreux). Il est indiqué dans ce cas de rechercher les ganglions profonds afin de voir s'ils ne sont pas atteints de tuberculose.

D'une manière générale, il convient de considérer comme suspecte toute viande qui a été l'objet d'un épluchage, soit pour accidents dont la nature échappe à la personne chargée de la réception des viandes, soit pour maladie avec localisation plus ou moins nette.

On peut donner comme exemple le cas d'un bovidé atteint de charbon symptomatique dont on aurait éliminé les régions caractéristiques. Si une odeur anormale (odeur de beurre rance) peut être perçue au moment de la section des muscles, et si les morceaux

---

1. Les maladies du tube digestif, celles des organes de la reproduction et les affections microbiennes très graves constituent la cause la plus fréquente des abattages de cet ordre.

Dans les quatre cinquièmes des cas d'intoxication par la viande, on trouve à l'origine un abattage opéré d'urgence.

2. Il est utile de savoir que les incisions exploratrices permettent de retrouver, accollé à la bronche dans le tissu du poumon, au niveau du lobe médian, un petit ganglion inconnu des bouchers.

présentés sont mal préparés, il y a de fortes présomptions de fraude.

En vue de favoriser le séchage des viandes cachectiques et hydroémiques (viandes mouillées) les professionnels emploient les courants d'air, l'essuyage au linge sec, etc. Dans ce cas, il convient de compléter l'examen en explorant les muscles fraîchement incisés, ceux-ci laissent au doigt une sensation d'humidité très nette.

Une autre fraude d'un usage fréquent consiste à substituer un organe sain à un organe malade ou défectueux. Les agneaux jeunes et maigres sont quelquefois parés de la toilette[1] des agneaux gras. Dans ce cas, la comparaison que l'on peut établir entre le degré d'engraissement général du sujet et l'état de graisse de l'organe permet de rétablir la vérité.

Il arrive que l'on présente à l'inspection des animaux malades dont l'adhérence du poumon n'est pas simulée. Le poumon tuberculeux a été détaché : on lui a substitué un poumon sain attaché à l'entrée de la poitrine à l'aide d'une petite cheville en bois placée dans la trachée. Celle-ci est habilement dissimulée, elle n'est visible que si l'on détache le poumon en incisant les tissus au niveau de l'adhérence simulée.

La chose est fréquente lorsque les professionnels savent que l'inspecteur n'opère pas en personne l'ablation du poumon.

Il convient aussi d'être mis en garde contre la fraude qui consiste à préparer pour l'armée des morceaux hors catégorie dits « paillasses fourrées ». Le boucher fait glisser entre les plans musculaires des morceaux de dernier ordre, des fragments inutilisables de joue, de collier, de flanchet et prépare, la compression aidant, une sorte de bloc de chair d'un prix de revient très faible.

La fraude qui consiste à surajouter aux morceaux des os qui ne proviennent pas des viandes livrées peut se produire. Pour l'éviter, il convient de toujours exiger que les os adhèrent naturellement aux viandes et de ne jamais accepter les viandes désossées, qu'elles soient roulées ou non.

Il arrive aussi que le boucher tente de fournir de la bajoue au lieu d'épaule. Mais on peut facilement s'en apercevoir. L'os de l'épaule présente une arête sur la face externe, le maxillaire inférieur n'a pas d'épine semblable.

Parfois les coupes sont pratiquées avec l'intention de tromper[2]. Celles utilisées en boucherie sont généralement perpendiculaires,

---

1. Feuillet de la séreuse qui flotte dans l'abdomen et se charge de graisse.

2. Un collier coupé obliquement peut fournir en rendement de chair très réduit 10 p. 100 au moins. L'ablation du morceau dit de saignée, faite très largement, peut avoir le même jet.

ou parallèles à l'axe du corps ou à la direction des membres. Quand le boucher détache les aloyaux et les autres morceaux de première catégorie dont il conserve la propriété (fournitures par bêtes, demi-bêtes ou quartiers), il y a lieu de s'assurer que les coupes sont pratiquées dans des conditions normales.

Les morceaux débités ne doivent jamais être repliés sur eux-mêmes. Toute coupe incomplète, avec lambeau servant en quelque sorte de charnière, permet de supposer que les parties cachées des morceaux présentés ne sont pas partout irréprochables.

En vue de faire admettre des viandes de qualité inférieure le boucher est tenté de mélanger quelques morceaux de qualité médiocre ou douteuse à d'autres morceaux plus nombreux et de bonne qualité.

Cette fraude est facile à déjouer. Un peu d'attention permet de reconnaître les morceaux provenant de plusieurs animaux lorsque l'engraissement diffère quelque peu.

Il convient de rappeler que les animaux mâles sont quelquefois émasculés quelque temps avant la vente pour la boucherie [1]. Le cas se produit souvent en ce qui concerne la viande de mouton. Les bouchers s'efforcent de réduire ou de masquer par de savantes manœuvres les saillies masculaires qui forment les régions du cou et du garrot. Un examen attentif de l'ensemble de l'animal ne permet pas de commettre une erreur. Autre signe facile à constater, les moutons tardivement châtrés ont une verge volumineuse [2].

Quant aux fraudes qui portent sur la nature même de la viande (viande de vache livrée pour de la viande de bœuf) elles ne sont possibles que dans les fournitures en morceaux débités. Dans la plupart des cas, un examen attentif permet cependant de ne pas se laisser tromper. L'erreur n'est pas possible lorsqu'il s'agit de viandes livrées par quartiers.

Des fraudes peuvent se produire par addition d'antiseptique aux viandes livrées.

Les sulfites ou bisulfites alcalins jouissent de la propriété de conserver une coloration rouge plus ou moins vive aux chairs altérées par un début de fermentation microbienne.

L'opération dite du « trempage », c'est-à-dire l'immersion des viandes à conserver dans un bain antiseptique, ainsi que le saupoudrage avec les « sels de conserve » sont absolument interdits. Lors-

---

1. Les Marocains, qui livrent surtout des moutons au marché de Marnia, agissent souvent ainsi.

2. L'ablation des testicules pratiqué frauduleusement après l'abattage, de manière à cacher le sexe, est facile à établir; le cordon testiculaire du bélier présente un aspect caractéristique lorsque la section a été faite *post mortem*.

qu'on aura des raisons pour suspecter l'emploi d'antiseptiques et notamment des bisulfites, on fera procéder à la recherche de ces agents conservateurs par un laboratoire outillé à cet effet. On devra toujours comparer l'état d'altération des parties superficielles largement exposées, à celui des parties situées au fond des replis ou anfractuosités formées par la rencontre des plans musculaires.

Un décret du 5 juin 1908 donne aux autorités militaires le droit d'effectuer directement, sans la présence du commissaire de police, des prélèvements sur la viande et autres denrées alimentaires.

La circulaire du 16 mars 1906 avait déjà indiqué aux commissions des ordinaires les laboratoires dans lesquelles elles étaient autorisées à faire pratiquer l'analyse des denrées dont la qualité leur paraîtrait suspecte. Les laboratoires de chimie et de bactériologie concourent à ce service.

Enfin, la circulaire du 10 mars 1909 rappelle que la loi du 1er août 1905 prévoit des pénalités non seulement pour le cas de fraude grave, mais encore pour ceux où la marchandise livrée n'a pas les qualités spécifiées au cahier des charges.

Aussi ceux-ci devront-ils être renvoyés au service de la répression des fraudes du ministère de l'Agriculture.

D'autre part, les autorités militaires investies par le décret du 5 juin 1908 du droit d'effectuer des prélèvements, joindraient de leur côté à l'envoi des procès-verbaux et échantillons qu'ils ont à transmettre aux préfectures du département où les prélèvements ont été faits, tous les renseignements utiles au sujet de la qualité exigée, accompagnée d'un extrait du cahier des charges.

CHAPITRE IX

CONSERVES ALIMENTAIRES

On utilise, pour obtenir une conservation des aliments à long terme, un très grand nombre de procédés, parmi lesquels l'emploi de la chaleur paraît avoir jusqu'ici la préférence, du moins dans notre pays. C'est même à la chaleur seule qu'on a recours dans l'armée française pour constituer les approvisionnements de guerre.

I. **Conservation par la chaleur.** — Laissant de côté les différentes méthodes proposées, nous nous limiterons au procédé de la stérilisation sous pression, tel qu'il est exécuté pour la fabrication des conserves de l'armée française.

A. **Qualités générales que doivent présenter les conserves.** — Elles devront être suffisamment nutritives et posséder à ce titre une valeur égale à celle de la viande fraîche.

Elles pourront être conservées pendant longtemps sans perdre aucune de leurs propriétés. La consommation en sera facile. Elles seront enfin enfermées dans des enveloppes légères, faciles à transporter, à ouvrir, et résistantes, n'imprégnant pas le contenu de substances toxiques.

De grands progrès ont été réalisés ces dernières années dans la fabrication et la surveillance des conserves; on peut même dire que celles-ci possèdent actuellement toutes les qualités que l'hygiène peut exiger au point de vue de la sécurité qu'elles doivent présenter.

Une commission, instituée par le ministère de la Guerre le 1er février 1893, a émis l'avis que, pour obtenir une fabrication aussi parfaite que possible, l'établissement d'usines militaires eût été désirable.

En Allemagne, les villes de Mayence, Spandau, Thorn, Magdebourg possèdent des établissements de ce genre pouvant fabriquer par jour 426 000 boîtes de 200 grammes de viande, et 470 000 rations de légumes. A Spandau[1], notamment, on a créé en 1904 une usine de conserves destinée à la fabrication de saucisses pour les besoins de la garnison et des troupes appelées au camp d'instruction de Döberitz.

L'autorité administrative en France ne partagea pas cet avis et décida de recourir à la main-d'œuvre privée. C'est pourquoi on fut obligé d'édicter des règles minutieuses pour la fabrication de ces conserves, en imposant aux fabricants un cahier des charges et une surveillance effective.

B. Fabrication des conserves de viande pour l'armée française. (Cahier des charges générales pour la fourniture des conserves de viande dites « bœuf assaisonné », 17 août 1909.) — Un vétérinaire militaire ou à son défaut un médecin militaire notamment aux colonies et un officier d'administration des subsistances sont attachés exclusivement à chaque usine d'une façon permanente; l'un des deux doit toujours être présent aux opérations de la fabrication. Un agent du ministre de la Guerre avait été tout d'abord chargé d'inspections inopinées des usines au cours de l'année. Cette inspection a été supprimée depuis 1902.

Les *différentes opérations de fabrication* sont résumées dans les lignes suivantes.

Les viandes destinées à la fabrication des conserves de « bœuf assaisonné » pour l'armée française doivent provenir de bétail indigène de France ou des colonies françaises.

La fabrication se fait dans des usines privées du 1er au 30 avril en France; du 1er mars au 31 mai en Algérie et en Tunisie; du 1er avril au 30 septembre dans les colonies.

Le contrôle permanent de la fabrication est exercé par les fonctionnaires de l'intendance.

Ils doivent tenir des registres conformes aux modèles annexés au cahier des charges.

Les usines doivent présenter des conditions d'installation per-

---

1. *Revue de l'Intendance*, nov. 1904.

mettant d'effectuer toutes les opérations d'abattage, dépeçage, etc., dans des conditions d'asepsie parfaite.

D'autre part l'examen des animaux devra être fait avant l'abattage par le vétérinaire attaché à l'établissement.

Traitement de la viande crue. — La viande est complètement désossée, puis coupée en morceaux du poids de 500 grammes au maximum.

Elle ne devra jamais avoir moins de huit heures, ni plus de vingt-quatre heures d'abattage au moment du blanchiment.

Cuisson préliminaire ou blanchiment. — Cette première cuisson, qui doit être suffisamment prolongée pour que la viande soit bouillie à cœur, a pour résultat de faire perdre à la viande une partie de son eau de constitution. Cette cuisson ne devra pas être pratiquée à une température supérieure à 102 ou 103°.

Après la cuisson, les viandes seront égouttées sur des claies métalliques et refroidies dans une salle fraîche constamment propre et bien ventilée ; pendant ce temps de l'opération, elles perdent par évaporation une proportion d'eau variable, condition favorable à la prise en gelée du bouillon après stérilisation. Les viandes sont soumises à une revision et à un nouveau parage avant d'être mises en boîtes. Ce nouveau parage est rendu d'ailleurs très facile par l'aspect que prennent alors la graisse et les parties tendineuses. Il doit être très soigné, l'insuffisance de parage pouvant être une cause de refus lors de la livraison de la fourniture. Il est prudent de répartir les morceaux de façon à uniformiser autant que possible la composition des boîtes ; la consistance de la gelée n'est assurée qu'à cette condition. L'emploi d'une presse à main pour l'emboîtage est obligatoire : la partie de la presse qui pénètre dans la boîte devra être en métal et démontable de façon à pouvoir être facilement stérilisée (à la flamme, par exemple).

Assaisonnement des conserves. — La viande blanchie sera additionnée d'un mélange comportant, par quintal de conserves, savoir :

Sel	950	grammes.
Poivre en grains	40	—
Clous de girofle	10	—
Total	1 000	grammes.

L'assaisonnement doit être pratiqué avant le jutage des boîtes.

Concentration du bouillon. — Le bouillon provenant du blanchiment ou le jus rendu par la viande pendant cette opération est écumé et dégraissé, puis concentré par évaporation, de telle façon que la totalité de ce bouillon ou de ce jus, complètement dégraissé et filtré, trouve place dans les boîtes en même temps que la viande blanchie.

La concentration du bouillon doit être conduite jusqu'à ce qu'il pèse au minimum 1,051 (soit 7° Beaumé) à la température de 15°.

En outre, le bouillon doit être concentré et entièrement utilisé (jusques et y compris la stérilisation des boîtes) le jour même de sa préparation. Si un cas de force majeure ne permet pas d'emboîter tout le bouillon préparé dans la journée de travail, ce liquide sera conservé jusqu'au lendemain matin au plus tard, dans la glace ou maintenu à une température de 50° au minimum.

Afin de donner plus de consistance à la gelée, il est permis d'ajouter au bouillon de blanchiment concentré le produit de la cuisson dans l'eau des parties tendineuses éliminées de la viande. La gélatine tirée des os et des pieds ne doit pas entrer dans la fabrication de la conserve.

Jutage ou bouillonnage. — Le bouillon de jutage (mélange du bouillon de blanchiment concentré et du bouillon tendineux) est alors soigneusement introduit dans les boîtes en évitant qu'il ne se répande sur les couvercles. Les boîtes doivent d'ailleurs être remplies aussi complètement que possible; leur hauteur sera réglée en conséquence : il y a à cela le plus grand intérêt, car la présence d'une quantité d'air notable pourrait être un obstacle à la bonne stérilisation.

Les boîtes une fois remplies sont définitivement fermées puis éprouvées au point de vue de leur étanchéité dans un bain d'eau à 80°.

Cuisson et stérilisation. — Les boîtes sont ensuite stérilisées à l'autoclave à une température de 120° pendant une heure et demie pour les boîtes de 300 grammes et deux heures un quart pour les boîtes de 2 kilogrammes. Ce laps de temps sera décompté à partir du moment où la température de 120° a été atteinte.

Pendant toute l'opération, il devra y avoir un léger échappement de vapeur par un robinet ou une soupape *ad hoc* de telle sorte que l'autoclave soit entièrement privé d'air. Cette prescription est de la plus haute importance, car si l'air n'est pas entièrement chassé, la température réellement atteinte dans l'autoclave, lorsque le manomètre indiquera 1 kilogramme de surcharge, ne sera pas de 120° mais peut descendre jusqu'à 110°. Par suite, la stérilisation ne serait pas assurée.

Chaque autoclave devra être pourvu d'un thermo-manomètre enregistreur inscrivant la courbe thermique de chaque opération.

Les graphiques, cotés et paraphés par le sous-intendant militaire, seront présentés à son visa après chaque semaine. Il pourra inscrire, sur ces graphiques, les observations critiques auxquelles aurait donné lieu la marche des stérilisations.

Il est recommandé de contrôler souvent l'exactitude des indications du thermo-manomètre au moyen de thermomètres à maxima.

Cette prescription est la plus importante de toutes celles qui concernent la préparation des conserves, car c'est à une stérilisation incomplète que doivent être attribués en général les accidents consécutifs à leur consommation.

En Allemagne, les lacunes de la stérilisation avaient également donné lieu à la même époque (1899) à de nombreux mécomptes. Dans le but de remédier à cet état de chose, Pfuhl fut chargé d'établir les conditions nécessaires à la stérilisation des conserves de viande. De ses expériences, il résulte que, pour des conserves d'un volume beaucoup plus petit que celui des conserves françaises, le centre de la conserve n'atteignait 100° qu'au bout de quarante minutes et 116°,5 après une heure dix minutes, cette dernière durée doit être encore prolongée de vingt minutes en portant l'autoclave à 120° pour obtenir une température intérieure de 116° lorsqu'on opère sur un grand nombre de boîtes chauffées simultanément dans le même autoclave.

Le fabricant pourra rechercher les boîtes fuitées après stérilisation par tel procédé qu'il jugera convenable.

Ces boîtes devront être immédiatement poinçonnées de la lettre F, de 1 centimètre de hauteur, sur le fond à indication du couvercle.

Le nombre de boîtes fuitées sera indiqué sur le registre de fabrication; ces boîtes devront être enlevées des locaux de préparation dans un délai de quarante-huit heures. Le remploi des boîtes fuitées pour la fabrication des conserves destinées à l'armée sera taxé de fraude et pourra entraîner la résiliation du marché sans préjudice des poursuites qui pourraient être exercées.

POIDS DE LA CONSERVE. — Il existe des conserves de différents poids, 300 grammes, 1 kilogramme, 2 kilogrammes. On tolérera un manquant de 25 p. 1 000 au plus sur le poids d'ordre de la conserve.

QUALITÉ DE LA CONSERVE. — Les conserves doivent avoir bonne odeur, bon goût, bon aspect et réunir toutes les conditions d'un aliment sain, digestif et nutritif.

Le bœuf assaisonné contient, ainsi qu'il est dit plus haut, du sel et des épices, mais sans addition d'aucune matière colorante étrangère ni d'aucun antiseptique.

La viande doit être cuite à point sans exagération et de telle sorte que l'on puisse, à l'état froid, séparer les uns des autres, sans les déchiqueter, les morceaux extraits d'une boîte ouverte et vidée.

Après sa prise en gelée, le bouillon ne doit entrer en liquéfaction qu'à une température supérieure à 15° centigrades.

Le bouillon à l'état liquide ou pris en gelée doit être clair et de couleur ambrée plus ou moins foncée. Quand ce bouillon liquide ou pris en gelée est trouble, noirâtre ou rougeâtre, cet aspect pouvant être l'indice d'une fabrication peu soignée, la conserve doit être examinée avec soin avant la réception.

Les conserves doivent être *rigoureusement stérilisées*, c'est-à-dire ne contenir *aucun germe revivifiable*.

De plus, la viande ne doit présenter aucune trace d'altération survenue au cours de la fabrication par le fait des germes microbiens qui auraient pu s'y développer.

Récipients. — Les conserves de viandes seront enfermées dans des boîtes de la forme et de dimension réglementaires.

Les boîtes se composent d'un fût et de deux fonds. Elles sont fabriquées en fer-blanc neuf, de provenance française, étamé à l'étain fin et de bonne qualité commerciale.

A l'analyse, l'étain fin devra donner :

> Étain pur........................... 98 p. 100 au minimum.
> Impuretés (fer, cuivre et plomb)....... 2 p. 100, dont :
>   Plomb : 0,5 p. 100 au maximum.
>   Le reste : cuivre et fer.

Bien que les accidents en général observés à la suite de la consommation de conserves ne puissent être attribués à des altérations des boîtes elles-mêmes ou à leur mauvaise confection, il y a lieu cependant de prendre à leur égard des précautions.

Le couvercle ou le fond des boîtes comportera, pour le versage du bouillon, une petite ouverture circulaire qui, après remplissage de la boîte, sera fermée par une capsule dont les bords sont soudés à plat dans une petite rigole circulaire : cette soudure, quoique extérieure, pouvant accidentellement pénétrer dans l'intérieur de la boîte, sera pratiquée à l'étain fin.

Les boîtes sont toutes recouvertes d'une couche de peinture inoffensive, assez épaisse, exempte de plomb, très siccative et bien adhérente.

Les boîtes portent sur le couvercle une inscription estampée, suffisamment lisible, indiquant :

La nature de la denrée ;

Le lieu de fabrication ;

Le nom du fabricant ;

Le poids net de la boîte;

Le mois et l'année de la fabrication exprimés en chiffres; exemple : 3-1910 (pour mars, troisième mois de l'année 1910).

En outre, chaque jour du mois sera marqué sur le couvercle (ou sur la petite capsule de fermeture), par les chiffres de 1 à 31, immédiatement avant la fermeture; le chiffre indiquant le jour de fabrication ne devra, en aucun cas, être recouvert par la soudure.

RÉCEPTION DES BOITES DE CONSERVES ET ÉPREUVES DE CONTRÔLE. — Les fournitures sont prises en charge par l'officier d'administration gestionnaire de l'établissement où se fait la livraison. Elles sont examinées par une commission que préside un officier supérieur des corps de troupe. Le président et les membres sont désignés par le ministre.

Cette commission comprend toujours un médecin et un pharmacien militaires (ou, à défaut de ce dernier, un chimiste civil), chargés des examens techniques. Elle vérifie si les conserves présentées en livraison sont exactement conformes aux conditions du cahier des charges et des notices annexées.

Les expertises de réception viseront :

1° La parfaite stérilisation de la conserve;

2° La détermination des poids de la viande, du bouillon et de la graisse;

3° L'analyse chimique du bouillon;

4° L'étamage et la soudure des boîtes;

5° Les qualités physiques et organoleptiques de la conserve.

Les épreuves de contrôle comportent :

La mise à l'étuve à 37°, pendant 8 jours au maximum, afin de favoriser le développement de germes microbiens anaérobies vivants qui auraient échappé à la stérilisation.

La détermination du poids de la viande par kilogramme de conserve.

La détermination du poids de la graisse.

La détermination du poids cumulé du bouillon et de la graisse réunis.

Balland a donné les analyses suivantes des conserves utilisées dans l'armée française :

		Poids en grammes.	Eau.	MATIÈRES			
				Azotées.	Grasses.	Extrait.	Cendres.
Conserves fabriquées à Billancourt (Poids net, 1 kg.)	Viande ...	800	467	241,9	73	8	10,1
	Bouillon..	170	148	18,6	0,2	0,3	2,6
	Graisse...	30	15,2	1,3	13,6	0	0,1
	Proportion p. 100...		63	26,1	8,6	0,8	1,4
Conserves fabriquées à Madagascar (Poids net, 1 kg.)	Viande ...	800	469,6	263,7	44,3	13,6	8,64
	Bouillon..	175	157,8	14,1	0,1	0,8	2
	Graisse...	25	17	2,5	4,9	0,1	0,3
	Proportion p. 100...		64,4	28	4,9	1,4	1,10

Il a été décidé, à la date du 25 septembre 1908, que les conserves de « bœuf assaisonné » ne seraient plus que de deux types. L'un de 300 grammes (la boîte individuelle est donc définitivement adoptée), l'autre, de 2 kilogrammes, destiné aux approvisionnements de place forte.

A côté de la conserve de bœuf, on fabrique encore une *conserve de « porc rôti* [1] *»*.

La viande est débitée, comme le bœuf, par morceaux de 500 grammes. Après une immersion de douze heures dans la saumure elle est placée dans un panier métallique à claire-voie et plongée dans un bain de graisse bouillante à 112° pendant une demi-heure. La viande est ensuite retirée et assaisonnée comme il a été dit pour le bœuf, puis déposée dans une boîte de conserve. On soude et on stérilise à 120°. La durée de la stérilisation est en raison du poids de la conserve. Pour le moment, il n'est fabriqué que des boîtes de 2 kilogrammes. Par conséquent la durée de la stérilisation est de deux heures un quart.

Ces conserves paraissent excellentes.

On ne peut craindre qu'une chose, c'est que le degré et la durée de la stérilisation n'altèrent les qualités de digestibilité de la viande.

La *distribution aux troupes* des boîtes de conserves en temps de paix doit se faire au cours de la troisième année qui suit la fabrication.

En général, la conserve de bœuf est consommée froide, arrangée à la vinaigrette, ou encore préparée en consommé, ragoût, hachis, etc.

Il est très important de rappeler que la conserve *doit être mangée aussitôt après l'ouverture de la boîte.* La plupart des accidents sont

---

1. *Cahiers des charges*, 8 fév. 1909, *B. O. R.*, 1909, p. 159.

dus à ce qu'on a laissé les boîtes ouvertes, exposées en général à la chaleur avant de les consommer.

Caractères d'une bonne conserve. — Nous avons vu que la boîte individuelle de 300 grammes est actuellement adoptée, comme en Allemagne (320 grammes) et en Italie (220 grammes). Cette boîte a la forme arrondie, elle ne doit pas être bombée; son couvercle est plat ou excavé. Cependant, il peut arriver qu'elle soit bombée par suite de pressions latérales. Mais, dans ce cas, elle s'aplatit à la moindre pression, sans déterminer une saillie à l'extrémité opposée. D'autres fois elles sont bombées par un dégagement de CO_2 sans qu'on puisse déceler la cause de la production de ce gaz, et sans que la conserve soit altérée. L'odeur de la viande doit être agréable, la *gelée* figée et claire. Cependant, celle-ci *peut être liquéfiée* en été, sous la simple influence de l'élévation de la température extérieure, *sans que ce caractère implique une altération quelconque.* D'autre part, il peut y avoir absence presque complète de gelée dans les boîtes ne contenant que des beaux morceaux, ceux-ci étant pauvres en gélatine. En somme, la *transparence de la gelée* reste un des bons caractères de la conservation. La graisse doit être blanche et ferme. *Cependant* encore, *sous l'influence de la chaleur*, elle peut entrer en fusion et s'émulsionner avec la gélatine liquéfiée donnant à celle-ci un aspect légèrement opalescent. Il ne faudrait pas rejeter une pareille conserve.

Pour chercher s'il existe des fissures, on fait l'épreuve de l'étanchéité. A cet effet, on place la boîte dans un vase rempli d'eau chauffée à 80°; la chaleur fait dilater les gaz à l'intérieur : ceux-ci s'échappent en bulles multiples.

L'examen peut être poussé plus loin, et l'expert peut se servir du microscope pour déceler la mauvaise qualité de la viande : la *disparition de la striation musculaire* indique que la bête était malade au moment où elle a été abattue.

Un frottis avec un morceau de viande ou de gelée coloré avec du violet de gentiane permet parfois de distinguer la présence de cadavres de microbes. Si ceux-ci sont en trop grand nombre, la viande doit être rejetée.

Mode d'altération des conserves de viande[1]. — A. Les poisons chimiques dans les conserves. — Certaines conserves renferment réellement des substances toxiques. Dans la pratique les poisons minéraux tels que les composés plombiques semblent avoir été mis

---

1. Vaillard, Les conserves de viande. Causes des accidents d'intoxication et moyens d'y remédier, *Annales d'hygiène publique et de médecine légale*, février 1902, et *Revue d'hygiène*, 1902, p. 17.

hors de cause. Les accidents observés dans l'armée ne rappellent en rien les symptômes d'un empoisonnement saturnin. Par contre, des conserves présentant toutes les apparences de la bonne qualité ont fourni des extraits plus ou moins toxiques pour le cobaye, en injection sous-cutanée; les uns tuent en quelques heures, les autres déterminent des accidents cholériformes curables. Rayer a fait voir que les extraits de viande fraîches possèdent aussi un certain degré de toxicité.

L'origine des poisons organiques des conserves est difficile à établir.

Le vieillissement que l'on avait eu tendance à incriminer ne saurait être une condition génératrice de ces poisons organiques, bien qu'il donne lieu à certaines modifications appréciables de la matière conservée; la chimie, l'expérimentation et les faits de la pratique démontrent que les conserves âgées de dix ans et plus, lorsqu'elles sont bien faites ne renferment aucune substance toxique.

La présence de celle-ci semble donc, *a priori*, devoir reconnaître l'une ou l'autre des trois conditions suivantes :

1° La substance toxique est originellement contenue dans les chairs de l'animal qui a servi à fabriquer la conserve. Une viande, en effet, peut être toxique à l'origine si elle provient d'animaux surmenés ou en état de maladie (affections pyoémiques ou septicémiques, entérite, météorisation, etc.). Nous savons aujourd'hui qu'un grand nombre des produits toxiques sécrétés par ces microbes résistent à l'influence stérilisatrice de la chaleur.

2° Une viande saine à l'origine peut devenir toxique au cours de la fabrication lorsque par suite de maléfices frauduleux ou d'imperfections dans le travail, elle a été envahie par une végétation microbienne.

Cette circonstance est réalisée par l'emploi des viandes avariées et invendables, de quartiers altérés par les transports en chemin de fer ou une conservation trop prolongée, ou bien encore, fait assez commun, lorsqu'un délai démesuré s'écoule entre la mise en boîte et la stérilisation de la conserve.

Par les temps un peu chauds, il suffit d'un retard de douze à vingt-quatre heures pour que la viande se faisande, se putréfie même. Dans l'un et l'autre cas, la stérilisation met un terme à la putréfaction; mais en tuant les germes qui en sont cause, elle peut ne pas détruire les substances toxiques qu'ils ont élaborées au cours de leur végétation.

3° Il peut encore arriver que les conserves bien préparées, mais mal stérilisées, s'altèrent dans les jours qui suivent leur fabrication;

la putréfaction envahit la viande et la pression des gaz fait bomber les fonds de la boîte. Pour ne pas perdre ces produits avariés, certains industriels donnent issue aux gaz de la putréfaction, stérilisent à nouveau la conserve, après lui avoir ainsi rendu une frauduleuse virginité, la livrent à la consommation. Le deuxième chauffage a détruit sûrement les germes vivants, mais non leurs toxines.

B. LES AGENTS MICROBIENS DANS LES CONSERVES. — Après des recherches multipliées, la commission de 1899 a établi un fait qu'elle a retenu comme très important : la plupart des conserves (70 p. 100 en moyenne) renferment des germes vivants et revivifiables par des cultures; la proportion a même pu s'élever à 80 p. 100, et plus encore, pour certaines fabrications.

Ces germes sont de deux sortes : *a. Germes anaérobies*, agents de la putréfaction qui ont comme conséquence de dégager des gaz sous l'influence d'une température favorable et par suite de faire bomber les couvercles des boîtes. Cette avarie est facile à constater. — *b. Germes aérobies* qui peuvent être mis en évidence par la mise des boîtes à l'étuve à 37° après y avoir pratiqué un orifice obturé immédiatement avec un bouchon d'ouate stérilisée. Ces germes sont en général d'ailleurs inoffensifs.

II. Conservation par le froid.

II. Conservation par le froid. — Ce procédé, pourtant parfait, n'est guère entré dans les mœurs françaises. Le public conserve encore à cet égard des préjugés difficiles à déraciner.

La conservation par le froid se fait de deux façons : ou bien en exposant la viande à une température de — 6° et — 20°, viandes *congelées*; ou bien en l'exposant à une température supérieure aux environs de 0° soit à + 1° soit à — 1°; ces viandes sont dites *réfrigérées*.

La conservation de la viande par la congélation rendrait les plus grands services dans les villes assiégées et dans les camps retranchés en temps de guerre. D'après le rapport de Cochery sur le budget de la guerre en 1894, l'installation d'une usine frigorifique dans un camp retranché permettrait de réduire de 50 p. 100 les quantités de fourrages à entretenir dans les places pour alimenter le bétail, si l'on peut congeler dès les premiers jours de l'investissement le tiers du troupeau. De plus, on évite ainsi le risque d'une épizootie. Il faut encore observer que 1 000 bœufs exigent un parc d'une superficie de près d'un hectare tandis que la conservation d'une même quantité de bétail placé après congélation dans des magasins à — 4° n'exige qu'une superficie de 750 mètres carrés. (A. Laveran.) Cette question de la congélation des viandes est donc du plus haut intérêt au point de vue des approvisionnements de l'armée en temps de guerre.

En France, deux usines militaires seulement ont été créées : une à la Villette, l'autre à Verdun : cette dernière fonctionne seule et encore d'une façon intermittente. Celle de la Villette ne fonctionne que partiellement pour la conservation de fruits.

Cependant, à Épinal, à Belfort et à Toul, des frigorifiques militaires sont en construction.

Mais il n'est pas suffisant de garnir nos places fortes d'installations frigorifiques, où dès le début de la guerre, seront mises en réserve des rations en nombre relativement élevé qui assureront leur ravitaillement. Ces places sont en effet situées sur la frontière et peuvent être investies. Elles ne pourront plus, dans ces conditions, servir aux approvisionnements des armées. Il faut donc prévoir des usines frigorifiques dans les villes de l'intérieur.

Pour cela, il ne semble pas nécessaire de construire celles-ci uniquement pour l'approvisionnement de l'armée. La solution du problème doit être demandée à la création de nombreux frigorifiques au centre même des régions d'élevage et à proximité des voies ferrées, destinées en temps normal à conserver les viandes pour la consommation publique [1].

Le gouvernement allemand [2] a simplement favorisé et encouragé par tous les moyens possibles (subventions, remises d'impôt, primes en argent, distinctions honorifiques, exemption de charges diverses) la création d'abattoirs frigorifiques dans toutes les grandes villes de l'Empire ; il est arrivé à faire installer aujourd'hui, dans 267 villes, des chambres refroidies à — 5° où la viande, d'abord congelée à — 12° (congélation à cœur), est conservée en entrepôt pendant quelques jours avant d'être livrée à la consommation. Dans leur ensemble, ces entrepôts contiennent 75 millions de kilogrammes de viande, de quoi nourrir toute l'armée allemande pendant quatorze mois. Tous ces entrepôts possèdent des wagons frigorifiques pour l'emport de la viande congelée : un train de 50 wagons qui peut cheminer à 30 kilomètres à l'heure contient 1 300 000 rations de viande immédiatement utilisable. Grâce à ces réserves formidables en viande congelée, le grand État-Major allemand ne prévoit plus la viande sur

---

1. On compte déjà en France plusieurs essais faits à Lyon, Bordeaux, Paris. Il existe actuellement à la Bourse du Commerce de Paris une installation de réfrigération à — 7° et + 4° dotée de tous les perfectionnements modernes. L'air froid et sec circule dans les chambres d'une façon intensive. Bouchers et autres commerçants y conservent déjà un grand nombre de leurs produits.

2. Discussion du budget de la Guerre de l'empire, 1907, doc. du Reichstag.

pied dans l'alimentation des troupes en campagne et compte pouvoir
se passer à peu près totalement des conserves de viande qui
répugnent toujours plus ou moins aux soldats.

De plus le ministère de la Guerre allemand possède actuellement
trois grandes installations frigorifiques : à Metz, Strasbourg et
Mulhouse, en outre, Berlin, Francfort, Wiesbaden, Hambourg,
Mayence, Spandau, Coblentz, Thorn possèdent des dépôts de viandes
frigorifiées.

Quant aux transports de la viande congelée tout permet de penser
qu'ils peuvent s'exécuter sans nuire à leur état de conservation.

Pour le transport à longues distances par temps chaud, elle se
comporte mieux en chemin de fer qu'en voiture : elle s'altère assez
vite si elle est conservée dans des caisses hermétiquement closes; le
mieux est de la transporter en vrac, enveloppée dans des chemises
de coton, ou dans de la poudre de tourbe ou de la paille. On a pu
ainsi consommer ces viandes transportées en chemin de fer par
temps orageux, après quarante-huit à soixante-douze heures et
après quarante-huit à soixante seulement, si on les transporte en
voiture [1].

Viandes réfrigérées. — Dans ces dernières années la réfrigération
de la viande aux environs de 0° semble acquérir la faveur des hygiénistes et des économistes. On avait pensé autrefois l'obtenir à l'aide
de la glace, ce procédé absolument déplorable fut cause du discrédit
dans lequel étaient tombées les viandes simplement réfrigérées. Mais
on s'aperçut bientôt que l'abaissement de la température ne consti-
tuait qu'un des facteurs de la conservation et qu'il y en avait deux
autres plus importants que lui : le degré hygrométrique et la pureté
de l'air [2].

Pour que la viande soit conservée dans de bonnes conditions, il
faut que le degré hygrométrique ne soit pas supérieur à 70 p. 100;
ce degré est facile à obtenir dans les chambres froides, alors que
dans les glacières l'air est toujours saturé et accuse 90 à 100 p. 100.
D'autre part, avec les nouveaux systèmes de fabrication de l'air
froid, l'atmosphère des chambres de conservation est constamment
purifiée puisque l'air de ces pièces, au fur et à mesure qu'il se
réchauffe, monte au plafond et se trouve aspiré dans des gaines
qui l'obligent de traverser un appareil sur lequel ruisselle le liquide
glacial refroidi par les machines. Ce liquide dépouille l'air de son

---

1. Sur quelques expériences de transport de viandes conservées par le froid, *Revue de
l'Intendance*, 1891.
2. DE LOVERDO, L'industrialisation du commerce de la viande par le froid, 1er *Congrès international du froid*, Paris, 1908, p. 139.

humidité en même temps que des moisissures et des microbes qu'il tient en suspension. Dans ces conditions, la viande de mouton peut être conservée en parfait état pendant une trentaine de jours, celle de veau et de porc pendant une quinzaine.

La conservation de la viande par le froid modéré présente des avantages hygiéniques et, par conséquent, sociaux, si importants, que les administrations soucieuses de la santé publique imposent actuellement les installations frigorifiques à tous les abattoirs municipaux. C'est ainsi que l'Allemagne compte près de 330 de ces installations dans ses 850 abattoirs et qu'en France et dans les autres pays on ne construit plus d'abattoir de quelque importance sans lui annexer un frigorifique.

D'après de Loverdo la conservation par le froid modéré aurait pour avantage de permettre de discerner immédiatement les viandes provenant d'animaux sains et celles provenant d'animaux malades. Celles-ci restent molles, prennent une teinte foncée et se décomposent très rapidement dès leur sortie des chambres froides. Par contre les viandes réellement saines, après plusieurs jours de conservation, exposées à l'étal du boucher, même par les plus fortes chaleurs, « se gardent beaucoup plus longtemps que la viande fraîchement abattue ». Le froid, emmagasiné dans la profondeur des tissus, constitue un « volant » qui s'épuise avec lenteur. De cette façon, le froid modéré devient un critérium certain de la qualité de la viande.

Une autre propriété capitale du froid, au point de vue hygiénique, est son action défavorable à la sécrétion des ptomaïnes. On sait que ces poisons cadavériques prennent naissance d'autant plus rapidement que la température extérieure est plus élevée (exemple : les cas d'empoisonnement par le canard à la rouennaise pendant la saison estivale). Par conséquent, la viande conservée par le froid, surtout en été, est d'une digestion plus facile et d'une assimilation plus complète.

Une propriété connexe à celle que nous venons de mentionner consiste dans l'amélioration du goût de la viande, surtout pendant l'été.

La longue durée de conservation des viandes simplement réfrigérées provenant de l'Amérique du Sud est due en grande partie à ce que celles-ci sont exposées un certain temps aux vapeurs d'aldéhyde formique avant d'être placées dans les chambres froides (procédé Linley). Mais il est à craindre que les viandes ainsi conservées contiennent une certaine quantité d'antiseptique. Actuellement, on importe déjà en Angleterre une grande quantité d'animaux de boucherie avec succès. Plusieurs mêmes ont été introduits en France. Les bêtes amenées sur le marché de Paris ont été reconnues de première qualité et en parfait état de conservation. Les morceaux de choix, filets et aloyaux ont été vendus 4 fr. 50 et 5 francs le kilogramme, les morceaux de 2ᵉ catégorie un peu au-dessous et ceux de 3ᵉ catégorie à 25 p. 100 au-dessous du prix de la viande française; c'est ainsi que le collier et les plates-côtes pourraient être cédés au prix de 1 franc le kilogramme.

On devine aisément tout le parti que pourrait tirer l'armée de la consommation d'une pareille viande.

Enfin des expériences récentes faites au laboratoires des Halles centrales dans le but de connaître la durée de conservation des viandes frigorifiées à — 1° et + 1° dans des conditions rigoureuses de dessiccation de l'atmosphère permettent de conclure que ce mode de conservation est limité à une durée variant de quatre à six semaines. Au bout de ce temps la viande est putréfiée, tandis qu'au bout de trois semaines elle fut consommable comme de la viande fraîche. L'odeur rance que dégage la viande réfrigérée longtemps conservée serait due, d'après A. Gautier, à la formation de gras de cadavre.

Il sera donc nécessaire, si on veut faire usage de cette viande dans l'armée, que les morceaux soient marqués avec un timbre à date, avant leur mise à la chambre froide, comme le propose le médecin major Viry[1].

Le Congrès du froid de 1909 a émis le vœu suivant : Que les viandes de boucherie conservées par le froid soient utilisées dans l'armée au même titre que la viande fraîche à condition que la durée de séjour dans les chambres froides ne dépasse pas six mois pour les viandes congelées et quatre semaines pour les viandes réfrigérées.

III. Conservation de la viande par le sel. — Le sel conserve la viande en absorbant l'eau de constitution et comme antiseptique. Mais il resserre les tissus, rend l'albumine résistante et par cela même moins digestible.

Il appauvrirait la viande en matières nutritives, en enlevant de la potasse, de l'acide phosphorique, des matières extractives, de l'albumine soluble, et une grande quantité de myosine.

Les procédés de salage sont les suivants :

Frottage de la viande avec le sel;

Injection de saumure à saturation dans la viande;

Injection dans l'animal entier par le ventricule gauche de la solution suivante :

---

1. Viry, L'industrie du froid et l'alimentation de l'armée, 2ᵉ *Congrès national du froid*, Lyon, 20 oct. 1909.

Saumure........................	5 kilogrammes.
Salpêtre........................	250 grammes.
Sucre........................	1 kilogramme.
Acide phosphorique..............	15 grammes. (Procédé Morgan.)

La viande est ensuite séchée et enrobée dans du charbon de bois. On peut encore la conserver en la faisant séjourner dans des cuves où les couches sont séparées les unes des autres par un lit épais de sel.

La durée de conservation est d'un an tout au plus.

La viande salée est utilisée actuellement dans l'armée sous forme de lard dont la préparation est indiquée par la circulaire du 4 juillet 1908, puis de conserves de porc et de bœuf. En campagne, la ration de 500 grammes de viande fraîche peut être remplacée par une de lard salé de 300 grammes représentant environ 250 grammes de viande de porc désossée.

La morue salée y est aussi d'un usage courant.

Pour être bonnes, les saumures doivent avoir une teneur suffisante en sel marin. Le taux de 10 p. 100 empêche le développement des saprophytes. Le *Bacillus botulinus*, le *Bacillus coli*, le *Bacillus enteridis* de Gartner, et le *Bacillus morbificans bovis* de Baseneau meurent dans cette saumure; il en est de même du *Proteus*.

On voit donc qu'au point de vue conservation, les salaisons offrent assez de sécurité, et si l'on songe que nos campagnards d'un bout de l'année à l'autre mangent *le salé*, on se demande pourquoi cette denrée a été jusqu'ici presque complètement exclue de l'alimentation du soldat. On recherche une conserve de viande à court terme... pourquoi ne pas utiliser le plus simple? Les paysans ne subissent pas plus d'intoxication alimentaire que les gens des villes, ce qui prouve que le porc salé offre au moins autant de sécurité que la viande de boucherie, avec cet avantage qu'elle peut se conserver au moins cinq à six mois.

Le lard doit être ferme, bien blanc, sans taches jaunâtres, sans mauvaise odeur, d'une épaisseur de 2 à 5 centimètres.

Il est livré en barils de 40 à 80 kilogrammes. Les avantages de la saumure n'ont pas échappé à l'autorité militaire qui, dans ces derniers temps, a repris l'étude du bœuf salé.

Le procédé adopté consiste à frotter la viande encore chaude avec du sel, et à la conserver dans des sacs garnis de sel par morceaux de 30 à 35 kilogrammes.

IV. Conservation de la viande par le fumage. — Le fumage a pour but d'imprégner la surface de la viande des principes antiseptiques contenus dans la fumée, comme la créosote, le phénol et la formaldéhyde et de les faire pénétrer dans l'intérieur du tissu musculaire.

Ce mode de conservation, peu employé dans l'armée, est mis en usage dans le commerce surtout pour la chair de porc. C'est un bon mode de conservation qui donne en outre un fumet spécial assez agréable. Mais, en pratique, les principes antiseptiques de la fumée ne pénètrent pas d'une façon suffisante, et c'est à de la viande fumée (saucisses, saucissons) qu'on a attribué la cause d'un grand nombre d'intoxications alimentaires. Les accidents de Gand relatés par Van Ermengem ont été causés par la consommation d'un saucisson fumé. Forster, Serafini et Nugaro ont prouvé expérimentalement que le fumage n'empêchait pas les viandes tuberculeuses de rester virulentes. Malgré donc le pouvoir antiseptique certain de la fumée qui rend stérile en quelques heures des cultures microbiennes maintenues humides (Serafini, Nugaro), ce procédé, tel qu'il est appliqué couramment, ne comporte pas une grande sécurité.

Balland a donné l'analyse suivante permettant de se rendre compte comparativement des effets du fumage et de la salaison :

	Jambon fumé.	Jambon salé.
Eau	49,60	60
Matières azotées	23,79	21,49
—　　grasses	15,03	12,44
—　　extractives	4,11	1,39
Cendres	9,47	4,68

V. Conservation de la viande par dessiccation [1]. — Ce procédé peut rendre la viande et les légumes imputrescibles pour un certain temps.

Les premiers essais remontent à Louvois. La viande était séchée dans de grands fours en cuivre, puis pulvérisée. Cette poudre était distribuée aux troupes en campagne. On fit un nouvel essai de cette conserve pendant la campagne de Crimée. (A. Laveran.) Mais la poudre prenait rapidement un goût désagréable.

Dans l'Amérique du Nord on se sert de la viande de buffle séchée et pulvérisée à laquelle on ajoute de la graisse et des épices, c'est le *pemmican*. On emploie encore dans les régions chaudes des deux Amériques de la *carne secca* obtenue en exposant au soleil pendant plusieurs heures la viande taillée en lanières minces. Sous le nom de *viande boucanée*, nos troupes de l'Afrique occidentale usent d'une

---

1. KERN, *L'alimentation du soldat*, Paris, 1885, et HASSLER, Des poudres de viande, *Arch. de méd. milit.*, 1884.

façon courante de ce procédé pour conserver un certain approvisionnement de viande lors de leur passage dans des pays, comme ceux situés sur les bords du Niger, où se trouvent du bétail en assez grande quantité. Cette préparation est pour nos soldats une précieuse ressource qui leur permet de laisser de côté les *boîtes de conserves*, dont un usage prolongé détermine des troubles digestifs accentués. Tous les militaires revenant de faire campagne dans ces régions sont unanimes sur ce point.

La viande séchée est la conserve de l'armée russe.

Les poudres, résultat de la pulvérisation des viandes desséchées, sont journellement employées dans la confection de conserves complexes. Elles sont en général mélangées à de la poudre de légumineuses.

VI. Conservation par les antiseptiques. — L'addition d'antiseptique aux matières alimentaires a déjà été interdite une première fois en 1887. A cette époque le Comité consultatif d'hygiène publique de France s'était prononcé contre le salicylage et l'addition de borax ou de vaseline aux substances alimentaires. Le Congrès international d'hygiène de Paris en 1900 reprit la question et, à la suite de deux rapports de Brouardel et Pouchet puis de Bordas, interdit de nouveau le borax, l'acide salicylique puis le formol et la saccharine. En 1903, les hygiénistes du Congrès international de Bruxelles, se basant sur les arguments développés par les auteurs précédents, étendirent l'interdiction à tous les antiseptiques. Il en fut de même au Congrès d'hygiène de Berlin de 1907. Cependant il fut fait une exception pour le vin et on admit le plâtrage, l'acide sulfureux et autres antiseptiques, on fixa la limite à 2 grammes de sulfate neutre de potasse par litre et 350 milligrammes d'anhydride sulfureux. Les raisons invoquées pour justifier l'exclusion des antiseptiques sont de deux ordres : 1° les antiseptiques provoquent des accidents chez l'homme ; 2° ils ne servent qu'à masquer une fraude.

« Que d'affections de l'appareil digestif, écrivent Brouardel et Pouchet, que d'anémies, que d'affections chroniques de tous genres pendant longtemps inexplicables, n'ont pas d'autres causes que l'ingestion longtemps continuée d'éléments étrangers à la composition normale de l'organisme qui, absorbés une seule fois à une dose beaucoup plus forte ne produiraient aucun trouble, le vin plâtré pourrait servir d'exemple à ce sujet. » Si on s'en tient aux termes de ces hygiénistes, les antiseptiques quels qu'ils soient doivent être interdits dans tous les aliments, c'est d'ailleurs l'opinion que soutiennent actuellement tous les hygiénistes au nom des intérêts de la santé publique.

VII. Conserves complexes en usage dans l'armée en France et à l'étranger. — En préparant et en introduisant ces conserves dans l'armée, on a voulu mettre sous le plus petit volume possible les éléments de reconstitution et d'énergie nécessaires pour subvenir aux besoins de l'organisme du soldat en campagne au moment où les vivres ordinaires viennent à manquer, ou pour compléter ceux-ci; nous donnons ci-dessous la composition de ces conserves.

La *saucisse Boissonnet*, dont on disait grand bien dans les régiments, a été supprimée en 1902, elle était constituée par :

Gras.. 40 grammes.
Chair musculaire de porc........................... 60   —

Soit 100 grammes pour une saucisse.

ou bien hâchis constitué par :

Gras.. 40 grammes.
Chair de bœuf ou de mouton.................. 20   —
Chair de porc... 40   —

Soit également 100 grammes pour une saucisse.

Contenu dans un boyau : 2 saucisses avec 50 grammes de saindoux. La ration est de 25 grammes; la boîte contient 10 rations, elle pèse 250 grammes.

Au moment de préparer la soupe, on sépare les saucisses de leur enveloppe.

L'analyse montre que les conserves contiennent beaucoup plus d'eau que les potages aux haricots et, par suite, moins de matières nutritives.

Le *potage bretonnière*, dit conserve de potage aux haricots, est formé de :

Haricots cuits à la vapeur.................... 60 grammes.
Graisse premier jus 30   —
Glace de viande avec assaisonnement 10   —

soit au total 100 grammes. Stérilisation à 115°. Boîte en fer-blanc de forme circulaire basse, contenant 240 grammes de potage, soit six rations.

Potage aux haricots donné en remplacement de la saucisse Boissonnet. — Le potage aux haricots, dit conserve de purée de légumes, fabriqué à Billancourt, est constitué par :

Haricots . . . . 54 gr. p. 100 parties.
Graisse premier jus. . . . . 7 —
Graisse de porc. . . . . 17,5 —
Sel . . . . 5,2 —
Oignons. . . . . 1 —
Poivre. . . . . 0,3 —
Maigre de porc. . . . . 15 —

Les haricots sont préalablement cuits à la vapeur, décortiqués et séchés avant mouture, pour éviter l'amertume que donnent à la longue les enveloppes de légumineuses, et assurer la conservation du produit. Les boîtes sont soudées ou serties, et passées à l'autoclave à 115°. Elles contiennent six rations de 40 grammes. Le produit se présente comme une pâte ferme, jaunâtre, très homogène.

Le morceau de porc a été accusé d'être une cause d'altération pour la conserve. Aussi songe-t-on maintenant à fabriquer un potage aux haricots, sensiblement identique, mais sans viande.

Il en est de même du potage suivant :

Farine de haricots décortiqués. . . . . 55 kilogrammes.
Graisse premier jus. . . . . 7 —
Viande de porc. . . . . 40 —
Sel . . . . 5 —
Poivre. . . . . 0,4 —
Oignons . . . . 6 —

Soit ensemble 113 kg. 400 réduits par la cuisson à 100 kilogrammes de produits retenant moins de 13 p. 100 d'eau.

Le tout est enfermé dans des boîtes stérilisées à l'autoclave à 112° pendant une heure et demie. Chacune d'elles contient cinq rations de 40 grammes, soit 200 grammes, que l'on consomme à l'état de purée ou de potage.

Dans le premier cas, on délaie le contenu de la boîte dans un demi-litre d'eau, et l'on fait bouillir pendant cinq minutes. Dans le second cas, on emploie deux litres d'eau, on fait bouillir et l'on verse sur le pain.

La nouvelle conserve représente, à peu près, à poids égal, la même valeur alimentaire que le potage national, mais elle ne constitue pas, comme lui, une masse homogène ; la viande reste distincte.

Potage national, dit encore potage Maggi. — Le potage national doit être obtenu, d'après les cahiers des charges, avec :

Viande de bœuf réduite (chair musculaire). . . . . 30 p. 100.
Farine de légumineux (haricots, lentilles, etc.) cuits à la
    vapeur . . . . 40 —
Légumes verts réduits (carottes, navets, poireaux, etc.). 7 —
Graisse dite premier jus avec divers condiments . . . . 23 —

La stérilisation doit être faite à l'autoclave à 120° et la proportion d'eau ne doit pas dépasser 20 p. 100. Les boîtes, comme pour les conserves de saucisses, contiennent dix soupes de 25 grammes. Le mélange effectué par des procédés spéciaux, que le fabricant n'a pas fait connaître, est homogène, très consistant et de couleur chocolat. En voici l'analyse pour la ration de 25 grammes :

Eau	4,70
Matières azotées	4,97
— grasses	6,14
— amylacées et extractives	7,73
Cellulose	0,36
Cendres	1,10
	25,00

Ces potages condensés font partie des vivres de sac ou de réserve, ainsi que des vivres régimentaires portés sur les fourgons à vivres des trains régimentaires et des convois administratifs. Il est question de remplacer la boîte en fer-blanc par du papier paraffiné, de façon à supprimer le poids mort de la boîte.

ALLEMAGNE. — *Conserves de soupe*[1]. — Les conserves de soupe en usage dans l'armée allemande sont constituées par des mélanges de farines de haricots, de lentilles ou de pois avec de la graisse et du sel. Elles présentent une composition assez uniforme se rapprochant de celle du potage aux haricots de l'armée française, mais avec un excès de matière azotée qui semble dû à une addition d'extrait de viande. Il y a aussi un peu plus de cellulose, les farines de légumineuses paraissant avoir été moins bien épurées que les nôtres.

Ces conserves sont en rouleaux de 0 m. 063 de diamètre sur 0 m. 120 de longueur, recouverts d'une feuille d'étain fin et de papier parcheminé. Chaque rouleau contient, simplement juxtaposées, trois rondelles de 150 grammes représentant chacune une ration de guerre. On trouve aussi de petits rouleaux d'une seule ration. A la dose de 150 grammes par litre d'eau bouillante, on obtient un épais potage, plus coloré et plus épicé que le potage français.

ANGLETERRE. — L'armée anglaise utilise les conserves les plus variées : conserves de légumes, de bœuf, de lard fumé, extraits de viande, potages condensés, etc.

Celles de légumes desséchés (pommes de terre, carottes, oignons,

---

1. BALLAND, Les conserves de légumes et de viandes en usage dans les principales armées, *Revue de l'Intendance*, vol. 14.

haricots verts, etc.) paraissent avoir été préparées de la même façon que nos juliennes militaires. Les biscuits dans lesquels on a incorporé de la graisse et de la poudre de viande affectent aussi des formes variées et n'offrent pas de composition fixe.

Les conserves pour potages (cartouches rations), de même que les produits précédents, paraissent provenir d'achats effectués directement dans le commerce. Leur composition est très variable. L'examen microscopique indique des mélanges complexes (poudre de viande, pommes de terre, pois, haricots, riz, etc.). La conservation est assez limitée, car le rancissement est rapide. Les potages préparés dans les conditions habituelles sont peu appétissants, et seraient, d'ailleurs, peu appréciés du soldat anglais.

AUTRICHE-HONGRIE. — L'Eibrenn-Suppe est en paquets carrés, contenant dix portions de 36 grammes, obtenues par compression. Les autres conserves de soupes (Bohnen-Genüse, Erbsen-Genüse, Linsen-Genüse, etc.), également en paquets, comprennent seulement quatre portions de 100 grammes. Les produits sont recouverts d'une simple feuille de papier parcheminé, qui est insuffisante pour les protéger contre les fluctuations atmosphériques. Leur composition est assez uniforme : 10 à 15 p. 100 de matières azotées.

BELGIQUE. — *Conserves de soupe et conserves de bouillon.* — Les premières sont en rondelles de 0 m. 04 de diamètre, pesant 50 grammes. Chaque rondelle d'une ration est recouverte d'une feuille d'étain fin, d'une feuille de papier paraffiné et logée dans une petite boîte en aluminium à couvercle mobile, qui contient aussi, pareillement enrobées, une ration de 25 grammes de sucre et une de 20 grammes de café. Toutes ces rations sont obtenues par compression.

Conserves de légumineuses et de graisse avec addition d'extrait de viande et d'épices (poivre, poireaux) : elles sont un peu plus azotées et plus chargées de cellulose que les conserves similaires françaises, mais moins salées.

Les conserves de bouillon sont en boîtes en fer-blanc soudées, de forme ovale et de la contenance d'un tiers de litre, soit environ 350 grammes pour une ration. Elles ont la consistance d'un liquide sirupeux, de couleur brun foncé, ayant une odeur et une saveur complexe, rappelant le bouillon de bœuf et différents légumes (laurier, oignons, poivre, etc.), qui ont dû être écartés au moment de la mise en boîte. Le sel semble en proportion exagérée. Ces conserves ne doivent être préparées que pour un temps très limité, car les boîtes seraient assez rapidement avariées, sous l'influence du sel et de l'acidité des bouillons. Elles ne contiennent que 10 p. 100

d'éléments nutritifs, soit 35 grammes pour un tiers de litre; c'est peu pour un tel volume.

Le pain de viande est en boîte cylindrique de fer-blanc soudée, il contient 1 200 grammes de conserve pour huit rations (de 150 gr.). C'est un hachis de viande de bœuf et de porc avec de la mie de pain fortement assaisonné (oignons, poivre, épices). Le pain de viande belge ne renferme que 30 p. 100 de matières nutritives.

Cette question des conserves complexes semble avoir été traitée plus par des chimistes que par des médecins. On n'a eu en vue, dans leur composition, que la haute valeur chiffrée des éléments qui la constituent. C'est pourquoi aux aliments azotés on a ajouté une assez grande quantité de graisse, parce que, théoriquement, cette dernière est un hydrocarboné, précieux élément de calorie, et qu'il doit être par là même un facteur de force pour le soldat. On ne songe pas que cette graisse est difficile à digérer, qu'elle le sera surtout pour des hommes fatigués, et que son utilisation dans ces conditions est plus que problématique. Cette graisse, d'un autre côté, est cause d'avarie, en ce sens qu'une conserve de cette sorte *rancit forcément* au bout d'un certain temps. Or ces conserves n'arrivent à leur terme de conservation qu'au bout de trois à quatre ans, époque à laquelle elles sont distribuées aux troupes, de sorte que celles-ci ne goûtent aux potages condensés que lorsqu'ils sont déjà de date ancienne et par conséquent légèrement avariés, comprenant sous ce terme la légère saveur âcre qui succède à l'ingestion du potage aux haricots. N'est-il pas permis de se demander si, étant donné que l'homme dans ses vivres de réserve possède déjà de la viande, du sucre et du café, il n'y aurait pas lieu de lui donner dans une certaine mesure et sous forme de soupe, des légumes variés desséchés et comprimés. Les conserves de julienne, par exemple, en flattant le goût, provoqueraient la sécrétion de ce « suc d'appétit » de Pawlow si nécessaire à une bonne digestion et par conséquent à une bonne absorption ultérieure. Les légumes n'ont que peu de valeur chimique comme aliment, encore faut-il faire quelques réserves à ce sujet, car nous avons vu qu'on avait découvert dans quelques légumes herbacés une certaine quantité de lécithine. Mais s'ils procurent à un estomac fatigué bien-être et force pour digérer le reste d'une ration qui par elle-même se présente toujours sous une masse riche en éléments nutritifs mais de digestion difficile, on aura favorisé l'absorption intestinale indispensable à l'emmagasinement des forces fournies par les aliments.

CHAPITRE X

ACCIDENTS CONSÉCUTIFS
A LA CONSOMMATION D'ALIMENTS ALTÉRÉS.
INTOXICATIONS ET INFECTIONS

L'histoire des empoisonnements alimentaires remonte à une époque relativement récente. Primitivement observés à la suite de l'ingestion de viandes altérées en état de putréfaction, ces accidents furent d'abord attribués à des produits toxiques isolés plus tard par Brieger, Selmi, A. Gautier sous le nom de ptomaïnes, de là le nom d'*intoxications alimentaires* qu'on leur donna.

Les travaux récents tendent à établir que, dans un très grand nombre de cas, il faut accorder un rôle important à des microbes spéciaux se rapprochant par certains caractères du bacille du Hog-choléra, et formant avec le bacille de Danisz, le bacille ictéroïde, le bacille entéridis de Gærtner, les paratyphiques, un groupe auquel a été donnée la désignation de « salmonelloses [1] » rappelant le nom de l'auteur qui isola le premier le bacille du Hog-choléra (Salmon, 1886). D'autre part on a isolé encore le b. coli, l'entérocoque (Sacquépée [2]), le proteus, puis un cocco-bacille prenant le Gram (Fonteyne [3]). La liste n'est probablement pas close.

D'autre part, les recherches de Van Ermengem [4] en 1897 ont fait connaître un autre microbe spécial anaérobie, produisant chez l'homme et les animaux une forme clinique d'intoxication tout à fait particulière. Ce microbe a surtout été trouvé dans les viandes travaillées.

Aussi peut-on rappeler à l'heure actuelle ce que disait Van Ermengem en 1905 à l'Académie de médecine de Belgique : « Grâce aux progrès considérables accomplis dans le domaine étiologique, le

---

1. SACQUÉPÉE, Les salmonelloses, *Bull. de l'Institut Pasteur*, vol. 5, n° 21, 15 nov. 1907.
2. SACQUÉPÉE, Intoxications alimentaires à entérocoques, *Soc. de biol.*, 19 oct. 1907.
3. FONTEYNE, Intoxications par le fromage, *Presse médicale*, 25 septembre 1909.
4. V. ERMENGEM, Contribution à l'étude des intoxications alimentaires, Gand, 1897. *Arch. de pharmacodynamie*, vol. III.

rôle prépondérant joué par les matières corrompues dans l'ancienne médecine s'est ainsi limité de plus en plus. Seuls les troubles morbides provoqués par certains produits alimentaires paraissent encore trouver leur explication dans cette notion routinière de la putridité. On persistera, sans doute, à les désigner sous le nom d' « empoi-« sonnements par les alcaloïdes toxiques de la putréfaction » jusqu'au jour où l'on s'apercevra enfin que cette dénomination impropre n'a servi qu'à cacher notre ignorance de leur nature véritable. »

Il est de fait qu'en passant en revue les nombreux documents accumulés depuis ces dix dernières années, on s'aperçoit que la plupart des empoisonnements alimentaires sont dus bien plutôt à des microbes infectieux contenus dans l'aliment ou bien à leurs produits toxiques, qu'à des toxines de la putréfaction, ou à des poisons minéraux comme on l'avait pensé jadis. Déjà en 1876 Bollinger avait établi que les quatre cinquièmes des infections alimentaires étaient dues à la consommation de viandes mauvaises et provenant d'animaux atteints de diarrhée, de processus septico-pyohémiques d'origine puerpérale.

Les aliments en cause ont été dans la grande majorité des cas de la viande de boucherie fraîche ou conservée, d'animaux malades[1]. Dans d'autres circonstances ces empoisonnements ont suivi l'ingestion de poisson, légumes, crèmes, fromages, etc.

La découverte de l'agent pathogène est, en général, entourée de difficultés par le fait que l'aliment infectieux a le plus souvent disparu au moment où se déclarent les symptômes d'empoisonnement chez le consommateur. Aussi, dans nombre d'observations, n'a-t-on à sa disposition, pour établir un diagnostic étiologique précis, que la ressource de la culture des selles ou des vomissements ou mieux celle du sang prélevé en notable quantité dans les veines du malade. Cependant, dans certaines circonstances, l'aliment lui-même a pu être l'objet d'une analyse bactériologique dont le résultat a confirmé celui obtenu à l'aide du sang ou des produits d'excrétion. Grâce à ces quelques recherches positives on peut aujourd'hui, en en rapprochant le résultat des phénomènes cliniques observés, établir un cadre pathologique provisoire dans lequel rentrent la plupart des faits observés.

Ce cadre comprend :

Une gastro-entérite, révélant parfois l'allure cholériforme. Une infection typhoïdique. Un syndrome nerveux avec ou sans phénomènes intestinaux.

1. GUILLAUME, Infection et intoxication alimentaires causées par les viandes d'animaux de boucherie, *Rev. gén. méd. vét.*, 15 nov. et 1er déc. 1909.

Nous laissons de côté les intoxications saturnines ou autres dues à des défectuosités du contenant des conserves alimentaires. Nous rappellerons seulement que celles-ci cependant doivent être toujours présentes à l'esprit dans certaines circonstances puisque Babièrre a trouvé dans un échantillon que la surface totale de l'alliage mis en rapport avec la viande représentait 50 centimètres carrés, et que la soudure contenait sensiblement 45 p. 100 de plomb[1]. MM. Schutzenberger et Boutmy[2] trouvent jusqu'à 1 gr. 48 de plomb par kilogramme dans certaines conserves de bœuf livrées à la marine, et Le Roy de Méricourt rappelle que M. Lefèvre, ancien directeur du service de santé à Rochefort, signalait depuis longtemps les intoxications saturnines auxquelles l'usage de ces conserves avait donné lieu.

Gastro-entérite. — Elle se manifeste par des coliques, de la diarrhée, des vomissements, s'accompagnant de vertiges, de serrement de tête, de collapsus. La température est tantôt abaissée, d'autrefois il existe de la fièvre; on constate fréquemment de l'albuminurie. La convalescence est toujours longue.

La gastro-entérite a été observée jusqu'ici à la suite d'ingestion d'aliments carnés surtout, mais aussi d'autres produits se répartissant de la façon suivante d'après le médecin major Sacquépée[3] :

Sur un total de 51 épidémies ont été provoquées :

Par la viande fraiche de porc.................	9	épidémies.
— — de veau.................	7	—
— — de vache.................	7	—
— — de cheval.............	3	—
— — de bœuf.............	4	—
— — de mouton.............	1	—
Par la viande de porc conservée.............	2	—
Par du hachis.................	2	—
Par cervelas[1], corned buf[1], chèvre desséchée[1], foie d'oie[1].................	4	—
Par saucisson de foie.................	1	—
Par des crèmes.................	2	—
Par galantine à la gelée.................	1	—
Par poisson[1] légume[1].................	2	—
Par saucisses.................	1	—
Divers.................	5	—
	51	épidémies.

Ces épidémies sont en grande partie dues au développement de salmonelloses. Gärtner, en 1888, en démontra le premier la nature

1. Babierre, *Revue d'hygiène*, 1880, p. 285.
2. Schutzenberger et Boutmy, *Revue d'hygiène*, 1881, p. 1058.
3. Sacquépée, Les intoxications alimentaires, *Gaz. des hôpitaux*, 5 octobre 1907; Les empoisonnements alimentaires, *Actualités médicales*, J.-B. Baillière, 1909.

lors de l'épidémie d'infection alimentaire de Frankenhausen. Il s'agissait de viandes tantôt fraîches, tantôt conservées. Les plus incriminées sont celles de porc et de veau [1], le fait avait déjà été relevé par le médecin inspecteur Vallin. Comme le fait remarquer Sacquépée, presque toutes les fois qu'on a pu examiner la bête d'où provenait la viande toxique, il est signalé que cette *bête était malade*. Sur 20 animaux dont on put connaître l'état de santé, 16 étaient atteints de maladies diverses (diarrhée infectieuse du veau, phlébite ombilicale, pyohémie, métrite, accidents puerpéraux). Tous avaient été abattus d'urgence. A Morseele (1892), l'un des veaux était crevé, l'autre fut tué après une maladie de plusieurs jours. Ils avaient eu une diarrhée abondante, et on avait trouvé à l'autopsie l'intestin de couleur rouge foncée. A Aertrycke, l'animal en question (le veau) était atteint depuis quatre ou cinq semaines d'une maladie connue sous le nom de « Schijte der Kalveren » et qui se manifestait par une forte diarrhée accompagnée d'amaigrissement. A Cotta, certaines victimes de l'empoisonnement avaient consommé la viande cuite. A Morseele, Van Ermengem note qu'elle était même très cuite. Dans la grande majorité des cas, le b. enteridis a été trouvé soit dans la viande, soit dans la moelle osseuse des animaux, soit dans le sang. On conçoit donc sans peine l'inefficacité relative de la cuisson puisque ces microbes sécrètent des *poisons thermostabiles*. Le fait a été mis en évidence par Gärtner [2]; des cultures soumises à l'ébullition et sûrement stérilisées se montraient encore capables de tuer la souris par ingestion. L'existence des poisons thermostabiles a d'ailleurs été vérifiée pour la plupart des bacilles carnés. Il est donc indubitable que la chair provenant d'animaux malades est toxique même lorsque le microbe est tué. Cependant cette toxicité peut être absente sur la viande immédiatement après l'abat et recouvrer sa puissance par la suite. L'exemple de l'épidémie de Neunkirchen est probant à cet égard. Drigalski rapporte en effet que la viande préparée sous forme de saucisses fut consommée tout d'abord sans produire d'accidents; ceux-ci n'apparurent que chez les personnes qui consommèrent ces saucisses huit jours après leur préparation. L'expérience de Poëls et Dhout est typique à ce point de vue. Le bacille de l'épidémie de Rotterdam fut inoculé à une vache et l'animal sacrifié après vingt minutes. Sitôt l'abat, la viande était pauvre de bacilles, dans un morceau laissé trois jours à la glacière, il n'y

---

1. Van Ermengem, Recherches sur une série d'empoisonnements par la viande de veau, *Acad. de méd. belge*, décembre 1892.

2. Gartner, Ueber die Fleischvergiftung in Frankenhausen, *Correspondenzblätter der allg. Ærztl.*, Vereins v. Thüringen, 1888.

eut pas de développement notable, tandis que, dans un autre laissé à la température ambiante, après trois jours, le nombre des microbes était considérable : cinquante-trois personnes absorbèrent volontairement de cette viande riche en microbes, quinze furent malades. Cette expérience sur l'homme prouve qu'une chair provenant d'animal malade peut à la rigueur être mangée fraîche sans danger, tandis qu'elle devient infectieuse au bout de quelques jours, probablement en tous cas plus rapidement que celle provenant d'un animal sain [1]. Rimpau a rapporté des cas dans lesquels une *macération préalable* dans le vinaigre a fait disparaître tout danger.

Les viandes conservées et les viandes travaillées ont produit des accidents semblables. L'épidémie la plus sévère de ce genre a été rapportée par Heller [2]. Dans un village de Suisse de 5 à 600 habitants, 36 personnes tombèrent malades un à deux jours après avoir fait usage de *saucisson de foie* : fièvre, vomissements, diarrhée, accidents cholériformes dans les cas graves; 4 décès. Cette mortalité de 11,11 p. 100 est la plus forte qui ait été relevée dans les intoxications alimentaires à forme gastro-intestinale.

Les viandes travaillées d'une façon générale sont plus dangereuses pour deux raisons. La première vient de ce qu'on emploie le plus souvent pour les confectionner des produits avariés ou provenant d'animaux malades. La seconde doit être recherchée dans les conditions du travail qui se pratique en général d'une façon malpropre. Stroscher [3] a trouvé dans les hachis frais du commerce 6 millions de germes par gramme et dans ceux préparés par lui-même dans les meilleures conditions de propreté, 900 000. La présence du b. enteridis y a été fréquemment démontrée.

En dehors de la viande, on a encore constaté des gastro-entérites à la suite de consommations de poisson. En France, Bertherand, Bérenger-Féraud, Hœckel, Millet, etc., ont rapporté des accidents d'intoxication à la suite de l'ingestion de morue salée particulièrement dans la marine ou dans l'armée. On les attribua alors à la présence du bacille rouge de la morue; des recherches faites depuis ont prouvé que ce bacille n'était pas toxique. Dans un empoisonnement par les poissons, Ulrich a rencontré un microbe qu'il assimile au b. paratyphique B, il est donc vraisemblable que les accidents antérieurs ont dû être causés également par des salmonelloses.

---

1. RIMPAU, Intoxication carnée par le b. de Gartner, *Bull. de l'Institut Pasteur*, 1910, p. 100.
2. HELLER, *München med. Wochenschr.*, 27 mars 1903.
3. STROSCHER, *Revue d'hygiène*, 1902.

Netter et Ribadeau-Dumas[1] ont trouvé ces mêmes éléments microbiens dans le sang de malades empoisonnés par des gâteaux à la crème. Il semble que, dans ces cas, le véhicule de l'agent pathogène (b. enteridis) soit représenté par le lait ou les œufs. Netter et Ribadeau-Dumas pensent qu'il s'agit plutôt d'une infection du lait, contaminé au moment de la traite par les bacilles carnés qui se trouvent dans l'intestin des animaux à l'état normal, comme l'ont démontré les recherches de de Morgan[2]. Carles[3] attribue au contraire les accidents aux œufs ayant subi un commencement d'altération. On sait que certaines personnes sont particulièrement sensibles à l'ingestion de cet aliment. Saquet[4] incrimine la gélatine ajoutée souvent à ces gâteaux. A. Gautier, à propos de la communication des auteurs précédents. a rappelé que, dans certains cas d'intoxication de ce genre, le rôle des blancs d'œufs n'est pas douteux, il semble qu'on doive éliminer l'hypothèse d'un poison métallique apporté par les ustensiles dont se servent les pâtissiers comme l'ont démontré les enquêtes diverses poursuivies à ce sujet.

On a encore trouvé le b. enteridis au sein des conserves de haricots dans un lot de boîtes dont une partie avait donné lieu à des empoisonnements chez près de 250 personnes. Rolly[5], qui rapporte le fait en 1905, trouva 60 000 à 105 000 colonies de b. enteridis par öse de conserve ensemencée.

Mais la gastro-entérite n'a pas seulement été causée par les produits alimentaires infectés de *salmonelloses*. D'autres microbes peuvent aussi produire des accidents d'allure clinique identique.

Le b. coli a été trouvé à l'*état pur* dans certains aliments ayant provoqué de la gastro-entérite. Les observations les plus probantes sont celles de Holst, qui ingéra lui-même volontairement un morceau de fromage accusé d'avoir provoqué des empoisonnements. Il fut atteint d'accidents intestinaux et ne trouva dans l'aliment suspect aucun autre microbe pathogène. Il en est de même pour les recherches de Ladensdorf[6] sur le sérum de malades infectés par la viande de veau. Ce sérum agglutinait les cultures du b. coli.

B. Fischer[7] ne rencontra encore que ce microbe dans des aliments accusés d'avoir produit des empoisonnements chez 10 personnes à

---

1. NETTER ET RIBADEAU-DUMAS, Origine infectieuse des empoisonnements par les gâteaux à la crème, *Bull. médical*, 1905, p. 974.

2. DE MORGAN, *Brit. med. Journ.*, juin 1905.

3. CARLES, *Gaz. hebd. de méd. de Bordeaux*, mai 1904.

4. SAQUET, *Gaz. méd. de Nantes*, 30 mars 1907.

5. ROLLY, *Münch. med. Wochenschr.*, novembre 1906.

6. LADENSDORF, *Centralbl. f. Bakteriologie*, 1905.

7. FISCHER, *Zeitschr. f. Hyg.*, 1902.

Grünthal, et dans une autre épidémie de 28 cas apparue à Glückstadt. On sait que les vétérinaires considèrent le b. coli comme l'agent habituel des diarrhées du veau. Roger[1], dans des artichauts toxiques, signale l'association du coli avec un microcoque.

Il existe donc réellement un certain nombre d'exemples d'infections alimentaires par le coli. Mais il ne faudrait cependant pas conclure toujours de la présence de ce bacille dans les aliments pour lui en attribuer la toxicité. Ce microbe est très répandu et peut se trouver dans les viandes provenant d'animaux ayant succombé à des affections fort différentes. Il est permis cependant de le regarder même dans ces cas comme un élément favorisant. Sa présence, surtout dans la viande, est toujours anormale et entraîne une suspicion légitime.

L'*entérocoque* de Thiercelin a été trouvé par Sacquépée dans du lard salé et dans les selles de malades qui avaient présenté des accidents gastro-intestinaux après son absorption. Les cultures fraîches de cet entérocoque chauffées à l'ébullition pendant cinq minutes se montraient encore toxiques pour la souris par injection ou par ingestion ; l'épidémie fut d'ailleurs très bénigne quoique assez étendue (140 cas).

Le *proteus*, agent habituel et banal de la putréfaction, semble bien devoir être aussi incriminé dans un certain nombre d'empoisonnements consécutifs surtout à l'ingestion de viandes travaillées ; l'épisode suivant dû à Pfuhl est un des exemples les plus typiques. Il concerne 81 soldats qui furent pris d'accidents digestifs quatre à cinq heures après la consommation d'un saucisson de bœuf dans lequel on décela nettement la présence du proteus mirabilis. L'expérimentation établit nettement son action pathogène. Même aliment et même organisme virulent sont incriminés dans une petite épidémie observée par Schaumberg dans le Hanovre ; elle sévit sur 34 personnes, qui ne furent d'ailleurs atteintes que d'accidents bénins. Wesenberg, dans une épidémie survenue à Nausfeld, à la suite de la consommation d'un hachis de viande provenant d'une vache abattue d'urgence pour péricardite traumatique et dans lequel on trouva le proteus, fait remarquer que les personnes ayant mangé la viande crue ou insuffisamment cuite furent seules atteintes. Schaumberg remarque aussi que le chauffage à 50° imposé au saucisson de bœuf avant consommation n'avait pas suffi à stériliser le produit. Mais Glucksmann note, dans une épidémie survenue à Saint-Gall (Suisse), que la viande infectée de proteus, complètement cuite, fut consommée impunément. Il semble donc bien que, contrairement à ce

---

1. ROGER, *Soc. de biol.*, 1898.

qui se produit pour les salmonelloses, la toxine du proteus ne résiste que faiblement aux températures élevées.

Ce même organisme semble devoir être incriminé dans une épidémie survenue au camp de Hammelburg à la suite de la consommation de pommes de terre, le nombre des intoxications fut de 180. Les pommes de terre apprêtées en salade fourmillaient de proteus. Selon la remarque de Sacquépée, toujours l'élément microbien se trouve en quantité considérable dans l'élément incriminé. Des expériences de Dieudonné font ressortir le fait curieux que les cultures de cet organisme ne sont douées de virulence que lorsque le milieu est constitué par des pommes de terre ou de la viande. Sur les autres milieux, bouillon et gélose, le proteus perd complètement ses propriétés toxiques.

La souillure des aliments par le proteus semble être le résultat non d'une infection directe de la viande par maladie de l'animal qui l'a fournie, mais bien d'une contamination accidentelle produite par les manipulations auxquelles la viande a été soumise; d'autre part. il est bon de rappeler ce que nous avons dit antérieurement sur les dangers provoqués par la putréfaction en général. Comme l'ont établi Tissier et Martelly les putréfactions n'offrent de danger que lorsqu'elles sont associées à la présence d'un microbe pathogène.

Tout autre cependant semble devoir être la cause d'une épidémie rapportée par Babès[1] en 1905, où l'infection, qui revêtit les caractères d'un typhus exanthématique, fut attribuée à une épizootie de poisson due au *Proteus piscidus versicolor*. Il y eut là une infection spécifique.

Enfin Fonteyne vient de rapporter une épidémie de gastro-entérite survenue à Neirelbeke en juin 1908 chez 40 individus après consommation d'un *fromage* qui ne présentait qu'un léger goût de rance. Les cultures pratiquées avec un morceau de ce fromage ont permis de déceler l'existence d'un cocco-bacille spécial, résistant à une température de 80° pendant quinze minutes.

Dans l'armée, la gastro-entérite, d'origine alimentaire, a été observée à plusieurs reprises, le plus souvent à la suite de consommation de viande de veau cuite, d'autres fois après l'ingestion de conserves.

Polin et Labit[2], en 1889, ont rapporté une des premières épidémies de ce genre et les circonstances qui l'ont accompagnée méritent d'être rapportées avec quelques détails, car ce sont celles observées le plus souvent.

1. BABÈS, *Presse médicale*, octobre 1905.
2. POLIN ET LABIT, Accidents d'intoxication par la viande observés au camp d'Avor en mai 1889, *Arch. de méd. et de pharm. milit.*, 1889, p. 372.

« Le 27 mai, à cinq heures du matin, la 31ᵉ brigade accomplissait une marche d'entraînement avec un itinéraire de 24 kilomètres ; la température, très chaude la veille, s'était notablement rafraîchie, le ciel était couvert, et la manœuvre s'opérait ainsi dans d'excellentes conditions.

« Les hommes, après avoir absorbé, dès le réveil, la soupe au café, emportaient dans leur musette une portion de viande froide, cuite et distribuée la veille au soir, qui devait être consommée pendant la grande halte.

« La marche s'effectua fort bien ; aucun homme ne resta en arrière, et la brigade rentrait au camp à dix heures du matin. A ce moment on prenait un repas composé, pour les uns, de pommes de terre en ragoût ou en salade, pour d'autres, de haricots, et pour le 2ᵉ bataillon du 95ᵉ de ligne en particulier, d'un potage Tacot, préparé au moyen du bouillon de la viande consommée à la marche, et de fromage de gruyère.

« Rien d'anormal ne se produisit pendant la journée.

« Le mardi, 28, à la visite du matin, 21 hommes se présentèrent accusant un malaise et une diarrhée dont ils étaient atteints depuis la veille ; à ce moment, nous fûmes tentés d'attribuer ces phénomènes à l'abaissement de la température et à la fatigue de la marche, ou peut-être encore à la déplorable habitude qu'ont les hommes de se coucher sur le ventre dans l'herbe plus ou moins humide, pendant les moments de repos. Mais la situation ne tarda pas à s'aggraver, et vers midi nous étions appelés à examiner d'autres malades en assez grand nombre, atteints à des degrés divers d'embarras gastro-intestinaux aigus, caractérisés surtout par une pesanteur douloureuse à l'épigastre, nausées, vomissements, diarrhée, avec sensibilité abdominale extrême, céphalalgie, chaleur excessive, dilatation pupillaire, salivation, sueurs profuses et perte rapide des forces, avec sensation de défaillance, sidération en un mot. A six heures et demie du soir le nombre des malades s'élevait à 74, à onze heures du soir à 125 ; à 147, le mercredi 29 à l'heure de la visite ; à 162, le même jour à quatre heures de l'après-midi. La température prise à ce moment sur 38 malades dépassait 39°,4. Quelques cas atténués furent encore observés le lendemain jeudi. Le nombre total des atteints fut de 192 pour le 95ᵉ d'infanterie.

« Dans la matinée du 29, des manifestations analogues éclatèrent parmi les hommes de la 2ᵉ compagnie du 2ᵉ bataillon du 85ᵉ de ligne baraqués à l'autre extrémité du camp. Elles atteignirent pendant la même journée 23 hommes, le jour suivant, 5 et le surlendemain 5 encore ; total : 33.

« Un malade succomba. Les lésions localisées sur le tube digestif ont consisté en un épaississement de la muqueuse gastrique qui était le siège d'ecchymoses disséminées et étendues. La muqueuse de l'intestin grêle était injectée par places, quelques follicules clos faisaient saillie, et un certain nombre *de plaques de Peyer étaient tuméfiées.* »

L'enquête très précise menée par les observateurs a établi d'une façon péremptoire qu'on devait rechercher l'origine de ces accidents dans la consommation de la viande de veau cuite emportée en route. C'est là un point de pratique important à retenir. Nous avons observé en 1902 une épidémie absolument calquée sur celle de Polin et Labit dans un régiment de la garnison de Paris. Il paraît donc imprudent de faire emporter aux hommes comme repas froid destiné à être consommé en route de la viande de veau cuite la veille, comme cela se pratique couramment, surtout lorsque la température est élevée. Dans l'épidémie du camp d'Avor, comme dans celle que nous avons observée, les hommes avaient constaté une odeur de relent se dégageant de la viande au moment du repas. Polin et Labit attribuent donc les accidents aux ptomaïnes de la putréfaction, regardées à cette époque comme la cause constante de ces accidents. Dans les hémo-cultures que nous fîmes chez nos malades, on put isoler facilement un bacille mobile ne prenant pas le Gram, ne coagulant pas le lait, ne faisant pas fermenter le lactose et ne produisant pas d'indol. Il était pathogène pour le cobaye. Nos investigations ne furent pas poussées plus loin, au point de vue de la réaction du microbe vis-à-vis des différents sucres ou du rouge neutre. Il est vraisemblable cependant que nous nous sommes trouvés en face d'une infection paratyphoïde, car aucun de nos malades n'a présenté de symptôme typhoïdique typique. Aucun n'a eu de taches rosées. Un seul d'ailleurs a été gravement atteint, présentant des hématuries abondantes d'abord puis une albuminurie qui persista un mois. Tous les autres furent guéris au bout de huit à quinze jours après avoir présenté les symptômes de la gastro-entérite. La dilatation pupillaire notée par Polin et Labit n'a été relevée que chez 4 malades. Aucun d'eux n'a eu de phénomène pathologique du côté du système nerveux.

Le rapprochement de ces deux épidémies permet de penser que dans celle du camp d'Avor, la pathogénie des accidents doit être la même que dans celle que nous avons observée.

S'agissait-il d'une viande provenant d'un animal malade et incomplètement cuite ayant conservé dans l'intimité de ses fibres l'élément pathogène, ou d'une viande chargée de toxines et ayant subi un commencement de putréfaction? Dans ce dernier cas la présence du bacille paratyphique dans le sang ne s'expliquerait que par sa présence antérieure dans l'intestin des sujets atteints et par son passage à travers une muqueuse altérée du fait d'une intoxication spécifique ou banale.

La viande malheureusement n'a pu être analysée, comme c'est souvent le cas.

Depuis les recherches de de Morgan rappelées plus haut, la présence d'un bacille carné dans le sang pourrait n'être que le résultat d'une infection secondaire provoquée par une lésion antérieure de la muqueuse intestinale causée par le contact de toxines, de quelque provenance qu'elles soient.

Les conserves de viande, comme la viande fraîche ont aussi causé dans l'armée des accidents analogues à ceux que nous avons décrits.

La fréquence de ces accidents à la suite de l'utilisation de conserves et leur gravité ont été exagérées.

D'après le rapport du médecin inspecteur général Vaillard[1], pendant une période de douze ans comprenant une consommation dans l'armée de trois millions de boîtes par an, on n'a constaté que 15 épisodes d'accidents, se chiffrant par 399 atteintes et 1 décès. Il est vrai d'ajouter qu'assez fréquemment encore, dans les régiments, on observe, au lendemain de la distribution de viandes de conserve, un certain nombre de simples indigestions se traduisant par un ballonnement du ventre et un peu de diarrhée.

S'agit-il d'une altération de la viande ou d'une légère infection du tube digestif par un aliment qui n'a pas conservé toute sa digestibilité primitive et qui, irritant la muqueuse intestinale à la façon de corps étrangers, y provoque une abondante sécrétion? J'ai constaté trop souvent pour ma part ce phénomène à la visite du matin dans les régiments pour ne pas en faire mention ici.

L'aspect clinique de ces accidents ressemble beaucoup à celui de la gastro-entérite, mais dans les formes graves on voit dans certains cas des phénomènes nerveux se rapprochant de ceux observés dans le botulisme,

Fièvre typhoïde. — Certaines infections alimentaires ont été caractérisées par des symptômes de fièvre typhoïde dont le diagnostic a été confirmé à plusieurs reprises par les lésions des glandes de Peyer constatées à l'autopsie. Les faits auxquels nous faisons allusion se rapportent aux épidémies fameuses d'Andelfingen et de Kloten. La première, survenue le 10 mai 1839, concerne un groupe de 727 personnes qui consommèrent à leur repas du veau et du porc; cinq à six jours après la fête, 440 personnes appartenant à ce groupe tombèrent malades. L'affection évolua chez la plupart d'entre elles comme une fièvre typhoïde, il y eut 10 décès. A Kloten, le 30 mai 1878, 690 personnes consommèrent la viande provenant de 2 veaux malades, abattus en pleine agonie dans une localité voisine, 240 furent atteintes d'accidents de gastro-entérite. Chez les unes, les accidents commencèrent vingt-quatre ou quarante-huit heures après le repas et se limitèrent à une atteinte légère. Chez d'autres, le début fut plus tardif (5e, 6e ou 9e jour) et l'évolution ultérieure de la maladie fut celle d'une fièvre typhoïde typique. Ici l'autopsie faite sur 6 victimes permit de constater l'ulcération des plaques de Peyer, lésion classique de la maladie.

En 1879, mêmes faits se produisirent à Birmenstorf. Huguenin, qui rapporta cette épidémie, diagnostiqua la fièvre typhoïde chez tous les sujets atteints. Il s'agissait encore ici de l'ingestion de viande provenant d'un veau âgé de quatre jours qui avait les « eaux jaunes ».

A Wurenlos et dans quelques localités voisines, Wyss, en 1880, a observé une quarantaine de cas d'empoisonnement alimentaire dont quelques-uns évoluèrent comme une fièvre typhoïde. Les malades avaient mangé de la viande qui s'était trouvée en contact avec celle d'un veau atteint de phlébite ombilicale.

Nieriker rapporte l'histoire d'une épidémie semblable survenue à Spreitenbach et ayant sévi sur 120 personnes qui consommèrent la viande d'une vache morte de métrite septique. La plupart d'entre elles ne présentèrent qu'un « état gastrique », avec vomissements et diarrhée qui guérit en huit ou quatorze jours; mais deux malades furent atteints d'une fièvre typhoïde typique. Aucune vérification anatomique cependant n'est venue confirmer ce diagnostic car on n'eut à déplorer aucun décès.

De toutes ces épidémies celle de Kloten paraît la plus caractéristique et il n'est pas douteux que, dans ce cas, on ait eu affaire à une épidémie de fièvre typhoïde typique. Sacquépée pense qu'il a existé à cette époque en Suisse une maladie spéciale du bétail disparue dans la suite et inconnue ailleurs. Cette maladie aurait été provoquée par un germe appartenant au groupe des salmonelloses et ayant la propriété d'engendrer chez l'homme une affection typhoïde? Il est bien difficile de se prononcer sur la pathogénie de ces accidents, mais on ne peut s'empêcher de remarquer que la viande contaminante appartient à cette catégorie d'aliments carnés qui ont produit, en d'autres lieux, le plus grand nombre des épidémies rapportées à une infection par des salmonelloses. Or, celles-ci n'ont jamais produit jusqu'à présent de fièvre typhoïde typique, on parle parfois « d'états typhiques »,

mais, comme le disent Polin et Labit[1], des états typhoïdes ne constituent pas la fièvre typhoïde, et les infections les plus disparates sont
susceptibles de les provoquer. Les travaux de Forster et ses élèves
sur l'origine de certains cas de fièvre typhoïde attribués à des porteurs
de bacilles convalescents de cette maladie pourraient peut-être expliquer encore l'étiologie de l'épidémie de Kloten ; mais nous n'avons
aucun renseignement sur l'état de santé du restaurateur qui prépara
les mets, c'est donc là une simple hypothèse à joindre à celle qu'a
développée Sacquépée.

Des bacilles d'Eberth[2] auraient été transmis à plusieurs reprises
par les fromages. Peut-être des recherches ultérieures viendront-elles
déceler ces mêmes bacilles dans d'autres aliments éclaircissant ainsi la
pathogénie encore obscure de certaines fièvres typhoïdes d'origine
alimentaire.

Enfin une observation rapportée récemment par Fornet[3] nous fait
entrevoir la possibilité d'*infections paratyphoïdes* dues à des produits
alimentaires souillés par des convalescents de *fièvre typhoïde*.

Au cours d'une intoxication alimentaire, sur 20 personnes atteintes,
3 d'entre elles, examinées au point de vue bactériologique, présentaient un sérum agglutinable exclusivement par le paratyphique B à
1 p. 100 ; une autre, plus gravement atteinte et qui dut garder le lit
pendant deux mois, présenta un sérum agglutinant le bacille typhique
à 1 p. 100 vers la fin de la troisième semaine. Un peu plus tard on
découvrit parmi les employés de la cuisine de l'hôtel où ces cas d'intoxication alimentaire avaient été constatés une femme dont les
selles contenaient le b. paratyphique B à 1 p. 100. Cette femme avait
eu la fièvre typhoïde vingt ans auparavant et n'avait jamais été
malade depuis. Or, comme les recherches de Gachtgens et Kayser
ont établi la présence du b. paratyphique B dans les selles des convalescents de fièvre typhoïde, il paraît vraisemblable que ces cas
d'intoxication alimentaire rapportés au b. paratyphique B aient été
déterminés par cette « porteuse de bacilles », d'autant plus qu'un cas
de fièvre typhoïde vraie fut constaté parmi les malades et que le
sérum de la « porteuse de bacilles » agglutinait le paratyphique B.

Syndrome nerveux (Botulisme). — Van Ermengem, en 1897, a dis-
trait du groupe des maladies d'origine alimentaire une entité morbide spéciale ayant ses caractères cliniques propres et déterminés
par un microbe spécifique.

---

1. POLIN ET LABIT, *Intoxication alimentaire*, p. 55.
2. FONTEYNE, *Presse médicale*, 25 sept. 1909.
3. FORNET, Les intoxications alimentaires et les « Bacillenträger », *Hygiène de la viande et du lait*, 1908, p. 67.

En général, l'affection débute douze à quatorze heures après l'ingestion de l'aliment, parfois une demi-heure, d'autres fois neuf à dix jours; celui-ci a toujours été une conserve, le plus souvent de saucisson, d'où « Wurstvergiftung », nom donné au botulisme par les Allemands.

Il se produit un malaise avec sensation de poids au niveau de l'épigastre, qui est douloureux au toucher, puis apparaissent du hoquet, des nausées, de la diarrhée avec coliques plus ou moins intenses. Bientôt celle-ci fait place à de la constipation, et les phénomènes nerveux qui peuvent survenir dès le début apparaissent plus souvent à cette dernière période, c'est-à-dire deux ou trois jours après le début des accidents. Ils consistent en troubles oculaires, diminution de l'acuité visuelle, sensation de nuage devant les yeux, diplopie, cécité complète transitoire, du ptosis, du strabisme, de la dilatation pupillaire constante avec perte du réflexe à la lumière et à l'accommodation. Les troubles auditifs seraient rares, d'après Müller, qui n'aurait rencontré des bourdonnements d'oreilles que 9 fois sur 88 cas; ils seraient fréquents d'après Husemayn. On observe encore une perte de la sensibilité et de la motricité de l'isthme du gosier (glosso-pharyngien), puis des troubles de la parole, balbutiement dû à une parésie de la langue. Le nerf vague lui-même manifeste son intoxication par des troubles de la respiration et de la tachycardie. Les nerfs spinaux sont peu touchés.

La bouche se sèche, le malade a une sensation de brûlure dans le cou, la dysphagie s'exaspère, l'aphasie complète apparaît en même temps qu'une toux croupale et de l'enrouement, toutes les sécrétions sont supprimées et le malade succombe par paralysie respiratoire. Quelquefois, on a observé de la parotidite avant l'issue fatale.

Quand la maladie guérit, c'est-à-dire 60 fois sur 100 d'après les auteurs, les troubles nerveux disparaissent progressivement; la peau peut desquamer (Müller). Il n'est pas rare d'assister à la chute des cheveux, la convalescence est assez longue : Iaksch a noté des rechutes fréquentes.

La durée de la maladie est souvent courte; d'après Müller, sur 48 personnes atteintes, 6 moururent dans les vingt-quatre premières heures; chez les autres, la maladie dura plus de trois semaines.

Le microbe décrit par Van Ermengem est un bacille anaérobie, saprophyte, sécrétant un poison très actif analogue aux toxines tétaniques ou diphtéritiques. Cette toxine ou le microbe injecté aux animaux reproduit en grande partie les symptômes du botulisme humain. Une température de 70° atténue sa puissance et celle de l'ébullition la détruit. La cuisson des aliments met donc sûrement à l'abri des accidents, à condition que la viande ait subi l'influence d'une chaleur élevée dans toutes ses parties. C'est à la suite de la consommation d'un jambon que Van Ermengem [1] isola le microbe de l'aliment contaminateur (épidémie d'Ellezelles). Depuis cette époque plusieurs accidents de même nature ont été observés en Allemagne, et Landmann et Fischer en ont rapporté en 1905 une série d'une sévérité exceptionnelle survenue à Darmstadt, où sur 21 cas, on observa 11 morts. Il s'agissait de l'ingestion d'une boîte de conserve de pois contaminés par des débris de viande.

En général l'aliment cause des accidents est presque toujours une viande conservée ou travaillée. Pflüger a relaté des accidents de botulisme à la suite de l'ingestion de fromage [2].

L'*ichtyosisme paralytique* représente en son entier les accidents du botulisme et ne se différencie que par la nature de l'aliment ingéré qui est le poisson conservé. On l'observe souvent en Russie.

En résumé : Les empoisonnements alimentaires se manifestent sous deux formes : la gastro-entérite et le botulisme. Tandis que cette dernière affection a une étiologie microbienne spécifique bien nette, la gastro-entérite semble produite par des facteurs multiples. *Intoxications* par les ptomaïnes des viandes putréfiées, par des toxines d'agents microbiens divers, *infections* par ces mêmes microbes restés vivants dans une viande provenant d'animaux malades. Le bacille entéridis et les salmonelloses, dont le paratyphique B fait partie, sont les micro-organismes dont la présence a été le plus souvent relevée soit dans les aliments, soit dans le sang des sujets empoisonnés.

La gastro-entérite, confondue avec les infections paratyphoïdes par Trattmann, devrait, d'après Sacquépée, être regardée comme occupant une place à part dans le cadre nosologique en raison de son allure clinique qui est différente. Cependant cette différence accentuée dans les types extrêmes, se repose sur des caractères moins nets si on envisage l'ensemble d'une même épidémie au cours de laquelle on observe à la fois des cas de gastro-entérite avec ou sans symptômes cholériformes, et des cas de fièvre paratyphoïde. Il n'est pas douteux que, dans certains groupes de faits, gastro-entérite et paratyphoïde sévissent côte à côte. D'ailleurs la présence des salmonelloses est décelée dans l'un et l'autre cas.

Un même microbe peut produire ces deux formes. La différence d'allure clinique serait-elle due à des associations microbiennes encore

1. Van Ermengem, *Contribution à l'étude des intoxications alimentaires*, 1897.
2. Vignon, Thèse de Paris, 1902.

inconnues, ou à des prédispositions organiques différentes? Il est impossible actuellement de donner une solution quelconque à ces questions.

Quant à la fièvre typhoïde produite par certains aliments elle est indéniable dans les épidémies de Klotten, d'Andelfingen et de Cotta; l'observation de Fornet en est une nouvelle preuve. L'origine de cette infection alimentaire trouvera sans doute en partie son explication dans les faits, mis en évidence par Forster et ses élèves, de contamination par des porteurs de bacilles.

La *prophylaxie des intoxications alimentaires* réside tout entière dans la surveillance des produits consommés dans l'armée.

Mais, tributaires de l'hygiène urbaine en cela comme pour toutes les autres questions d'hygiène, les villes de garnison doivent être pour les municipalités un motif d'améliorer tous les services d'hygiène en se conformant le plus rapidement possible aux prescriptions de la loi du 15 février 1902.

Pour ce qui concerne particulièrement les viandes, l'installation d'abattoirs avec surveillance sanitaire et installation de frigorifiques s'impose de plus en plus à l'attention des pouvoirs publics. De son côté le service de santé militaire a organisé un contrôle de denrées alimentaires en 1906.

Les soumissions des ordinaires sont autorisées à faire analyser, parmi les denrées alimentaires qui leur sont présentées, toutes celles dont la qualité leur paraîtrait suspecte.

Ces analyses ont principalement pour but la vérification des substances telles que le vin. le vinaigre, les graisses, les huiles, le lait, le beurre, le poivre. etc.. dont les altérations ou sophistications ne peuvent êtres mises en évidence que par un contrôle scientifique chimique ou bactériologique.

Los examens bactériologiques qui sont plus spécialement destinés à rechercher les altérations que peuvent avoir subies certaines substances alimentaires, ainsi qu'à vérifier leur état de conservation et qu'il est aisé de prévoir comme devant être assez rares, seront effectuées par les médecins militaires chargés des laboratoires d'expertises bactériologiques.

Ces laboratoires sont énumérés, avec l'indication des régions desservies, au *Bulletin officiel* (E. M., vol 83, p. 304).

Les expertises chimiques qui permettront, dans la plupart des cas, d'identifier ces divers produits et de déceler les falsifications dont ils peuvent être l'objet, seront effectuées par les pharmaciens militaires attachés aux hôpitaux ou aux pharmacies régionales indiquées dans le tableau ci-après :

Gouvernement militaire de Paris : École d'application du Val-de-Grâce et hôpital Saint-Martin ;

1er et 2e corps : hôpital militaire de Lille ;

3e et 4e   —   —   de Versailles ;

5e   —   —   Bégin, Saint-Mandé ;

6e   —   —   du camp de Châlons ;

7e   —   —   de Belfort ;

8e   —   —   de Bourges ;

9e et 12e corps : pharmacie régionale de Limoges ;

10e   —   hôpital militaire de Rennes ;

11e   —   pharmacie régionale de Nantes ;

13e   —   hôpital thermal de Vichy ;

14e   —   hôpital Desgenettes et Villemanzy ;

15e   —   hôpital militaire de Marseille ;

16e   —   —   Perpignan ;

17e   —   —   Toulouse ;

18e   —   —   Bordeaux ;

20e   —   —   Nancy.

Division d'Alger : hôpital du Dey à Alger.

Division d'Oran : hôpital militaire d'Oran.

Division de Constantine : hôpital militaire de Constantine.

Division d'occupation de Tunisie : hôpital militaire de Belvédère, à Tunis.

Les corps établiront pour chaque envoi un bordereau indiquant la nature et le nombre des échantillons, ainsi que les raisons sommaires qui motivent la demande d'analyse.

Le colis auquel sera joint le bordereau sera adressé directement au Médecin-Chef de l'hôpital militaire (au Directeur du Service de Santé des 6e, 11e et 12e corps d'armée pour les laboratoires de bactériologie de Châlons-sur-Marne et les pharmacies régionales de Nantes et de Limoges).

Ultérieurement les rapports relatant succinctement les analyses seront établis en double expédition et adressés par les Médecins-Chefs d'une part directement aux corps intéressés, et, d'autre part, au Directeur du Service de santé du corps d'armée où se font les analyses.

Des rapports annuels résumant le fonctionnement des laboratoires, en ce qui concerne les expertises demandées par les corps de troupe, seront établis par les médecins et pharmaciens-chefs de laboratoire et transmis par la voie hiérarchique au Ministre de la Guerre (7e direction, 2e bureau).

Les colis contenant les substances à analyser devront être expédiés par grande vitesse.

Lorsque l'autorité militaire, désirant se renseigner sur la valeur ou la qualité de certaines denrées fournies ou approvisionnées, prélève ou envoie des échantillons à l'analyse, et sans qu'il y ait litige, les frais d'envoi des échantillons, ainsi que le montant de leur valeur, restent à la charge des ordinaires.

Au contraire, si le prélèvement a lieu à l'occasion d'un litige, les frais de transport ou autres sont à la charge de la partie condamnée.

Il nous a semblé utile de rapprocher de cette organisation celle qui est en usage en Allemagne.

Chaque hôpital de garnison des chefs-lieux de corps d'armée comporte une station de recherches hygiéniques et chimiques, qui comprend deux sections : une de recherches microscopiques et bactériologiques ; une de recherches chimiques.

La 1re section est dirigée par un médecin militaire. Elle est chargée des recherches demandées par les hôpitaux du corps d'armée ou qui lui sont prescrites par l'office sanitaire (direction du Service de santé).

La 2e section est dirigée par le Korpsstabsapotheker (pharmacien militaire attaché à la direction du Service de santé du Corps d'armée). Elle est placée sous la direction du médecin-chef du lazareth de garnison.

Toutes les demandes de recherches microscopiques, bactériologiques ou chimiques, d'eaux, d'aliments, boissons, denrées, etc., doivent être adressées par l'intermédiaire de l'office sanitaire.

Les sections de chimie des stations de recherches ne sont outillées que pour des recherches simples ; pour l'exécution des analyses plus difficiles, il existe un certain nombre de laboratoires d'analyses hygiéniques et chimiques. Ils dépendent de l'office sanitaire du corps d'armée ; sous la direction du Korpsstabsapotheker auquel est adjoint un pharmacien volontaire d'un an, pour le service spécial du laboratoire.

Ce sont les laboratoires :

1° *Pour la Prusse, le Grand-Duché de Bade et l'Alsace-Lorraine :*

a) De l'office sanitaire du corps de la Garde à Berlin, desservant la Garde, les 3e et 4e corps ;

b) De l'office sanitaire du 6e corps à Breslau, desservant les 5e et 6e corps ;

c) De l'office sanitaire du 7e corps, à Münster, desservant les 7e, 10e et 11e corps ;

d) De l'office sanitaire du 9e corps, à Altona, desservant les 1er, 2e, 9e et 17e corps ;

e) De l'office sanitaire du 14e corps, à Karlsruhe, desservant les 8e, 14e, 15e et 16e corps ;

2° *Pour la Bavière* :

f) Du cours d'opérations des médecins militaires à Munich, desservant les trois corps d'armée bavarois ;

3° *Pour la Saxe* :

g) De l'office sanitaire du 12ᵉ corps, à Dresde, desservant les 12ᵉ et 19ᵉ corps (1ᵉʳ et 2ᵉ corps saxons).

4° *Pour le Wurtemberg* :

h) De l'office sanitaire du 13ᵉ corps à Stuttgard, pour le corps d'armée wurtembergeois.

En plus des laboratoires ci-dessus, il existe encore celui :

i) De l'académie Kaiser-Vilhelm à Berlin, pour le service de l'enseignement et les besoins du Ministère de la Guerre.

Ce dernier laboratoire est dirigé par un Korpsstabsapotheker, qui est en même temps le professeur de chimie de l'académie et est secondé par cinq pharmaciens volontaires d'un an [1].

1. *Rev. d'hyg. alimentaire*, 1905.

CHAPITRE XI

AUTRES ALIMENTS TIRÉS DU RÈGNE ANIMAL

Poissons. OEufs, Graisse. Lait et ses dérivés. Composition du lait. Dangers du lait suivant sa provenance. Alimentation donnée aux animaux. Substances étrangères introduites dans le lait. Infection provenant d'une maladie de la vache; tuberculose. Infections secondaires du lait. Altérations et falsifications. Prophylaxie. *Dérivés du lait* : Beurre, fromages. *Conserves de lait.*

Les principaux aliments du règne animal qui peuvent être consommés dans l'armée sont : le poisson, les œufs, la graisse, le lait et ses dérivés (beurre, fromages).

I. Poissons. — Le plus fréquemment consommé dans l'armée est la morue : on utilise cependant d'autres poissons. Ils peuvent être assimilés à la viande de boucherie au point de vue de la valeur nutritive, mais ils renferment plus d'eau qu'elle.

Quant à la teneur en matières albuminoïdes, elle varie avec les espèces : c'est ainsi que l'anguille contient seulement une petite quantité d'albuminoïdes : 13,015, et 28 de graisse. Tous les autres poissons : brochets, carpes, renferment 20 à 21 d'albuminoïdes et 1,07 de graisse.

Leur ingestion a été suivie d'accidents analogues à ceux qui ont été observés après la consommation de viandes avariées.

Ces accidents ont été surtout occasionnés par la morue dite « morue rouge ». Cette coloration est due à la présence d'un champignon parasite spécial : le *Cladothrystis rosea persinica*. Ce champignon n'est pas toxique par lui-même, mais il prouve que la morue est altérée.

L'épidémie d'intoxication de Toulon (1866) atteignit 130 marins. En 1878, à Saint-Pétersbourg, sur 108 individus empoisonnés, on compte un seul décès. Les mêmes faits se produisirent la même année à Sidi-bel-Abbès dans une compagnie de la légion étrangère, où le médecin major Schaumont[1] observa 122 cas.

1. *Recueil des mémoires de méd. militaire*, 1878, p. 504.

M. le Dr Bertherand, d'Alger, fut personnellement atteint, après avoir mangé de la morue, de douleurs suraiguës dans l'estomac, de vomissements bilieux incessants, diarrhée infecte et abondante, accompagnée d'un ténesme très pénible : collapsus général, soif ardente, dysphagie, goût âcre, sensation de brûlure tout le long de l'œsophage, crampes générales, extrémités froides.

En 1878, Heckel[1] a vu à Marseille une famille de 15 personnes intoxiquées après l'ingestion d'une morue en voie d'altération.

Bérenger Feraud, en 1880, observa sur l'escadre de la Méditerranée 100 cas sur les hommes ayant consommé des morues prises au magasin des subsistances de Toulon.

En 1884 le même auteur a vu sur les équipages de la flotte à Lorient 211 hommes plus ou moins gravement malades après avoir ingéré des morues provenant de l'approvisionnement maritime, cette nouvelle série, malgré des allures très inquiétantes, se termina sans aucun cas de mort. Dans la plupart des observations les auteurs relatent d'ailleurs que le poisson avait mauvais goût et mauvaise odeur et que l'invasion du champignon rouge pouvait être constatée dans un tiers des cas.

II. Œufs. — Valeur nutritive. — Les œufs représentent un véritable aliment complet; ils pèsent en moyenne 60 grammes : coquille 7 grammes, blanc 35 grammes, jaune 18 grammes.

Leur constitution alimentaire est représentée par les chiffres suivants pour 100 :

	au.	Albumine.	Graisse.	Sels.	Substances extractives.
Blanc	86	13	0	0,6	0,4
Jaune	51	16	32	1	0

Le jaune est constitué ainsi :

Membrane	15,80	p. 100.
Margarine, oléine, lécithine, névrine et acide gras libre, corps gras, soluble dans l'éther, dont la lécithine pour 6,80	28,50	—
Acide phosphoglycérique	1,20	—
Cholestérine	0,40	—
Sels minéraux	1,40	—
Eau	51,50	—
TOTAL	100 »	p. 100.

1. Voir *Annales d'hygiène publique et de méd. légale*, 1885, octobre, novembre, décembre; *Recherches sur les accidents que provoque la morue altérée.*

Un œuf de 60 grammes renferme en moyenne 7 grammes d'albumines diverses et 6 grammes de graisses diverses contenues entièrement dans le jaune. Il ne contient pas d'éléments hydro-carbonés.

Un œuf, au point de vue nutritif, équivaut à 40 grammes de viande et à 150 grammes de lait.

Deux œufs représentent à peu près la quantité de viande ingérée par le soldat, qui est de 120 grammes environ.

Les équivalences calorimétriques sont les suivantes :

$$\text{Œuf total} \dots \dots \dots \quad 4 + 7,4 \times 9 \times 5,7 = 80 \text{ calories.}$$
$$\text{Blanc} \dots \dots \dots \quad 4 \times 4,5 = 18 \quad \text{--}$$
$$\text{Jaune} \dots \dots \dots \quad 4 \times 2,9 + 5,7 = 62 \quad \text{--}$$

Au point de vue de la digestibilité et de l'utilisation intestinale, les œufs constituent un aliment de premier ordre. Les tableaux d'Atwater permettent en effet de constater que leur séjour dans l'estomac est plus court que pour les autres aliments (une à deux heures), et que le coefficient d'utilisation est de 97 p. 100 pour les albumines et de 95 p. 100 pour les graisses. Ils laissent donc peu de résidus.

Les œufs n'entrent pas dans la ration alimentaire du soldat; mais, ils peuvent être consommés accidentellement.

En temps de marche, de manœuvres, certains corps emploient des œufs durs pour les repas. Cette façon de faire est très rationnelle et très pratique, car, d'une part, l'œuf dur s'altère beaucoup moins vite que la viande cuite, et, d'un autre côté, les deux œufs octroyés à l'homme fournissent à celui-ci un aliment complet plus riche que la viande, en graisse, et presque aussi riche en albuminoïdes.

Il y a plusieurs procédés pour expertiser les œufs au point de vue de leur fraîcheur.

Leppig propose dans ce but deux solutions de densité de 1,025 et de 1,05; les œufs qui tombent au fond dans cette dernière solution sont frais, tandis que ceux qui surnagent dans la première sont impropres à la consommation. Strauch se sert dans le même but des quatre solutions ci-dessous, dans lesquelles il plonge successivement les œufs à examiner.

Solution n° 1, solution normale : 120 grammes de sel dans un litre d'eau 15°; D. 1,073. Les œufs absolument frais tombent au fond; les œufs qui surnagent ne sont pas frais.

Solution n° 2 : trois quarts de litre de solution normale, plus un quart de litre d'eau; D. 1,055. Les œufs de deux ou trois semaines environ surnagent et ne tombent au fond que lentement.

Solution n° 3 : demi-litre de solution normale, plus un demi-litre d'eau. D. 1,037. Les œufs de quatre ou cinq semaines environ surnagent et ne tombent que lentement.

Solution n° 4 : un quart de solution normale, plus trois quarts de litre d'eau : D. 1,018. Les œufs de deux mois environ tombent au fond.

Cette expertise peut facilement être pratiquée dans les hôpitaux afin de choisir les œufs à préparer à la coque pour les grands malades.

L'ancienneté et la qualité des œufs peuvent encore être éprouvées par le mirage qui permet de se rendre compte des dimensions de la chambre à air, lesquelles ne doivent pas dépasser la largeur d'une pièce de cinquante centimes, de voir si l'enveloppe du jaune est intacte, ou brisée, si le jaune est flottant ou collé à la coquille, s'il y a à l'intérieur des points noirs provenant d'une détérioration rapide et prochaine. L'habitude de mirer les œufs à la lumière du jour, comme on le pratique en général sur les marchés français est surannée. Il faut recourir à l'emploi d'instruments spéciaux connus sous le nom de mireuses.

III. Graisse. — Quelle que soit son origine, elle ne peut pas jouer le rôle d'aliment complet. La nourriture exclusive en graisse est impossible, puisque nous avons vu que les substances albuminoïdes étaient indispensables à l'organisme qui a besoin d'azote, élément qui ne se trouve précisément pas dans les graisses.

Toutefois, si celles-ci ne sont pas un aliment suffisant, elles ont une importance considérable au point de vue pratique : elles servent à préparer les aliments et sont un agent d'épargne de l'albumine. Elles s'absorbent d'autant plus facilement qu'elles sont moins denses et plus pures. Le beurre et le saindoux se digèrent mieux que le lard constitué par du tissu conjonctif, au sein duquel se trouvent les cellules graisseuses.

Après ingestion de 195 grammes de lard, on trouve 15 grammes de graisse dans les selles, tandis que 214 grammes de beurre ne laissent que 6 grammes dans les matières fécales.

Les physiologistes ont établi d'autre part que l'absorption de la graisse était d'autant plus parfaite que son point de fusion était moins élevé. C'est ainsi que le saindoux, par exemple, qui fond à 32° environ, est de toutes les graisses animales la plus assimilable.

Or, la graisse est de tous les produits utilisés par l'armée, celui qui est le plus falsifié.

On vend couramment sous le nom de *graisse alimentaire* un mélange composé de graisse de porc, de suif (graisse de bœuf, de mouton ou de veau) et de margarine de coton; cette dernière, dont le prix est de 0 fr. 06 le kilogramme, se retire du coton. Autrefois inutilisée et jetée à la suite de la récolte de ce produit, elle fournit aujourd'hui une grande partie des huiles végétales du commerce. A ce mélange qui constitue des graisses alimentaires, sont ajoutées des huiles végétales, de façon à abaisser le point de fusion et à donner à la graisse une consistance la faisant ressembler le plus possible au saindoux.

Cette substance n'entre dans la graisse commerciale fournie aux troupes que dans des proportions infimes, quand elle y existe.

La graisse dite de Normandie, essayée dans certains corps, avait un point de fusion élevé, 80°, et était de digestion difficile. Son emploi a été supprimé par circulaire du 5 février 1909.

Certains corps ou établissements ont encore recours à la graisse végétale connue sous le nom de végétaline ou de coccose, et extraite de la noix de coco. Son point de fusion faible, 25°, en fait un aliment aussi assimilable que le beurre, ayant l'avantage de se conserver plus longtemps que ce dernier. Il possède l'inconvénient de donner une mousse abondante lorsqu'on verse dans cette graisse chaude des pommes de terre, par exemple pour les faire frire. Néanmoins, la végétaline est excellente pour la préparation des mets et son prix de 1 fr. 05 le kilogramme en fait un produit à la portée des ordinaires de la troupe. Il ne faudrait pas cependant se bercer de l'illusion de la voir remplacer le beurre, surtout pour la consommation en nature.

IV. **Du lait.** — Le lait n'entre pas réglementairement dans l'alimentation du soldat. Mais l'homme est appelé à absorber très souvent cet aliment, soit pur, soit incorporé à d'autres substances. De plus, il joue un rôle important dans l'alimentation hospitalière.

Aussi, est-il de toute nécessité pour l'hygiéniste d'étudier ses qualités nutritives et les dangers que peut présenter sa consommation.

1° Composition du lait (pour 1 000). Munk et Ewald.

	Vache.	Chèvre.	Anesse.
Eau	877	874	896
Caséine	30	39	7
Albumine	4	5	16
Graisse	37	39	16
Lactose	45	44	60
Cendres	7	8	5

Sa composition en sel est la suivante, pour 1000 :

	Potasse.	Soude.	Chaux.	Magnésie.	Oxyde de fer.	Acide phosphorique.	Chlorures.
Femme	7	3	3	1	6	5	4
Vache	18	11	16	2	4	20	7

Un litre de lait renferme une quantité d'éléments albuminoïdes égale à celle que contient la portion de viande accordée au soldat. Mais en dehors de ces éléments albuminoïdes, le lait renferme aussi deux éléments d'énergie : la graisse, et le sucre. 37 p. 100 de graisse, et 45 p. 100 de lactose.

Dangers du lait de vache. — Si le lait est un aliment précieux, c'est aussi un aliment qui, dans certaines circonstances, est susceptible d'être dangereux.

Un lait de vache peut être dangereux par suite de l'alimentation particulière à laquelle aura été soumis cet animal, par suite de substances étrangères introduites dans un but de conservation, ou de fraude, enfin, par suite de l'infection de la vache, infection générale ou locale.

A. ALIMENTATION DONNÉE AUX ANIMAUX. — Le lait des animaux nourris avec des renoncules ou avec de l'aconit, renferme parfois les substances nocives de ces plantes. Les tourteaux donneront au lait une saveur d'une âcreté particulière. Le lait d'animaux nourris avec des résidus de mélasse fermentera très rapidement.

B. SUBSTANCES ÉTRANGÈRES INTRODUITES. — Dans un but de conservation ou de fraude, presque toutes les substances introduites dans le lait sont destinées à empêcher la coagulation du lait sous l'influence du ferment lactique. Tels sont le bicarbonate de soude, l'acide salicylique, l'acide borique, etc.

Leur addition sert en général à prolonger la durée de conservation d'un lait de qualité inférieure.

Le *bicarbonate de soude* empêche la coagulation du lait par l'alcalinisation de ce dernier. Lazarus a montré que, même à la dose de 3 grammes par litre, cette substance n'empêche pas la coagulation. Il faudrait une dose beaucoup plus élevée si l'on voulait empêcher réellement cette coagulation, mais dès lors le goût du lait serait changé, et sa saveur âcre.

L'*acide salicylique* n'agit pas par alcalinisation, mais comme antiseptique. Une dose de 0,75 par litre retarde la coagulation quand la température n'est pas trop élevée. A 35° l'acide salycilique n'a plus une action efficace, ou bien il faut employer des doses assez élevées. On sait que l'acide salicylique est nuisible à l'organisme : son action sur les reins est assez connue.

L'*acide borique* a été employé dans le même but : de 1 à 30 p. 1000.

Eau oxygénée. — A. Renard, Nicolle et Duclos[1] ajoutent 2 à 3 p. 100 d'eau oxygénée à 10 volumes. L'acidité n'apparaît qu'au bout de vingt-

1. *Revue d'hygiène*, 1904.

six heures au lieu de treize. Les microbes se multiplient moins vite.

Müller conseille 5 centimètres cubes par litre. Le lait ne doit être consommé que six heures après cette addition. Le Conseil supérieur d'hygiène a accepté cette addition au mois d'août 1909.

Formol (von Behring[1]). — L'adjonction de 1 p. 5 000 à 1 p. 10 000 de formol conserve l'oxydase du lait cru. Les germes pathogènes sont arrêtés dans leur développement, mais ne sont pas tués. Le formol a donné des résultats brillants dans l'élevage des veaux. Wergde et Aurkel ont constaté l'altération des albuminoïdes. A. Gautier confirme cette opinion. Le formol entraverait les fermentations normales. Il est d'ailleurs toxique; son emploi doit donc être rejeté d'une façon absolue.

On a encore proposé le *fluorure de sodium* dont l'emploi est interdit.

La simple *filtration* du lait par de l'ouate hydrophile suffirait d'ailleurs à lui donner une conservation suffisante. Diffloth[2] aurait gardé ainsi du lait en parfait état pendant 11 jours *dans un endroit frais*.

Toutes ces opérations seraient d'ailleurs parfaitement inutiles si la traite du lait était faite avec propreté. Propreté du pis de la bête, propreté des mains, propreté des vases destinés à le recevoir. Malheureusement des habitudes fâcheuses séculaires et invétérées rendront encore longtemps ce breuvage suspect et difficile à conserver.

C. Infection provenant d'une maladie de la vache. — *I. Maladies locales.* — Les abcès localisés au pis de la vache, les abcès multiples dus au streptocoque, sont une cause d'altération du lait. Celui-ci sera souillé par le pus seul provenant de ces abcès, ou par le pus mêlé à du sang. Gendens[3] fait remarquer que les globules de pus se trouvent parmi les premiers éléments filtrants du lait. On peut considérer comme suspect un lait qui, après centrifugation et frottis de lamelle, laisse voir plus de cinq globules de pus par champ de microscope.

II. Maladies générales. — Parmi les maladies générales qui influencent la qualité du lait, la tuberculose occupe la place la plus importante.

Lait et tuberculose. — Comme le fait remarquer Bertin-Sans, la tuberculose peut se transmettre plus facilement par le lait que par la viande : il peut en effet renfermer le bacille beaucoup plus fréquemment que les muscles de l'animal.

---

1. *Tribune médicale*, 1903, p. 87.
2. Diffloth, Voir *Pres. méd.*, 30 nov. 1904.
3. Gendens, *Bull. méd. vétérinaire*, 1909, p. 240.

La question demande à être étudiée au point de vue du danger de la consommation de :

A. — Lait provenant d'animaux tuberculeux;

B. — Du lait commercial.

A. Lait de vaches tuberculeuses. — La présence du bacille de Koch a été constatée par un grand nombre d'auteurs, soit directement après simple dépôt ou après centrifugation, soit en injectant du lait à des animaux de laboratoire.

L'expérimentation a porté tantôt sur le lait de vaches reconnues ou non atteintes de tuberculose généralisée, pulmonaire ou locale, tantôt sur le lait commercial.

Il est difficile d'accepter tous les résultats en bloc. De plus, depuis 1900, une nouvelle découverte, celle des bacilles acidophiles dans le lait et le beurre, par Rabinovitch et Petris a contribué à jeter le doute sur la valeur des constatations antérieures.

Aussi, peut-on dire que toutes les recherches faites jusqu'alors, lorsqu'elles reposent sur un simple examen microscopique et la simple constatation du bacille sont sujettes à caution.

On peut ranger dans trois groupes principaux les opinions qui ont été émises sur les dangers que présente le lait provenant d'animaux tuberculeux.

a. Le lait est toujours dangereux par les microbes qu'il contient, ou par la toxine.

b. Il n'est dangereux que lorsqu'il y a lésion du pis.

c. Il ne donne pas fatalement la tuberculose.

a. — LE LAIT PROVENANT D'ANIMAUX TUBERCULEUX EST TOUJOURS DANGEREUX. — Une commission réunie à Berlin sous la présidence de Virchow a fait voir que dans un très grand nombre de cas, des animaux nourris avec du lait de vaches phtisiques devenaient tuberculeux.

1° *Parce qu'il contient le bacille tuberculeux.* — Brush a fait observer que plus un pays est riche en bovidés, plus il est riche en tuberculose. Ernst, dans une série d'expériences, constata la présence du bacille tuberculeux 31,5 p. 100 dans le lait des vaches tuberculeuses, mais sans lésions du pis. Sur treize veaux nourris avec du lait de cette provenance, il obtint cinq résultats positifs et un douteux.

Demmer a cité le cas de quatre enfants morts de tuberculose intestinale à la suite de la consommation du lait provenant d'une vache tuberculeuse.

2° *Parce qu'il renferme une toxine spéciale.* — La toxine tuberculeuse admise par Michelazzi, Law, Jemme, ne serait pas tuée par la chaleur. Mais l'existence d'une telle toxine n'est pas admise par tout le monde.

b. — LE LAIT DES ANIMAUX TUBERCULEUX N'EST DANGEREUX QUE PARCE QUE LA VACHE A UNE MAMMITE TUBERCULEUSE. — Brouardel cite le fait suivant : Dans un pensionnat de jeunes filles, cinq ou six d'entre elles succombent à une tuberculose aiguë. Or, ces jeunes filles, sans antécédents personnels ni héréditaires, faisaient une très grande consommation de lait, qu'elles ingéraient cru, provenant d'une vache porteuse, on le reconnut plus tard, d'une mammite tuberculeuse.

Les expériences déjà anciennes de Chauveau et de Johne tendraient à démontrer la réalité de ces faits. Sim Wordhead, et Sydner, Mutch, Michelazzi, partagent l'avis de Nocard, pour lequel la mammite tuberculeuse seule est susceptible de communiquer au lait des propriétés spécifiques.

c. — LE LAIT DE VACHES TUBERCULEUSES NE DONNE PAS FATALEMENT LA TUBERCULOSE. — Imlch nourrit des veaux sains avec du lait provenant de vaches tuberculeuses. Ces animaux sacrifiés au bout de deux mois ne présentent pas traces de tuberculose.

Gallavardin a consommé, lui et sa femme et ses enfants, du lait d'une vache reconnue tuberculeuse, pendant un an sans accident. Bollinger cite vingt observations d'enfants nourris du lait de vaches reconnues plus tard tuberculeuses. Aucun ne fut tuberculeux.

C'est qu'il faut faire intervenir en effet d'autres facteurs que le bacille, pour expliquer l'apparition de la tuberculose chez les sujets nourris avec du lait provenant d'animaux tuberculeux. Le nombre des bacilles joue un rôle important. Il est préférable de boire du lait de plusieurs vaches que d'une seule. La voie d'introduction mérite d'être considérée : l'ingestion des bacilles est moins dangereuse que l'inoculation. C'est ce qui explique la discordance des cas cliniques et des cas expérimentaux.

Enfin, la virulence du microbe joue un rôle primordial dans l'infection.

B. — **Lait commercial**. — Le lait commercial, qui est un mélange de lait de vaches saines et de vaches tuberculeuses, doit toujours être tenu pour suspect. Les expériences sont nombreuses, mais les résultats très variables.

Beck [1], en 1900, sur 56 échantillons vendus à Berlin, a obtenu les résultats suivants :

15 p. 100 contenaient le bacille acidophile de Robinowitch et Petris;

____

1. *Revue d'hygiène*, 1901, p. 468.

17 p. 100 contenaient le bacille tuberculeux ;

34 p. 100 contenaient le streptocoque ;

1 p. 100 contenait le bacille coli ;

1 p. 100 contenait un bacille coliforme ;

12 ne contenaient aucun organisme pathogène.

Klein [1], à Londres, procédant uniquement par inoculation sur 100 échantillons, en a trouvé sept tuberculeux donnant la maladie aux animaux du laboratoire.

D'après Mac Tadyean, l'infection par les aliments et le lait serait fréquente chez les enfants. Dans la pratique, cette infection est difficile à prouver, car la tuberculose a une marche lente.

Hope, à Liverpool, de 1891-1900, a étudié au point de vue de la tuberculose le lait de la ville et celui de la campagne. 1 p. 100 du premier était tuberculeux, le second l'était dans la proportion de 4 p. 100.

II. Martin a obtenu des inoculations positives avec un tiers du lait acheté sous les portes cochères à Paris.

Tadyean et Woodhead, d'après 127 observations, ont prouvé que la tuberculose intestinale et mésentérique chez les enfants était souvent consécutive à l'ingestion du lait de vache, sans spécifier s'il s'agissait de vaches tuberculeuses ou d'animaux atteints de mammite tuberculeuse.

Nicolle et Petit, sur 14 échantillons analysés à Rouen en 1902, ont décelé 13 fois le bacille coli qui s'y trouvait en très grande quantité. Jamais, dans aucun cas, des injections de ce lait au cobaye n'ont donné la tuberculose.

Moussu [2], par contre, a examiné le lait de vaches ne présentant ni tuberculose mammaire ni même de lésions tuberculeuses décelables cliniquement, mais chez lesquelles les réactions à la tuberculine avaient été positives. Or, 250 centilitres de ce lait recueillis aseptiquement furent centrifugés ; le culot inoculé à 55 cobayes donna sept fois la tuberculose. Il peut donc se faire une élimination de bacilles au travers de la glande saine chez les bêtes tuberculeuses dont l'état général est parfait.

Enfin, récemment, Von Behring, Calmette et Guérin ont fait voir que la tuberculose pulmonaire était le plus souvent le résultat d'une infection tuberculeuse se produisant par le tube digestif même sans lésions de ce dernier. Ces faits, s'ils étaient confirmés, élargiraient encore le rôle de l'alimentation sur le développement de la tubercu-

---

1. *Revue d'hygiène*, 1901, p. 275.
2. *Bulletin de la Société de biologie*, 1904, p. 617.

lose, en augmentant par là même celui du lait, si l'on considère que cet aliment est celui de tous les enfants.

D. Infections secondaires du lait. — Elles sont produites par l'adjonction au lait de matières pathogènes spécifiques. Cette cause a surtout été relevée pour la fièvre typhoïde et la scarlatine.

Ces contaminations se manifestent de différentes façons : ou bien directement par la main qui trait la vache et qui a touché auparavant des produits contagieux ou par des récipients lavés dans de l'eau sale, contenant ces germes pathogènes ou encore par le mouillage à l'aide d'eau contaminée.

Spattiswoode a rapporté une épidémie développée dans l'intérieur d'un hôpital par du lait conservé dans une cave où se déversait un égout. Le seul fait d'isoler le lait fit cesser l'épidémie.

Schlegtendal [1] a fait voir des épidémies urbaines consécutives à des cas de fièvre typhoïde survenus dans les fermes des environs des villes.

Comme rapporteur [2] d'une commission médicale chargée d'étudier la genèse des retours périodiques de la fièvre typhoïde à Orléans, en 1900, j'ai démontré le rôle important d'une ferme environnante où se trouvait un jeune homme atteint de dothiénentérie. Seize malades de la ville appartenaient à la clientèle de cette ferme.

E. Altérations spontanées. — Ces altérations spontanées consistent d'abord en une fermentation des substances albuminoïdes qui, en formant des peptones, se développent sans donner d'odeur. Cette sorte de putréfaction est le point de départ des diarrhées infantiles : elle est due au bacille fœtidus de Jensen qu'une température de 65° pendant dix minutes ou 70° pendant cinq minutes suffit à tuer.

Le bacille a comme propriété de donner au lait un goût douceâtre et une odeur putride.

F. Falsifications du lait — Les principales falsifications du lait sont l'écrémage et le mouillage.

Prophylaxie. — La prophylaxie consiste, soit dans l'ébullition, soit dans la pasteurisation, soit dans la stérilisation à 112°.

L'*ébullition* simple est suffisante en général pour la conservation du lait à court terme. Dans certains cas, elle est insuffisante; la seule montée du lait ne détruit pas le bacille tuberculeux. Beck a prouvé qu'elle doit durer au minimum trois minutes.

Morgenroth pense même que la durée de l'ébullition doit être de cinq minutes.

---

1. *Revue d'hygiène*, 1901, p. 467.
2. G. H. Lemoine, Rapport sur l'origine de la fièvre typhoïde à Orléans, *Soc. de méd. du Loiret*, 1900, p. 32.

La *pasteurisation* consiste en un chauffage à 70°, 80° pendant trente minutes, en répétant l'application quatre jours de suite.

Flugge a prouvé que le lait stérilisé du commerce renfermait encore des germes et même des germes très toxiques, capables de provoquer de la gastro-entérite chez les enfants.

Les recherches de Robertson et Mair confirment celles de Flugge. Sur 100 flacons de lait stérilisé pris au hasard d'une grande maison anglaise, 15 seulement contenaient un lait parfaitement stérile. Dans cette maison, on le fait séjourner une demi-heure exposé à la vapeur à 100°.

La *stérilisation à 112°*, évidemment excellente au point de vue de la conservation, l'est moins peut-être au point de vue de la digestibilité.

Le lait ainsi traité subit des modifications qui ont été étudiées et résumées par Heuseval et Mullie [2]. La coloration est d'abord changée, le lait jaunit. La caséine se trouve modifiée par l'action des phosphates acides, elle subit un commencement de coagulation. Le lait perd en grande partie la propriété de se coaguler par la présure, en ce sens qu'il faut une quantité de près de 3 à 400 fois plus forte pour obtenir la coagulation, dans le même espace de temps.

Ces modifications commencent vers 70 à 80° et elles s'accentuent avec le degré d'élévation de la température.

La crème du lait chauffé a moins de tendance à monter que celle du lait cru. Ce phénomène semble dû à une augmentation de la viscosité du lait. La décomposition de la matière albuminoïde produite dans le lait par la chaleur donne un peu d'acide sulfurique sensible au papier à l'acétate de plomb. Enfin, les ferments diastasiques sont détruits à 80°.

Dans nos hôpitaux le lait est conservé dans des seaux et distribué dans des pots en porcelaine à couvercle non adhérent et par conséquent le plus souvent absent. Il est donc, de ce fait, exposé à récolter toutes les poussières extérieures.

Il serait désirable d'apporter une réforme complète à cette manière de faire en introduisant le mode de distribution en usage depuis plusieurs années dans nos villes, où on utilise des flacons en verre épais avec bouchon en verre fermant hermétiquement à l'aide d'une agrafe métallique. Ces flacons permettraient en même temps de pratiquer dans un autoclave une stérilisation rendue nécessaire, surtout en été, par la susceptibilité particulière de cette denrée.

---

1. *Congrès d'hygiène de 1903*, rapport de Storch, p. 2.
2. *Société de biologie*, 1904, et *Acad. des sciences*, 5 décembre 1904, et *Congrès d'hygiène de 1903*, rapport de Heuseval et Mullie, p. 5 et 6.

Aliments dérivés du lait. — Le *beurre* est fait avec la crème du lait, laquelle peut être obtenue rapidement par centrifugation. La membrane qui entoure le globule de graisse est constituée par du calcium, elle se rompt par le battage et libère ainsi les globules de graisse qui se coagulent.

Le beurre renferme de 70 à 80 p. 100 de matière grasse. L'adjonction de substances antiseptiques ou de matières colorantes comme le chromate de plomb peuvent le rendre toxique. Cet aliment renferme en général un grand nombre de microbes provenant du lait ou des manipulations qu'il a subies au cours de sa fabrication.

Il ne semble pas en pratique que cette richesse microbienne soit très dangereuse. Cependant, le bacille tuberculeux y a été trouvé et Gasparini a prouvé que, mêlé artificiellement à ce produit, il peut s'y conserver plus de trois mois et demi.

Le *fromage* est le produit de la précipitation de la caséine à l'aide de la présure et du phosphate de calcium. Ce précipité est exprimé et séché à l'air.

La valeur nutritive du fromage est considérable, 1 kilogramme de viande contient 210 grammes d'albumine et 13 de graisse; 1 kilogramme de fromage de gruyère contient 309 grammes d'albumine et 240 de graisse. La composition du fromage frais est la suivante :

Composition du fromage frais.

	Gras.	Demi-gras.	Maigre.	Blanc.
Eau	35,8	46,8	48 »	60,3
Albuminoïdes	27,2	27,6	32,7	22,8
Graisse	30,4	20,5	8,4	7,3
Sucre et acides	2,5	3 »	6,8	3,5
Cendres	4,1	3,1	4,1	4 »

Composition de divers fromages.

	Eau.	Substances azotées.	Graisse.	Substances non azotées.	Sels.
Blanc	68,76	19,969	9,429	6,032	0,81
Roquefort	34,55	26,52	30,14	3,72	5,07
Gruyère	40, »	31,5	24 »	1,5	3, »
Hollande	36,10	29,43	27,54	»	6,93
Neufchâtel	34,47	13,03	41,91	6,96	4,63
Camembert	51,94	18,9	21,05	4,4	4,71
Brie	45,25	18,48	25,73	4,93	5,61
Chester	35,92	25,99	36,34	7,59	4,15
Parmesan	27,5	44,08	15,95	6,69	5,72

Nous avons dit déjà que les fromages altérés produisent parfois des accidents toxiques dus à des ptomaïnes : ces accidents ont été surtout signalés dans l'état de Michigan ; l'attention n'a pas encore été attirée sur ce fait en France.

Cette denrée devrait être donnée souvent comme supplément. On ne s'en sert pas assez dans l'armée, et pourtant elle est très goûtée. C'est à des aliments de ce genre qu'on devrait consacrer le boni. Le capitaine Thiébaud calcule que 2 kilogrammes de viande coûtent le même prix que 2 kg. 90 de fromage. Or, celui-ci a une valeur nutritive double comme nous venons de le voir. De plus sa saveur est très appréciée des hommes.

Conserves de lait. — Les conserves se fabriquent par évaporation de l'eau de constitution. Pour arriver à ce résultat, on expose le lait soit à l'air libre et à chaud, soit dans le vide.

Souvent le contenu des boîtes est le point de départ d'empoisonnements, car il s'altère très vite à l'air. Le lait condensé sert presque toujours à fournir la crème des pâtissiers. Il est souvent employé aux colonies et demeure une précieuse ressource pour nos malades dans les pays intertropicaux.

La boîte de 500 grammes doit être additionnée de 1500 grammes d'eau salée, ce qui représente en fin de compte 2 litres de lait.

Comme pour la viande, on reconnaît l'altération des boîtes au bombement du couvercle, indice d'un processus anaérobique de putréfaction.

CHAPITRE XII

ALIMENTS HYDROCARBONÉS IMMÉDIATEMENT ASSIMILABLES ET BOISSONS AROMATIQUES

Alcool. Sa fabrication. Sa valeur alimentaire. Ses propriétés toxiques. Boissons alcooliques : Vin, bière. Prophylaxie de l'alcoolisme en général et dans l'armée. Sucre. — Boissons aromatiques. — Café. — Thé. — Maté. — Kola. — Coca. — Chocolat.

L'alcool et le sucre sont deux aliments qui ont plus d'un point de contact. Appartenant tous deux aux hydrocarbonés, ils sont absorbés directement et rapidement. Tous deux enfin développent un certain nombre de calories sous un petit volume : mais l'un, l'alcool s'absorbe en nature et brûle immédiatement, tandis que l'autre s'emmagasine dans certains organes, le foie principalement pour n'être distribué à l'économie que suivant les besoins.

I. **L'alcool.** — A. **Son origine.** — L'alcool est le résultat de la fermentation des moûts de fruits sucrés sous l'influence du saccharomyces, qui aboutit à un développement d'alcool et d'acide carbonique, 100 grammes de sucre donnent 51 grammes d'alcool et 49 grammes de CO^2.

Le produit brut de la fermentation est appelé flegme. Soumis à des distillations successives et à des températures différentes, il donne :

1° Les aldéhydes, éthers, essences..., produits les plus volatils.

2° L'alcool éthylique.

3° Les alcools dits supérieurs plus riches en C et en H.

4° Le furfurol.

5° Les acides acétiques, etc.

B. **Action physiologique et valeur alimentaire.** — L'ALCOOL EST UN ALIMENT. — Il s'absorbe directement dès son arrivée dans la veine porte, passe dans le sang de suite et n'est pas retenu par le foie. Contrairement à l'opinion ancienne défendue par Tiedmann et Gmelin en

1820, Lallemand, Perrin, Duroy (1860), Bouchard et Sandras ont prouvé que l'alcool est brûlé dans l'organisme. Cette combustion absorbe 90 p. 100 du produit, 4 à 10 p. 100 seulement s'éliminent en nature. Strassmann évalue cette élimination à 10 p. 100, Bodländer à 3 1/2 p. 100, Binz, à 4,64 p. 100 qui se répartiraient ainsi : 2,91 par le rein, 1,60 par le poumon, 0,14 par la peau.

4 p. 100 d'après Pidoux, Ross et Hedon.

L'alcool est donc un aliment comme l'admettent Liebig, Duclaux, A. Gautier.

Mais cet aliment n'a pas une valeur supérieure au point de vue nutritif et économique, comme le démontre le tableau suivant dressé par Roger :

Valeur alimentaire de l'alcool
comparée à celle des autres produits (Roger).

	Alcool.	Vin.	Lait.	Eau-de-vie.	Sucre.	Beurre.	Fromage
Pour fournir 100 calories il faut........	17^{cm3}	150^{cm3}	150^{cm3}	25^{gr}	24^{gr}	12^{gr}	6^{gr}
Dépense en argent pour 100 calories........	0,07	0,12	0,07	0,06	0,025	0,03	0,02

100 centimètres cubes d'alcool ou un litre de vin valent :

Amidon	170	grammes.
Pain	250	—
Pomme de terre	700	—
Viande	800	—

Sa valeur énergétique, comparée à celle des autres substances alimentaires, est la suivante :

1 gramme d'alcool développe	7 calories.		
1 — de graisse développe	9	—	
1 — d'albumine développe	4 cal. 1		
1 — d'hydro-carbonés développe	4 — 1		

L'alcool, dit A. Gautier, se comporte en un mot comme un véritable aliment, et même comme un aliment précieux si on ne dépasse pas la dose journalière de 1 gramme par kilogramme de poids. Les expériences d'Attwater et Benedict déposent dans le même sens.

Il agit vraisemblablement en économisant d'une façon générale les matériaux hydrocarbonés et azotés (Hammond, Smith).

L'ALCOOL EST UN POISON. — Dujardin-Beaumetz et Audigé ayant soumis pendant quatre ans des porcs à l'empoisonnement lent par l'alcool, ont conclu que, dans la même série alcoolique, plus l'alcool est élevé dans la série atomique plus il est toxique. Le moins toxique serait l'alcool de vin. D'après ces auteurs et d'après Laborde, les eaux-de-vie usuelles peuvent être classées avant rectification en allant des moins toxiques à celles qui le sont le plus, de la façon suivante :

> Eau-de-vie de vin, poiré et poires.
> —   de marc et cidre.
> —   de grain.
> —   de betteraves et mélasse.
> —   de pomme de terre.

Quant aux alcools leur ordre de toxicité serait le suivant :

Alcool éthylique	7,75	C^2H^3OH	bouillant à	78°4.
— méthylique	7 »	CH^3OH	—	66°
— propylique	3,80	C^3H^7OH	—	97°
— butyrique	1,80	C^4H^9OH	—	117°
— amylique	1,50	$C^5H^{11}OH$	—	137°

Les chiffres 7,75, 7, etc., représentent le nombre de centimètres cubes nécessaires pour déterminer la mort d'un kilogramme d'animal (chien) dans l'espace de vingt-quatre à trente-six heures, en injection sous-cutanée (Joffroy et Serveaux) ou par ingestion (Dujardin-Beaumetz et Audigé).

Les expériences de Petit (1710), de Lussana et Albertoni (1874), Dujardin-Beaumetz et Audigé (1879), de Daremberg (1895), celles de Joffroy et Serveaux (1896), de Linossier (1901), prouvent surabondamment la toxicité des alcools, quelle qu'en soit la nature.

Pour les boissons alcooliques avec essence, Cadéac et Meunier ont distingué deux sortes d'essences :

Les unes sont épileptisantes et convulsivantes, comme l'absinthe, la fenouille, l'hysope.

Les autres sont stupéfiantes : angélique, origan, mélisse, menthe, coriandre.

Pour Dalou, l'anis et la badiane seraient des essences stupéfiantes anodines.

L'absinthe est la plus pernicieuse de toutes ces liqueurs à essence. Constituée par de l'eau-de-vie de grain dont nous avons déjà mentionné la haute toxicité, elle voit celle-ci augmenter encore par suite de sa distillation sur un mélange d'anis, d'absinthe, de citronnelle, d'hysope, d'angélique, de fenouil, de badiane et de coriandre. La consommation a quadruplé en vingt ans. De 6713 hectolitres en 1873, elle est montée à 49 335 hectolitres en 1884, puis 192 699 en 1897, enfin, en 1904, à 207 929 hectolitres. Elle tend à se substituer à toutes les autres liqueurs dans les bars ou cafés. Or, d'après Lancereaux, l'absinthisme diffère de l'alcoolisme ordinaire par l'apparition précoce de troubles intellectuels, par la fréquence d'hallucinations, par l'existence de crises épileptiformes. L'épilepsie chez les descendants des buveurs d'absinthe semble aussi devoir être plus particulièrement la fille de l'absinthisme.

On comprend l'urgence de la lutte contre l'alcool et en particulier contre l'absinthe, lutte déjà inaugurée d'ailleurs par la mesure radicale de sa suppression en Belgique et en Suisse.

Joffroy, Legrain, Letulle [1] ont encore insisté dernièrement sur la nécessité de prendre à cet égard des mesures radicales et sur le danger que présente cette liqueur, quel que soit son mode de distillation.

Non moins dangereuses d'ailleurs sont encore les liqueurs sucrées dans lesquelles le taux de l'alcool varie entre 20 et 32 p. 100 et celui du sucre entre 12 et 56 p. 100.

La pratique journalière nous montre trop les désastres produits par l'alcool pour qu'en pratique, nous, médecins, nous négligions son rôle toxique.

L'alcool reste un élément de décadence physique et de ruine morale pour la plupart des nations européennes (Bertillon). Tous les aliénistes ont fait voir l'influence prépondérante de l'alcoolisme sur la production de l'aliénation mentale (1 sur 2 en moyenne dans les asiles de la Seine); sur la criminalité : 70 pour 100 (Garnier), et sur la descendance; Bourneville, sur 100 enfants idiots ou arriérés, en a trouvé 40 dont les parents étaient alcooliques.

D'autre part, localement, il fait subir aux tissus une déshydratation intense supprimant ainsi un élément vital de premier ordre.

C'est de plus un sclérosant tendant à tuer dans les organes tous les éléments fonctionnels. C'est enfin un adjuvant de toutes les infections, par le fait de son action pathogène sur les fonctions dépuratives des divers émonctoires.

Il y a lieu cependant, comme nous le disions plus haut, de bien établir une distinction entre les différents produits alcooliques et les divers moyens de les absorber.

L'alcool est aussi toxique, aussi désorganisant, dit M. Labbé [2], sous la forme dite de vin qu'il l'est sous la forme même d'alcool plus ou

---

1. Société de médecine publique et de génie sanitaire, *Revue d'hygiène*, 1908.
2. H. LABBÉ, *Presse médicale*, 21 mars 1903, p. 249.

moins coupé. Toutes choses supposées égales d'ailleurs, il n'y a plus qu'une question de dose. « Non, je ne le crois pas », répond Grasset[1], certainement la dose fait beaucoup, mais pour la même dose, le degré de concentration ou de dilution fait également beaucoup. » Puis cet auteur insiste successivement avec raison sur l'influence de l'échelonnement des doses ingérées dans les vingt-quatre heures, sur les habitudes de consommation du sujet, sur l'état de santé antérieur du buveur, sur le moment de l'absorption, l'alcool étant plus toxique avant le repas qu'après, enfin sur les substances surajoutées. On peut encore logiquement ajouter à toutes ces influences celle de la qualité de l'alcool.

La guerre déclarée à tout liquide alcoolique par tous les abstinents est une cause d'échec pour la ligue antialcoolique. Dire à tous de rejeter complètement le vin, la bière, le cidre de l'alimentation, c'est aller se heurter à trop d'objections d'expérience journalière, c'est en même temps provoquer une défiance légitime vis-à-vis des promoteurs de l'abstinence et jeter le discrédit sur leurs paroles et leurs écrits ; c'est enfin perdre toute influence dans l'éducation et l'instruction du peuple à ce sujet, alors que la question de l'alcool, si nette, si précise, demande une solution rapide et complète par l'interdiction de fabrication ou du moins de la vente commerciale de certains produits.

Le vin. — A. Gauthier donne du vin la composition moyenne suivante p. 100 :

Eau	86,90
Alcool éthylique	10 »
Alcools divers (éthers et parfums)	traces
Glycérine	0,65
Acide succinique	0,15
Matières albuminoïdes grasses, sucrées, gommeuses et colorante	1,6
Tartrate de potasse	0,4
Acide acétique, propionique, citrique, malique, carbonique	0,15
Chlorures, bromures, iodures, fluorures, phosphates de potasse, de soude, de chaux, de magnésie, oxyde de fer, alumine, ammoniaque	0,15

Comme on le voit, le vin est un alcool assez dilué. Les autres substances qui entrent dans sa composition lui donnent ce bouquet spécial qui le différencie d'une solution alcoolique, au même titre.

L'alcool qu'il renferme est en grande partie de l'alcool éthylique,

---

1. GRASSET, *Deux conférences sur l'alcoolisme*, Montpellier, 1903.

mais il y existe aussi des traces d'alcools plus toxiques, propylique, butylique, etc., ainsi que des acides, aldéhydes et éthers.

La richesse en alcool dépend de la quantité de sucre contenue dans le raisin. Elle varie de 6 à 16 p. 100. Ce qu'on exprime en disant que le vin marque 6, 8, 10, 12, 16°. Au delà de 16 p. 100, la levure qui décompose le sucre ne fonctionne plus, la fermentation s'arrête et le sucre reste en dissolution dans le vin. C'est ce qui a lieu dans les vins sucrés riches en alcools, comme le malaga, le malvoisie. D'autres sont suralcoolisés, 25°, comme le madère et le marsala.

Le vin peut être l'objet de nombreuses *falsifications* dont les unes ont pour but d'augmenter la quantité sans employer plus de raisins, et les autres d'y ajouter certains produits destinés à la conservation d'un vin défectueux ou falsifié.

Le *mouillage* consiste dans l'addition d'une certaine proportion d'eau; la coloration artificielle et le sucrage sont une conséquence naturelle de cette fraude.

Pour donner de la *couleur* au vin, on se sert le plus souvent d'un vin foncé dit « teinturier ». Ce coupage ne présente aucun danger. Il n'en est pas de même lorsqu'on se sert de matières colorantes dérivées de la houille, dont quelques-unes sont toxiques. La loi du 11 juillet 1891 a interdit toute addition de cette sorte au vin.

L'adjonction d'alcool, en général de qualité inférieure, constitue ce qu'on appelle le *vinage*. Lorsque celui-ci est ajouté au moment de la fermentation, l'opération est régulière pour obtenir le vin sucré vaporeux. Il n'en est pas de même lorsque, comme c'est le cas le plus fréquent, le vin est suralcoolisé pour permettre des mouillages ultérieurs. Aussi a-t-on fixé à 12° au plus le titre des vins alcooliques entrant en France.

Le *sucrage* est appliqué, soit au moût de raisin, lorsque celui-ci n'a pas assez mûri, soit au marc déjà pressuré. Dans ce dernier cas, on fabrique ainsi ce qu'on appelle un vin de seconde cuvée, un vin de sucre qui est loin de présenter les qualités du premier vin. Il n'a cependant sur l'organisme aucune influence nocive. On fait encore du vin avec du sucre ajouté au raisin sec broyé; le seul inconvénient résulte de l'emploi fréquent d'un glucose impur.

Afin de faciliter la *conservation de vins* difficilement transportables, on additionne le moût de plâtre. Cette opération a comme résultat de décomposer le carbonate de potasse, un des principes les plus utiles du vin, et de lui substituer le sulfate de potasse, corps irritant pour le tube digestif.

Sur le rapport de Marty, l'Académie de médecine en 1888 a fixé la limite de tolérance de ce sel à 2 grammes par litre, alors qu'auparavant l'Administration, sur l'avis de Poggiale, en tolérait 4 grammes. Les mêmes mesures ont été prises en Allemagne et en Italie.

La fabrication des vins est encore l'objet d'un grand nombre d'opérations qui ont toutes pour but de prolonger leur conservation.

Ces opérations n'intéressent pas toutes l'hygiéniste au même degré. Les seules importantes à retenir sont l'addition de substances antiseptiques.

Les unes, comme le mélange avec des vapeurs sulfureuses laissant au vin une certaine quantité d'acide sulfureux, ne semblent pas dangereuses en ce sens qu'il suffit d'une très minime quantité pour aider à sa conservation. A. Gautier estime que, de ce fait, on ne devrait trouver dans le vin que 40 à 60 milligrammes de cet acide. L'opération du méchage des tonneaux, qui en est cause, ne semble pas pouvoir être abandonnée. Il n'en est pas de même des additions directes d'acide sulfureux liquéfié, de solutions hydro-alcooliques d'acide sulfureux, de bisulfites ou métasulfites alcalins, du plâtrage et du phosphatage. Ces pratiques, qui se généralisent de plus en plus, sont assimilables à l'addition de substances antiseptiques aux matières alimentaires et en offrent tous les dangers. Bien que le plus souvent appliquées pour satisfaire les goûts d'une clientèle ignorante des inconvénients d'une telle boisson, ces pratiques doivent être réprouvées au nom de l'hygiène.

Les *sels de potasse du vin naturels, ou surajoutés*, ont été accusés par Lancereaux d'être la cause principale de la cirrhose du foie. Cette opinion ne semble pas confirmée par la grande majorité des faits d'observation [1].

Le vin peut être encore le siège d'*altérations* diverses dues à la végétation de parasites qui le transforment soit en vinaigre (*Mycoderma aceti*), soit en un liquide trouble dégageant de l'acide carbonique (pousse, parasites anaérobies apportés par le raisin).

Tous ces accidents sont évités par la pasteurisation.

Le vin est maintenant consommé par l'homme de troupe assez souvent.

Le Parlement a déjà voté à plusieurs reprises des crédits partiels dans ce but; grâce aux coopératives, certains régiments peuvent distribuer aux hommes un quart de vin deux ou trois fois par semaine. Dans les sections d'infirmiers, les hommes en ont un quart tous les jours. Pour réaliser la même allocation à toute l'armée, il faudrait obtenir du Parlement une dépense de 10 à 12 millions.

On sait d'autre part que, d'après les expériences de Sabrazès, le

---

1 Voir l'enquête sur cette question faite par les *Archives générales de médecine*, 1905.

vin serait un antiseptique pour l'eau de boisson. Il opérerait par son acidité. Il semble qu'avec le seul développement des coopératives, on arrivera à en donner aux troupes une quantité suffisante sans avoir recours à une augmentation de crédit qui, en tous cas, recevrait peut-être un meilleur emploi dans l'élévation du taux de l'indemnité représentative de viande.

Au mois de septembre 1907, le professeur Gley et M. Maillard, agrégé à la Faculté de médecine, se sont livrés à des recherches ayant pour but d'étudier l'influence de l'addition de 250 centimètres cubes de vin à la ration du soldat. Ces observateurs ont choisi à cet effet 10 instituteurs de bonne volonté, venant s'initier à la gymnastique à l'Ecole de Joinville-le-Pont. Le professeur Gley s'est livré à l'étude de l'influence du vin sur l'état du système nerveux en mesurant le temps de réaction de la sensation tactile et de la sensation auditive, avec le chronographe électrique de d'Arsonval.

Ces mensurations ont été pratiquées de cinq à sept heures après le repas, moment un peu éloigné pour juger de la valeur de l'ingestion pendant le déjeuner, de 250 centilitres de vin.

Les résultats négatifs constatés sont-ils dus à cette cause d'erreur, ou bien à ce que les exercices imposés aux sujets en expérience n'étaient pas assez fatigants pour que l'influence d'une substance destinée à diminuer la sensation de fatigue pût se faire sentir, il est difficile de s'en rendre compte. Quoi qu'il en soit, on peut en tous cas conclure que l'introduction du vin dans la ration n'a aucun inconvénient pouvant se traduire par une perturbation des fonctions sensorielles.

M. Maillard a étudié l'élimination des composés azotés dans l'urine de ces mêmes sujets, pendant le même temps que les observait M. Gley. M. Maillard n'a pas trouvé de différence appréciable entre les jours comportant un quart de vin et ceux n'en comportant pas.

Si l'aliment-vin n'a pas grande valeur énergétique lorsqu'il est absorbé par l'homme à faible dose, il peut être regardé comme un condiment agréable et un excitant utile à certains moments de l'existence militaire sans qu'on soit autorisé à le considérer comme toxique. Jacquet, Mathieu et Mignot[1] pensent d'ailleurs ainsi : ce n'est qu'à partir d'une certaine dose que le vin mériterait d'être regardé comme un toxique. Mais, comme l'a fait très justement remarquer Romme[2], c'est cette dose qui reste indécise. D'après Triboulet celle-ci doit être calculée sur le taux de 1 centilitre d'alcool par kilogramme du poids

---

1. Triboulet, Mathieu, Mignot, *Traité de l'alcoolisme*, Paris, Masson, 1905.
2. Romme, *Revue d'hygiène*, 1907, p. 272.

du corps, ce qui équivaut à peu près à 1 litre de vin par jour en moyenne. Tous les hygiénistes se rallient à cette opinion. Il faut tenir compte en effet des modalités constitutionnelles, des idiosyncrasies et des aptitudes morbides. De toutes façons les doses réglementaires données dans l'armée (25 centilitres par repas et par homme) ne présentent aucun danger, et c'est avec raison que la circulaire du 1er décembre 1909 prescrit de donner autant que possible aux hommes de troupe un quart de vin à tous les repas selon les ressources disponibles des bonis d'ordinaire.

Bière. — La bière s'obtient par la fermentation du moût d'orge germé ou malt, aromatisé par le houblon. Sous l'influence de la chaleur et de l'humidité, le grain d'orge germe, et il s'y développe des diastases qui ont comme propriété de transformer l'amidon en sucre et l'albumine en peptone. Le grain est alors écrasé, épuisé par l'eau, et le moût ainsi obtenu est porté à l'ébullition avec le houblon, puis après refroidissement rapide, soumis à la fermentation sous l'influence de la levure. La bière renferme des quantités d'alcool très variables suivant qu'elle doit être consommée sur place ou transportée. La petite bière du Nord renferme 1 ou 2 p. 100 d'alcool; les bières de conserve marquent 4°, et celles d'exportation dépassent parfois 5°, pouvant aller jusqu'à 9° (extra-stout).

Le résidu est constitué par des hydrates de carbone, maltose et surtout d'extraits infermentescibles, et en partie (7 à 8 grammes par litre) par des matières albuminoïdes peptonisées. La bière est donc un véritable aliment moins excitant que le vin, ce qui est sans doute dû à l'action narcotique du houblon; elle est très facilement altérable, étant donnée sa faible teneur en alcool et acide. Le malt d'orge peut être employé associé à un poids égal de malt provenant d'autres céréales, de matières amylacées, de sucre interverti ou de glucose. Elle est souvent colorée avec du caramel. Comme le vin, elle subit le traitement par l'anhydride sulfureux ou par des bisulfites alcalins à la dose de 8 gr. 1/2 par hectolitre.

Cidre. — Le cidre est le produit de la fermentation du jus de pomme. Tantôt celui-ci fermente seul, ou bien on y ajoute de l'eau et du sucre. Cette eau est souvent très suspecte au point de vue de la pureté.

La proportion d'alcool est de 2° à 6°.

Grignon donne les analyses suivantes de plusieurs cidres de Normandie :

Mouillage p. 100.	Alcool p. 100.	Sucre p. 100.	Extrait à 100°.	Cendres.	Acidités.
50	3 »	3,5	19,9	1,50	3,5
33	4 »	4,5	18,6	1,90	4,6
20	4,5	3,8	24,5	2,10	4,1
15	4,5	4,3	22,7	2,4	4,6

Certains cidres secs peuvent contenir jusqu'à 8° d'alcool. On manipule le cidre comme le vin. Il subit le mouillage, est additionné d'alcool, de sucre, d'acide tartrique et citrique. On le traite par l'anhydride sulfureux provenant de la combustion du soufre, par les bisulfites alcalins purs.

D. Prophylaxie de l'alcoolisme. — Dans tous les pays, on a essayé depuis longtemps d'enrayer par de nombreuses mesures ce grand fléau qu'est l'alcoolisme.

Mais le nombre de ces mesures indique bien souvent leur insuffisance.

Les peines afflictives, l'emprisonnement, l'amende ne s'adressent qu'à des circonstances spéciales : cas d'ivresse.

Les peines civiles, la déchéance, l'interdiction ont été proposées contre les alcooliques, mais de telles mesures ont peu de chances d'aboutir à l'extinction de l'alcoolisme.

La *surtaxe des alcools* et le *dégrèvement des boissons* fermentées ne semblent avoir eu jusqu'ici que peu d'influence sur la consommation de l'alcool. Il en est de même de la *limitation du nombre des débits*. Rowutra et Sherwall[1] remarquent que, si le nombre diminue, l'importance de chacun d'eux paraît avoir tendance à augmenter, et Kusmner, en 1884, a trouvé qu'en Suisse la plupart des cantons où l'alcoolisme exerce le plus de ravages ont relativement peu d'auberges. Malgré cela, il semble cependant que cette mesure, en limitant la tentation, pourrait donner quelques résultats.

Suppression des bouilleurs de cru. — On désigne sous le nom de bouilleurs de cru des agriculteurs qui jouissent du privilège de transformer en eau-de-vie leur propre récolte de fruits. Il est attribué à chaque bouilleur de cru 20 litres d'alcool exonéré de tout impôt à titre de consommation familiale. Joffroy[2] évalue à 5 ou 600 000 familles le privilège accordé par l'État de produire 20 litres d'alcool à 100° exempt de tout impôt, c'est-à-dire 40 litres d'eau-de-vie à 50°. Cet alcool ne coûte presque rien aux bouilleurs de cru, aussi le boit-on avec d'autant plus de facilité. Ce qui n'est pas bu familialement est

---

1. BERTILLON, *L'alcoolisme et les moyens de le combattre*, Paris, Lecoffre, éditeur, 1904.
2. JOFFROY, Alcoolisme, maladie sociale. Société de médecine publique, *Revue d'hygiène*, 1907, p. 151.

vendu frauduleusement à bas prix ou bien encore sert à payer l'ouvrier employé par le bouilleur de cru. Enfin il est de notoriété publique que le plus souvent le bouilleur de cru ne se contente pas de ce que l'État lui accorde à titre de consommation familiale et qu'il en prélève des quantités beaucoup plus considérables pour son propre usage ou pour la vente frauduleuse. De ce fait, d'une part la perte subie par l'État est considérable, comme l'a démontré au Sénat M. Cochery lors de la discussion de 1896 ; d'autre part, on constate l'augmentation de la consommation d'alcool, « de sorte que, dit Jeoffroy, c'est pour arriver à ce résultat qu'on accorde à une minorité un privilège injustifiable et c'est pourquoi je répète aujourd'hui qu'il y a urgence à mettre fin au privilège des bouilleurs de cru et à faire cesser cette situation qui choque à la fois le bon sens, la morale et l'hygiène et qui se résume dans ces deux propositions : prime à l'alcoolisme et inégalité devant l'impôt ».

Monopole de l'État. — Le monopole de l'État ne concerne que l'alcool. Son application offre différentes modalités qui peuvent se réduire à deux principales : le système suisse, et le système norvégien et russe. Le premier constitue le monopole de la vente en gros, le second celui de la vente au détail.

Monopole de vente en gros. — L'État achète l'alcool aux fabricants, le rectifie, le met en bouteille avec une marque de l'État, et le vend. Ce système, qui est celui préconisé par M. Alglave, est appliqué partiellement en Suisse. Celle-ci n'a pris le monopole que pour les eaux-de-vie de grains et de pommes de terre. L'eau-de-vie de vin, de marcs, de fruits, etc., n'en fait pas partie.

Monopole de la vente au détail. — En Norvège (système dit de Gothembourg) on a interdit la vente de l'alcool au détail dans les campagnes. Dans les villes, le monopole de la vente est concédé à une compagnie dont les actionnaires ont consenti à ne jamais toucher plus de 5 p. 100 de bénéfice.

Les bénéfices sont partagés entre l'État et la ville.

Les vendeurs, comme de simples fonctionnaires, n'ont aucun intérêt à vendre. Les résultats de Bergen sont tout à fait concluants.

En 1877, la quantité d'eau-de-vie à 50° par tête et par an était de 2 litres 45.

En 1880, elle n'était plus que de 1,53.

En 1890, elle était de 1,56.

En 1897, elle n'était plus que de 0,99.

Le monopole de vente au détail a produit dans la Caroline du Sud les résultats suivants :

1° Une réduction considérable du nombre des débits :

	Population, 1890.	Nombre des débits en 1892.	Nombre des dispensaires en 1895.
État de la Caroline du Sud..	1 151 149	613	81
Ville de Charleston........	54 955	285	7
— de Columbia	15 352	38	4

2° Une diminution assez sensible du nombre des arrestations pour ivrognerie :

	VILLE DE CHARLESTON (Avant la loi.)			VILLE DE COLUMBIA			
1888......	715 soit 13 p. 1 000 habitants.			Pas de renseignement.			
1889......	868 — 16	—	—	—		—	
1890......	301 — 15	—	—	—		—	
1891......	849 — 15	—	—	247 soit 16 p. 1 000 habitants.			
1892......	690 — 12	—	—	201 — 13	—		—
	(Après la loi.)						
1893......	412 soit 7 p. 1 000 habitants.			187 — 12	—		—
1894......	449 — 8	—	—	182 — 11	—		—

La prohibition nationale. — Sous le nom de système du Maine elle est appliquée en Amérique, depuis qu'elle a été proposée par le général Appleton.

Il est défendu de fabriquer et de vendre des boissons distillées sous peine de 1 000 dollars d'amende et de deux mois de prison pour le fabricant, et de 30 dollars et d'un mois de prison pour le négociant. Seuls les pharmaciens sont autorisés à fabriquer et à vendre de l'alcool.

L'ivresse est sévèrement punie : tout homme ivre est condamné à une amende de 10 dollars et à un mois de prison.

Les résultats publiés par Bertillon ne sont pas encourageants. Au fond, la loi n'est pas appliquée et la vente clandestine est considérable.

Sociétés de tempérance et d'abstinence. — Tout membre des sociétés de tempérance est tenu de s'abstenir de boissons distillées. Les sociétés d'abstinence excluent toute boisson alcoolique.

Nous croyons que la meilleure prophylaxie consiste dans l'*exemple* donné par les gens instruits et intelligents et par l'instruction de l'enfant à l'école puis au collège.

De plus, des conférences sur les dangers de l'alcoolisme pourront avoir sur l'esprit de l'ouvrier une influence progressive, et ces conférences, faites par le médecin, soit en ville, soit à l'hôpital, soit à la campagne, élargiront le rôle social de ce dernier, en étendant son champ d'action.

Mais il ne faut pas se faire trop d'illusions sur ce système de propagande.

De toutes les mesures proposées pour lutter contre l'alcoolisme, la limitation du nombre des débits paraît la plus sérieuse et la plus immédiatement réalisable.

L'amélioration de l'habitation de l'ouvrier, d'autre part, est un des moyens les plus propres à le retenir chez lui, éloigné des tentations du dehors. Enfin l'éducation et l'instruction des enfants paraît devoir être l'arme la plus puissante.

PROPHYLAXIE DANS L'ARMÉE. — La grosse réforme consisterait actuellement dans la suppression des cantiniers, tels qu'ils existent actuellement, c'est-à-dire des hommes qui ont intérêt à vendre de l'alcool.

En Allemagne, la cantine est sous la direction d'un sous-officier qui n'a aucun intérêt dans la vente, ses bénéfices sont répartis sur les compagnies et les bataillons. En attendant, on pourrait ne tolérer ni banc ni chaise, et diminuer ainsi le temps de séjour du soldat à la cantine. Nous avons vu une installation de ce genre, à Ammersfort (Hollande), qui donne d'excellents résultats.

Les circulaires ministérielles du 3 mai 1900 et 21 mars 1901 ont proscrit des cantines militaires les liqueurs alcooliques en France et aux colonies.

Une dépêche ministérielle du 13 novembre 1892 avait déjà enjoint aux commandants de corps d'armée de n'accorder les allocations extraordinaires : rhum et eau-de-vie, qu'après en avoir fait une proposition motivée au ministre qui, seul, décide de leur distribution. Puis une circulaire du 9 juin 1906 a eu pour but de réduire le nombre des cantines à l'intérieur des casernes et a rappelé la surveillance dont elles doivent être l'objet conformément aux prescriptions du décret du 20 octobre 1892 sur le service intérieur des corps de troupe. (Articles 28, 36, 45, 51, 67.)

Un certain nombre de circulaires favorisent la création de mess (21 février 1905 et 4 juillet 1906) indiquant par là même un des meilleurs instruments de lutte antialcoolique que nous ayons entre les mains. Le médecin major Talon[1] nous fait voir quels résultats on a obtenus ainsi dans un régiment où on avait installé un bar débitant du café, et où tout avait été mis en jeu pour lutter avec efficacité en retenant au quartier les hommes par de nombreuses distractions.

Enfin, des conférences ont été instituées, conformément à un programme arrêté par la circulaire ministérielle du 15 janvier 1901, des-

---

1. TALON, Une campagne anti-alcoolique dans un régiment, *Revue d'hygiène,* 1907, p. 48.

tinées à instruire les hommes sur les dangers de l'alcoolisme. Les feuilles de permission contenant à ce sujet d'utiles conseils ont été inaugurées dans les corps des troupes. Petits et grands moyens sont bons, aucun n'est à dédaigner.

Ces mesures font voir avec quelle vigueur est menée la lutte anti-alcoolique dans l'armée. Malheureusement, le soldat ne vit guère ses heures de liberté à la caserne et les abords de celle-ci sont enserrés de toutes parts par nombre de cabarets qui distribuent alcool et syphilis. C'est à la police urbaine que revient le devoir de diminuer le mal autant que nos lois et nos mœurs le permettent. Certaines œuvres, comme la Maison du soldat, peuvent enfin contribuer pour beaucoup à détourner les hommes de ces locaux insalubres. C'est là l'œuvre d'avenir, le plus sûr correctif du désœuvrement et comme conséquence, la plus sérieuse barrière à opposer à l'alcoolisme.

Enfin, *l'exemple donné par les chefs est un des moyens les plus puissants de propagande et d'éducation.* L'instituteur à l'école, comme l'officier et le médecin dans l'armée peuvent à ce point de vue plus que toutes les ligues antialcooliques, et que toutes les conférences.

Les progrès de l'hygiène, ici comme dans beaucoup d'autres questions, seront ceux de l'instruction, de l'éducation et surtout de *l'exemple.*

II. **Le sucre** [1]. — La physiologie nous apprend que le sucre joue dans l'organisme un rôle de premier ordre. C'est lui l'agent des combustions organiques, c'est lui que les muscles consomment pour se nourrir et se mouvoir. « C'est une substance essentielle à la vie, dit Dastre [2], presque au même titre que l'oxygène, et qui aurait droit au nom de *pabulum vitæ* attribué depuis l'antiquité à l'air que l'animal respire. »

C'est le médecin militaire Leistenstorfer [3] qui, en 1897, fit sur un groupe de soldats allemands la première expérience pratique concernant la valeur énergétique du sucre.

Pour avoir une base d'appréciation précise, cet observateur entreprit de comparer le poids, le pouls et la respiration dans les groupes soumis aux expériences. Ceux-ci furent au nombre de six, composés de dix hommes chacun. Trois groupes servirent de témoins et les trois autres, composés de préférence de malingres, reçurent une moyenne de 50 à 60 grammes de sucre par jour. Ces essais entrepris au cours des manœuvres durèrent trente-huit jours, du 4 août au

1. G.-H. LEMOINE, Le rôle du sucre dans l'alimentation, *Presse médicale,* 19 avril 1905.
2. DASTRE, *Revue des Deux Mondes,* 1903, p. 693.
3. LEITENSTORFER, *Deutsch. militär Zeitsch.,* 1898.

10 septembre 1897. On constata au bout de ce temps un certain gain pour les hommes ayant reçu une ration de sucre, il y eut en moyenne une augmentation de poids de 150 grammes, une diminution du nombre des battements du cœur : 3, et des mouvements respiratoires : 6. Il faut avouer que ces chiffres ne sont pas bien éloquents; cependant, comme le groupe en expérience était composé d'hommes présentant une infériorité plus que manifeste, l'amélioration de l'état général semble avoir été réelle.

L'année suivante Leistikow[1], médecin au 145e régiment d'infanterie, entreprit de nouvelles études sur l'influence du sucre dans la fatigue. Celui-ci n'était mangé qu'une heure et demie à deux heures avant la fin présumée de la marche, à la dose de 60 à 80 grammes.

Les hommes perdirent 20 grammes de plus que ceux du groupe témoin, le nombre des pulsations de la radiale augmenta chez les hommes au sucre.

Par contre, l'appréciation subjective des individus soumis à ce régime fut favorable, en ce sens que les sujets accusèrent un regain de force à la suite de cette ingestion.

En 1900, Letz[2], à Metz, confirma l'avis exprimé par Leistenstorfer et l'auteur conclut que la distribution de sucre est absolument indiquée lorsque les troupes doivent subir de grandes fatigues.

On voulut en 1899 entreprendre en France une étude analogue au cours des grandes manœuvres. Un programme fut envoyé à tous les corps de troupe et la quantité de substance sucrée à consommer avait été fixée à 40-60 grammes.

Malheureusement, les manœuvres furent contremandées au dernier moment dans un grand nombre de corps et les expériences, dès lors, ne purent être poursuivies dans de bonnes conditions.

Les résultats les plus divers furent obtenus au point de vue du poids, du pouls et de la respiration. Une chose cependant m'a semblé alors hors de doute, c'est la sensation d'accroissement de force que procurent quelques grammes de sucre lorsque l'organisme déjà fatigué doit fournir un travail supplémentaire.

Les observations personnelles de Drouineau[3] et Bonnette[4] déposent dans le même sens. Il s'agit ici de troupes harrassées de fatigue réintégrant à pied leur garnison, sans laisser de traînard après une distribution de café chaud ou d'eau très sucrée.

---

1. Leistikow, *Deutsch. milit. Zeitsch.*, mars 1899.
2. Letz, Voir *Caducée*, 1901, n° 3.
3. Drouineau, Le sucre, sa valeur alimentaire, *Gaz. des hóp.*, 1899, et L'utilisation diététique et thérapeutique du sucre, *Gaz. des hóp.*, 1905, et Alquier et Drouineau, *Glycogénie et Alimentation rationnelle du sucre*, Paris, 1905.
4. Bonnette, *Le coup de chaleur*, Paris 1905.

Mais des recherches plus complètes ont été faites récemment par Drouineau et Marotte.

Drouineau, pour se mettre à l'abri de l'auto-suggestion qui doit se produire nécessairement lorsqu'il s'agit d'apprécier une sensation comme celle de force, distribua au groupe témoin et au groupe en expérience un liquide sucré mais de composition différente.

Tandis que celui destiné au second groupe avait reçu du saccharose, celui du groupe témoin était additionné de saccharine. Les quantités distribuées ont été progressivement portées de 50 à 100 grammes dans l'espace de quatre jours. On s'est servi de 3 à 500 litres d'eau comme dissolvants. Ces préparations avaient été faites par le médecin lui-même. La partie originale de cette épreuve réside non seulement dans cette dernière disposition, mais aussi dans la façon d'apprécier les résultats.

Au relevé du poids, du nombre des pulsations cardiaques et des respirations, Drouineau ajouta l'appréciation de la fatigue des hommes par les gradés chargés de les surveiller après la marche. Ceux-ci n'avaient pas été mis au courant de la substitution de la saccharine au saccharose. Le résultat final a donné une diminution de poids, une diminution du nombre des pulsations radiales et des mouvements respiratoires. Quant à l'appréciation de la fatigue elle se résume par des chiffres absolument convaincants. Les deux groupes se composant chacun de 9 hommes ont donné 8 hommes dispos et 1 fatigué pour le groupe du saccharose et 8 hommes fatigués pour 1 dispos dans le groupe de la saccharine.

La sensation de soif a été diminuée par le saccharose (7 hommes) par la saccharine (3 hommes).

La sensation de faim a été augmentée chez 5 hommes dans le premier groupe, chez 2 seulement dans le second. Les autres n'ont rien ressenti de particulier à ce point de vue.

Marotte[1] a expérimenté sur 10 hommes ayant subi déjà un long entraînement à la marche, sujets sélectionnés, vigoureux, indemnes de toute espèce de tare, chez lesquels on était en droit de n'attribuer qu'à la seule différence introduite dans l'alimentation les variations qui allaient être relevées.

L'expérience dura trois semaines et porta sur 12 marches, avec des parcours de 35 à 50 kilomètres.

La ration alimentaire normale fut surveillée d'une façon spéciale au point de vue de sa composition.

Là il n'y a pas eu de groupe témoin. On a voulu se rendre compte

1. MAROTTE, *Arch. de méd. milit.*, nov. 1904.

pour un même individu de la valeur du sucre comme élément nutritif et dynamogène.

A des séries de marches faites sans sucre on a fait succéder des séries identiques comme parcours, en ajoutant à la ration normale 50 grammes de sucre en morceaux que l'homme devait consommer seulement pendant la deuxième partie de la marche.

Les résultats ont été les suivants :

Les diminutions de poids constatées pendant la période antérieure à celle où l'on a fait usage du sucre ont cessé. Trois marcheurs ont gagné par la suite plus de 500 grammes.

Le nombre des battements du cœur à baissé d'une façon remarquable.

Les hommes ayant une moyenne de 73 pulsations avant le départ donnèrent 110 pulsations après les épreuves faites sans sucre et 96 après celles ou les sujets consommaient du sucre. On constata même chez 2 hommes la disparition d'une arythmie antérieure à l'expérience.

Cette constatation vient à l'appui de l'opinion d'Albertoni[1] pour qui le saccharose agirait directement sur le muscle cardiaque en augmentant son énergie.

Quant à l'appréciation subjective des hommes, elle a fait ressortir la disparition d'une sensation de creux à l'estomac s'accompagnant d'angoisse et survenant au moment de la fatigue.

On a cherché à opposer à la valeur de l'alimentation sucrée quelques faits contradictoires. Le médecin major Boigey[2], expérimentant sur 20 hommes bien portants, observa chez un certain nombre d'entre eux de la diminution des forces et des troubles dyspeptiques. Chaque sujet ingérait 40 grammes de sucre par jour en deux fois pendant un mois. L'observateur donne lui-même d'ailleurs la raison des résultats obtenus : « Nous donnions du sucre à nos hommes, dit-il, pensant leur infuser une vigueur musculaire plus grande, en réalité nous les affaiblissions et nous en faisions par surcroît des malades et des dyspeptiques. »

Hiller, dans son *Traité d'hygiène militaire* (1905), considère comme trop exclusif le rôle attribué à l'alimentation sucrée dans le travail musculaire; prolongée elle peut devenir dangereuse. Des expériences personnelles poursuivies en 1900 et 1903 à l'occasion de voyages pénibles à bicyclette, lui firent reconnaître l'utilité du sucre et sa propriété de retarder quelque temps la fatigue. Mais, dit-il, il se

1. Albertoni, *Centralbl. f. Physiol.*, vol. XV, p. 457.
2. Boigey, *Caducée*, 1904.

produit bientôt une aversion contre la continuation d'un pareil régime et lorsqu'il employa, au lieu du sucre, une alimentation mixte composée d'une tartine de beurre et de jambon accompagnée d'un quart de litre de bière, il sentit sa capacité de rendement devenue plus concrète et plus puissante, son appétit était augmenté.

Ces observations ont l'avantage d'attirer l'attention sur les inconvénients de l'alimentation sucrée. En effet, comme le fait remarquer si judicieusement Linossier[1], malgré ses qualités de premier ordre le sucre de canne ne peut occuper dans l'alimentation une place prépondérante. Il provoque facilement des fermentations, des aigreurs, de l'inappétence, parfois de la diarrhée et ces inconvénients limitent forcément son emploi.

Mais, pour le sujet qui doit fournir un travail physique considérable, d'une façon continue ou accidentelle, le sucre deviendra une ressource précieuse en permettant d'emmagasiner dans l'organisme, sans surcharger les organes digestifs, une certaine quantité de force[2].

La ration du sucre pour le soldat français en campagne vient d'ailleurs d'être considérablement augmentée. Celle-ci, qui était de 31 grammes, vient d'être portée à 68 pour la ration normale de guerre et à 80 pour la ration forte.

Lors de la campagne d'Égypte, en 1882, les troupes anglaises en ont reçu 64 grammes, et il est distribué aux troupes anglaises aux colonies une ration journalière de confiture, enfermée dans une petite boîte de fer blanc dans la proportion de 100 et 250 grammes.

Cette substance peut être prise soit pendant toute la durée du travail, soit au moment de fournir un effort plus ou moins considérable.

Les doses moyennes fractionnées variant de 60 à 80 grammes par jour semblent devoir être préférées.

Le mélange à une boisson chaude, café ou thé rendra l'ingestion plus facile, plus agréable et viendra compléter heureusement l'action stimulante et dynamogène du sucre.

Lorsqu'il s'agira d'une alimentation sucrée prolongée on pourra utiliser les fruits sucrés, comme les figues, les dattes dont les Arabes font un si grand usage, ou encore les confitures et le miel, qu'on ne saurait trop conseiller en pareil cas.

Inutile d'insister d'ailleurs sur le mode d'emploi de cet aliment.

III. Boissons aromatiques. — Café. — Cent grammes de café torréfié abandonnent à l'eau bouillante environ le quart de leur poids

---

1. Linossier, *Hygiène du dyspeptique*, 1900.
2. Joly, Le sucre dans la ration de manœuvres du fantassin, *Arch. de méd. milit.*, avril 1907.

de matières solubles, comme on peut s'en rendre compte par la lecture du tableau suivant :

	Pour une infusion de 100 gr. de café torréfié.	Pour une infusion de 15 gr. de café (ou une tasse de café).
Substances azotées..............	3,12	0,46
Dont : caféine...................	1,74	0,26
Huiles.........................	5,18	0,78
Matières organiques non azotées..	13,14	1,97
Cendres	4,05	0,61
Total.............	25,30	3,82

Il n'est pas démontré que le café agisse comme un véritable aliment d'épargne, mais il semble permettre, pour une même alimentation, de produire plus de travail ou le même travail avec moins de lassitude. Il augmente sans conteste l'énergie musculaire et diminue la fatigue cérébrale. (A. Gautier.)

En temps de paix, le soldat reçoit 5 grammes de café noir lorsqu'il est préparé au percolateur et 8 grammes quand il est préparé par les méthodes ordinaires. On y ajoute 8 grammes de sucre dans le premier cas et 10 grammes dans le second.

En campagne, la distribution comporte 16 grammes de café torréfié (15 grammes en tablettes) et 32 à 80 grammes de sucre. Lorsqu'on distribue le café vert la quantité allouée est de 19 grammes, c'est-à-dire environ un cinquième en plus, car le café perd 15 à 17 p. 100 de son poids à la torréfaction ; en revanche, son volume augmente d'un tiers. La torréfaction se fait au moyen de brûloire ; celle-ci a été perfectionnée de nos jours par l'adjonction dans l'intérieur du cylindre tournant, et à une petite distance de la paroi, d'un canevas métallique qui tient les grains à une certaine distance de la toile surchauffée ; ils sont ainsi placés dans un bain d'air chaud, et soumis à une température plus égale ; celle-ci ne doit pas dépasser 200 à 250°. Le temps de l'opération varie suivant les espèces et se règle d'après la coloration que prend le grain : pour le moka et le zanzibar, on ne doit pas dépasser la teinte rousse ; on peut aller plus loin pour le martinique et le bourbon, mais on ne doit jamais dépasser la limite du brun roux, parce que la torréfaction, lorsqu'elle est poussée trop loin, carbonise la cellulose, détruit l'arome, lui substitue une odeur âcre, désagréable, et altère la composition du grain, en même temps qu'elle fait perdre au café son eau, une partie de sa gomme et de son sucre. La torréfaction développe une huile empyreumatique, la caféine, à laquelle on attribue les propriétés excitantes du café. A l'usine alimentaire de Billancourt, un appareil très ingénieux permet de recueillir cette huile très volatile, qui se perd en grande partie avec la méthode ordinaire, et on la mélange ensuite au café moulu.

Le café est acheté et torréfié par l'administration militaire. Le nombre de grains avariés ne doit pas dépasser 3 p. 100. D'après les règlements, la torréfaction ne devrait jamais avoir lieu plus de deux jours avant la distribution; dans la pratique, cela n'est pas possible et souvent on distribue du café torréfié depuis deux, trois, quatre et même six mois, ce qui est beaucoup trop.

En temps de paix, le café est préparé à l'aide des percolateurs, avec le filtre du fourneau François Vaillant ou bien avec le réservoir du fourneau Cubain.

En campagne, autant que possible, le café est distribué en tablettes, ce qui facilite les distributions et aussi la conservation. On a aussi fait des cartouches de poudre de café et de sucre.

On a proposé de remplacer le café par de l'alcoolat de café, ou par des essences difficiles à transporter pour le soldat. L'alcoolat ne remplace pas le café véritable, les essences sont sujettes à de nombreuses falsifications.

La tablette occupe deux fois moins de volume que le café en grains. La durée de conservation est de trois ans.

Pour préparer l'infusion *à l'arabe*, on réduit la tablette en poudre avec un couteau, ou on l'émiette avec les doigts. On projette les fragments dans l'eau bouillante et on remue avec une cuillère. Lorque le liquide se boursouffle, on retire, on laisse infuser dix minutes, après on décante et on passe. La circulaire du 22 mars 1907 indique un moyen de conserver le café chaud préparé le soir pour la nuit ou le lendemain en cas d'alerte en campagne. Il consiste à creuser dans la terre une excavation au fond de laquelle sont disposées des braises chaudes. La marmite remplie de café bouillant est placée dans cette excavation et entourée de terre.

Pour clarifier, on peut se servir de la méthode du soldat qui consiste à ajouter quelques gouttes d'eau froide, ou à jeter dans le liquide un morceau de braise. Autrefois, on incorporait le sucre en poudre au café; mais la clarification de l'infusion sucrée ne s'opérait plus, et les principes du café se décomposaient au bout de quelque temps en présence du sucre.

L'usine de Mayence est outillée pour préparer par jour 500 000 rations de conserves de café. Celles-ci, comme les autres, ne doivent pas être préparées trop longtemps à l'avance.

Le café est le type des boissons dites aromatiques, ou caféïques, par opposition avec les boissons fermentées. Ce sont des infusions douces d'une action spéciale sur le système nerveux, qu'elles doivent non plus à l'alcool, mais à un principe particulier : la caféine.

Le café n'est pas un aliment, c'est un condiment; il aide l'homme à manger une partie de son pain ou de son biscuit et il permet de faire consommer une grande quantité de sucre.

Prise à jeun, cette infusion détermine dans la région épigastrique une sensation de constriction et même des tiraillements d'estomac; il ne faut donc pas que le soldat prenne ce liquide sans aliments, d'autant plus que la sensation de constriction se continue dans l'intestin chez beaucoup d'individus.

Le café est un stimulant qui donne de l'entrain et permet de mieux supporter la fatigue. On a remarqué dans l'armée bavaroise que, depuis qu'on donne du café aux hommes, le nombre de soldats incapables de suivre les marches pénibles a diminué; il arrive même qu'il n'y a pas de traînards à la suite des plus longues étapes et par le mauvais temps (Rochard).

En campagne il offre de grands avantages, il désaltère bien, soutient les forces, et sert à donner un goût supportable aux eaux médiocres dont on est souvent obligé de se contenter; de plus, l'eau employée à faire le café est stérilisée. Enfin, en versant le café brûlant sur le pain de guerre concassé, on obtient un aliment chaud, agréable et nourrissant; cette préparation a été fort utile à nos soldats en 1870.

Encore plus nécessaire dans les pays chauds, le café est tonique. Distribué pour la première fois pendant la campagne d'Égypte, sur la proposition de Larrey, il a rendu de très grands services en Crimée, en Italie, au Mexique, au Tonkin et en Afrique.

Le café est moins excitant que le thé. Son usage continu cependant peut n'être pas sans inconvénients pour certains sujets chez lesquels il occasionne de l'excitabilité, de l'insomnie et peut à la longue produire de l'épuisement. Le café a été l'objet de falsifications.

Une maison de Marseille [1] vendit en 1896, sous le nom de « grains torréfiés », un produit fabriqué avec des farines de basse qualité et du son. Le pharmacien principal Maljean, chargé de l'expertise, a indiqué le moyen de déceler la fraude en projetant une certaine quantité du mélange suspect dans un flacon contenant de l'eau ; dans ces conditions, les grains factices tombent au fond du vase, tandis que les vrais restent à la surface de l'eau. Ces derniers sont en effet beaucoup moins denses que les premiers, dont le poids moyen de 10 grains s'élève à 2 grammes, alors que le même nombre des autres, d'égale grosseur, ne pèse pas 1 gramme environ.

Le thé. — D'après A. Gautier la consommation du thé en France

---

1. *Revue de l'Intendance*, mai-juin 1896, p. 418.

dépasse annuellement 450 000 kilogrammes, elle a été en 1888, en Angleterre, de plus de 100 millions de kilogrammes et en Russie de 9 millions.

Voici des analyses de thés :

	Ch. Picard.	J. Kœnig (moyenne de toutes sortes).
Eau	11,49	9,51
Matières azotées	21,22	24,50
Théine	1,35	3,58
Huile essentielle	0,67	0,68
Résines, chlorophylle, graisses	3,62	6,39
Gomme et dextrine	7,13	6,45
Tannins	12,36	15,65
Pectines	16,75	16,02
Cellulose	20,30	11,58
Cendres	5,11	5,65
	100,00	100,00

Les thés verts sont généralement plus parfumés, plus chargés de chlorophylle, plus tanniques, plus pauvres en cellulose, plus riches en théine que les noirs. Cette base s'élève souvent dans les thés noirs ou verts à 2 p. 100 et peut atteindre dans les thés verts jusqu'à 5 p. 100.

A l'état naturel, tel que le livre le commerce, le thé abandonne à l'eau chaude de 31 à 44 p. 100 de son poids de matières solubles. L'infusion se fait en versant environ 250 centimètres cubes d'eau bien chaude sur 5 grammes de thé (pour 5 tasses) placés d'avance dans la théière de métal ou de porcelaine, rejetant aussitôt cette eau qui n'a servi qu'à réchauffer l'appareil, et la remplaçant par 600 centimètres cubes d'eau bouillante nouvelle. Après cinq à six minutes, l'infusion (faite en vase fermé) est prête à servir.

Une tasse de thé de 120 centimètres cubes ne contient pas au delà de 0 gr. 4 de substances solubles et 0 gr. 025 de théine; très rarement plus, même pour les thés verts.

Le thé est la boisson hygiénique par excellence; c'est celle qu'il faut surtout propager pour lutter contre l'alcool. Il a un triple avantage.

1° Il est légèrement stimulant ; sous son influence, l'homme affaibli par le froid, la diète, la tristesse, reprend une énergie nouvelle, le pouls s'accélère, la force et l'activité succèdent à l'abattement.

2° Il constitue le meilleur moyen pour corriger les eaux suspectes ou mauvaises, et c'est dans ce but qu'on en a introduit l'usage réglementaire dans l'armée en temps d'épidémie en général, mais surtout quand sévit la fièvre typhoïde, la dysenterie ou le choléra.

· La circulaire du 6 mars 1896 (Vol. 83 du 1ᵉʳ mai 1903) complétée par les circulaires des 15 janvier 1900, 12 mars 1900 et 30 octobre 1901 spécifie les circonstances dans lesquelles peuvent être accordées les allocations de thé.

1° Lors d'une épidémie causée par la pollution des eaux de boisson (fièvre typhoïde, dysenterie, choléra), il peut être alloué 2 grammes par homme et par jour. Le thé ne comporte pas dans ce cas d'allocation simultanée de sucre.

2° Lors d'une épidémie de grippe, il peut être alloué une boisson chaude, sucrée, constituée par une infusion de thé à raison de 3 grammes de thé et 10 grammes de sucre par homme et par jour.

Le thé pour boisson hygiénique doit être acheté par les bonis d'ordinaire (Décret du 22 avril 1905 et circulaire du 26 décembre 1905). En cas d'insuffisance de ces bonis, il peut être accordé une prime éventuelle par le général commandant le corps d'armée. (Circulaire des 13 avril et 17 août 1906.)

Le thé doit être fourni par les pharmacies militaires et se compose pour 60 p. 100 de thé d'Annam, 20 p. 100 de Ceylan et 20 p. 100 de Hong-Hao. (Circulaire du 29 mai 1908.)

Le thé constitue dans les pays chauds une boisson qui étanche la soif plus vite et avec moins de liquide qu'une boisson froide.

On donne l'infusion à la dose de 2 à 5 grammes par litre suivant le cas, et il faut compter 50 litres par 100 hommes en marche et en manœuvre.

Comme le café, il n'est pas nutritif par lui-même, mais il aide à consommer le sucre et le pain.

Le soldat parfois ne consomme pas volontiers le thé, cela tient probablement à ce qu'il n'est pas bien préparé. Il faut que les vases soient parfaitement propres et lavés chaque fois à l'eau chaude. L'eau doit être bouillante. L'infusion doit durer sept minutes au moins, douze minutes au plus, autrement, elle prendrait un goût âcre dû à la dissolution d'une trop grande quantité de tannin. Il faut dans ce même but, éviter soigneusement de faire bouillir le thé dans l'eau; le sucrer légèrement et le faire boire chaud. Il désaltère très bien ainsi. On peut, dans les pays où les citrons sont à bas prix, augmenter le goût agréable du thé en y ajoutant le jus de quelques citrons exprimés, peau et pulpe, ou bien on met dans l'infusion au moment de la servir des citrons coupés en rondelles. Quand on veut administrer du thé comme tonique, et non plus seulement pour corriger l'eau de boisson, il faut porter la dose de 2 à 5 grammes.

Le mieux est de faire comme les Chinois qui, lorsqu'ils sont trop altérés prennent une tasse de thé très chaud et non sucré.

Les soldats anglais, américains et russes se servent couramment de ce moyen pour purifier l'eau en campagne. Le gros avantage du thé est qu'il est agréable, *même tiède*, et qu'à ce titre il peut être emporté en route, dans le bidon de l'homme ; il a cependant l'inconvénient de renfermer quatre fois plus de caféine que le café. Aussi peut-il causer de l'insomnie et des palpitations plus que cette dernière denrée. Pour l'éviter, il suffit de jeter la première eau après une à deux minutes d'infusion ; celle-ci emporte la plus grande partie de caféine, sans enlever l'arome, surtout lorsqu'on utilise le thé de Ceylan.

Maté. — Le thé a beaucoup de succédanés.

Dans le Paraguay, la République Argentine et le Brésil, la boisson ordinaire est le maté. On l'obtient en faisant infuser dans l'eau des feuilles légèrement torréfiées de plantes fournies par la famille des Ilicinées. Parmi ces plantes, c'est l'*Ilex paragayensis* ou l'Ilex maté qui passe pour donner le meilleur produit. Le docteur Couty[1] affirme que la production du Paraguay est moins importante que celle du Brésil et le maté du Brésil vaut celui du Paraguay. Il estime à dix millions, le nombre des consommateurs de maté.

On l'emploie en infusion dans de l'eau non bouillante (vers 85 ou 90°). Dans le pays, on ne le sucre pas, mais parfois, on y ajoute du caramel ou du jus de citron.

La même matière sert à trois et même cinq et six infusions successives.

C'est un excitant neuro-musculaire, développant l'activité générale. Les indigènes des pays de consommation : hommes, femmes, enfants, en prennent cinq à sept fois par jour sans inconvénients.

Mis en consommation dans nos hôpitaux militaires, il n'a pas été accueilli favorablement par les malades. L'infusion de maté présente en effet un arrière-goût légèrement âcre, qui la rend inférieure à celle du thé.

Kola. — La kola[2], qui remplit chez les nègres du centre de l'Afrique le rôle d'agent de résistance à la fatigue, est la graine du fruit du *Sterculia acuminata*. Ses semences de couleur jaunâtre, rose ou rougeâtre, ont la consistance et un peu la forme d'une très grosse amande. Quelques-unes peuvent peser jusqu'à 14 à 20 grammes.

---

1. *Revue d'hygiène*, 1881.
2. Troussaint, *Conférences d'hygiène*, 1904-1905, p. 113.

Analysées à l'état de demi-frais, elles ont donné à MM. Heckel et Schlagdenhaufen les résultats suivants :

Eau	11,92
Caféine	2,35
Théobromine	0,02
Corps gras	0,59
Tannin (0,027 soluble en chloroforme)	1,62
Rouge de kola	1,29
Glycose	2,87
Amidon	33,75
Gomme	3,04
Matières colorantes	2,56
— protéiques	6,76
Cellulose	29,83
Cendres	3,32

Ce fruit est donc fort riche en caféine.

Grâce à la noix fraîche, les nègres africains peuvent avec des doses qui ne dépassent pas 40 grammes par jour faire des routes très pénibles, ou des travaux excessifs en plein soleil tropical sans éprouver le moindre essoufflement aux rampes fatigantes, et cela tout en portant des poids de 40 kilogrammes.

Ils ont pendant ce temps besoin de prendre peu d'aliments. Les explorateurs européens ont aussi pu en Afrique supporter les plus dures fatigues grâce à la kola.

La **Coca** est employée dans l'Amérique du Sud. Le Pérou à lui seul en produit pour 25 millions de francs par an. Les Indiens quand ils font de longues courses en mâchent de temps en temps quelques feuilles, et peuvent ainsi rester plusieurs jours sans manger, en consommant de 30 à 40 grammes de feuilles de coca par jour. Le jus de la feuille anesthésie la muqueuse buccale et probablement aussi la muqueuse stomacale et enlève ainsi la sensation de la faim. Elle est employée dans les armées du Pérou et de Bolivie.

Chocolat. — Conserve excellente :

	Sucre	56 grammes.
100 grammes.	Beurre de cacao	23 gr. 8
	Principes albuminoïdes	6 25
	Théobromine	1 93

Cet aliment conviendrait bien comme vivres de sac, mais il coûte cher et expose au gaspillage.

Il pourrait figurer dans les approvisionnements des voitures régimentaires.

CHAPITRE XIII

EAU DE BOISSON

Origine et répartition de l'eau. Son collectionnement. Citernes, puits, captage,
prise directe, barrage. Adduction et distribution de l'eau. Allocation d'eau
dans l'armée. Sa distribution dans les locaux militaires.
Caractères d'une eau potable : Qualités physiques, chimiques, biologiques. Altérations et souillures. Expertise de l'eau de boisson. Enquête locale et surveillance
des sources.

1. Origine et répartition de l'eau. — L'eau terrestre est formée
par l'eau de pluie dont l'accumulation dans l'atmosphère est le résultat de la condensation de la vapeur d'eau atmosphérique sous forme
de nuage.

Cette eau, à l'origine, est très pure, mais après avoir traversé
l'atmosphère, et en avoir balayé les poussières, après avoir imprégné la surface de la terre, elle se charge d'azote, de nitrates et de
nitrites, d'impuretés de toutes sortes dont la quantité varie proportionnellement à la durée de son séjour sur le sol. Après sa précipitation, l'eau s'évapore, coule à la surface du sol, ou le pénètre.

La *quantité évaporée* varie avec la nature du terrain où elle s'est
déversée : à la ville, l'évaporation est de 40 à 50 p. 100, à la campagne elle est de 80 p. 100 ; on explique cette différence par la présence des végétaux, des forêts surtout dont les éléments constituent
une vaste surface par laquelle s'échappe une grande quantité d'eau.

L'*eau de ruissellement* est en rapport avec la perméabilité du sol.
Elle contient en dissolution une proportion de matières minérales
qui lui donne une certaine supériorité sur l'eau de pluie au point
de vue de la consommation. Malheureusement, elle entraîne tous
les détritus de la surface, se contamine dans son passage en
milieu habité, se charge des impuretés des égouts et des usines,
et ne doit d'entrer en ligne de compte dans les projets d'approvisionnement des villes en eau potable, que par la facilité de son captage.

Enfin, une dernière partie des pluies imprègne le sol pour aller former les nappes souterraines.

On entend par *nappe souterraine* l'eau contenue dans un sol perméable situé au-dessus d'une surface imperméable.

Suivant la constitution géologique et stratigraphique d'une contrée, la profondeur et l'épaisseur de la nappe peuvent offrir de multiples variations qui ont leur importance hygiénique : aussi distingue-t-on les nappes souterraines superficielles et les nappes souterraines profondes.

La nappe superficielle dite *nappe des puits* est la provision d'eau arrêtée par la première assise imperméable; celle-ci peut être coupée par des dénivellations de terrain qui permettent à l'eau de sourdre spontanément à la surface. Le toit de la couche imperméable est-il déclive, la nappe peu s'étendre fort loin; offre-t-il des diaclases, l'eau continue sa route en profondeur et filtre vers la nappe souterraine profonde.

Au point de vue de l'hygiène, la différence est grande entre ces deux nappes : la nappe superficielle, par le peu d'épaisseur ou la trop grande perméabilité de la calotte de terre sus-jacente, subira des variations dans sa nature et dans sa pureté et devra souvent être considérée comme suspecte.

Il n'en est pas de même pour les nappes profondes qui doivent leur pureté à l'épaisseur des terrains traversés à moins cependant qu'une diaclase ait permis sa souillure directe.

D'une façon générale, l'abondance des nappes souterraines dépend de l'état de la surface de réception des eaux de pluie, de l'aptitude plus ou moins grande du sol à évaporer : le débit dépend de la nature du sol, des saisons, du régime des pluies ; la qualité est subordonnée à la nature des terrains traversés.

A ce dernier point de vue, l'étude géologique a acquis surtout dans ces dernières années une importance considérable. Les travaux de M. Martel [1] on contribué en effet pour une grande part à montrer que certains terrains, ceux de la craie particulièrement n'épuraient pas l'eau qui les traversait et qu'au point de vue hygiénique il y avait un intérêt de premier ordre à s'enquérir de la nature du sol dans les régions choisies pour capter les eaux destinées à l'alimentation.

L'eau qui pénètre dans le sol rencontre en effet deux sortes de formations :

1. E. MARTEL, *L'eau, étude hydrologique. Traité d'Hygiène* de Brouardel et Mosny, et *Congrès de Bruxelles*, 1903. Les problèmes de l'eau potable, *Presse méd.*, 6 avril 1907. Captage et protection hygiénique des eaux d'alimentation, *Annales du Ministère de l'Agriculture*, 1907, fasc. 35. — Creusement des vallées et érosions calcaires, *Congrès de Lyon pour l'avancement des sciences*, 1906.

1° Les *formations détritiques* représentées par les éboulis, galets, moraines, scories et encore par les alluvions et la terre végétale, voient leur type le plus parfait réalisé par le sable. L'eau y descend sous la seule influence de la pesanteur enveloppant et isolant chacun des grains du terrain ; dans son parcours elle se filtre réellement abandonnant ses impuretés et ses microbes. Un terrain ainsi constitué fournit sous une épaisseur de 2 à 6 mètres une eau extrêmement pure il constitue la *nappe d'interstices*.

2° Les *formations fissurées* représentées par les roches cristallines et sédimentaires, les grès et la craie. Les fissures y sont de deux sortes : les *joints de stratification*, parallèles au plan horizontal selon lequel le sédiment s'est déposé, et les *diaclases* qui recoupent les joints dans les plans divers soit obliques, soit perpendiculaires. Ici il n'y aurait pas de nappe à proprement parler pour Martel ; l'eau coule dans d'innombrables canaux s'anastomosant entre eux, baignant de tous côtés les polyèdres de toutes formes et de toutes dimensions ; la craie en particulier ne serait *pas un filtre, mais un crible*. L. Janet[1] conserve cependant à ces formations aquifères le nom de nappe, faisant remarquer, que souvent ces canaux sont si petits qu'ils peuvent être rapprochés des interstices des terrains perméables détritiques.

Aux formations fissurées appartiennent encore les cavernes et les abîmes, qui comme elles, fournissent une eau impure. Il s'agit en général de rivières ayant longtemps couru à l'air libre, qui s'engloutissent subitement et réapparaissent ensuite sous forme de sources, sans que leurs eaux aient subi une épuration suffisante. Cependant dans certains cas, on a remarqué une diminution des germes, sans doute due au passage de la rivière souterraine à travers des éboulis, semés çà et là sur son cours, par les effondrements intérieurs des cavernes, ou par les cailloux et détritus tombés dans les gouffres. Il peut en être de même des eaux des terrains crétacés.

C'est pourquoi les sources généralement peu abondantes, mais nombreuses, des terrains tertiaires des environs de Paris sont la plupart du temps de bonne qualité, à cause des nombreux horizons sableux et filtrants intercalés entre les strates fissurées et les horizons imperméables, limon argilo-sableux au-dessus des argiles meulières.

Quoi qu'il en soit, les terrains fissurés peuvent devenir une cause de dangers, surtout lorsque les points d'absorption existant à la surface du sol présentent des communications larges et directes avec l'eau souterraine, comme cela se voit pour les gouffres, mardelles, bétoirs, abîmes ou avens, etc. On comprend

---

1. L. JANET, *Congrès de Bruxelles*, 1903, Rapport.

tout le danger de pareilles dispositions au point de vue hygiénique.

E. Bonjean[1], en faisant voir en effet par le tableau suivant l'influence du sol sur le développement de la fièvre typhoïde, démontre par des chiffres la réalité de ce danger.

En relevant d'après les statistiques de P. Brouardel les chiffres de mortalité typhoïdique dans les villes de France comptant plus de 10 000 habitants et en rapprochant ces chiffres des différents terrains géologiques. E. Bonjean a dressé le tableau suivant :

Mortalité par fièvre typhoïde suivant les différents terrains géologiques, dans les villes de France comptant plus de 10 000 habitants (Ed. Bonjean).

	Proportion pour 10 000 habitants.
Quaternaire : alluvions	5,25
Pliocène	5,99
Miocène	3,96
Oligocène	3,83
Éocène	4,43
Crétacé supérieur	5,00
— inférieur	5,06
Jurassique supérieur	7,08
— moyen	5,97
— inférieur	5,19
Lias et Rhétien	4,37
Marnes irisées	5,10
Muschelkalk	6,55
Grès bigarré, grès des Vosges	4,60
Permien	8,60
Carbonifère	3,50
Dévonien	3,00
Silurien	4,80
Cambrien	5,50
Terrains cristallophylliens	9,18
Roches éruptives	7,75

Il ressort de ces résultats que les fortes mortalités typhoïdiques appartiennent aux terrains cristallophylliens (schistes, micaschiste, amphibolites, gneiss, etc.), puis au permien, aux roches éruptives et enfin au jurassique supérieur, c'est-à-dire aux terrains les moins perméables et les plus fissurés, ceux sur lesquels les eaux superficielles ruissellent jusqu'au moment où elles vont rejoindre, généralement sans épuration suffisante, les eaux d'alimentation.

Les notions sur l'origine des eaux telluriques et leurs rapports avec la constitution géologique du sol nous amènent à refuser aux eaux dites autrefois *de sources,* le caractère de pureté qu'on leur attri-

1. E. BONJEAN, Le sol, son rôle en hygiène, *Traité d'hygiène* de Brouardel et Mosny, t. II, p. 84.

buait jusqu'ici, et à adopter avec M. Martel [1] le mot d'*émergence* pour désigner les collections d'eau qui sortent du sol.

Les unes sortant des terrains à perméabilité d'interstices et caractérisées par *leur pureté bactériologique, la constance de leur température, les petites variations de leur débit, la modicité de ceux-ci,* méritent de conserver le nom de *sources* proprement dites.

Les autres sortant des terrains fissurés et caractérisées par *leurs impuretés bactériologiques* (permanentes ou temporaires), *l'inconstance de leur température, les grandes variations de leur débit, leur volume souvent considérable,* sont de fausses sources; on doit leur réserver le nom de *résurgence.*

Qu'il s'agisse de sources ou de résurgence, la réapparition à la surface du sol ne se fait pas toujours directement. Souvent ces eaux au sortir de leur gîte géologique cheminent plus ou moins longtemps à travers des éboulis, alluvions et suivant les circonstances se souillent ou s'épurent. Les souillures sont à prévoir lorsque ces éboulis ou alluvions sont peu épais et très rapprochés de la surface du sol, ou en communication avec des dépôts de matières souillées.

Il ne faudrait cependant pas exagérer les conséquences des beaux travaux de M. E. Martel et regarder comme toujours suspectes les eaux de la deuxième catégorie. Les réserves faites par M. Janet et les derniers travaux de Van den Broeck, E. Martel et Ed. Rahir [2] doivent être pris en considération. Il ne faut pas, comme le rappelait dernièrement M. Ed. Bonjean [3] avoir « la *phobie de la fissure calcaire* » et on doit se rappeler à l'occasion que quelques mètres de sables, d'éboulis, de poussière calcaire peuvent transformer une fissure en un filtre parfait. C'est à l'enquête géologique à faire état de ces dispositions. En prenant trop à la lettre les premières conclusions de E. Martel, on se priverait de ressources précieuses pour l'approvisionnement des collectivités en eau *fraîche* de bonne qualité.

Enfin on doit classer à part les *nappes artésiennes* appelées ainsi parce qu'au moyen âge on en faisait grand usage en Artois. Ces nappes sont emprisonnées entre des strates imperméables concaves emboîtées, dont elles occupent tout l'intervalle en obéissant au principe des vases communicants; les eaux y descendent d'abord de la surface du sol au fond de la concavité souterraine pour remonter au delà jusqu'au niveau des absorptions. Si le forage destiné à donner issue à l'eau qui les constitue se trouve situé plus bas que le

---

1. E.-H. MARTEL, *L'eau, Étude hydrologique,* p. 136.
2. *Revue d'Hygiène,* avril 1910, p. 417.
3. ED. BONJEAN, La stérilisation des eaux d'alimentation publique, *Edilité technique,* septembre, 1909, p. 351.

point d'absorption, l'eau mise au jour *jaillira* avec plus ou moins de force suivant la hauteur du forage ; mais si celui-ci est pratiqué à un niveau sensiblement rapproché du niveau du point d'absorption, l'eau s'arrête audit niveau. C'est le cas du sous-sol de Paris qui en compte trois : sur l'argile plastique (forages de Saint-Denis), dans les sables verts sur l'argile du Gault (Grenelle, Passy).

II. Collectionnement de l'eau. — Les eaux de source ou de résurgence sont recueillies à l'aide de puits ou de captage à une place quelconque de leur cycle tellurique, soit au gîte géologique, soit au point où elles émergent.

On collecte les eaux de pluie dans les citernes et les eaux de surface en les détournant de leur cours ou en les retenant au moyen de barrages.

A. Eaux de pluies. — La minéralisation des eaux de pluie est insuffisante : elles sont toujours pauvres en chaux et présentent en outre les inconvénients d'un mode forcément défecteux de collectionnement, qui les laisse exposées au contact de dalles de plomb, de zinc, de béton, dalles couvertes de poussières et de germes animés qui provoqueront la putréfaction durant la stase des eaux accumulées dans les citernes. Aussi les trouve-t-on souillées de matières organiques en quantité variable (de 0,10 à 0,50 milligr. par litre).

Pourtant, leur utilisation a été rendue nécessaire et pratique dans certaines contrées où la nature géologique des terrains ne pouvait permettre un approvisionnement en eaux de source. Il en est de même dans certains de nos forts où les citernes sont en ciment armé et comprennent un avant-bassin où se déverse l'eau, et un filtre intermédiaire à deux couches filtrantes qu'elle doit franchir avant d'arriver à un second bassin où on la recueille. Le filtre malheureusement s'encrasse rapidement. Des dispositions récentes ont été prises pour recueillir ces eaux dans des récipients non munis de filtres. C'est ainsi qu'on a cherché d'abord à obtenir des revêtements aseptiques, en ciment volcanique, sur lesquels l'eau tombante serait épurée par le goudron qui couvre leur surface. Ces revêtements n'ont donné aucun résultat favorable.

Dispositif plus pratique, on s'est arrangé de manière à faire écouler la première eau ayant passé sur les surfaces souillées en dehors de la citerne, pour ne recueillir dans celle-ci que de l'eau pure.

On a encore utilisé au Fort de Vitry-les-Reims un filtre à cuvette d'argile [1].

1. HOUDAILLE, Alimentation en eau des ouvrages de fortification, *Revue du Génie*, écembre, 1889, p. 435.

B. Eaux de rivières. — *Prise directe.* — On peut faire des prises directes dans les cours d'eau au moyen d'une canalisation spéciale. Le point de collectionnement dans ce cas doit être fait en amont des centres urbains, et une enquête sur les causes de souillure, pouvant exister en amont de la prise projetée doit être poursuivie avec soin surtout si l'eau ainsi collectionnée doit être consommée sans épuration préalable. Il y aura à tenir compte de la distance à laquelle se trouvent ces causes de souillures, agglomération humaine, usines, lavoirs, dépôts d'immondices, etc.

Barrage. — Dans les pays où l'eau manque à certaines périodes de l'année, comme en Algérie par exemple, on construit des barrages destinés à arrêter le cours de l'eau pendant la saison propice, de façon à collectionner la plus grande quantité d'eau possible. Le barrage du Sig, dans la province d'Oran, a transformé complètement le pays en y amenant l'abondance des récoltes et en permettant de créer des centres urbains florissants dans un pays autrefois complètement abandonné. On crée ainsi de véritables lacs artificiels. Un semblable projet a été dressé pour la ville de Toulon.

Galeries parallèles au cours d'eau. — Ce mode de collectionnement consiste à creuser le long des rives fluviales, des galeries à 3 mètres au-dessous de l'étiage du fleuve. Ces galeries sont construites en béton et l'eau y accède par l'intermédiaire d'une série de puits creusés en amont d'elles; l'eau se collecte ensuite dans des réservoirs dits bassins de filtration. Le résultat parut d'abord satisfaisant, mais Belgrand vint, par l'étude comparative de la composition chimique de l'eau du fleuve et du bassin de filtration, par la recherche de la valeur hydrotimétrique propre de chacune d'elles et par la constatation d'une différence de température notable entre les deux couches aqueuses, démontrer que l'eau de ces galeries provient, pour une plus grande part, plutôt de la nappe souterraine superficielle que de la nappe fluviale.

Cette opinion a été revisée par d'autres recherches, et il a été admis que pour certaines villes, les galeries filtrantes reçoivent bien leur eau du fleuve.

Il peut arriver que ces galeries latérales reçoivent *alternativement* leur eau de la nappe avoisinante et du fleuve. Telle galerie qui en temps ordinaire reçoit de l'eau de la nappe peut, à la suite d'une exagération du débit, qui abaisse fortement son niveau au-dessous de celui du fleuve, voir le complément de son approvisionnement fourni par les eaux de ce dernier, de sorte qu'à un moment donné la galerie contient un mélange des deux. On comprend facilement le danger d'un tel régime, à moins que les deux eaux arrivent dans la galerie assez épurées par leur passage à travers un terrain suffisamment épais et présentant une constitution favorable à l'épuration.

Puits Lefort. — Ce système fut créé à Nantes en 1891 et porte le nom de système Lefort : il consiste en la construction d'un puits maçonné au milieu du fleuve. Nous verrons tout à l'heure les dispositifs adoptés pour filtrer l'eau qui se rend dans le puits.

C. **Eaux souterraines.** — Ces eaux sont collectionnées soit à l'aide de puits, soit à l'aide de drainages à ciel ouvert ou fermé. On utilise ainsi soit la nappe juxta-superficielle, c'est-à-dire la première qui se présente, soit des nappes plus ou moins profondes.

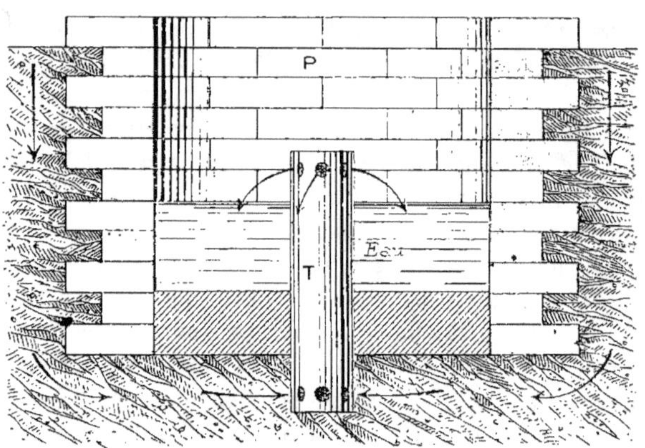

Fig. 22. — Coupe d'un puits dont le fond étanche laisse passer un tube T amenant l'eau de la nappe souterraine.

Les *puits* creusés dans la nappe superficielle sont le mode de collectionnement le plus commun. C'était même il y a cinquante ans à peu près la seule ressource en eau de boisson des villes et de la campagne. Ils demeurent encore un mode d'approvisionnement très répandu et la plupart du temps antihygiénique. Cependant, en prenant certaines précautions, on peut conserver aux eaux qu'ils fournissent une certaine pureté.

Pour être utilisables sans danger, les puits doivent être cimentés sur toute leur hauteur, et comprendre à leur origine un tube d'acier amenant directement dans le cylindre cimenté l'eau de la nappe. Si celle-ci est suffisamment éloignée des causes de souillures, si elle siège dans un terrain à filtration interstitielle et sous une épaisseur de 1 m. 50 à 2 mètres l'eau fournie peut être d'excellente qualité. Mais combien peu répondent à ces desiderata, surtout à la campagne !

On réalise plus simplement ces conditions en employant les puits

tubés dits « puits Norton » ou « puits Abyssins ». Ils consistent à forer
le sol avec des tubes d'acier d'un diamètre de 20 à 40 centimètres,
vissés les uns sur les autres, dont le premier terminé en pointe perforée
de trous est enfoncé jusqu'à la nappe souterraine. Cet outillage fait

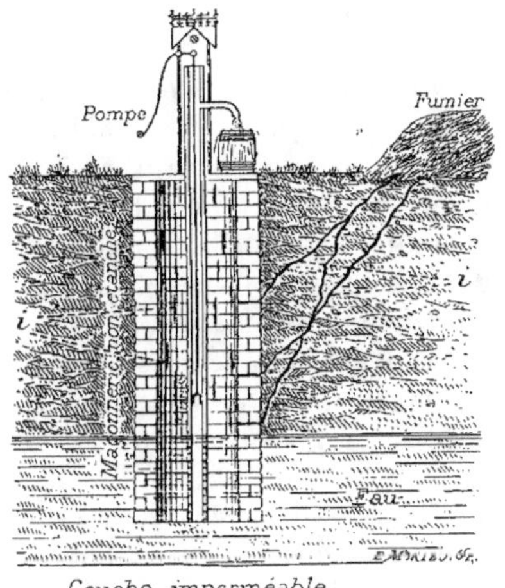

Fig. 23. — Exemple d'un mauvais puits
(Proust et Netter).

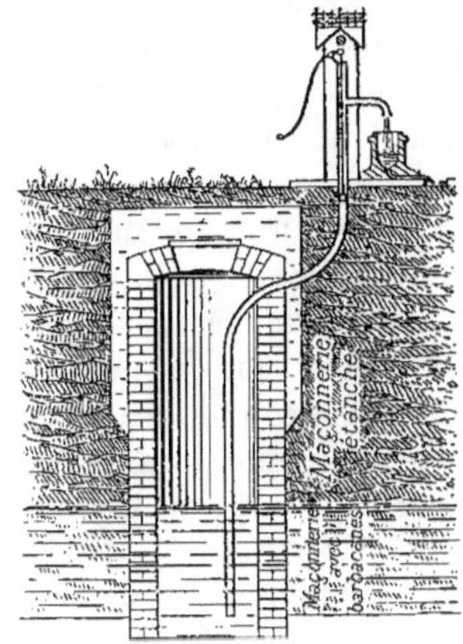

Fig. 24. — Exemple d'un bon puits
(Proust et Netter).

partie des approvisionnements de campagne, en Autriche, en Allemagne et en Angleterre.

C'est au même système qu'on recourt pour creuser les puits arté-
siens. Ceux-ci sont en général excessivement profonds : celui de

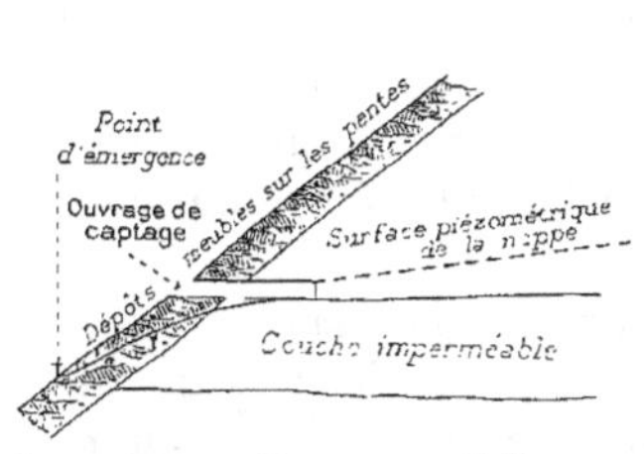

Fig. 25. — Captage d'une source d'affleurement.

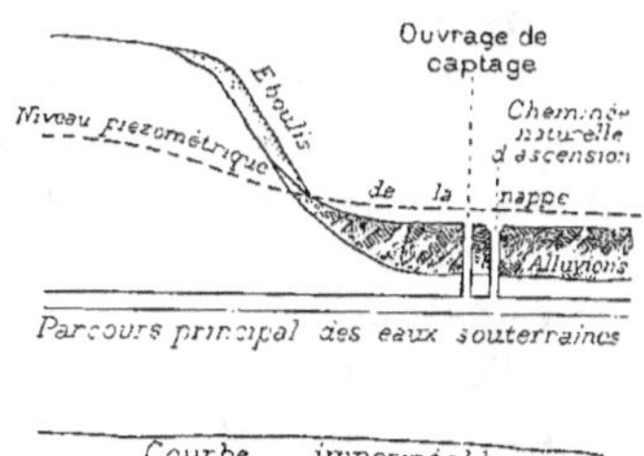

Fig. 26. — Captage d'une source de thalweg.

Grenelle a 548 mètres, Passy 580 mètres, La Chappelle 718 mètres,
Raffinerie Say 600 mètres.

Le *captage des sources* se fait différemment suivant la façon dont
elles émergent : ce sont tantôt des galeries creusées en contre-bas
au flanc des coteaux, tantôt des drains ouverts ou fermés, tantôt un
système de tubes aboutissant à une chambre de captage; par ce der-

nier procédé, le meilleur, une série de tubes plonge directement dans le griffon de la source, en pleine cuvette imperméable et, de là, conduisent l'eau à la chambre de captage où commence l'adduction.

Ce système demande une connaissance hydro-géologique parfaite du terrain, de ses plis, de ses cassures, des affleurements de la nappe, des obstacles qui la dévient, etc.

D'une façon générale, il faut partir de ce principe que le bassin alimentaire de la source, son point d'émergence et ses affluents, sont comparables à ceux des cours d'eau superficiels de la région et empruntent un parcours souterrain superposable. Souvent, à vouloir remonter vers le point principal de confluence, on abandonne les travaux de sondage et les galeries de recherches qui étaient les mieux appropriées, pour se perdre dans un affluent secondaire.

Aussi, le captage des sources est-il souvent fait à leur point d'émergence apparente, loin de leur affleurement vrai, à un endroit où elles ont déjà pu recevoir les impuretés du sol.

III. Adduction et distribution de l'eau. — Les eaux étant captées il faut les conduire au réservoir et de là les distribuer aux habitants de la ville : c'est ce qu'on entend par adduction des eaux.

L'adduction se fait en conduites libres et en conduites forcées.

L'adduction des eaux en conduites libres utilise les avantages d'un point de captage plus élevé que le point de distribution : elle se fait par gravité et nécessite une pente de 10 centimètres par kilomètre.

L'adduction par conduite forcée se fait au moyen de machines élévatoires. Les conduites d'adduction sont en fonte, en ciment, en acier, en bois, en grès fin, en poterie, en plomb, etc.

Les tuyaux de fonte sont inoxydables, mais cassants et facilement incrustés de carbonate de chaux et de sesquioxyde de fer : ce sont les plus employés, ainsi que les tubes d'acier et de grès pour les conduites principales; les conduites en bois ont été préconisées par les Américains, elles s'encrassent vite.

C'est l'emploi du plomb qui prédomine dans la construction des branchements domestiques, malgré l'avis défavorable donné par le Congrès de Bruxelles de 1887 : en fait, quand l'eau est chimiquement pure et assez riche en sels, il n'y a pas à craindre d'accidents de saturnisme. L'eau n'attaque le plomb que lorsqu'elle ne contient pour ainsi dire pas de sel. A. Gautier a fait voir qu'il suffisait d'un demi-milligramme de sel par litre d'eau pour éviter cette action.

Le long de ces conduites, on ménage des robinets d'arrêt, des robinets de décharge, des cloches à air et des réservoirs intermédiaires pour parer aux trop fortes pressions.

Les eaux des conduites d'adduction doivent avant leur distribution être emmagasinées dans d'immenses réservoirs.

Au point de vue de l'hygiène, c'est une mauvaise mesure, mais on ne peut s'y soustraire. La capacité des réservoirs ne devrait dépasser que fort peu le cube d'eau nécessaire à l'alimentation d'une ville pendant vingt-quatre heures : ils doivent être naturellement à l'abri des eaux superficielles, isolés, aérés, faciles à nettoyer, situés assez haut pour rendre la distribution aisée, coupés de murs de refend pour assurer le mouvement de l'eau et protégés contre la chaleur par des remblais épais recouverts de gazon.

Quelle est la quantité d'eau nécessaire par habitant et par jour? Foucher de Careil disait : Il faut qu'il y ait trop d'eau pour qu'on en ait assez. Certaines municipalités ont réalisé cet aphorisme, et nous voyons que Rome distribue par jour à chacun de ses habitants 1100 litres.

Marseille	420 litres.
New-York	300 —
Paris [1]	257 —

Dans d'autres villes, la proportion est plus faible :

Berlin	113 litres.
Munich	150 —
Lyon	150 —
Saint-Pétersbourg	100 —
Madrid	13 —

On admet que pour une ville de 50 000 habitants, il suffit de 250 litres : 50 destinés aux eaux de boisson, 200 au lavage, à l'industrie et aux animaux. Dans les plus populeuses, 150 litres suffiront.

DANS L'ARMÉE les quantités d'eau allouées ont été arrêtées aux proportions suivantes par l'instruction ministérielle sur le service de subsistances en temps de paix en date du 18 octobre 1909 qui reproduit pour l'eau les allocations de l'instruction du 14 juin 1900 [2].

---

1. 97 litres d'eau de source et 160 litres d'eau de rivière (1905, A. Rendu, Rapport sur le service des eaux).

2. Les quantités d'eau allouées dans les casernes allemandes sont de 50 litres par homme et par jour; en Autriche, 40 litres; en Angleterre, 68 litres. KIRCHNER, *Lehrbuch der Militär-Gesundheitspflege*. Leipzig, Hirtzel, 1910.

DÉTAIL DES ALLOCATIONS	HOMME NON MONTÉ	HOMME MONTÉ	CHEVAL	CANTINE OU MÉNAGE	VOITURES	
					A 2 roues.	A 4 roues.
Boisson.............	5 litres	5 litres	20 litres	»	»	»
Aliments...........	5 —	5 —	»	»	»	»
Ablutions...........	4 —	5 —	»	»	»	»
Infirmerie, bains-dou-ches................	5 —	6 —	»	»	»	»
Lavage du linge et des effets.............	6 —	7 —	»	»	»	»
Nettoyage des locaux..	5 —	7 —	»	»	»	»
Pansage...........	»	»	10 litres	»	»	»
Douches et bains......	»	»	20 —	»	»	»
TOTAL.........	30 litres	35 litres	30 litres	100 litres	13¹,33 soit 400 l. par mois	20 litres

Ces allocations sont insuffisantes et devraient être augmentées dans des proportions assez considérables. Il est assez difficile de fixer un taux-limite total par homme et par jour, parce qu'à côté de l'eau destinée à la boisson, à la toilette et aux bains-douches, une certaine quantité doit être attribuée à des services tels que latrines, urinoirs, etc., dont les exigences sont en rapport avec le mode d'aménagement de ces services. C'est ainsi que lorsque la caserne comporte des latrines à tinettes Goux, l'eau n'est utile que pour le nettoyage des sièges, des réduits où se trouvent les tinettes, tandis qu'il faut prévoir une quantité d'eau considérable si les latrines sont installées sur un tout à l'égout. Mais à part ces allocations forcément variables, il est facile d'établir la quantité d'eau nécessaire aux besoins immédiats des hommes. A notre avis, ces allocations devraient être les suivantes par homme et par jour :

	Par homme et par jour.
Eau de boisson....................................	5 litres.
— pour la cuisson des aliments..................	5 —
— pour lavabos....................................	15 —
— pour les bains-douches.......................	8 —
— pour l'infirmerie.............................	10 —
— pour lavage du linge et des effets.............	10 —

Les allocations doivent être égales pour toutes les armes : infanterie, cavalerie, artillerie, etc.

Si l'eau de boisson ordinaire peut être laissée au taux de 5 litres par homme et par jour, il paraît rationnel d'admettre une quantité plus grande d'eau épurée. En effet la circulaire du 28 janvier 1909 prescrit de fournir 10 litres d'eau épurée par jour et par homme et celle du 5 avril 1909 prescrit à propos des soins de propreté à donner à la bouche que : « les lavabos doivent être en principe alimentés en eau naturelle potable ou artificiellement épurée ». Il serait donc désirable que l'autorité militaire eût toujours à sa disposition un moyen de fournir au moins 20 litres d'eau épurée par jour et par homme. En effet il est hors de doute que les hommes s'inquiétant bien plus du chemin à parcourir que de la pureté de l'eau, s'approvisionnent souvent aux robinets des lavabos plus à leur portée qu'aux bornes-fontaines qui sont en général en dehors du casernement.

Il faut donc en ce qui concerne l'eau artificiellement épurée prévoir une quantité très supérieure à celle qui est mentionnée « eau de boisson » ; nous estimons que cette quantité doit être au moins de 20 à 25 litres. D'autre part, les allocations pour les bains-douches, pour le lavage du linge et des effets, pour les cantines et les ménages qui habitent dans la caserne, doivent être bien supérieures à celles actuellement allouées.

Actuellement, l'eau est distribuée dans les établissements militaires de la manière suivante : Ou bien l'eau n'a pas besoin d'être préalablement épurée, elle est alors distribuée par les bornes-fontaines où les hommes viennent puiser la quantité qui leur est nécessaire pour boire, ou bien l'eau est souillée. Dans ce cas les prises d'eau ordinaires sont surmontées d'un avis peint en grosses lettres très apparentes libellé en ces termes « *défense de boire cette eau* » ou « *eau très dangereuse à boire* ». (Circulaire du 26 avril 1897.) L'eau de *boisson* est alors distribuée dans un local spécial où généralement sont établis des filtres Chamberland. C'est là seulement que doit être puisée l'eau destinée à la boisson. S'il existe à la caserne deux canalisations dont une d'eau de source et l'autre destinée aux animaux ou aux travaux de propreté, lavabos, abreuvoirs, les prises d'eau de celle-ci sont interdites par le placard mentionné plus haut. Tandis que les bornes-fontaines d'eau salubre sont signalées par l'inscription apparente : « *eau bonne à boire* ».

L'eau de boisson est recueillie à la caserne soit directement dans le bidon de l'homme, soit dans des réservoirs, soit dans des cruches. Celles-ci conformément aux dispositions des circulaires ministérielles du 29 décembre 1900 et 26 mars 1901, sont placées dans chaque chambrée sur une console qui les élève au-dessus du plancher. Ces cruches doivent posséder un couvercle dont la circulaire du 15 mai 1908 indique la disposition. En pratique, elles sont ouvertes à leur partie supérieure, exposées ainsi aux souillures provenant des poussières constamment mises en mouvement dans la chambre. Pour éviter cet inconvénient, l'instruction ministérielle du 16 mars 1906 a prescrit le remplacement progressif de ces cruches, par des pots dits laitiers, en tôle galvanisée, avec couvercles, fabriqués sur le modèle des pots servant à la distribution du lait ; ces récipients, d'après les circulaires précitées doivent être vidés tous les jours et désinfectés chaque semaine soit à froid avec une solution de permanganate de potasse à 5 p. 100 pendant trente minutes, soit à chaud avec une solution de carbonate de soude à 20 p. 100 ; ils doivent ensuite être rincés avec l'eau pure ou épurée. On pourrait encore, quand cela est possible, les porter toutes les semaines à l'étuve à désinfection où pendant vingt minutes, elles resteraient soumises à une température humide de 115°. Pareille mesure devrait être prise pour les bidons, au moins au départ de la classe. L'usage des cruches, des pots laitiers ou des réservoirs est un pis aller pour l'approvisionnement d'eau potable. Quand les ressources des casernements le permettront, le mieux à faire sera de supprimer les cruches en ménageant à chaque étage des prises d'eau pour la boisson. De toutes façons l'eau des cruches devra être renouvelée chaque jour ainsi que celle du réservoir. On sait en effet que l'eau ainsi collectée voit le nombre des microbes qu'elle contient augmenter dans des proportions considérables.

Miquel a montré en effet que dans l'eau de la Vanne, le nombre des microbes primitivement de 150 par centimètre cube dépasse un million après six jours.

La multiplication est d'autant plus active que l'eau est initialement plus pure. D'où cette conclusion que *l'eau de boisson* filtrée ou *bouillie* doit être consommée le plus tôt possible ou *rejetée et renouvelée*. De plus cette pullulation est plus intense par une température un peu élevée d'où la nécessité de placer les appareils filtrants et les récipients dans un local mis à l'abri des oscillations de la température extérieure.

Dans les bâtiments[1] occupés par les troupes et éloignés de plus de 500 mètres de toute eau potable, le service du génie fournit, entretient et remplace les *tonneaux à eau* nécessaires. Ces tonneaux sont établis sur des chantiers ; ils sont munis de robinets et fermés avec des couvercles cadenassés.

Ce mode d'approvisionnement est très défectueux. On recommande bien de procéder avec soin à la désinfection de ces récipients qui ne servent pas constamment, mais il se produit toujours des négligences qui en favorisent la souillure. D'autre part, ces tonneaux ne sont pas faciles à manier et par conséquent à désinfecter. Il en est de même aux manœuvres où souvent des approvisionnements d'eau sont nécessaires. La question est susceptible de recevoir une solution par l'adop-

---

1. Instruction ministérielle du 14 juin 1900 sur le service des subsistances en temps de paix, art. 252.

tion de récipients métalliques analogues à ceux qui sont utilisés par la
ville de Paris pour l'arrosage des rues. Chaque année, pour la revue
du 14 juillet, ces voitures spéciales sont réquisitionnées pour transporter l'eau nécessaire aux troupes sur l'hippodrome de Longchamps.
La veille elles sont amenées au Val-de-Grâce où elles reçoivent à
l'intérieur un jet de vapeur sous pression, on lave ensuite l'intérieur
avec de l'eau potable. Au bout de douze heures elles reçoivent l'eau à
boire. Nous avons été à même de goûter cette eau souvent; elle ne
présente aucun goût désagréable et a conservé sa fraîcheur malgré le
transport. D'ailleurs en manœuvres et lors de transports de longue
durée au soleil, la caisse métallique pourrait être enveloppée d'une
couverture mouillée ou de pailles, de branchages, etc. Comme la
plupart des villes possèdent aujourd'hui ces sortes de voitures, on
pourrait les réquisitionner ou passer des conventions pour les faire
servir au transport de l'eau dans les forts ou casernes éloignés de
toute source d'eau potable. Les tonneaux d'eau devront être mis en
consommation immédiate, et *leur contenu sera renouvelé pour le jour*.
Les réservoirs destinés à emmagasiner l'eau épurée à la caserne,
sont en général disposés d'une façon défectueuse. La plupart du temps
ils consistent en une cuve métallique ou en ciment armé, située
dans le local du filtre, des stérilisateurs ou à proximité, sans qu'on
ait pris le moindre souci de la mettre à l'abri des variations de température. Aussi ces réservoirs débitent-ils de l'eau chaude en été. Ils
devraient être placés dans des caves aussi profondes que possible et
munis d'une pompe qui en aspirerait le contenu pour le distribuer
aux hommes.

IV. **Caractères d'une eau potable.** — A. **Qualités physiques.**
— Une bonne eau de boisson doit être limpide, incolore, inodore et
présenter une saveur agréable.

La *limpidité*, quoique n'étant pas un caractère absolu de pureté
est cependant un indice précieux. Sans doute, une eau limpide peut
contenir des microbes pathogènes, mais lorsque le nombre de ceux-ci
est considérable, il est rare que l'eau ait conservé une clarté parfaite.

On remarque souvent en effet, lors d'épidémies de fièvre typhoïde,
par exemple, que quinze ou vingt jours avant l'éclosion des premiers cas, l'eau était trouble, jaunâtre, décelant ainsi, par le simple
aspect les modifications apportées, soit par des pluies abondantes,
soit consécutivement à des accidents survenus dans la distribution
des eaux.

Cependant, l'eau est jaunâtre dans les pays de tourbières sans
pour cela être nuisible à la santé. Les eaux qui contiennent du fer

donnent au contact de l'air, par perte d'acide carbonique et surtout oxygénation, un précipité rouge brun d'hydrate ferrique.

Une eau trouble, qui se clarifie vite et spontanément par le repos n'est pas forcément mauvaise, car le trouble est dû dans ce cas à la présence de matières minérales. Il n'en est pas de même lorsqu'une eau, d'abord transparente se trouble par le repos et qu'après un certain temps elle prend une teinte verdâtre ou blanchâtre : elle est alors chargée de matières organiques et doit être rejetée.

Pour se rendre compte de la limpidité des eaux, on utilise des vases en verre exposés en plein jour permettant de regarder l'eau à travers une forte épaisseur de liquide. On se sert encore de tubes métalliques de 1 mètre de long et 7 centimètres de diamètre, fermés aux deux extrémités par des glaces. Un des cylindres est rempli d'eau distillée, l'autre contient l'eau à examiner. Ces deux cylindres sont placés horizontalement sur un support quelconque et parallèlement l'un à l'autre. Il est facile en regardant à une des extrémités et alternativement l'un et l'autre cylindre de se rendre compte du degré de transparence du milieu. On peut en même temps juger de sa couleur.

L'eau est *incolore* sous un petit volume et légèrement bleuâtre sous une plus grande épaisseur. Elle ne doit présenter de teinte ni jaune, ni verte, ni brune. due à des végétaux microscopiques, algues et conferves.

L'eau doit être *inodore*, on notera l'absence de toute odeur putride due à l'hydrogène sulfuré. L'eau des citernes dégage bien souvent une odeur spéciale dans les premiers jours, mais au bout de quelque temps de fermentation, ces eaux redeviennent inodores et acceptables pour la consommation, mais en principe, toute eau odorante doit être tenue pour suspecte. Une eau qui contient des matières organiques en décomposition exhale une odeur de vase ou de pourri.

Pour percevoir nettement cette odeur, on remplit d'eau aux deux tiers un flacon de 250 à 300 grammes, à large ouverture, et on agite vivement pendant deux ou trois secondes. On débouche aussitôt le flacon de manière à sentir l'air de la bouteille qui vient d'être agité avec l'eau suspecte. L'odeur est alors manifeste. A défaut de flacon spécial, on peut faire l'expérience avec un verre à boire ordinaire qu'on bouche avec la main pour agiter le liquide. En approchant le nez au moment où l'on entre-bâille la main, on perçoit facilement l'odeur.

L'eau doit encore être *imputrescible*, elle ne doit prendre aucune odeur même au bout de dix à quinze jours, conservée à 20 ou 25° dans un vase fermé. Il y a peu d'eau qui, gardée à l'obscurité ne prenne au bout de quelque temps une odeur de marais ou de croupi. Cette odeur est due à la décomposition de petits organismes que contenaient ces eaux, mais elles ne sauraient être déclarées mauvaises que si, après un mois de conservation, elles sont notablement troublées. Toute eau qui, conservée pendant un mois à 30°, dans une bouteille de verre se trouble, blanchit, verdit, et prend une odeur très sensible de croupi, d'hydrogène sulfuré, de putréfaction, doit être rejetée. Toutefois, on a remarqué à bord des navires par exemple, qu'une eau, après avoir été conservée dans des barils métalliques ou des tonneaux d'un goût détestable peut devenir bonne à boire : elle s'est débarrassée par la putréfaction de toutes ses matières organiques. Les eaux ayant une odeur de pourri éloignent le cheval s'il n'a pas une soif ardente; le chien au contraire boit de toutes les eaux.

Une bonne eau de boisson doit être *sapide*, c'est-à-dire agréable au goût. Cette qualité paraît être en rapport avec sa teneur en gaz et en sels. Les eaux fades, telles que celles qui proviennent des terrains d'épandage sont riches en nitrates, et bien qu'épurées au point de vue bactériologique, elles sont loin de posséder les qualités d'une bonne eau de boisson. La fadeur d'une eau est le signe auquel on reconnaîtra une contamination antérieure par des substances albuminoïdes. Les eaux chargées de sulfate de magnésie sont amères. La sapidité des eaux forme une grande variété et il est permis d'affirmer qu'elle entre pour une part importante dans l'appréciation qu'on doit porter sur sa valeur alimentaire.

Enfin, l'eau doit être *fraîche* et présenter une température moyenne de 9 à 12°, suivant les saisons. C'est là une qualité non de luxe comme on l'a dit, mais de première importance, surtout dans les collectivités populaires et dans l'armée en particulier. Peu soucieux des microbes et des contaminations dont elle peut être le siège, l'homme du peuple et le soldat demandent de l'*eau fraîche*. Entre une eau soigneusement filtrée mais qui à se purifier aura gagné quelques degrés de température et une eau épurée mais fraîche, il n'hésitera pas, et c'est pour avoir méconnu cet état d'âme que les hygiénistes, médecins ou ingénieurs ont couru à d'amères déceptions en voulant imposer des systèmes d'épuration sans se préoccuper de leur application pratique.

Tous les modes de stérilisation de l'eau, filtres, bouilleurs ou stérilisateurs sous pression qui ne rempliront pas cette condition « *fournir de l'eau fraîche* » devront être regardés comme suspects au point de vue de leur adoption.

C'est la *fraîcheur des eaux* de source qui restera la raison d'être des travaux et des dépenses que de nombreux centres urbains s'imposent pour doter les villes d'eau de boisson, tant que les ingénieurs n'auront pas trouvé le moyen de donner cette qualité aux eaux filtrées. Imitateurs de la nature par leurs dégrossisseurs et leurs filtres à sable, pourquoi ne l'imiteraient-ils pas jusqu'au bout en recevant l'eau filtrée dans des bassins profondément situés sous terre?

La fraîcheur est non seulement une qualité qui flatte le goût, mais encore elle est eupeptique et joue ainsi un rôle de défense contre les micro-organismes dont elle empêche le développement. Enfin, *une température constante et fraîche* est pour une source d'eau un *critérium* auquel on reconnaît son éloignement de toute cause de souillure.

La température d'une eau potable doit être inférieure à celle de l'air en été et lui rester supérieure en hiver. Prises trop froides, les eaux peuvent fatiguer l'estomac et déterminer des congestions. Au-dessus de 15°, elles perdent une bonne partie de leurs gaz, deviennent fades, peu agréables à boire et désaltèrent mal.

La réaction devra être neutre aux réactifs colorés ordinaires : papier de tournesol sensible et phtaléine du phénol.

Les qualités physiques de l'eau ont donc plus de valeur qu'on n'y en attache ordinairement; en tout cas, l'absence de l'une d'entre elles peut mettre sur la voie d'une altération.

B. Qualités chimiques. — L'eau de bonne qualité est caractérisée par la présence de sels et de gaz en quantités déterminées, à peu près toujours les mêmes et dont le détail est consigné dans le tableau suivant :

Constitution moyenne de l'eau.

Sels, 0 gr. 07 à 0,40 par litre, pas plus de 0,50
Bicarbonate de chaux.................... 0,050 à 0,250 par litre.
Chlorures alcalins .... 0,005 à 0,015   —
Sulfates alcalins et terreux.............. 0,003 à 0,028   —
Silice..................................... 0,015 à 0,050   —
Carbonate ferreux....................... 0,001 à 0,002   —
Alumine, fluorure, phosphate............ traces.
Gaz....................................... 28 à 30 cm³   —
Oxygène.................................. 7 à 8 —   —
Acide carbonique......................... 8 à 10 —   —
Azote..................................... 13 à 17 —   —

Ces proportions de gaz et de sels sont très variables.

Le carbonate de chaux est un des principaux sels contenus dans l'eau de boisson, il en constitue les deux tiers. L'acide carbonique le tient en dissolution.

Enfin, l'eau doit être propre à la cuisson des légumes et au savonnage : ce qui n'a pas lieu, quand elle contient un excès de sels terreux à base de chaux et de magnésie qui forment des combinaisons insolubles avec la caséine végétale, ou des grumeaux avec les acides gras du savon.

C. **Caractères biologiques.** — Les eaux, même provenant d'une source, contiennent à l'état normal un certain nombre de microbes, bien que théoriquement elles ne doivent sortir de la nappe que complètement épurées. On ne connaît pas jusqu'ici les bactéries qui pourraient être considérées comme donnant à l'eau une qualité, et pour le moment l'hygiéniste en bannit la présence d'une façon complète, puisqu'il conseille l'usage de l'eau stérile. Cependant les faits d'observations journalières prouvent que beaucoup de ces espèces sont inoffensives pour le tube digestif puisqu'elles sont consommées avec l'eau qui les contient sans dommage pour la santé de l'homme.

V. **Altérations et souillures de l'eau de boisson.** — Les altérations et les souillures de l'eau de boisson sont constituées par la présence de corps minéraux ou organiques, qui y existent tous à l'état normal, de sorte qu'il est très souvent difficile, hors le cas de modifications très prononcées, de décider si une eau de boisson soumise à l'analyse est bonne ou mauvaise.

Comme le rappelait dernièrement M. le pharmacien-major Kopp [1] il n'est pas possible d'affirmer avec certitude à partir de quelle limite une eau qui n'est pas tout à fait pure peut devenir dangereuse pour la santé. Dans maintes circonstances, c'est l'état sanitaire d'une collectivité qui mettra sur la voie d'une altération possible de l'eau de boisson. Il ne faut rien exagérer cependant, car nous avons pour apprécier l'état de potabilité de l'eau, un certain nombre de données scientifiques qui le plus souvent nous permettent de porter un jugement suffisant dans la pratique. Un grand nombre d'études nous ont fait connaître en effet parmi les modifications des eaux de boisson celles qui portent atteinte aux qualités exigées par l'hygiène et on a établi le taux de sels, de matières organiques, de microbes dont le chiffre paraît compatible avec la conservation de ses propriétés chimiques et organoleptiques normales.

Les causes d'altération et de souillure des eaux sont multiples.

On entend plus spécialement par *altérations de l'eau* les modifications qu'elle subit par l'augmentation des sels de chaux qu'elle contient à l'état normal et par la variation de sa teneur en gaz. *L'eau*

---

1. *Archives de médecine militaire*, 1906.

est dite dure lorsqu'elle contient une quantité de bicarbonate de chaux supérieure à 0,15 à 0,20 par litre et séléniteuse lorsque le sulfate de chaux excède 0,008. Dans ces conditions la nature de ces eaux se reconnaît facilement, car elles dissolvent mal le savon et ne cuisent pas les légumes. Elles sont de plus, indigestes, lourdes à l'estomac. Ce dernier défaut est aussi celui des eaux pauvres en oxygène, pauvres en acide carbonique et ne contenant que peu de sels. L'eau a perdu alors cette sapidité spéciale bien appréciée et appréciable pour les buveurs d'eau.

Les eaux pures à leur origine météorique ne tardent pas à se charger de substances mortes ou vivantes, de sorte que météoriques ou telluriques, toutes les eaux qui tombent à la surface de la terre sont souillées.

Les analyses faites sur les premières recueillies dans le parc Montsouris [1] montrent combien parfois cette souillure est considérable, puisqu'on a pu y déceler la présence d'azote ammoniacal à la dose de 11 à 45 milligrammes par litre et que le taux de la matière organique a été trouvé variant de 4 à 58 milligrammes par litre. Ces eaux étaient, il est vrai, constituées le plus souvent par du givre, de la neige, de la gelée, du brouillard.

L'eau de pluie présente une moyenne de 1,6 à 3,5 par litre d'azote ammoniacal et de 0,9 à 2,6 de matière organique. Miquel a montré qu'elle contenait une moyenne de 4 bactéries par centimètre cube. Le contact avec le sol aggrave encore cette souillure.

Les eaux de ruissellement déversent dans tous les cours d'eau, dans les lacs, dans l'eau des nappes superficielles, une quantité plus ou moins grande de détritus en rapport avec la nature du terrain. A ces causes de souillures naturelles et constantes, viennent s'en ajouter un certain nombre d'accidentelles. La chaleur, le froid, la pluie, les divers modes d'aménagement du sol, ont à ce point de vue une grande influence.

La chaleur, en activant l'évaporation de l'eau augmente par là même la densité des souillures qu'elle contient; elle favorise le développement des germes animés qui y vivent, et à ne considérer que ce seul facteur, on voit quelle supériorité conservent les eaux de source sur les eaux de rivière, dans l'approvisionnement des collectivités en eau de boisson, tant qu'on n'aura pas trouvé le moyen d'abaisser la température de ces dernières. La chaleur, en abaissant le niveau des rivières met à nu leurs berges et donne ainsi naissance à des phénomènes de putréfaction, qui ultérieurement peuvent

---

1. ALBERT-LÉVY, *Annales de l'Observatoire de Montsouris*, 1905, p. 5.

entraîner la pollution de l'eau sous l'influence de pluies abondantes. Enfin, *l'eau souterraine* elle-même peut subir les inconvénients d'une élévation trop prolongée de la température, pour peu qu'elle ne soit pas située à une profondeur suffisante. Dans ces conditions, en effet, elle subit un certain degré d'évaporation, d'autre part, le filtre tellurique trop mince qu'elle a traversé n'a pas permis une épuration complète, et dans ces conditions, le nombre de ses impuretés peut augmenter. En même temps, le sol se fendille, surtout s'il est composé d'humus, ses pores se dessèchent et la moindre souillure de la surface peut à la suite de pluies abondantes aller la contaminer. De plus, l'abaissement de la première nappe souterraine qui est en général celle des puits, diminue la quantité d'eau qu'ils contiennent. Le puisage expose alors à recueillir les souillures du fond. C'est à cet abaissement de la nappe se produisant brusquement à la suite d'une période de sécheresse succédant à des pluies abondantes, que Pettenkofer attribuait la production des phénomènes fermentatifs et le développement des germes du choléra et de la fièvre typhoïde, qui, grâce aux échanges constants entre l'air tellurique et l'atmosphère extérieure parvenaient à souiller celui-ci. La condensation des germes dans une eau préalablement souillée, ou l'inondation de terrains infectés faisant passer les micro-organismes dans l'eau des puits, expliquent aussi bien, soit les faits relevés par Pettenkofer, soit les faits qui ont été opposés à sa théorie, dans laquelle les épidémies cholériques et thyphoïdiques, coïncidaient au contraire avec une élévation de la nappe souterraine. Quoi qu'il en soit, le rôle joué par la chaleur dans la souillure de l'eau est considérable et il est utile d'en retenir tous les modes d'action pour élucider bien des problèmes épidémiologiques qui ont l'usage d'eau impure pour base.

Le rôle du froid dans la modification des eaux est à peu près comparable à celui de la chaleur. Comme elle, il les condense, met à nu le bord des canaux, cause des fissures multiples, mais ce n'est pas un facteur aussi favorable à la putréfaction des matières organiques et au développement des germes.

Les pluies en lavant l'air et le sol, tendent à mêler les eaux de surface aux eaux profondes et constituent par ce fait même une cause fréquente de souillure.

L'aménagement du sol, les modes de culture, la quantité des engrais employés, l'épandage sur le sol du contenu des fosses d'aisance pratiqué sans étude préalable, sans précaution, comme cela se fait aux environs d'un grand nombre de centres urbains importants; les fosses fixes, les dépôts de fumier ou d'immondices,

les puisards, les mardelles, les bétoirs, en un mot, tous les modes
de contamination du sol, peuvent avoir les conséquences les plus
graves pour la pureté des eaux de consommation. A ce point de
vue, la constitution du sol lui-même joue le rôle le plus important
par l'épaisseur de sa couche filtrante et par sa puissance de filtration.

On comprend donc que les sources soient constamment exposées
aux souillures des habitants de la surface : hommes ou animaux,
et qu'elles soient différemment nocives suivant l'hygiène et l'état de
santé de ceux-ci.

La qualité d'une eau est subordonnée pour une grande part à la
proportion des matières organiques qu'elle renferme et aux produits azotés auxquels elle donne naissance : ammoniaque, nitrites,
nitrates, puis à des corps minéraux tels que chaux, phosphates,
chlorures.

Duclaux a montré que l'eau la plus pure contient assez de matière
organique pour entretenir des millions de germes. On conçoit donc
quel intérêt s'attache à sa présence dans une eau destinée à l'alimentation. La recherche de ses dérivés ne semble pas moins nécessaire,
bien qu'il faille attacher une valeur différente à chacun d'entre eux.

Les variations du taux des nitrites auront, d'après Schlœsing une
certaine importance. Une eau ayant un titre à peu près constant
de nitrites, serait une eau à l'abri de toute souillure accidentelle, ce
serait une eau de source véritable. Il n'en serait pas de même des
eaux à titre variable. C'est ainsi qu'à Paris :

```
L'eau de la Vanne offre un titre constant mensuel de 10,05 à 11 mm.
   —    la Dhuys        —           —           11,5   à 11,8
   —    l'Avre          —           —            6,6   à 12,7
```

Or, on sait en effet que cette dernière subit les influences des
pluies d'une façon plus marquée que les deux premières. Mais on a
pu constater cependant à maintes reprises que la Vanne et la Dhuys
ne se trouvent pas à l'abri des souillures apportées par les eaux de
surface ; mieux protégées, plus sûres, leur captation n'est pas assez
bien faite pour comporter une sécurité absolue.

La présence de l'azote albuminoïde est un indice certain de souillure, tandis que les nitrates, indice d'une souillure ancienne ne peut
faire exclure l'eau de la consommation.

Les autres éléments organiques sont le produit du déversement
direct dans l'eau de détritus ou de produits d'excrétion tels que les
chlorures, les phosphates, la chaux, indice de contamination par les
urines, les fumiers, les fosses d'aisance.

La richesse bactérienne vient enfin compléter l'ensemble des caractères des eaux suspectes ou de mauvaise qualité en nous montrant non seulement les souillures banales, mais encore en nous permettant de déceler la présence de germes spécifiques, tels que ceux de la fièvre typhoïde, du choléra et de la dysenterie.

Mais à part ces derniers éléments tous les autres peuvent être rencontrés dans une eau de bonne qualité, il a donc été nécessaire de fixer au moins approximativement le taux de ces substances compatible avec la potabilité de l'eau.

Tableau indiquant les variations de composition de l'eau.
(En milligr. par litre.)

	Eau très pure.	Eau potable.	Eau suspecte.	Eau mauvaise.
Degré hydrotimétrique total permanent.	5 à 15°	15 à 30°	plus de 30°	plus de 100°
Après une demi-heure d'ébullition	2 à 5°	5 à 12°	12 à 18°	— de 20°
Résidu salin à 110° (4 H.)	moins de 150^{mg}	moins de 400	de 4 à 700	— de 700
Chlorures en NaCl	— de 27^{mg}	— de 66	de 85 à 165	— de 165
Chlorures en chlore.	— de 15^{mg}	— de 40	de 50 à 100	— de 100
Sulfates en sulfate anhydre de chaux..	de 3 à 8^{mg}	8 à 50	plus de 50	— de 85
Matières organiques en oxygène emprunté au permanganate en milieu alcalin...	moins de 1^{mg}	moins de 2	de 3 à 4	— de 4
Nitrates	0	de 0 à 15	de 15 à 30	— de 30
Nitrites	0	0	traces	quantité appréciable
Ammoniaque albuminoïde	moins de 0^{mg},05	de 0,05 à 0,010	de 0,11 à 0,15	plus de 0,15
Bactéries	0 à 100	100 à 1 000	1 000 à 10000	10 000 et au-dessus
Coli	0	1 à 10 par litre	10 à 50 par litre	au-dessus de 50 par litre

Au point de vue bactériologique, la nature des espèces trouvées a plus d'importance que leur numération. On peut déterminer parmi celles-ci deux groupes :

Le premier contient les bactéries se rencontrant en général dans les eaux potables. Ce sont les bacilles subtilis, aquatilis, sulcatus, aureus, aurantiacus, aerophilus, etc. Microcoques agilis, aquatilis, aureus, aurantiacus, luteus, luteolus, agilis, citreus, cremoïde, candidus, candicans, roseus, fuscus, brunneus.

Sarcines blanches, jaunes, oranges, lutea, rosea.

Levures oranges, blanches.

Le second comprend des micro-organismes rencontrés le plus souvent dans les eaux de mauvaise qualité. Ce sont : les espèces putrides : bacilles proteus, termo, fluorescens liquefaciens, etc.; microcoques ureæ, prodigiosus, versicolor, etc.; streptocoques et staphylocoques. Puis les espèces fécales : bacilles coli, éberth, paracoli, paratyphique, entérocoque, dysentérique, cholérique.

Il est du plus haut intérêt pour l'hygiéniste de connaître le résultat des analyses chimiques et bactériologiques.

Mais ces investigations ne doivent pas se borner là et comme l'a fait remarquer si judicieusement Duclaux, on devra toujours se livrer à une enquête locale concernant l'origine de l'eau, le milieu dans lequel elle se trouve, son mode de captation, de distribution; c'est souvent les renseignements tirés de cette enquête qui sont les plus précieux. Parfois même en campagne, en manœuvre, en marche, ce seront les seuls à la portée du médecin, les seuls qui lui permettront de donner des renseignements utiles au commandement pour ses approvisionnements d'eau.

VI. Expertise des eaux et enquête locale. — **A. Analyse chimique sommaire.** — Un grand nombre de méthodes ont été préconisées pour se rendre compte des qualités et des souillures des eaux.

La recherche de leurs caractères physiques et chimiques, regardée longtemps comme suffisante a été pour ainsi dire rejetée au second plan par la numération globale des espèces bactériennes qu'elles contiennent, puis par l'isolement du b. coli.

Les travaux de Duclaux ont contribué à rendre toute sa valeur à l'analyse chimique.

Il a fait voir à maintes reprises combien le dosage des chlorures, de la chaux, de la matière organique totale par exemple, fournissait des données plus rapides et plus précises sur l'origine de certaines contaminations, que la numération des espèces microbiennes. M. Ed. Bonjean[1] pense aussi que « les données fournies par l'analyse chimique des eaux reposent sur des bases plus solides que celles de l'examen bactériologique ».

Il suffit d'ailleurs de parcourir les analyses faites par le Laboratoire du Conseil supérieur d'hygiène publique de France, pour constater que le jugement porté sur la potabilité d'une eau repose bien plus sur les résultats de l'analyse chimique que sur les résultats de l'analyse bactériologique, et que cette dernière ne vaut surtout que par la spécification des espèces trouvées, la mention mauvaise ou médiocre coïncidant toujours avec la présence du coli ou de certaines espèces bien déterminées, principalement celles dites putrides.

1. Ed. Bonjean, Interprétation des résultats de l'analyse chimique des eaux, *Technique sanitaire*, octobre-novembre, 1906.

Ayant surtout en vue ici de mettre à la disposition du médecin un moyen rapide de se rendre compte de la souillure d'une eau, en marche, en manœuvre, en campagne, nous ne décrirons qu'un procédé chimique, simple, capable de donner un renseignement sur la contenance en matière organique, en ammoniaque, en nitrites et en chlorures en rapport avec le degré hydrotimétrique.

Un mémoire récent du pharmacien-major Kopp[1] nous fait voir quelle importance le service de santé de l'armée allemande attache à ces analyses qui font l'objet d'une notice spéciale du règlement sur le service de santé en campagne[2]. Ce sont les pharmaciens de réserve attachés aux formations sanitaires de l'avant qui sont chargés de pratiquer ces opérations grâce à l'emploi d'un matériel sommaire facilement mobilisable.

L'armée japonaise pendant la campagne de Mandchourie avait organisé ce service d'une façon remarquable.

La méthode anglaise de Tresch a été introduite en France par le médecin-major Pignet.

Pignet et Hue utilisent pour la recherche des souillures de l'eau des réactifs sous forme de comprimés. La facilité de leur transport fait du procédé une méthode de choix pour les troupes en campagne. On peut ainsi se rendre compte rapidement de la qualité d'une eau de boisson.

Malheureusement certains produits s'altèrent rapidement sous cette forme, et il semble plus sûr de s'adresser à des réactifs conservés en ampoule.

MM. les pharmaciens-majors Gaillard et Bréteau, après de nombreux essais ont adopté une méthode d'analyse pouvant être exécutée à l'aide d'un matériel très simple, et capable de permettre un classement de l'eau analysée au point de vue de sa potabilité. Nous ne saurions mieux faire que de la reproduire ici.

Le matériel comprend : *un appareil distillatoire*, petit alambic genre Salleron, *2 éprouvettes à pied*, l'une bouchée à l'émeri graduée de 100 centimètres cubes, l'autre sans bouchon de 20 centimètres cubes, des *ampoules diverses* en verre jaune contenant les divers réactifs.

Les analyses comprendront le dosage de l'azote organique, azote ammoniacal, des nitrites, des chlorures, et la recherche du degré hydrotimétrique.

1° *Appréciation de l'azote ammoniacal.* — Dans le ballon d'un appareil distillatoire, introduire 200 centimètres cubes d'eau, y

1. Kopp, *Archives de médecine militaire*, 1906, p. 228.
2. Kirchner, *Lehrbuch der Militär-Gesundheitspflege*, Leipzig, Hirtzel, 1910, p. 219.

ajouter un comprimé de.carbonate de sodium et quelques fragments de brique pilée et calcinée. Adapter le tube de dégagement et le serpentin. Refroidir énergiquement ce dernier par des affusions fréquentes d'eau froide. Chauffer de telle façon que 50 centimètres cubes de liquide puissent distiller dans l'espace d'environ quinze minutes. Recueillir le produit distillé dans l'éprouvette de 100 centimètres cubes.

Aux 50 centimètres cubes de distillation, ajouter le contenu d'une ampoule de réactif de Nessler. Examiner au bout de huit à dix minutes la coloration produite.

> Teinte beurre frais ou plus pâle....... Eau de bonne qualité.
> — 		jaune orangée.......... 	— mauvaise.

2° *Appréciation de l'azote albuminoïde.* — L'opération précédente terminée, refroidir le contenu du ballon en maintenant ce dernier dans de l'eau froide, et après l'avoir au préalable détaché. Ajouter ensuite une pastille de potasse et un comprimé de permanganate de potasse. Remonter l'appareil et distiller à nouveau dans les mêmes conditions que précédemment, en recueillant 50 centimètres cubes du produit de la distillation, ajouter le contenu d'une ampoule de réactif de Nessler et examiner, au bout de huit à dix minutes la coloration produite.

> Teinte beurre frais ou plus pâle....... Eau de bonne qualité.
> — 		jaune orangée......... 	— mauvaise.

Dans cette opération, il y a lieu de remarquer qu'on se sert de l'eau qui a déjà bouilli dans la précédente opération et qui a déjà dégagé ses produits ammoniacaux. S'il reste encore des produits azotés dans cette eau, ils ne peuvent y exister qu'à l'état d'azote albuminoïde; l'adjonction du permanganate de potasse et de la pastille de potasse ont pour but d'oxyder ces derniers produits azotés et de les transformer en produits ammoniacaux qui alors, sous l'influence d'une nouvelle ébullition, vont aller se rendre dans les produits de la seconde distillation où on en reconnaîtra l'existence et la quantité d'après la coloration donnée par le réactif de Nessler. En somme on recherche ici l'azote albuminoïde en le transformant en azote ammoniacal et le taux du premier est donné par la réaction propre au second.

3° *Recherche des nitrites.* — Introduire 50 centimètres cubes d'eau dans l'éprouvette de 100 centimètres cubes, y ajouter une pastille de bisulfate de potasse, agiter et, sans qu'il soit indispensable d'attendre la dissolution complète, ajouter le contenu d'une ampoule de réactif de Tromsdorf. Agiter et maintenir l'éprouvette dans un endroit sombre ou peu éclairé. Au besoin, la recouvrir d'un tissu opaque :

Teinte nulle ou bleu-ciel pâle, au bout de
   dix minutes......................... Eau de bonne qualité.
Teinte bleue presque instantanée, et s'accen-
   tuant ensuite........................ Eau mauvaise.

4° *Appréciation des chlorures.* — Introduire 100 centimètres cubes d'eau dans l'éprouvette, y ajouter une ampoule de nitrate d'argent (contenu et contenant) et un comprimé de chromate de potasse. Agiter quelques instants et abandonner au repos :

Précipité peu abondant, plus ou moins rouge... Eau de bonne qualité.
   —   plus abondant, blanc sans nuance....   — médiocre.
   —   —   rouge...............   — mauvaise.

5° *Degré hydrotimétrique.* — *a*) Dans l'éprouvette de 100 centimètres cubes introduire 30 centimètres cubes d'eau et le contenu d'une ampoule de liquide hydrotimétrique. Agiter fortement dans l'éprouvette une ampoule de liquide hydrotimétrique et agiter fortement :

Mousse persistant au moins trois minutes. Eau trop fortement minéralisée,
                                             mais acceptable, si les essais
                                             précédents sont bons.
Mousse non persistante................. Eau mauvaise.

Cette analyse sommaire peut être faite en une heure au plus, c'est dire qu'en pratique elle pourra rendre les plus grands services.

Dans l'armée allemande on pratique la recherche de la matière organique, de l'acide azotique, de l'acide azoteux, de l'ammoniaque, du chlore, des sels de chaux et de magnésie, de l'acide sulfurique.

ANALYSE BACTÉRIOLOGIQUE. — L'analyse bactériologique comporte actuellement la numération des colonies et l'isolement et la numération du b. coli.

La première de ces opérations s'exécute en répartissant de l'eau à examiner dans un certain nombre de tubes de gélatine liquéfiée, dont on verse ensuite le contenu, préalablement agité de façon à opérer un mélange bien homogène dans un certain nombre de boîtes de Pétri stérilisées. Parfois, on se contente d'ensemencer un demi-centimètre cube ou un quart suivant la richesse bactérienne de l'eau. Lorsque l'eau est très souillée on opère sur les dilutions *de cette eau* dans l'eau stérilisée à un demi, un quart, un dixième suivant les indications d'un premier essai. Après solidification de la gélatine, les plaques sont mises à l'étuve à 22° et on opère la numération tous les jours. En général, on s'arrête au quinzième jour. On note en même temps les principales espèces développées : colonies liquéfiantes ou non liquéfiantes, espèces saprophytes, b. de la putréfaction.

Les procédés employés pour la recherche du bacille coli sont fort variables, et il serait désirable qu'une méthode uniforme fût imposée, au moins aux laboratoires officiels, de façon à déterminer une base d'appréciation des résultats obtenus. Si une méthode suivie par le même observateur donne déjà trop souvent des résultats différents, il est présumable que dans la pratique ceux-ci seraient plus concordants si les méthodes étaient unifiées. Déjà au Congrès d'hygiène de 1900 une commission permanente avait été nommée pour étudier les moyens d'unifier les procédés d'analyse bactériologique des eaux, et au Congrès de 1903 Grimbert s'était efforcé d'amener une entente à cet égard, surtout en ce qui regarde la présence du b. coli. La solution pourtant importante, moins pour les bactériologistes que pour les autorités appelées à prendre des mesures à la suite d'analyses parfois peu concordantes, n'a pu encore être donnée. Il serait urgent qu'on s'entende à cet égard.

Le procédé utilisé dans les laboratoires militaires est celui de *H. Vincent.* Il consiste à ensemencer 11 tubes contenant chacun 6 centimètres cubes de bouillon auquel on ajoute 1 goutte de solution phéniquée à 1/20 par taux de 2 centimètres cubes de liquide.

On verse	1	goutte d'eau à analyser dans le		1ᵉʳ	tube.
	3	—	—	—	2ᵉ	—
	5	—	—	—	3ᵉ	—
	10	—	—	—	4ᵉ	—
	15	—	—	—	5ᵉ	—
	1 cm³	—	—	—	6ᵉ	—
	3	—	—	—	7ᵉ	—
	6	—	—	—	8ᵉ	—
	9	—	—	—	9ᵉ	—
	50	—	—	{ pour un ballon contenant
	100	—	—	{ un bouillon concentré.

On met ensuite les tubes à l'étuve à 41°,5. Pour effectuer la numération il est convenu comme le fait Miquel de compter un b. coli pour le tube ou le ballon devenu trouble, connaissant d'autre part la contenance en gouttes par centimètre cube de la pipette qui a servi à l'ensemencement, il est facile de faire le calcul par centimètre cube puis par litre. Mais il ne suffit pas de constater la fertilité du bouillon, il faut encore identifier avec soin la nature de l'organisme qui a poussé dans le bouillon.

Pour cela on ensemence une öse de ce bouillon dans un tube de bouillon ordinaire qu'on met à l'étuve à 38° et on fait une première inspection de celui-ci au bout de six heures. Si le bouillon est trouble il y a de grandes chances pour qu'on ait du coli. Néanmoins, un examen direct de la culture ou de lames séchées et colorées, et une culture sur les milieux solides : gélatine, lait, bouillon, lactose, gélose lactosée, solution de peptones pour indol achèvent de renseigner sur la nature de l'organisme trouvé. Cette méthode est facile et rapide. Dans la pratique elle semble suffisante à condition d'employer des pipettes toujours identiques.

Procédé Miquel. — M. Miquel utilise un milieu de culture préparé de la façon suivante :

> Peptone Collas.......................... 100 grammes.
> Sel marin 25   —
>
> Ajouter 200 centimètres cubes d'eau et faire bouillir, puis après refroidissement,
>
> Ajouter acide phénique à 6 p. 100............... 100 cm³.
> Eau ordinaire, quantité suffisante pour faire...... 1 000 —

Le bouillon est versé à la dose de 10 centimètres cubes dans six ballons de 120 centimètres cubes environ puis on ajoute à chaque ballon un demi, 1, 3, 6, 8, 10 centimètres cubes de l'eau à analyser et on complète le contenu du ballon avec de l'eau stérilisée de façon à obtenir un volume de 50 centimètres cubes.

C'est ainsi que le ballon contenant :

> 10cm³ de bouillon + 1cm³ d'eau à analyser devra recevoir 39cm³ d'eau stérilisée.
>   —   + 2   —   —   38   —
>   —   + 5   —   —   35   —
>   —   + 10   —   —   30   —

De façon à maintenir la solution phéniquée toujours au même titre.

Les ballons sont ensuite mis à l'étuve à 42°. En cas de troubles, on contrôle la nature des micro-organismes par une piqûre en gélose lactosée, et par la réaction de l'indol (acide sulfurique dilué à 1/2 et solution à 1 p. 1000 de nitrite de soude).

Procédé utilisé par MM. Bonjean et Dimitri au laboratoire du Conseil supérieur d'hygiène publique de France. On ensemence un tube de bouillon avec 1 centimètre cube de l'eau à analyser, puis dans un ballon d'une contenance de 250 centimètres cubes, on verse 100 centimètres cubes de bouillon stérilisé auquel on ajoute 100 centimètres cubes de l'eau à analyser plus 4 centimètres cubes d'une solution phéniquée à 1/20. Le tube et le ballon sont mis à l'étuve à 42° pendant vingt-quatre heures. Au bout de ce temps, si le bouillon est resté clair on conclut à l'absence de coli, s'il est trouble on verse une goutte de la culture dans 10 centimètres cubes de solution de peptone à 2 p. 100. On agite et avec une pipette à pointe très fine on introduit une goutte de cette dilution dans 10 centimètres cubes de gélatine Elsner étalée dans une boîte de Pétri.

Le tube de solution de peptone est placé dans l'étuve à 42° et après quatre jours environ il sert à pratiquer la réaction de l'indol.

Puis on passe à l'examen de la plaque où on reconnaît les colonies coliformes qu'on identifie par ensemencement dans la gélatine lactosée, dans le lait, dans un bouillon peptone pour indol, et dans un tube de bouillon ordinaire pour faire un séro-diagnostic. Par ce procédé on sait rapidement s'il y a peu ou beaucoup de coli, c'est l'essentiel.

Le *contrôle de la culture* est très important, car un certain nombre d'autres bacilles troublent les bouillons phéniqués. C'est ainsi que le brunneus, le crémoïde, le carneus, etc., donnent des cultures en bouillon phéniqué en vingt-quatre heures. Toutes les méthodes employées reposent sur des données conventionnelles et variables suivant leurs auteurs. A quel nombre attribuera-t-on la qualité, bonne, médiocre ou mauvaise? Cela dépendra des procédés mis en usage et souvent du calibre d'une pipette!

L'expérience démontre cependant que telles qu'elles sont employées ces méthodes donnent dans chaque laboratoire des bases d'appréciation suffisantes sur les dangers ou l'innocuité d'une eau de boisson, à condition que l'examen ait porté au total sur 120 centimètres cubes d'eau au moins et qu'on emploie toujours le même procédé. Mais ce serait aller trop loin, semble-t-il, que d'opérer un classement de ces eaux en bonnes, médiocres ou mauvaises suivant la quantité de b. coli trouvée.

Quoi qu'il en soit le b. coli doit être considéré comme un indice de suspicion de l'eau. La présence de cet organisme accuse sans aucun doute le passage de matières fécales provenant soit de l'homme soit des animaux. Si ces matières sont d'origine banale et proviennent d'individus sains, le b. coli pourra être présent dans l'eau sans produire d'infection, il n'en sera pas de même si ces matières proviennent de typhoïdiques, de cholériques. *Ce n'est pas tant le b. coli qui est dangereux que ce qui peut passer avec lui.* Pour Laveran [1] le danger

---

1. A. LAVERAN, *Traité d'hygiène militaire*, 1896, p. 340.

attribué à la présence du b. coli dans l'eau a été bien exagéré. « Quand on songe, au nombre énorme de coli-bacilles qui existent à la surface de la muqueuse intestinale des individus sains, on se demande en quoi les bacilles introduits avec l'eau peuvent modifier cet état de choses. » Chantemesse[1] a rapporté l'exemple d'agglomérations de jeunes gens qui ont pu boire impunément pendant des mois de l'eau renfermant des coli-bacilles. L. Grimbert l'a trouvé constamment dans les eaux de puits ou de rivière. D'après Miquel le b. coli a existé en 1902 dans l'eau de la Vanne 91,6 fois sur 100 analyses; dans la Dhuys 65,7 p. 100; dans l'Avre 55,7 p. 100.

Mais d'autre part le b. coli ne pourrait pas vivre dans l'eau plus de une à deux semaines. Ce n'est qu'exceptionnellement qu'il y persisterait plus longtemps. En tout cas, il ne s'y multiplierait que dans de rares circonstances. Pour ma part j'ai vu cet organisme vivre jusqu'à une année dans de l'eau stérilisée mais ensemencée en même temps avec certains germes de l'eau tels que l'Agilis ruber et citreus, l'aurantiacus, le brunneus, etc.

La valeur du coli dans les eaux de boisson est loin d'être élucidée. Les eaux de certaines villes indemnes d'épidémies de fièvre typhoïde contiennent le b. coli d'une façon permanente, et parfois en grande proportion. L'absence de fièvre typhoïde dans ces cas peut s'expliquer par une immunité acquise de la part des habitants, mais elle peut aussi être la conséquence de la consommation habituelle par ceux-ci d'une boisson autre que l'eau. L'homme du peuple et le bourgeois dans les villes du Nord par exemple ne boivent que de la bière, la consommation du vin est plus répandue dans le Midi que celle de l'eau. Aussi l'innocuité de telles eaux n'est-elle en réalité bien prouvée que lorsque la garnison, composée d'éléments étrangers soumis au régime de l'eau comme boisson reste indemne. Or il existe en France des garnisons approvisionnées en eau chargée de coli, et où la fièvre typhoïde n'est pas plus fréquente qu'ailleurs.

Faudra-t-il dans ces cas prendre des précautions dans les casernes, et obliger les hommes à faire bouillir constamment leur eau alors que la population civile consomme celle-ci à l'état cru sans danger apparent? Le problème peut à chaque instant se poser devant les chefs du service de santé des corps d'armée. La solution, il faut l'avouer, est difficile. A quel taux le b. coli pourra-t-il être toléré? H. Vincent[2] admet qu'au-dessus de 50 *par litre*, l'eau doit être considérée comme médiocre, au-dessus de 100 comme mauvaise.

1. CHANTEMESSE, *Congrès d'hygiène de Buda-Pest*, 1894.
2. VINCENT, *Ann. de l'Institut Pasteur*, vol. XIX, p. 243.

D'autres trouvent ce chiffre compatible avec la bonne qualité de l'eau. Elle ne deviendrait suspecte que lorsqu'il existe 1 000 coli par litre. En réalité, disent ces auteurs, la présence de cet organisme n'a une signification précise que si on le trouve en *doses massives*. Il faut encore tenir compte à notre avis du *degré de permanence de ce microbe dans l'eau, des variabilités de nombre d'un jour à l'autre*. Un chiffre constant et peu élevé semble devoir être indifférent, tandis que des décharges massives après des pluies abondantes sont un mauvais indice.

En définitive nous nous rallions à l'opinion exprimée par Ed. Bonjean[1] pour qui *la présence* du b. coli dans l'eau n'a véritablement d'importance que si les résultats de l'analyse chimique viennent en démontrer le danger, par la présence de produits azotés insuffisamment oxydés.

L'abondance du coli-bacille, le grand nombre et la nature de ses associés, la présence de b. putrides surtout achèveront de nous renseigner à ce sujet, et imposeront une conclusion ferme d'interdiction. H. Vincent[2] insiste sur la valeur de ces associations et principalement sur la présence des microbes anaérobies. Ces derniers n'existeraient pour ainsi dire pas dans les eaux de bonne qualité, tandis que l'ensemencement des eaux contaminées donne 5, 10, 20, 50... germes anaérobies par centimètre cube.

Toutes les fois qu'il s'agira de *capter* une nappe souterraine, les analyses bactériologiques et chimiques devront être faites en grand nombre, espacées sur plusieurs mois, et dans différentes conditions de saisons, de pluies, de sécheresse et de température. D'autre part, ces mêmes analyses doivent être pratiquées pour les eaux *distribuées* aux collectivités urbaines ou militaires. La circulaire du 11 décembre 1907 prescrit une analyse tous les quinze jours, et plus souvent toutes les fois qu'on a lieu de suspecter les eaux de boisson. Il ne faut pas oublier qu'une circulaire du 21 mars 1899, adressée par le ministre de l'Intérieur aux préfets, invite les municipalités à faire connaître à l'autorité militaire les changements apportés dans la distribution des eaux, afin de permettre de prendre des mesures de préservation.

L'enquête locale proprement dite consiste à s'entourer de renseignements concernant la santé des habitants qui habitent la région où est puisée l'eau.

---

1. Ed. Bonjean, Interprétation des résultats de l'examen bactériologique, notamment de la présence du b. coli dans les eaux, *Technique sanitaire*, octobre-novembre, 1906, p. 1.
2. H. Vincent, Du bacillus coli dans les eaux potables, *Annales de l'Institut Pasteur*, 1905, vol. XIX, p. 243.

On comprend toute l'importance qu'acquiert dans ces conditions le règne de la fièvre typhoïde, de la dysenterie, du choléra, de toute affection en somme, dont l'étiologie peut être rattachée à l'usage d'une eau de boisson impure.

L'enquête devra également porter sur la nature des terrains avoisinant la source, ou le puits, ou le cours d'eau dont on veut consommer l'eau. Les dépôts d'immondices, les fosses fixes, les fumiers, les puisards, puis l'existence de mardelles, de bétoires devront faire soupçonner une souillure, surtout si la source est superficielle.

La proximité des prairies où paissent les troupeaux d'une façon constante, l'établissement d'usines le long des rivières, de villages y évacuant leurs matières usées, de grandes villes, imposent la non-potabilité de l'eau en aval, lorsque ces causes de souillure sont à proximité.

Les grands approvisionnements d'eau, pour les centres urbains comme pour nos camps, réclament à ce point de vue les enquêtes les plus minutieuses. Ainsi, pour Paris, par exemple, des zones de protection ont été établies à l'entour des sources qui approvisionnent la ville.

Le meilleur mode d'aménagement de ces zones consisterait[1] à les laisser incultes et inhabitées. L'existence d'une forêt remplit ces conditions de salubrité. Malheureusement, ces circonstances sont exceptionnelles, aussi a-t-on pris des mesures de surveillance hygiénique et sanitaire sur toutes ces régions. On a établi pour ainsi dire la carte des pollutions, en recherchant l'existence des communications de la surface souillée avec l'eau profonde. On décèle l'existence de fissures souterraines au moyen de matières colorantes versées sur les terrains soupçonnés dans les mardelles ou sur les fumiers; si des infiltrations se produisent, on verra apparaître rapidement la coloration au point d'émergence de la source ou en un point quelconque de la nappe utilisée. On emploie pour cette recherche la fluorescéine dont un kilogramme suffit à colorer 2 000 000 mètres cubes d'eau.

Quand cette coloration est peu intense, elle peut échapper aux yeux de l'observateur, aussi a-t-on eu l'idée de parer à cet inconvénient, par l'emploi d'un instrument dû à Trillat et qui porte le nom de fluorescope; cet instrument est composé de deux grands cylindres horizontaux de 1 m. 20 sur 0 m. 02 de diamètre dont l'un est obturé avec un bouchon recouvert d'un vernis noir et contient l'eau incriminée et l'autre plein d'eau distillée sert de point de comparaison:

---

1. Lire à ce sujet : La surveillance médicale des sources, LAUNAY-BECHMANN, A.-J. MARTIN, *Revue d'hygiène*, 1900, p. 920-999, puis *Annales de l'Institut Pasteur*, 1889, p. 644, et Service de la surveillance locale et médicale des sources captées pour l'alimentation de la ville de Paris, *Revue d'hygiène*, 1902, p. 35.

la coloration verte apparaît plus aisément sur fond noir et ressort au voisinage du tube témoin. Le fluorescope de Trillat donne la visibilité de 1/2 000 000 000 soit un gramme de fluorescéine pour deux mille mètres cubes d'eau au lieu de 1/200 000 000, limite de la visibilité ordinaire. Diener cependant a mis en garde contre les résultats obtenus dans ces cas, d'autres corps que la fluorescéine pouvant donner ces minimes colorations. Par des examens successifs après le début de l'épreuve on peut encore apprécier la rapidité des infiltrations.

Miquel a préconisé un autre procédé qui consiste à verser sur le sol 10 à 20 kilogrammes de levure de bière et à rechercher après prélèvement d'une certaine quantité d'eau et ensemencement en culture appropriée si la levure a traversé la couche de terrain interposée. Miquel a pu retrouver ainsi la levure au robinet de son laboratoire *vingt-deux heures après* son déversement à la surface d'une région située à 150 kilomètres de distance. On comprend, dans ces conditions, avec quelle rapidité peut se produire l'infection des habitants d'une ville ou d'une caserne lorsque l'eau reçoit en un point de son parcours des selles et urines typhoïdiques.

Cette expérience démontre donc l'importance de l'enquête locale, de la surveillance des périmètres de protection, et par conséquent toute la valeur de la déclaration obligatoire, et des mesures de désinfection qu'elle entraîne. En n'obtempérant pas à la loi, le médecin actuellement, demain le chef de famille, le logeur ou le chef d'une collectivité, commettrait une action véritablement criminelle, puisqu'il serait la cause d'épidémies de fièvre typhoïde qui se chiffrent toujours par une mortalité plus ou moins grande.

L'enquête poursuivie sur tout le parcours d'une adduction d'eau, et principalement au niveau des sources, est, nous le répétons à dessein, la mesure de prophylaxie la plus urgente, pour les maladies contagieuses d'origine hydrique. C'est elle qui solutionnera la question dans les villes où *l'eau d'approvisionnement contient du b. coli à l'état permanent.* En pareil cas, une *surveillance étroite devra être organisée sur les villes, villages ou hameaux,* sur les fermes isolées qui se trouvent aux alentours de la source ou de la prise d'eau qui alimente la ville. *La constatation de la fièvre typhoïde dans une de ces zones sera pour les Directeurs du Service de santé des corps d'armée un indice précieux, qui leur permettra de prendre des mesures préventives en temps opportun.*

En résumé :

Toutes les fois qu'il s'agira de doter une collectivité militaire d'un approvisionnement d'eau, l'autorité militaire devra exiger la production des pièces suivantes :

1° Évaluation du nombre des éléments à approvisionner afin d'allouer les quantités suffisantes.

2° Ces quantités devront être fixées en se rapprochant le plus possible de celles de notre tableau II, surtout en ce qui concerne l'eau de boisson proprement dite et celle fournie aux lavabos. Cette dernière devra avoir les mêmes qualités que la première.

3° Résultat de l'enquête géologique.

4° Résultat de l'enquête topographique. État de santé habituelle des habitants au voisinage des captages. Étendue de la zone de protection.

5° Moyens d'adduction employés. État de la canalisation.

6° Suppression des réservoirs de casernes; des compteurs devront être établis, afin de distribuer l'eau directement.

7° Étude d'un procédé de filtration à la caserne s'il est nécessaire après études prolongées sur la qualité de l'eau débitée.

8° Analyses bactériologiques.

9° Analyses chimiques.

ÉPURATION DE L'EAU DE BOISSON

La question de l'épuration de l'eau de boisson offre un intérêt considérable; elle exerce depuis bien longtemps la sagacité des hygiénistes qui, pour sa réalisation, ont mis en œuvre un grand nombre de procédés, les uns mécaniques, les autres physiques et chimiques.

I. **Épuration spontanée.** — La nature semble spontanément s'acquitter de ce soin et bien des peuples se contentent d'une eau qui s'est purifiée d'elle-même. Nous ne pourrions en citer de meilleur exemple que celui des Chinois qui consomment l'*eau pourrie* qu'ils ont conservée dans des tonneaux pendant six ou huit mois. Duclaux a montré par plusieurs analyses, que non seulement l'épuration ainsi obtenue était à peu près complète, mais que le liquide devenait impropre au développement ultérieur des germes pathogènes. Ces résultats ont été confirmés par Cromer, qui conserva pendant soixante-dix jours de l'eau prise dans le lac de Zurich, et par Miquel, qui, ayant trouvé dans de l'eau de Seine une moyenne de 4 800 bactéries n'en compta que 220 neuf ans après, dans la même eau conservée dans une bouteille.

L'épuration spontanée ne se fait pas que dans les liquides immobilisés dans des récipients : on l'observe également pour les eaux courantes. Le tableau suivant montre les résultats de cette auto-épuration pour la Seine.

Auto-épuration de la Seine (Durand-Claye et Miquel).
Résultats en milligrammes et par litre.

	AZOTE ORGANIQUE	AZOTE TOTAL	OXYGÈNE DISSOUS	CHLORE	NOMBRE DE BACTÉRIES PAR CM³.
			cm³		
Pont-Royal (dans Paris)........	»	»	10,4	6,0	159 000
Point-du-Jour...............	»	»	9,5	6,0	300 000
Pont d'Asnières..............	0,850	1,89	9,5	6,0	163 000
Saint-Denis.................	1,270	11,29	7,4	9,0	2 419 000
Epinay.....................	1,260	3,00	6,7	10,0	2 813 000
Bezons....................	0,870	1,90	5,3	11,0	2 855 000
Bougival..................	0,780	3,50	5,1	10,0	2 060 000
Conflans..................	0,790	2,50	6,0	10,0	414 000
Meulan....................	0,400	»	8,3	10,0	275 000
Mantes....................	»	»	8,5	10,0	272 000

La sédimentation a certainement une part dans cette épuration ; elle s'effectue beaucoup plus sur les bords du fleuve qu'au centre où le courant est plus rapide. Un fond rocailleux à relief irrégulier la favorise : par contre les grands mouvements qui agitent la masse des eaux sont un obstacle sérieux à la sédimentation, tels la navigation, les crues.

Le rôle de la lumière solaire a été mis en évidence par les expériences de Buchner à Munich, et après lui par de nombreux auteurs. Celle-ci empêche le développement des bactéries.

La concurrence vitale enfin joue un rôle considérable dans cette épuration.

« Les microbes sont les plus grands ennemis des microbes et il n'y a pas de précipitation chimique, ni de filtration poreuse, si parfaite qu'elle soit, qui vaille une bonne invasion de germes et une impureté passagère. » (Duclaux, I, 584.)

Les microbes de l'eau exercent notamment une action nocive sur les bactéries pathogènes.

Sous ces différentes influences, il se produit donc une épuration spontanée de l'eau. Mais quelle que soit la rapidité avec laquelle elle s'accomplit, elle ne satisfait pas suffisamment l'hygiéniste.

II. Épuration artificielle. — A. Épuration mécanique. — Parmi les procédés mécaniques, il en est un qui consiste à provoquer une simple décantation. On fait arriver l'eau dans des réservoirs, on établit des barrages sur le cours des rivières, en un mot, on attend que le repos provoque la sédimentation des matières organiques.

1° FILTRATION. — La véritable méthode mécanique consiste dans la filtration. Il faut immédiatement distinguer la filtration en grand et la filtration domestique, la première ayant pour but de fournir une eau potable à de grandes agglomérations, la seconde étant employée dans les familles ou les collectivités plus restreintes.

a) FILTRATION EN GRAND. — La filtration en grand se pratique de différentes façons.

1° *Terrain d'irrigation*. — Thiem en 1888, puis E. Trélat[1] en 1890 préconisèrent dans ce but l'utilisation de véritables champs d'épandage. Bechmann fit rejeter en France l'application du procédé. Étudié depuis par un hygiéniste suédois, Gustave Richet[2], de Stockholm, il reçut la consécration de l'usage dans ce pays. En amenant les eaux de rivière ou de lacs sur les terrains d'irrigation, on forme dans la profondeur une sorte de nappe souterraine artificielle, dans laquelle il est permis de puiser une eau dont le degré d'épuration est en rapport, d'une part avec la nature du terrain, et d'autre part avec l'épaisseur de la couche filtrante. Il est rationnel de penser qu'avec un choix judicieux du terrain, on puisse obtenir une eau suffisamment épurée et présentant cette qualité de fraîcheur si précieuse pour la consommation.

2° *Bassins de sable submergés*. — Les filtres à sable ordinaires, à filtration lente, dits encore filtres anglais ont été appliqués pour la première fois en 1829 à Londres, par Simpson. Cet auteur n'avait en vue que la clarification des eaux. Mais des études faites ultérieurement par Piefke et Fränkel montrèrent que les microbes étaient arrêtés à la surface du filtre. Ce phénomène résulte de la formation à la surface du bassin filtrant d'une membrane gélatineuse, d'une sorte de pellicule composée d'éléments végétaux et animaux, d'algues, dont les éléments sont constitués par des filaments enchevêtrés les uns dans les autres, de diatomées à carapace siliceuse qui remplissent les mailles de ce réseau et enfin de microbes qui vivent surtout à la surface. Les algues vertes à chlorophylle en se développant détruiraient les bactéries d'après Strohmeyer. Le même observateur en 1897 et Kemma à Anvers en 1900 ont fait voir que cette flore de la membrane filtrante variait avec les saisons. Cette membrane filtrante due à la sédimentation d'une eau impure n'est complètement formée qu'au bout de trois ou quatre jours, l'eau qui passe dans le bassin

---

1. TRÉLAT, Eau de rivière comme boisson, *Revue d'hygiène*, 1890, p. 903-4.
2. GUST. RICHET, *Les eaux souterraines artificielles*, Pritze, Stockholm, 1900.

filtrant avant ce délai ne peut être consommée. Lorsque la membrane est formée, on dit que le filtre est *mûr*.

Les filtres à sable sont essentiellement constitués par des bassins, dont les parois sont revêtues à leur surface intérieure d'une couche de mortier à surface irrégulière, de façon que les différents éléments s'emboîtent avec les bords des masses de sable accumulées à l'intérieur. Par ce moyen on évite le passage direct de l'eau brute de la surface dans la profondeur, le long des parois dont le revêtement, autrefois lisse n'entrait pas en contact intime avec la surface extérieure du filtre.

A l'intérieur de ces parois et au fond du bassin, se trouvent les couches filtrantes proprement dites, constituées par six couches superposées : deux de sable fin, quatre de graviers de différentes dimensions.

En procédant de haut en bas, nous trouvons :

```
1° Une couche épaisse de 0m,55 de sable fin de  1 à 2 mm.
2°         —          de 0 ,05      —        de  4 mm.
3°         —          de 0 ,30 de graviers de  7  ---
4°         —          de 0 ,10      —        de 30 —
5°         —          de 0 ,10      —        de 45 —
6°         —          de 0 ,30      —        de 60 —
                                             ————
       Épaisseur totale....   1m,40
```

Au-dessous de cette dernière couche se trouvent les tubes collecteurs, constitués par des briques creuses, mises bout à bout, et reposant sur un sol imperméabilisé, par une couche de béton.

Lors de la mise en service d'un filtre, on le remplit d'eau lentement jusqu'à une hauteur de 0 m. 60 à 1 mètre. Cette eau est laissée vingt-quatre heures au repos afin de permettre la formation d'une membrane continue par le dépôt des particules en suspension dans l'eau. Puis, on ouvre peu à peu la vanne d'évacuation jusqu'à ce que la couche d'eau n'ait plus que 30 centimètres de hauteur.

On fait alors arriver l'eau brute progressivement et proportionnellement au degré de feutrage de la membrane filtrante. On tend ainsi à augmenter le débit par un accroissement de la pression s'exerçant à la surface du filtre. La vitesse de filtration a été jusqu'à présent calculée d'après la hauteur de la tranche d'eau qui passe chaque jour par le filtre ; elle doit être en moyenne de 1 m. 50 à 2 m. 80 par vingt-quatre heures. On tend de plus en plus à diminuer cette vitesse ; Miquel conseille de ne pas dépasser 1 m. 92 pour vingt-quatre heures pour les filtres de Saint-Maur et d'Ivry ; cette vitesse d'ailleurs doit dépendre du degré de souillure de l'eau. C'est ainsi qu'à Zurich on

filtre 4 m. 80 en vingt-quatre heures en opérant sur l'eau du lac
préfiltrée. A Lower Roxborough, près de Philadelphie, après dégrossissage sur des appareils Maignen on filtre 5 m. 60. Dans la pratique,
on doit s'efforcer de régler pour le mieux la vitesse de filtration
suivant la qualité de l'eau, le réglage se fait à l'aide de vannes
disposées sur les collecteurs d'eau filtrée ou par des appareils automatiques appropriés.

Le *nettoyage du filtre* se fait lorsque le débit a diminué d'une
façon marquée, il s'agit dans ce cas d'une augmentation d'épaisseur

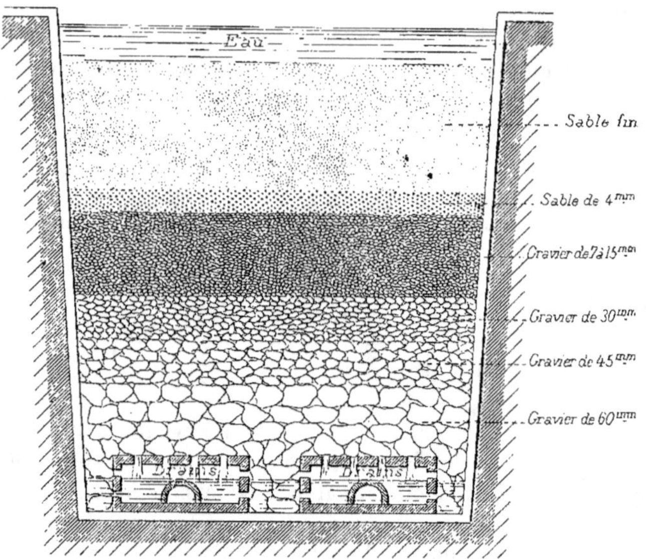

Fig. 27. — Coupe d'un filtre à sable.

et de densité de la membrane filtrante qui met obstacle à la perméabilité du filtre; aussi après avoir mis le filtre en décharge, on râcle
la surface du sable en enlevant 1 ou 2 centimètres et on remet le filtre
en marche. Dans ces nouvelles conditions, au lieu d'amener directement l'eau brute, on fait refluer de l'eau déjà filtrée sur une hauteur
de 10 à 20 centimètres. Cette opération doit durer douze heures, après
quoi on introduit directement l'eau brute jusqu'à ce que la pression
voulue soit obtenue, cette hauteur n'excède guère 60 à 120 centimètres au maximum. Lorsqu'on a pratiqué un certain nombre de
nettoyages et que, par suite, la couche de sable a diminué d'épaisseur,
le sable restant est enlevé pour être brassé et nettoyé avec de l'eau
épurée, on nettoie en même temps les parois des bassins chargées
de matières organiques; cette opération est difficile et fort longue.

Suivant les souillures de l'eau, la fréquence des nettoyages superficiels varie de six à douze jours et de un à deux ans. Dans ces
derniers temps, L. Marchadier[1] est venu faire voir qu'en se servant
d'un sable de grosseur moyenne de 1 millimètre et en réduisant
graduellement après chaque nettoyage l'épaisseur de la nappe de
sable de 90 à 30 centimètres, on constate que la filtration est
aussi parfaite qu'auparavant. Cet auteur prétend même qu'une
nappe de sable de 30 centimètres d'épaisseur est suffisante pour
les besoins de la filtration et qu'elle constitue la nappe normale dans
le filtre à sable submergé? On éviterait ainsi les dépenses considérables qu'entraîne le nettoyage complet du filtre, car avec une
épaisseur de sable aussi réduite le nettoyage en surface serait
remplacé sans plus de frais par le nettoyage en profondeur. Bien
mieux, en raison de la faible épaisseur du sable, le nettoyage à main
d'homme long, coûteux, imparfait et souvent dangereux ferait place
au nettoyage mécanique sur place et sans appareil spécial, au moyen
d'une violente et rapide pulvérisation d'un mélange d'eau et d'air
sous pression, en utilisant comme intermédiaire une batterie de
tubes perforés placés sous le sable et destinés à servir, en temps
ordinaire, de collecteurs à l'eau filtrée. Ce système vient d'être
appliqué par M. Desgorces, directeur des travaux de la ville de
Chartres pour le drainage et le nettoyage des clarificateurs en usage
dans le service d'eau de cette ville. D'après Marchadier et Guineau-
deau[2] la réduction de la couche filtrante entraînant en même temps
celle du volume des filtres aurait pour conséquence de réduire les
frais d'installation de moitié.

L. Marchadier a encore appelé l'attention sur l'incrustation de la
membrane biologique par les sels de chaux de l'eau brute. Ce phénomène d'incrustation calcaire se produit d'ailleurs également pour
les filtres non submergés.

En somme, le gros obstacle au fonctionnement régulier des
bassins à filtration lente semble résider dans le colmatage plus ou
moins rapide des éléments du filtre et dans les dépenses qu'entraîne
son nettoyage et sa régénération.

Aussi, les efforts de ceux qui ont voulu perfectionner le système
des bassins filtrants se sont employés à diminuer autant que possible
ces inconvénients soit par l'usage de préfiltres ou par un traitement

1. L. MARCHADIER, Influence du calcaire des eaux sur le rendement bactériologique
des appareils filtrants submergés fonctionnant à l'air libre, *Bulletin de la Société belge
de géologie*, 20 octobre, 1908, p. 301-305.
2. MARCHADIER et GUINAUDEAU, Sur quelques erreurs gravement préjudiciables à la
vulgarisation du filtre de Simpson, *Bulletin de la Société belge de géologie*, 1909.

des eaux brutes ayant pour but de précipiter les matières organiques contenues dans l'eau et de hâter ainsi leur sédimentation.

Filtres à dégrossisseurs Puech-Chabal. — Au sortir de la conduite de refoulement, l'eau se rend dans un canal de répartition et de là par des cascades d'aération, gagne la série des dégrossisseurs. L'eau les traverse de haut en bas. Chaque dégrossisseur est constitué par des graviers de diamètre sensiblement uniforme reposant sur une tôle perforée. Mais d'un dégrossisseur au suivant, les diamètres

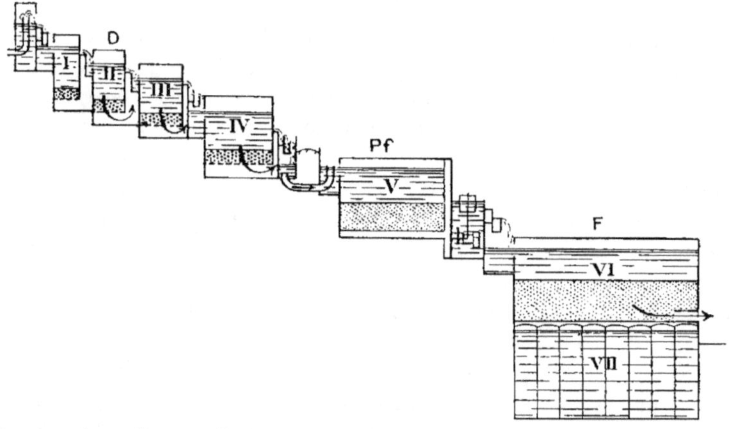

Fig. 28. — Coupe d'une installation filtrante avec dégrossisseurs *Puech-Chabal.* — I, II, III, IV. Dégrossisseurs; V. Préfiltre à sable; VI. Filtre à sable; VII. Réservoir d'eau filtrée.

des graviers vont en diminuant et les dimensions des dégrossisseurs en augmentant.

Au sortir des dégrossisseurs l'eau se rend dans des bassins de sable destinés à opérer une préfiltration, et aboutit ensuite aux filtres à sable.

Dans les filtres à sable fin ainsi que dans les préfiltres, la couche de sable repose sur une couche de gravier qui est elle-même supportée par une série de briques spéciales perforées qui tapissent tout le fond du bassin.

Ce fond est constitué par deux plans un peu inclinés qui se raccordent suivant une arête légèrement en pente qui forme drain pour faciliter l'écoulement de l'eau.

Résultats. — Les chiffres suivants extraits du *Bulletin municipal officiel de la Ville de Paris* donnent le résultat des analyses effectuées au Laboratoire municipal de Montsouris sous la direction de

1. Chabal, *Revue d'hygiène,* 1902, p. 540.

M. Miquel. La numération des bactéries a été faite au bout de quinze jours d'incubation.

	BACTÉRIES PAR CM³ CONTENUES	
	Dans l'eau brute de Seine prise au barrage de Suresnes.	Dans l'eau filtrée prise dans la conduite de départ du réservoir.
Moyenne de l'année 1906........	238 305	170
— — 1907........	410 580	120
— — 1908........	315 470	135
Moyenne de l'année 1909 (jusqu'à fin d'août)................	124 887	36

Ainsi que le montre le tableau ci-dessus, l'élimination des bactéries dépasse 99,97 p. 100.

Ces résultats semblent être plus le fait des préfiltres que celui des dégrossisseurs. A la partie profonde de ceux-ci en effet s'accumulent des boues chargées de matières organiques qui au bout d'un certain temps souillent l'eau au lieu de la purifier[1].

SYSTÈME ANDERSON. — Le système Anderson est le trait d'union entre ce genre de filtres et celui dit à filtration rapide.

Pour remplir le même but que celui que s'était proposé MM. Puech

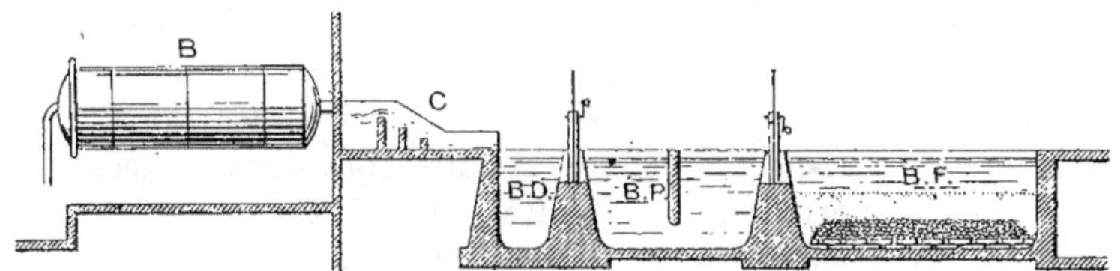

Fig. 29. — Coupe d'une installation filtrante. *Système Anderson.* — B. Revolver mû d'un mouvement de rotation dans lequel se fait le brassage de l'eau avec le fer. — C. Cascade où se produit l'aération et la transformation des sels ferreux en sels ferriques insolubles ; B.D. Bassin de décantation ; B.P. Préfiltre ; B.F. Bassins de sable filtrants.

et Chabal, c'est-à-dire pour ne livrer aux bassins de sable qu'une eau déjà en partie épurée, on a pensé ici réaliser la première épuration, en hâtant la précipitation des impuretés des eaux brutes par le brassage avec des fragments de fonte pendant cinq minutes dans de grands cylindres horizontaux, tournant lentement autour de leur axe. Une certaine quantité de métal entre en dissolution : 500 grammes à 3 kilogramme pour 1 000 mètres cubes d'eau. Les matières organiques et l'acide carbonique dissous dans l'eau attaquent le fer métal-

1. MARCHADIER, Projet d'épuration d'une eau de rivière, *Revue pratique d'hygiène municipale*, oct. 1909, p. 457.

lique et le transforment en carbonates ferreux et composés organo-métalliques solubles.

L'eau sort du cylindre en cascade, de façon à permettre une aéra-tion énergique qui transforme les sels ferreux en composés ferriques *insolubles*; ceux-ci se précipitent dans les bassins de décantation ménagés à cet effet, entraînant par une sorte de collage : substances argileuses, organiques et microbiennes. L'eau ainsi épurée est alors dirigée sur des bassins de sable.

Outre les essais d'Anvers, l'appareil Anderson a été appliqué à Gouda (Hollande), 1886; à Doordrecht, sur l'eau de la Merwede, 1887; et Ostende, sur l'eau du canal de Bruges, 1887; à Paris, sur l'eau de Seine prise au quai de Grenelle; à Berlin, sur l'eau de la Sprée. La Compagnie générale des eaux en a fait des installations à Boulogne-sur-Seine pour le traitement de 5 000 mètres cubes par jour d'eau de Seine (1890-1892); puis dans les usines de Choisy-le-Roi (8 000 mètres cubes); de Neuilly-sur-Marne (7 000 mètres cubes); de Nogent-sur-Marne (7 000 mètres cubes); enfin, à Villefranche-sur-Mer (15 000 mètres cubes). ‘

Filtres rapides dits filtres américains[1]. — Schématiquement, ce filtre se compose de deux cuves : une cuve extérieure E et une cuve intérieure I. La cuve intérieure I est remplie de sable S : elle n'est ni aussi large, ni aussi haute que la cuve E, son fond cependant la déborde de façon à s'adapter d'une manière si parfaite au pourtour intérieur de la cuve E, que l'eau ne peut passer entre les joints.

Les cuves ainsi disposées délimitent entre elles deux espaces : un premier espace inférieur compris entre la face inférieure du fond de la cuve I et la face supérieure du fond de la cuve E; cet espace est le bassin de décantation.

Le second espace, délimité entre les deux cuves, est un espace annulaire compris entre la face extérieure du pourtour de la cuve I et la face intérieure du pourtour de la cuve E.

Supporté par la cuve E, on voit en M un fort madrier; à celui-ci est solidement fixé un axe métallique A, autour duquel peut tourner une roue dentée D supportant quatre bras en croix B. Ces bras métal-liques, dont deux sont visibles sur la figure 30, supportent appendus à eux-mêmes de légères tiges métalliques T, disposées sur les bras comme les dents d'un peigne et munies d'articulations à rotule, ce qui leur permet de rester rigides quand la roue D tourne dans le sens en avant; quand la roue D tourne dans le sens en arrière, les tiges, par suite de la résistance du sable dans lequel elles sont enfouies, se

---

1. LACOMME, L'épuration des eaux par les filtres à sable dits Américains, *R. H.*, 1905.

replient et se placent presque horizontalement à la surface du sable.

Placé au milieu de la cuve I en entourant l'axe A est une conduite C dont l'extrémité supérieure s'élève légèrement au-dessus du niveau du sable S, cette conduite descend jusque dans le bassin de décantation où elle se termine par un coude qui, relié à l'axe A, tourne avec

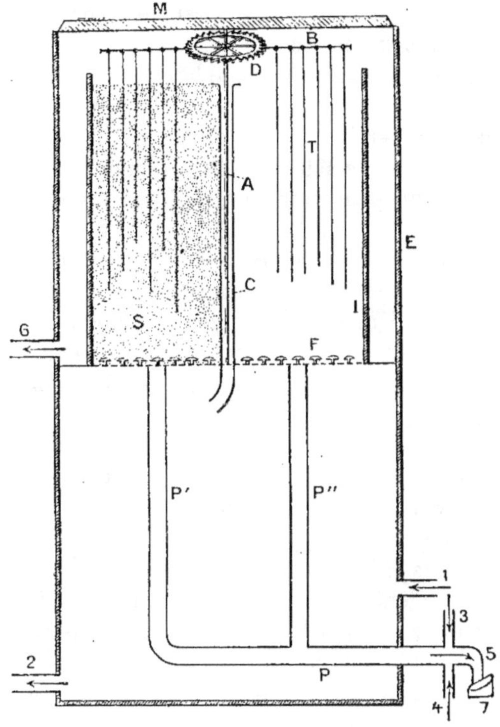

Fig. 30. — Coupe du filtre américain (Lacomme).

lui. Le sable employé est de préférence du sable en grains polyédriques de un demi-millimètre de diamètre.

Sur le fond de la cuve I est tout un système de tuyauterie en fonte F sur le détail de laquelle nous n'insisterons pas ; tous ces tuyaux de premier, second, etc., ordre, se réunissent en deux troncs principaux P' P" qui, se confondant, forment le tuyau P.

Les cuves communiquent avec l'extérieur au moyen de 6 vannes : la vanne 1 amène l'eau que l'on veut filtrer ; la vanne 2 sert à vider le bassin de décantation ; la vanne 3 communique avec un réservoir d'eau filtrée ; la vanne 4 est en communication avec un réservoir qui contient soit de l'eau naturelle, soit de l'eau filtrée ; la vanne 5 conduit l'eau filtrée dans le réservoir d'où elle sera distribuée ; enfin, la vanne 6 fait communiquer l'espace annulaire avec l'extérieur. Les vannes 2 et 6 communiquent avec l'égout. A la conduite correspondant à la vanne 5 est annexé un appareil appelé « controller » (7) par les constructeurs et servant à régler la vitesse de filtration suivant les besoins. Un autre appareil, annexé à la conduite, correspondant à la vanne 1, règle l'arrivée de l'eau à filtrer de façon à ce que celle-ci n'arrive pas plus rapidement qu'elle ne s'écoule. Enfin, un appareil permettant de stériliser la couche de sable au moyen de la vapeur est annexé à ce filtre.

Comme on le voit par la description de ce filtre, l'eau passe à travers le sable par la seule action de la pesanteur.

Ce modèle, que l'on peut voir en détail, est dit « Jewell Gravity filter ».

On a agité la question de savoir si les bassins de sable devaient être ouverts ou fermés. Les bassins ouverts auraient l'avantage d'utiliser l'action de la lumière et de l'oxygène en favorisant le développement des algues vertes à chlorophylle. D'autres pensent qu'il vaut mieux les couvrir pour éviter justement le développement trop considérable des algues qui finissent par mourir et deviennent alors le siège de phénomènes de putréfaction. Avec les bassins couverts disparaît aussi l'inconvénient de la gelée, et de l'échauffement produit par le soleil, qui favorise le développement des espèces microbiennes. La question n'est pas encore tranchée, mais il semble rationnel d'admettre qu'il y a plus d'inconvénient à les laisser ouverts, l'action microbicide de l'oxygène développé par les plantes à chlorophylle étant peut-être compensée par les phénomènes de putréfaction dont elles sont trop souvent le point de départ. La chose est si plausible qu'en pratique on cherche actuellement à se débarrasser des algues qui encombrent souvent les bassins filtrants.

Le fonctionnement des bassins de sable en général semble donner de bons résultats. La ville de Paris les a utilisés pour purifier les eaux de la Marne (Saint-Maur), de l'Oise et de la Seine (Ivry) de façon à subvenir à l'insuffisance des eaux de source et à prévoir l'alimentation de la ville au cas où les eaux de sources viendraient à manquer, en cas de guerre par exemple [1]. Les analyses faites comparativement pendant le quatrième trimestre de l'année 1903 indiquent une teneur microbienne moindre dans les eaux de la Seine et de la Marne filtrées que dans les eaux de source. Tandis que la Seine contient 298 microbes par centimètre cube et la Marne 975,

---

1. VAILLARD, *Rapport à la Soc. méd. des hôpitaux*, 1890.

La Vanne présente........................ 872 microbes.
La Dhuys   —   .... 1 765   —
L'Avre   —   .... 1 440   —
Le Loing   —   504   —

Les résultats plaident donc nettement en faveur des bassins filtrants.

De plus la fièvre typhoïde a subi une diminution importante.

La mise en service, en 1896, des installations filtrantes de Choisy-le-Roi et de Neuilly-sur-Marne fait reculer la fièvre typhoïde dans une grande partie de la banlieue parisienne, et, dès 1899, la morbidité typhique avait diminué de 75 p. 100 dans certaines communes populeuses, de telle sorte qu'on pouvait faire, pour cette année 1899, la comparaison suggestive suivante [1] :

Morbidité typhique pour 200 000 habitants suivant leur eau d'alimentation.

1° Eau de Seine et de Marne épurée................... 3,77
2° — de source distribuée dans Paris............... 5,83
3° — de l'Oise (Saint-Denis)....................... 6,00
4° — de sources et puits suburbains................ 7,36
5° — de Seine naturelle (aval de Paris)............ 12,60

Il en est de même pour les villes allemandes qui ont amélioré leurs eaux par les bassins de sable submergés [2].

Mortalité typhique ramenée à 100 000 habitants.

Hambourg, 750 000 habitants :
Avant filtration, 1888-1892........................... 37,16
Après   —   , 1894-1904............................. 5,5
Amélioration .... 85,0 p. 100.

Zurich, 170 000 habitants :
Avant filtration, 1880-1885........................... 66,6
Après   —   , 1886-1907............................. 8,2
Amélioration .... 87,0 p. 100.

Schiedam, 26 000 habitants :
Avant filtration, 1880-1885........................... 12,0
Après   —   , 1886-1902............................. 5,3
Amélioration .... 55,0 p. 100.

Il semblerait donc que l'emploi des eaux de rivière filtrées fut

1. BAUDET, *Épuration des eaux alimentaires.* SOUDER, *Abdruck aus Vasser und Abwasser*, vol. 1, 1909.
2. VEILHAN et REYNARD, *Ann. des Ponts et Chaussées*, 1900, et COTTAREL, *Édilité technique*, 1909, p. 427.
3. CHADAL, *Fièvre typhoïde et filtrabilité, Revue d'Hygiène*, 1900 et 1906.

préférable à l'emploi des eaux de source [1]. Mais ces avantages sont compensés par des inconvénients qui ont leur importance. Les eaux de source ont une qualité que ne peuvent avoir les eaux de rivière, c'est la *fraîcheur* qui est indispensable aux eaux de boisson et que les ingénieurs oublient trop souvent dans les projets qu'ils établissent. La fraîcheur est une des qualités essentielles de l'eau potable; les médecins militaires ont pu souvent s'en rendre compte : combien de fois, à la suite du mauvais fonctionnement de filtres qui donnaient une eau tiède, n'a-t-on pas vu les hommes refuser de boire cette eau et rechercher à un robinet quelconque ou à un puits une eau *souillée*, mais *fraîche*.

Il semble d'ailleurs que, dans ces derniers temps, il se soit produit, en Allemagne, un revirement en faveur des eaux de source. Il est désirable qu'il en soit de même chez nous. L'eau des nappes souterraines sera toujours forcément moins polluée que les eaux superficielles. Dût-on même les épurer ensuite, elles doivent conserver la préférence. Le maniement des filtres à sable, en effet, offre certaines difficultés qui peuvent nuire à leur fonctionnement. La moindre imprudence, le moindre à-coup dans l'arrivée de l'eau sur le filtre peut provoquer une rupture de la membrane superficielle et c'est alors une eau impure qui subitement sera livrée à la consommation. Pour obvier à cet inconvénient, on fait journellement une analyse bactériologique dont les résultats doivent être connus dans les vingt-quatre ou quarante-huit heures. Le nombre des colonies qui se sont développées dans ce délai ne doit pas dépasser 50 à 60 par centimètre cube au bout de vingt-quatre heures et 100 au bout de quarante-huit heures.

Pour Miquel une eau qui donne 136 colonies au centimètre cube en quarante-huit heures peut être considérée comme en donnant 1 000 au bout de quinze jours.

Mais la numération pure et simple des colonies bactériennes perd de plus en plus de sa valeur et il y a lieu d'appliquer à l'eau filtrée la recherche du bacille coli, ainsi que la détermination de tout autre élément pathogène, et de noter la présence ou l'absence des espèces putrides. C'est sur ces dernières données que la distribution de l'eau filtrée à Paris est réglée [2].

Il semble qu'à ce dernier point de vue l'épuration produite par les bassins de sable submergés laisse à désirer. Si la réduction du nombre

---

1. J. Courmont, L'alimentation des villes en eau potable, *Presse médicale*, 15 juin, 1904, p. 377.
2. E. Bonjean, Filtration et stérilisation des eaux d'alimentation humaine, *Annales d'hyg. publique et de médecine légale*, décembre 1904.

des bactéries est toujours évidente, il n'en est pas de même de la disparition du bacille coli.

Certaines installations cependant sont plus parfaites. C'est ainsi qu'à Nancy les filtres qui épurent l'eau de l'Asnée ne donneraient du coli qu'exceptionnellement depuis 1903.

Quoi qu'il en soit, il est certain que c'est là le point faible des filtres à sable submergés, qui semblent dans certains cas devoir demander un complément d'épuration à d'autres systèmes de stérilisation.

D'après des études récentes cependant, il suffirait de pratiquer une double filtration en faisant précéder les bassins de sable de simples préfiltres, ayant une construction identique à celle des bassins de sable[1]. *L'eau filtrée doit être exempte complètement de b. coli.*

3° *Filtre à sable non submergé de Miquel et Mouchet* (adopté pour l'armée par circulaire du 28 janvier 1909). — Ce filtre dont l'idée première revient à M. Janet, ingénieur des Ponts et Chaussées, répond à une conception différente de celle qui avait guidé jusqu'ici dans la filtration sur sable. L'épuration des eaux nous paraît tenir, disent Miquel et Mouchet, à la fixation des particules solides de toute nature par les grains de sable; que cette fixation ait lieu par une attraction analogue au phénomène de la pesanteur ou par des adhérences dues à des phénomènes capillaires, elle semble se produire sur toute la hauteur de la masse du sable humide.

Les lames minces d'eau, qui traversent graduellement le filtre, se débarrassent peu à peu de leurs corpuscules microscopiques, se clarifient en abandonnant leurs particules argileuses et se purifient en se débarrassant par le même mécanisme des bactéries.

L'épuration a donc lieu d'emblée, *sans maturation préalable,* quand les matériaux sous-jacents sont convenablement lavés. C'est pour cette raison que les arrêts plus ou moins prolongés de ce genre de filtres sont sans influence sur la qualité des eaux épurées. Seul un arrosage trop copieux qui tend à noyer le sable peut s'opposer à une épuration convenable.

On peut pousser ces arrosages de façon à les rendre équivalents à la chute sur les filtres d'une couche d'eau journalière de 2 mètres cubes pour 1 mètre carré de surface.

Ce filtre a été l'objet d'études spéciales en vue de son application à l'armée.

Il est constitué par des bassins en maçonnerie ou en métal sur le fond desquels on dispose à plat des rangées de briques séparées entre elles par un intervalle de 4 à 5 centimètres. Au-dessus de

---

1. MARCHADIER, *Loc. cit.*, p. 46.

cette première couche, on dispose une seconde couche de briques à plat perpendiculairement placées aux piles sous-jacentes et distantes de 1 à 2 centimètres pour éviter que le gros gravier ne s'accumule dans le bas du réservoir. Au-dessus des briques ainsi disposées, on place :

```
1 couche de gros graviers d'un diamètre de 0,02  à 0,04 épaisse de 0m,05
1   —     de gravillons        —        0,005 à 0,01   —      0 ,05
1   —     de gros sable        —        0,003          —      0 ,05
1   —     de sable fin        --        0,001          --     1 ,50.
```

Les matériaux de soutien et les trois premières couches de gravier peuvent être avantageusement remplacés par des *dalles filtrantes* constituées en béton maigre de ciment armé de 0 m. 05 d'épaisseur soutenues par des briques, ce qui permet de diminuer de 0 m. 15 la hauteur totale de l'appareil.

L'eau est distribuée sur le sable par un tube d'arrosage percé de petits orifices à raison de dix à douze par mètre carré.

Ce filtre est précédé d'un filtre dégrossisseur.

Les dispositifs peuvent varier à l'infini ; ce qui importe c'est qu'aucun jet d'arrosage ne soit projeté à moins de 20 centimètres de la paroi interne du réservoir. Il est utile de relever le sable contre la paroi du filtre, de façon à éviter que les flaques d'eau, qui se produisent à la surface quand le sable s'imperméabilise, n'arrive au contact des parois.

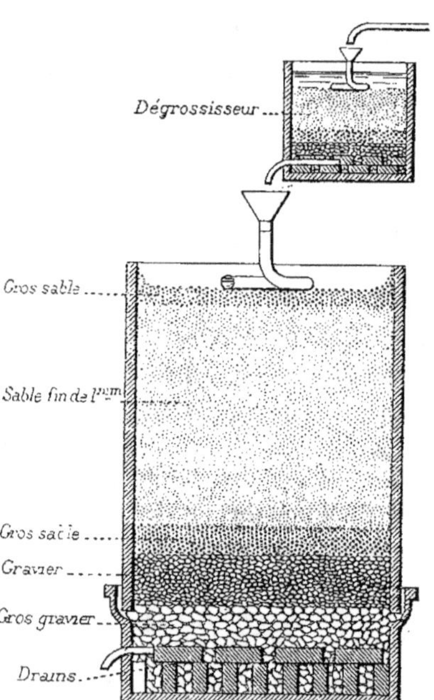

Fig. 31. — Filtre à sable non submergé de Miquel et Mouchet.

L'eau qui passe entre la paroi et le filtre s'épure incomplètement.

L'orifice de sortie de la cuve doit être percé aussi près que possible du fond du réservoir et pourvu d'un simple tube d'étain pour l'évacuation de l'eau épurée. Ce tube doit avoir un diamètre variable avec les dimensions de l'appareil, mais toujours suffisant pour assurer l'écoulement immédiat de l'eau filtrée. Un tube de 1 centimètre de diamètre intérieur assure facilement l'écoulement, dans ces conditions, de quatre mille litres d'eau par vingt-quatre heures.

La superficie du filtre ne devra jamais être inférieure à 0 m. 509. Elle devra être calculée de façon à pouvoir fournir à chaque homme 10 litres d'eau par jour, à raison de 2 000 litres par mètre carré et par jour. Il est prudent de ne pas dépasser ce débit.

Réservoir d'alimentation. — Le tube qui amène l'eau est alimenté par un bassin à niveau constant (à flotteur ou à trop-plein). L'orifice qui laisse échapper l'eau de ce réservoir d'alimentation possède un robinet d'écoulement muni d'un diaphragme, limitant l'écoulement de l'eau à une tranche de 2 à 3 m³ par jour et par mq de surface. Dans le cas où le débit de la canalisation est irrégulier, pour quelque motif que ce soit, il est entendu que cette ouverture du diaphragme doit être réglée sur le débit maximum de la canalisation. Pour que le débit du filtre ne se trouve pas accidentellement ralenti, la canalisation d'alimentation du réservoir devra avoir en tout temps un débit suffisant et régulier. Celui-ci ne devra pas être influencé notamment par l'ouverture de robinets placés en amont et susceptibles de diminuer, outre mesure, l'écoulement du robinet flotteur.

Filtre dégrossisseur. — Quand les eaux à épurer sont louches, très impures, proviennent de rivières, d'étangs, de canaux, il est indispensable de les clarifier au préalable avant de les diriger sur l'appareil épurateur. Pour obtenir ce résultat, les eaux impures sont amenées sur un petit filtre dégrossisseur formé par une couche de sable moyen (2 à 3 millimètres) et de 30 centimètres de hauteur, soutenue par un dispositif de drainage analogue à celui du filtre. Ce filtre peut posséder seulement le quart de la surface de l'appareil épurateur. L'eau qui s'échappe du filtre dégrossisseur est amenée directement dans le tube d'arrosage. Afin d'éviter le débordement du dégrossisseur, quand le sable est imperméabilisé, le préfiltre devra être muni d'un trop-plein.

Il est certain que ce filtre dégrossisseur doit être nettoyé d'autant plus fréquemment que les eaux à traiter sont plus troubles. Dans le cas où l'on aura à traiter des eaux très souillées, il sera avantageux, pour ne pas interrompre trop fréquemment la marche de l'appareil, d'installer deux filtres dégrossisseurs fonctionnant alternativement, avec le débit voulu, de manière à en avoir toujours un en marche pendant l'arrêt de l'autre pour le nettoyage.

Pour les eaux de source le dégrossisseur est inutile, les filtres à sable non submergé pouvant dans ce cas fonctionner une année environ sans aucun nettoyage.

Emmagasinage de l'eau filtrée. — Les eaux qui s'échappent du filtre seront conservées dans des réservoirs spéciaux (citernes en maçonnerie, réservoirs métalliques ou autres) à l'abri des contaminations accidentelles. Ces réservoirs doivent être étanches et avoir une capacité suffisante pour recueillir l'eau filtrée de deux fois vingt-quatre heures, et être munis d'un trop-plein pour éviter les débordements.

Le puisage de l'eau dans le cas de réservoirs souterrains se fera au moyen de pompes.

Emplacement du filtre. — Le filtre doit être placé soit dans l'obscurité, soit à la lumière diffuse. Il faut éviter que les rayons du soleil ne tombent directement à la surface du sable, ce qui aurait pour inconvénient de favoriser le développement d'algues de diverses natures et d'amener rapidement l'imperméabilisation de la surface. Le filtre doit être également mis à l'abri de la gelée, toute couche de glace se produisant à la surface équivalant à une véritable imperméabilisation.

Mise en marche du filtre. — On bouche l'orifice inférieur de la cuve destiné à donner l'écoulement de l'eau filtrée et on ouvre le robinet destiné à irriguer le filtre. L'eau ne pouvant s'échapper gagne successivement toutes les parties du sable et submerge entièrement le filtre. Durant cette opération, l'air est chassé du sable, les vides qui peuvent exister se comblent et le sable se tasse d'une façon très appréciable. Il peut arriver à perdre jusqu'à la sixième partie de sa hauteur.

On débouche l'orifice inférieur du filtre, on ramène à son niveau primitif la hauteur du sable et l'appareil est prêt à fonctionner. Cette opération a pour but de tasser le sable uniformément sans intervention mécanique. Suivant la nature du sable, les premières eaux filtrées peuvent être louches et colorées, mais après un fonctionnement d'une huitaine de jours, l'eau devient claire et limpide, quoique encore chargée d'un certain nombre de bactéries. Le chiffre des bactéries diminue rapidement les jours suivants, au fur et à mesure que s'opère le lavage des matériaux dont le filtre est constitué. On peut considérer ce lavage comme suffisamment prolongé après une période de temps d'environ trois à quatre semaines. Un filtre lavé l'est pour toujours et l'on ne doit plus y toucher.

Entretien du filtre. — Le filtre ainsi préparé peut fonctionner très longtemps. Cependant, quand l'eau est chargée d'une certaine quantité d'argile, sa partie superficielle s'imperméabilise et des flaques d'eau se forment à la surface. Ces flaques d'eau ne menacent pas le bon fonctionnement du filtre; elles ne sont à redouter que si elles s'étendent aux parois du réservoir. Dans ce cas, on suspend l'arrivée de l'eau, on retire le tube d'irrigation et on enlève à la truelle une couche de sable sur une hauteur d'environ 10 centimètres. On lave ce sable avec soin avec de l'eau très propre, jusqu'à ce que cette dernière n'ait plus l'aspect laiteux. S'il s'était formé quelques rognons de sable aggloméré, on les broie, on les tamise et on les réunit au sable à laver. Le sable bien lavé est replacé sur le filtre et l'appareil est de nouveau mis en marche. On est averti que le nettoyage est nécessaire quand il se forme à la surface des flaques d'eau de grande étendue.

Les interruptions de courte durée, de quelques heures à quelques jours dans le fonctionnement du filtre n'ont aucune influence sur le pouvoir épurateur de l'appareil ; tout au plus, quand cette suspension a duré quelques jours, remarque-t-on dans les eaux filtrées un léger accroissement des bactéries des drainages.

Surveillance du filtre. — Le filtre une fois construit et mis en marche, fonctionne d'une manière automatique et sans qu'on ait à intervenir. Cependant, il est indispensable de constater chaque jour si les divers organes (réservoir d'alimentation, flotteur, préfiltre, diaphragme) sont en place et fonctionnent normalement, de mesurer le débit de l'eau afin de s'assurer de la perméabilité du dégrossisseur et du filtre. Pour mesurer le débit de l'eau, il suffit de recueillir dans un récipient la quantité d'eau fournie dans une minute.

Le contrôle de la quantité d'eau sera exercé conformément à la circulaire du 11 mars 1907, et aux indications de la notice n° 35 du règlement sur le service de santé à l'intérieur. Deux échantillons seront prélevés, l'un à la sortie du filtre, l'autre à la sortie du réservoir et envoyés avec les précautions d'usage au laboratoire régional de bactériologie.

Dans les premiers jours de fonctionnement du filtre, l'eau filtrée contient ordinairement plus de bactéries que l'eau affluente. Peu à peu, le chiffre de ces bactéries diminue d'autant plus rapidement que le sable est mieux lavé et privé de substances organiques capables de nourrir les bactéries ; au bout de quelques semaines l'eau est acceptable au point de vue de l'alimentation, c'est-à-dire que le nombre des bactéries constaté dans l'eau effluente est devenu faible et qu'on n'y trouve plus les espèces pathogènes ou suspectes contenues dans l'eau brute. D'après les recherches effectuées sur les filtres à sable non submergé, les bactéries trouvées dans l'eau épurée proviennent uniquement des matériaux de soutien et de drainage du filtre. Ce sont des bactéries banales, vivant à la base du filtre et susceptibles de se multiplier plus ou moins suivant le degré de nutrivité de l'eau à l'égard des bactéries. Quant aux bactéries que l'on pourrait ajouter par milliers dans les eaux brutes, il a été reconnu qu'elles ne franchissent jamais l'obstacle que la couche de sable fin leur oppose. Par conséquent, le bactériologiste doit surtout s'appliquer à rechercher les espèces suspectes (bacilles coli, typhique, paratyphique, etc.) contenues dans les eaux qui alimentent le filtre. Il doit déclarer ce filtre bon quand ces mêmes bactéries ne se rencontrent plus dans les eaux épurées.

Surveillance du réservoir. — Les réservoirs étant placés à l'abri des contaminations accidentelles n'ont besoin que de nettoyages très espacés pour enlever, par exemple, les dépôts d'argile et autres impuretés accumulés à la partie inférieure. En cas de contamination accidentelle ou révélée par l'examen bactériologique, le réservoir devra être désinfecté.

A cet effet, il sera vidé, nettoyé et lavé avec une solution d'hypochlorite de chaux (un litre d'eau de Javel pour dix-neuf litres d'eau).

Installation et réparation du filtre. — L'initiative des demandes d'installation de filtres non submergés dans les corps de troupes ou établissements militaires appartient aux bureaux d'hygiène, conformément aux indications de la circulaire du 24 décembre 1907 (avant-dernier alinéa). Les propositions motivées sont formulées dans le compte rendu annuel et soumis à l'examen du Conseil supérieur de surveillance des eaux, qui décide.

Lorsque l'installation d'un filtre à sable non submergé est reconnue nécessaire, un avant-projet est établi en triple expédition par le Service du génie. Cet avant-projet est au préalable étudié en conférence par un officier du génie, un représentant du corps ou de l'établissement, un officier du Service de l'Intendance et le médecin chef du service.

Il est adressé au Ministre sous les timbres des 4e, 5e et 7e Directions (4e et 8e Directions pour les troupes coloniales).

La fourniture et la mise en place de tous les appareils qui constituent le filtre à sable non submergé sera faite par les soins et aux frais du Service du génie. Les réparations, remplacements, améliorations, échanges, sont effectués au compte de la masse de casernement par les soins de l'officier de casernement et sur la demande et les indications du médecin chef du service.

Toutefois, les réparations aux réservoirs en maçonnerie resteront à la charge du génie.

Les études poursuivies par MM. Miquel et Mouchet[1] depuis plu-

1. MIQUEL et MOUCHET, Sur les filtres à sable non submergés, *Revue scientifique*, 1907. *Annales de l'Observatoire municipal*, 1906, p. 109, et 1909, p. 57.

sieurs années permettent de penser que ce filtre bien conduit est capable de fournir une eau suffisamment épurée.

M. Miquel a recherché le coli-bacille, à divers étages, dans la masse filtrante d'un appareil d'essai; il a constaté qu'il disparaissait au delà de 0 m. 50 de profondeur.

L'efficacité du procédé vis-à-vis des espèces pathogènes ne saurait cependant être déduite simplement de l'arrêt du coli-bacille; aussi M. Miquel a répandu à la surface de ses filtres d'essais des cultures pures de coli-bacille, de vibrion du choléra, de bacille typhique. *Malgré l'énorme quantité de germes ainsi introduits sur les couches filtrantes, l'eau filtrée était absolument pure et ne renfermait aucune de ces espèces.*

Toutes ces expériences ont été faites avec un débit d'eau filtrée de 2 m³ 4 par mètre carré de surface filtrante.

Des essais faits pendant dix-huit mois à la caserne du 104ᵉ régiment d'infanterie à Latour-Maubourg ont aussi donné d'excellents résultats. Un autre filtre de ce genre va être établi dans la caserne d'Auxerre.

Une première application industrielle du procédé vient d'être faite à Châteaudun, sous les auspices du maire de la ville, M. Baudet[1], député d'Eure-et-Loir.

Le filtre d'expérience, installé d'abord à titre d'essai, à été l'objet d'analyses nombreuses pratiquées au laboratoire du Conseil supérieur d'hygiène de France, par M. Dimitri, du 21 novembre 1905 au 12 mars 1906. Celles-ci ont démontré une puissance d'épuration bactérienne supérieure à celle obtenue jusqu'alors. Le nombre des germes dans l'eau filtrée n'a jamais dépassé 6 par centimètre cube alors que l'eau brute était chargée en moyenne de 1 000 à 1 900 microbes et contenait presque toujours les espèces putrides et le bacille coli.

La présence de ce dernier n'a jamais été constatée, bien que les recherches aient porté sur 110 centimètres cubes d'eau filtrée. Le débit a été pendant tout ce temps de 2 mètres cubes par mètre carré de surface filtrante, et par vingt-quatre heures. Il n'y a eu aucune interruption de fonctionnement et aucun colmatage. La surface du sable ne présente aucun dépôt apparent, pas d'algues, ni aucune autre végétation.

Des essais sont aussi actuellement en cours à Montsouris, où fonctionnent 4 bassins d'une superficie de 25 mètres carrés chacun.

L'installation fournit 3 mètres cubes par mètre carré par vingt-quatre heures. L'eau filtrée est le mélange d'eau de Vanne, du Loing et du Lunain.

---

1. L. BAUDET, *Filtres à sable non submergés*, Paris, Dunod et Pinat, 1908.

Le procédé Miquel et Mouchet [1] est facile à installer et à conduire. Le bon fonctionnement ne nécessite qu'une surveillance restreinte. Enfin, les frais d'installation et d'exploitation, que nous ne connaissons, il est vrai, que par un seul devis, seraient inférieurs à ceux de tous les autres systèmes.

A tous les points de vue, le nouveau filtre mérite d'attirer l'attention des hygiénistes et des municipalités. Il semble s'adapter très bien à l'approvisionnement de collectivités restreintes, et on peut déjà penser à son utilisation dans les casernes, les écoles, les usines, etc. Une seule réserve doit être faite concernant le milieu thermique dans lequel fonctionne le filtre.

4° GALERIES FILTRANTES [2]. — Les galeries filtrantes créées par d'Aubuisson à Toulouse, en 1828, sont fondées sur cette remarque qu'en prenant l'eau, non pas directement dans un cours d'eau, mais dans les graviers de la rive, on obtient une eau exempte des impuretés de la rivière.

A Lyon, par exemple, d'après les analyses, l'eau des galeries est très peu chargée en germes. Elle en contient 6 par centimètres cubes tandis que dans l'eau du Rhône, déjà relativement pure, on en trouve 76.

Une autre analyse a donné 127 germes pour le Rhône et 15 dans l'eau de la galerie. On voit donc que la réduction est environ de 10 à 1.

Mais, après les grandes pluies, il se forme des fissures qui amènent des infiltrations d'eau très trouble. Si on est obligé de remanier la couche filtrante l'épuration ne se produit plus, le filtre n'étant plus colmaté. D'autre part, par suite de l'encrassement progressif du terrain filtrant, la galerie finit par fournir une quantité insuffisante d'eau, et les compagnies, pour suffire aux besoins, ont grande tendance à diriger dans les galeries de l'eau brute. Ce système est donc passible de graves objections.

5° LES PUITS LEFORT, installés autrefois dans l'île Beaulieu, au milieu de la Loire, sont en maçonnerie étanche d'une profondeur de 7 m. 50 environ.

Ils sont entourés d'un massif de sable fin formant un véritable îlot artificiel de 10 mètres de rayon minimum au travers duquel l'eau du fleuve se filtre, avant de parvenir aux parois du puits. Dans l'épaisseur de ces parois sont disposées 13 rangées horizontales de

---

1. Des expériences toutes récentes ont démontré de plus que les interruptions de plusieurs mois dans l'alimentation du filtre n'avaient aucune influence fâcheuse sur son fonctionnement.

2. Dupont, thèse de Lyon, 1902.

barbacanes distantes de 50 centimètres les unes des autres et remplies elles-mêmes de graviers fins maintenus par une toile métallique. C'est au travers de ces barbacanes que l'eau déjà filtrée par le massif de sable pénètre dans le puits où elle est recueillie par un tuyau collecteur. Les résultats obtenus sont relativement bons. Deux analyses de 1890 dues à M. Miquel donnent pour l'eau de la Loire 8 350 et 24 000 bactéries par centimètre cube et pour l'eau du puits 73 à 132. Malgré cela ce système n'a pas été généralisé, par suite de la difficulté d'installer et de maintenir ces puits dans le lit des grands fleuves. La ville de Nantes l'a même abandonné.

Un autre essai analogue a été tenté à Budapest, où on a foré dans

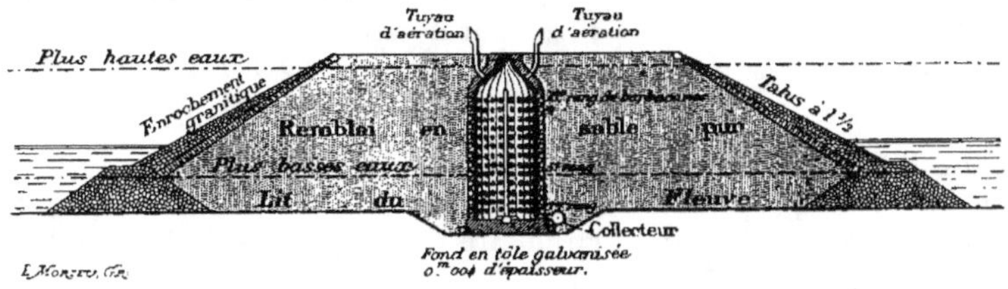

Fig. 32. — Coupe d'une installation filtrante dite *Puits Lefort.*

le lit du Danube de grands puits maçonnés étanches recevant seulement à leur partie inférieure l'eau filtrée dans le fond du lit, sous une couche naturelle de 4 à 6 mètres de gravier et collectée par des tubes fenêtrés aboutissant à chaque puits.

B. Filtration à domicile et à la caserne. Clarificateurs et stérilisateurs. — 1. *La filtration domestique* ou à domicile comporte également un grand nombre d'appareils. Certains servent surtout comme *clarificateurs* : c'est ainsi qu'on a employé de simples tonneaux contenant plusieurs couches de graviers, de débris de paille et de charbon : ce système est couramment utilisé dans l'armée autrichienne où on se sert de deux tonneaux superposés.

Dans ce groupe des clarificateurs, on peut encore faire entrer : le filtre Schuking, simple seau en toile à la partie inférieure duquel se trouve une sorte d'entonnoir dont la base est recouverte d'une toile métallique sur laquelle on dépose une couche de poudre d'amiante.

Le filtre Maignen, confectionné en terre d'amiante.

Le filtre Breyer, constitué par une toile avec poudre d'amiante.

Les filtres au charbon, en cellulose, etc. Ces filtres n'offrent qu'une sécurité trompeuse et ils ne doivent plus être considérés que comme des pis-aller.

2. *Stérilisateurs.* — Les filtres proprement dits ou « stérilisateurs »

sont les seuls qui offrent une certaine sécurité. Le filtre Chamberland en est le type.

Il est employé dans l'armée à l'exclusion de tout autre.

Filtre Chamberland. — Ce filtre est constitué par une bougie de terre poreuse, sorte de cylindre creux en porcelaine dégourdie au niveau duquel la filtration se fait de dehors en dedans. Les pores de cette bougie sont plus larges que n'importe quel microbe, et ce n'est pas par conséquent la finesse des pores qui produit la purification. Ce qui intervient, c'est un phénomène d'attraction moléculaire qui fait que le microbe attiré par l'élément minéral se colle contre lui. Les microbes ainsi arrêtés peuvent au bout d'un certain temps se développer et passer avec l'eau à l'intérieur de la bougie filtrante. Le rendement du filtre est de 24 litres par bougie et par jour pour l'eau limoneuse; pour l'eau clarifiée, il est d'environ 32 litres. En réalité, ce rendement est très variable et diminue considérablement au bout de vingt-quatre heures.

INSTALLATION DES FILTRES CHAMBERLAND DANS LES CASERNES. — Cette installation est réglée par la circulaire du 12 janvier 1901 annulant celles du 22 juillet 1889 et du 7 juillet 1890.

Le filtre Chamberland système Pasteur employé généralement dans les établissements militaires est du type dit *Filtre simple,* c'est-à-dire à bougie

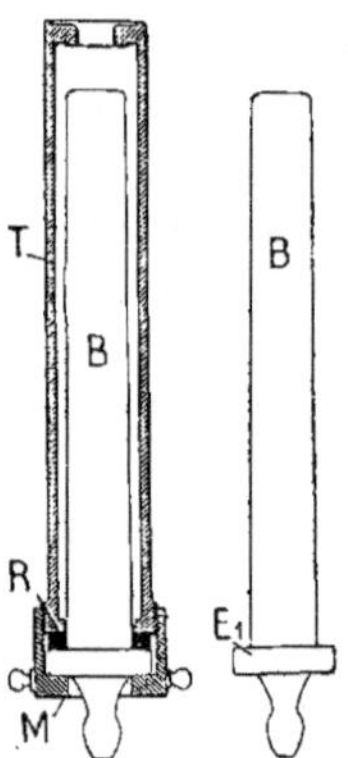

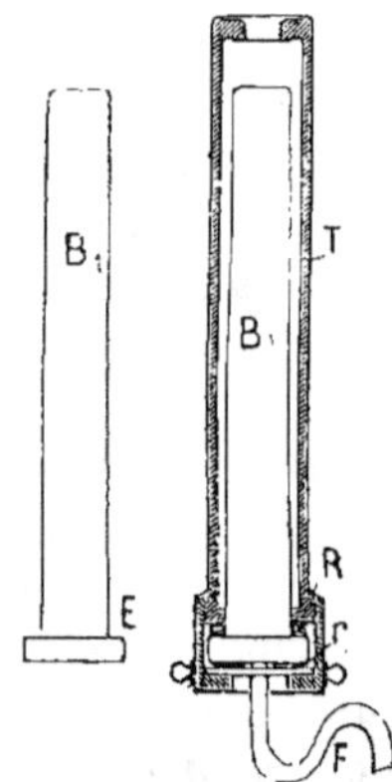

Fig. 33. — Filtre Chamberland ancien modèle; T. Tube cylindrique métallique dans lequel se trouve la bougie B avec tétine; R. Rondelle de caoutchouc destinée à assurer l'étanchéité du tube métallique.

Fig. 34. — Filtre Chamberland nouveau modèle; T. Enveloppe métallique renfermant la bougie B serrée sur le capuchon métallique à l'aide de la rondelle en caoutchouc. L'eau se rend directement dans un espace ménagé au fond du capuchon, d'où elle sort par un tube métallique F.

unique et à écoulement visible. Un robinet d'alimentation piqué sur une conduite d'eau en pression se visse sur un tube enveloppe métallique T (fig. 33) qui contient la bougie filtrante B. Cette dernière comprend un tube, une embase et un téton. L'embase E permet de fixer la bougie dans l'enveloppe T à l'aide d'une rondelle R et d'un écrou M.

La filtration s'opère de dehors en dedans afin de faciliter le nettoyage de la bougie sur la surface extérieure de laquelle se déposent les impuretés, et aussi pour faire travailler le tube filtrant par résistance à la compression, c'est-à-dire dans les conditions les plus favorables.

Ce système présente le léger inconvénient de laisser saillir le téton au-dessous de l'écrou M, ce qui facilite dans une certaine mesure le bris de la bougie.

Pour y remédier, la Société du Filtre Chamberland système Pasteur remplace actuellement la bougie à téton B par une bougie à embase simple B, avec un ajutage mobile métallique F (fig. 34) serré contre elle à l'aide d'une seconde rondelle z et du même écrou M que précédemment.

Dans ces conditions, la bougie Chamberland système Pasteur conserve l'avantage de l'homogénéité parfaite du tube et de l'embase qui permet de les stériliser par la chaleur : en même temps toute saillie extérieure fragile est supprimée. Cette modification très simple s'appliquerait aisément aux appareils en service.

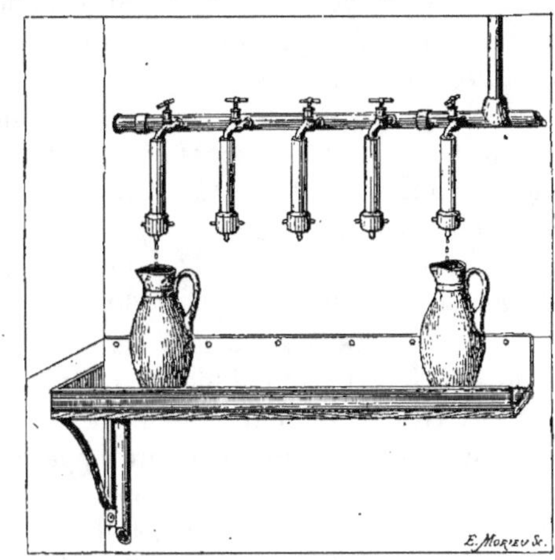

Fig. 35. — Installation de filtres Chamberland dans les casernes.

Actuellement, dans toutes les garnisons où les eaux sont suspectes, il existe une installation de filtre Chamberland à la caserne destinée à fournir exclusivement l'eau de boisson au soldat. En général l'installation comporte une ou deux chambres au rez-de-chaussée prélevées sur les ressources en locaux de la caserne; parfois il a été construit de petits bâtiments spéciaux. Là se trouvent installées une ou plusieurs rampes amenant l'eau sous pression. Lorsqu'il n'existe pas de pression, on a ajouté à l'installation un appareil dit « accumulateur de pression » qui n'a d'autre fonction que de comprimer de l'air dans un grand cylindre métallique et de donner ainsi de la pression à l'eau qui y passe.

Le nombre de bougies est de 12 pour une compagnie, de 25 pour deux compagnies et de 50 pour un bataillon.

Le nettoyage et la stérilisation du filtre est une condition essentielle pour que l'eau filtrée soit toujours pure. Elle doit se faire quelquefois deux fois par jour, en général, une fois par semaine. Le plus souvent, à ce brossage, on adjoint la stérilisation.

La circulaire prescrit de plonger les bougies pendant une demi-heure dans l'eau bouillante. On peut encore les stériliser dans les étuves à vapeur, dans les fours à flamber portés à 150°, dans les fours de boulanger à une température de 225 à 300°. L'inconvénient de la stérilisation par la chaleur est que celle-ci casse trop souvent les bougies.

On peut encore stériliser les bougies par des procédés chimiques. Pour cela on commence par fermer le robinet d'arrivée de l'eau, puis on dévisse l'enveloppe métallique. Après en avoir retiré la bougie, on brosse sa surface et on la plonge dans une solution à froid de permanganate de potasse à 1 p. 100 pendant un quart d'heure, puis on remonte la bougie en *ayant soin au préalable de remplir l'enveloppe métallique d'eau.*

Pour obtenir une désinfection plus complète en même temps qu'une régénération du filtre, après avoir plongé la bougie dans une solution de permanganate de potasse à 5 p. 100 pendant un quart d'heure, on la fait passer dans une solution de bisulfite de soude également à 5 p. 100. Cette solution se prépare avec la solution commerciale de densité 1 300, en mêlant 50 centimètres cubes de celle-ci avec 950 centimètres cubes d'eau. On ajoute ensuite au mélange 5 centimètres cubes d'acide chlorhydrique.

Pour rendre le nettoyage et la stérilisation plus faciles, on avait employé dans certains corps un appareil spécial connu sous le nom de *nettoyeur André*. Ce système a été reconnu trop fragile, incommode et insuffisant. Il est abandonné progressivement.

Une lettre ministérielle du 19 décembre 1901 ordonne une expertise soigneuse du filtre Chamberland; il ne doit y avoir aucune fuite sous pression d'air de 1 kilogramme, après immersion de dix à quinze minutes dans l'eau.

Le débit doit aussi être de 5 à 600 centimètres cubes d'eau pour quinze minutes et sous une pression de 5 mètres au début de la mise en marche, ce qui correspond à un débit de 2 à 3 litres à l'heure sous une pression de 10 mètres.

L'eau filtrée ne doit pas contenir de microbes, au moins pendant trois jours consécutifs.

Enfin, il ne doit pas y avoir plus de 0,5 p. 100 de carbonate de chaux dans la pâte du filtre.

Un grand nombre de bougies filtrantes analogues à la bougie Chamberland ont été fabriquées depuis. La bougie Brulé est absolument semblable. La bougie Garros en porcelaine d'amiante offre des pores plus réguliers, une pâte plus homogène; son débit est beaucoup plus considérable, mais en revanche elle se colmate plus rapidement. Enfin la bougie Berkefeld en terre d'infusoires présente des qualités semblables à celles des bougies Chamberland.

Elle est employée en Allemagne et fait partie du filtre de campagne de l'armée allemande. Son seul inconvénient est de ne pouvoir supporter la stérilisation par la chaleur. C'est une bougie à filtration rapide.

Des modèles destinés à l'épuration de l'eau en campagne ont été fabriqués avec ces diverses bougies filtrantes.

Le *filtre Chamberland de campagne* est constitué par un véritable autoclave de 0 m. 36 de haut sur 0 m. 31 de diamètre. Le récipient, monté sur tourillons, peut basculer et être vidé instantanément. L'eau impure, refoulée par une pompe aspirante et foulante, pénètre par l'un des tourillons au moyen d'un raccord spécial qui suit le filtre dans tous ses mouvements.

Le système filtrant comporte 21 bougies, qui diffèrent des bougies ordinaires en ce qu'elles ne portent pas d'embase émaillée. Le raccordement au collecteur est fait par des montures spéciales (assujetties sur la bougie par des bagues de serrage mobiles) qui diminuent les chances de casse.

Le filtre, qui pèse 50 kilogrammes, peut être transporté par deux hommes ou placé sur un mulet.

Filtre Berkefeld de campagne. — Les figures 36 et 37 représentent des

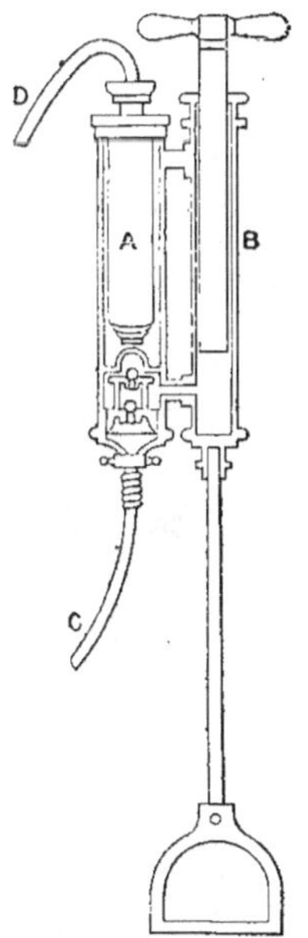

Fig. 36. — Filtre Berkefeld de campagne ancien modèle. — A. Bougie enfermée dans un cylindre métallique en communication en bas et latéralement avec une pompe aspirante et foulante B. L'eau est aspirée par le tube en caoutchouc C et sort filtrée en D.

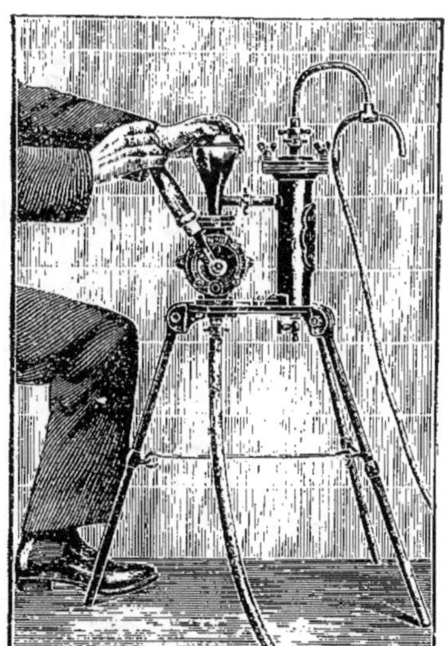

Fig. 37. — Filtre Berkefeld nouveau modèle monté sur un trépied et en communication avec une pompe.

modèles des filtres Berkefeld destinés à l'armée. La bougie filtrante A est placée dans un cylindre métallique qui se termine à sa partie inférieure par un système ingénieux de clapets formés par des balles métalliques mobiles qui permettent d'aspirer l'eau à filtrer par le tube G et de la refouler dans la partie supérieure du cylindre qui contient la bougie filtrante. La pompe B est très simple; un étrier facilite le maniement *de la pompe* en fournissant un point d'appui. L'eau filtrée s'écoule par un tube de caoutchouc D.

Un nouveau modèle se compose d'un simple cylindre métallique contenant la bougie Berkefeld. L'eau est amenée sous pression dans le cylindre grâce à une pompe rotative, dite pompe Vinco, montée sur un trépied. Le tout est contenu dans un panier d'osier de 0 m. 50 de hauteur sur 1 m. 20 de longueur et 0 m. 40 de largeur. Le panier peut être amarré à une selle ou transporté sur un fourgon. Le maniement de la pompe est assez fatigant, mais grâce à la pression produite le rendement primitif est considérable, 45 litres à l'heure. Mais ce débit diminue au bout de quinze minutes. Ce filtre est réglementaire dans les armées allemande, autrichienne, russe, anglaise.

L'*appareil Slack et Brownlow*, en usage dans l'armée anglaise, est constitué

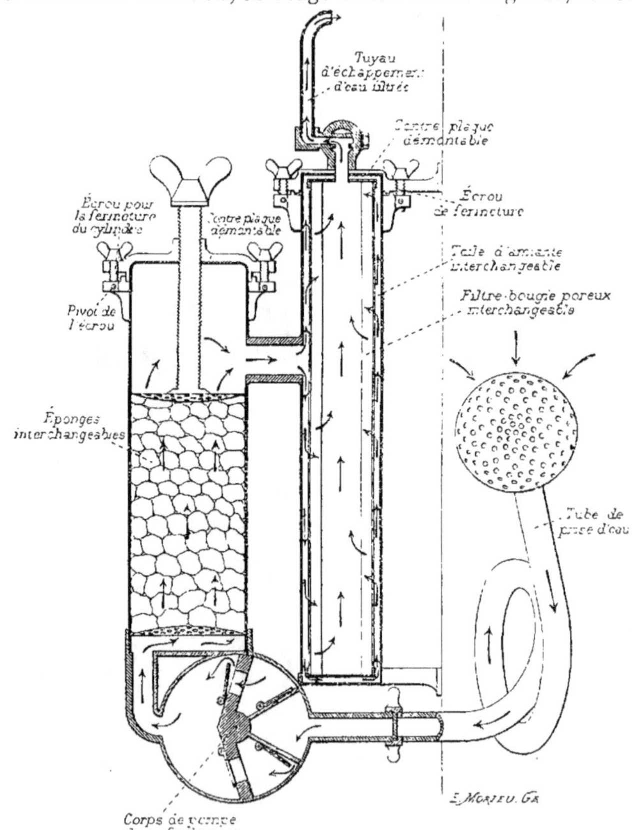

Fig. 38. — Filtre Slack et Brownlow. — Coupe horizontale. L'eau brute est dégrossie à travers un filtre d'éponges et passe ensuite dans un tube métallique où elle se trouve en rapport avec une grosse bougie filtrante en porcelaine entourée d'un manchon de toile d'amiante qui opère un second dégrossissage avant la filtration définitive.

essentiellement par une grosse bougie en porcelaine enfermée dans un cylindre métallique dans lequel on amène l'eau à filtrer au moyen d'une pompe aspirante et foulante. Son débit est, comme pour le filtre précédent, considérable pendant un quart d'heure ou une demi-heure. Au bout de ce temps le colmatage se produit et il faut nettoyer la bougie.

Le filtre est précédé d'un dégrossisseur constitué par des éponges enfermées dans un cylindre métallique.

Les avantages et les inconvénients des filtres, principalement dans les casernes, ont été bien résumés par M. le médecin inspecteur Vallin [1] à l'Académie de médecine.

« Depuis quinze ans, on fait usage des filtres dans un très grand nombre de casernes et d'hôpitaux militaires; ils ont rendu des services inappréciables; maintes fois, ils ont arrêté brusquement des épidémies rebelles, de véritables endémies; ils ont réduit de près de moitié la fréquence de la fièvre typhoïde dans l'armée. Mais aussi on a une longue expérience des soins minutieux, des sujétions qu'entraînent chaque semaine le démontage, le nettoyage, la visite, le remontage de 150 bougies fragiles et d'un nombre égal de récipients (cruches) placés au-dessous d'elles. Lorsque, par la lassitude qu'entraîne la continuité de l'effort, par le surcroît ou l'urgence d'obligations imprévues, la surveillance momentanément se relâche, les filtres sont rapidement hors de service; ils peuvent même devenir, dans une certaine mesure, dangereux par la fausse sécurité qu'ils inspirent. »

D'autre part la fragilité de leurs éléments en fait une source de dépenses considérables. Les filtres en porcelaine doivent pour le moment rester en certaines casernes comme un *en-cas* destiné à fournir de l'eau *non dangereuse à boire*, alors qu'un accident survenu dans la distribution urbaine rend celle-ci suspecte. Mais il serait juste de faire une revision des installations actuellement existantes. Bon nombre de villes consommant autrefois une eau suspecte, ont amélioré leurs modes d'approvisionnement, le plus souvent, il faut le reconnaître, à l'instigation du Service de santé de l'armée; dès lors, l'usage du local aux filtres ne répond plus à un besoin sanitaire et il serait légitime dans ces conditions d'autoriser la consommation directe de l'eau que tous les habitants de la ville absorbent sans le moindre inconvénient.

B. **Procédés physiques.** — 1. Éʙᴜʟʟɪᴛɪᴏɴ. — Le premier procédé est la simple ébullition. Par ce moyen très simple, les microbes sont tués, pour la plupart, en 5 à 10 minutes et l'eau est suffi-

---

1. Vᴀʟʟɪɴ, *Bull. Acad. de médecine*, 10 novembre 1904.

samment stérile. Mais l'ébullition chasse en même temps l'oxygène et l'acide carbonique de l'eau : par ce fait même, les sels calcaires de cette dernière sont précipités et l'eau devient trouble et laiteuse, en même temps que fade, lourde et indigeste. Si elle récupère assez facilement son oxygène, il est beaucoup plus difficile de lui rendre son acide carbonique. Malgré cela, sa consommation est possible, soit à l'état pur, soit surtout en infusion de thé ou de café.

2. Distillation. — On utilise sur les navires la distillation de l'eau de mer. L'eau ainsi obtenue est complètement dépourvue de sels et présente au point de vue alimentaire les mêmes inconvénients que l'eau bouillie. Quoi qu'il en soit, la distillation se présente souvent comme la seule ressource utilisable, lorsqu'on ne peut se procurer sur place que de l'eau de mer ou de l'eau saumâtre. Les Anglais l'ont employée à Souakim en 1884, et nous-mêmes à Madagascar, en Chine et à Casabianca.

Les soldats japonais buvaient également de l'eau distillée. Un grand appareil distillatoire installé à Takou fournissait de l'eau aux hommes de troupe combattants et aux malades des hôpitaux de toute la région [1].

Au point de vue de la répercussion de l'usage de l'eau distillée sur la santé générale, on peut citer l'exemple de 41 forçats de nos ports de guerre qui furent soumis pendant trente jours, à l'usage exclusif de cette eau comme boisson. Ils ne cessèrent à aucun moment de présenter tous les signes d'une santé florissante.

3. Stérilisation sous pression. — La stérilisation sous pression par des appareils spéciaux est de beaucoup le procédé le plus important.

Il aurait en effet le grand avantage de conserver à l'eau son oxygène et son acide carbonique, ce dernier tenant toujours en suspension les sels calcaires que celle-ci renferme.

Tous les appareils utilisés présentent une constitution générale analogue. Ils se composent d'un *caléfacteur*, sorte d'autoclave dans lequel l'eau est portée à 110° sous pression, et d'appareils appelés *échangeurs*; ces derniers consistent en une double canalisation, d'une longueur considérable, dans laquelle les tubes qui amènent l'eau au caléfacteur et ceux qui en sortent sont accouplés et séparés par une cloison aussi mince que possible, de façon à ce qu'entre les deux courants se produisent des échanges constants de température. L'eau brute s'échauffe progressivement à mesure qu'elle approche du caléfacteur au contact de l'eau stérilisée qui en sort. Celle-ci, par contre, se refroidit de plus en plus au contact de l'eau

---

1. Lutrot, *Épuration des eaux de boisson en campagne*, th. Lyon, 1904.

brute, et sort n'ayant que quelques degrés au-dessus de la température d'entrée.

L'échangeur est la partie la plus importante de l'appareil et c'est à son perfectionnement que se sont attachés les ingénieurs.

Tous ces appareils présentent un inconvénient commun, ils sont d'un nettoyage difficile et il n'est pas toujours très aisé de savoir quand ce nettoyage doit se faire. Celui-ci est, de plus, particulièrement délicat quand l'eau contient des sels en grande quantité. Il est vrai que c'est là une complication assez rare depuis que l'on a ajouté aux appareils un *détartreur*. L'adjonction de ce dernier élément indispensable fait voir que la stérilisation sous pression, qui, théoriquement, devait, grâce à la conservation des gaz de l'eau et principalement de l'acide carbonique, empêcher la précipitation des sels, ne peut être pratiquée sans produire une certaine perte de ces gaz. Il est juste d'ajouter, d'autre part, que la composition chimique des eaux est d'ailleurs très variable et que la façon de se comporter des divers appareils de stérilisation est en rapport avec cette variabilité.

Trois procédés de stérilisation différents sont actuellement utilisés

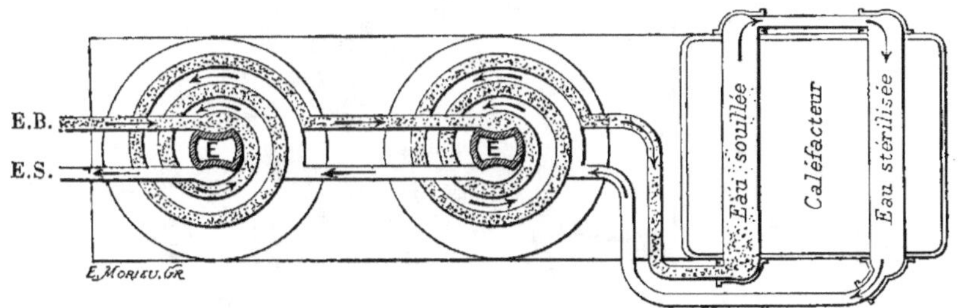

Fig. 39. — Coupe horizontale du stérilisateur Salvator. (Vaillard et Desmaroux.)

dans l'armée. Ce sont ceux de Vaillard et Desmaroux (Salvator), de Malvezin (Pastor) et de Maiche-Cartault.

Chez tous, le caléfacteur est représenté par une chaudière avec foyer, destinée à fournir un supplément de température de quelques degrés à l'eau amenée par les échangeurs.

Ces derniers appareils seuls sont différents dans les trois modèles, c'est pourquoi nous limiterons notre description à ces éléments.

Stérilisateur Salvator (procédé Vaillard et Desmaroux). — L'échangeur se compose de deux feuilles métalliques enroulées concentriquement, et laissant entre elles deux canalisations géométriquement égales. Dans l'une de ces canalisations, E. B., circule le liquide froid allant vers le

caléfacteur; dans l'autre, E. S., le liquide chaud progresse en sens
inverse.

C'est pendant cette circulation des deux liquides en sens inverse, que
s'opère, au travers de la feuille métallique qui les sépare, l'échange de température. Les deux canalisations sont ouvertes, l'une en haut, l'autre en bas
pour en faciliter le nettoyage. Pour le fonctionnement de l'appareil, les

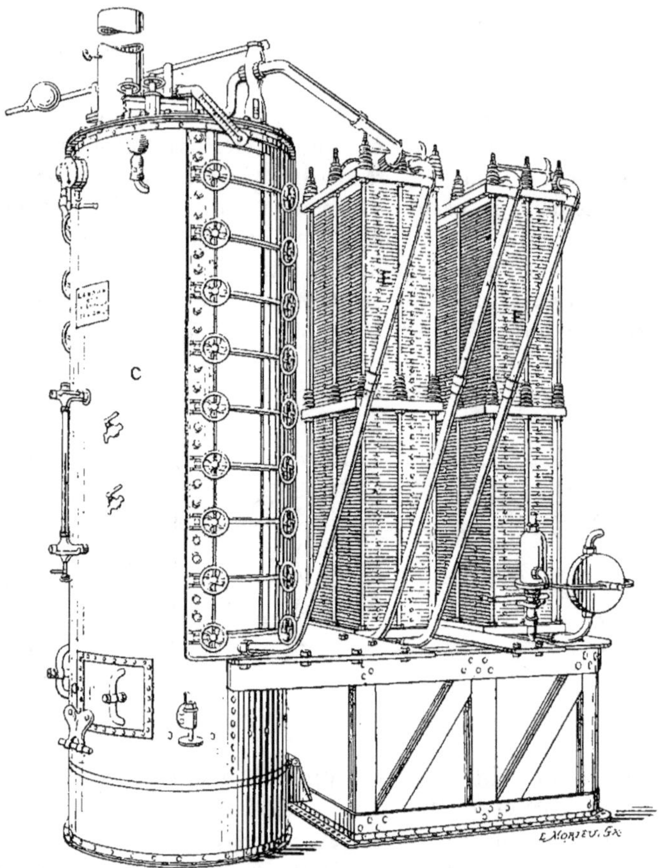

Fig. 40. — Stérilisateur « Pastor » de 1 000 litres à l'heure. Vue d'ensemble.
C, Caléfacteur ; EE, Échangeurs.

ouvertures sont recouvertes d'un joint en caoutchouc, maintenu par des
plaque en fonte serrées par des boulons.

Il résulte de ce dispositif :

1° Le refroidissement de l'eau stérilisée qui présente à la sortie une
température très voisine de la température originelle.

2° L'échauffement de l'eau à stériliser avant d'avoir subi l'action du caléfacteur où elle pénètre à des températures dépassant 100°, et conséquemment, une très faible consommation de combustible.

Les échangeurs récupérateurs sont reliés entre eux et avec les serpentins par des tubes métalliques conduisant, l'un l'eau à stériliser, l'autre l'eau stérilisée. Le tube qui réunit la sortie du serpentin avec l'échangeur contigu est muni d'un thermomètre pour le contrôle de la bonne exécution de chaque opération.

L'ensemble est monté sur un support fixe.

Stérilisateur Pastor (Malvezin). — Il se compose de plaques métalliques

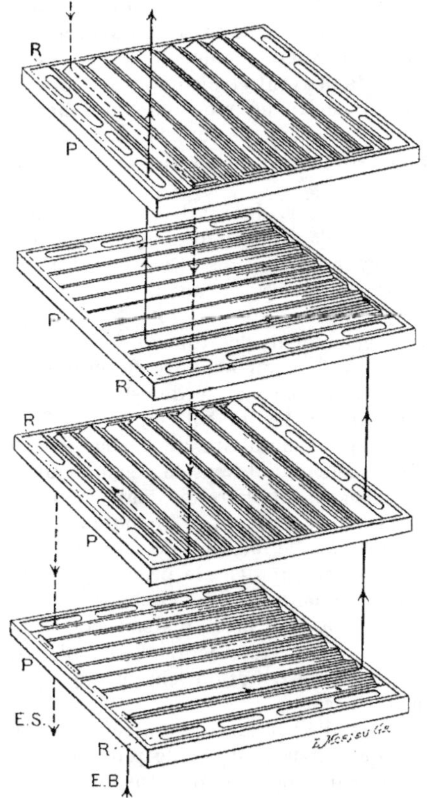

Fig. 41. — Schéma de la circulation de l'eau dans les plaques du « Pastor ».

P surperposées, de faible épaisseur, mais nervées, offrant ainsi une solidité à toute épreuve. Ces plaques sont fondues en bronze spécial, qui a le grand avantage, contrairement au cuivre rouge, de ne communiquer aucun goût au liquide traité; elles sont, en outre, étamées à l'étain fin absolument pur. Ces plaques se nettoient très facilement à ciel ouvert et se remontent sans difficulté, étant interchangeables.

Par la disposition spéciale de ces plaques, le liquide stérilisé ne peut en aucun cas être souillé par une molécule d'eau non stérilisée.

Une rainure R, ménagée dans chaque plaque, isole complètement les deux courants. Si une fuite se produisait, le liquide s'écoulerait au dehors par la rainure qui est à l'air libre, sans pouvoir entrer dans l'autre courant où la pression est plus élevée. De cette façon, si, par suite d'un desserrage accidentel des boulons d'assemblage, les joints venaient à fuir, cette fuite s'écoulerait à l'extérieur et l'eau stérilisée fournie par le caléfacteur ne pourrait en aucun cas être souillée par le courant non stérilisé.

L'eau circule en lames horizontales de faible épaisseur et de grande surface. Ces lames d'eau sont sans cesse retournées et brassées à chaque changement de direction. Aucune molécule ne peut échapper à l'action de la chaleur. Les courants peuvent être comparés à deux rubans en zig-zag entrelacés, et dont l'un aurait un mouvement de haut en bas tandis que l'autre serait animé de mouvements contraires.

Stérilisateur Maiche-Cartault. — Les deux échangeurs présentent une disposition spéciale.

Dans le premier échangeur, deux tubes en étain de 45 mètres de longueur, inclus l'un dans l'autre, ne forment qu'un seul tube enroulé en spirale autour d'un cylindre de bois. On obtient l'isolement de chaque spire par une lame de feutre, et un manchon de feutre entoure le tout.

Dans un deuxième échangeur, des tubes de cuivre de 25 millimètres de diamètre sont contenus dans un cylindre de cuivre rouge étamé. L'eau impure est dans le cylindre et l'eau stérile est dans les tubes.

L'eau circule dans l'appareil comme il suit :

Elle arrive dans l'espace annulaire de l'échangeur hélicoïdal en étain en H et s'échauffe en cheminant vers le réchauffeur; elle entre dans la partie annulaire du faisceau tubulaire du deuxième échangeur T, atteint le réchauffeur C et s'y stérilise à 110°; elle abandonne les sels insolubles sur un détartreur, descend dans le faisceau de tubes parallèles et continue de perdre sa chaleur en circulant dans le premier échangeur d'où elle sort par un robinet G qui commande le régulateur.

L'appareil peut fonctionner à peu près sans surveillance. Si, pour une cause quelconque, l'eau d'arrivée ou le gaz viennent à être arrêtés, le régulateur ferme les clapets de distribution, en sorte que dans aucun cas l'eau ne peut sortir non stérilisée.

Le modèle *Cartault* installé à la caserne Babylone à Paris et dans un grand nombre de casernes de la garde, utilise de plus un dispositif spécial permettant de distribuer l'eau sous pression dans toute la caserne.

Le fonctionnement des stérilisateurs sous pression a été l'objet d'une enquête en 1905, confiée à une commission nommée par le ministre de la Guerre et composée d'un médecin et d'un capitaine du génie. Cette enquête a relevé certains défauts d'installation des appareils et certaines lacunes dans l'organisation du service et du contrôle que la notice du 25 juin 1905 a pour but de corriger.

La qualité de *fraîcheur* est celle qui a semblé la plus *compromise* aux membres de la commission.

Les réservoirs, qui devront avoir une capacité égale à la moitié ou aux trois quarts du débit d'une journée, soit 2 500 à 3 000 litres pour 1 000 hommes, seront en métal et installés dans un local bien clos, isolé, plafonné. Ils seront protégés par un revêtement de paille

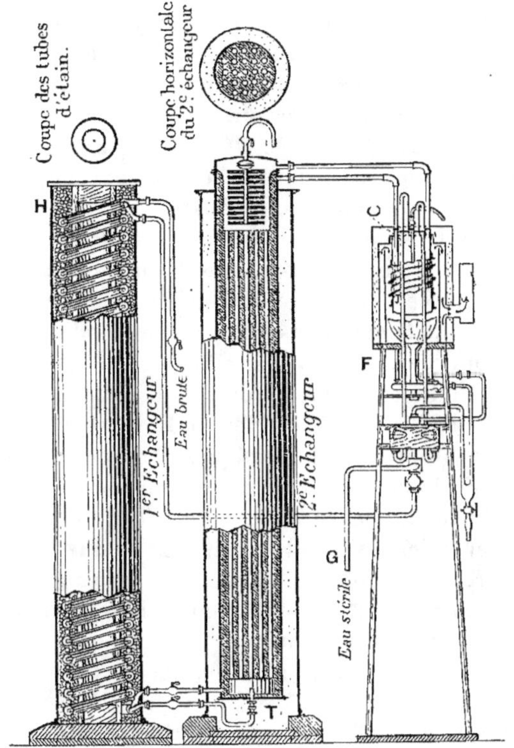

Fig. 42. — Stérilisateur Maiche-Cartault. — F. Foyer; C. Caléfacteur.

ou de bois. Il conviendra autant que possible de ne pas choisir les combles (des réservoirs en cave seraient préférables).

Leur nettoyage se fera à l'aide d'une solution d'acide chlorhydrique à 50 p. 100 s'il existe des dépôts calcaires. La regalvanisation sera opérée ensuite. Cette opération ne sera exécutée que sur l'ordre exprès du médecin.

En temps ordinaire, la paroi interne sera brossée avec une solution de permanganate de potasse à 2 p. 100 et lavée ensuite à l'eau stérile.

On cherchera à conserver la fraîcheur de l'eau brute qui a un rôle si important dans le rafraîchissement de l'eau stérilisée, en protégeant la canalisation d'amenée, et en diminuant le débit horaire de l'eau stérilisée.

Enfin, on mélangera de la glace à l'eau *brute*. La circulaire du 26 août 1907 alloue pour cela la prime éventuelle n° 1 sur l'autorisation du général commandant le corps d'armée.

La pureté de l'eau sera contrôlée au moyen d'analyses faites au laboratoire régional et portant sur deux échantillons différents : l'un pris à un robinet spécial placé à la sortie de l'appareil, l'autre recueilli à un robinet de puisage des réservoirs.

Procédés basés sur l'emploi de l'Ozone. — Les premières expériences de stérilisation des eaux par l'ozone sont dues à Siemens et Halske, et la première application industrielle a été réalisée en 1893 par Tindal, Van den Sleen et Scheller. En 1896 Tindal fut autorisé à monter, à l'usine municipale Saint-Maur, une installation qui n'eut pas grand succès. Mais elle fut reprise par le système de Frise, qui fonctionne actuellement dans d'excellentes conditions. MM. Ogier et Bonjean[1], pour le compte du Conseil supérieur d'hygiène publique de France, ont étudié ce dernier procédé ainsi que l'action de l'ozone sur l'épuration de l'eau. MM. Ogier et Bonjean ont constaté que l'ozone jouit de propriétés antiseptiques presque instantanées à la dose de 0 gr. 00006 p. 100 d'eau. Le mécanisme de cette puissante action antiseptique reste encore inexpliqué. Il est cependant intéressant de rappeler qu'en 1896 Otto avait signalé une lumière violette dans l'eau chargée d'air ozonisé. L'ozone dans l'eau se dégage ou se décompose instantanément et totalement au libre contact de l'air. La stérilisation s'effectue d'une manière parfaite, c'est-à-dire que les germes sont bien tués et ne peuvent en aucune façon être revivifiés (Roux, Calmette[2], Ogier, Bonjean). Les propriétés biologiques de l'eau sont conservées, car l'eau se repeuple facilement de germes nouveaux apportés par l'atmosphère ou les récipients avec lesquels elle est mise en contact. La composition chimique subit des variations insignifiantes. Les propriétés organoleptiques ne sont pas modifiées et la température ne varie pas; enfin les propriétés physiologiques sont celles de l'eau pure. L'eau qui, au sortir des appareils, possède un goût d'ozone, le perd très rapidement; un parcours de 2 ou 3 mètres à l'air libre suffit à l'ozone pour disparaître complètement. Il est cependant une condition indispensable à l'action stérilisante de ce gaz,

1. Ogier et Bonjean, *Recueil du Conseil supérieur d'hygiène publique*, 1904 et 1905.
2. Calmette, *Ann. de l'Institut Pasteur*, vol. XIII, p. 344.

c'est que l'eau, avant de subir le traitement, doit être en grande partie débarrassée des matières organiques en suspension ou en dissolution, c'est dire *qu'elle devra être filtrée et clarifiée avant d'être soumise à l'action de l'ozone*; de plus, le contact avec l'air ozonisé doit être intime et pour cela les appareils devront réaliser un dégagement continu d'ozone, aussi est-il nécessaire de pouvoir à chaque instant contrôler le dégagement du gaz.

Tous les appareils destinés à la stérilisation de l'eau par l'ozone comprennent deux parties : 1° un appareil électrique producteur d'ozone; 2° un récipient dans lequel l'eau est émulsionnée avec l'air ozonisé. Quatre procédés sont actuellement en présence.

Nous n'insisterons pas sur les détails de construction de l'ozoneur et nous nous arrêterons uniquement à une description succincte des émulseurs.

Le *stérilisateur de Frise* consiste en un cylindre vertical à section circulaire ou rectangulaire que l'eau et l'air traversent ensemble de bas en haut.

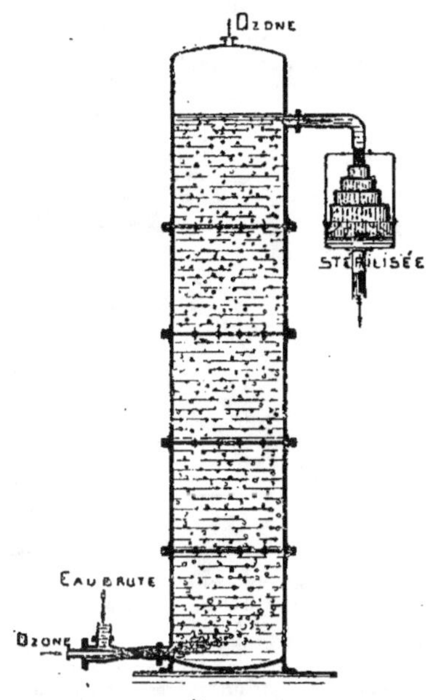

Fig. 43. — Colonne épuratrice du système de Frise.

Pour rendre homogène le mélange d'eau et d'air constitué à la pression de 8 mètres de liquide, on le fait passer à travers des cribles percés de trous de 7 dixièmes de millimètre de diamètre. Les cribles sont en celluloïd. Un essai vient d'être tenté à Tours à la caserne Marescot (fig. 44).

Dans le procédé Otto [1] l'air ozonisé est mélangé à l'eau de deux façons :

1° Par un émulseur comparable à une trompe à eau; l'air étant aspiré par l'eau elle-même;

2° Par un stérilisateur à plateau. L'eau, déjà chargée d'air ozonisé par l'émulseur, coule de haut en bas dans le stérilisateur qui est constitué par une colonne formée de plateaux variant de 20 à 60 centimètres de diamètre; l'air ozonisé arrive en sens inverse par le bas, l'eau est en couche mince entre les plateaux.

Dans le procédé Abraham et Marmier, le stérilisateur est une colonne de 7 à 8 mètres en maçonnerie, remplie de graviers sur lesquels l'eau descend pendant que monte l'air ozonisé.

1. J. Courmont et E. Lacomme, *L'hygiène générale et appliquée,* 1906, p. 641.

Des résultats satisfaisants ont été obtenus sur les eaux des sources d'Emmérin à Lille ; le système est aussi appliqué sur les eaux de la Loire à Cosne.

La colonne de stérilisation du *procédé Siémens et Halske* est constituée par une tour remplie de graviers de petite taille : l'eau filtrée amenée et déversée au sommet ruisselle et se trouve ainsi en contact avec le courant d'air ozonisé qui arrive en sens inverse, de bas en haut. Ce procédé est

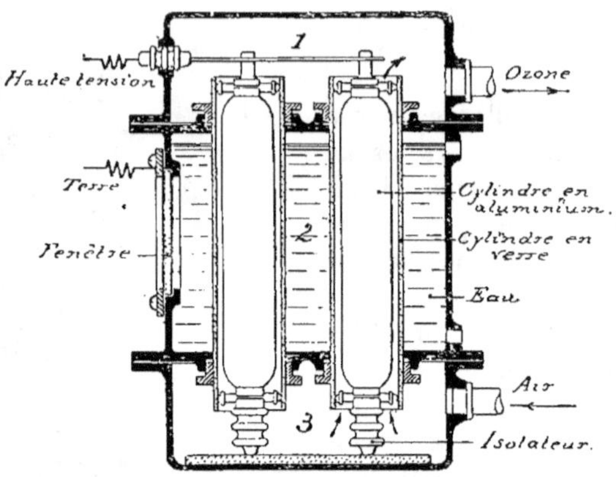

Fig. 44. — Ozoniseur vertical de Frise. — Caisse en fonte divisée en trois compartiments 1, 2, 3, renfermant de 2 à 8 éléments composés chacun : 1° d'un cylindre en verre maintenu vertical par des joints étanches et baignant dans l'eau de réfrigération du compartiment n° 1 qui le met en communication avec terre ; 2° d'un cylindre en aluminium isolé par sa partie inférieure à l'aide d'un dispositif en porcelaine, relié par sa partie supérieure au courant à haute tension. Il est cintré dans le cylindre en verre de façon à réserver entre les deux cylindres une gaine annulaire de 1 mm. 1/2. Lorsque le courant passe, jaillit, dans cette gaine, un effluve que traverse l'air à ozoniser.

exploité à Wiesbaden, à Paderborn et à Martinikenfeld près de Berlin ; l'eau traitée est celle de la Sprée, qui contient en moyenne 200 000 bactéries par centimètre cube. Après traitement on ne trouve plus que 40 à 50 germes ; l'eau est filtrée avant le traitement.

A Liége, en 1905, MM. Gérard, Simon et Schneller ont exposé des installations mobiles capables de fournir 10 mètres cubes d'eau épurée à l'heure. Tout le matériel nécessaire est contenu dans deux fourgons [1] : l'un porte 8 colonnes de stérilisation de 2 mètres, l'autre un moteur à gazoline de 20 chevaux, une dynamo, le transformateur et les ozoniseurs.

La société de Frise a mis aussi à l'étude dans ces derniers temps un appareil destiné aux armées en campagne et porté sur deux voi-

---

1. Rouget, *Hygiène générale et appliquée*, 1907, et Lanel, *Bull. de la Soc. de méd. militaire*, 1908; *Caducée*, 6 mars 1909.

tures à deux roues, l'une portant l'ozoniseur et l'autre la colonne épuratrice.

En résumé : la stérilisation des eaux par l'ozone paraît être destinée à fournir un complément d'épuration à des eaux au préalable

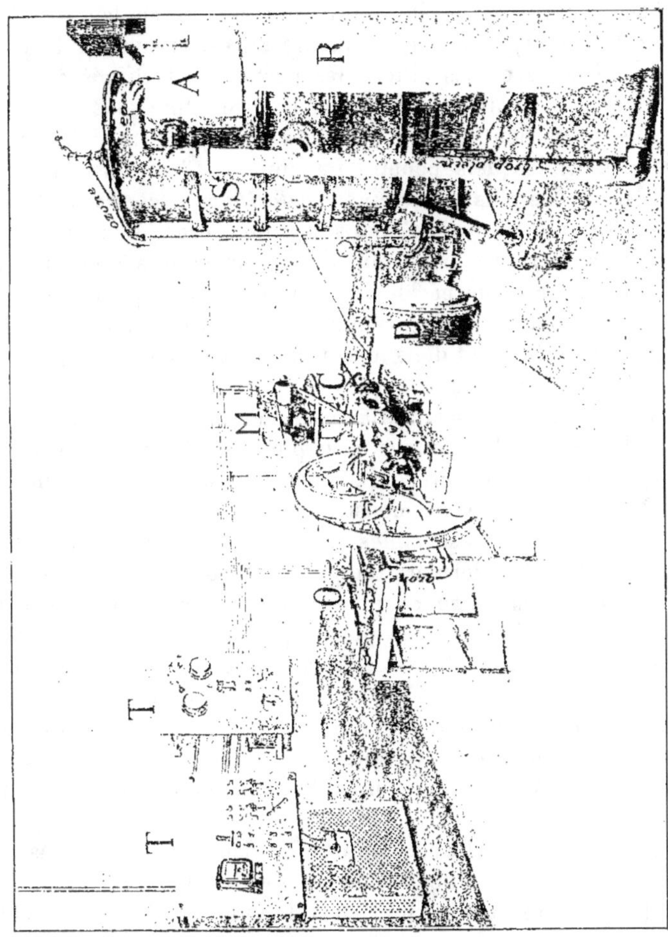

Fig. 45. — Installation de la caserne Marescot, à Tours, traitant 1 500 litres à l'heure. — T. Tableaux de distribution du courant électrique; O. Ozoniseurs; M. Moteur électrique; C. Compresseur d'air ozonisé; S. Stérilisateur; A. Appareil de sûreté automatique; R. Réservoir d'eau stérilisée; D. Dessiccateur d'air.

filtrées; les appareils destinés à la réaliser sont encore très délicats, demandant une grande surveillance. Quant au prix de revient, il ne peut être encore fixé d'une façon certaine; le prix de la stérilisation du mètre cube serait de 0 fr. 01 centime à l'installation d'essai de la caserne Marescot, en consommant 2 grammes d'ozone par mètre cube.

Les rayons ultra-violets et la stérilisation des eaux de boisson [1]. — La lumière solaire, en passant à travers un prisme, se décompose en sept couleurs simples, dites fondamentales (rouge, orangé, jaune, vert, bleu, indigo, violet), qui, en raison de leur réfrangibilité différente, s'étalent à leur sortie du prisme depuis l'arête de celui-ci jusqu'à sa base. Le rouge, moins réfrangible, est la couleur la plus *rapprochée* de l'arête; le violet, au contraire, est la couleur la plus rapprochée de la base. Ces différentes parties de la lumière n'ont pas seulement le pouvoir d'impressionner notre rétine sous la forme colorée; elles possèdent encore certaines propriétés modificatrices des milieux dans lesquels pénètre la lumière. C'est ainsi qu'on a distingué des rayons plus spécialement *calorifiques*, *lumineux* et *chimiques*. Un thermomètre placé dans le rouge orangé indique une élévation de température beaucoup plus considérable que dans le vert ou le violet. Le jaune paraît plus lumineux. Une plaque photographique est rapidement impressionnée dans le violet, tandis qu'elle ne l'est qu'incomplètement dans le voisinage du rouge. C'est grâce à ces propriétés distinctes qu'on a pu découvrir l'existence de rayons en dehors des limites du spectre. Le thermomètre a permis de déceler l'existence de rayons ultra-rouges, et la photographie celle des ultra-violets, par l'action qu'exercent ceux-ci sur le gélatino-bromure d'argent. Nos yeux ne sont pas construits de façon à voir ces rayons, mais des instruments plus sensibles qu'eux permettent d'en affirmer l'existence. Jusqu'à ces derniers temps, les rayons émis en dehors du spectre n'intéressaient guère que les physiciens, dont les études n'avaient eu jusqu'alors aucune portée pratique, quand, en 1892, Arons, Cooper-Hewitt (de New-York), firent entrer les rayons chimiques (violets et ultra-violets) dans le domaine de la pratique, en découvrant la lampe à vapeur de mercure. Son principe est la luminescence sous l'influence du courant électrique d'une atmosphère de vapeur de mercure à l'intérieur d'un tube dans lequel on a pratiqué le vide.

La lampe Cooper-Hewitt se compose de deux réservoirs mis en communication par un tube de verre. Les deux réservoirs contiennent du mercure et sont mis en relation avec les deux pôles d'une source électrique de courant continu. Lorsque les deux réservoirs sont maintenus horizontalement, il ne se produit rien; mais si on incline l'un d'entre eux de façon à faire déverser dans celui-ci le mercure du récipient opposé, il se produit un court-circuit qui se manifeste par la production d'une lumière brillante vert-bleuâtre,

1. G.-H. Lemoine, Les rayons ultra-violet et la stérilisation des eaux de boisson, *Journal des Praticiens*, août 1910.

qui persiste dans le tube de communication même lorsque les réservoirs ont été replacés horizontalement. Cette lumière, presque privée de rayons rouges, est au contraire très riche en rayons violets et ultra-violets.

Or, il est prouvé aujourd'hui que l'action bactéricide, bien connue, de la lumière solaire, est due presque exclusivement aux rayons violets et ultra-violets. Malheureusement, on ne pouvait guère utiliser l'action de la lampe de Cooper-Hewitt, car si le tube de verre, dans lequel se produit la lumière, permet de voir celle-ci, ce verre empêche l'expansion de ces rayons en dehors du tube, s'opposant ainsi à leur contact avec les objets extérieurs, et mettant obstacle par conséquent à leur action destructive sur les microbes. Heroeus, Küch et Kromayer, en 1905, eurent alors l'idée de remplacer le tube de verre par un tube en quartz. Cette substance a la propriété non seulement de laisser passer les rayons ultra-violets, mais encore de supporter des élévations de température beaucoup plus considérables que le verre. Aussi, son emploi permettra-t-il d'augmenter l'intensité du courant qui traverse la lampe, et par là même d'accroître la quantité des rayons ultra-violets produits par le foyer électrique. La lampe de Kromayer, actuellement utilisée, est constituée par deux petits réservoirs à mercure réunis par un tube de quartz en U. Un fil de platine soudé dans la paroi de chaque réservoir sert d'électrode.

Le courant nécessaire au bon fonctionnement de la lampe est de 120 à 140 volts et de 3 à 6 ampères. L'allumage se fait en inclinant le tube. Ces lampes, lorsqu'elles fonctionnent à l'air, s'échauffent très rapidement; aussi faut-il leur adjoindre un système de refroidissement.

L'action physiologique des rayons ultra-violets a été étudiée en France par Bordier et Th. Nogier [1]. Ces auteurs ont vu que l'oxyhémoglobine du sang est réduite en métémoglobine, après quelques moments d'irradiation; la biliverdine est transformée en bilirubine; la chlorophylle perd sa couleur vert clair pour prendre la teinte feuille morte. A dose modérée, les rayons violets et ultra-violets sont des agents de vie et d'énergie. Finsen, en soumettant à l'action de ces rayons des têtards, a provoqué chez eux une vive agitation. Des œufs de poisson placés dans un bocal éclairé par de la lumière violette éclosent plus vite que dans des bocaux éclairés par de la lumière verte (Yung).

Par contre, les irradiations trop prolongées ou trop intenses peuvent produire des accidents ou la mort des éléments soumis à leur

---

1. Bordier et Th. Nogier, Recherches expérimentales sur la lampe à vapeur de mercure et en quartz, *Arch. d'électricité médicale*, 10 mai 1908.

action. L'érythème produit par les rayons ultra-violets sur la peau humaine peut s'accompagner d'une vésiculation avec exsudation abondante, puis d'une véritable nécrose superficielle de l'épiderme, si le contact est trop prolongé. Si on fixe ces rayons pendant quelques instants, il peut se produire une *conjonctivite intense*. Dans ces conditions, les tissus végétaux sont frappés de mort; et c'est ainsi que s'explique l'*action bactéricide des rayons ultra-violets*. Th. Nogier et Thévenot[1] ont constaté que les rayons émis par la lampe de Kromayer arrêtaient le développement des cultures microbiennes sur les milieux gélosés.

J. Courmont et Th. Nogier[2], en 1909, utilisèrent cette action pour la stérilisation des liquides et de l'eau de boisson, en particulier. En même temps, Dastre[3] préconisait le même procédé pour la *stérilisation du lait*.

J. Courmont et Th. Nogier ont d'abord établi un premier point important au point de vue pratique, à savoir la nécessité d'agir sur une eau *limpide*. Dans ces conditions, la lampe de Kromayer (135 volts 4 ampères) peut stériliser une eau très contaminée sur une épaisseur de $0^m,30$ au minimum. En se servant d'une source plus puissante de rayons, la zone de stérilisation serait beaucoup plus étendue.

Une eau souillée artificiellement par des cultures de coli au taux de 1 800 000 coli par centimètre cube a été stérilisée dans un espace de temps de quelques secondes à une minute, en employant un courant de 135 volts 9 ampères. Pour une eau ordinaire, contenant 100 coli par centimètre cube, la stérilisation est absolue en quelques secondes. Elle est pour ainsi dire instantanée. Ces résultats ont été confirmés par Miquel, Cernovodéanu, Cambier et V. Henri, Vallet, etc.

Miquel a étudié l'action épuratrice des rayons ultra-violets avec l'appareil Nogier, sur l'eau de la canalisation de la ville de Paris, et sur l'eau artificiellement polluée avec du coli ou avec des bacilles sporulés, du genre mésentérium, espèce qui résiste à l'ébullition de l'eau soutenue plusieurs heures.

La stérilisation a été obtenue *dans tous les cas*, l'eau ne faisant que traverser l'appareil et débitant 80 litres à l'heure.

Cambier[4], en se servant d'un appareil construit par Lequeux, et

1. Nogier et Thévenot, Pouvoir bactéricide de la lampe à vapeur de mercure et en quartz, *Congrès de A. F. pour l'avancement des Sciences*, en 1908.

2. J. Courmont et Th. Nogier, *Acad. des Sciences*, 22 février, 2 mars, 12 juillet, 2 août 1909, et *Revue d'hygiène générale et appliquée*, 8 janvier 1910.

3. Dastre, *Acad. des Sciences*, 22 février 1909.

4. Cambier, Action bactéricide des radiations ultra-violettes, *Revue d'hygiène et de police sanitaire*, 20 avril 1910.

composé d'un cylindre métallique dans l'axe duquel on a fixé une lampe en quartz (9 ampères, 118 volts), de Héræus, a pratiqué *pendant un an* un grand nombre d'expériences, soit sur l'eau de la canalisation parisienne telle quelle, soit sur cette eau additionnée de coli à la dose de 0 cc. 5 de culture en bouillon par litre d'eau; il a toujours obtenu une *stérilisation complète*. L'appareil débitait 400 litres à l'heure. Aussi peut-on adopter la conclusion suivante de J. Courmont[1] : « Le pouvoir stérilisant des rayons ultra-violets émis par

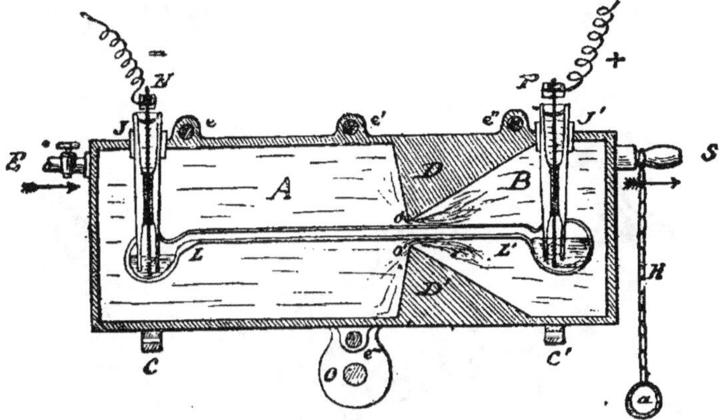

Fig. 46. — Stérilisateur à lumière ultra-violette du D^r Th. Nogier (Coupe). — A, compartiment de l'eau brute; B, compartiment de l'eau stérilisée; D, diaphragme percé d'un orifice en son centre par lequel passe l'eau du compartiment A dans le compartiment B et la lampe LL'; P, pôle positif; N, pôle négatif; E, robinet d'arrivée de l'eau brute; S, orifice de sortie de l'eau stérilisée.

une lampe en quartz à vapeur de mercure immergée dans l'eau est, vis-à-vis des microbes contenus dans cette eau, d'une intensité telle, que le problème de la stérilisation intégrale, rapide, de l'*eau claire*, peut être considéré comme résolu ».

L'eau s'échauffe légèrement au contact de la lampe, mais cette élévation de température est excessivement minime si on opère sur de grandes quantités.

Les matières dissoutes dans l'eau : matières organiques, ammoniaque, nitrites et nitrates, ne sont pas modifiées. L'action chimique n'est donc pas parallèle à l'action bactéricide.

Celle-ci est-elle due à la production d'ozone ou d'eau oxygénée? Certains expérimentateurs ont mis en évidence la production de ces deux corps, mais dans des conditions telles qu'il est difficile d'admettre l'importance de leur rôle dans la stérilisation.

La question du mécanisme suivant lequel se produit la destruc-

---

1. J. Courmont, Les rayons ultra-violets, *Revue d'hygiène et de police sanitaire*, 20 juin 1910.

tion des éléments microbiens reste donc encore non résolue. Quoi qu'il en soit, *l'eau ainsi stérilisée ne semble avoir aucun inconvénient pour la santé.* Les expériences de J. Courmont et Th. Nogier sont très explicites à ce sujet. Les irradiations ultra-violettes diminueraient notablement, d'après Dienert[1], les substances fluorescentes d'origine organique contenues dans les eaux superficielles. Il y aurait là un procédé facile de surveillance et de contrôle des installations de stérilisation.

Les rayons ultra-violets paraissent donc constituer un procédé de

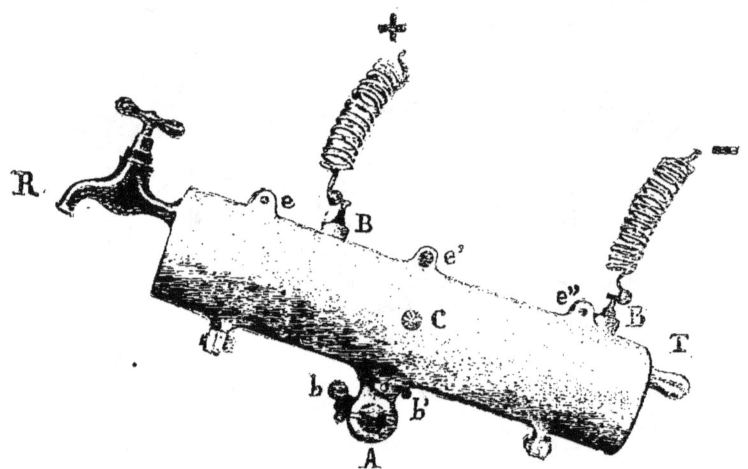

Fig. 47. — Stérilisateur à lumière ultra-violette du D^r Th. Nogier (vue extérieure). — A, axe de bascule de l'appareil ; bb', arrêts limitant le mouvement de bascule ; BB', extrémités du brûleur munies de leurs fils conducteurs ; C, cabochon en cristal taillé permettant de voir si la lampe est allumée ; e. e'. e'', oreilles métalliques avec écrous pour le serrage des deux moitiés de l'enveloppe ; R, robinet ; T, tétine métallique servant à l'adduction de l'eau.

choix pour la stérilisation de l'eau de boisson. Déjà Th. Nogier[2] a construit un appareil d'un maniement facile destiné aux approvisionnements domestiques ou aux petites collectivités. Il se compose de trois parties : la lampe, son enveloppe et un robinet automatique.

La lampe a 0,15 centimètres de longueur ; c'est une lampe à vapeur de mercure dont la paroi est très perméable aux rayons ultra-violets. Elle fonctionne sur courant continu. La tension nécessaire aux bornes est de 30 à 35 volts, l'intensité de 5 à 7 ampères. L'enveloppe, en métal très léger, qui contient la lampe, comprend deux compartiments séparés par un diaphragme percé d'un orifice lais-

1. DIENERT, De la recherche des substances fluorescentes dans le contrôle de la stérilisation des eaux, *Académie des Sciences*, 21 février 1910.

2. TH. NOGIER, Les rayons ultra-violets et leur application à la stérilisation des liquides, *Revue d'hygiène et de police sanitaire*, 20 avril 1910, page 429.

sant passer le tube de la lampe autour duquel est ménagé un espace de quelques millimètres. L'eau brute qui arrive dans un des compartiments est obligée de passer par l'orifice du diaphragme où elle se trouve disposée en couche mince autour du tube dégageant des irradiations ultra-violettes. Elle parvient ainsi dans le second compartiment complètement stérilisée et peut alors être débitée directement au consommateur par un robinet adapté à la partie inférieure de celui-ci.

Pour garantir la stérilisation, on a imaginé un *robinet contrôleur automatique* qui ne laisse écouler d'eau que si cette eau est stérilisée. Le principe est un robinet pointeau commandé par un électro-aimant mis en circuit avec la lampe.

Quand la lampe s'allume l'électro agit, l'eau coule; lorsqu'elle vient à s'éteindre l'eau d'arrivée est immédiatement supprimée.

Ce robinet contrôleur automatique est une des parties la plus importante de l'appareil, car, s'il ne fonctionne pas pour une cause ou pour une autre, l'extinction de la lampe peut passer inaperçue. C'est là, il faut bien le dire, une des *parties délicates* du problème à résoudre.

De toutes façons la stérilisation de l'eau de boisson par les rayons ultra-violets est passée dans la pratique, mais elle exige une source électrique, c'est-à-dire que son application ne peut se faire que dans certaines conditions.

L'expérience seule pourra nous faire connaître, d'autre part, ce que valent les appareils au point de vue de la sécurité qu'ils comportent et des dépenses qu'ils entraînent.

On a aussi essayé de stériliser d'autres liquides, le vin, le lait, la bière... Ceux-ci doivent être exposés aux rayons sous une mince couche pour pouvoir être pénétrés par eux. Ce sont là encore problèmes d'avenir et aussi sans doute questions pleines d'avenir.

C. **Procédés chimiques.** — Le traitement des eaux suspectes par des corps chimiques capables de les purifier complètement apparaît pour les armées en campagne comme le procédé de choix, à une seule condition, cependant, c'est que ce produit n'altérera pas les qualités organoleptiques de l'eau et ne laissera après son passage ni odeur, ni goût spécial.

Un grand nombre de procédés ont été préconisés, surtout dans ces dernières années.

Les uns ont comme résultat d'agir sur l'eau comme on agit sur le vin par le procédé connu sous le nom de collage. D'autres agissent en oxydant directement et énergiquement les matières organiques. Un troisième groupe, enfin, opère la stérilisation en utilisant l'action bactéricide de certains corps.

1° *Procédés agissant par précipitation.* — Le procédé utilisé de temps immémorial par les Chinois consiste à traiter l'eau par l'*alun*. En brassant ce mélange pendant quelques minutes et en laissant reposer l'eau pendant vingt-quatre heures, on obtient une clarification suffisante par précipitation des matières organiques qu'elle contient. Babès a calculé qu'il fallait employer 0 gr. 15 à 0 gr. 30 par litre. Mais ce procédé est loin de stériliser l'eau. Malméjac[1] après trois jours a pu compter encore 600 germes au centimètre cube après un pareil traitement. Tous ceux qui dérivent du procédé de l'alunage (procédé Werner : alun 0, 25 + carbonate de soude 0, 10) sont passibles du même reproche. Il en est de même de ceux utilisant le perchlorure de fer (6 gouttes), uni à l'eau de chaux (3 centimètres cubes par litre; alun d'Upsal), ou à 3 centimètres cubes d'une solution saturée de carbonate de soude (Manget).

2° *Procédés agissant par oxydation* (Oxygène. Permanganates. Peroxyde de chlore. Chlorure de chaux). — Tous ces procédés ont le gros avantage de détruire les matières organiques en même temps qu'ils ont une action bactéricide considérable.

Eau oxygénée. — L'eau oxygénée à 10 volumes (qui doit être exempte de sels de baryte) a été préconisée par Mellière[2] : 5 centimètres cubes, soit une cuillerée à café d'eau oxygénée, suffisent pour stériliser un litre d'eau.

Emploi des permanganates. — Ces sels agissent par l'acide manganique (Mn^2O^7), qui a la propriété de colorer l'eau en rose. Cet acide, très riche en oxygène, le cède facilement à la matière organique et forme avec ses bases des sels manganeux incolores. Lorsque les bases des matières organiques contenues dans une eau sont toutes combinées avec l'acide manganique, celui-ci devient libre et recolore l'eau en rose. On est donc averti ainsi de la fin de la réaction qui marque en même temps la fin de l'épuration. Qu'on emploie, pour dégager l'acide permanganique, le permanganate de potasse ou de chaux, le produit de l'oxydation de la matière organique est toujours du bioxyde de man-ganèse qui colore l'eau en brun; d'autre part la potasse ou la chaux forment, avec l'acide carbonique libre de l'eau, des carbonates. Bioxydes et carbonates se déposent au fond du récipient ou s'arrêtent dans un filtre.

Lereboullet, en 1870, avait déjà utilisé une solution de ce corps pour purifier l'eau consommée par les troupes. Chicandard puis Mlle Schipiloff[3] conseillèrent d'ajouter à l'eau à épurer une solution de

---

1. MALMÉJAC, *Comment on épure son eau*, Paris, Vigot, 1907.
2. MELLIÈRE, *Tribune médicale*, 1903, p. 87.
3. SCHIPILOFF, Stérilisation de l'eau par le permanganate de potasse, *Revue médicale de la Suisse Romande*, 1892.

permanganate de potasse jusqu'à coloration rose persistante en laissant agir la solution quinze minutes et décomposant l'excès de permanganate avec du sucre ; Chicandart remplace le sucre par du thé ou du café.

Lambert a démontré que les permanganates non seulement brûlent rapidement les matières organiques et les bactéries de l'eau, mais encore qu'ils sont capables de faire disparaître les propriétés toxiques communiquées à l'eau par des corps tels que le curare, la strychnine, la vératrine, la morphine. Pour cet auteur, c'est d'autre part une erreur de croire que les permanganates purifient l'eau instantanément et qu'il suffit d'arrêter leur addition quand la couleur rose de l'excès non décomposé persiste pour obtenir immédiatement une eau qu'on peut consommer sans danger. Des expériences ont prouvé à Lambert qu'il faut une dose de permanganate de potasse supérieure à 3 centigrammes par litre pendant une demi-heure pour détruire d'une façon certaine les bacilles typhiques qu'on ajoute à l'eau. D'où cette conclusion qu'il faut une dose assez considérable du produit pour obtenir la stérilisation de l'eau et que par conséquent il faut des corps puissamment réducteurs pour enlever l'excès de permanganate.

Le *procédé Lapeyrère*, présenté par A. Laveran[2] il y a dix ans, associe au permanganate de potasse 3 grammes, l'alun 10 grammes, le

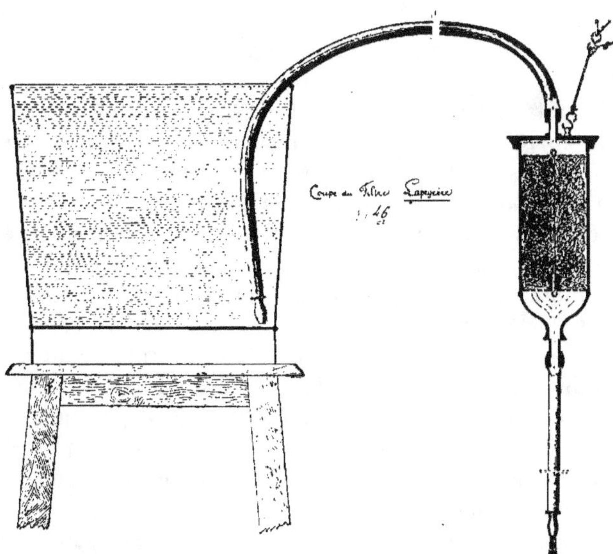

Fig. 48. — Coupe du filtre Lapeyrère. — La poudre permanganatée est versée dans la cuve de l'eau brute, mélangée, et siphonnée sur le filtre renfermant de la tourbe.

1. Lambert, De l'épuration des eaux de boisson, *Revue d'hygiène*, 16 juillet, p. 578.
2. A. Laveran, *Académie de médecine*, 1897-1900.

carbonate de soude 9 grammes, et le carbonate de chaux 9 grammes, pour augmenter son action bactéricide et accélérer la précipitation des matières organiques. On additionne l'eau d'environ 0,20 de la poudre composée qui doit laisser à l'eau une teinte rose persistante au bout de cinq à six minutes. Si l'eau est devenue incolore, on ajoute une nouvelle dose, et ainsi de suite jusqu'à ce que la coloration persiste. On fait ensuite passer l'eau ainsi traitée à travers un cylindre métallique contenant de la fibre de tourbe saturée d'oxyde brun de manganèse pour éliminer le permanganate en excès. Le filtre dit « d'escouade », qui pèse 500 grammes et mesure 17 centimètres de long sur 7 centimètres de diamètre, donne par heure une vingtaine de litres.

Ce filtre a rendu de très grands services dans toutes nos campagnes coloniales et il a donné des résultats très satisfaisants à Casabianca [1].

Le *filtre Lutèce* ressemble beaucoup au précédent. Il utilise le permanganate de chaux au lieu du permanganate de potasse, et la filtration s'opère sur un aggloméré de charbon et de bioxyde de manganèse (Bordas et Girard).

Ces deux procédés ont un double inconvénient au point de vue pratique, à savoir : l'incertitude où l'on est sur la dose de produit à employer, et la nécessité de posséder un filtre d'une constitution spéciale.

La *méthode Lambert* permet de supprimer l'un et l'autre en additionnant de suite l'eau d'une quantité forte et suffisante de permanganate de potasse, et en opérant la réduction dans l'eau même à l'aide d'un corps éminemment réducteur : le sulfate de manganèse. Il ne reste plus qu'à filtrer sur un simple tampon d'ouate hydrophile, ou sur un morceau quelconque de laine épaisse.

Le procédé Lambert utilise deux poudres : la poudre n° 1 n'est autre que du permanganate de potasse, la poudre n° 2 est un composé de sulfate manganeux et sulfate d'alumine, qui hâte la précipitation, et de carbonate de soude qui sature l'acide libéré dans ses réactions. On vend dans le commerce de petits tubes contenant ces deux produits dans des flacons de couleur différente et contenant une dose de 4 grammes de poudre pour 20 litres d'eau. On laisse agir la poudre n° 1 cinq minutes, après quoi on verse la poudre n° 2. Dans le cas d'une eau très souillée, le même flacon ne doit servir à la désinfection que de 10 litres.

D'après Lambert, les oxydes intermédiaires de manganèse, qui se forment entre le permanganate de potasse (suroxyde de manganèse) et le sulfate manganeux (protoxyde de manganèse), accroîtraient, en

<hr>

1. ÉPAULARD, *Presse médicale*, 13 mai 1908.

se dégageant passagèrement et rapidement au cours de l'opération, l'action bactéricide du permanganate.

Quoi qu'il en soit du mécanisme invoqué par l'auteur, des expériences faites au Val-de-Grâce ont mis en évidence la supériorité du procédé Lambert sur tous ceux qui l'ont précédé. Une eau souillée artificiellement de b. coli en quantité considérable ne donnait plus, après l'opération, que 1 à 2 bac. coli par litre.

Le *filtre Hy* consiste en un tube métallique, recourbé en U, renversé, dont l'anse est destinée à embrasser le rebord du récipient dans lequel se trouve l'eau à traiter. Aux deux extrémités de ce tube s'adaptent des tubes de caoutchouc de 0 m. 01 de diamètre. L'un est terminé par une ampoule en caoutchouc destinée à servir de flotteur à la surface de l'eau et à y maintenir l'orifice de puisage, qui de cette façon *n'aspire que de l'eau décantée*; l'autre se termine par le filtre proprement dit, sorte d'entonnoir fermé en caoutchouc dont le fond est tapissé d'un morceau d'ouate hydrophile. Comme on le voit, l'instrumentation est très simple, facilement portative, légère et peu encombrante.

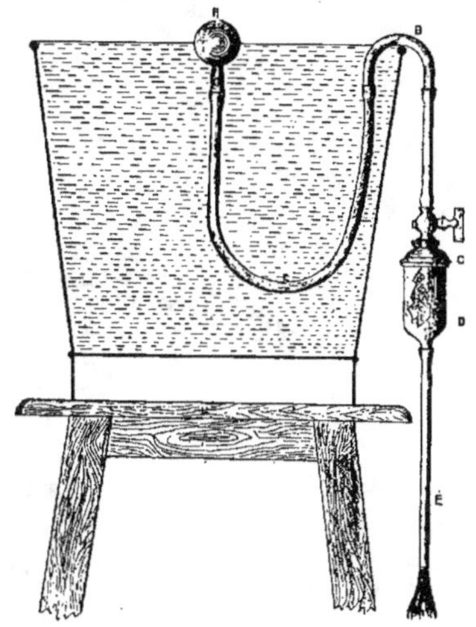

Fig. 49. — Filtre Hy. — Le mélange avec la poudre permanganatée et la réduction à l'aide d'un sel de fer se fait dans la cuve. L'eau est puisée à la surface seulement, grâce au maintient du tube aspirateur par un flotteur en caoutchouc. Le filtre renferme du coton hydrophile.

Pour traiter l'eau on se sert de deux poudres : l'une, n° 1, renfermée dans un étui métallique bleu, contient permanganate de potasse et alun; l'autre n° 2, de coloration jaune, contient le « réactif Duplex », constitué par des sulfates ferreux en poudre.

Le procédé Hy est employé d'une façon courante par les coloniaux. M. le médecin principal Conan a pu, grâce à ce filtre, poursuivre une campagne de six mois dans les régions désertiques du centre africain, sans jamais éprouver d'infection pouvant être rattachée à une origine hydrique, bien qu'ayant eu souvent à sa disposition des eaux marécageuses et chargées de boue et de détritus organiques.

Le *filtre Ishitzi*, employé dans l'armée japonaise, appartient à la même catégorie. Il est constitué par une sorte de grand entonnoir en toile à voile muni à sa partie inférieure d'un filtre composé d'éponges et de charbon concassé. L'eau est traitée au préalable par une poudre représentant un mélange de permanganate de potasse, d'alun et d'acide tannique.

On a encore employé le permanganate de potasse pour la désinfection des puits[1].

Peroxyde de chlore. — Bergé, en 1899, montra que le composé

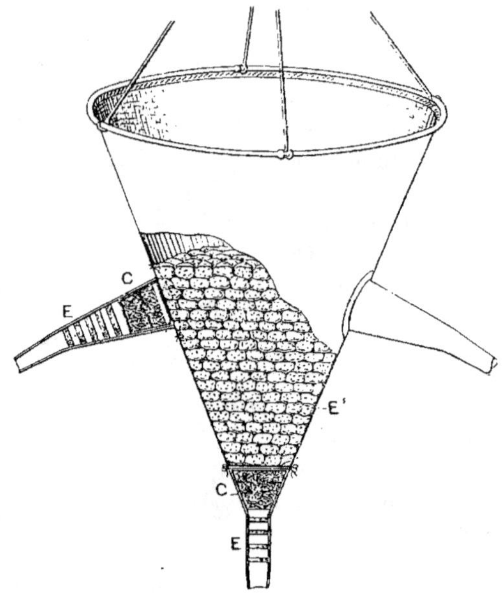

Fig. 50. — *Filtre japonais Ishitzi*, constitué par un entonnoir en toile à voile muni de 3 appendices contenant : — C, une boîte en zinc cylindro-conique munie à ses deux extrémités d'une toile métallique et contenant du charbon concassé; E. une série de rondelles d'éponges; E', le fond de l'entonnoir est également rempli d'éponges. C'est dans cet entonnoir qu'on jette l'eau préalablement additionnée d'une poudre alumino-permanganatée (Matignon).

désigné en chimie sous le nom de peroxyde de chlore donne, à très petite dose, une stérilisation complète des eaux.

Sous le nom de stériline, J.-A. Bergé a constitué une solution de peroxyde de chlore à 3 grammes par litre, se présentant sous la forme d'un liquide jaune verdâtre dont la conservation est indéfinie à condition qu'on la mette à l'abri de la lumière et d'une température trop élevée. Si celle-ci dépasse 50° la solution se décompose. Un flacon de 25 centilitres suffirait à la stérilisation de 250 litres d'eau de qualité moyenne. La stérilisation de l'eau serait complète et celle-ci ne subirait aucune modification de composition chimique ou

1. DELORME, *Annales d'hyg. publique*, 1900, vol. XLIV, p. 97.

de goût. Quelques gouttes d'une solution d'amidon ioduré, versées dans l'eau stérilisée, permettent de s'assurer si la dose d'antiseptique a été suffisante. S'il se produit une coloration violette, c'est qu'une partie de l'antiseptique persiste dans l'eau.

On a préparé un matériel portatif pour les troupes en campagne. Pour un groupe de 10 000 hommes pendant cent jours l'appareil et les produits nécessaires ne pèseraient pas plus de 200 kilo-grammes.

Désinfection des puits et citernes par le peroxyde de chlore. — Le pharmacien principal Allain, ayant eu à s'occuper de la stérilisation pratique des puits du camp de Châlons, songea à reprendre la réaction de Millon et une autre réaction analogue (action du perchlorure de fer sur l'eau oxygénée).

Mode opératoire pour la stérilisation d'un puits ou d'une eau de citerne. — On détermine le volume approximatif de l'eau à stériliser; une fois le cubage connu on verse pour chaque mètre cube :

75 grammes d'une solution de chlorure de chaux à 1 p. 15 et 20 centimètres cubes d'une solution de permanganate de chaux ou de potasse à 5 p. 100.

On remue par un moyen quelconque (perche, etc.) le fond du puits ou de la citerne si la chose est possible, on verse alors 20 grammes de perchlorure de fer (pour 15 mètres cubes).

On remue de nouveau et on laisse reposer pendant vingt-quatre heures.

Si, par une prise d'essai, on constate que l'eau est décolorée, celle-ci peut être considérée comme très mauvaise au point de vue potabilité, ou bien que le puits n'est pas étanche (infiltrations).

Pour trancher l'un ou l'autre cas, on recommence une nouvelle opération; si après quarante-huit heures, l'eau est encore décolorée, c'est qu'il y a infiltrations, le puits doit être abandonné.

Le *procédé Duyk* produit au sein même de l'eau à épurer l'oxygène à l'état naissant ou ionisé, par la réaction en solutions diluées à 2 p. 100 et 5 p. 100 de deux corps très répandus, peu coûteux et faciles à manipuler : l'hypochlorite de chaux (chlorure de chaux du commerce) et un sel de fer ou d'alumine. Cette réaction engendre, en même temps qu'elle produit l'oxygène, des précipités colloïdaux qui clarifient l'eau par collage.

L'eau filtrée est absolument limpide et incolore, le goût de l'eau traitée s'améliore dans un grand nombre de cas. Le procédé Duyk, d'après Bonjean, a sa place particulièrement indiquée là où d'autres procédés pourraient échouer, lorsqu'il s'agit de traiter des eaux très polluées, troubles, chargées de matières organiques ou de fer, et lorsqu'il s'agit de juguler une épidémie d'origine hydrique par une installation *immédiate* de stérilisation[1].

3° *Procédés bactéricides.* — L'emploi de corps agissant par leur action bactéricide directe est représenté par un grand nombre de produits : le brome, l'iode et les acides citrique et lactique y trouvent la première place.

Le *brome* (procédé Schumburg[2]) a surtout été appliqué en Allemagne. On ajoute à un litre d'eau 2 dixièmes de centimètre cube de la solution suivante :

Brome	21,9
K.Br	20
Eau	100

On laisse agir cinq minutes et on neutralise l'excès de brome à l'aide de pastilles de sulfate de fer. Schumburg et Piefke ont rapporté qu'il suffisait de 0 gr. 06 de brome libre par litre d'eau pour tuer en trente minutes tous les germes qu'elle contient. Le capitaine médecin Testi[3], professeur d'hygiène à l'École d'application de médecine militaire de Florence, par de nouvelles recherches a confirmé l'action bactéricide du brome sur les microbes de l'eau et préconise cette méthode pour l'approvisionnement des troupes en campagne.

D'après cet auteur 16 millions de germes par centimètre cube serait la proportion moyenne au delà de laquelle la purification par le brome deviendrait douteuse. En Chine, les troupes italiennes ont utilisé cette méthode avec des appareils dont le modèle avait été donné par Testi. L'appareil se compose de deux cuves, l'une destinée au dégrossissage de l'eau, l'autre au traitement épurateur proprement dit.

Les solutions employées étaient les suivantes :

N° 1	Brome	6^{gr}
	Bromure de potassium	5 ,5
	Eau distillée	27
N° 2	Hyposulfite de soude	9 ,5
	Carbonate de soude	4

Pour 100 litres.

La méthode a été employée aussi par les Allemands pendant la campagne de Chine, à la suite des résultats encourageants des expé-

1. Congrès des Services municipaux techniques et des Travaux publics de 1909.
2. SCHUMBURG, Méthode pour obtenir de l'eau pure de germes, par addition de substances chimiques, *Kroffenst. a. d. Geb. d. Militär*, 1900.
3. P. TESTI, *Giornale medico de R. Esercito*, septembre 1902.

riences de Püfhl. Morgenroth et Weigt ont constaté que l'eau du Pei-ho, qui contenait 1 500 germes par centimètre cube, n'en contenait plus que 150 après le traitement. C'est assez dire le degré d'épuration obtenu par cette méthode. La seule objection qui puisse lui être faite, c'est d'exiger le transport d'ampoules fragiles contenant l'antiseptique.

L'*iode* a été proposée pour la stérilisation des eaux par le pharmacien principal Allain[1], en 1894. De ses expériences, cet auteur conclut que l'emploi de l'iode à la dose de 1/100 000 et après une demiheure de contact permet d'épurer les eaux en tuant la majorité des germes pathogènes trouvés dans l'eau et atténuant la virulence des toxines. Ce corps est susceptible d'être éliminé après neutralisation par l'hyposulfite de soude, à l'aide du charbon. L'eau ainsi traitée est limpide, incolore, sans goût désagréable, suffisamment aérée et ne contient plus que des traces d'iode à l'état d'iodures, traces dont le poids par litre d'eau épurée n'atteint jamais 5 milligrammes. *Mellière*[2] préconise également l'iode à 1/200 000 pour stériliser les eaux de source.

M. le médecin inspecteur général Vaillard[3], en collaboration avec le médecin principal Simonin et le pharmacien principal Georges, a fait entrer l'emploi de ce corps dans la pratique courante, grâce à l'emploi de comprimés d'iodate de soude.

La méthode étudiée par ces auteurs consiste à verser dans l'eau à épurer :

1° Un comprimé d'iodate de soude 0,01 + KI 0,10 (p. un litre).

2° Un comprimé d'acide tartrique destiné à libérer l'iode à l'état naissant.

On laisse en contact dix minutes, puis on ajoute :

3° Un comprimé d'hyposulfite de soude, qui décolore presque immédiatement l'eau colorée en jaune par l'iode mis en liberté par la première opération. Il faut avoir soin d'opérer sur une petite quantité d'eau : 100 à 200 centimètres cubes, sans cela l'acide tartrique, en présence d'une trop grande quantité de carbonate de chaux normalement contenue dans l'eau, ne servirait qu'à former un tartrate de chaux et il ne resterait pas en quantité suffisante pour décomposer l'iodate de soude et mettre l'iode en liberté. On compte un comprimé pour un litre d'eau environ. Après donc dissolution des trois comprimés dans 100 centimètres cubes d'eau, on ajoute celle-ci aux 900 centimètres cubes restant.

---

1. ALLAIN, Stérilisation à froid des eaux de boisson, *Bull. de la Soc. scientifique industrielle* de Marseille, 1895.
2. MELLIÈRE, *Tribune médicale*, 18 décembre 1894.
3. VAILLARD, *Ann. d'hyg. et de méd. légale*, vol. 48 et 50.

Ce procédé a été utilisé en grand et a donné de bons résultats. L'eau ne conserve aucun goût, mais lorsque le soldat prépare l'eau dans un sac en toile celui-ci s'imprègne d'iode et communique pendant longtemps un mauvais goût à l'eau qu'il contient, bien que celle-ci n'ait subi aucun traitement. Il suffit d'être averti de cet inconvénient et d'utiliser les ustensiles métalliques en usage dans les corps de troupe.

Le procédé à l'iodate de soude a été expérimenté au cours de la campagne de Casabianca.

Acides. — Christmas[1] conseille de mêler chaque jour, en temps d'épidémie, 10 grammes d'*acide citrique* à chaque seau d'eau qui sert aux soins de la toilette, de la cuisine, pour laver les légumes, pour tous les soins du ménage, et même pour les boissons. La dépense est minime, le kilogramme d'acide coûte 4 à 5 francs, et la stérilisation serait très réelle.

L'*acide lactique* ajouté à l'eau de boisson à la dose de 8 à 10 gouttes pour 200 grammes d'eau fait disparaître en cinq minutes le b. coli d'une eau souillée au taux de 50 et 100 par litre, c'est-à-dire par conséquent que, dans la pratique, une eau considérée comme bactériologiquement mauvaise peut être bue sans danger après addition de cet acide dans les proportions indiquées. J'ajoute qu'une expérience personnelle déjà longue me permet d'affirmer qu'une eau ainsi traitée ne présente aucun inconvénient pour l'estomac.

Bisulfate acide de soude. — Le bisulfate acide de soude a été utilisé en Angleterre et dans la guerre Sud-Africaine par Parkes et Rideal. Sa puissance antiseptique est due à son acide sulfurique. Le bisulfate acide de soude s'emploie à la dose de 1 gr. 20 à 2 grammes par litre (Parkes et Rideal), pendant cinq minutes. Lutrot[2] emploie 4 comprimés de 0 gr. 30 par litre, ce qui ferait 1 gr. 20.

Les inconvénients sont l'acidité très marquée de l'eau, qu'il faut neutraliser par du bicarbonate de soude à raison de 3 grammes de bicarbonate par litre.

Il exerce peut-être une action fâcheuse sur le tube digestif.

Chlorure de chaux (0,02 par litre). — C'est le procédé préconisé par Traube, Basseng, Sikenberg, Löde, Schumburg.

Il donne une purification très suffisante, mais non pas une stérilisation ; celle-ci serait cependant obtenue après trente minutes.

La quantité moyenne de chlorure de chaux est calculée d'après la

1. CHRISTMAS, De l'acide citrique comme moyen de stérilisation de l'eau pendant les épidémies de choléra, *Méd. moderne*, 1892, et *Revue d'hygiène*, 1892, p. 1014.
2. LUTROT, *Approvisionnement d'eau en campagne*, Th. Lyon, 1904.

teneur plus ou moins grande des eaux en matières organiques, de façon à ce qu'il y ait 8 milligrammes de chlore libre par litre (Löde). Ces 8 milligrammes de chlore sont dégagés par 2 centigrammes d'hypochlorite de chaux.

Les inconvénients de ce procédé sont : l'excès de chlore, négligeable d'après Schücking, l'augmentation du degré hydrotimétrique et la lactescence de l'eau qui oblige à la filtrer, mais surtout l'eau conserve un goût de chlore qui la rend imbuvable.

Chaux. — Désinfection des puits. — La chaux n'est guère employée que dans la désinfection des puits.

Voici comment on procède : on éteint 10 kilogrammes de chaux vive dans 40 litres d'eau et l'on jette ce mélange dans le puits ; on a soin d'agiter avec une perche pour faciliter le mélange, on laisse s'écouler trois jours et on enlève toute l'eau du puits jusqu'à ce qu'elle ressorte claire.

Le quantité de chaux restante est inoffensive.

Il est bien entendu que la désinfection d'un puits ne peut donner de résultat satisfaisant que lorsqu'il a été souillé accidentellement par le versement direct de matières organiques. Lorsque la contamination relève de la souillure de la nappe, cette désinfection est inutile. Il faut dans ce cas rechercher la cause et la faire disparaître (désinfection ou obturation de fissures, puisards, bétoires, etc. enlèvement de fumier, isolement de fosses d'aisances, etc.)

L'approvisionnement d'eau des troupes en marche, manœuvres et en campagne[1] est un des plus gros soucis du commandement et du service de santé, car tous deux ont à se préoccuper à la fois de la quantité et de la qualité de l'eau. Il est facile de se rendre compte, simplement en assistant à des manœuvres où sont groupées de fortes unités, de la complexité et de la gravité du problème. Il s'impose à l'attention d'une façon encore plus impérieuse pendant la guerre et surtout au cours de celles qui se poursuivent dans les pays chauds, où on est obligé de subordonner souvent les mouvements stratégiques au mode de ravitaillement en eau de boisson.

Une distinction fondamentale doit être faite entre les groupes militaires prenant part à des opérations actives : les uns se déplacent tous les jours, et les autres restent en stationnement. Ces derniers séjournent dans des camps, des forts, des cantonnements, dans des formations sanitaires. Là, on a le temps de procéder à des opérations d'épuration plus complètes qu'en marche ou en manœuvres.

---

1. LAPASSET, Des procédés extemporanés de purification des eaux, *Congrès de médecine*, 1900, et ROUGET, Alimentation en eau d'une armée en campagne, *Hygiène générale et appliquée*, septembre 1907.

La plupart du temps, d'ailleurs, surtout dans les guerres euro-péennes, on aura recours aux ressources du pays, sources, puits, cours d'eau, lacs, étangs…; en leur absence on pourra forer des puits abyssins, en des points éloignés de tout cause de souillure. Le médecin inspecteur Trifaud, au cours de la campagne de Casabianca, a amélioré d'une façon très heureuse les puits du pays en établissant autour d'eux des zones de protection de 10 à 20 mètres sous forme d'enclos. Quand il s'agira de l'aménagement d'un cours d'eau, on aura soin de faire une répartition judicieuse des différentes régions qu'il parcourt, en puisant l'eau de boisson en amont des agglomérations humaines.

De toutes façons, il faudra s'assurer de la qualité de l'eau, d'abord par une rapide enquête sur l'état sanitaire des habitants du pays, et sur la présence plus ou moins éloignée des puits ou des cours d'eau, de dépôts d'immondices, de fosses fixes, de fumiers, de lavoirs, etc., et en même temps procéder à une analyse chimique rapide. L'ana-lyse bactériologique permettra de compléter ultérieurement au bout de quarante-huit heures les renseignements déjà obtenus par les deux premiers procédés, qui suffisent en général pour permettre de juger de la potabilité de l'eau. L'expertise chimique peut se faire même au cours d'opérations actives de manœuvres.

Déjà un médecin fait partie du détachement qui, dans ces circon-stances, va préparer le cantonnement. L'adjonction d'un pharmacien paraîtrait rationnelle.

Si l'eau est reconnue mauvaise on recourra à l'un des moyens d'épuration signalés plus haut : épuration chimique, filtration ou stérilisation par la chaleur (thé).

Le choix du procédé dépendra du degré d'urgence de la distribu-tion de l'eau et du matériel mis à la disposition des troupes.

Dans beaucoup de circonstances, surtout dans les campagnes aux colonies, on devra opérer d'abord une clarification, qui parfois restera la seule opération réalisable. Cette clarification peut se faire au moyen de filtres improvisés comme ceux déjà décrits, à l'aide de sable, cailloux, etc. Mais heureusement, en station, l'épuration pourra être en général plus parfaite.

Les filtres Chamberland et Berkefeld ont été employés depuis trente ans dans différentes campagnes : au Dahomey, en Chine, dans le Sud-Algérien. Épurateurs parfaits, ils ont l'inconvénient de se col-mater rapidement. De tous les essais pratiqués au laboratoire d'hygiène du Val-de-Grâce depuis dix ans, il résulte que ces appareils sont parfaits pendant quinze à vingt minutes, mais qu'au bout de ce temps le débit est tellement réduit que leur utilité est nulle, à moins de démonter l'appareil et de nettoyer les bougies. A ce point de vue les appareils à une seule bougie de gros volume, comme le Berkefeld ou le Slack et Browlow, sont beaucoup plus pratiques. Morgenroth et Weigt ont loué l'efficacité du Berkefeld pendant la campagne de Chine, mais en avouant cependant les ennuis causés par l'encrassement des bougies. Or, le maniement de ces objets, à quelque système qu'ils appartiennent, est excessivement délicat, les hommes les cassent trop souvent, et le renouvellement des bougies devient trop onéreux.

Tous les médecins sont unanimes à leur sujet.

Il faut reconnaître cependant que le *filtre est le mode d'épuration le plus pratique*, le plus facile à appliquer et le meilleur, car il ne touche pas aux qualités de l'eau. L'épuration chimique, d'ailleurs, ne peut se passer de son aide, soit avant, soit après traitement. *C'est du côté du perfectionnement des filtres qu'est l'avenir de l'épuration* de l'eau de boisson en général, et *pour les troupes en campagne* en particulier. Munir d'un filtre chaque petite unité est le but à atteindre. Ce filtre, possédant des qualités épuratives certaines, devra être robuste, suffisamment perméable et peu coûteux.

Quant aux stérilisateurs, ils n'ont pu servir aux troupes en marche à Madagascar. Ce que nous avons dit de la délicatesse de leurs organes suffit d'ailleurs à les faire rayer de la liste des appareils transportables à la suite des troupes au cours des opérations militaires. Ils doivent, avec les filtres actuels, être réservés pour les formations de l'arrière, avec les appareils distillatoires.

En marche et en manœuvre active, l'ébullition avec thé et l'épuration chimique sont actuellement *les seuls* moyens d'obtenir une sécurité suffisante. Il faut, en effet, que l'homme puisse boire *de suite*. Ou bien on aura largement pourvu les bidons des hommes d'infusion de thé, avec réserve d'infusion en arrière de la colonne, au train de combat par exemple, comme je l'ai vu faire plusieurs fois avec succès aux manœuvres, ou bien on utilisera l'eau qu'on a sous la main. Dans cet ordre d'idée, la première place revient certainement aux permanganates (filtres Lambert, Hy et Lapeyrère), puis à l'iode (procédé Vaillard), ou au brome (procédé de Schumburg), ou encore à l'acide lactique. Tous les autres procédés chimiques nous paraissent inférieurs à ces quatre derniers.

TROISIÈME PARTIE

VÊTEMENT ET ÉQUIPEMENT

CHAPITRE XV

VÊTEMENTS

*Qualités que doivent posséder les étoffes. Leur imperméabilisation.
Vêtements militaires en particulier : Vêtements du tronc; coiffure; vêtement des
extrémités. Chaussure.*

1. Rôle général que doit remplir le vêtement. — Les vêtements
ont pour but de maintenir constante la température du corps.
Pour cela ils devront être constitués de façon à ménager autour de
la surface cutanée une couche d'air plus ou moins épaisse, suivant
les conditions de la température. Celle-ci est-elle froide, la couche
d'air devra être épaisse et immobilisée autant que possible. Les
étoffes de laine emprisonnant l'air dans leurs mailles multiples
répondront mieux que toute autre à cette indication. Il en sera de
même pour d'autres étoffes, si celles-ci sont superposées en plusieurs couches à la surface du corps. La température, au contraire,
est-elle élevée, on aura recours à des étoffes de soie ou de coton
aussi minces que possible, et la forme sera déterminée de façon à
mobiliser l'air pour hâter l'évaporation de la sueur dont la sécrétion
a pour but de rafraîchir la surface cutanée.

Cependant cette évaporation ne doit pas être assez intense pour
produire un refroidissement brusque, c'est pourquoi, dans les pays
chauds et secs, les vêtements de laine à larges mailles seront plus
indiqués que les vêtements de toile ou de coton, ceux-ci étant
réservés au séjour dans une atmosphère chaude et humide, comme
celle des climats équatoriaux.

Le vêtement militaire doit en outre remplir certaines conditions particulières. Il doit avant tout permettre à l'homme de cacher sa présence. La couleur acquiert donc une importance de premier ordre. Bien que celle ci possède certaines qualités hygiéniques, dont on devrait tenir compte, pour le soldat, la couleur doit avoir surtout un rôle défensif, et toute autre considération lui sera subordonnée. De nombreuses expériences ont été exécutées pour fixer les qualités hygiéniques des étoffes au point de vue de leur action protectrice contre le froid et la chaleur. Les résultats ont été à peu de choses près concordants.

Contre le froid les étoffes de laine ont une supériorité incontestable.

Celles de toile et de coton permettent de mieux lutter contre la chaleur.

Quant à la visibilité, les expériences du médecin inspecteur Trifaud, de J. Gérard, de Devismes, ont démontré la supériorité des couleurs grises et brunes.

Enfin on a cherché à parfaire leur rôle protecteur contre les intempéries et surtout contre la pluie en recourant à l'imperméabilisation. Cette dernière question mérite que nous nous y arrêtions un peu plus longuement en raison de son importance militaire.

Imperméabilisation des vêtements. — Le véritable tissu hygiénique pour habits et manteaux serait celui qui, étant imperméable à l'eau ne le serait pas à l'air et à la vapeur d'eau. C'est à résoudre ce problème, si important, que se sont attachés depuis longtemps les hygiénistes militaires.

L'eau absorbée par un vêtement diminue sa perméabilité aux gaz : elle entrave donc l'évaporation de la sueur. Par contre, elle augmente la conductibilité calorifique, ainsi que le pouvoir émissif, et amène une plus grande perte de chaleur. De plus, cette eau qui imprègne les vêtements s'évapore plus ou moins vite, mais toujours en soustrayant au corps une certaine quantité de chaleur.

On est donc amené tout naturellement à imperméabiliser les vêtements. On a employé au début le caoutchouc, la gutta-percha. Mais on reconnut bien vite que ces vêtements, imperméables à l'air comme à l'eau, empêchaient toute évaporation et devenaient rapidement insupportables après un travail ou une marche. Il en est de même pour les vêtements huilés ou goudronnés que portent encore beaucoup de marins.

Le problème était beaucoup plus complexe puisqu'il s'agissait de rendre une étoffe imperméable à l'eau sans diminuer, sensiblement, tout au moins, sa perméabilité aux gaz et à la vapeur d'eau.

C'est alors qu'on essaya de déposer dans les mailles de l'étoffe un précipité de savon insoluble, après avoir traité ces étoffes par une solution d'alumine.

Dujardin traite les vêtements par les deux solutions suivantes :

A
- Alun de potasse.............................. 1 kg.
- Acétate de plomb............................. 1
- Bicarbonate de potasse....................... 0,600
- Sulfate de soude............................. 0,600
- Eau.. 150 litres.

B
- Savon d'huile................................ 0,450
- Eau.. 150 litres.

Balland emploie une solution d'alumine à 1/50.

- Acétate d'alumine liquide marquant 6 à 7° à l'aréomètre................................... 1 kg.
- Eau.. 40 à 50 litres.

Le kilogramme d'acétate d'alumine coûte 1 franc environ. Le vêtement est passé quatre fois dans le bain, puis séché à l'air et à l'ombre. Ce bain ne convient guère qu'à la laine et aux tissus grossiers.

Hiller emploie pour les étoffes une solution bouillante d'alun à 2 p. 100, puis une solution de savon blanc de soude à 30 p. 100, où les tissus restent quinze minutes. Ils sont ensuite essorés et séchés.

Les vêtements sont immergés dans la solution suivante pendant quinze minutes :

- Sulfate d'alumine............................ 20 parties.
- Acétate de plomb............................. 32 —
- Eau.. 2 —
- Essorer et sécher.

Le *procédé Cathoire* consiste à immerger d'abord les tissus pendant dix heures dans une solution d'acétate ou de sulfate d'alumine à 3 p. 100, puis dans de l'eau savonneuse, et, après séchage, on les traite par la solution suivante :

- Paraffine fusible à 53°...................... 2 parties.
- Vaseline..................................... 1 —

Celle-ci est dissoute dans l'essence de pétrole à la dose de 25 grammes pour un litre d'essence et on emploie ensuite ce liquide en pulvérisations, jusqu'à ruissellement, par imbibition à l'éponge ou par immersion.

Le médecin principal Berthier[1] indique un autre procédé d'imperméabilisation des vêtements. Cet auteur remarquant que les burnous des Arabes faits avec de la laine brute sont imperméables en conclut qu'il suffirait de restituer aux vêtements le suint enlevé à la laine par les diverses manipulations qu'elle a subies.

Dans ce but, il employa d'abord la lanoline, produit d'épuration de la suintine, débarrassée des savons, des acides gras et ainsi rendue neutre : il lui substitua ensuite un produit similaire qu'il appela le « suint neutre 1 » provenant des établissements de peignage de laines; ce « suint neutre 1 » est dissout à raison de 10 grammes par litre d'essence légère de pétrole. On plonge le vêtement dans cette solution et on le tord, ou bien on l'imbibe avec une éponge. La seule condition est que le vêtement soit propre. Berthier a calculé qu'il suffirait de deux litres de solution pour imperméabiliser une capote, un pantalon et un képi.

Des expériences comparatives furent exécutées. Des effets vieux, traités les uns par l'alumine, les autres par la suintine, furent portés à la pluie et au soleil sans aucun malaise. A l'occasion de marches d'épreuve, ils furent soumis à une pluie d'orage de vingt minutes. Les vêtements imprégnés à la suintine ne furent pas traversés et séchèrent en une demi-heure alors que les vêtements non imperméabilisés furent complètement trempés et restèrent mouillés très longtemps.

En 1903, j'ai repris avec le médecin principal Ferrier des études sur le procédé à l'alumine et sur le procédé Balland en particulier.

On se servit, pour rechercher la perméabilité à l'air, d'un vase de Mariotte communiquant avec un flacon de 2 litres. L'orifice du flacon fut fermé par un échantillon de l'étoffe à expérimenter. Plus celle-ci serait perméable à l'air, plus l'eau s'écoulerait rapidement. On obtint les chiffres suivants :

> Avec les draps non imperméabilisés, écoulement en.... 5′12″
>   —   imperméabilisés, écoulement en........ 5′30″

L'imperméabilité à l'air est donc très légèrement diminuée.

Pour se rendre compte de la perméabilité à l'eau, les étoffes furent fixées à la partie inférieure d'un cylindre en cuivre, dans lequel on mit 440 centimètres cubes d'eau, de façon à obtenir sur la face supérieure de l'étoffe une pression de 10 centimètres. Un vase gradué, placé au-dessous, donne la quantité d'eau écoulée en un temps donné.

---

1. BERTHIER, Utilisation du suint en hygiène, *Revue d'hygiène*, 1898.

Avec les étoffes non imperméabilisées, presque toute l'eau (430 centimètres cubes) s'écoule en dix minutes, alors qu'avec les étoffes imperméabilisées, c'est à peine si l'on sent un léger suintement après cinquante à soixante-douze heures.

Comme l'avait vu déjà Krotov, les frottements, les tiraillements, l'usure des vêtements diminuent leur imperméabilité. Il faut soumettre les étoffes à des frottements violents pour amener un écoulement de 1 à 2 centimètres cubes en vingt-quatre heures, avec des étoffes neuves ayant été récemment imprégnées. Mais il n'en est pas de même si les frottements se produisent pendant le contact de l'étoffe avec l'eau, comme le fait le sac ou le fusil du fantassin marchant sous la pluie. Ayant introduit dans le cylindre un tampon qui frotte l'étoffe pendant le cours de l'expérience, on a noté que :

La toile neuve imperméabilisée est traversée en... 5 minutes.
— usée — — en... 4 —

L'imperméabilisation ne pourra donc jamais être aussi parfaite au niveau des plis, des emmanchures, partout enfin où le vêtement est soumis à des frottements.

L'imperméabilisation augmente la résistance des tissus et la durée des vêtements.

La désinfection altère l'enduit imperméabilisant, puisque, en trois heures, les échantillons retirés de l'étuve Geneste-Herscher laissèrent filtrer 305 centimètres cubes d'eau.

Nous avons de plus complété les données du laboratoire par les renseignements que pourrait donner le port du vêtement imperméabilisé. Il fallait pour cela s'adresser à des hommes habitués à analyser leurs sensations. Plusieurs médecins aides-majors du Val-de-Grâce revêtirent des capotes imperméabilisées. Ils n'en ressentirent aucun malaise : il n'y aurait pas accumulation de sueur. Mais ces résultats si satisfaisants par un temps de pluie, le sont-ils encore par un temps sec et chaud? La pluie fait augmenter de 2 kilogrammes le poids de la capote ordinaire, l'eau obture les pores du tissu et diminue donc considérablement sa perméabilité à l'air : rien de surprenant à ce que l'homme se trouve mieux du port d'un vêtement imperméabilisé. Mais en temps sec et chaud, l'évaporation ne se fera-t-elle pas mieux avec un vêtement non imprégné. C'est dans ce but que furent instituées des expériences officielles qui portèrent sur deux régiments de cavalerie et deux régiments d'infanterie.

L'expérience montra que les effets imperméabilisés étaient raides et difficiles à rouler. L'usure serait plus rapide et les effets se tacheraient plus rapidement. Certains sujets se plaignirent de l'augmentation de poids des vêtements. Ce dernier grief semble exagéré car les expériences montrent qu'il suffit de 8 à 10 grammes d'acétate d'alumine par mètre de drap et 4 à 5 grammes par mètre de toile. La capote comprend 2 m. 08 de drap et 1 m. 20 de toile environ, soit une augmentation de poids de 16 grammes environ pour une capote. Le manteau comprend 3 m. 90 de drap et 1 m. 75 de toile, soit 43 grammes d'augmentation,

Enfin, on interrogea les soldats qui avaient porté ces vêtements au point de vue subjectif, sur les sensations éprouvées. Ils déclarèrent que l'imperméabilisation des vêtements augmentait la transpiration, rendait leur port pénible et causait des malaises nombreux. Le résultat parut même si mauvais qu'après les essais faits dans certains corps, on conclut au rejet de ces vêtements. La diminution très légère de la perméabilité à l'air que nous avons trouvée explique suffisamment ce résultat. *Il ne peut y avoir de procédé d'imperméabilisation qui laisse absolument intacte la perméabilité des étoffes à l'air.*

Il est donc à craindre que, en pratique, le port du vêtement imperméabilisé soit pénible, surtout par les temps chauds.

Le vêtement imperméabilisé n'est bon que pour la pluie. Or, si on imperméabilise les vêtements usuels du soldat, on l'expose, pour un bénéfice accidentel, à souffrir le reste du temps.

Aussi la solution du problème semble-t-elle dans *l'adoption d'un vêtement de pluie*, analogue au vêtement de l'armée suisse.

Il serait désirable qu'on donnât au soldat une pèlerine en tissu léger, imperméabilisé, protégeant en même temps l'homme et le sac et constituant un vêtement spécial pour la pluie, pouvant en même temps servir à le protéger contre le sol au bivouac.

II. Vêtements en particulier. — Qualités générales. — Le vêtement militaire doit remplir les conditions suivantes :

Avant tout, il doit être invisible. Bien que cette qualité n'ait rien à voir avec l'hygiène, la nécessité dans laquelle se trouve l'hygiéniste militaire d'en tenir compte nous fait inscrire ce desiderata en tête des qualités exigibles de l'uniforme militaire.

La couleur d'ailleurs dépend beaucoup du pays dans lequel se poursuit une campagne, c'est-à-dire qu'on ne saurait à ce point de vue tracer de règle précise.

Cependant, d'une façon générale, les couleurs noires et blanches doivent être bannies, et l'adoption du gris bleu, du beige semble devoir être préférée.

En second lieu, la coiffure et le vêtement du tronc seront toujours de la même teinte.

Il faut en effet éviter les oppositions de lumière résultant de l'emploi de plusieurs couleurs.

La seconde qualité demandée à l'uniforme militaire est d'être commode, facile à ajuster, de ne serrer ni le cou, ni la poitrine, ni la ceinture. Il doit être en rapport avec les conditions de température et de climat propres au pays où l'armée réside ou fait campagne.

Il sera peu varié, en raison de la nécessité d'avoir de grands approvisionnements constitués le plus simplement et le plus économiquement possible.

Il doit être suffisamment élégant.

Certains pensent qu'il serait nécessaire d'adopter une tenue de campagne différente de celle du temps de paix, car la tenue de campagne, pour être vraiment pratique, doit s'éloigner de tous nos uniformes actuels, qui, malgré tout, conservent un peu de ce cachet d'apparat nécessité par la présence de l'armée aux pompes et cérémonies civiles et militaires du temps de paix.

C'est ainsi que, pendant la guerre russo-japonaise, les Russes, pendant le second été, abandonnèrent leur tunique pour la blouse et que les Japonais quittèrent leurs uniformes réglementaires pour revêtir une simple veste bleu foncé à un rang de boutons pendant l'hiver et une veste en toile khaki pendant l'été.

A. Vêtements du tronc. — La tunique tend à devenir commune à toutes les armes.

La suppression de l'épais plastron de l'ancienne tunique et des deux rangées de boutons l'a beaucoup améliorée. Elle est actuellement courte et s'ouvre facilement. Malgré les tendances de la mode actuelle, elle doit être ample et large.

La vareuse et la blouse semblent encore plus commodes.

La capote est jugée très différemment par ceux qui l'ont portée. Pour les uns, c'est un excellent vêtement de marche parce qu'il est ample, qu'il n'apporte aucune gêne aux mouvements et que, grâce à la faculté laissée aux hommes de déboutonner les premiers boutons, elle permet de libérer le cou de toute étreinte. Pour les autres, ce vêtement, bien que présentant réellement les qualités ci-dessus énumérées, est trop chaud, et cet inconvénient annihile tous les autres avantages.

Il paraît irrationnel, en effet, d'imposer aux hommes le port d'un manteau par tous les temps en été. Certaines armées ont supprimé la capote d'une façon absolue. Depuis 1904, l'armée suisse essaie de la remplacer par la tente manteau du Dr Koller, formée d'un rectangle de drap long de 2 mètres et large de 1 m. 30, portée comme un puncho, c'est-à-dire laissant passer la tête par une fente placée au milieu et pouvant se fermer sur les côtés au moyen de boutons. Ce carré de drap, facile à rouler et à paqueter, est porté, dès qu'il pleut, par-dessus l'équipement. Cette transformation du vêtement de nos hommes, à tout point de vue désirable, a comme corollaire obligé l'adoption d'un vêtement large tel que la vareuse ou la blouse.

On peut remplacer le manteau par des pelisses en peau de mouton, comme cela s'est fait en 1870 pendant le siège de Paris et encore dernièrement en Mandchourie; les Russes ont même utilisé des robes de chambre fourrées pendant l'hiver.

Le manteau de cavalerie est excellent à cheval. Il protège en particulier les mains qui, immobilisées par la tenue des rênes, sont exposées à la pluie et aux refroidissements. A pied, il est un peu lourd à supporter.

Les vestes et blouses de toile, très bons vêtements d'intérieur, sont surtout usitées dans les pays chauds. Leur légèreté peut dans nos climats occasionner des refroidissements pendant les repos qui suivent des exercices ayant provoqué une forte transpiration.

Le vêtement de toile, dit de treillis, se revêt d'ordinaire par-dessus l'uniforme, et protège ce dernier contre les souillures pendant les corvées et autres exercices intérieurs.

La cravate nécessaire à la correction de la tenue est en même temps un bon moyen de protéger le cou contre le froid et contre les frottements du col de la tunique. Elle ne doit pas être trop serrée.

Le gilet devrait être réglementaire, c'est un vêtement véritable. Le gilet de laine, dit gilet de chasse, que bon nombre d'hommes apportent au régiment, devrait voir son usage généralisé.

La ceinture de flanelle, qui était réglementaire il y a quelques années pour toute l'armée, peut jusqu'à un certain point remplacer le gilet, mais une circulaire du 6 juin 1905 en a supprimé le port habituel dans les corps de troupe stationnés en Afrique. Cependant, ceux-ci peuvent en constituer de petits approvisionnements pour les hommes malades à l'infirmerie.

Cette ceinture est cependant presque indispensable en campagne. C'est une couverture de plus pour l'abdomen, pendant les nuits fraîches du bivouac. C'est un premier moyen curatif dans les cas de coliques et de diarrhée dont souffrent si souvent les hommes.

Les chemises de coton sont actuellement remplacées par des chemises de coton-flanelle. Chaque homme en possède trois. Le soldat allemand en reçoit un nombre égal. En Angleterre, ces chemises sont en toile, elles peuvent être remplacées par deux chemises de laine.

Armées étrangères. — *En Allemagne* [1]. — Les essais avec les nouveaux uniformes de campagne sont terminés. On a commencé leur fabrication en masse. Le col droit est remplacé par un col rabattu qui, étant relevé, protège les oreilles ; la cravate à boucle est remplacée par un foulard pratique en étoffe grise. La couleur fondamentale pour les chasseurs et les tirailleurs est le vert de campagne ; pour les autres armes, c'est le gris de campagne avec une légère teinte brunâtre. La tunique, le col, les garnitures et les épaulettes sont d'une seule et même étoffe. Les différentes armes ne se distinguent que par des lisérés étroits autour du col et des garnitures ; ces lisérés sont de la couleur traditionnelle des armes respectives ; quant aux corps d'armée, ils sont reconnaissables à des lisérés de la couleur traditionnelle de chaque corps, qui bordent les épaulettes. Ces lisérés de couleur, d'une faible largeur, ne sont plus perceptibles à l'œil à une distance de quelques pas. Quant au reste, on a évité de même tout ce qui est voyant.

Les boutons qui brillent au soleil ont été abandonnés et sont remplacés par d'autres d'un bronze mat.

Les officiers ne sont pas vêtus d'une manière plus voyante que les hommes. En cas de mobilisation, ils recevront leurs tuniques des magasins d'habillement régimentaires ; ces tuniques seront payées sur les fonds de mobilisation. Les tuniques des officiers, quant à leur couleur, ne se distinguent en rien de celles des simples soldats. En remplacement des épaulettes en argent, les officiers recevront les épaulettes en drap des hommes sur lesquelles seront fixés les insignes du grade et du régiment en bronze mat. L'écharpe de campagne disparaîtra également ; un ceinturon en cuir avec un petit signe distinctif en argent rendra le même service. Le manchon, couleur de roseau, rend inoffensif le casque qui brille au loin. Sa pointe peut être dévissée à l'entrée en campagne. Les aiguillettes en or et en argent des officiers des troupes à cheval seront remplacées par des courroies en cuir brun verni, telles que les portent actuellement déjà les officiers des chasseurs à cheval.

On va permettre aux officiers de porter, dans le service, en remplacement des grandes bottes, des brodequins bruns et des guêtres de même couleur. Ceux à cheval y adapteront des éperons.

Angleterre [2]. — *a.* Une capote gris noir à un rang de boutons métalliques avec collet retombant.

b. Une tunique en étoffe de laine de couleur rouge écarlate à un

---

1. *Caducée*, 1908, p. 125, extrait du *Messager d'Alsace-Lorraine*.
2. Lavisse, *Sac au dos*, Hachette, 1902.

rang de boutons; le collet droit se ferme par devant à l'aide d'une petite patte en cuir noir, qui tient lieu de col. Deux agrafes, fixées de chaque côté à hauteur des hanches, servent à soutenir le ceinturon.

c. Un pantalon en drap bleu foncé avec passepoil rouge. Aux colonies, la tunique et le pantalon sont en kaki.

Autriche. — *a.* Un manteau en drap bleu foncé à deux rangs de boutons, portant un collet retombant et des parements aux manches.

b. Une blouse en drap bleu foncé avec col droit se fermant sur le milieu de la poitrine par un seul rang de boutons en corne dissimulés. d'ailleurs, sous une languette de drap.

c. Un pantalon en drap bleu.

d. Un col noir avec liséré blanc.

Armée belge. — *a.* Une capote en drap gris foncé avec collet retombant : les devants se croisent sur la poitrine. Un crochet en cuivre destiné à supporter le ceinturon est fixé sur chacun des côtés de la capote à hauteur des hanches.

b. Une veste, assez longue pour recouvrir le ventre, qui se ferme droit sur la poitrine au moyen de six boutons; un crochet-support de ceinturon se trouve sur le côté gauche.

c. Un pantalon en drap gris foncé avec passepoil jonquille qui porte une ceinture en cuir engagée entre la doublure et le drap et dont les extrémités font saillie à l'arrière, pour tenir lieu de boucle.

d. Un col en lasting noir, bordé de même teinte, qui s'attache au moyen d'une boucle et d'une martingale en cuir.

Armée espagnole. — *a.* Une capote (capote) en drap bleu, à collet droit, portant deux rangs de boutons sur la poitrine; deux crochets fixés de chaque côté du vêtement, à hauteur des hanches, servant à soutenir le ceinturon.

b. Une pèlerine courte (esclavina) en drap bleu foncé.

c. Une vareuse ample (guerrera) d'étoffe et de couleur semblables, à collet droit, fermée par un seul rang de boutons en cuivre.

d. Un pantalon de drap (pantalon de pano) écarlate, portant deux bandes en drap bleu foncé, sur la couture extérieure. En été, le pantalon et la vareuse en drap sont remplacés par un pantalon et une veste en cotonnade.

Armée italienne. — *a.* Une capote (capotto) en drap bleu à un rang de boutons de métal blanc avec collet rabattu; les pans de la capote se relèvent et se rejoignent derrière le dos en se boutonnant l'un sur l'autre.

L'attache de la manche à l'épaule est surmontée d'un bourrelet en drap, sur lequel se trouve un écusson portant le numéro du régiment.

b. Une veste de toile avec passepoil rouge et un pantalon de toile.

Armée japonaise. — Par suite de l'expérience acquise au cours de la dernière guerre, l'uniforme de campagne de l'armée japonaise a été récemment changé d'une manière radicale.

On sait que, pour toutes les armées, il était de couleur foncée, presque noire, avec les bandes du pantalon différenciant les armes entre elles, sauf pour la cavalerie et la gendarmerie qui portaient le pantalon rouge garance (avec bande verte ou noire respectivement).

Désormais, tous les effets d'habillement pour la troupe dans toutes les circonstances, et pour les officiers, en tenue de campagne, seront de couleur kaki, sans exception, en drap pour l'hiver et en toile pour l'été.

La forme de la casquette, qui ressemblait à la casquette allemande un peu surélevée, est aussi modifiée et se rapproche beaucoup de la forme de la casquette russe.

Celle des officiers est la même que celle de la troupe sans aucune distinction de grade. Pour toute l'armée uniformément, le turban est rouge. La Garde Impériale qui, jusqu'ici, se différenciait par un turban rouge (il était jaune pour la ligne), reçoit un ornement représentant des feuilles et des fleurs de cerisier, placé sur le devant du turban, sous l'étoile qui est le signe distinctif de l'armée japonaise.

Les bandes du pantalon sont supprimées et remplacées par des passepoils de couleur rouge pour toutes les armes (le pantalon de toile n'a rien).

Les boutons sont en métal jaune, unis et mats pour les combattants, en métal blanc pour les non-combattants.

Les armes ou services se distinguent entre eux par la couleur de l'écusson du col, qui est en drap noir pour la gendarmerie, rouge pour l'infanterie, vert clair pour la cavalerie, jaune pour l'artillerie, lie de vin pour le génie, bleu pour le train, gris brun pour l'intendance, vert foncé pour les services de santé et vétérinaire.

Dans les corps de troupe (régiments ou bataillons et compagnies formant corps), l'écusson reçoit un numéro en chiffres arabes pour l'armée active, en chiffres romains pour le Robi (armée de réserve) et, pour le Roumain (armée territoriale), celui de droite porte un chiffre romain, celui de gauche un chiffre arabe.

Les numéros sont en métal jaune pour les combattants, en blanc pour les non-combattants.

Les vêtements d'officiers et de soldats ne se différencient guère que par le nombre et la disposition des poches.

La tenue de campagne des officiers devient absolument pareille à celle de la troupe et les grades ne se distinguent plus qu'au moyen de pattes d'épaules.

Russie. Effets d'habillement. — *a.* Une capote en drap gris avec collet rabattu ; les manches sont munies de parements.

b. Une tunique ample en drap vert foncé avec collet droit, passepoilé de rouge et pattes d'épaule en drap écarlate, portant le numéro du régiment ou de la division, sauf dans la Garde.

La tunique s'agrafe sur le côté droit sans que le système de fermeture soit apparent.

c. Un pantalon en drap vert sombre.

d. Un capuchon (bachlick).

Suisse. Effets d'habillement. — *a.* Une capote en drap bleu mêlé, à col rabattu, portant sur le devant deux rangs de boutons en métal blanc ; les manches sont munies de parements qui peuvent se rabattre sur les mains.

b. Une tunique à collet droit, en drap bleu foncé avec passepoils écarlates et deux rangs de boutons.

Dans la jupe gauche et par devant se trouve une poche pour y loger le paquet de pansement.

A hauteur de ceinture, de chaque côté de la tunique, sont fixés deux crochets métalliques sur lesquels repose le ceinturon.

c. Un pantalon en drap bleu foncé avec passepoils écarlates.

B. La Coiffure. — La coiffure sera légère, elle doit protéger les yeux et le visage, garantir contre le soleil, la pluie, le froid et en guerre contre les chocs.

Or, à tous ces points de vue, notre képi est anti-hygiénique et anti-rationnel.

Il ne protège ni la nuque ni la partie postérieure du crâne. En cas de pluie, il devient une éponge. Enfin, en temps de guerre, il ne peut avoir aucune action protectrice.

Le schako, lourd et incommode, a été à juste raison abandonné ; son point d'appui se faisant uniquement sur le front, occasionne une pesanteur désagréable et souvent de la migraine.

Le casque métallique de notre cavalerie, très centré, s'équilibre bien sur la tête, mais, outre qu'il est trop visible de loin, il a l'inconvénient de s'échauffer au soleil, d'emmagasiner ainsi une notable quantité de chaleur. Géraud a trouvé une température de 52° à l'intérieur de cette coiffure.

Le casque colonial a tous les avantages pour lui. Sa composition est des plus légères : toile supportée par une armature de sureau. Son principal perfectionnement réside dans son aération, qui s'opère de bas en haut par un courant venant rafraîchir en même temps le front. La coiffe est en effet isolée, et ménage un espace libre entre son bandeau et le casque lui-même. L'air circulant autour du crâne s'échappe par une ventouse supérieure.

On essaie en ce moment un casque en acier chromé, qui, au double point de vue militaire et hygiénique, semble remplir d'excellentes conditions, arme défensive d'une certaine valeur, elle protège d'autre part la tête contre le soleil et la pluie d'une façon suffisante; bien centrée, elle ne pèse pas sur le front; de légères modifications permettraient une ventilation plus active.

Le béret des troupes des Alpes ainsi que le bonnet russe sont des coiffures se moulant bien sur le crâne, mais elles ne sont pratiques qu'en régions froides, montagneuses, et surtout exposées à des vents violents. La stabilité du béret, en ce dernier cas, en fait une coiffure parfaite que les montagnards connaissent depuis longtemps.

Le bonnet de police sert dans les cantonnements et surtout au bivouac. Il est commode pour les nuits en plein air, mauvais pour les marches.

Le couvre-nuque a le grand inconvénient d'intercepter l'aération de la partie postérieure du crâne. D'instinct, les hommes le remplacent par leur mouchoir, plus léger, plus mobile, et qui, mouillé et soumis à une évaporation rapide, rafraîchit assez bien la tête.

C. VÊTEMENTS DES EXTRÉMITÉS. — Le pantalon doit avoir les mêmes qualités que nous avons énumérées pour l'habillement en général. Il ne doit pas être trop serré à la ceinture et posséder une amplitude suffisante pour permettre à l'air de circuler; cependant, sa fermeture dans le bas par des guêtres en toile ou en cuir s'impose pour les marches.

Le pantalon basané de la cavalerie et de l'artillerie a été supprimé et remplacé par une culotte de drap. Le soldat français possède encore deux caleçons en toile de cretonne de coton. Ce vêtement est absolument indispensable pour protéger la peau contre le frottement de la laine du pantalon et de plus nécessaire pour la propreté.

Les gants sont surtout utiles en été pour la bonne tenue des hommes. En hiver, s'ils sont suffisamment chauds, ils constituent une protection précieuse surtout pour les cavaliers et conducteurs. Le soldat français possède maintenant des gants de laine comme en Allemagne.

Pour les chaussettes, on ne peut que regretter leur absence parmi les vêtements que l'État donne aux troupes.

En Allemagne chaque soldat possède 2 paires de chaussettes de laine; en Angleterre, 3; en Suisse, 2. — Le soldat russe est muni de bandes de toile et de morceaux de drap pour envelopper le pied.

Chaussures. — Question humble, en apparence, de premier ordre en réalité.

Pour le fantassin, la chaussure est l'élément principal du vêtement; son aptitude à combattre est en effet subordonnée à son aptitude à la marche et celle-ci dépend essentiellement de sa chaussure; ce sont les jambes plutôt que les bras qui gagnent les batailles. La chaussure a pour le fantassin la même importance que la monture pour le cavalier. « Or, chose extraordinaire, écrit Golliez[1], chaque vétérinaire et chaque propriétaire de cheval s'inquiète de la ferrure de sa bête; continuellement, on s'efforce de l'améliorer, et celui-là est réputé le meilleur maréchal-ferrant, qui réussit à donner au fer la forme la plus appropriée au pied du cheval. Pour l'homme, c'est l'inverse, il gémit sous le joug de la mode et pour exhiber une chaussure élégante, il cogne son pied dans un soulier d'une forme contre nature, aussi, les lésions produites par les chaussures sont-elles nombreuses. »

Tourraine[2] estimait que, dans les premiers jours de marche, une colonne avait 25 à 30 p. 100 de l'effectif plus ou moins blessé aux pieds et que 10 p. 100 venaient réclamer les soins du médecin.

En Allemagne, Brandt von Lindau[3] écrivait en 1883 que, dans l'armée allemande, le nombre des exemptions de service pour maladies des pieds s'élevait à 60 000 par an.

De plus, les chaussures étroites sont souvent le point de départ de déformation des doigts de pied, de chevauchement des orteils, d'orteils en marteau, d'ostéites, d'oignons, de cors, etc.

Quelles sont donc les conditions générales auxquelles doit répondre une bonne chaussure? L'idéal serait de faire confectionner la chaussure d'après le pied de chacun. Si cela est possible dans la vie civile, il n'en est pas de même dans l'armée, où il faut constamment des approvisionnements considérables. En France, les réservistes, lors des appels annuels, sont invités à apporter avec eux une paire de brodequins faits à leur pied d'après un modèle donné par l'administration de la guerre et dont le prix, en cas de mobilisation, leur est remboursé, mais c'est là une mesure purement facultative, et qu'il serait peu pratique de généraliser.

Il faut donc trouver le moyen de confectionner les chaussures de types assez variés pour convenir aux divers éléments du groupe militaire.

---

1. Dr GOLLIÉZ, *Principes d'hygiène militaire pour officiers et soldats de l'armée suisse*, Lausanne, 1873, p. 17.

2. TOURRAINE, Note sur la chaussure du fantassin. *Rec. Méd. militaire*, 1872, vol. XXVIII, p. 66.

3. BRANDT VON LINDAU, *Des deutschen Soldaten fuss Fussbekleidung.*

Les qualités qu'elles doivent présenter sont énumérées à l'article 357 du règlement sur le service intérieur.

Les chaussures doivent être adaptées à la conformation du pied ; elles ne doivent présenter à l'intérieur ni aspérités, ni saillies, ni coutures mal effacées, ni vis métallique.

Elles doivent avoir 2 centimètres environ de longueur de plus que le pied lui-même ; leur largeur doit être suffisante à la partie antérieure pour que les doigts ne chevauchent pas, et l'empeigne doit avoir assez d'ampleur pour permettre au pied de s'étendre en posant à terre, de se cambrer en se relevant.

La chaussure doit encore être souple, résistante, d'un poids modéré, facile à mettre et à quitter. Sa surface doit être perméable à l'air, imperméable à l'eau.

La base de confection d'une bonne chaussure est la connaissance de l'anatomie et de la physiologie du pied. Chevallier[1] voudrait que, du moins dans les régiments, les médecins donnassent quelques notions à ce sujet aux maîtres et ouvriers cordonniers. Ce serait peut-être le meilleur moyen de réformer l'instruction des professionnels civils, pour qui, trop souvent, le pied doit être fait pour la chaussure.

FORME DU PIED. — Le pied a la forme d'une voûte épaisse et étroite en arrière, qui s'aplatit à son extrémité antérieure qui est digitée. Composé de vingt-six os, il présente dans sa moitié postérieure, le tarse, petit massif osseux de sept pièces, qui a la forme incurvée en bas, destiné à protéger les vaisseaux et les nerfs de la plante du pied contre leur compression pendant la marche et à donner plus d'élasticité aux différents mouvements du pied en les décomposant ; au tarse succède le métatarse, formé de cinq os longs et parallèles entre eux qui terminent en avant la voûte plantaire et auxquels font suite cinq orteils composés de trois phalanges chacun, à l'exception du gros orteil qui n'en renferme que deux, mais très épaisses.

Plusieurs petits os, appelés sésamoïdes, du volume d'une lentille, placés à la face plantaire et renfermés dans les ligaments ou les tendons des muscles, jouent également un certain rôle dans la marche en fortifiant la base du pied du côté interne, et en modérant par leur mobilité le heurt du pied contre les inégalités du sol.

Tous les os du pied sont réunis au moyen de ligaments très solides, et peuvent exécuter par l'extrémité des différents muscles y destinés, les mouvements de flexion, d'extension, d'adduction, d'abduction et de circumduction.

---

1. CHEVALLIER, Du type de chaussure à adopter pour l'infanterie, *Arch. Méd. belges*, mars 1893.

Les bourses séreuses placées sous les piliers de la voûte plantaire et le bourrelet graisseux dont ils sont doublés servent également à adoucir les trépidations de la marche, et à amortir les chocs trop brusques.

Le pied repose sur le sol à l'aide de trois points :

1° La pulpe des doigts et le bourrelet correspondant aux métatarsiens en avant.

2° Le talon en arrière.

3° Sur le côté en un point situé en avant du milieu du bord externe. (Duguet [1].)

L'*axe antéro-postérieur du pied* a été déterminé par les auteurs de différentes façons. D'après Meyer il passerait par le centre du talon et l'axe antéro-postérieur du gros orteil ; les autres orteils sont parallèles entre eux et le gros orteil continue exactement la direction du premier métatarsien.

De ces considérations découlent les principes de la chaussure rationnelle ; elle doit avoir le bout carré, le bord interne rectiligne et la semelle asymétrique. Or, les recherches de Manouvrier [3], faites sur un grand nombre de pieds de sujets de races très diverses, démontrent que l'axe anatomique du pied n'aboutit jamais sur le gros orteil, mais bien entre le premier et le troisième orteils. Cette opinion est confirmée par l'examen de cinquante moulages du Jardin des plantes provenant de nègres ne s'étant jamais servis de chaussures.

Déjà, en 1883, Brandt von Lindau avait relevé l'erreur de Meyer, et, d'après l'examen de 100 moulages de pieds réunis à Dresde, avait établi que l'axe du pied passe par le deuxième métatarsien.

D'autre part, le gros orteil ne continue pas exactement la direction du premier métatarsien [4]. Regnault, dans ses recherches sur 36 Dahoméens n'ayant jamais porté de chaussures, a trouvé 16 fois le gros orteil dévié en dedans, 6 fois parallèle, 14 fois dévié en dehors. Si Meyer a trouvé un parallélisme constant, c'est qu'il a fait porter ses observations sur des nouveau-nés. Or, dès que les enfants se mettent à marcher, le gros orteil s'incline en dehors.

Quant à l'axe transversal, il n'est pas non plus, comme le pensait Meyer, complètement transversal, mais oblique de dehors en dedans et d'arrière en avant, partant du cinquième métatarsien et allant aboutir à la tête du premier métatarsien.

---

1. Duguet, Projet d'une nouvelle forme de chaussure de marche, *Caducée*, 1901, p. 231.
2. *Dir richtige Gestalt der Schuhe*, Zurich, 1858.
3. Manouvrier, *Bulletin de la Société d'anthropologie*, 1894.
4. *Société de biologie*, 1894.

Un troisième point mérite de fixer l'attention. Le pied est asymétrique, c'est-à-dire que, divisé virtuellement en deux moitiés, celles-ci ne sont nullement semblables. Les deux pieds diffèrent même notablement l'un de l'autre.

Le gauche est ordinairement le plus grand, contrairement à ce qui se produit pour la main et cela provient, d'après Chevalier, de ce que, dans presque tous les mouvements que nous faisons, afin de laisser toute liberté au côté droit, le corps se repose surtout sur le pied gauche.

Le pied normal est rare et il n'y a pas de rapport à établir entre la taille ou le poids de l'homme et la grandeur ou la largeur du pied.

Il est donc nécessaire, pour confectionner des chaussures, de prendre mesure aux deux pieds, et si on ne peut, pour un motif quelconque, n'en mesurer qu'un, que ce soit le gauche, contrairement à ce qui se fait d'habitude.

De même, la mesure doit être prise plutôt le soir que le matin, parce qu'à ce moment le pied est plus ou moins gonflé.

Pour avoir la forme exacte du pied, il faut le poser à terre et rester debout. « C'est une faute, dit Salquin [1], de prendre mesure pour des chaussures, l'homme étant assis. Le pied, dans ces conditions, n'a ni sa longueur ni sa largeur réelles. En effet, quand on marche, le poids du corps fait augmenter le pied de 2 centimètres. On applique donc le pied à nu sur un morceau de cuir ou de papier, et le cordonnier en décrit les limites, non pas en le côtoyant au moyen d'un crayon, qui, selon qu'on le tient droit ou courbé, pourra aller en deçà ou en delà du pied, mais au moyen de points tracés à l'équerre ; en réunissant ces différents points, on aura exactement la forme du pied. »

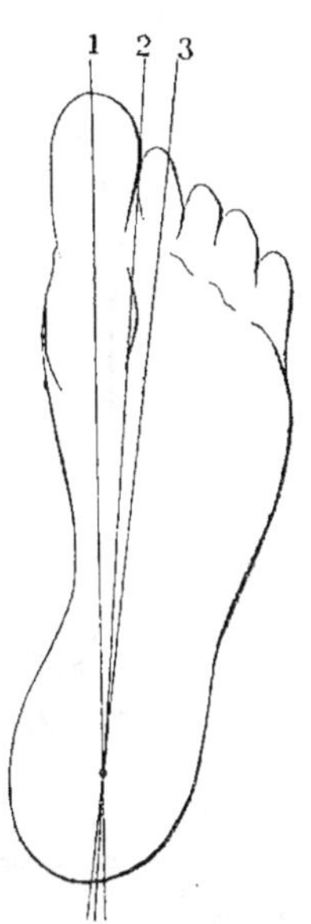

Fig. 51. — 1. Ligne de Meyer ; 2. Ligne de Vallin ; 3. Ligne de Manouvrier.

Forme de la chaussure. — Une chaussure doit avoir une semelle asymétrique, mais elle ne doit pas être taillée suivant la méthode de Meyer.

Le modèle type d'une semelle vraiment rationnelle sera obtenu en prenant le contour d'une série de pieds bien conformés et en tenant compte de la légère abduction du gros orteil, que nous savons être

1. Salquin, *La chaussure du système rationnel*, Berne, 1878.

une déviation physiologique. La semelle du brodequin réglementaire
de l'armée française a été déterminée par ce procédé.

La semelle doit être souple et assez épaisse : 1 centimètre à 1 centimètre et demi au moins ; elle doit en effet isoler le pied du sol et
lui éviter ainsi la sensation des cailloux et de rugosités diverses.
La sensation de fatigue est de beaucoup diminuée par ce fait.

Comme longueur, elle doit avoir 2 centimètres de plus que le
pied : elle débordera l'empeigne pour protéger le pied contre les

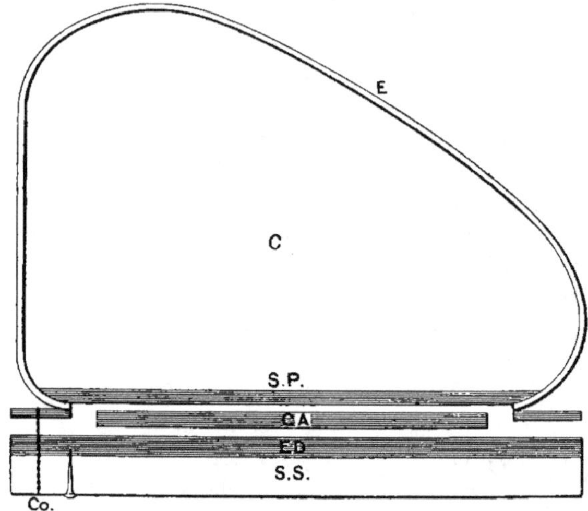

Fig. 52. — Coupe schématique de la constitution d'une chaussure. (Berthier.) — E. Empeigne.
C. Cavité de la chaussure. S.P. Semelle première. CA. Cambrure. ED. Entre-deux. S.S. Semelle
seconde.

chocs, mais elle devra cependant ne pas trop la dépasser, car alors
elle alourdirait inutilement la chaussure et serait une cause de
fatigue.

L'imperméabilisation à l'eau augmente beaucoup la qualité de la
semelle. On l'obtient fort difficilement, comme on peut en juger
d'après le nombre de procédés recommandés. Nous citerons le remplacement de la semelle seconde par une lame de gutta-percha,
proconisée par Lorenz, l'imperméabilisation du cuir par la paraffine
à chaud, de Berthier.

Le capitaine Castets a voulu en plus rendre la semelle élastique
en remplaçant l'entre-deux par une lame de caoutchouc de 5 millimètres.

Cet officier et le médecin principal Colin ont insisté d'autre part
d'une façon particulière sur l'intérêt qu'il y aurait à amortir le choc
du talon en enchâssant dans celui-ci un bloc de caoutchouc.

La tige se compose essentiellement de l'empeigne. D'après A. Laveran, elle doit être asymétrique, le point le plus élevé étant situé en dedans de la ligne médiane pour permettre de loger le gros orteil et le premier métatarsien. La tige devra être assez élevée pour soutenir l'articulation tibio-tarsienne et maintenir les ligaments latéraux. Là aussi, les qualités de souplesse et d'élasticité sont absolument nécessaires. L'abandon des chaussures à empeigne de cuir par les marcheurs de plusieurs concours célèbres (Paris-Belfort, 1892) et leur remplacement par de simples espadrilles, donnent une indication dans ce sens.

C. FORME DE CHAUSSURES UTILISÉES PAR L'ARMÉE. — La chaussure des troupes a subi depuis une quinzaine d'années des modifications profondes, qui ont consisté surtout dans l'introduction d'une coupe rationnelle et dans l'adoption d'une chaussure de repos qu'on s'efforce de rendre chaussure de marche occasionnelle afin de permettre aux hommes blessés au pied ou fatigués de continuer la route.

La plus ancienne forme, parmi celles actuellement usitées, est le soulier Godillot, du nom de son inventeur. C'est une chaussure sans tige, et qui ne peut être employée qu'avec des guêtres. Actuellement, le soulier Godillot est utilisé comme chaussure de repos, mais son poids est trop considérable. La *vraie chaussure de repos* doit être en effet légère et mettre le pied à l'aise. Le général Lewal a proposé l'espadrille avec semelle en corde tressée et dessus en toile ; elle ne peut être utilisée que par les temps secs. Le médecin principal Berthier [1] a proposé une chaussure avec empeigne en toile imperméabilisée et une semelle corde-cuir, constituée par l'assemblage d'une semelle en corde tressée formant la semelle première et d'une semelle en cuir formant la semelle seconde ou extérieure.

Depuis 1906 on fabrique une chaussure de repos pouvant être utilisée par des marcheurs dont le pied est blessé. C'est un brodequin bas à semelle de cuir et empeigne en toile cachou. Mais le bord inférieur de l'empeigne qui fait suite à la semelle est en cuir sur une largeur de 0 m. 03 environ. Cette chaussure protège bien le pied et conserve une grande souplesse en même temps qu'elle favorise l'aération du pied. C'est là un excellent modèle de chaussure à deux fins. Pour les troupes d'Algérie l'empeigne est plus haute afin de mettre à l'abri des piqûres venimeuses.

En Allemagne et en Autriche, la chaussure de repos a la forme d'un brodequin ; la chaussure autrichienne possède une tige en toile

---

1. BERTHIER, La chaussure de guerre du fantassin, *Arch. de méd. et de pharm. militaire*, 1901, et Chaussure militaire, *Caducée*, 1903, p. 319.

à voile de couleur brune et se lace sur le cou-de-pied, tandis que la chaussure allemande est confectionnée entièrement en cuir et se lace sur le côté.

En Italie, c'est un soulier porté avec des guêtres de toile.

En Espagne, une paire d'espadrilles, avec guêtres.

En Belgique, un soulier en toile avec bout en cuir.

En Danemark et en Suède, un soulier en cuir à lacets.

Aux États-Unis, un soulier de toile avec bout en cuir.

En Suisse, deux modèles sont en service, l'un en cuir, l'autre en toile.

Pour simplifier les approvisionnements, Maujan propose de n'adopter qu'un seul modèle de chaussure. Il y aurait intérêt, dans ce cas, à alléger d'une façon notable le poids de la chaussure réglementaire actuelle et de donner plus de souplesse à l'empeigne.

Le *brodequin d'infanterie du modèle actuel* a été créé en 1893, sur les indications des intendants Simon et Gasseron. Sa constitution est la suivante :

La semelle a une épaisseur de 13 à 14 millimètres ; elle est légèrement débordante, 5 à 6 millimètres ; elle doit avoir comme longueur deux centimètres de plus que le pied.

Le talon a une hauteur de 3 centimètres.

L'empeigne est battue au marteau. Elle porte six œillets de cuivre que l'on lace par devant.

Les quartiers sont renforcés à la partie inférieure, ils ont une hauteur de 16 à 18 centimètres.

Les clous de la semelle sont galvanisés. Comme pointure, il en existe sept pour la longeur, échelonnées de 26 à 33 centimètres, et quatre pour la largeur. Le poids est de 1 kg. 500 à 2 kilogrammes.

Avec ce brodequin, on emploie la jambière courte en cuir ; elle présente le grave inconvénient d'amener de l'irritation et des écorchures au niveau de la partie moyenne du tendon d'Achille, en cassant le cuir au-dessus du talon et en produisant ainsi une saillie inférieure très dure.

Pour obvier à cet inconvénient on a prolongé depuis 1906 le contrefort du talon par une languette de cuir montant jusqu'en haut de la chaussure. Cette modification, en renforçant toute la partie postérieure de la chaussure le long du tendon d'Achille, maintient sa rigidité et empêche la cassure. On a aussi raccourci la jambière et. dans certains corps, on utilise des bandes molletières (chasseurs alpins, circulaire du 19 août 1903).

Dans la cavalerie, jusqu'à ces derniers temps, on se servait de la demi-botte avec le pantalon basané. Actuellement, on a rendu réglementaires le brodequin et la molletière.

En Allemagne, la chaussure est la botte dans les armes à pied ; la tige a de 29 à 31 centimètres de haut, 39 chez les hussards, 45,5 pour le reste de la cavalerie, de l'artillerie et le train, chez les cuirassiers et les gendarmes. La chaussure de repos est en cuir jaune souple, elle se lace sur le côté.

En Autriche-Hongrie, depuis 1889, chaque homme a une paire de brodequins auxquels on a ajouté en 1891 des guêtres que l'homme porte en hiver, sous son pantalon, dans son sac en été ; par les temps de pluie, il engage le bas du pantalon dans les guêtres. La chaussure de repos est un soulier léger en toile à voile de coton doublée de toile de lin.

En Italie, l'infanterie a deux paires de demi-bottes et des guêtres de toile blanche se laçant sur le côté. Les troupes alpines ont le brodequin.

En Espagne, le fantassin portera une paire de brodequins à lacets.

En Suisse, depuis 1885, la chaussure est un brodequin de 20 centimètres de haut à double semelle et à talon haut de 3 centimètres sans fer à cheval ; poids, 1 600 grammes.

En Russie, toutes les troupes portent la botte haute, montant jusqu'au genou et pesant de 1 kg. 500 à 2 kilog. Chaque homme en a deux paires, pas de chaussure de repos.

En Angleterre, l'infanterie porte des brodequins bas de 1 kil. 130 à 1 kg. 180 et, par-dessus, des houseaux en cuir noirci qui montent jusqu'à mi-jambe et se boutonnent en dehors. Chaque homme porte dans son sac, comme deuxième paire de chaussures, une paire de pantoufles légères en toile à voile imperméable à l'eau.

Les pointures sont échelonnées, dans les différentes armées, de centimètre en centimètre (de 26 à 33 en France). Cette différence entre chaque pointure est excessive, et le résultat est que l'on délivre presque toujours des chaussures trop longues, par conséquent trop lourdes, et exposant le pied à des frottements. La pointure employée par les cordonniers civils est calculée en deux tiers de centimètres : 37 comme pointure civile correspond à 25 de la pointure militaire.

La règle ci-dessous permet de se rendre compte de la correspondance des pointures.

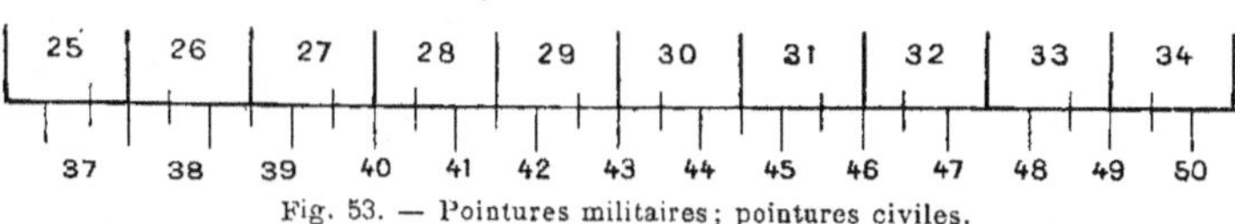

Fig. 53. — Pointures militaires ; pointures civiles.

D'après Brandt von Lindau, pour vêtir tous les pieds possibles,

113 formes suffisent, et pour les âges qui fournissent des soldats, il n'en faut que 52.

Dans les ateliers de confection allemands on a 19 pointures et, pour chaque pointure, 7 largeurs, par conséquent en tout 133 types.

Dans l'armée austro-hongroise, 20 types, 8 pointures et, pour chaque pointure, 2 à 3 largeurs différentes.

Dans l'armée anglaise, 8 pointures et 4 largeurs : 32 types.

SOINS A DONNER A LA CHAUSSURE. — Les qualités de la chaussure sont subordonnées non seulement aux conditions que nous avons citées plus haut, mais elles dépendent encore des soins qu'on lui donnera. On a pu même dire qu'une bonne chaussure ne valait que par son entretien.

Le premier de ces soins consiste à ne pas cirer la chaussure. Les divers produits qui entrent dans la composition des cirages sont nuisibles au cuir qu'ils rendent cassant et perméable.

La chaussure doit au contraire être graissée pour conserver toute sa souplesse et son imperméabilité.

Un produit recommandé est la suintine, qui contient un produit analogue à la cire d'abeille dans les proportions de 20 à 25 p. 100.

On a préconisé aussi le mélange d'huile de foie de morue et de graisse à parties égales.

D'autres mélanges sont encore indiqués par l'instruction ministérielle du 1er janvier 1888.

Une chaussure ne doit pas être approchée du feu.

Puis, lorsqu'une chaussure a été exposée à l'eau et traversée, on l'empêchera de se rétrécir et de se durcir en la remplissant de foin, ou mieux d'avoine, substances très hygroscopiques, qui suppriment l'humidité et ses inconvénients.

Les soins à donner aux pieds ont été décrits avec les prescriptions hygiéniques édictées pour les marches.

CHAPITRE XVI

ÉQUIPEMENT DU SOLDAT

Chargement du fantassin en France et dans les armées étrangères. *Centre de gravité. Façons de porter la charge.* Sac dorsal. Sac lombaire. Sac latéral. *Modifications proposées.* Répartition meilleure et allégement.

I. Composition de l'équipement du soldat d'infanterie, en France et à l'étranger. — Il faut tout d'abord distinguer entre le poids des effets individuels portés par l'homme sur lui et ceux qu'il emporte avec lui, principalement dans le sac, c'est à ces derniers qu'on doit réserver le terme de chargement proprement dit.

Le poids des vêtements peut être approximativement fixé à 6 kg. 500 environ tant en France que dans les armées étrangères.

Le poid de l'équipement du soldat français est le suivant :

I. — Charge portée par les épaules.

Tente-abri	1^{kg},060
Havre-sac	1 ,690
Courroie de capote	0 ,030
Gamelle individuelle	0 ,490
Veste	0 ,900
Calotte de coton	0 ,045
Chemise	0 ,450
Souliers avec guêtres et sous-pieds	1 ,300
Trousse	0 ,120
Livret individuel	0 ,045
Morceau de savon	0 ,100
Mouchoir	0 ,060
2 sachets avec les vivres	0 ,300
Biscuits	1 ,470
Potage condensé	0 ,060
Graisse d'armes, suif pour les pieds	0 ,150
64 nécessaires d'armes à 120 gr. (part proportionnelle)	0 ,038
192 brosses et boites à graisse à 170 gr. le jeu (p. p.)	0 ,043
52 sacs à distribution à 0,850 gr. (p. p.)	0 ,136
32 gamelles de campement à 1 065 gr. (p. p.)	0 ,171
64 marmites à 1 240 gr. (p. p.)	0 ,397
8 moulins à café à 915 gr. (p. p.)	0 ,036
32 seaux en toile à 0,405 gr. (p. p.)	0 ,065
Viande de conserve 1/2 boîte (p. p.)	0 ,610
32 hachettes à 800 gr. (p. p.)	0 ,128
1/2 de baguette	0 ,035
TOTAL	9^{kg},929

(Havre-sac au complet.)

Havre-sac au complet (*report*)........................	9^{kg},929
Bretelle de suspension.................................	0 ,190
Étui-musette..	0 ,240
Petit bidon avec courroie.............................	0 ,450
Quart et cuiller......................................	0 ,145
Pain...	0 ,750
Un repas dans la musette..............................	0 ,300
Liquide contenu dans le bidon.........................	0 ,800
TOTAL de la charge portée par les épaules.	12^{kg},804

II. Effets que l'homme porte sur lui :

Capote..	2^{kg},160
Ceinture de flanelle..................................	0 ,220
Pantalon..	0 ,900
Képi..	0 ,200
Bretelles...	0 ,090
Caleçon...	0 ,330
Cravate...	0 ,040
Mouchoir..	0 ,060
Brodequins..	1 ,700
Plaque d'identité avec courroie.......................	0 ,025
Chemise...	0 ,450
Paquet de pansement..................................	0 ,050
Divers (montre, porte-monnaie, couteau)...............	0 ,300
TOTAL des effets que l'homme porte sur lui.	6^{kg},525

III. Charge portée au ceinturon :

Ceinturon, plaque, verrou et porte-fourreau............	0^{kg},400
Trois cartouchières avec 120 cartouches [1]............	4 ,245
Épée-baïonnette avec fourreau.........................	0 ,615
TOTAL.................................	5^{kg},260

IV. Armement.

Fusil avec bretelle..................................	4^{kg},420

Récapitulation.

Charge portée par les épaules.........................	12^{kg},804
Effets que l'homme porte sur lui......................	6 ,525
Charge portée au ceinturon............................	5 ,260
Outil portatif, en moyenne............................	1 »
Armement..	4 ,420
TOTAL GÉNÉRAL......................	30^{kg},009
Moins les vêtements.................	23^{kg} »

Le nombre et la répartition des objets communs aux hommes sont fixés ainsi qu'il suit :

Boîte à graisse pour 5 hommes.........................	1
Brosse d'armes pour 5 hommes..........................	1
— à chaussures pour 5 hommes.....................	1

1. Actuellement le nombre des cartouches a été réduit à 88.

Moulin à café pour 30 hommes...................... 1
Gamelles de campement pour 15 hommes.............. 2
Marmites de campement pour 15 hommes.............. 4
Hachette pour 15 hommes........................... 1
Sacs à distribution pour 15 hommes................ 2
Seaux en toile pour 15 hommes..................... 2
Moulin à café pour 16 hommes...................... 1
Gamelle pour 8 hommes............................. 1
Sacs à distribution pour 15 hommes................ 2
Marmite pour 4 hommes............................. 1
Seau en toile pour 8 hommes....................... 1

Une instruction du 24 août 1908 donne en détail le mode de chargement du havre-sac, la disposition du paquetage extérieur, la répartition des vivres du jour, de chemin de fer, de débarquement, etc. Au point de vue de l'hygiène, la seule chose qui nous intéresse, c'est le poids et l'arrimage de ce chargement, et les inconvénients qu'ils peuvent présenter pour la santé de l'homme.

Équipement. — Un havre-sac (modèle 1895) en toile noire imperméabilisée qui comporte à l'intérieur un cadre en bois :

Hauteur.. $0^m,27$
Largeur.. $0,34$
Épaisseur.. $0,12$

Il est fermé par une patelette, également en toile, doublée d'une petite poche destinée à recevoir le livret individuel.

Sur le dessus du havre-sac se trouvent deux passants pour recevoir les deux courroies de capote; entre elles un troisième passant reçoit une courroie de 1 m. 70 qui sert à arrimer les ustensiles de campement; enfin, attachées aux flancs, deux courroies de côté pour envelopper les extrémités du rouleau de la capote.

Les bretelles s'attachent à deux boucles en fer munies d'un ardillon fourchu qui sont fixées sur le dessus du sac.

Des bretelles de suspension de cartouchières qui se composent par devant de deux dormants et par derrière d'une courroie réunie par un anneau de fer. Les extrémités des dormants et de la courroie sont percées de trous dans lesquels s'engage un bouton à crochet qui pénètre dans l'anneau de suspension des cartouchières.

Trois cartouchières en cuir noirci munies d'un anneau de suspension; sur le dos sont cousus des passants dans lesquels glisse le ceinturon.

Chacune d'elles contient 40 cartouches.

Un ceinturon à plaque en vache noircie et cirée qui supporte avec les trois cartouchières un porte-épée-baïonnette.

Petit équipement. — Il comprend : un étui-musette en forte toile couleur cachou foncé, porté par une sangle qui repose sur l'épaule droite ; un quart en fer-blanc ; deux chemises en flanelle de coton, un caleçon de toile, une calotte de coton, deux mouchoirs, une ceinture de flanelle, une cravate, une paire de guêtres de toile, une gamelle individuelle en tôle étamée, un paquet de pansement, une trousse contenant du fil, des aiguilles, des ciseaux, un dé à coudre et un peigne, des brosses, une plaque d'identité et un livret individuel.

Campement. — Chaque soldat reçoit un petit bidon d'un litre, en tôle étamée, que recouvre une enveloppe en drap bleu gris ; on le porte au moyen d'une courroie qui repose sur l'épaule gauche.

Ustensiles. — Outre la gamelle individuelle, les fantassins transportent des ustensiles collectifs, savoir : une gamelle pour 8 hommes, une marmite pour 4 hommes, un moulin à café pour 30 hommes.

Enfin une hachette de campement, deux sacs à distribution et deux seaux en toile pour 12 hommes.

Tente abri. — Certains corps doivent être munis à la mobilisation d'une tente abri.

La charge qui reviendra ainsi à chaque fantassin comprendra une toile de coton imperméabilisée, avec accessoires, cordeaux et piquets.

Outils portatifs. — Chaque compagnie reçoit 8 bêches, 4 pioches, 3 haches, 4 pics, 1 scie articulée et 1 cisaille à main.

Armement. — L'infanterie est armée d'un fusil à répétition, au calibres de 8 millimètres, possédant, sous le canon, un tube magasin qui contient 8 cartouches.

Longueur de l'arme.	sans baïonnette...............	1^m,307
	avec —	1^m,825
Poids.	sans baïonnette.............	4^{kg},180
	avec —	4^{kg},580

Munitions. — Il est alloué 120 cartouches par homme qui sont réparties dans 3 cartouchières

L'homme porte donc en réalité 23 kilogrammes en chiffres ronds, si nous déduisons le poids des effets d'habillement du poids total. Il existe entre les deux une différence telle pour l'appréciation de la fatigue causée par la charge, qu'il faut absolument faire cette dissociation. C'est surtout le *poids porté* qu'il faut alléger comme nous le verrons tout à l'heure. Ce poids doit être majoré pour certains corps ou diminué pour d'autres. Le soldat en campagne ne porte pas toujours la tente, d'où diminution de 1 kilogramme. D'autre part les troupes alpines portent non seulement la tente-abri, mais encore une couverture de campement et un bâton ferré. La charge peut monter de ce fait à 26 et 27 kilogrammes.

Parmi les objets de l'équipement certains doivent un instant retenir notre attention, à cause des rapports qu'ils ont avec l'alimentation du soldat en campagne, ce sont les objets de campement. Pour une escouade (14 hommes et 1 caporal) le matériel de campement comporte :

```
Gamelles individuelles............................    15
Grandes marmites à 4..............................     4
    —       gamelles à 4..........................     4
Sacs de distribution..............................     2
Seaux en toile....................................     2
Hachette de campement.............................     1
Bidons de 1 litre.................................    15
```

Tous les objets métalliques doivent être étamés à l'étain fin, c'est-à-dire qu'il devra contenir 97 p. 100 d'étain, dosé à l'état d'acide métastannique. Il ne devra pas renfermer plus de 0,50 de plomb ni plus de 1/10 000ᵉ d'arsenic. (Circulaire du 28 janvier 1909.) Leur usage n'a en général donné lieu à aucune plainte. Mais le poids et le volume de certains d'entre eux ont attiré l'attention du commandement qui cherche à diminuer ces inconvénients en employant l'aluminium dans la confection de tous ces objets et en opérant une meilleure répartition des grandes marmites et gamelles, dont certains demandent la suppression.

Parmi ces objets le bidon individuel mérite une mention spéciale en raison de son affectation particulière et de son mode de construction qui rend le contrôle de sa propreté absolument problématique. Le médecin major Bonnette[2] a eu raison d'attirer l'attention sur cet objet, non au point de vue des contagions possibles pouvant s'exercer par son entremise, mais au nom de la simple *propreté*. Je ne sais si la modification proposée par notre camarade est pratique, mais il est nécessaire de surveiller le nettoyage de ces ustensiles au moins toutes la fois qu'ils changent de mains. Il ne s'agit point ici de prescrire une désinfection pure et simple, le séjour à l'étuve pourra détruire les microbes, mais il n'enlèvera pas les couches de matières minérales et organiques qui peuvent s'attacher à leurs parois, après l'usage auxquels l'emploient certains hommes. Il faut exiger un nettoyage complet et un contrôle sévère. Le médecin major Sabatier[3], qui a

---

1. LAVISSE, *Sac au dos.*
2. BONNETTE, Prophylaxie de la dothiénentérie dans l'armée, Bidons démontables, *Caducée*, 1907.
3. SABATIER, *Bull. de la Soc. de méd. milit.*, 1909.

aussi insisté sur la souillure des bidons métalliques, demande à les remplacer par des récipients en verre? N'est-il pas à craindre qu'ils soient bien fragiles?

L'équipement du soldat d'infanterie dans les armées étrangères est résumé dans le tableau suivant :

	ALLEMAGNE	ANGLETERRE	AUTRICHE	BELGIQUE	DANEMARK	ESPAGNE	ÉTATS-UNIS	ITALIE	JAPON Tenue de drap.	JAPON Tenue de toile.	NORVÈGE	PAYS-BAS	RUSSIE	SUÈDE	SUISSE
	Kg.	Kg.	Kg.	Kg.	Kg.	Kg.	Kg.	Kg.	Kg.	Kg.	Kg.	Kg.	Kg.	Kg.	Kg.
Habillement	5,714	2,365	4,681	5,160	6,320	5,927	4,100	6,075	5,115	3,630	5,180	5,260	5,570	5,490	5,555
Havre-sac et son chargement	11,163	10,141	14,163	10,724	11,740	10,337	11,753	11,750			11,082	6,825		13,390	11,105
Effets et objets portés sur les hanches									6,270	6,270			6,885		
Objets d'équipement et de campement portés par les épaules ou le ceinturon	2,318	2,072	2,660	1,811	5,970	3,985	5,411	2,365	9,579	9,579	0,961	3,165	8,115	1,700	2,380
Armement	7,511	7,272	6,500	6,510	7,460	7,055	7,441	6,040	4,282	4,282	6.308	7,521	5,860	7,130	6,670
Total	26,706	21,850	28,004	24,205	31,490	27,304	28,705	26,230	25,246	23,761	23,531	22,771	26,430	27,710	25,710

En résumé : L'infanterie des armées françaises et étrangères porte en moyenne, en vêtements et en effets d'équipement et d'armement, un poids variant de 28 à 30 kilogrammes, 23 kilogrammes si on retranche le poids de l'habillement.

D'un autre côté, on peut regarder le chiffre de 60 kilogrammes comme représentant le poids moyen du soldat. Celui-ci porte donc une charge égale à la moitié de son poids. Le soldat est chargé comme un mulet de bât, on devrait dire plus chargé qu'une bête de somme, car, ainsi que le font remarquer Barthélemy et Eychène, le cheval et le mulet ne portent que le tiers de leur poids. En effet, le cheval de cavalerie légère, dont le poids est en moyenne de 450 kilogrammes, porte au maximum 120 kilogrammes, ce qui représente un quotient de 3,5 (450 : 120). Le mulet pèse 500 kilogrammes, et porte 160 kilogrammes : son quotient est donc de 500 : 160 = 3,1. Le cheval porte donc un peu plus du quart de son poids et le mulet à peu près le tiers. L'homme, dont la conformation se prête si peu au port d'un fardeau, est donc en comparaison beaucoup plus chargé. Son équipement devrait être ramené au-dessous du tiers de son poids, et mieux au quart, c'est-à-dire au maximum de 15 kilogrammes, vêtements non compris.

Un médecin militaire autrichien, Thurnwald[1], conclut d'expériences personnelles qu'un homme ne saurait porter au delà du tiers de son poids, s'il veut garder la liberté de ses mouvements qui lui est nécessaire pour combattre et se montrer autre chose qu'un portefaix inerte.

Des recherches dans le même sens ont été faites en Allemagne à l'institut Frédéric-Guillaume (avril 1894); les élèves revêtirent pour la circonstance l'habit et l'équipement militaires et accomplirent des marches variant entre 24 et 75 kilomètres avec des chargements de 22 à 31 kilogrammes. Ces expériences permirent de faire les constatations suivantes :

Quand la charge du fantassin ne dépasse pas 22 kilogrammes vêtements compris, une marche de 25 à 28 kilomètres exécutée par une température moyenne n'exerce aucune action déprimante sur la santé du soldat et entretient au contraire le jeu des muscles. Par de fortes chaleurs, une marche faite dans ces conditions amène quelques perturbations passagères, sans durée, ne diminuant en rien la résistance aux fatigues les jours suivants.

Un poids de 27 kilogrammes, porté pendant des marches de 22 à 28 kilomètres et par des temps favorables, ne nuit pas à la santé du soldat qui le supporte facilement. Pendant les journées très chaudes, ce même chargement provoque chez l'homme des perturbations dont l'influence nuisible se fait encore sentir le lendemain.

Le chargement de 31 kilogrammes agit défavorablement sur l'organisme du fantassin, même pendant les marches moyennes et les températures fraîches. En ce qui concerne l'entraînement, il est à remarquer qu'un poids léger de 22 kilogrammes n'est plus gênant au bout de plusieurs jours, tandis que celui de 31 kilogrammes ne cesse jamais de provoquer, même après une longue série de marches, un affaiblissement graduel de l'organisme.

Ces expériences montrent donc que si, en temps de paix, la charge

---

1. BARTHÉLEMY et EYCHÈNE, *Sac lombaire et allégé*, p. 49.

de 22 kilogrammes produit des perturbations passagères, en temps de guerre, où l'homme est surmené physiquement et moralement, elle est excessive. Il faut donc la diminuer jusqu'à concurrence de 18 kilogrammes en moyenne, comme l'a indiqué Keim [1].

Aux manœuvres d'automme et en campagne, le médecin d'une troupe pourvue du chargement de campagne a de multiples occasions d'observer les conséquences déplorables de la surcharge sur la respiration et l'aptitude de l'homme au travail.

Pendant la première partie de la marche, le courage et la gaîté dominent sur la route : la conversation à haute voix ou de joyeuses chansons accompagnent la marche. Après la grand'halte, l'homme devient taciturne, les chants cessent, le plus grand nombre se traînent en silence et même après une étape peu supérieure à 20 kilomètres, tous arrivent à destination épuisés et baignés de sueur.

Cependant, dans les circonstances sérieuses, le véritable labeur commencera à ce moment. Dans la guerre future, les batailles nécessiteront de fortes marches pour réunir sur le terrain de l'action les plus grandes masses de troupes chargées d'agir de concert. Et comment le soldat trouvera-t-il l'aptitude physique, la tranquillité d'esprit et le recueillement exigés pour l'exécution des mouvements du combat et pour l'emploi efficace des armes à feu, si à l'arrivée sur le champ de bataille ses forces sont épuisées déjà par la marche?

Le chargement actuel est sans nul doute trop élevé, et, en fixant son maximum au tiers du poids du corps, le major von Ploenniesse se trouve précisément d'accord avec les données hygiéniques.

II. Répartition de la charge. — Parmi les différentes manières de porter la charge, la préférence revient à celle qui gêne le moins le porteur dans les mouvements rapides et pour l'usage de ses armes, apporte l'obstacle minimum à la respiration, et à la circulation du sang, répartit la charge sur la surface corporelle maxima en se rapprochant le plus près possible du centre de gravité.

Le déplacement du centre de gravité causé par une mauvaise répartition de la charge est avec le poids de celle-ci l'origine de tous les troubles observés chez le fantassin marchant et manœuvrant en tenue de campagne. Aux efforts faits pour supporter ce poids et le maintenir en équilibre répondent la gêne des mouvements et ces accidents congestifs constatés si souvent parmi les hommes et se révélant par des vertiges, des éblouissements, des palpitations, de l'essoufflement et dont le surmenage du cœur est la cause et sa dilatation la conséquence.

1. Keim, *Équipement et habillement de l'infanterie.*

La connaissance de celui-ci est donc la base d'appréciation qui doit guider tout hygiéniste appelé à se prononcer sur la valeur de l'équipement militaire, comme sur celle des différentes transformations qu'on peut lui faire subir.

A. — Centre de gravité du corps. — Le centre de gravité du corps est à vrai dire essentiellement mobile, étant fonction des courbures de la colonne vertébrale elle-même, qui se modifient sous l'influence du moindre écart de la position de repos.

C'est ainsi que, dans la marche et les exercices, l'inclinaison de la surface du sol sur laquelle se meut le corps, occasionnent des pertes d'équilibre momentanées, corrigées immédiatement et pour ainsi dire instinctivement par des mouvements correcteurs et spontanés.

La respiration et la circulation du sang mêmes déplaceraient ce centre suivant les expériences de Mosso[1]. ·

Aussi a-t-on cherché à le déterminer en prenant pour base la position du repos. Des nombreuses recherches faites à ce sujet il résulte que le centre de gravité, dans la position de repos, tombe en un point situé sur la bissectrice de l'angle formé par les deux pieds appuyant sur le sol, les talons accolés l'un à l'autre et les régions antérieures écartées, de façon à former un angle de 45° environ.

Ce point correspond au niveau de l'union du tiers postérieur avec les deux tiers antérieurs des pieds.

B. — Façon de porter la charge. ·— 1° S ac dorsal. — L'homme porteur du sac dorsal a son centre de gravité reporté très en arrière, l'équilibre du corps est détruit. Pour obvier à ce grave inconvénient, on a placé deux cartouchières à la partie antérieure de l'abdomen. Or, ces deux masses ont leur centre de gravité situé très près de celui du corps : elles ne compensent donc pas la projection en arrière produite par le sac. De plus, par suite d'un arrimage défectueux, le sac descend et en même temps se détache du corps par son bord supérieur, reportant ainsi le centre de gravité encore plus en arrière.

Pour rétablir l'équilibre, l'homme se penche en avant et contracte fortement ses pectoraux et ses grands droits abdominaux, organes si nécessaires à l'accomplissement des fonctions respiratoires. On conçoit dès lors facilement quels troubles peuvent apporter leur immobilisation et la simple limitation de leur action.

L'obstacle apporté au libre jeu de la cage thoracique entraîne une diminution dans l'apport d'oxygène aux poumons et dans l'expulsion de l'acide carbonique et de la vapeur d'eau, d'où une dépuration incomplète de l'organisme. Ces troubles ne tardent pas à restreindre

---

1. *Archives italiennes de biologie*, t. V, 1884, Turin.

la circulation pulmonaire qui devient moins active, d'où congestion, puis dilatation du cœur droit et répercussion sur la circulation générale. Celle-ci, d'autre part, est influencée par les courroies du sac qui compriment l'aisselle et la base du cou, provoquant ainsi une congestion céphalique et des fourmillements et de la paresse dans les membres supérieurs.

Eichhorst, Düms et la statistique de l'armée allemande (1894-96 et 1898-99) rapportent un certain nombre de cas de paralysie d'un bras à la suite du port du sac et Marsh [1], en a observé un particulièrement intéressant en raison de l'étendue des désordres provoqués par la compression des bretelles du sac au-dessus des deux clavicules. Au bout de huit jours de manœuvres le sujet éprouva des douleurs à ce niveau, mais continua quand même son service, quand, quinze jours après, étant couché en tirailleur, il s'aperçut qu'il ne pouvait plus s'appuyer sur les coudes pour tirer; bien plus, il lui fut impossible de se relever. Transporté à l'hôpital, il fut reconnu atteint de paralysie complète de l'épaule, du bras et de la main droits, et d'une paralysie incomplète du bras et de la main gauches. Cette paralysie s'accompagnait d'anesthésie; les accidents furent heureusement passagers et, au bout de deux mois, les membres avaient recouvré l'intégrité de leurs mouvements.

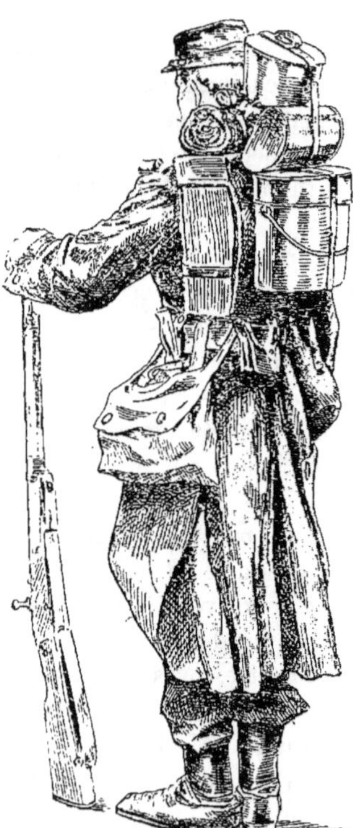

Fig. 54. — Équipement du soldat français.

Il suffit d'ailleurs d'avoir assisté à une marche militaire, sac chargé, pour constater les anomalies de cette répartition de la charge du soldat. D'instinct, celui-ci, au cours de l'exercice, cherche à la corriger en relevant le sac par une secousse brusque en haut, et en portant les mains aux bretelles, de façon à dégager les aisselles et à tirer le sac en haut. A la halte, lorsque l'ordre (sac à terre) n'est pas donné, on voit la plupart des hommes relever et soutenir leur sac en plaçant le fusil sous sa face

1. Ein Fall von combinirten Schulterarmlähmung, *Deutsch. Militärzeitschrift*, p. 288, mai 1903, et *Caducée*, 1904.

inférieure, autant pour supprimer le poids que pour le porter plus haut et appliquer plus exactement au dos sa partie supérieure.

Eychène et Barthélemy affirment que le chargement dorsal est non seulement une erreur de statique et un non-sens physiologique, mais encore une faute militaire par l'obstacle qu'il apporte au maniement de l'arme dans la pratique du tir. Nous avons vu que les Russes demandent à revenir au sac dorsal. Un arrimage mieux compris et l'allégement en feraient probablement disparaître les inconvénients.

Sac lombaire. — Le sac est porté sur les lombes dans l'armée anglaise. En Autriche, la grande giberne qui repose sur les lombes sert d'appui au sac, de sorte qu'en réalité, la charge n'est pas portée sur le dos. Dans cette façon de porter le sac, le centre de gravité est rapproché de celui du corps. Les défauts statiques signalés pour le sac dorsal sont donc, ici, réduits à leur minimum.

Mais le sacrum est le siège facile d'excoriations et par conséquent très exposé à des accidents de ce genre avec le chargement lombaire. Les Anglais ont obvié à cet inconvénient au moyen d'un ustensile culinaire et d'une matelassure protégeant la région menacée.

Charge latérale. — La charge est portée sur chaque côté du corps dans l'armée russe. Cette répartition semble préférable au premier abord. Le centre de gravité de chaque fardeau étant compris dans le plan frontal passant par le centre de gravité du corps. Le porteur d'eau est un exemple courant de l'avantage considérable que procure une telle répartition. Cet homme, nullement au courant des lois de la statique, porte, naturellement, ses deux vases de chaque côté symétriquement, s'ils sont de même poids, et de telle façon que le plan frontal passant par son centre de gravité comprenne également ceux de ses seaux. Mais l'abaissement du centre de gravité dans la charge du soldat russe est un autre inconvénient qui amène également une entrave dans la marche. La guerre mandchourienne a été pour ce mode de chargement une expérience qui vaut mieux que toutes les considérations théoriques tirées des rapports de la charge avec le centre de gravité.

Modifications proposées. — Un certain nombre de modifications ont été étudiées pour améliorer le chargement du soldat. Elles se résument en ces deux propositions :

1° Répartition meilleure de la charge. 2° Son allégement.

Répartition meilleure. — La répartition meilleure de la charge peut être obtenue de deux façons :

1° En la portant plus haut, 2° en la portant moins en arrière.

Nous avons vu que le sac, mal fixé par les bretelles, avait constamment tendance à se rejeter en arrière et à s'abaisser. Pour le maintenir dans sa position primitive, le médecin major Cathoire remplace les bretelles par des arcs métalliques fixés au sac et accrochant pour ainsi dire celui-ci à la partie supérieure des épaules.

On a justement reproché à ce système les difficultés pratiques de son application en raison de la différence de taille et du volume variable de la région claviculaire suivant les sujets. De plus, les frottements de ces arceaux rigides étaient douloureux et causaient des blessures.

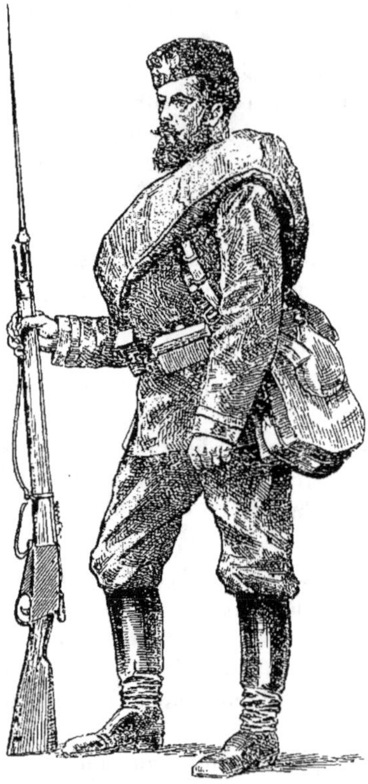

Hiller fixe à l'extrémité inférieure du sac deux réglettes articulées, pouvant, en s'abaissant, former un angle droit avec les montants du sac; ceux-ci viennent se rendre par leur extrémité libre dans deux œillères métalliques placées sur la capote au niveau des hanches, les réglettes éloignent ainsi du dos la partie inférieure du sac. De cette façon, la partie supérieure reste bien appliquée et on diminue l'échauffement de la région dorsale. Nous avons vu ce modèle à Bruxelles réservé au sac des infirmiers. Il améliore sensiblement le poids de la charge.

Barthélemy et Eychène ont proposé en 1904 un point d'appui lombaire au moyen d'une cartouchière épousant exactement la concavité lombaire; la partie concave de cette cartouchière est

Fig. 55. — Équipement du soldat russe. Chargement latéral.

fixée au ceinturon; sa partie inférieure est plate et légèrement inclinée de haut en bas et d'avant en arrière. Pour éviter la compression des viscères abdominaux par le ceinturon, elle est reliée aux bretelles de suspension.

Afin d'augmenter la stabilité, les inventeurs ont donné au sac une forme concave antérieurement, permettant une application plus intime sur la région dorsale.

Les dimensions de ce sac sont proportionnelles aux différentes tailles des hommes : grandes, moyennes, petites. Il est un peu plus long que large. Ses parois sont évidées. Le cadre pèse 350 grammes et le revêtement 950 : au total 1 300 grammes qu'on pourra réduire par la substitution de l'aluminium au bois dans l'ossature du sac. Ajoutons enfin que le sac est maintenu par deux courroies légères laissant le creux axillaire complètement libre.

Il est juste de faire remarquer que, dès 1886, le commandant Dumont avait proposé l'appui lombaire pour le sac. Cet appui consistait en une enveloppe molle en forme de rouleau contenant une veste et des espadrilles. Deux courroies reliaient cette enveloppe au sac.

Il semble aujourd'hui que, pour l'armée française, on soit sur le point de renoncer complètement au sac rigide qui serait rem_ ·placé par une enveloppe souple portée sur la région lombaire.

Une nouvelle répartition de l'équipement a été essayée au 131e régiment d'infanterie en 1908 [1] (fig. 57 et 58).

a) Le principe de cet équipement est la solidarité de toutes les parties qui permettent à un homme de s'équiper et de se déséquiper d'un seul coup, d'où un gain de temps et une garantie presque certaine contre la perte d'un ou de plusieurs objets de l'équipement.

b) L'équipement se compose d'une armature formée par un ceinturon soutenu en quatre points par deux larges bretelles de suspension avec épaulières qui, par leur croisement dans le dos, suppriment le glissement sur les épaules.

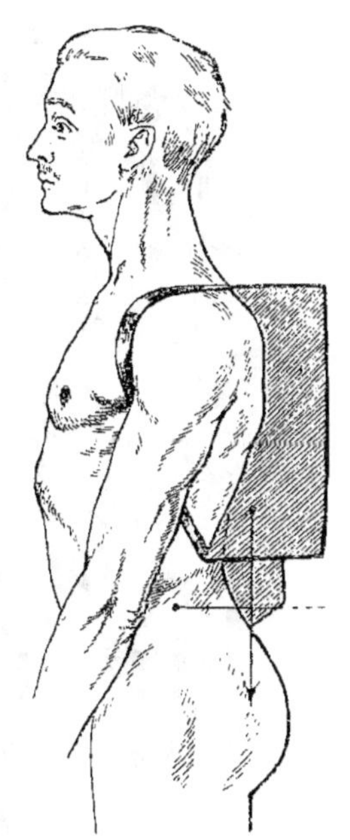

Fig. 56. — Disposition du sac Barthélemy et Eychère. — Ce sac concave en avant de façon à épauler le dos du soldat repose sur une cartouchière lombaire.

Sur cette armature viennent s'adapter toutes les parties de l'équipement; sac, musette, porte-bidon, porte-outil, porte-baïonnette, cartouchières. Cette armature supprime ainsi les bretelles du sac, la courroie du bidon et la banderolle d'étui-musette, ce qui réalise un sérieux progrès.

Avantages. — Le progrès réalisé est la suppression des bretelles

---

1. BEIGNEUX, Nouvel équipement pour les troupes d'infanterie, *Bull. de la Soc. de méd. milit.* 5 nov. 1908, p. 505.

du sac, de la banderolle de musette et de la courroie du bidon qui compriment la cage thoracique, avec notre équipement actuel, et empêchent l'homme de respirer.

Avec le modèle proposé, plus rien de tout cela : le sac repose sur la partie lombaire, l'homme respire librement et la circulation du

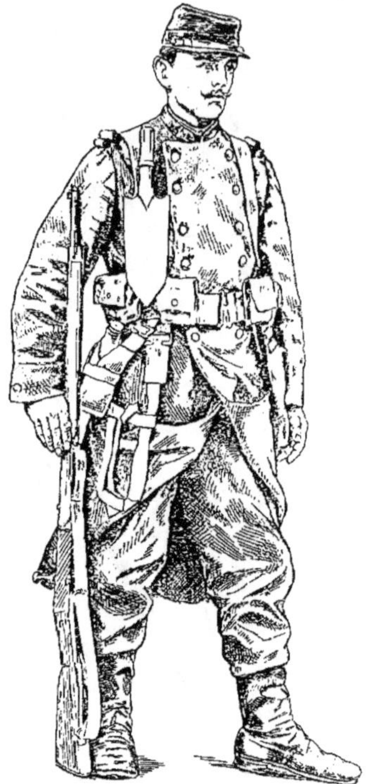

Fig. 57. — Nouvel équipement proposé pour le fantassin français.

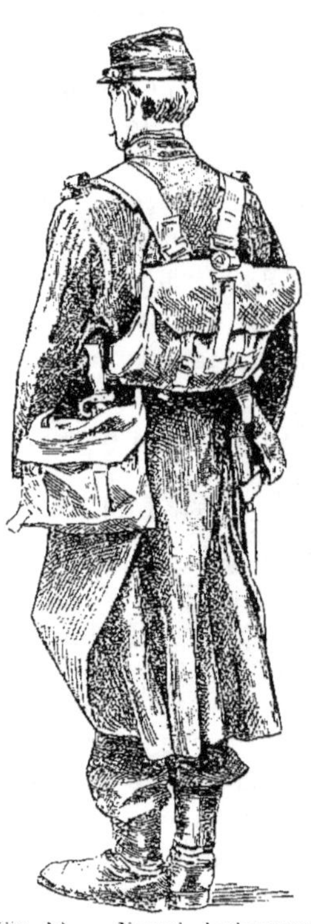

Fig. 58. — Nouvel équipement proposé pour le fantassin français. — Le sac est remplacé par une seconde musette.

sang n'est en rien gênée, les aisselles n'étant plus comprimées par la bretelle du sac.

L'homme peut, par les grosses chaleurs, ouvrir largement sa capote, au besoin, marcher le ceinturon débouclé, sans que rien ne soit changé à l'équilibre du système. Les dispositions des boucles permettent un ajustement parfait, elles sont simples, sans ardillons, faciles à manipuler, incassables, étant frappées et non coulées.

L'équilibre est si bien établi qu'il n'y a pas de pression sur un point quelconque, qu'il y ait des cartouches ou non dans les cartouchières.

C'est la voie dans laquelle se trouvera la solution du problème de la meilleure répartition de la charge.

Allégement. — L'allégement du fantassin est la réforme urgente et indispensable.

Diminution du poids des objets. — L'emploi de l'aluminium dans la composition des objets de campement, ustensiles culinaires, de l'habillement, s'est présenté tout d'abord à l'esprit.

Des expériences ont été faites à ce sujet en 1894 dans l'armée allemande et de 1892 à 1896 dans l'armée française.

La commission française arriva aux mêmes conclusions que la commision allemande et, sur le rapport de Moissan, conclut à l'adoption de ce métal pour la fabrication des objets de campement et d'équipement qui jusque-là étaient fabriqués avec le fer-blanc. L'avantage de l'adoption de ce métal au point de vue de l'allégement du soldat est rendu évident par la lecture du tableau suivant :

	Aluminium.	Fer battu.
Quart	57 gr.	95 gr.
Bidon	175 —	359 —
Gamelle	553 —	1 065 —
Marmite	735 —	1 240 —
	1 518 gr.	2 739 gr.

L'aluminium est d'ailleurs admis actuellement dans la plupart des armées étrangères.

Diminution du nombre des objets emportés par le soldat. — « Il en est du choix de ces objets, dit le médecin en chef allemand Kirchner, comme du choix d'un bagage de voyage. Aucun voyageur ne voudrait se charger de choses qui ne seraient absolument nécessaires, tant sous le rapport de la dépense que sous celui de la commodité. Mais la manière de comprendre le nécessaire est variable. A son premier déplacement, un homme emporte bien des effets dont il reconnaît bientôt l'inutilité, tandis que celui qui a de fréquentes occasions de voyager diminue progressivement son bagage; malgré cela, il refait chaque fois l'expérience qu'il aurait pu en laisser encore un peu à la maison. Pour le touriste qui a la facilité d'utiliser la voiture ou le bateau, l'inutilité d'un objet emporté ne ressort qu'au point de vue de l'incommodité ou de l'augmentation du prix de transport, mais pour le militaire qui charge son bagage sur son dos ou sur son cheval, toute diminution prend de l'importance. Le soldat ne doit pas seulement fournir les marches exigées, mais aussi

KIRCHNER, *L'équipement et la charge de l'infanterie*, traduction du commandant COUSIN, Lavauzelle.

arriver à destination frais et apte au combat pour vaincre l'ennemi si la victoire est possible. Il y a par suite un maximum aux poids de ces impedimenta; et il faut exiger qu'il ne traîne en campagne aucun objet superflu; en même temps, les différentes parties de son équipement reconnues nécessaires doivent être aussi légères que le comportent les conditions de leur solidité. »

« Tout le monde aujourd'hui, dit le capitaine Eychène, convient que le fantassin est trop chargé.

« Beaucoup de militaires recherchent le moyen de l'alléger, mais personne n'est d'accord sur les objets qu'il convient d'enlever au chargement actuel, de sorte que le problème reste sans solution.

« Tout ce qui est dans le sac de l'homme est utile. Il s'agit de connaître l'*indispensable*. »

Or le fantassin doit avant tout marcher et se battre.

Des vivres et des munitions, voilà ce dont il ne peut se passer, et dont il faut le pourvoir.

En temps ordinaire, un jour de vivres suffit pour parer à l'imprévu, d'après le capitaine Eychène.

Cette réduction peut paraître excessive lorsqu'on songe aux difficultés du ravitaillement de troupes placées dans certaines conditions.

Quant aux ustensiles de campement nécessaires pour la préparation des aliments, les puissances étrangères ont presque toutes adopté la marmite individuelle en aluminium, par suite des inconvénients sérieux que présente à la guerre un ustensile qui doit servir à plusieurs hommes.

Il n'est pas douteux que les troupes qui se trouveront en première ligne ne disposeront pas d'un temps suffisant pour préparer une alimentation soignée et qu'il faudra se contenter d'aliments faciles à apprêter, auquel cas, la marmite individuelle sera de nature à parer à ces besoins.

Quant aux troupes de l'arrière, elles pourront facilement utiliser les ustensiles qu'elles trouveront, dans certains pays, en très suffisante quantité chez l'habitant.

L'adoption de la marmite individuelle en aluminium avec couvercle formant assiette d'un poids de 400 grammes et d'une capacité de 2 litres, entraînera la suppression de la gamelle individuelle ainsi que de la marmite et de la gamelle de campement. La soupe sera peut-être plus difficilement et moins bien apprêtée, mais l'homme pourra toujours la préparer, considération qui, jointe à celle de l'allégement, est bien de nature à gagner la cause de la marmite individuelle. D'ailleurs, les vivres de réserve tels qu'ils viennent d'être constitués ne demandent pas une préparation bien difficile.

On a encore proposé [1] de remplacer toutes les marmites ainsi que toutes les gamelles à quatre hommes, portées jusqu'ici sur le sac, par des récipients en aluminium d'une contenance suffisante pour permettre la préparation des repas par section et d'un modèle tel que leur arrimage sur la voiture de compagnie soit aussi commode et aussi peu encombrant que possible.

Ces ustensiles, dits marmites de section, ne seraient plus qu'au nombre de quatre par compagnie.

La question envisagée ici associe l'allégement et l'amélioration du régime alimentaire du soldat en campagne. Nous ne pouvons que souscrire à cette conception qui nous paraît heureuse. La suppression complète du matériel de campement porté par l'homme est d'ailleurs déjà une question posée.

Le *moulin à café* pourrait également être supprimé, en raison de l'utilisation du café en tablette. D'ailleurs, aux manœuvres, le soldat sait parfaitement et suffisamment moudre le café en grain avec la crosse de son fusil.

Les *nécessaires d'armes* semblent également inutiles; il n'est pas d'homme qui n'ait en poche un sou pour visser sa culasse mobile ou sa vis de sous-garde; beaucoup d'ailleurs ont des couteaux à tournevis permettant de serrer à fond leur fusil ou celui de leurs camarades. Enfin *les haches et hachettes* n'ont plus raison d'être depuis que les compagnies sont pourvues de la serpe, excellent outil de débroussaillement et de bivouac.

Munitions. — L'homme porte actuellement 88 cartouches D sur lui à 27 gr. 60 par cartouche (la balle M pèse 29,70), ce qui donne un poids de 2 kg. 288 (32 sont portées au caisson de munitions de bataillon et 64 par la voiture de compagnie).

Outils portatifs. — « La nécessité de faire porter un outil au fantassin découle de l'usage plus ou moins fréquent que l'on entend faire de la « fortification passagère ».

Cependant certains officiers estiment qu'en réduisant de moitié les outils de parc, on pourrait les faire porter par les voitures de compagnie, puisque les hommes sont pourvus actuellement d'outils portatifs. Ceux-ci pourraient remplacer, sur la voiture, les outils de parc supprimés et *l'homme serait ainsi débarrassé de son outil pendant les marches*, soit en moyenne 1 kilogramme. Il ne serait repris que lors de la prise des dispositions de combat. Seraient seulement laissés entre les mains du soldat, pour les marches, les travaux de bivouac ou de débroussaillement un nombre très restreint d'outils portatifs,

LIEUTENANT-COLONEL B., *L'allégement du fantassin, d'après les enseignements de la guerre russo-japonaise*, Lavauzelle.

les serpes actuellement en usage constituant, paraît-il, un excellent instrument utilisable pour ces opérations.

Tente-abri. — Sa suppression entraîne une diminution de charge de 1 kilogramme il est vrai, mais dans certaines circonstances cet abri est absolument nécessaire sous peine de faire fondre les effectifs sous l'influence des maladies nombreuses produites par le froid. Il est certainement inutile d'en encombrer le fantassin en toute saison, en tout lieu. La plupart du temps la simple couverture de campement suffirait, surtout si elle pouvait être transformée en « sac à dormir », comme cela se pratique dans l'armée norvégienne.

Barthélemy et Eychène n'admettent pas qu'on puisse décharger complètement l'homme de son sac en le faisant porter par des voitures de réquisition, par exemple, ainsi que les Allemands ont pu le pratiquer en 1870. « Le sac fait partie du soldat et doit être vissé sur son dos. »

Cette formule ne semble pas cependant devoir être absolue, puisque, dans ces derniers temps, un projet soumis au Conseil supérieur de la Guerre étudie le moyen de faire porter le sac, non par des voiture de réquisition, mais par les voitures régimentaires.

Voici d'ailleurs l'économie générale de ce projet :

Chargement porté par l'homme. — 1° Le havre-sac modèle 1873 est remplacé par une enveloppe souple, qui ne devra contenir que l'indispensable et dont le poids une fois chargé ne devra pas dépasser 3 kg. 500. Cet indispensable est la chemise de rechange, la gamelle et les vivres de réserve.

2° Les cartouches et l'outil sont portés au ceinturon.

3° Chaque homme est porteur d'une gamelle individuelle en aluminium.

Sur voiture : 1° La voiture de compagnie ne porte plus ni cartouches ni outils : elle devient une voiture à bagages chargée de transporter les effets de rechange réunis en ballots et comprenant : un jersey en remplacement de la veste, une paire d'espadrilles en remplacement de la chaussure de repos, une brosse, un livret et un étui-musette qui sert d'enveloppe à tous ces effets.

Elle porte en outre les bagages des officiers de la compagnie, une partie de la troisième journée de vivres, et une réserve de chaussures.

2° Les grandes marmites d'escouade sont supprimées.

3° Les cartouches, antérieurement transportées par les voitures de compagnie, sont portées sur un caisson de bataillon.

4° Les voitures de cantinières, la voiture régimentaire d'effets sont supprimées; cette dernière est remplacée par une voiture portant une réserve d'outils de parc.

L'allégement réalisé pour l'homme est de 7 kilogrammes environ, et il ne porte plus guère que 3 kg. 500 à 4 kilogrammes sur son dos au lieu de 10 en moyenne.

Aux manœuvres de l'Ouest de 1906, ce chargement a été mis en essai dans plusieurs régiments, notamment au 136e de ligne. Les résultats de ces essais ne sont pas officiellement connus. Il est probable qu'ils n'ont pas mérité une approbation unanime puisqu'on cherche encore. La solution de la question est cependant urgente.

QUATRIÈME PARTIE

HABITATION DU SOLDAT

CHAPITRE XVII

CASERNES

Aperçu historique. Types adoptés à diverses époques. Enquêtes de 1902, 1903, 1904. Instruction du 30 mai 1907 sur la construction des casernes.
CHOIX DE L'EMPLACEMENT D'UNE CASERNE. Construction, fondations, murs, sol. Calfatage et imperméabilisation des planchers. Toiture.
AMÉNAGEMENT INTÉRIEUR. *Locaux d'habitation.* Chambre du soldat. Mobilier. Salle d'astiquage, lavabos. *Locaux d'accessoires. Locaux d'alimentation.* Cuisines, réfectoires, service des approvisionnements, épurateurs d'eau, cantines et mess. *Locaux d'administration.* Pavillon de l'État-major, corps de garde, locaux disciplinaires. *Locaux d'exercice. Magasins et ateliers. Quartier des chevaux. Locaux hygiéniques.* Lavoirs et séchoirs, bains-douches, latrines et urinoirs, buanderie, infirmerie régimentaire.
INFLUENCE DU CASERNEMENT SUR L'ÉTAT SANITAIRE.
REGISTRE MÉDICAL DE CASERNEMENT.
Casernes dans les armées étrangères.

« Celui qui, le premier, songea à réunir, à accumuler les troupes dans des casernes, ne fut certainement pas un hygiéniste, car, quel que soit le soin apporté dans leur intallation, *la réunion d'un nombre considérable d'hommes dans un espace forcément assez restreint ne saurait être exempte d'inconvénients.* Si la discipline, la facilité du service y sont grandement intéressées, c'est au détriment de la santé du soldat. La caserne, disons-le de suite, est pour une armée un mal nécessaire dont on doit chercher à pallier les fâcheux effets sans pouvoir songer à les annihiler. » (Médecin-inspecteur général Boisseau.[1])

1. Dict. Dechambre, art. *Caserne*, vol. XII, p. 702.

C'est la même pensée qu'exprimait encore le professeur Bard :

« La vie militaire comporte en elle-même des conditions de morbidité et de mortalité résultant plus encore de l'*encombrement et de la vie en commun* que des fatigues et des exigences militaires proprement dites [1]. »

Toute l'hygiène de la caserne tient dans ces quelques lignes : la caserne est insalubre comme l'atelier, le magasin, l'usine, comme toute habitation collective en un mot, avec cette aggravation, au point de vue sanitaire, que la population qui habite la première forme un tout homogène réunissant les conditions les plus favorables à l'éclosion et à la propagation des maladies épidémiques.

La vie en commun, la promiscuité semblent un facteur encore plus important que l'encombrement proprement dit. Le fait de rassembler sur un même point un grand nombre d'individus n'aurait pas de graves inconvénients si ceux-ci étaient séparés les uns des autres. Les maisons monumentales à 10 et 12 étages de New-York n'ont pas, que je sache, un état sanitaire plus mauvais que les simples maisons ouvrières des faubourgs populeux des grandes villes. Les premières abritent d'abord des gens aisés, pouvant jouir d'un certain confortable, et chaque famille vit séparée de la voisine, sans relations intimes; les secondes possèdent une population dont tous les éléments se connaissent, se mélangent d'une façon permanente et donnent ainsi prise à la propagation des maladies à contagion interhumaine. Ces conditions sont aussi celles dans lesquelles vivent les soldats et elles constituent tout le danger de la vie de caserne, danger inéluctable et, comme le dit Boisseau, on ne peut qu'en pallier les fâcheux effets. Il est cependant utile de bien en saisir l'origine, car de cette connaissance découle le but à poursuivre dans la construction et l'organisation des habitations militaires dont les aménagements doivent tous être calculés de façon à lutter avant tout contre *la promiscuité* et *la densité de la population casernée.*

On peut diviser les habitations militaires en quatre catégories [2]. Les premières servirent d'habitations aux troupes jusqu'à la fin du XVIIIe siècle (types Vauban, quadrangulaire et modifications).

Les secondes furent construites entre 1833 et 1870.

Les troisièmes sont représentées par le type 1874-75.

Enfin, le quatrième groupe comprend les casernes Tollet et celles des types dits de 1889 et 1907. Ces dernières réunissent tous les pro-

---

1. BARD, *Presse médicale*, 1904.
2. G. H. LEMOINE, Nos casernes, *Revue scientifique*, 15 juillet 1905. Consulter pour l'historique de la question la thèse très documentée du médecin aide-major J. des Cilleuls, *L'hygiène du casernement français*, th. Lyon, 1907.

grès lentement réalisés au cours des années et représentent le type le plus perfectionné de l'habitation du soldat.

Celui-ci, d'abord cantonné chez l'habitant, au cours des guerres, ne reçut un logement spécial qu'à partir du xvie siècle. Ce sont les Espagnols qui, pour la première fois, construisirent dans les Flandres et dans le Midi de la France de véritables casernes, dont on trouve encore les types[1] à Cambrai (caserne Saint-Pierre) et à Perpignan (caserne d'Andalousie). Constituées[2] par des bâtiments en maçonnerie, disposés en carré avec cour intérieure ou simplement en ligne, elles possèdent de grandes chambres qui communiquent entre elles au moyen de galeries extérieures; celles-ci servaient encore de lieu de rassemblement ou d'exercice pour les hommes. Ces galeries couvertes offraient en outre l'avantage, pour les casernes du Midi, d'abriter les murs contre l'échauffement direct des rayons solaires.

Malgré ces essais, les maires et les échevins des villes situées sur les lignes d'étape préférèrent développer le système ancien des cantons en lui donnant un plus grand développement. Mais, en 1685, le Gouvernement résolut de loger dans les casernes toute l'infanterie du royaume et, le 3 décembre 1691, Louvois fit signer au roi la première ordonnance sur la construction des casernes; Vauban fut chargé de leur construction, et mit à profit les dispositions déjà existantes.

Type Vauban. — C'est, en effet, à tort qu'on attribue au célèbre ingénieur militaire de Louis XIV la construction des édifices qui portent son nom. Véritable précurseur de l'époque actuelle, il proposa, en 1692, comme base, *la distribution bien nette et bien tranchée des fractions élémentaires de troupe*, et celle de la prompte évacuation des bâtiments, grâce à la multiplication des escaliers[3]. Il s'arrêta à un des deux types des rares casernes existant à cette époque, celui des maisons ou corps accolés sur un ou deux rangs *ayant chacun leur escalier indépendant*; chaque chambre était munie d'une cheminée où le soldat faisait cuire ses aliments. Les casernes de Vauban ont donc de *petites chambres* de 5 à 7 mètres, en moyenne, le plus souvent carrées, parfois rectangulaires, recevant deux rangées de lits appuyés aux murs transversaux. Ces chambres sont réunies par deux dans la largeur du bâtiment et sont éclairées par une ou deux fenêtres. Les *grands corridors et les galeries étaient proscrits* comme nuisant à la solidité des bâtiments (fig. 59).

<hr>

1. Dictionnaire M. Berger-Levrault, 1895, art. *Caserne*, p. 447, et Morache, *Traité d'hygiène militaire*, p. 155 et suivantes.

2. GRILLON, *Mémorial de l'officier du génie*, 1814, voir p. 4.

3. TRIPIER, *Sur les dispositions des casernes à différentes époques*, 1re partie, p. 2, et GRILLON, *loc. cit.*

Les différentes casernes, confondues sous le nom de Vauban, comprennent, d'une part, de petites casernes à petites chambres et, d'autre part, des habitations monumentales constituées par quatre corps de bâtiments réunis aux angles et limitant une cour carrée, en général obscure, humide et mal aérée. En réalité ce dernier type est dû à Bélidor, qui trouvait dans cette disposition plus de facilités pour

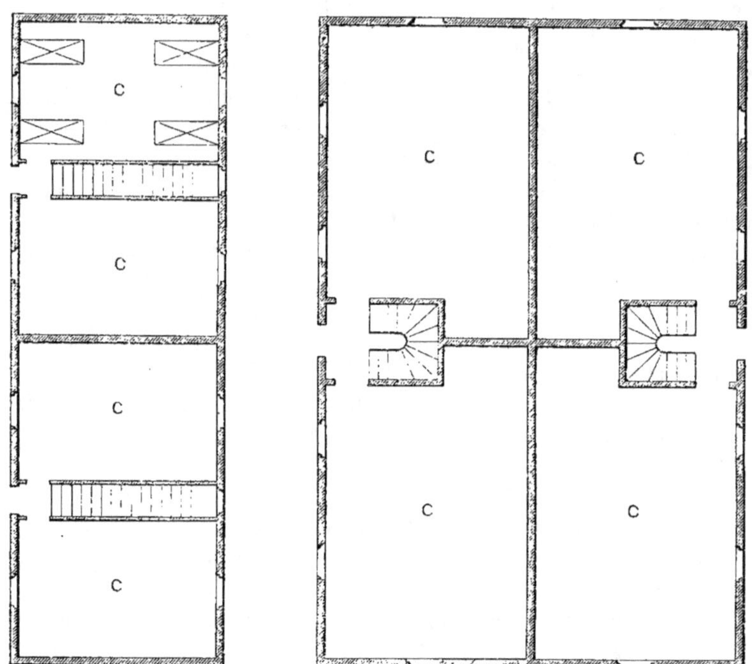

Fig. 59. — Plan des casernes Vauban à petites chambres.

le commandement, « quand on a un espace assez étendu pour faire une grande cour entourée de bâtiments, disait Bélidor [1], les casernes sont fort commodes, parce qu'elles se ferment d'elles-mêmes, et que les grandes chambres étant plus ramassées, on peut en moins de temps faire exécuter les ordres que le gouverneur ou le commandant de la troupe juge à propos de donner ».

Ce sont en effet les places fortes qui virent s'élever les premières casernes, et on comprend qu'à cette époque les nécessités militaires primaient toute autre considération.

Type quadrangulaire. — C'est pour cette raison, sans doute, que

1. *Mémorial de l'officier du génie*, p. 21.

nous voyons adopter ensuite ces bâtiments monumentaux, ressemblant plutôt à un fort qu'à une habitation, avec cour intérieure, fermée de tous côtés par des logements énormes n'ayant qu'un escalier à chaque extrémité, et dans lesquels les chambres prennent des dimensions plus grandes. Il existe un corridor longitudinal placé à l'intérieur, qui réunit les différentes chambres.

Les reproches faits à ce genre de construction peuvent être résumés dans les quelques formules suivantes : Cour obscure, mal aérée, et par conséquent humide. — Orientation forcément mauvaise de deux bâtiments sur quatre. — Communication constante et forcée des hommes entre eux en raison de la pénurie des dégagements qui ne peuvent se faire que par quatre escaliers à raison de un à chaque angle de la caserne. Il est difficile dans ces conditions de chercher à limiter une maladie contagieuse au début. La caserne du Château-d'Eau, à Paris, représente d'une façon complète le type quadrangulaire.

A ce groupe appartiennent en général les vieux couvents, séminaires, etc., aménagés après la Révolution pour y recevoir des troupes.

On ne vit d'abord que les inconvénients d'une obscurité gênante pour le service et les dangers d'une humidité persistante, et les seules modifications apportées dans la suite au type quadrangulaire eurent pour but d'aérer la cour en séparant les bâtiments les uns des autres, tout en conservant leur disposition en carré. Le nombre des escaliers était augmenté à raison de deux par bâtiment. A ce type répond la caserne Coislin, de Metz[1] (1726-1731).

Tous les bâtiments construits jusque-là pour l'usage de l'armée restaient encore insuffisants, et les bourgeois des villes réclamaient de plus en plus contre l'obligation du cantonnement; l'État ne les avait pas encore exonérés et la situation était restée la même dans nombre de villes de garnison privées de casernes. Leurs revendications faillirent aboutir sous le ministère du marquis de Monteynard, qui prit en considération les griefs des villes et décida la création de bâtiments assez considérables pour loger toute l'infanterie. En 1786, il fit ouvrir un concours entre les ingénieurs français pour un nouveau projet de casernement; il était spécifié que des locaux accessoires, aménagés en dehors des bâtiments affectés aux hommes, seraient réservés aux cuisines. Mais la Révolution arrêta l'exécution de ces projets en mettant à la disposition du gouvernement les biens ecclésiastiques.

Durant les guerres de l'Empire, les troupes furent plus souvent

---

1. A. LAVERAN, *Traité d'hygiène militaire*, p. 501.

cantonnées en pays conquis que sur le sol français; néanmoins, pendant les courtes périodes de répit que lui laissaient ses victoires. Napoléon envisagea souvent la nécessité d'une amélioration dans le casernement des troupes.

En 1804, la substitution des cuisines communes aux ordinaires par chambrée entraîne la disparition des cheminées dans les chambres.

Dans les casernes Vauban, la suppression de la cheminée permet, en réunissant par une grande baie deux chambres de 12 hommes, d'obtenir des grandes chambres (22 lits) éclairées sur les deux façades.

En 1818 la construction des casernes entre dans les attributions des officiers du génie.

Ceux-ci reprirent le type quadrangulaire dans lequel ils supprimèrent le corridor intérieur.

En 1820 le général Haxo supprima l'un des deux escaliers de chaque élément pour créer des chambres de sous-officiers à chaque étage; le rez-de-chaussée fut muni de galeries couvertes à arcades très utiles pour les cas de mauvais temps.

En 1822, le colonel Emy élargit les chambres et les cages d'escaliers et perça dans tous les murs de refend une porte permettant à toutes les chambres de communiquer entre elles, disposition regrettable au point de vue hygiénique.

En 1823, le colonel Belmas rétablit le corridor intérieur mais limite la hauteur de ses parois à 1 mètre, puis il ménage sur toute la longueur une série de colonnes soutenant le plafond. Ces dispositions étaient destinées à supprimer l'obscurité du couloir central et donnaient la possibilité de placer entre les colonnes des râteliers d'armes et des armoires destinées à contenir les effets des hommes. En même temps on répudie les chambres de 8, 10 et 12 lits en usage d'après les types Vauban. Belmas chercha à justifier le système des vastes pièces en invoquant des considérations d'économie et la facilité plus grande de la ventilation.

De 1830 à 1860, on voit adopter cet aménagement intérieur consistant à y accumuler quatre rangées de lits dont une double placée au milieu[1]. Les cuisines, latrines, locaux disciplinaires, etc. étaient séparés du bâtiment principal et placés dans des constructions spéciales adossées au mur qui entoure le quartier.

On commence, en somme, à introduire dans l'aménagement intérieur de la caserne une notion hygiénique qui consiste à favoriser la ventilation naturelle et l'accès de la lumière par la suppression aussi complète que possible des cloisonnements. Il ne faut pas perdre

---

1. Circulaire du 8 novembre 1843.

de vue, d'ailleurs, qu'à cette époque toutes les maladies et surtout les affections épidémiques sont la conséquence du *mauvais air*. C'est dans le même but qu'on chercha, par le *type linéaire*, à donner aux façades des casernes une meilleure exposition, en ne construisant qu'un seul bâtiment avec deux petites ailes en retour, auquel il était facile de donner une orientation convenable; tandis que, dans la disposition quadrangulaire, deux bâtiments seulement sur quatre étaient favorisés. Comme disposition intérieure, le type linéaire reste ce qu'il était auparavant, et on y voit subsister le couloir longitudinal, sur lequel donnent toutes les chambres, de sorte que celles-ci ne sont éclairées que d'un seul côté et ne peuvent s'aérer que par un couloir en général sombre, conditions peu propices à l'entretien et à la propreté des logements. Ce type est très commun en Allemagne, en Belgique, en Hollande, mais ici le couloir longitudinal desservant toutes les chambres est reporté latéralement.

A part Vauban, nul n'avait encore eu la pensée de modifier la répartition des hommes dans les locaux de la caserne; et les grandes chambres de 54 lits contenant de gros effectifs représentaient la disposition le plus communément adoptée. Certains couvents ou châteaux servant à loger les troupes contenaient bien de petites chambres, mais ce n'était là qu'une exception, et en tous cas, elle ne s'étendait pas, à cette époque, à l'ensemble du casernement.

A la suite de la guerre de 1870, les contingents appelés sous les drapeaux nécessitèrent la construction de nombreuses casernes, et c'est à partir de cette époque que nous voyons les ingénieurs et les médecins reprendre peu à peu les principes de Vauban et chercher, en fragmentant les bâtiments, à répartir dans chacun d'eux des unités d'un chiffre de plus en plus restreint.

Type 1874-1875. — Cette caserne comprend trois bâtiments, un central et deux latéraux, mais complètement séparés les uns des autres, et encadrant une vaste cour dont le quatrième côté est fermé par une grille et quelques bâtiments à simple rez-de-chaussée ou surmontés d'un étage, comprenant la salle des rapports, le corps de garde, les locaux disciplinaires, le local de la commission des ordinaires, etc.

Le bâtiment du fond a 80 mètres de long et les bâtiments latéraux 65 mètres. Tous trois ont une largeur de 15 m. 80.

Dans certaines casernes de ce type construites pour les régiments d'artillerie, le bâtiment du fond est affecté aux écuries. Celles-ci forment en outre des bâtiments parallèles aux bâtiments latéraux et situés à l'opposé de la cour centrale. Les locaux d'habitations comprennent chacun un rez-de-chaussée et deux étages, plus des combles mansardés. Ils sont munis de 5 escaliers répartis uniformément et à distance égale les uns des autres sur toute la longueur. Le rez-de-chaussée est réservé aux magasins, ateliers, lavabos, etc.

L'aménagement intérieur est représenté par une succession de chambres ouvertes directement sur chaque paroi extérieure et réparties de chaque côté d'un couloir central. Celui-ci est coupé de distance en distance par des chambres occupant toute la largeur du bâtiment. De là deux sortes de chambres : les unes, petites, d'une contenance de 12 lits, séparées par le couloir; les autres, grandes, comprenant 24 lits. Ces dernières sont largement aérées par des

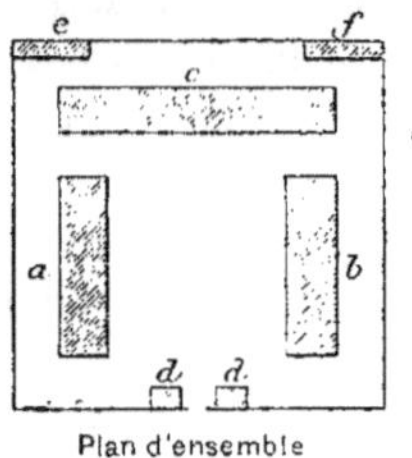

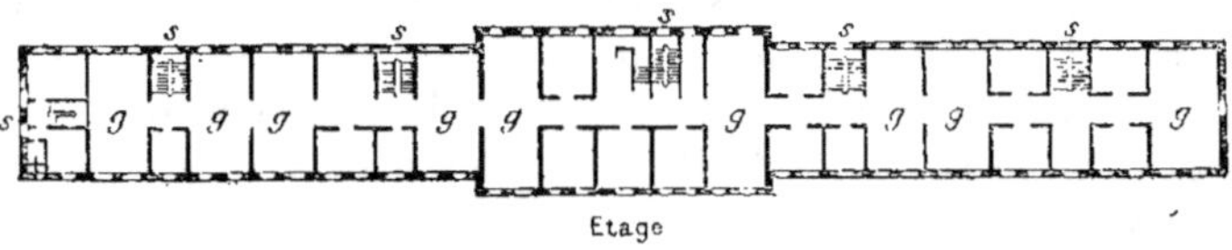

Fig. 60. — Casernes type 1874-75.

fenêtres opposées, tandis que les premières, recevant le jour d'un seul côté, sont aérées d'autre part par un couloir en général obscur.

Ce type permet un certain isolement grâce à la multiplication des escaliers qui forment la plupart du temps la limite d'une unité, compagnie, batterie, etc. Les locaux accessoires, cuisines, cantines, écuries, latrines, etc.. sont situés en dehors des bâtiments principaux.

La caserne 1874-75 a réalisé un progrès hygiénique en supprimant les chambres d'une contenance trop grande et en plaçant en dehors des locaux d'habitation certains locaux accessoires. Mais la promiscuité des hommes persiste, et le couloir central obscur favorise la malpropreté et fait obstacle à une bonne ventilation.

La surface de 2 mètres carrés allouée à chaque homme ainsi que le cubage de 14 mètres sont insuffisants. De plus un ou deux bâtiments sont toujours mal orientés. Enfin la disposition des lavabos seulement au rez-de-chaussée, l'absence de latrines de nuit offrent des inconvénients relevés d'ailleurs dans les casernements antérieurs et corrigés dans les projets de casernement moderne, comme nous le verrons plus loin.

L'infirmerie fait partie d'un des bâtiments latéraux et, bien que séparée complètement des logements voisins par un mur de refend, elle n'est pas suffisamment éloignée pour empêcher les mélanges constants entre les malades, les infirmiers et le reste de la troupe. Elle possède le plus souvent l'installation des bains-douches, ce qui rend toute mesure d'isolement illusoire. D'autre part l'infirmerie est trop petite et ne possède pas de chambres d'observation.

Type Tollet. — En 1880, Tollet[1] et le médecin principal Ch. Sarazin préconisèrent un type de construction se rapprochant du block system anglais.

Profitant des conclusions de Douglas-Galton, rapporteur de la commission anglaise de 1857, Tollet proposa le type du casernement qui porte son nom.

Le block system comprend une série de petits bâtiments séparés les uns des autres, mais groupés cependant dans un endroit qui les contient tous. C'est en quelque sorte un hameau militaire.

Le type Tollet est surtout constitué par le *mode de construction*; en principe, la surface intérieure du casernement ne doit pas excéder la surface extérieure; pour cela on supprime les cloisonnements, les couloirs et les encoignures. La caserne présente une très grande surface de développement, 45 à 50 mètres carrés par tête; elle est divisée en pavillons sans étages d'une hauteur de 6 mètres et de 40 mètres de longueur; chaque pavillon peut abriter 50 hommes, ce qui porte le nombre des pavillons à 15 ou 20 pour un régiment d'infanterie; l'aération est assurée par une fente longitudinale située au sommet d'une toiture ogivale. Cette disposition permet d'augmenter le cube d'air d'un cinquième, chaque homme dispose de 23 à 25 mètres cubes d'air. Les matériaux de construction, briques et fer, sont imperméables afin de faciliter le nettoyage et d'empêcher la ventilation interstitielle reconnue capable de favoriser l'introduction et la pullulation des germes à travers les pores des murs perméables, le sol est en mosaïque ou en ciment.

Les conditions générales de ces constructions sont énoncées par Tollet lui-même dans le texte suivant :

1° Placer autant que possible les casernes en dehors et à proximité des villes.

2° Fractionner les masses casernées par unités d'effectif, et les

---

1. TOLLET, *Les logements collectifs, Casernes*, 1880.

disséminer sur une surface qui ménage au moins 50 mètres superficiels par tête.

3° Supprimer les étages superposés.

4° Donner aux coupes des salles la figure qui fournira le maximum d'air clos avec le minimum de matériaux enveloppants et qui favorisera la ventilation.

5° Substituer le fer au bois dans la construction.

6° Supprimer tout corridor, cloisonnement et grenier, autrement dit, faire en sorte que les matériaux constituant les parois de la salle présentent au contact de l'atmosphère extérieure des surfaces autant que possible égales à celles qui seront en contact avec l'atmosphère intérieure.

7° Établir, dans les parties les plus éloignées des lits et notamment dans toute la longueur du faîtage, des gaines de ventilation qui pourront rester ouvertes même la nuit.

8° Disposer le sol des logements de telle sorte qu'il soit imperméable, facile à laver à grande eau, inaccessible à l'humidité et aux rongeurs.

9° Arrondir tous les angles rentrants, supprimer toutes les charpentes saillantes et enduire les parois de substances imperméables.

10° Rendre la propreté des logements et des hommes obligatoire.

11° Mettre des lavabos à la portée du soldat.

12° Donner aux sous-officiers des chambres individuelles convenables, avec accès et lavabos particuliers.

13° Séparer tous les services généraux et éloigner des dortoirs toutes émanations mauvaises.

Si l'on ajoute aux conditions qui précèdent les transformations des chambrées habituellement occupées jour et nuit en simples dortoirs, et par conséquent l'établissement de salles de jour, le nombre de lits limité dans une même chambre au nombre de 30 à 34, le cube de chambrée élevé au minimum au chiffre de 25 mètres par homme, on aura une idée suffisamment exacte du but poursuivi par Tollet.

Sur ces données furent construites les casernes d'artillerie de Bourges, en 1873. Elles comprennent une surface énorme, comme on peut s'en rendre compte par les quelques détails suivants :

Le premier quartier, qui est occupé par le 1er régiment dépourvu de batterie à cheval, couvre une surface de 101 500 mètres carrés. Il loge savoir :

Hommes	1 416
Enfants	14
Chevaux	635
TOTAL	2 065 individus.

Le deuxième quartier, qui est occupé par le 37ᵉ régiment avec batteries à cheval, couvre une surface de 105 000 mètres carrés.

Il loge savoir :

Hommes.................................... 1 437
Enfants................................... 14
Chevaux.................................. 878

            TOTAL.................... 2 329 individus.

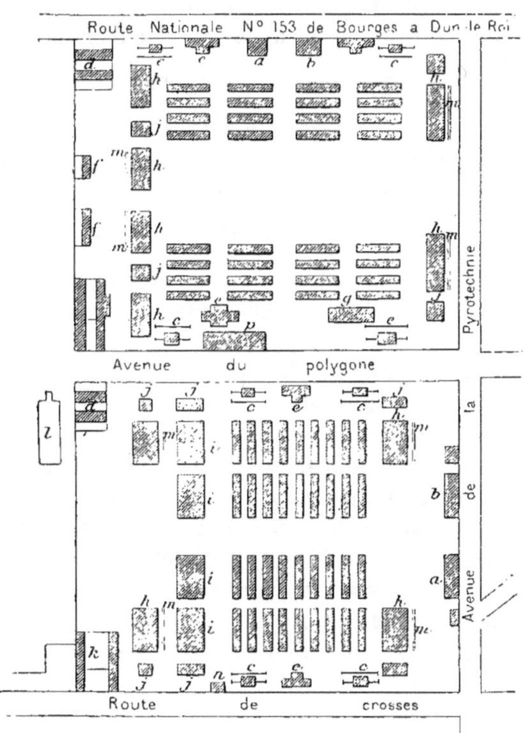

Fig. 61. — Caserne type Tollet (Bourges).

Le premier quartier offre à chacun de ses habitants, hommes ou chevaux, une surface de $\frac{101\,500}{2\,065} = 49$ m² 27.

Le second une surface de $\frac{105\,000}{2\,329} = 45$ m² 08.

Ces chiffres, qui varient entre 45 et 50 mètres superficiels, sont intéressants à constater, si on les compare à ceux du type 1874. Celui-ci donne, pour un chiffre égal d'habitants, une surface de 37 mètres carrés.

L'entrée des hommes se fait dans un vestibule placé au milieu de la longueur du bâtiment et donnant accès à deux chambres, l'une de vingt-quatre, l'autre de trente-six lits disposés sur deux rangs, têtes aux murs.

La capacité du vaisseau réserve 18 mètres cubes d'air à chacun des 60 hommes ainsi logés.

Lorsqu'on mesure le développement des matériaux infectables dans une caserne du type 1874, on trouve une surface totale de 15 600 mètres superficiels, soit, avec 785 soldats habitant la caserne,

$$\frac{15\,600}{785} = 20 \text{ mètres superficiels par homme.}$$

Lorsqu'on fait la même opération dans un casernement équivalent de Tollet, on trouve : surface totale infectable 1 300 mètres, soit, pour 780 soldats habitant 13 pavillons, 26 chambrées :

$$\frac{1\,300}{780} = 1 \text{ m. } 66 \text{ superficiel par homme.}$$

C'est là le trait le plus marqué [1] que l'on ait constaté dans les casernements de Bourges. Tollet y découvre une garantie contre les infections murales.

Nous voyons en somme que le type Tollet sacrifie tout à l'aération et au fractionnement. Acceptable pour les pays tempérés à température constante, il est inapplicable dans les pays froids et dans les pays chauds. Bien aérée, la caserne le fut trop, les briques creuses étaient insuffisantes pour maintenir un milieu thermique compatible avec un séjour hivernal; la brique et le fer, bons conducteurs de la chaleur, étaient de mauvais protecteurs contre le froid et le chaud et l'on dut songer à établir des doubles parois murales avec matelas d'air isolant, Il fallut encore supprimer la ventilation supérieure trop violente et nécessitant un système de chauffage dispendieux.

De plus, la grande surface de développement des bâtiments exigeait des achats de terrain considérables et rendait le commandement difficile, prolongeait le service, retardait les appels, les rassemblements, etc. On proposa de la restreindre dans les garnisons importantes et de construire des pavillons à étage : augmentation d'épaisseur des murs, suppression de la ventilation exagérée, élévation d'un étage, telles sont les modifications du type Tollet jugées nécessaires. Pénétrés de cette idée MM. Gruber et Völkner [2] étudièrent les moyens de modifier le type primitif et adoptèrent, dans leur

---

1. Putzeys, *Construction des casernes*, p. 97.
2. Fr. Gruber, *Der carsernen Bau im seinem Bezuge zum Eurquartierungs Gesetze Wien*, 1880, Putzeys, *Construction des casernes*, p. 101.

projet, non pas l'ogive, mais l'ovale de Völkner qui fait disparaître l'arête à la clef, donne une forme plus agréable et est plus pratique pour la pose des pièces du faîtage.

Type 1889. — Le type 1889, établi par décision ministérielle du 4 décembre, est né du précédent; il représente encore le block system, c'est-à-dire qu'il réserve un bâtiment ou des segments de bâtiments à chaque unité en poussant parfois le fractionnement jusqu'à donner un logement séparé à chaque compagnie, comme dans la caserne Bayard à Grenoble. Mais ce dernier type ne s'est pas généralisé et l'unité isolée reste encore le bataillon dans l'infanterie, l'escadron dans la cavalerie. La caserne du 23e dragons, à Vincennes, répond à cette dernière disposition. Le logement des hommes y est constitué par trois grandes constructions à trois étages ayant la même orientation : deux d'entre elles contiennent chacune deux escadrons séparés complètement l'un de l'autre par un grand mur de refend, de sorte que chaque escadron a ses chambres à coucher,

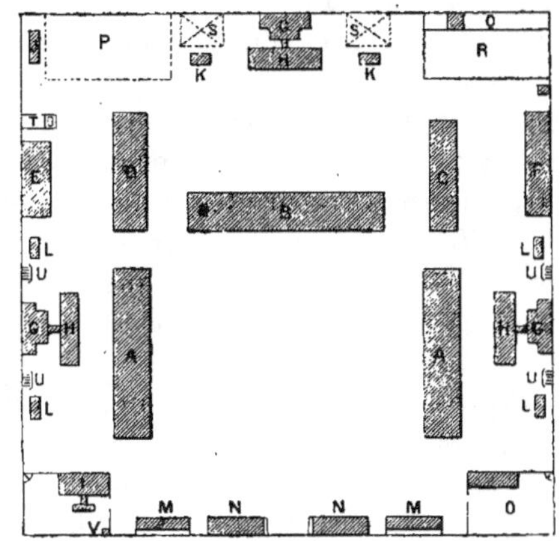

Fig. 62. — Casernes type 1889.

son escalier particulier, ses latrines de nuit, son lavabo, son réfectoire, son magasin. Le troisième bâtiment contient le cinquième escadron et les ateliers, les chambres occupent toute la largeur du bâtiment, possèdent vingt-quatre lits et sont éclairées par quatre fenêtres opposées deux à deux. La hauteur est de 4 mètres et le cubage de 17 mètres cubes. Le rez-de-chaussée est surélevé de 0 m. 80. Il existe de petits bâtiments pour tous les services accessoires.

Les latrines de jour sont placées dans des locaux spéciaux éloignés des locaux d'habitation.

Dans le type 1889, l'infirmerie régimentaire et les bains-douches sont réunis dans un même bloc et situés absolument en dehors des habitations des hommes, il existe des lavoirs et des séchoirs.

Telles étaient les dispositions adoptées pour les nouvelles casernes jusqu'en 1903; elles réalisaient, comme on le voit, des améliorations considérables répondant bien au but indiqué au commencement de ce chapitre : diminuer les dangers de la promiscuité.

Malgré toutes ces améliorations apportées aux logements militaires, l'état sanitaire de l'armée ne semblait pas avoir répondu aux efforts faits jusque-là pour donner aux soldats des casernes plus hygiéniques. Il est utile de remarquer que les améliorations successives apportées à la construction des casernes ne pouvaient produire des effets immédiats, les régiments continuant à utiliser les habitations anciennes. D'autre part, comme nous allons le voir, c'était une exagération d'attribuer au mode d'aménagement des casernes l'infériorité de l'état sanitaire de l'armée. Quoi qu'il en soit, le Dr Lachaud, en 1902, signala à l'attention de la Chambre le mauvais état des habitations militaires en général, et lui demanda de consentir à un sacrifice de 600 millions pour améliorer les logements militaires; le même auteur, dans un travail très documenté, du 14 juin 1907, opérait dans le casernement français la répartition suivante : 195 casernes construites avant la Révolution; 101 édifiées de 1800 à 1870 et 220 construites depuis cette époque. Il signalait en même temps, d'ailleurs, que l'infériorité de ces casernes tenait surtout à l'humidité et à la *mauvaise qualité de l'eau distribuée aux troupes*.

Après la première communication du Dr Lachaud en 1902, le ministre de la Guerre prescrivit une enquête d'où il résulta que 62 vieilles casernes devaient être abandonnées complètement et 24 partiellement. Le gros reproche adressé aux casernes d'une façon générale visait l'insuffisance du cube d'air des chambres réduit en réalité à 10 mètres cubes par suite du surpeuplement aggravé encore au moment de l'arrivée des réservistes et des territoriaux, et le rapprochement excessif des lits.

Ces reproches pouvaient d'ailleurs être adressés aussi bien aux vieilles casernes qu'à celles d'un type plus récent; au fond ils mettaient en relief le principal danger de l'habitation militaire à l'heure actuelle : l'*encombrement*. Celui-ci était en grande partie dû à l'aménagement de nouveaux services à l'intérieur des casernes. La création des magasins de compagnie avait déjà forcé l'autorité militaire à consacrer à leur organisation des locaux prélevés sur l'habitation des hommes, et les circulaires du 23 octobre 1887 et du 25 février 1894 prescrivant l'installation de réfectoires avaient obligé à resserrer encore le casernement proprement dit, c'est-à-dire les dortoirs.

L'enquête menée par la Commission supérieure d'hygiène en 1904 suscita l'activité des pouvoirs publics qui cherchèrent le moyen de porter remède à un pareil état de choses en prescrivant, par la circulaire du 9 février 1905 et la note ministérielle du 6 mai de la même année, un concours pour l'établissement de projets nouveaux de construction des casernes. Toutes les bonnes volontés furent mises à contribution, et on admit à concourir non seulement tous les éléments de l'armée, officiers, sous-officiers et soldats, mais encore ceux de la population civile et principalement les architectes. Un programme fut élaboré et deux jurys nommés pour apprécier les différentes propositions. Ces jurys comprirent des officiers de toutes armes, des membres du corps de l'Intendance et du Service de santé militaire.

Un grand nombre de projets affluèrent au ministère de la Guerre et leur examen ainsi que le rapport de la Commission supérieure d'hygiène de 1904 aboutirent à la rédaction de la circulaire du 30 mai 1907, qui constitue actuellement le programme officiel de tout projet de construction des casernes. Elle indique en même temps le sens dans lequel doivent être poursuivies les améliorations à apporter aux casernements existants.

La formule adoptée se rapproche de celle des casernements Tollet et 1889.

Le type 1907 comprend des :

1° *Locaux d'habitation* dont la répartition peut se résumer ainsi : casernes de régiment; maisons de compagnie : 200 hommes; chambres d'escouade : 10 à 15 hommes; distances des lits 0 m. 80; puis des locaux annexes : lavabos, salles d'astiquage, latrines de nuit, etc.

Tous les locaux autres que les dortoirs et leurs annexes sont aménagés dans des bâtiments spéciaux.

2° *Locaux d'alimentation* contenant cuisines, réfectoires et le service des approvisionnements, les appareils à épuration de l'eau de boisson et les cantines.

3° *Locaux d'exercices* comprenant des hangars aux manœuvres, un gymnase couvert.

4° *Locaux d'administration et de police*. On y adopte le système cellulaire pour les hommes punis.

5° *Magasins et ateliers* qui sont distincts les uns des autres.

6° *Locaux hygiéniques* comprenant une buanderie, des lavoirs et séchoirs, l'installation des bains-douches, les latrines et urinoirs, un four incinérateur pour les ordures.

7° *L'infirmerie régimentaire* qui, isolée du reste du casernement, comprend des locaux d'isolement cellulaires, — puis un cabinet spécial pour le médecin et des locaux de désinfection.

1. *B. O. P. R.*, 17 juin 1907, p. 695.

L'instruction renferme les desiderata formulés par tous les hygiénistes militaires; nous en ferons donc notre guide pour la description détaillée des divers éléments qui entrent ou doivent entrer dans la construction des casernes.

Tout projet de construction d'une caserne doit être l'objet d'études préliminaires poursuivies par le Service local du génie qui doit à cet effet entrer en conférence avec un officier représentant le corps à loger, et avec un représentant du Service de santé. Le Service vétérinaire délègue un de ses membres toutes les fois qu'il s'agit d'une caserne de cavalerie, d'artillerie ou du train des équipages. L'emplacement et l'assiette générale sont établis auparavant par les deux officiers généraux, membres de la Commission supérieure d'hygiène, lesquels, après consultation, s'il y a lieu, d'ingénieurs des ponts et chaussées et des mines ou de toute autre personne compétente, soumettent un projet à la Commission qui arrête les dispositions générales. En dernier ressort le ministre se prononce après examen par les délégations des comités ou des sections techniques des armes ou services intéressés [1]. Ces dispositions abrogent, en les complétant en fait, celles de la circulaire du 21 octobre 1884, introduisant le médecin dans la Commission dite de casernement, et de la circulaire du 9 février 1887, limitant le médecin militaire à donner son avis lors de l'aménagement des locaux affectés au Service de santé. Un décret de 1803 portant règlement sur le service des places admettait déjà le médecin militaire à donner son avis sur la salubrité des locaux habités par la troupe, mais non sur leur mode de construction.

A. *Choix de l'emplacement d'une caserne.* — Autant que possible, une caserne devra être construite en dehors des agglomérations urbaines. Les villes offrent à cet égard bien des différences entre elles. Les unes contiennent une population industrielle excessivement dense, et la collectivité ouvrière, avec l'accumulation sur un espace restreint de familles nombreuses logées dans des habitations trop étroites, présente un danger que n'offrira pas une collectivité bourgeoise installée dans des maisons présentant une large surface d'occupation. Une caserne construite au milieu de ce dernier quartier ne présentera pas d'inconvénients, tandis qu'il n'en est pas de même dans le premier cas.

Ces dispositions différentes créent donc pour l'hygiéniste le devoir de s'enquérir des conditions hygiéniques dans lesquelles vivent les groupes urbains, avant d'installer une caserne au milieu d'eux ou à proximité.

---

1. Circulaire du 17 juin 1907.

Il faut éviter, d'autre part, le grand éloignement des centres qui rendrait les approvisionnements difficiles et frustrerait le soldat de distractions légitimes et des ressources que lui offre souvent la famille depuis que le recrutement se fait de plus en plus régional.

G. H. Lemoine et J. Simonin [1] ont fait ressortir quel intérêt il y aurait à placer les troupes dans les villes moyennes de 20 à 40 000 âmes. Leur population sédentaire, ne subissant pas les fluctuations de celle des villes plus importantes, offre plus de sécurité. La genèse des épidémies y est plus rapidement connue et les mesures prophylactiques y sont plus facilement applicables.

Enfin leurs ressources financières les mettent à même le plus souvent de se procurer une eau de boisson de bonne qualité, en général toujours suffisante en face de la stabilité du chiffre de la population.

Le chiffre de la population urbaine semble en effet jouer un rôle prépondérant dans la morbidité militaire comme l'accusent les chiffres suivants :

HABITANTS	FIÈVRES ÉRUPTIVES	DIPHTÉRIE	TUBERCULOSE	FIÈVRE TYPHOÏDE
Ville de 0 à 5 000.......	3,7 p. 100	0,3 p. 100	3 p. 100	3,7 p. 100
— de 5 à 10 000..	3,1 —	0,2 —	3,8 —	1,4 —
— de 10 à 15 000.......	3,6 —	0,4 —	3,3 —	2,7 —
— de 15 à 20 000.......	4,8 —	1,6 —	4 —	1,1 —
— de 20 à 50 000.......	4 —	1,2 —	3,7 —	1,7 —
— de 50 à 100 000.......	4,8 —	1,4 —	4,9 —	3,4 —
Au-dessus de 100 000......	4,7 —	1,7 —	5,7 —	3 —

Ici, les chiffres de morbidité des fièvres éruptives et de la diphtérie sont, dans leur ensemble, absolument parallèles et démontrent un accroissement progressif de cette morbidité en rapport avec le nombre des habitants des villes, quel que soit le mode de construction des casernes. La contagion est ici favorisée par la multiplication des contacts.

La courbe de morbidité de la fièvre thyphoïde vient confirmer le rôle important du milieu urbain, mais à un autre point de vue. On voit, en effet, que la fréquence de la fièvre typhoïde se fait sentir surtout dans les petites et les grandes villes.

Les villes moyennes présentent, par contre, une morbidité relativement faible. La densité de la population urbaine n'a donc rien à

<hr>

1. G. H. Lemoine et J. Simonin, *Les rapports de la morbidité militaire avec l'habitation du soldat, Revue d'hygiène,* juin 1906.

voir dans la propagation de cette affection, d'ailleurs peu.contagieuse par contact interhumain. Il semble que l'explication doive être recherchée dans l'approvisionnement en eau de boisson de ces différentes catégories des centres urbains.

Les petites villes, faute de ressources, ne peuvent faire des amenées d'eau, leurs habitants se servent de puits et de cours d'eau superficiels.

Les grandes villes, surtout les très grandes villes, peuvent se procurer de bonne eau de boisson, mais leur population qui s'accroît sans cesse les oblige souvent à recourir, pour leur approvisionnement, à des eaux suspectes.

Les villes moyennes, au contraire, *à population constante*, avec des ressources financières moyennes, mais suffisantes, peuvent se procurer en tout temps de bonnes eaux de boisson.

Telle est, du moins, une des interprétations qu'on peut donner des chiffres obtenus dans l'étude de la morbidité par fièvre typhoïde.

Quant à la tuberculose pulmonaire, elle sévit d'une façon prédominante dans les garnisons des grandes villes. Mais sa plus grande fréquence semble plutôt être fonction des fatigues subies par les troupes que de la densité de la population au milieu de laquelle elles vivent. Le service dans les grands centres est plus pénible qu'ailleurs, et les jours dits de repos y sont beaucoup plus fatigants. Le médecin inspecteur Antony avait relevé en 1897 des chiffres analogues :

	Morbidité tuberculeuse p. 1 000.	Morbidité globale p. 1 000.
Petites garnisons	4,96	5,65
Garnisons dans les villes moyennes	5,67	6,22
Garnisons dans les grandes villes	7,22	7,18

On devra éviter le voisinage des usines, des ateliers, des cimetières, des hôpitaux, des industries insalubres, car la caserne une fois construite aucun recours n'est possible contre le voisinage si celui-ci est antérieur à l'établissement du quartier.

Dans les pays paludéens, on devra rechercher au contraire les centres urbains ou un terrain situé à une certaine altitude si les circonstances obligent à installer les troupes en dehors de la ville. Il en sera de même dans les pays où sévit la fièvre jaune.

D'ailleurs, d'une façon générale, le choix d'un lieu élevé est préférable, à tous les points de vue; cette situation procure une meilleure ventilation et favorise le drainage naturel et artificiel du sol, et l'évacuation des matières usées.

Cependant les plateaux élevés, dénudés, sans protection d'aucune sorte, auraient le grave inconvénient de diminuer l'action protectrice que doit posséder l'habitation vis-à-vis des agents météoriques, surtout lorsqu'à proximité se trouve la cour où les hommes manœuvrent par tous les temps.

Dans ces cas, en tenant compte des vents dominants de la région, on s'arrangera de façon à rendre cette protection efficace.

Après avoir étudié l'emplacement, le milieu urbain et le milieu météorique, on s'inquiétera de la nature du sol, de sa porosité, de sa perméabilité, questions importantes au point de vue de l'humidité qu'on doit éviter à tout prix, de la situation de la nappe d'eau souterraine, des causes possibles de souillure de cette nappe, surtout si on doit y puiser l'eau d'alimentation.

On devra éviter les terrains qu'on appelle rapportés[1], c'est-à-dire ceux qui ont été souillés antérieurement par des dépôts d'immondices et de matériaux de construction. Ces terrains, en effet, situés en général à la périphérie des villes, sont souvent offerts par les municipalités comme moins chers pour la construction des établissements militaires. Une enquête devra être faite sur l'usage auquel était affecté primitivement ce terrain. On devra s'arrêter de préférence au choix d'un sol neuf et jamais remué, aux terrains crétacés, sablonneux, en général secs et largement perméables, ou bien à des sols calcaires, imperméables ; mais, dans ce dernier cas, il faut tenir compte de l'augmentation de dépenses résultant de travaux de terrassement plus considérables. On évitera les sols argileux en raison de leur affinité particulière pour l'eau et de l'humidité qui en résulterait pour les fondations et l'habitation tout entière. Enfin on arrêtera l'*orientation* des bâtiments et on aura soin de donner une exposition salubre et identique à tous ceux destinés au dortoir des hommes. A part quelques exceptions locales on peut dire que l'orientation Nord-Sud avec exposition Est-Ouest répond à la disposition la plus favorable dans le Nord et les régions moyennes de la France. Il est de toute nécessité d'utiliser les rayons pénétrants du soleil, matin et soir. C'est le meilleur mode d'aménagement hygiénique des bâtiments de nos casernes.

L'orientation Est-Ouest, avec l'exposition Nord et Sud doivent être réservées au Midi de la France et surtout pour les pays chauds.

---

1. NAVE, Utilisation, transformation ou destruction des ordures ménagères, *R. H.*, 20 août 1910, p. 865. D'après Th. Weyl la dernière épidémie de choléra qui ravagea Copenhague fit deux fois plus de victimes dans la partie la plus opulente de la ville que dans les quartiers populaires. Une enquête fit alors découvrir que le dit quartier avait été bâti sur un remblai de balayures de rues et de gadoues.

B. *Construction proprement dite de la caserne.* — L'instruction du 17 juin 1907 adopte pour les locaux d'habitation des bâtiments à trois étages avec rez-de-chaussée sur cave, ou surélevé au-dessus du sol de 0 m. 50. Ce sont les dispositions du type 1889. Celles du type Tollet demandent une trop grande étendue de terrain.

a) **Fondations.** — On doit éviter avant tout l'humidité du sol. Pour cela on fera une étude de la nappe d'eau souterraine qui devra être suffisamment profonde pour que ses oscillations ne puissent jamais atteindre les fondations. Celles-ci devront toujours se trouver au moins à 30 centimètres au-dessus des crues les plus élevées; dans le cas où l'on serait forcé d'utiliser un sol humide, on fera usage de plaques d'isolement en ciment, béton, asphalte comprimé et le sol sera drainé.

Malgré ces précautions, l'humidité peut envahir les murs. Beaucoup de procédés ont été employés pour mettre obstacle à cette ascension de l'eau. Un des meilleurs semble être le drainage des murs pratiqué à quelques centimètres au-dessus du sol. Il consiste à placer dans l'épaisseur du mur des tubes faits de matière poreuse. Ceux-ci partant de la surface sont enfoncés à 40 centimètres dans une brèche faite au mur. L'eau pénètre à travers les pores du tube et vient s'évaporer à sa surface. Ce procédé a été appliqué au château de Versailles sous le nom de système Knapen.

b) **Murs.** — Ils comprennent la façade, les pignons, les murs de refend. Leur principal rôle est de protéger le logement contre les variations de température extérieure. Pour le remplir ils doivent être assez épais. D'après Galland et Lahache la température resterait constante dans un mur à la profondeur de 45 centimètres. Ces expériences ont été incomplètes d'après A. Laveran, qui demande une épaisseur de 60 centimètres Il est vrai qu'on peut employer les murs à double paroi; l'air est, en effet, moins bon conducteur de la chaleur que les matériaux de construction, et un simple espace de 15 centimètres ménagé entre deux murs correspond à une épaisseur de 0 m. 45. Ce dispositif permet en outre de rafraîchir l'habitation en été en mobilisant cet air intercepté, à l'aide d'orifices de ventilation disposés à la partie inférieure et supérieure du mur.

Mais cette couche d'air peut être souillée : d'autre part l'assèchement de la double paroi interne est difficile à réaliser : double inconvénient qui a empêché la généralisation du procédé.

Ventilation par les parois. — Doit-on considérer les murs comme agents de ventilation? Doit-on, en d'autres termes, leur conserver leur perméabilité? La question est discutée.

Putzeys, Viel et Gnehm, Arnould répondent par l'affirmative et veulent conserver ces échanges gazeux qui se font à travers les murs et renouvellent insensiblement l'air intérieur.

Trélat [1], Rochard, Vallin, Claudot et Follenfant ne partagent point cette opinion. Ils font remarquer que ces échanges gazeux au travers du mur sont à peu près nuls et qu'on ne peut compter sur eux, car ils sont d'intensité trop variable sous diverses conditions, telles que pression barométrique, humidité, etc.

Ces auteurs incriminent d'autre part le danger de pénétration de germes microbiens, qui, sous l'influence de l'humidité et de la chaleur, se développent dans les pores des murs et peuvent devenir source d'infection pour l'habitation. Cependant les expériences d'Alfonso, de Naples, n'autorisent pas de telles conclusions et ce danger n'est guère à redouter que s'il s'agit d'habitations destinées à abriter l'homme malade, c'est-à-dire d'hôpitaux.

Aussi la conclusion pratique à retenir est la suivante : dans les casernes l'imperméabilisation n'est point nécessaire, et l'on conservera, pour couvrir les murs, le lait de chaux qui, suivant l'heureuse expression de Putzeys, agit à la manière du sable des filtres dans la distribution des eaux.

Les *plafonds* ne devront posséder ni saillies ni dépressions pour éviter le séjour de la poussière.

c) **Sol des habitations.** — Le sol des habitations militaires a été accusé de bien des méfaits. La genèse d'un grand nombre d'affections contagieuses a été attribuée, bien légèrement, il faut le dire, à des organismes pathogènes conservés à la surface, dans les interstices des frises des parquets ou dans la cavité des entrevous. Le fait de la caserne de Jitomir[2], où une épidémie typhoïdique fut attribuée aux souillures du sol des chambres, est cité toutes les fois qu'on a besoin d'un argument pour prouver la possibilité d'une semblable origine. Que la chose puisse arriver, lorsqu'on envisage un germe doué d'une grande vitalité et résistant aux causes de destruction multiples qui l'entourent, cela est admissible. Mais faire du sol des habitations la principale cause des affections épidémiques qui atteignent le soldat, c'est vraiment forcer les faits d'observation.

Ceci bien établi, il n'est cependant pas indifférent pour les habitants d'une chambre de respirer des poussières, de quelque nature soient-elles, et surtout lorsqu'elles sont constituées par des matières organiques, aussi est-il d'un intérêt hygiénique bien entendu de chercher à les faire disparaître de l'atmosphère des locaux habités.

Dans ce but les défectuosités à relever sont de deux sortes : les

1. Trélat, *Revue d'hygiène*, 1879, p. 247.
1. Vaillard, *Annales d'hyg. publique*, 1894.

unes tiennent à la constitution et à l'aménagement de la surface, les autres à l'état de l'entrevous.

Entrevous. — Ce dernier, constitué par un espace limité en haut par les lambourdes et les frises du parquet, latéralement par les poutres ou solives de soutènement et en bas par le sol ou la face supérieure du plafond des chambres situées en dessous, représente en somme une cavité destinée à recevoir dans la pratique toutes les souillures de la surface, passant à travers les frises des parquets, souillures qui, désséchées et pulvérulentes, peuvent être rendues à l'atmosphère des chambres grâce aux secousses produites par le va-et-vient continuel des hommes frappant la surface du choc de leurs chaussures, de leurs objets d'équipement ou de leurs armes.

Pour éviter cet inconvénient, trois moyens sont à notre disposition. Ou bien supprimer l'entrevous à l'aide de hourdis comblant toute sa cavité ; ou remplir l'entrevous de substances à la fois absorbantes et désinfectantes qui retiendraient les poussières et les rendraient inoffensives ; ou isoler l'entrevous en calfatant les interstices des planchers.

Pour remplir la première indication on a proposé des hourdis : sortes de corps minéraux cubiques, légèrement cintrés, creux pour plus de légèreté, prenant point d'appui sur les poutres et remplissant toute la cavité de l'entrevous.

On a encore proposé tout simplement de remplir celle-ci de bitume et d'y appliquer les frises du parquet (parquet Gourguechon) ; enfin on a fait mieux, en faisant disparaître le parquet et en le remplaçant par du dallage, par des applications de céramiques, représentation moderne et perfectionnée du vieux carrelage de nos ancêtres.

Rendre l'entrevous aseptique a été le but visé par d'autres hygiénistes. Les uns ont voulu le combler de coke, les autres de cendres, de tourbe, de chaux, d'agglomérés de liège ou d'amiante, de sable volcanique, de terre d'infusoires, etc.

Enfin le parquet démontable. Guérin a voulu, en introduisant un mode nouveau d'agencement des frises, rendre celles-ci mobiles, permettant le démontage de la surface et le nettoyage de l'entrevous. En pratique, ce système est inapplicable dans nos casernes, car il exige une main-d'œuvre spéciale qui ne peut être confiée qu'à des professionnels.

La troisième indication a été l'objet de recherches nombreuses de la part des médecins militaires et des ingénieurs ou architectes. Le mastic obturateur bien adhérent à la tranche des frises, assez élastique pour ne pas se rompre lorsque celles-ci sont mobilisées par les chocs continuels produits à leur surface par le va-et-vient des habitants, assez solide pour résister aux chocs directs et aux opérations de nettoyage, pour se maintenir intact au voisinage des foyers de chauffage, ce mastic parfait est encore à trouver. Cependant, parmi les nombreuses formules proposées, plusieurs ont fait leur preuve d'étanchéité et de résistance et nous les mentionnerons succinctement.

On a utilisé dans ce but d'abord des lames de bois — celles-ci sont toujours nécessaires pour les larges fentes — puis du plâtre gâché, du ciment, de l'argile — ces corps manquent d'élasticité, — il en est de même du mélange d'étoupe et de brai. La paraffine fondue n'a pas cet inconvénient : elle représente même un des meilleurs produits employés à cet effet, mais son prix la rend inutilisable dans les casernes.

Le médecin inspecteur général Claudot et le médecin principal Follenfant avaient préconisé cette substance.

Annequin[1] a proposé le mastic suivant :

> Blanc d'espagne.................................... 540 gr.
> Colle forte....................................... 180

qu'on fait fondre au préalable au bain-marie pendant une heure dans la moitié de son poids d'eau, puis on ajoute les ingrédients suivants :

> Terre de Sienne................................... 150
> — d'ambre...................................... 110
> — calcinée 20

On remplit les interstices du plancher en ayant soin de laisser un creux sur lequel on applique une couche de quelques millimètres de paraffine qui s'unit intimement au mastic : on peut même rayer la surface de ce dernier pour augmenter l'adhérence.

Mastic Berthier. — Le mastic Berthier a la composition suivante :

> Cire de pétrole................. 70 gr. (10 à 15 francs les 100 kg.).
> — de Carnauba............... 30 —
> Chaux hydraulique............. 20 gr.

Mastic Copin. — Le mastic Copin est formé de sciure de bois, de magnésie, de chlorure de magnésium et de zinc, le tout mélangé à un liquide spécial.

Tous ces mastics sont bons, mais de nombreux essais me permettent d'affirmer que leur valeur et leur résistance sont plus fonction de l'état du parquet que de la formule employée. — Si le parquet est vieux, usé, mobile, ces mastics sautent au bout d'un certain temps et il faut les réparer souvent, si on veut maintenir l'obturation primitive.

Souillures de la surface du sol. — On lutte contre ces souillures,

---

1. Annequin, *Revue d'hygiène*, 1898, p. 979.

en supprimant le soulèvement des poussières dans l'atmosphère produit par les nettoyages, et en empêchant l'imprégnation de la surface par les produits organiques. Dans ce but on a utilisé deux sortes de procédés : les uns consistent à protéger les frises du parquet contre les inconvénients de l'humidité persistante produite par le lavage à l'eau et le balayage humide, les autres ont pour objet de coller les poussières sur le sol, qui peut dès lors être nettoyé à sec.

Pour faciliter le nettoyage humide, on imperméabilise le sol et on l'enduit de produits conservateurs.

Les produits conservateurs employés sont : l'huile de résine, l'huile de lin, le coaltar, le carbonyle, la résinoline, la paraffine.

Ces divers produits ont été l'objet de travaux nombreux (Vallin, Dauvé, Kelsch, Claudot, Follenfant. Munschina, Rouget, etc.).

L'*huile de résine* a été expérimentée à Angoulême en 1887-88 par le médecin principal Delahousse, puis à Paris à la caserne du Château-d'Eau en 1889. Il suffit d'un kilogramme pour imprégner 10 mètres carrés de surface. Sa dessiccation demande un temps assez long, trois jours lorsqu'elle est employée à chaud et douze à quinze jours lorsqu'elle est employé à froid. C'est là un gros inconvénient.

L'*huile de lin* est surtout utilisée en Allemagne. On y imperméabilise les planchers en les badigeonnant au pinceau avec trois couches successives du produit employé bouillant. Un ou deux badigeonnages par an sont nécessaires pour maintenir l'imperméabilisation. Ce procédé coûte plus cher que le précédent. L'huile répand dans l'atmosphère une odeur écœurante.

Le *coaltarisage* a été rendu réglementaire en 1900 (Circulaire ministérielle du 2 février).

Cette opération devait être exécutée après le blanchissage des locaux et appliquée aux soubassements des murs et aux parquets.

Le médecin inspecteur Vallin[1] fit les premiers essais de cette substance en 1886. Déjà en 1884 Schaffer[2] en avait préconisé l'emploi en Autriche. La circulaire prescrivit d'utiliser les solutions de coaltar dans l'essence de térébenthine à raison de 2 parties de coaltar pour 1 d'essence.

Il faut environ 200 grammes du mélange pour couvrir 1 mètre carré des soubassements et 250 grammes pour les parquets lors de la première application ; 240 grammes suffisent ensuite pour l'entretien annuel. L'application du coaltar pur à chaud, qui se pratiquait antérieurement, pénétrait mieux le bois ; Munschina[3] proposa

---

1. VALLIN, Entretien hygiénique des planchers, *Revue d'hygiène*, 1899, p. 673.
2. SCHAFFER, *Militär Zeitung*, Vienne, 25 mars et 16 avril 1886.
3. MUNSCHINA, *Arch. de méd. et de pharm. milit.*, 1891, p. 135.

de promener sur les surfaces traitées un chariot à fond de toile métallique, rempli de charbon incandescent. Les dangers d'incendie firent abandonner ce procédé.

Carbonyle. — Mais la pratique a vite fait justice du coaltarisage, qui donne au sol un aspect lugubre et repoussant. Son nettoyage est très difficile. Aussi la circulaire du 23 avril 1906 a-t-elle substitué le carbonyle au coaltar.

Ce corps donne aussi un aspect sombre au parquet; mais cependant il diffère sensiblement à ce point de vue du coaltar. Le nettoyage est moins difficile. Un kilogramme de la substance suffit à couvrir 8 à 10 mètres carrés; son prix de revient est de 0 fr. 40 le kilogramme. Le carbonyle jouit de plus de propriétés bactéricides et insecticides remarquables. Son odeur éloigne les rongeurs. A tous ces titres donc son emploi mérite d'être généralisé. Il a été l'objet d'essais encourageants à la caserne de Reuilly en 1902.

Résinoline. — Produit composé de résines rendues fluides par une préparation spéciale, la résinoline s'applique comme l'encaustique en frottant le parquet à l'aide d'une étoffe de laine imprégnée du produit, puis un quart d'heure après on passe au tampon de laine sec. L'enduit sèche très rapidement au bout de deux à trois heures. On doit faire une application tous les mois. La quantité à employer est environ d'un litre pour 25 à 30 mètres carrés.

La *paraffine* a été préconisée par le médecin inspecteur Vallin en 1883 puis par le médecin inspecteur général Claudot et le médecin principal Follenfant[1] en 1894. Ces auteurs employaient la solution suivante :

Pétrole	1 000 cm³
Paraffine	200 gr.

obtenue en portant le mélange à 80° dans un bain-marie. La solution était ensuite étendue avec un pinceau. Le professeur Bard[2], de Genève, l'employa pour ses salles d'hôpital en 1892. Annequin[3] conseille l'emploi de la paraffine bouillante (à 300°) de façon à obtenir un plus grand degré de pénétration. D'après lui 1 kilogramme de paraffine couvrirait 4 mètres carrés.

Ce mode d'imperméabilisation est excellent, mais il a un inconvénient considérable pour les casernes — il coûte cher — 0 fr. 70 par mètre carré. Aussi n'est-il pas entré dans la pratique. Il semble devoir être réservé pour les petites salles dans nos hôpitaux.

1. ROUGET, *Congrès international d'assainissement et de salubrité de l'habitation*, 1905.
2. CLAUDOT et FOLLENFANT, *Revue d'hygiène*, 1894, p. 295.
3. BARD, *Revue d'hygiène*, 1892, p. 34.
4. ANNEQUIN, *Revue d'hygiène*, 1898, p. 979.

D'autres procédés ont pour but de permettre le balayage à sec en opérant la précipitation et le collage des poussières à la surface des parquets. Le principe de cette méthode est dû au médecin principal Follenfant, qui se servit pour ses essais d'un mélange demi-solide de paraffine, d'huile lourde de houille et de diverses substances agglutinantes ou antiseptiques.

L'*encaustique Coppin*[1] est une des préparations le plus généralement employées aujourd'hui. Il comprend un mélange d'essence de houille rectifiée, de l'essence de térébenthine pure, de la cire végétale ou cérésine et de l'acide thymique. Lors de la première application on emploie un kilogramme pour couvrir 50 mètres carrés; le prix est de 0 fr. 60 le kilogramme. Son application se fait à l'aide d'un balai brosse qui étend l'encaustique en couches excessivement minces; on frotte ensuite à l'aide d'un chiffon de laine afin d'obtenir une surface brillante; pour l'entretien, il suffit de recommencer la même opération tous les deux mois. Une fois par an, on gratte le parquet à la paille de fer et on recommence une application qui nécessite la même quantité de produit que la première fois. Un grand nombre de chambres de casernes sont entretenues à l'aide de cet encaustique et les résultats paraissent favorables. L'inconvénient qu'on pourrait reprocher au procédé, comme d'ailleurs à tous ces agglutinants, c'est de conserver, dans les premiers temps surtout, l'empreinte des pas; mais il suffit de frotter énergiquement à l'aide d'un chiffon de laine pour la faire disparaître. On a reproché à cet encaustique l'odeur qu'il dégage. Celle-ci n'est pas très persistante et en tous cas n'a aucun effet nuisible sur la santé des habitants.

D'autres produits ont été proposés dans le même but. Tels sont : le *dustless*, corps gras liquide qui s'applique de la même façon que le précédent; 1 kilogramme couvre 45 mètres carrés et coûte 2 fr. 50. Des applications de ce produit ont été faites à l'École polytechnique. Il semble donner de moins bons résultats que l'encaustique Coppin en ce sens que les parquets conservent une teinte sombre et mate.

Le procédé *Berthier* (sunrise) utilise l'encaustique suivant :

Paraffine	1 000 gr.
Cire de pétrole	150 —
Essence de térébenthine	1 150 —

On fait fondre d'abord le mélange de paraffine et de cire de pétrole au bain-marie, puis on laisse le mélange se solidifier légèrement, on ajoute alors l'essence de térébenthine. Le produit s'étend ensuite à

---

1. G. H. LEMOINE, Imperméabilisation et nettoyage des parquets, *Revue d'hygiène*, août 1903.

l'aide d'un tampon de laine; trois heures après son application la surface desséchée est frottée et prend un aspect brillant très agréable à l'œil; l'entretien se fait à l'aide d'une application mensuelle. Cet encaustique coûte 1 franc le kilogramme pour 40 mètres carrés de surface.

Enfin nous avons pratiqué encore des essais avec le *Baume de Pin royal* résine provenant de la distillation du goudron. Le procédé offre les mêmes avantages que les précédents au point de vue de l'agglutination des poussières. Mais la surface du plancher reste mate et très sombre. Un litre de cette substance couvre 56 mètres carrés.

Quel que soit le procédé d'imperméabilisation des parquets employé, le sol doit subir une préparation soigneuse consistant à le frotter à la paille de fer. Les applications premières nécessitent toujours l'emploi d'une quantité double ou triple de celle suffisante pour l'entretien.

Nous donnons ici en résumé les quantités nécessaires pour couvrir 100 mètres carrés de parquets, lors d'une première application, avec le prix de revient.

	Prix du kilogr.	Quantité nécessaire.	Prix p. 100 m².
Enduit Coppin	0^f,60	2^{kg} »	1^f,20
Baume de Pin Royal	0 ,80	2 »	1 ,60
Sunrise (Berthier)	1 »	2 ,500	2 ,50
Carbonyl	0 ,35	10 »	3 ,50
Dustless	2 ,50	2 ,22	5 ,20

Enfin, dans ces derniers temps, on a proposé de recouvrir les parquets d'un dallage composé de sciure de bois et de sels minéraux comprimés. Ces dalles s'appliquent sur une mince couche de ciment répandu à la surface du sol; elles sont connues sous le nom de Prismalith. Des essais sont en cours, leurs qualités de résistance semblent très appréciables.

A la même catégorie appartiennent le stucolith, le porphyrolith, etc.

Ce revêtement aurait l'avantage d'être aussi imperméable que le dallage proprement dit et la céramique, sans avoir l'inconvénient d'être aussi froid. Ces derniers semblent cependant supérieurs. Ils sont moins exposés à l'imprégnation des produits liquides graisseux, tombant sur le sol, et leur nettoyage est certainement plus facile.

En tous cas, la formule aujourd'hui admise par les hygiénistes consiste dans l'abandon des parquets réclamés autrefois par Baudens qui, en 1857, écrivait : « Pourquoi les parquets cirés et frottés ne remplaceraient-ils pas le carrelage si défectueux des chambrées! Ce luxe est enfin parvenu à s'introduire dans nos hôpitaux militaires. Il peut entrer dans les casernes. »

Le danger des poussières à cette époque était, il est vrai, inconnu, et c'est simplement au nom de la propreté que Baudens réclamait les parquets. Propreté et imperméabilité se trouvent aujourd'hui réunies dans l'emploi des dallages.

Entretien du sol. — Il semble à l'heure actuelle que le balayage à sec soit condamné d'une façon définitive, le nettoyage humide doit prendre sa place dans nos casernes. Il se pratique soit à l'aide d'un faubert ou d'une serpillière mouillée; malheureusement cette pratique est très difficile à appliquer, elle demande beaucoup de temps et un personnel soigneux. Presque toujours les hommes chargés de cette besogne se contentent ou bien de répandre sur le sol de l'eau en abondance ou d'étaler la boue produite par la serpillière ou le faubert humide, de sorte que le parquet offre après le nettoyage des traînées malpropres. L'instruction du 2 février 1900 prescrit bien que les taches de boue seront dissociées au moyen d'une brosse de chiendent, mais cette façon de faire demande beaucoup de temps. En somme, et après de nombreux essais, je crois qu'on peut revenir sans inconvénient à l'ancienne pratique qui consistait avant le nettoyage à répandre sur le sol du sable ou de la sciure de bois mouillés avec une solution antiseptique ou tout simplement avec de l'eau. La solution antiseptique devra être odorante de façon à permettre un contrôle facile. Des poudres préparées avec des mélanges glycérinés ont d'ailleurs été déjà proposées à cet effet par plusieurs inventeurs, ce procédé, d'une application plus facile, répond parfaitement au but qu'on se propose d'atteindre avec le balayage humide, car il agglutine les poussières et empêche leur expansion dans l'atmosphère ambiante. Il faut éviter à tout prix l'imprégnation humide des parquets préjudiciable à leur conservation autant qu'à la salubrité des locaux. « Ce ne fut pas sans peine, écrit Larrey[1], que je fis remplacer le lavage des planchers, usité depuis longtemps et très pernicieux aux malades, quoique agréable aux yeux des visiteurs, par le frottage et le briquetage. » Les encaustiques pulvérifuges remplissent le même but, mais ils coûtent cher et finissent à la longue par encrasser les parquets et leur donner un aspect désagréable.

d) **Toitures.** — La toiture doit protéger contre les intempéries et permettre à l'air chaud et vicié des chambres de s'échapper dans l'atmosphère. Son inclinaison est variable suivant les différents pays. Dans les pays chauds et secs la toiture est remplacée par une terrasse plate revêtue d'une couche plus ou moins épaisse de terre. La toiture est en général constituée par des matériaux incombustibles peu alté-

---

1. LARREY, *Relation de campagne 1815-1840*, p. 154.

rables; telles sont les ardoises, les tuiles, ces dernières ayant en plus l'avantage d'être favorables à la ventilation naturelle à cause de leur porosité. Le bois, le chaume, le roseau, le carton bitumé sont trop combustibles. Les métaux sont peu oxydables, mais sont bon conducteurs de la chaleur.

Au toit sont ménagées des ouvertures et adjoints des gouttières et des tuyaux de descente, ainsi qu'un paratonnerre.

e) **Moyens pour empêcher l'air vicié de pénétrer dans les habitations.** — Pour empêcher l'air des égouts, des latrines, des éviers de pénétrer dans les habitations, on utilise des siphons à cloche (bonde siphoïde), un siphon déversoir, un siphon en forme de S ou en demi-S.

Aménagement intérieur des casernes. — A. **Locaux d'habitation.** — La chambre du soldat. — La chambre du soldat, chambre à tout faire autrefois, est encore, malgré les améliorations dont elle a été l'objet, une chambre où les hommes font un trop long séjour et y accomplissent trop de besogne. Si, dans un grand nombre de casernes, on n'y mange plus, par contre, on y brosse les effets, on y astique l'équipement, on s'y repose dans la journée, on y fume, on y joue. En somme, souvent elle est occupée toute la journée et lorsque, l'hiver, les fenêtres sont closes et le poêle allumé, l'atmosphère est fortement souillée.

Or la chambre doit être un dortoir, et rien que cela.

Formes et dimensions. — Les dimensions des chambres sont très variables. Dans les très vieilles casernes, type Vauban, ou vieux couvent, on trouve beaucoup de petites chambres, de 2 à 6 lits. Dans le casernement, tel qu'il fut conçu vers la moitié du xixe siècle, les chambres sont énormes et contiennent 50 à 80 et 100 lits. Enfin, dans les types 1875 et 1889 ainsi que dans le type Tollet, elles contiennent 12 à 24 lits environ. Le type 1907 en a admis de 12 à 15. On doit éviter les angles morts mal éclairés ; les fenêtres doivent être opposées pour permettre une meilleure aération ; elles descendront du plafond jusqu'à 0 m. 80 du sol et seront munies de barres d'appui. L'espace en surface réservé à chaque homme est en moyenne de 2 mètres carrés et le cubage de 13 à 14 mètres. Il a été porté en France à 17 mètres avec 5 mètres carrés de surface.

A l'étranger ce cubage est de :

Angleterre	16 mètres.	
Prusse	13 à 15	—
Autriche	10	—
Belgique	16	—

Ce cubage ne doit pas être pris sur la hauteur, la couche supérieure de l'atmosphère des habitations se renouvelant mal. La hauteur sous plafond ne doit être que de 3 m. 50.

Le mobilier de la chambre du soldat. — Le mobilier de la chambre du soldat se compose du lit, de la planche à bagages, de tables, bancs, d'une planche à pain, de crachoirs et de la cruche à eau.

Les lits de la troupe, qui depuis 1732 étaient fournis soit par un entrepreneur, soit par des compagnies, sont depuis 1907 devenus possession de l'État moyennant une somme de 40 millions versée à la « Compagnie des lits militaires ».

Les *lits* se composent essentiellement de 2 tréteaux en fer et de 3 planches de châlit. Les tréteaux de tête sont garnis d'un montant. Chaque lit comprend les accessoires suivants :

Une paillasse en toile, renfermant 10 kilogrammes de paille renouvelée tous les six mois — et tous les quatre mois dans les établissements pénitentiaires militaires (Circulaire du 21 juillet 1909).

Un matelas renfermant 8 kilogrammes de laine et 2 kilogrammes de crin disposé au centre du matelas.

Une couverture de laine brune ou beige de 2 m. 75 à 3 mètres de longueur sur 1 m. 50 à 1 m. 65 de large.

Un couvre-pied de 1 m. 50 de long sur 1 m. 35 de large constitué par une ancienne couverture pesant au moins 1 kg. 500.

Enfin une paire de draps.

Il en est alloué une paire tous les vingt jours du 18 mai au 30 septembre et tous les mois pendant les autres saisons. Les lits doivent être suffisamment distants les uns des autres. Ils seront séparés de la muraille par une distance de 0 m. 20 environ. Le règlement du 30 juin 1856 prescrivait entre les lits une distance de 0 m. 25, espace tout à fait insuffisant qui est aujourd'hui porté à 0 m. 80. Enfin les rangs des lits doivent être séparées par un espace de 2 mètres.

Les inconvénients de ces lits sont nombreux. Les planches de châlit comme les lits en bois sont le rendez-vous des punaises, des puces, des microbes. La paille des paillasses, qui est remuée tous les jours, soulève de la poussière et, de plus, autre inconvénient d'ordre pécuniaire, cette paille est assez chère.

L'adoption de couchettes tout en fer a fait disparaître les châlits, mais non les paillasses.

Un concours ouvert à Paris en 1881 pour fournir à l'armée des sommiers métalliques (Thuau, Herbet, Bertillon) eut pour résultat l'adoption du sommier Thuau (19 juillet 1886 et 30 août 1887).

Le *sommier Thuau*[1] est formé d'un cadre métallique de 1 m. 87 de

1. *B. O.*, vol. XXIX, Description n° 15.

long et de 0 m. 693 de large, les deux petits côtés sont constitués par deux pièces jumelées et cintrées, entre lesquelles sont disposés cinq galets formant poulies, sur la gorge desquelles se réfléchit une corde de chanvre de 18 m. 40 de long. Cette corde peut être tendue à volonté au moyen d'une clef, qu'on engage dans une des poulies des extrémités du tréteau de pied, disposée pour faire office de poulie de tension.

Chaque sommier comporte en outre, 5 lames en acier, de 53 millimètres de largeur et 640 millimètres de longueur, terminées à chaque extrémité par un rivet à tête fraisée, permettant de les fixer aux grands côtés du cadre métallique. Ces lames reposent sur la corde; elles ont pour but de retenir la personne couchée au cas où la corde viendrait à se rompre ou à se détacher. On reproche à ce sommier, qui n'est recouvert que d'un matelas, de conserver mal la chaleur. L'isolateur Thuau a diminué en partie cet inconvénient; il est composé d'une forte toile de jute de couleur cachou collée sur une couverture hors de service à l'aide d'une solution de caoutchouc. Il mesure 1 m. 74 de long sur 0 m. 65 de large. Le tout est perforé de vingt œillets en cuivre répartis en trois rangées parallèles; cette disposition a pour but de faciliter l'aération et d'éviter la condensation de la chaleur dégagée par l'individu couché.

D'autres inconvénients ont été signalés par le comité technique de l'intendance :

L'expérience a permis de reconnaître que si cet appareil présentait, au moment de son adoption, des avantages sérieux sur la paillasse, au double point de vue de l'hygiène et de la propreté, il n'est pas aujourd'hui sans un caractère d'infériorité en raison des progrès survenus dans la fabrication des sommiers exclusivement métalliques.

En effet, l'élasticité que l'on attendait de la tension de la corde du sommier Thuau a été reconnue insuffisante; des relâchements fréquents se produisent et présentent des inégalités. L'user naturel de la corde est assez rapide et nécessite, soit des réparations, soit des remplacements. Elle est difficilement soumise au nettoyage et à la désinfection. Le sommier Thuau est, en outre, assez délicat. Si le cadre présente une certaine solidité, les divers organes, tels que : poulies, tige, cliquet, etc., sont très fragiles et sujets à des réparations constantes et à des remplacements fréquents. Les clefs de tension sont facilement perdues ou cassées.

Les sommiers élastiques composés exclusivement de métal sont exempts de tous ces inconvénients, et c'est ce qui les a fait adopter dans les établissements de l'Assistance publique, dans les hôpitaux et dans divers établissements scolaires. Les sommiers Herbet et

Aman-Vigier sont actuellement adoptés dans les hôpitaux militaires.

On est ainsi amené à penser qu'il y aurait intérêt à rechercher, pour le couchage des troupes, un sommier entièrement métallique comme celui d'Herbet [1].

ENTRETIEN DE LA LITERIE. — La literie doit être entretenue dans un grand état de propreté [2]. Les hommes devront éviter de manger sur leurs lits; chaque jour, ceux-ci seront ouverts dès le réveil. L'isolateur doit être brossé énergiquement deux à trois fois par mois, on doit éviter avec soin de l'exposer à la chaleur du soleil qui altérerait l'enduit caoutchouté.

Les matelas et les traversins doivent être reconfectionnés tous les dix-huit mois; l'enveloppe doit être lessivée; il serait bon d'exposer laine et crin aux vapeurs de formol avant de les carder. Les couvertures sont lavées et foulonnées également tous les dix-huit mois. La désinfection des fournitures de literie est opérée toutes les fois que le médecin le juge nécessaire.

On emploie encore pour le couchage un matériel dit auxiliaire. Il se compose de deux sacs tente-abri, tenant lieu de draps, et d'un sac renfermant 2 kilogrammes de paille pour faire office de traversin, enfin d'une paillasse contenant 10 à 14 kilogrammes de paille et d'une couverture, la paille est renouvelée tous les quatre mois; les toiles sont lavées à chaque renouvellement. Les sacs de couchage sont échangés tous les mois. Ce matériel auxiliaire n'est guère employé que lors de la convocation des réservistes ou des territoriaux.

Depuis plusieurs années les lits des caporaux et brigadiers étaient garnis de rideaux destinés à procurer à ces gradés un isolement relatif. La circulaire du 28 janvier 1909 a prescrit la suppression de ces rideaux. Le couchage des hommes de garde aux écuries pendant qu'ils ne sont pas de faction vient d'être réglé par la circulaire du 7 mai 1909. A cet effet il sera établi à une hauteur de 0 m. 80 des coffres qui recevront chaque soir en quantité suffisante de la paille fraîche. Quel que soit le système de construction adopté le lit devra être démontable de façon à pouvoir être facilement sorti de l'écurie, lavé, séché et, au besoin, désinfecté.

LES PLANCHES A BAGAGES de 0 m. 30 de large appuyées au mur à la tête des lits sont destinées à placer les effets des hommes, elles sont

---

1. Il ne disparaît que 17 000 lits à paillasses par an en moyenne remplacés par un nombre égal de sommiers, de sorte que l'ancienne literie subsistera encore longtemps. (Intendant général François-Matin, 1905.)

2. LIGOUZAT, *Hygiène de la literie de troupe, IIe congrès de l'assainissement de l'habitation*, Genève, 1906.

munies de crochets à leur face inférieure pour les sabres et les révol-
vers. L'armée anglaise emploie des boîtes fermant à clef et en Allemagne on utilise des armoires fermant à clef, de 2 mètres de haut
sur 0 m. 70 de large et 0 m. 50 de profondeur. Le soldat français
aura aussi dorénavant une petite armoire à linge métallique.

Les rateliers d'armes, les tables, les bancs, sont en bois et par
conséquent faciles à souiller et difficiles à nettoyer.

La planche a pain suspendue au plafond et destinée à recevoir le
pain des hommes est certainement préférable au système qui consistait à le laisser sur les lits ou sur les planches à bagages. Mais
malgré la toile qui le recouvre, le pain continue à être souillé par
les poussières des chambres [1] : il doit donc trouver sa place dans des
armoires et dans des locaux spéciaux, dans les réfectoires par
exemple.

Les crachoirs. — Les crachoirs qui sont réglementairement situés
dans les chambres, sont en trop petit nombre. La plupart du temps
les hommes s'en servent peu, malgré les consignes les plus sévères.
(Instruction ministérielle du 30 mars 1895.)

La propreté est affaire d'éducation plus que de discipline. Quoi
qu'il en soit ces ustensiles sont en bois, garnis de zinc à l'intérieur
et contiennent soit du sable phéniqué, soit du coke pulvérisé.

La circulaire du 2 septembre 1901 fixe ainsi les dimensions des
crachoirs :

Longueur du fond	$0^m,30$
— de la partie supérieure	0 ,40
Largeur du fond	0 ,25
Hauteur en profondeur	0 ,15

L'entretien des crachoirs est difficile. Que faire en effet du sable
ou du coke? En hiver il est relativement facile de les projeter dans
un foyer des chambres, mais en été? On les vide souvent sur les
fumiers ou dans les latrines, ce qui n'est pas sans inconvénient, car,
sur les fumiers principalement, ces matières se dessèchent et il peut
en résulter l'expansion de poussières dangereuses. M. le médecin
major Rouget [2] a proposé de garnir les crachoirs de liquides antiseptiques. De cette façon les éléments virulents des crachats seraient
ainsi détruits, et on pourrait ensuite vider le contenu de ces récipients soit dans les latrines, soit sur les fumiers, mais il faudrait, si

1. Maljean, Le pain des soldats et les poussières des chambres, *Arch. de méd. et de
pharm. militaire*, 1891, p. 40.
2. Rouget, Des crachoirs, ce qu'ils étaient, ce qu'ils sont, ce qu'ils doivent être, *Revue
d'hygiène*, octobre 1900.

l'on adoptait cette mesure, changer la forme actuelle des crachoirs, qu'on devrait d'abord rendre fixes pour éviter qu'on en renverse le contenu sur le sol. La question demande encore des études. La solution pratique pour nos casernes est remplie de difficultés, tenant plus au manque d'éducation des hommes qu'au procédé utilisable. En tout cas, la garniture actuelle, sciure de bois, sable ou coke doit être arrosée d'une solution de crésyline à 5 p. 100.

La cruche a eau. — La cruche à eau, placée sur un support spécial[1], est encore trop exposée aux souillures. *Elle est appelée à disparaître* et à être remplacée par des *robinets d'eau fraîche* installés à proximité des chambres. Actuellement on lui substitue dans un grand nombre de corps un vase métallique couvert, analogue aux pots des laitiers. La question de leur entretien est examinée au chapitre « Eau de boisson ».

Les locaux d'habitation doivent encore comprendre :

Des salles d'astiquage voisines des dortoirs.

Des lavabos. — Ceux-ci, actuellement en trop petit nombre et placés uniquement au rez-de-chaussée, seront à proximité des dortoirs et alimentés en eau potable. Ils seront aménagés avec un robinet pour 5 hommes et munis de pédiluves. Un cabinet d'isolement y sera disposé avec les installations nécessaires pour les ablutions. Les lavabos seront chauffés en hiver dans les régions froides.

Dans un projet figuré plus loin les lavabos sont très heureusement encadrés par deux chambres. On peut prévoir par là un excellent moyen d'aération continue et insensible, en laissant les fenêtres de ces locaux plus ou moins ouvertes pendant la nuit suivant l'état de la température.

Des locaux accessoires, à savoir :

Le bureau de l'unité ;

Une chambre pour le sergent-major ou le maréchal des logis chef ;

Une chambre pour le service de semaine où couchera le sous-officier de service ;

Des chambres pour sous-officiers : individuelles, s'ils sont rengagés ; de deux places au plus, dans le cas contraire.

Un bureau pour les officiers de l'unité ;

Une salle de réunions avec cabinet de lecture annexé ;

Une salle pour le perruquier avec lavabos ;

Le magasin de l'unité ;

Un dépôt pour les valises des hommes ;

Une latrine de nuit ;

---

1. Instruction du 30 mars 1895 et circulaire du 29 décembre 1900.

Un poste d'eau ;

Une cave pour servir de magasin d'approvisionnements.

B. Locaux d'alimentation. — Cuisines. — Elles seront en général distinctes à raison d'une par bataillon. Si les circonstances s'y prêtent elles pourront être centralisées dans un même bâtiment pour tout le régiment. Dans tous les cas, elles devront permettre l'ordinaire par compagnie.

La cuisine proprement dite doit être vaste, munie de hottes et d'un lanterneau pour l'évacuation des buées, et de guichets pour la distribution des aliments.

« Autrefois, aux heures des repas, écrit Laveran, chaque homme allait à la cuisine chercher ses aliments dans sa gamelle ; il en résultait que le sol de la cuisine était toujours souillé ; actuellement, quelques hommes sont désignés, dans chaque compagnie, pour aller prendre les aliments à la cuisine et les plats leur sont remis à travers un guichet. »

Malheureusement, beaucoup de nos cuisines ne sont pas dotées de ces ouvertures ; aussi, aux heures des repas, les 16 hommes désignés dans chaque compagnie se précipitent à l'intérieur de ces locaux, se bousculent avec leurs plats, renversent les sauces qui débordent et entretiennent là, avec leurs souliers couverts de boue, un état de malpropreté permanent.

Afin d'éviter ces allées et venues et les frais élevés occasionnés par le percement des murs pour l'établissement de ces guichets, le médecin major Bonnette [1] conseille d'installer, en travers des portes, des tablettes mobiles de distribution qui supportent les plats et servent en même temps de barrière.

Ce procédé, utilisé à Dreux, a donné complète satisfaction.

A la cuisine doivent être annexés un dépôt de charbon, une laverie bien éclairée avec eau chaude et eau froide, un hangar pour l'épluchage et le lavage des légumes, un dépôt de provisions comportant un local par compagnie, frais, bien ventilé et dont les orifices seront garnis de toiles métalliques, un débarras servant de vestiaire pour les cuisiniers, enfin un espace imperméabilisé pour y déposer les récipients métalliques à couvercle destinés à recevoir les détritus et eaux grasses. La cuisine sera alimentée en eau potable ; les tables seront imperméabilisées. Le sol, dallé en céramique, aura une légère pente pour conduire les eaux de lavage aux orifices d'évacuation.

Réfectoires. — A proximité des cuisines, chaque bataillon ou

---

1. Bonnette, *Tablettes mobiles aux portes des cuisines*, *Caducée*, 1908.

groupe correspondant disposera d'un réfectoire divisé en travées distinctes par compagnie, escadron ou batterie.

Cette mesure est très importante, car le fractionnement des unités, commencé dans les locaux d'habitation, doit se continuer partout autant que possible. La pratique des corps de troupes permet de voir souvent une maladie contagieuse passer d'un groupe à un autre par un voisinage de réfectoire, de cantine, de corps de garde...

La superficie sera calculée à raison de 70 décimètres carrés environ par homme de l'effectif.

Le sol et les tables seront imperméables. Dans chaque travée, on trouvera une prise d'eau potable, un lavabo et des armoires à pain.

Dans le type 1889 et dans toutes les autres casernes où on a pu aménager des réfectoires, ceux-ci sont en général au rez-de-chaussée des locaux d'habitation. Il n'y a pas grand inconvénient hygiénique à faire ainsi lorsqu'on ne peut prendre d'autres dispositions. Mais il faut alors prévoir des récipients construits de façon à ce que les mets ne se refroidissent pas pendant le parcours.

Les réfectoires pourront servir en dehors des heures de repas de salles de réunion, et de salles de réchauffement en hiver et par les temps de pluie, en y accumulant toutes les rations de chauffage de l'unité.

On devrait annexer aux réfectoires un local avec bassines et eau chaude pour le lavage de la vaisselle, et un autre pour la préparation et la conservation des boissons hygiéniques que les hommes peuvent être appelés à consommer dans les réfectoires en dehors des heures de repas.

Dans les casernes actuelles où la population militaire est très dense il vaut mieux se passer de réfectoire que de desserrer les lits des hommes.

Commission des ordinaires ou Service des approvisionnements. — Le groupe des locaux correspondants comporte, autant que possible, une entrée spéciale et une cour pour recevoir les voitures des fournisseurs. Il comprend des pièces séparées pour la viande, le pain, les légumes et l'épicerie ainsi qu'une cave pour les liquides puis un bureau de l'ordinaire. Les garde-manger destinés à recevoir la viande seront garnis de toile métallique, largement aérés et exposés au nord autant que possible.

Stérilisateurs. — Partout où une eau de source absolument pure ne poura être distribuée, des appareils stérilisateurs seront disposés dans des locaux spéciaux et spécialement construits pour conserver l'eau stérilisée à l'abri de la chaleur.

Mess et Cercle des sous-officiers. — Cet accessoire, unique pour tout le régiment, sera installé dans un bâtiment spécial entouré d'un jardin.

Cantine. — L'existence d'un mess pour les sous-officiers conduit à réduire l'étendue actuelle des cantines. Elles ne comprendront plus qu'une cuisine avec office et cave, une salle de débit et le logement de la cantinière (trois pièces).

Nous avons vu en Hollande des cantines sans bancs et sans tables. Il en est de même en Allemagne. Il serait à désirer qu'il en fût ainsi en France pour la salle de consommation. Cependant il ne faudrait rien exagérer. Les hommes consomment aussi des aliments à la cantine, et le cantinier est une précieuse ressource pour eux en marche ou en manœuvre. Il y aurait donc lieu de réserver une sorte de réfectoire où on ne tolérerait que la présence de ceux qui viennent se procurer un supplément de nourriture. Le jour où la cuisine laisse à désirer, cela n'arrive pas qu'à la caserne, les soldats doivent pouvoir recourir au tarif de substitution arrêté d'ailleurs par le cantinier de concert avec le colonel ou le chef de détachement.

C. **Locaux d'administration et de police.** — *Pavillon de l'État-major.* — Ceux-ci sont en général situés à l'entrée de la caserne, dans des bâtiments n'ayant souvent qu'un rez-de-chaussée, surmonté parfois d'un étage.

Corps de garde. — Même desideratum à remplir. Les locaux devront comprendre outre le local du poste, un réfectoire, un lavabo et des latrines. Les lits de camp devront être désinfectés ou plutôt nettoyés souvent avec une solution de carbonate de soude à 10 p. 100. Le bois qui les constitue devrait être imprégné de résinoline. Le sol doit être imperméabilisé. En général ce local est obscur, étroit, mal aéré, on y étouffe surtout en hiver, alors que le poêle est allumé et les hommes qui vont prendre la garde sont souvent saisis brusquement par le froid.

Leur aménagement devrait être aussi soigné que celui d'une chambre.

L'instruction du 5 septembre 1901 prescrit en outre de placer un crachoir garni de coke humide, et de vider ce crachoir dans le fourneau des bains, ou dans les latrines lorsque celles-ci sont du système Goux. Dans le cas où ce système n'est pas employé le contenu sera enfoui dans le sol.

Le plancher sera passé au carbonyle.

Chaque semestre, 1er avril et 1er octobre, les murs seront badigeonnés à la chaux et on refera les soubassements au carbonyle sur une hauteur de 0 m. 80.

Chaque jour on mettra les locaux et l'ameublement dans le plus grand état de propreté, après la soupe du soir et avant l'heure de la relève.

Chaque semaine l'ameublement sera porté dehors en plein air et on lavera à fond le corps de garde. Ce lavage se fera avec une solution de carbonate de soude à 10 p. 100 une fois par mois.

Tous les deux mois les capotes des sentinelles seront soumises à l'action des vapeurs d'aldéhyde formique.

Enfin, lorsqu'un cas de maladie contagieuse se sera déclaré parmi un des hommes de garde, on opérera la désinfection par lavage du local habité, avec la solution de carbonate de soude à 10 p. 100. S'il a été fait usage de fournitures de literie, celles-ci seront envoyées à la station de désinfection.

LOCAUX DISCIPLINAIRES [1]. — Au point de vue de la discipline, comme à celui de l'hygiène physique et morale du soldat, la salle de police commune doit disparaître d'une façon absolue. Tous les hommes punis doivent être mis dans une chambre individuelle. Ce système est appliqué dans plusieurs armées étrangères et paraît absolument rationnel. La salle de police reçoit des hommes de différentes unités et elle peut devenir, comme les réfectoires et tous les locaux communs, un obstacle insurmontable à toute mesure de prophylaxie contre les maladies contagieuses. De plus le mélange de sujets de mentalité suspecte avec les hommes punis pour la première fois et pour faute légère paraît une mesure dangereuse à tous égards. La circulaire du 14 août 1906, relative au régime cellulaire des hommes punis, enjoint d'ailleurs de prendre déjà des mesures immédiates dans les régiments étrangers, les bataillons d'Afrique et les unités de discipline.

Chaque cellule donnera sur un préau et sera munie d'un lit de camp facilement démontable et nettoyable dans toutes ses parties. Ce lit de camp [2] est remplacé par un châlit dans les cellules de détention des pénitenciers militaires. La cellule contiendra en outre un siège de latrines du système du tout à l'égout, ou, à défaut, un baquet hygiénique placé dans un réduit bien ventilé et pouvant s'enlever du dehors.

A ces locaux seront annexés un dépôt des effets et des armes des hommes punis et un lavabo.

Les chambres de discipline des sous-officiers seront installées en

1. GRANDJUX et BERTHIER, Les locaux disciplinaires des corps de troupes, *Revue d'hygiène*, 1901, p. 46 et 48 ; LACHAUD, *Débats parlementaires*, 5 juillet 1907.
2. Modifications à l'instruction du 10 décembre 1900 sur les établissements pénitentiaires militaires, en ce qui concerne l'achat, l'entretien et le renouvellement du matériel de couchage et d'ameublement, 27 juillet 1909.

dehors des locaux disciplinaires des hommes. Les mesures de propreté et d'entretien prescrites pour les corps de garde sont applicables ici, comme d'ailleurs dans tous les autres locaux accessoires, notamment lorsqu'il s'est produit un cas de maladie contagieuse parmi les hommes qui les ont habités.

Le logement du casernier comporte trois pièces : il sera placé près de l'entrée du quartier. A proximité on pourra disposer un magasin du génie et une remise pour pompe à incendie.

Locaux d'exercices. — Ils comprendront un hangar aux manœuvres, des manèges couverts, des carrières, un gymnase couvert, des salles d'escrime distinctes pour les officiers avec vestiaire et lavabo et pour les hommes de troupe, un tir réduit, un magasin à munitions et des dépôts d'explosifs.

Ces locaux sont destinés à protéger l'homme contre les agents météoriques pendant le froid et la pluie. Leur sol devrait être goudronné ainsi que celui des cours, de façon à diminuer l'expansion des poussières.

Les magasins et ateliers devront être largement aérés, on devra y prévoir pour chacun des employés 15 à 17 mètres cubes.

Quartier des Chevaux. — *Écuries.* — Les écuries et, en général, tous les locaux et espaces fréquentés par les chevaux seront disposés dans une partie distincte du quartier, à quelque distance des bâtiments d'habitation et autant que possible du côté opposé aux vents régnants, par rapport à ces bâtiments.

Aire à fumier. — Elle sera imperméable, entourée d'un petit mur et en pente, avec rigoles pour conduire le purin à l'amorce de la canalisation souterraine.

Selleries. — Les selleries, distinctes par escadron ou batterie, seront à proximité des écuries correspondantes et précédées de salles d'astiquage pour le harnachement.

Magasins à fourrages. — Ils seront également voisins des écuries.

Infirmerie vétérinaire. — Elle sera disposée dans un emplacement retiré du quartier, ainsi que les locaux annexes.

D. Locaux hygiéniques. — *Lavoirs et séchoirs.* — Chaque bataillon ou groupe correspondant disposera d'un lavoir et d'un séchoir couverts. Le lavoir sera à eau courante avec rinçoir.

Bains-douches. — On devra tendre de plus en plus à adopter le système des cabines individuelles pour le lavage, l'habillage et le déshabillage. Le nombre des pommes d'arrosages sera en moyenne de douze. Ce nombre n'est pas suffisant. Nous avons donné le détail des installations de ce genre au chapitre III.

Latrines. — Les latrines de jour seront distribuées en différents points du quartier. On évitera le voisinage des cuisines, elles seront établies dans des édicules isolés largement ventilés, construits en matériaux imputrescibles et imperméables. Toutes les fois que cela sera possible, elles seront du système du tout-à-l'égout. Le nombre des sièges sera calculé à raison de 1 siège pour 70 hommes de l'effectif, sans compter les latrines spéciales (infirmerie, mess de sous-officiers). (Voir pour les détails d'installation au chapitre LATRINES.)

Urinoirs. — Il seront à effet d'eau ou graissés à l'huile.

Four pour incinérer les ordures (Chap. XXIII).

Buanderie. — Dans le cas où l'on déciderait à faire le nettoyage du linge à la caserne, la buanderie devra être disposée dans un enclos distinct du casernement proprement dit, en communication avec lui et dans une direction telle que les odeurs et les fumées ne soient pas rabattues par le vent du côté des bâtiments d'habitation. Les eaux vannes seront jetées directement dans des égouts siphonés.

Dans ce cas, un poste central pourrait fournir la vapeur à la buanderie mécanique, aux bains, à la cuisine, au chauffage, aux moteurs pour l'éclairage électrique. L'étuve à désinfection pourrait aussi être accolée à la buanderie.

Lavoirs, séchoirs, buanderie et bains-douches devraient constituer un groupe spécial auquel serait annexée une étuve à désinfection et, s'il en est besoin, des stérilisateurs d'eau.

Ce groupe, qui comporte l'installation d'un générateur de vapeur, devrait comprendre enfin des locaux de jour chauffés où les hommes pourraient en hiver se réfugier quelques heures, et sécher leurs vêtements mouillés, le chauffage des dortoirs n'étant pas désirable.

Le docteur Lachaud a démontré les avantages qu'on retirerait des buanderies mécaniques, avec essoreuses et séchoirs à vapeur comprises dans la caserne elle-même.

INFIRMERIE RÉGIMENTAIRE. — D'après le règlement du service de santé à l'intérieur, les infirmeries régimentaires sont installées pour le traitement des militaires atteints d'affections dont la nature et la gravité n'exigent pas l'envoi à l'hôpital. Elle peuvent aussi recevoir certains convalescents, à leur sortie des hôpitaux.

L'infirmerie régimentaire doit être encore un organe de préservation pour la santé du régiment, en permettant *d'isoler aussitôt tout homme atteint d'affection mal caractérisée*. Celle-ci ne sera souvent qu'une maladie passagère, mais il se pourrait aussi qu'elle fût une maladie contagieuse au début.

Enfin l'infirmerie sert aux opérations périodiques du service de santé telles que : conférences pour les infirmiers, etc.

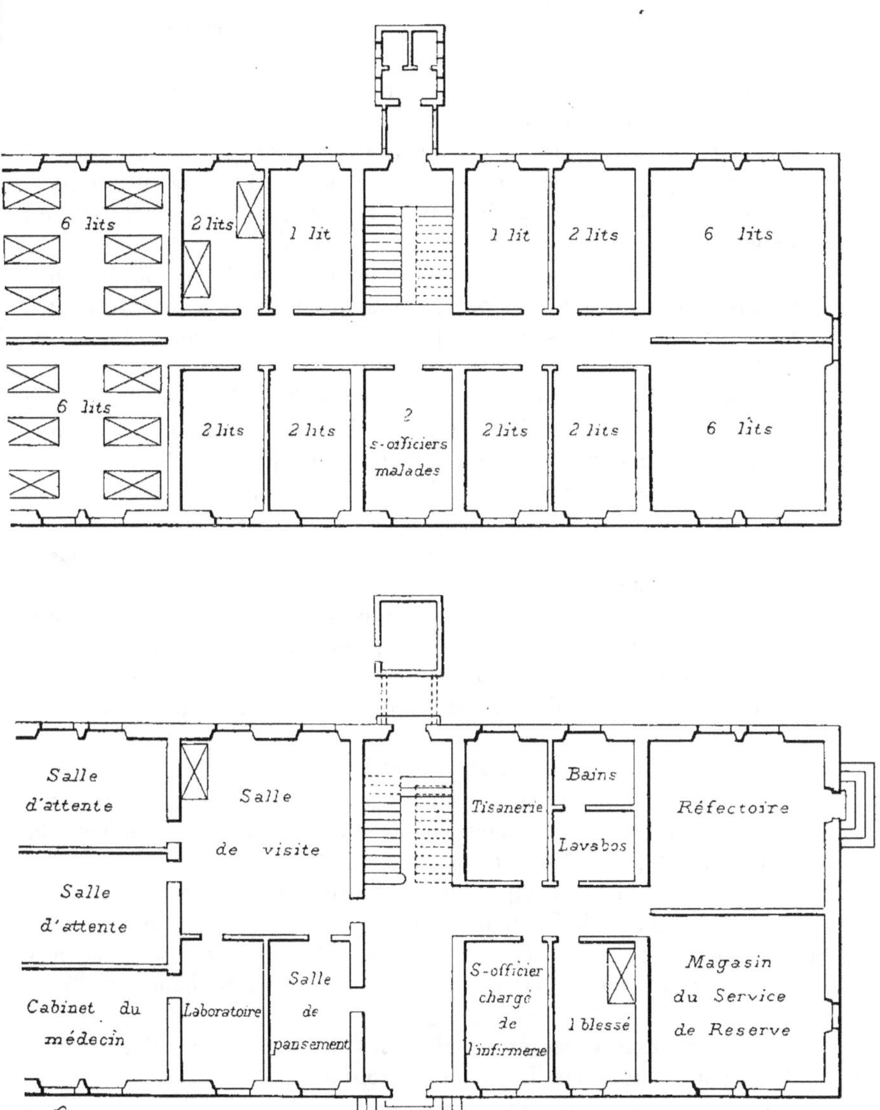

Fig. 64. — Caserne type 1907. Plan d'une infirmerie. Rez-de-chaussée et étage.

L'organisation de l'infirmerie répondra à ces divers besoins.

L'infirmerie sera installée dans un bâtiment spécial isolé attenant à un jardin et à la cour du quartier.

La meilleure orientation dans nos climats est Nord-Sud, les façades regardant l'Est et l'Ouest.

L'infirmerie sera élevée, partie sur caves servant à loger l'appareil de chauffage, etc., et partie sur un sous-sol de 1 mètre au moins, le plancher du rez-de-chaussée étant de 50 centimètres au-dessus du niveau de la cour.

Le nombre des lits est fixé par les règlements à 2,5 p. 100 de l'effectif dans l'infanterie et à 3 p. 100 pour les troupes à cheval. Toutefois, quand les circonstances le permettront, il sera bon de les élever de 1 p. 100.

Le sol de tous les locaux sera imperméable, de façon à pouvoir être facilement lavé et désinfecté. Le dallage céramique est recommandé. Les angles seront arrondis, les murs peints à l'huile.

Les services généraux de l'infirmerie seront de préférence au rez-de-chaussée et les locaux réservés aux malades à l'étage, en dehors du va-et-vient des hommes se rendant à la visite ou aux exercices périodiques du service de santé.

Les locaux du service général comprendront : une salle d'attente puis une salle de visite, une salle de pansement y sera annexée, ainsi qu'une tisannerie et la pharmacie. On réservera au médecin un cabinet dans lequel il puisse recevoir certains hommes individuellement.

Toutes ces pièces seront au rez-de-chaussée.

Il serait utile également d'y aménager deux ou trois cabinets d'isolement afin d'y placer momentanément les contagieux reconnus à la visite, en attendant leur transport à l'hôpital.

L'infirmerie devra comprendre en outre une salle de bains.

Les chambres des malades seront à l'étage, elles contiendront 6 lits au plus; chacun d'eux sera séparé du voisin par une distance de 1 mètre au moins. On devra prévoir en outre 6 chambres d'isolement.

A ces chambres seront annexés des lavabos munis d'un robinet d'eau pour 6 hommes. Les cuvettes sont à rejeter.

Enfin on aménagera un réfectoire.

L'instruction prévoit encore des locaux de désinfection. Actuellement on peut se servir des cellules des locaux disciplinaires pour y pratiquer les fumigations d'aldéhyde formique. Mais pour qu'une désinfection donne toute sécurité, le local doit être chauffé. Il serait donc indiqué de construire une chambre spéciale près de l'installation des bains-douches par exemple de façon à bénéficier de la chaleur dégagée par les appareils de chauffage. Ceux-ci pourraient recevoir des dispositions leur permettant de remplir cette double fonction.

Nous mettons ici sous les yeux du lecteur deux applications du type 1907, l'une, due à M. Friésé, qui a reçu le second prix du concours ouvert en 1905, et l'autre, de notre camarade le médecin major Sabatier, en collaboration avec M. Duquesne, architecte, également lauréats du concours de 1905. Ce dernier projet est au premier ce que l'hôpital à compartiments interchangeables est à l'hôpital du blocksystem.

Projet Friésé. — Dans ce dispositif, les pavillons de compagnie forment trois groupes de quatre pavillons : un groupe placé dans le fond du terrain, face à l'entrée et comprenant en plus le pavillon central, occupé par le petit état-major (musique, section hors rang, sapeurs) et, au rez-de-chaussée, la salle de conférence et fêtes, vaste et spacieuse, pouvant permettre la réunion d'un bataillon entier. Un groupe à gauche, un groupe à droite.

Ces trois groupes encadrent ainsi une grande cour, plantée d'arbres le long des groupes de bâtiments, et libre dans le milieu pour manœuvres et revues.

Chaque groupe de quatre pavillons de compagnie, constituant l'unité tactique d'un bataillon, est desservi par une cuisine unique avec ses dépendances, laquelle est reliée aux pavillons par des galeries couvertes.

Les pavillons de compagnie sont tous semblables. Ils comprennent chacun un rez-de-chaussée surélevé, deux étages et un étage sous comble.

Les deux étages sont accompagnés de galeries extérieures formant de larges balcons couverts, abrités contre la pluie, la neige et le soleil; ils sont ouverts et bien aérés.

Les balcons assurent l'accès des dortoirs par l'escalier central du bâtiment et celui des water-closets de nuit, à raison d'un par dortoir, ces derniers fermés à clé (la clé étant confiée au chef du dortoir). Ces water-closets sont placés aux deux extrémités des galeries, en dehors du corps de bâtiment proprement dit.

Chaque étage comporte quatre dortoirs, de 14 lits chacun.

Chaque dortoir est accompagné d'une pièce servant de lavabo et d'une salle de nettoyage. Ces deux pièces communiquent directement avec le dortoir.

Le rez-de-chaussée comprend : le réfectoire des hommes auquel on accède par la galerie couverte communiquant avec la cuisine.

La salle de repos et d'étude des hommes ;

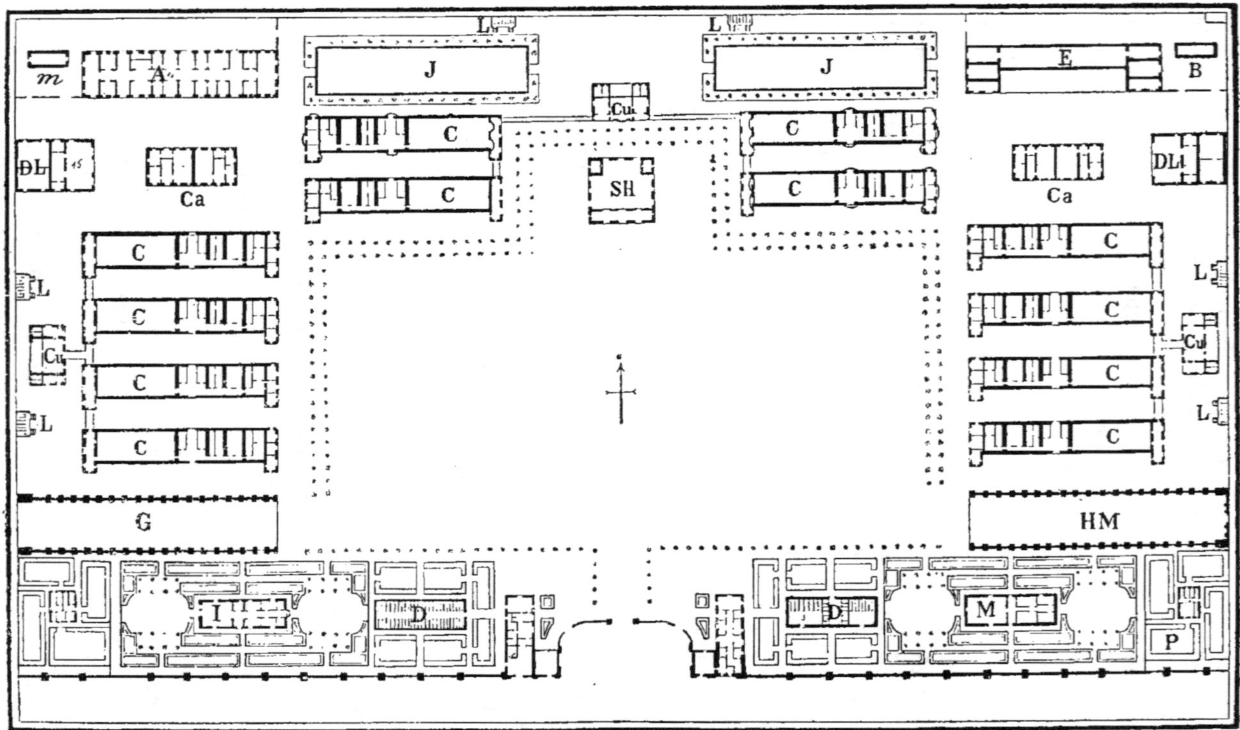

Fig. 60. — C. Pavillons de compagnie; S. H. Section hors rang; Cu. Cuisines; Ca. Cantines; D. L. Douches, lavoirs; I. Infirmerie; D. Locaux disciplinaires; A. Ateliers; E. Ecuries et remises; L. Latrines; M. Mess des sous-officiers; P. Pavillons des sous-officiers mariés; G. Gymnastique; H. M. Hangar aux manœuvres; J. Jeux de plein air; M. Dépôt de munition; B. Baignade de chevaux.

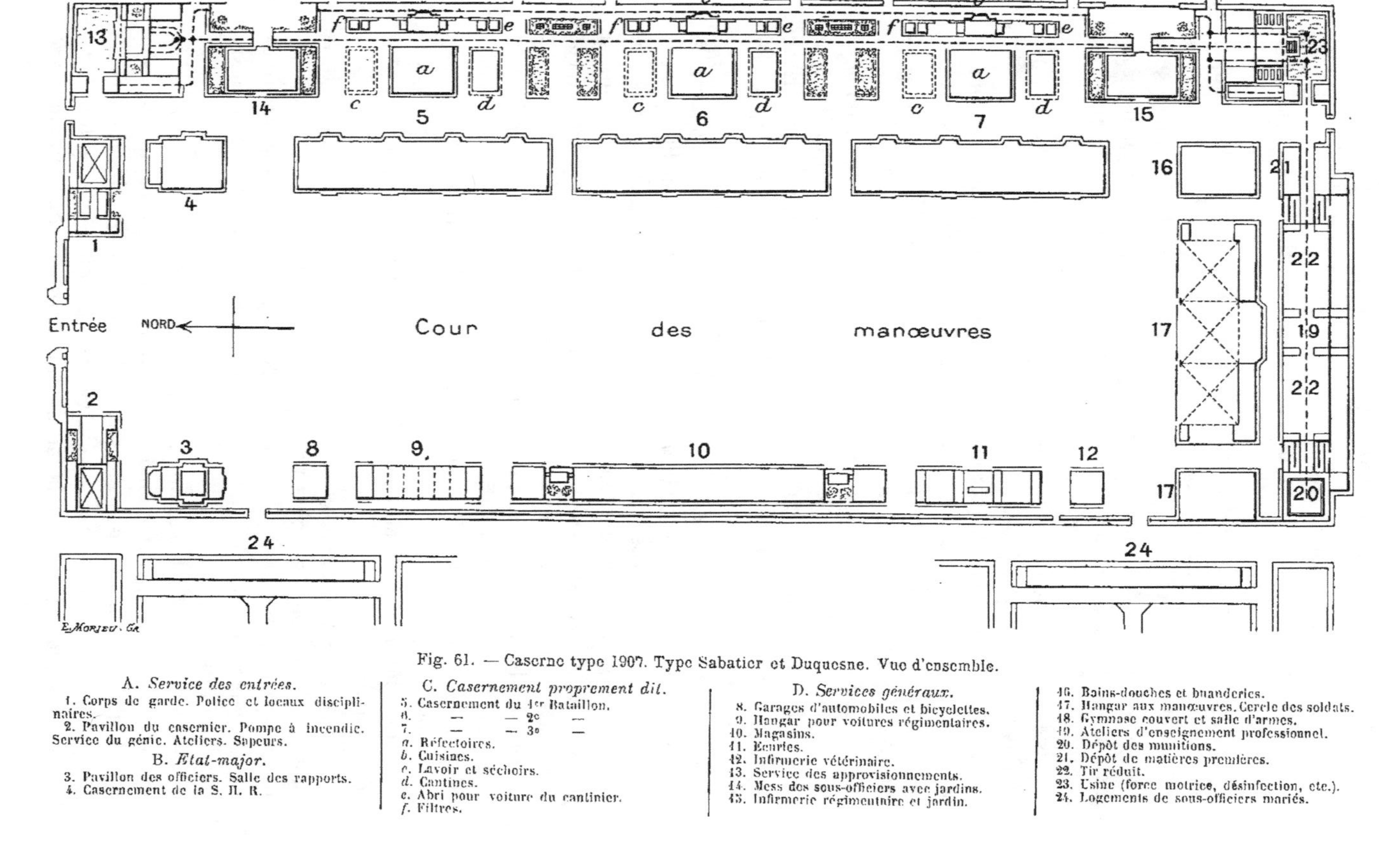

Fig. 61. — Caserne type 1907. Type Sabatier et Duquesne. Vue d'ensemble.

A. *Service des entrées.*

1. Corps de garde. Police et locaux disciplinaires.
2. Pavillon du casernier. Pompe à incendie. Service du génie. Ateliers. Sapeurs.

B. *État-major.*

3. Pavillon des officiers. Salle des rapports.
4. Casernement de la S. H. R.

C. *Casernement proprement dit.*

5. Casernement du 1er Bataillon.
6. —   — 2e —
7. —   — 3e —
a. Réfectoires.
b. Cuisines.
c. Lavoir et séchoirs.
d. Cantines.
e. Abri pour voiture du cantinier.
f. Filtres.

D. *Services généraux.*

8. Garages d'automobiles et bicyclettes.
9. Hangar pour voitures régimentaires.
10. Magasins.
11. Écuries.
12. Infirmerie vétérinaire.
13. Service des approvisionnements.
14. Mess des sous-officiers avec jardins.
15. Infirmerie régimentaire et jardin.

16. Bains-douches et buanderies.
17. Hangar aux manœuvres. Cercle des soldats.
18. Gymnase couvert et salle d'armes.
19. Ateliers d'enseignement professionnel.
20. Dépôt des munitions.
21. Dépôt de matières premières.
22. Tir réduit.
23. Usine (force motrice, désinfection, etc.).
24. Logements de sous-officiers mariés.

Le magasin de la compagnie;

Le bureau du sergent-major et toutes les chambres des sous-officiers;

L'étage sous comble renferme deux grandes salles pour les troupes de passage, les réservistes et unités territoriales, et quelques pièces à l'usage des sous-officiers de ces unités. En arrière des groupes, sont disposés des locaux accessoires tels que : ateliers et magasins régimentaires, poudrière, écuries et remises des voitures régimentaires, abreuvoir, fosse à fumier, etc.

Les lavoirs hygiéniques prévus pourront traiter 800 kilogrammes de linge pesé sec par jour.

Le devis des dépenses auxquelles la construction de ce casernement donnerait lieu à Paris s'élève à la somme de 3 200 000 francs environ!

En un grand nombre de localités de province, la dépense pourrait être réduite du tiers et serait donc sensiblement, de 2 200 000 francs.

Projet Sabatier-Duquesne. — Au casernement par compagnie il est intéressant d'opposer le casernement par bataillon qui, tout en assurant l'autonomie des compagnies, réduit au minimum la surface bâtie et permet de donner une orientation unique à tous les pavillons d'habitation.

Le casernement occupe une surface de douze hectares dans laquelle se trouve une cour assez vaste pour suffire à l'instruction du régiment et servir aux exercices. Si le sol de la cour est macadamisé on pourra y manœuvrer en tous temps et éviter le stationnement, si préjudiciable à la santé des troupes, sur les terrains généralement boueux et humides des champs de manœuvre.

Autour de cette cour sont disposés :

1° Les pavillons d'habitation et les locaux annexes;

2° Les bâtiments de l'état-major, de l'administration, des services généraux;

3° Les bâtiments réservés à l'éducation physique, morale et professionnelle.

I. PAVILLONS D'HABITATION. — Ils sont au nombre de quatre, trois pour les bataillons, un plus petit pour la section hors rang, et disposés sur une même ligne, orientés Nord-Sud pour les pays froids et tempérés. Derrière ces pavillons sont groupés les locaux annexes des bataillons.

Les pavillons de bataillon comprennent chacun quatre tranches égales et distinctes de manière à assurer à chaque compagnie son autonomie complète, tout en permettant une communication *éventuelle* à tous les étages, entre les diverses fractions du bataillon.

Sur toute la longueur de la façade qui regarde la cour de manœuvre s'étend, au rez-de-chaussée, une galerie couverte, mais non fermée, où les hommes peuvent se réfugier en cas de mauvais temps.

Les pavillons comportent un rez-de-chaussée disposé pour l'administration de la compagnie, trois étages affectés au logement de la troupe : les deux premiers sont réservés aux hommes de l'armée active; le troisième constitue un casernement éventuel utilisable temporairement soit pour les appels de réservistes et de territoriaux, soit en cas de réparation ou d'épidémie nécessitant l'évacuation momentanée d'une chambrée et même d'un étage. A la partie supérieure une terrasse en ciment volcanique couvre le pavillon : elle peut servir pour l'assainissement de la literie. Les hommes eux-mêmes peuvent l'utiliser, comme cure d'air, dans leurs moments de loisirs.

Chaque tranche de compagnie présente les dispositions suivantes :

Rez-de-chaussée. — Au rez-de-chaussée est un hall vestibule s'ouvrant sur la galerie extérieure. Il sert à la compagnie, en cas de mauvais temps, de lieu de rassemblement pour les théories, la lecture des rapports, les distributions d'effets, etc. Sur les côtés du hall on trouve : à droite, ayant vue sur la cour, une salle de lecture et de correspondance, puis, en arrière, les bureaux de la compagnie comprenant les chambres du sergent-major et du sergent-fourrier; à gauche, le magasin de la compagnie, une chambre pour le garde-magasin, le dépôt de valises, l'atelier de réparations et la chambre de l'adjudant.

Au fond du hall on trouve l'escalier

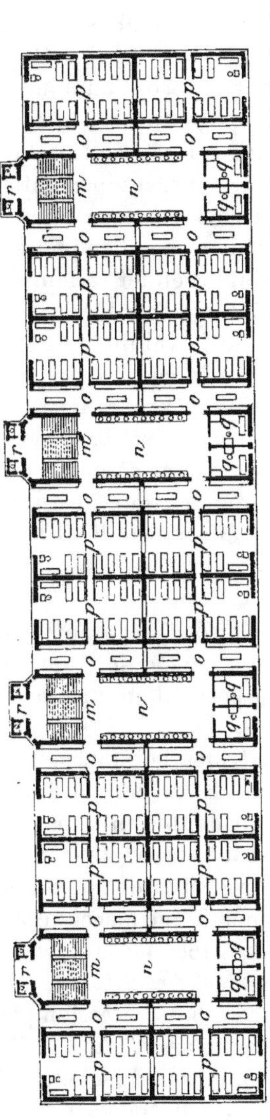

Fig. 62. — Un bâtiment compartimenté. — Plan des 1er et 2e étages des bâtiments 5, 6, 7. *m, m, m, m,* Escaliers : *n, n, n, n,* Palier d'arrivée garni de lavabos de chaque côté; *o, o, o, o,* Antichambres avec salles d'astiquage et d'équipement : *p, p, p, p,* Dortoirs indépendants par escouade, avec box pour le caporal; *q, q, q, q,* Chambres de sous-officiers; *r, r, r, r,* Latrines de nuit et urinoirs.

desservant les trois étages et la terrasse, et les portes de sortie sur les réfectoires et autres locaux communs au bataillon.

Étages. — Sur le palier de chaque étage sont disposés : à droite et à gauche les portes donnant accès aux dortoirs et, entre elles, deux rangées de dix lavabos; au fond, les chambres des deux sous-officiers affectés aux deux sections logées à chaque étage.

Les dortoirs sont au nombre de quatre, un pour chaque escouade.

Chaque dortoir est précédé d'une antichambre servant de salle d'astiquage. Dans cette salle les hommes se débarrassent de leurs armes, de leur équipement, de leurs chaussures. A cet effet sont disposées des étagères munies de crochets de suspension, des râteliers d'armes, une banquette servant de siège, au-dessous de laquelle deux tringles en fer sont installées pour recevoir les chaussures. Les coffres à linge sale sont placés près des fenêtres avec dispositif particulier pour la ventilation. Une armoire disposée dans les mêmes conditions que le coffre à linge sale sert à recevoir les ustensiles et les ingrédients de propreté.

Les dortoirs peuvent recevoir 15 lits. Chaque homme dispose de 18 mètres cubes d'air et l'écartement des lits est de 70 centimètres. A la tête de chaque lit est un casier individuel pour recevoir seulement les effets et le linge, et muni d'un tiroir fermant à clef.

Le mobilier est complété par un petit siège en bois fixé au mur.

Les cloisons séparant les dortoirs et les salles d'astiquage de chaque escouade sont munies à leur partie supérieure de chassis mobiles permettant une large ventilation par les fenêtres des façades opposées.

Les latrines de nuit sont à mi-étage sur les paliers de repos de l'escalier. Elles comportent un siège à la turque, muni d'un effet d'eau, un double urinoir et une trémie à ordures. Cette trémie, qui occupe toute la hauteur du bâtiment, est ventilée à sa partie supérieure au-dessus de la terrasse et aboutit à sa partie inférieure à une tinette métallique placée au rez-de-chaussée dans une logette très ventilée, accessible par la voie postérieure.

Chauffage et ventilation. — Le chauffage est assuré au moyen d'un calorifère à basse pression placé dans le sous-sol de chaque tranche.

Locaux annexes du bataillon. — Ils forment un groupe de bâtiments comprenant les réfectoires, la cuisine, le lavoir et son séchoir, la cantine, le poste d'eau filtrée et les latrines.

Ces bâtiments sont situés en arrière des pavillons destinés au logement de la troupe. Ils se trouvent placés sur le trajet de deux grandes voies parallèles. La première, située entre les réfectoires et les cui-

sines, sert au passage des approvisionnements venant du magasin
des ordinaires. La seconde, située en arrière des cuisines, sert au
ravitaillement en charbon et à l'enlèvement des résidus de toute
nature provenant des cuisines (scories, eaux grasses, éplu-
chures, etc.); elle aboutit à l'usine ou sont réunis tous les déchets
de la caserne, soit pour être incinérés, soit pour être enlevés.

Réfectoires. — Les réfectoires, aménagés par compagnie, sont
réunis dans un même bâtiment. Ils sont accolés les uns aux autres et
séparés par des cloisons mobiles qui permettent de les transformer en
une salle unique, pouvant servir de salle de réunion à tout le bataillon. Chaque réfectoire est pourvu d'un lavabo.

Cuisines. — Les cuisines sont installées dans un bâtiment spécial,
conforme, dans son ensemble, au type adopté par la décision ministérielle du 18 avril 1898, relative au casernement pour un quatrième
bataillon.

Enfin sont encore prévus des lavoirs avec séchoirs, des cantines,
un poste d'eau stérilisée, des locaux disciplinaires à type cellulaire
comprenant 36 chambres pour un régiment, des hangars, magasins, etc.

L'*infirmerie* est placée dans un local distinct et comprend au rez-
de-chaussée les services généraux, salle de visite avec salle d'attente, etc., et à l'étage des salles communes et 2 chambres d'isolement,
avec réfectoire distinct, lavabo et latrines.

Les *bains-douches* sont distincts de l'infirmerie et aménagés en
cabines individuelles au nombre de 26.

Il existe enfin une buanderie et divers autres locaux accessoires
distincts pour les bureaux, les magasins, les hangars aux exercices, etc.

Ce projet semble admirablement compris. Répondant aux conditions du concours quant à la distribution intérieure des locaux, il a
l'avantage sur le précédent de demander moins de place.

Malheureusement les chambres des hommes contiennent encore
trop de lits et les bâtiments de bataillon ne sont pas assez éloignés
les uns des autres. Ce dernier défaut peut facilement disparaître dans
la pratique. Enfin, le chauffage des dortoirs ne me semble pas nécessaire. On pourrait d'ailleurs en limiter la distribution au rez-de-
chaussée.

Les détails dans lesquels nous venons d'entrer sur la construction
et l'aménagement intérieur des casernes constituent le véritable
cahier des charges qui s'impose à l'État toutes les fois qu'il s'agira
de construire une caserne; ils peuvent aussi servir de programme
pour améliorer l'état du casernement actuel.

Toutes les dispositions prises marquent un progrès considérable inauguré autrefois par l'adoption des types Tollet et 1889. Peut-être eût-on pu aller plus loin, et faire : *la caserne de bataillon, le bâtiment de compagnie* et *la chambre de quatre à six lits.* C'est un fait d'observation banal que celui de la *salubrité relative des petites unités détachées.* Un régiment a toujours une morbidité plus forte dans la portion centrale composée de 2 bataillons, que dans ses éléments détachés par groupes de 1 à 2 ou 3 compagnies, dans des centres à population restreinte. Toutes les fois qu'on le pourra, il y aura donc avantage à diminuer le plus possible le nombre des unités casernées. La question des services généraux complique bien un peu la question. En outre, des nécessités militaires obligent au groupement; mais partout où il existe une distribution d'énergie électrique, l'envoi et la réception des ordres, la surveillance seraient singulièrement facilités.

Quoi qu'il en soit, il faut qu'au point de vue hygiénique tous soient bien persuadés que *le danger de la caserne réside plus dans la densité du groupement et la promiscuité des membres qui le composent que dans les dispositions extérieures et intérieures du logement.*

Aussi ne semble-t-il pas qu'il faille dès aujourd'hui abandonner de nombreuses vieilles casernes pour les remplacer par ces habitations modernes. On a fait ressortir les charges écrasantes qu'imposerait au budget l'exécution d'un pareil programme. D'un autre côté il est permis de se demander si cette mesure améliorerait d'une façon sensible l'état sanitaire des troupes. On est trop enclin, semble-t-il, à rapporter l'infériorité de celui-ci aux défauts du logement militaire. Les maladies épidémiques qui règnent parmi les troupes sont de nature très diverse, et si on en analyse les éléments étiologiques, ont est amené à penser que le mode de construction des casernes n'a qu'une part d'influence fort restreinte sur leur développement. Ce sont plus les dispositions des habitants que celles de l'habitation qui jouent le rôle prépondérant dans l'étiologie de ces affections.

Nous avons fait voir notamment que, pour les fièvres éruptives [1], il fallait rechercher la pathogénie de leur origine et de leur propagation dans le mode de groupement des individus et non dans l'ancienneté et la vétusté des casernements. Celles-ci prennent un développement considérable là où il y a surpeuplement, promiscuité, que les soldats habitent un vieux couvent du xviie siècle ou une caserne 1874-75 ou une autre plus moderne encore. L'expérience acquise dans divers corps de troupes nous a même permis d'observer

---

1. G.-H. Lemoine, Prophylaxie des fièvres éruptives dans ses rapports avec l'aménagement des casernes, *Revue d'hygiène*, 1905.

que les épidémies de cet ordre étaient plus fréquentes et plus denses
dans ces dernières parce que plus peuplées; même observation a été
faite par le professeur Testi [1] pour deux casernes de Florence,
l'une la « Fortezza da Bassac », composée de vieux bâtiments, et
l'autre, la caserne « Barbano », moderne, qui donnent toutes deux la
même morbidité pour fièvres éruptives.

En poussant ensuite notre étude plus loin, nous avons pu établir avec mon collègue le professeur Simonin, que les vieilles
casernes ne présentaient pas un état sanitaire aussi défectueux qu'on
le supposait.

Nous basant [2] sur l'examen des documents sanitaires embrassant
une période de cinq années de 1900 à 1904, provenant de 134 casernes
abritant une population militaire de 95 000 hommes et comprenant
49 vieilles casernes, 48 casernes des types linéaire et 74-75 et 23 des
types Tollet et 1889, appartenant à des régions différentes, nous
avons pu mettre en évidence que la morbidité militaire, en ce qui
concerne les maladies qui obèrent le plus la statistique de l'armée,
était sous la dépendance de facteurs absolument différents de celui
de l'habitation. Le règne de la fièvre typhoïde est nettement dominé
par le mode d'alimentation, surtout en eau de boisson, les fièvres
éruptives trouvent la plupart du temps leur origine dans le milieu
urbain qui contamine la caserne, et la source de son développement
dans le *resserrement* et *non dans la vétusté* du casernement, la pleurésie et la grippe forment un groupe pour lequel les casernements
modernes paraissent même offrir des facilités particulières de développement. Enfin nous avons relevé l'influence notable de la densité
des agglomérations urbaines sur la morbidité militaire, et les chiffres
cités plus haut en sont une preuve convaincante.

Le médecin major Arnavielhe a relaté également l'histoire des
deux casernements d'Antibes, dont l'un, du type 1889, situé à 1 kilomètre de l'agglomération urbaine, sur un plateau bien aéré dominant
la mer, et l'autre constitué par de vieux bâtiments situés au milieu
d'un quartier populeux.

La première, construite pour 6 à 700 hommes, en abritait 1000. La
seconde était beaucoup moins peuplée proportionnellement. De plus
l'épaisseur des parois des murs plus grande protégeait mieux les
habitants contre le froid et la chaleur.

---

1. Testi, Influence des casernes sur la morbidité des troupes dans la garnison de
Florence, 2ᵉ *Congrès international d'assainissement et de salubrité de l'habitation*, 1906.
2. G.-H. Lemoine et J. Simonin, Les rapports de la morbidité militaire avec l'habitation du soldat, *Acad. de médecine*, 11 mai 1906, et *Bull. médical*, 16 mai 1906, *Revue
d'hygiène*, juin 1906.

Les chiffres suivants démontrent la supériorité de l'état sanitaire de cette dernière.

Morbidité annuelle par maladies internes p. 100.

	1900	1901	1902	1903	1904
Caserne neuve (7ᵉ chasseurs).	354-83,5	339-67,5	305-58,9	277-58,2	285-67,8
Caserne vieille (112ᵉ de ligne).	259-60	222-52,9	227-50	232-46,9	215-49,6

Mortalité annuelle p. 100.

	1900	1901	1902	1903	1904
Caserne neuve (7ᵉ chasseurs).......	0,44	0,75	0,66	0,69	1,15
Caserne vieille (112ᵉ de ligne)	0,57	0,31	0,16	0,47	0,15

Mouvement des malades en hiver.

	1900	1901	1902	1903	1904
Caserne neuve	416	370	340	320	280
Caserne vieille....................	286	231	205	242	242

Le médecin principal Debric comparant l'état sanitaire de deux groupes militaires de Briançon, l'un logé dans une vieille caserne du type Vauban, l'autre dans la caserne moderne Sainte-Catherine munie d'un chauffage central, éclairée à l'électricité, possédant des latrines de nuit, etc., a pu relever, de 1899 à 1903, une fréquence égale dans les deux corps pour les fièvres éruptives, les oreillons, le rhumatisme, la tuberculose, la grippe, la pneumonie. La fièvre typhoïde même s'est montrée plus fréquente dans la caserne neuve.

Comparant ensuite l'état sanitaire du groupe militaire avec celui de la population ouvrière composée de sujets moins bien constitués, logés dans des étables et des taudis, plus mal vêtus et plus mal nourris que les soldats, il a noté une moins grande intensité et moins grande gravité des épidémies de grippe dans le groupe ouvrier, et il est amené à conclure que l'immunité de celui-ci est due à ce que les membres de ce groupe ont l'avantage de *dormir plus isolément* que le groupe militaire.

De cette étude on peut conclure que la population militaire subit le contre-coup des lacunes existantes dans la *prophylaxie publique*, des maladies épidémiques et que la *morbidité de l'armée est avant tout fonction directe de la salubrité relative du milieu dans lequel elle vit*, c'est-à-dire de la collectivité civile de ses garnisons, ainsi que de l'encombrement de la caserne, et de la promiscuité qui y règne.

Les travaux du médecin inspecteur Benech[1], de MM. les médecins majors Bichelonne[2], Petges[3] plaident dans le même sens. Les habitants des vieilles casernes ont souvent un meilleur état sanitaire que ceux logés dans des casernes plus modernes.

Le médecin inspecteur général Delorme[4], en utilisant les registres médicaux du casernement et en étudiant à l'aide de ces documents l'influence de l'habitation militaire sur l'état sanitaire des troupes, concluait également que le nombre, la fréquence, la variété des épidémies qui sévissent dans les casernes ne peuvent servir d'argument de valeur pour autoriser à en demander la désaffectation et le remplacement.

Le développement de la tuberculose dans nos statistiques semble cependant un peu plus fréquent dans les vieux casernements, 3,7 p. 100 de morbidité au lieu de 2,6 p. 100 pour les casernes Tollet et 1889. Même remarque a été faite par le médecin major Georges[5] sur quatre régiments dont deux étaient logés dans de vieux bâtiments délabrés et deux dans des casernes 1874-75. — Mais il note, comme nous, que ces vieux casernements étaient situés *au milieu d'une agglomération urbaine « dont les habitants civils paient une rançon bien supérieure* à celle dont sont corvéables les autres citadins français ». D'autre part le médecin inspecteur Benech, dans une enquête portant sur un grand nombre de casernes du 20e corps d'armée, a noté une morbidité tuberculeuse moindre dans les vieilles casernes que dans les neuves. Pour cette affection encore, le rôle de la caserne est donc plus que douteux, et son règne est fonction d'autres facteurs si différents (sévérité de la sélection, habitation au milieu d'une population tuberculeuse), qu'il serait imprudent d'attribuer au logement une influence prépondérante.

Les relations de l'habitation militaire avec la tuberculose ne peuvent être rapprochées de celles qui ont été établies par A.-J. Martin, P. Juillerat et L. Bonnier[6] pour les habitations civiles, où les deux derniers auteurs notamment ont relevé dans l'examen des casiers sanitaires de 5 263 « maisons tuberculeuses » une mortalité de 29 p. 100 en 1905 et 36 p. 100 en 1906. Il en est de même pour les

---

1. BENECH, *Renseignements intéressant le service de santé,* août 1905.
2. BICHELONNE, *Revue d'hygiène,* 1905.
3. PETGES, *Revue d'hygiène,* 1906.
4. E. DELORME, De l'épidémiologie des casernes. Sa signification au point de vue de leur valeur hygiénique, *Bulletin de l'Académie de médecine,* 17 décembre 1907.
5. L. GEORGES, Tuberculose et casernement, *Annales d'hygiène publique et de médecine légale,* août 1903.
6. JUILLERAT et BONNIER, *Congrès international de la tuberculose,* 1905, et *Revue d'hygiène,* 1906.

chiffres relevés par notre camarade le médecin major Rouyer [1] dans les loges de concierges de Lyon. Ici habitations et habitants présentent des conditions de logement et d'hygiène générale absolument différentes de celles observées dans l'armée.

Dans un livre renfermant des documents d'une haute valeur, le Dr Lachaud [2], faisant allusion à notre mémoire, fait ressortir la contradiction qui existe à ce sujet entre l'avis des médecins civils et celui des médecins militaires, ceux-ci regardant la caserne comme un facteur peu important dans le développement de la tuberculose dans l'armée, ceux-là insistant au contraire sur le rôle néfaste des maisons civiles malsaines. J'ai fait voir dans un livre récent et dans un mémoire [3] que les chiffres exprimant la morbidité tuberculeuse dans l'armée étaient bien plutôt dus à des modifications introduites dans les statistiques militaires, ainsi qu'à une plus grande rigueur observée dans la sélection du contingent, et qu'en somme la tuberculose n'était réellement pas plus fréquente aujourd'hui qu'autrefois. Si on veut bien, d'autre part, comparer l'habitation militaire aux habitations civiles dénoncées très légitimement comme des nids à tuberculose, on conviendra que la plus mauvaise de nos casernes ne ressemble en rien à ces taudis sans lumière ou sont entassées des familles ouvrières, mal nourries, fatiguées par un labeur quotidien au-dessus de leurs forces, mal habillées, vivant dans une promiscuité déplorable avec le ou les membres de la famille tuberculeux ouverts crachant leurs bacilles dans tous les coins du logis. Pour qu'il y ait contagion par l'habitation, il faut que celle-ci renferme des tuberculeux à la deuxième ou troisième période de la maladie. Or ces tuberculeux-là ne sont pas à la caserne. Il fut un temps, antérieur aux découvertes de Villemin et de Koch, où la caserne abritait en effet parfois des tuberculeux ouverts. L'attention à cette époque n'était pas éveillée sur les dangers de la contagion. Et ce serait justement à ce moment-là que la tuberculose aurait été la moins fréquente dans l'armée! Pour qui a vécu dans le milieu militaire pendant ces années déjà lointaines, pour tous les médecins de ma génération, les faits d'observation ne sont guère favorables à une contamination de nos hommes par la caserne. Cela n'empêche pas ces mêmes médecins d'admettre l'influence néfaste évidente de l'habitation surpeuplée, sans air et sans lumière, sur l'éclosion de la tuberculose dans la population

---

1. Rouyer, *Les loges de concierge au point de vue de l'hygiène publique et privée*, thèse Lyon, 1902.

2. Lachaud, *Pour la Race*, p. 95, Lavauzelle, 1909.

3. G.-H. Lemoine, *La tuberculose pulmonaire dans l'armée et la marine*, Doin, 1909, et *Presse médicale*, 1909.

pauvre, où l'alcoolisme, l'insuffisance de la nourriture et l'absence d'isolement du malade aggravent les vices du logement. Nos casernes, si elles sont loins d'être parfaites, abritent au moins une population jeune, vigoureuse, mieux nourrie, d'où sont éliminés le plus rapidement possible les éléments de contagion. Elles ne sont donc pas comparables avec l'habitation à laquelle on veut les assi-

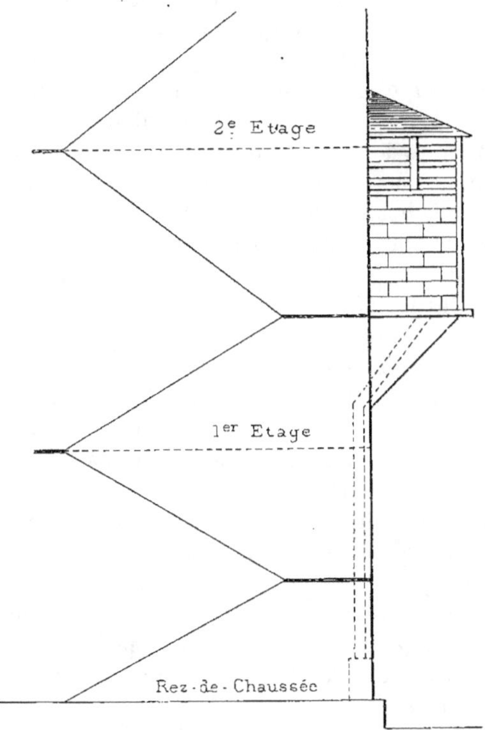

Fig. 63. — Latrines de nuit en encorbellement.

miler. La différence de leur rôle dans la propagation de la tuberculose est donc réelle, comme différentes sont leurs aptitudes morbides.

La caserne favorise la propagation des fièvres éruptives, de la fièvre typhoïde, du choléra, de la dysenterie, et encore son mode de construction et d'aménagement joue-t-il un rôle moindre que celui du *nombre* des habitants et de leurs aptitudes spéciales à contracter ces maladies.

Les circulaires des 9 mars et 16 avril 1908 et du 14 avril 1909 invitent l'autorité militaire à s'entendre avec les municipalités pour fournir aux hommes un logement éventuel spacieux et salubre en cas d'insuffisance du cubage actuel des chambres et du resserrement des lits, surtout au moment de l'arrivée des réservistes et des territoriaux. D'autre part la circulaire du 9 avril 1903 a posé le principe que tout casernement, occupé à un taux inférieur à 17 m. c. par place d'homme devait être considéré comme encombré. *C'est en somme à l'amélioration des casernes existantes et à l'élargissement des différents éléments qui les composent qu'on s'est arrêté en pratique.* En effet ce qui importe d'abord c'est d'opérer le desserrement des hommes, de réserver exclusivement la chambrée au dortoir et de diminuer le nombre des lits de celle-ci, le fractionnement des unités par petits groupes étant la condition primordiale d'une bonne prophylaxie des maladies contagieuses. Pour cela, il suffira de suivre le programme de 1907 et de construire dans les casernes existantes vieilles ou modernes ou à proximité, des bâtiments divers et indépendants pour les magasins, les réfectoires et cuisines, salles d'astiquage, locaux hygiéniques comprenant des appareils à désinfection, épurateurs d'eau de boisson, installation de bains-douches, buanderie avec séchoirs, etc. Des latrines de nuit pourront être construites en encorbellement, comme le montre la figure ci-dessus. D'après les évaluations du service de génie rapportées par le député Gervais, ces transformations demanderaient une dépense de 45 millions. L'amélioration des infirmeries régimentaires viendrait après pour 15 millions. Leur type devra être calqué sur les dispositions figurées dans la planche 64.

Cette façon de faire paraît devoir être d'une application plus immédiate et d'une efficacité certaine. Elle permettra d'affecter progressivement au dortoir des hommes toutes les places disponibles, du casernement actuel.

Le *registre médical de casernement* dû à l'initiative du médecin inspecteur Dieu, ancien directeur du Service de santé au ministère de de la Guerre, qui en prescrivit l'établissement le 29 juin 1898 permettra de se rendre compte des desiderata de chaque caserne, en même temps qu'il mentionnera au fur et à mesure les améliorations successives apportées à leur aménagement.

Ce registre se divise en deux parties, la première concerne l'installation du casernement et la seconde l'épidémiologie de la caserne; c'est là un véritable casier sanitaire qui permet aux médecins des corps de troupes de connaître dès leur arrivée l'état des lieux et les mesures prophylactiques propres à combattre les épidémies de la garnison. La *première partie* contient :

1° Historique du casernement. Usage auquel le terrain était affecté avant la construction des bâtiments.

2° Topographie (casernement situé au sommet d'une colline, sur un plateau, dans un bas-fonds..., sur un terrain dégagé, ou, au contraire, dominé à petite distance par une colline, par de hautes constructions...), altitude.

3° Nature du sol sur lequel a été établi le casernement (humus, roches, terres rapportées...); profondeur de la nappe d'eau souterraine.

4° Plan général et type de la construction, orientation, assiette normale du casernement.

5° Rapport de la surface bâtie à l'aire circonscrite par le mur d'enceinte.

6° *Chambres.* — Cubage des chambres, aire et cube moyens attribués à chaque habitant : 1° d'après l'assiette normale du casernement; 2° d'après le nombre habituel des occupants; revêtement intérieur des murs; planchers et entrevous; moyens de ventilation, de chauffage et d'éclairage; logements de sous-officiers et employés mariés.

7° *Locaux accessoires.* — Cuisines, réfectoires, cantines; locaux disciplinaires; lavabos, bains par aspersion, lavoirs; locaux et appareils de désinfection; écuries, fumiers, dépôts d'immondices; latrines et urinoirs, vidange.

8° Infirmerie régimentaire : situation, isolement, nombre, disposition et affectation des locaux.

9° Eaux d'alimentation : origine, quantité, qualité, moyens d'épuration, distribution des prises d'eau (renvoi pour plus de détails au dossier spécial).

10° Égout : système d'égout (nature des conduites, étanchéité, pente regards, obturateurs, syphons..., chasses d'eau..., aboutissement). Issue des eaux pluviales ou ménagères provenant des cuisines, lavabos, bains, lavoirs, écuries... (nature des conduits, clos ou à ciel ouvert, étanchéité, pente..., chasses d'eau..., aboutissement).

(Le réseau des eaux et des égouts sera reproduit en trait de différentes couleurs sur le plan général du casernement.)

11° Valeur générale et salubrité du casernement. Principaux desiderata.

12° Conditions de voisinage, densité de la population dans le quartier environnant, salubrité de ce quartier.

Établissements et industries insalubres situés à proximité avec indication de leur distance à la caserne.

A la suite de ces renseignements inscrits une fois pour toutes en tête du registre, seront consignées annuellement toutes les améliorations et réfections importantes intéressant l'hygiène de la caserne.

La *deuxième partie* énumère les données suivantes :

Historique des épidémies de la caserne et, s'il y a lieu, caractères particuliers de la morbidité locale.

A la suite de ces renseignements généraux inscrits une fois pour toutes seront notées annuellement les épidémies relevées dans la caserne.

Ces relations, de contexture sommaire, devront particulièrement mettre en évidence pour chaque épidémie :

1° La date de manifestation et la durée de l'épidémie;

2° Les principaux caractères et la gravité des atteintes;

3° Le nombre d'hommes atteints et, s'il y a lieu, le nombre de décès, eu égard au nombre des habitants de la caserne;

4° La distribution des cas dans les bâtiments (statistique localiste);

5° Les causes présumées de l'épidémie;

6° Les mesures prophylactiques mises en usage;

7° La terminaison.

NOTA. — Les indications à porter au deuxième alinéa devront être résumées succinctement en quelques lignes; il y aura lieu d'éviter les aperçus cliniques pour rester dans l'exposition épidémiologique proprement dite. La circulaire du 17 avril 1901 prescrit aux médecins des corps de troupes d'envoyer chaque année à la Direction les feuillets annexes faisant connaître les améliorations et les modifications apportées au casernement.

Casernes dans les armées étrangères. — L'habitation du soldat a été l'objet d'améliorations dans toutes les armées étrangères [1].

C'est Douglas-Galton et Sydney-Herbert [2] qui, en 1861, firent adopter pour l'armée anglaise le principe du fractionnement des unités dans des bâtiments différents et isolés les uns des autres (block-system). Le système linéaire constitué par de grands bâtiments situés sur une seule ligne ou sur deux rangs ayant tous la même orientation est aussi très usité en Belgique, en Hollande, en Allemagne, en Autriche.

Nous donnerons la description de quelques casernes empruntée au livre du Dr Lachaud, au mémoire du médecin principal Simon et aux notes prises par nous au cours d'une visite faite à Bruxelles.

ÉLÉMENTS DE LA CASERNE ANGLAISE [3]. — *Chambrées, chauffage, ventilation.* — La chambrée comprend normalement de 12 à 20 hommes (le chiffre de 14 paraît avoir été adopté d'une façon générale dans les dernières casernes construites).

Le cube réglementaire par place d'homme est de 600 pieds cubes, soit très sensiblement 17 mètres cubes (exactement 16 m³ 984), mais la contenance d'un local est limitée également par la condition que chaque homme doit disposer d'une superficie de plancher de 60 pieds carrés, soit 5 m² 40, ce qui correspond à 2 mètres sur 2 m. 70.

Cette seconde condition conduit tout naturellement à construire des chambres ayant sensiblement 10 pieds ou 3 m. 30 de hauteur de plafond.

Chaque homme dispose d'une double planche à bagages placée au-dessus du lit et d'une malette en bois placée au pied du lit.

1. VIRY, *Traité d'hygiène militaire.*

2. J. ARNOULD, *Revue d'hygiène*, 1892. Compte rendu de l'ouvrage des frères Putzeys, *La construction des casernes*, Liège, 1892.

3. LACHAUD, *Pour la Race*, Lavauzelle, 1909.

L'ameublement de la chambre est complété par des tables et des bancs, et une armoire à pain lorsqu'il n'existe pas de réfectoire.

Le lit de troupe est construit en deux parties d'égale longueur, dont chacune porte sa portion de sommier en fers plats. La partie correspondant à la tête est montée sur quatre pieds; la seconde partie n'a que deux pieds et repose à l'autre extrémité sur la première.

Pendant la journée, le lit est replié en repoussant sur la première la seconde partie, c'est-à-dire celle qui correspond aux pieds du dormeur. Le matelas, rembourré en fibres de coco, est en trois parties, ayant chacune 0 m. 65 de longueur, qui sont empilées pendant la journée avec les draps, le traversin et les couvertures sur le lit replié.

Cette disposition présente trois avantages, plutôt d'ordre administratif :

a. Le lit n'occupe pendant la journée qu'une longueur de 1 m. 5 environ et laisse libre tout le milieu de la chambrée.

b. L'homme ne peut se coucher sur son lit pendant le jour.

c. Le lit lui-même, dans la construction duquel n'entre aucune pièce longue, est très résistant. Au point de vue hygiénique, cette disposition est mauvaise, car elle fait obstacle à l'aération.

Le chauffage des chambres est assuré par des cheminées ouvertes brûlant de la houille. Cette solution tout à fait primitive du problème du chauffage ne choque personne dans un pays où la houille coûte très bon marché. Elle présente l'avantage de contribuer puissamment à la ventilation des chambres.

La question de la ventilation joue un rôle primordial dans les préoccupations de l'hygiéniste anglais, et il faut convenir que la solution moyenne nous paraît un peu brutale. On peut dire que toute la partie du peuple anglais qui se pique de vivre selon les règles de l'hygiène vit dans un perpétuel courant d'air; il n'est pas étonnant dès lors que les chambres des casernes soient soumises à ce régime sans aucune hésitation. En effet, outre la ventilation naturelle produite par les cheminées et par les joints peu hermétiques des châssis à guillotine des fenêtres, il existe dans toutes les chambres des appareils de ventilation : ventouses placées dans l'épaisseur du mur lorsque celui-ci est en briques : gaines d'aérage lorsque la constitution des murs n'a pas permis l'installation des ventouses latérales.

Lavabos, bains, latrines de nuit, latrines de jour. — En principe, à proximité de chaque chambre ou de chaque groupe de deux ou trois chambres, il existe un lavabo. L'aménagement en est simple : une sorte de pierre d'évier revêtue d'ardoises court le long du mur au-dessous des robinets à eau. Sur cette pierre sont placées des bassines individuelles en fer étamé, qui servent de cuvettes.

Auprès de chaque lavabo sont les urinoirs de nuit : baquets en bois badigeonnés à l'huile lourde que l'on enlève pendant le jour dans les vieilles casernes; petit local spécial aux urinoirs en grès passé à l'huile lourde dans les installations plus modernes. Dans les derniers types (camp de Tidworth par exemple) le local dont il s'agit comprend également un siège de latrines avec chasse d'eau.

Chaque caserne comprend une installation de bains chauds avec baignoires individuelles organisées comme dans les établissements de bains chauds en France. Il n'est jamais fait usage de bains douches. Cette installation renferme en général une douzaine de baignoires pour 500 ou 600 hommes.

Dans certains pavillons de compagnie, qui ont été construits à Aldershot, chaque lavabo de demi-compagnie est accompagné d'une cabine de bains avec une baignoire; mais la difficulté de chauffer l'eau rend cette disposition peu pratique, et l'administration militaire anglaise y a renoncé en principe.

Les salles de bains du corps sont alimentées en eau chaude tous les jours, de 8 heures du matin à 5 heures du soir en moyenne et les hommes sont libres de venir prendre un bain quand il leur plaît.

Dans les casernes du dernier type il existe, à côté de la salle de bain, un local pour les bains de pieds chauds. Dans ce local sont logés les perruquiers réglementaires.

Les latrines de jour sont installées dans des locaux isolés. Les appareils utilisés sont de types variés, généralement à chasses individuelles.

La consommation de l'eau n'est pas limitée sévèrement et dans beaucoup de casernes des employés spéciaux, anciens soldats, sont payés par les hommes pour nettoyer les latrines.

Réfectoires. — Seules les casernes construites depuis 1900 dans les camps de Salisbury-Plain ou au Curragh, à Dublin, comprennent des locaux spécialement construits à l'usage de réfectoires. Dans les casernes plus anciennes il n'existe de réfectoires *que lorsque la contenance du casernement permet d'affecter à ce service des chambres de troupe disponibles*, ce qui est le cas le plus général, les effectifs réglementaires étant rarement atteints. Il est à remarquer que le contrôle sanitaire ne *permet jamais de serrer les hommes au delà de la contenance réglementaire sous prétexte d'organiser les réfectoires, considérant avec raison que l'inconvénient qui consiste à faire manger les hommes dans la chambrée est minime, par comparaison avec les dangers de l'encombrement.*

Les réfectoires spécialement construits à cet usage comme réfectoires de fortune sont aménagés avec une même simplicité : leur ameublement se compose uniquement de tables et de bancs avec un chauffe-assiettes à eau chaude, un réchaud pour conserver la nourriture des hommes retenus par le service et une ou deux armoires à pain.

Ces réfectoires ne servent jamais de salle de récréation.

Les cuisines sont toujours accompagnées de laveries et de salles de distribution.

Ces cuisines sont pour la plupart très élevées, de façon à éviter la concentration des vapeurs ; elles sont très claires, très propres, le sol est recouvert d'un dallage constitué soit par de grandes pierres très bien rejointoyées ensemble, soit par un sol en ciment qui permet le lavage.

Blanchissage. — Aucune installation de buanderie n'existe en Angleterre, et cela résulte de ce que, de temps immémorial, ce sont les femmes des soldats mariés qui font le blanchissage du linge de corps des célibataires.

Chaque femme de soldat blanchit le linge d'un certain nombre de camarades de la compagnie. Ce travail, rétribué au taux de 10 centimes par jour et par homme, constitue une ressource importante dans les ménages militaires.

La retenue est faite par les soins de la compagnie pour tous les jours de la semaine, mais six journées seulement sont payées aux lavandières. La somme de 10 centimes prélevée pour le septième jour sert à former une petite masse sur laquelle sont payés quelques anciens soldats qui balayent les cours, nettoient les latrines et exécutent quelques gros ouvrages de propreté.

Casernement de Tidworth (Salisbury-Plain). — Le casernement de Tidworth est organisé pour loger une division complète, soit 6 bataillons à 8 compagnies, deux groupes d'artillerie et une brigade de cavalerie.

Les casernements de la cavalerie et de l'artillerie sont, en ce qui concerne l'installation des hommes, identiques à ceux de l'infanterie. Nous nous bornerons donc à la description du baraquement d'infanterie formé par la juxtaposition de blocks de demi-bataillon. Le demi-bataillon anglais, à l'effectif de 384 caporaux et soldats répartis en 4 compagnies, représente sensiblement le bataillon français. A noter cependant que la très grande majorité des sous-officiers anglais étant mariés, le casernement proprement dit ne prévoit que deux logements de sous-officiers par compagnie, chiffre très inférieur à celui qui serait nécessaire dans une caserne française.

Le block de demi-bataillon se compose essentiellement de deux bâtiments parallèles, composés d'un rez-de-chaussée et d'un étage comprenant chacun les chambres et locaux accessoires pour 2 compagnies : entre ces bâtiments et reliés à eux par des passages couverts sont construits les réfectoires distincts par compagnie, mais groupés deux par deux, encadrant la cuisine de demi-bataillon.

Chaque compagnie dispose de huit chambres de troupe à 12 hommes (quatre au rez-de-chaussée et quatre au premier étage). Les deux chambres de sous-officiers et les deux pièces servant l'une de bureau et l'autre de petit magasin sont dans un petit bâtiment annexe relié par une passerelle au bâtiment principal.

La chambrée de 12 hommes a 5 mètres sur 7 m. 5 et une hauteur de 3 m. 45 au rez-de-chaussée et 3 m. 15 au premier étage. La superficie accordée à chaque homme est donc de 5 m² 30 et le cube de 18 mètres au rez-de-chaussée et de 16 mètres au premier étage.

En Angleterre la condition de la superficie accordée à chaque homme est imposée aussi rigoureusement que celle du cube d'air. Il en résulte que l'on ne construit jamais de chambrées très élevées dont la contenance serait toujours subordonnée à la surface disponible.

A chaque groupe de deux chambres de 12 hommes correspond une annexe bâtie en saillie et comprenant un lavabo à quatre robinets, un siège de latrines et un urinoir de nuit. Le lavabo a 3 m. 60 sur 2 m. 05. Ces locaux sont isolés du corridor séparant les chambres par un vestibule dont le nom : « Ventilating bobby » (vestibule d'aération) indique la raison d'être.

Le réfectoire correspondant à une compagnie mesure 8 m. 40 sur 8 m. 13 pour un effectif de 96 caporaux et soldats, soit 0 m² 71 par homme, exactement la surface indiquée pour les réfectoires par la circulaire du 31 mai 1907.

Les chambres de sous-officiers ont 3 m. 60 sur 2 m. 70.

La cuisine pour quatre compagnies à 10 m. 50 sur 8 m. 05.

Des passages couverts réunissent les réfectoires à la cuisine.

Les latrines de jour sont construites entre les blocks des compagnies sur l'alignement des cuisines.

Les autres constructions affectées au bataillon (chaque bataillon de huit compagnies formant corps) sont :

1° Un logement pour le chef de corps ;

2° Un logement pour les deux quartiers-maîtres ;

3° Un mess pour les officiers ;

4° Un mess pour les sous-officiers ;

5° Les salles de consommation et de récréation ;

6° Les logements des sous-officiers et soldats mariés ;

7° Le logement des musiciens ;

8° Les magasins et écuries régimentaires;

9° Les bains.

Les mess des sous-officiers sont comme ceux de la troupe, construits et divisés, à peu de chose près, de la même manière que les autres mess. Il faut noter qu'à Salisbury-Plain, entre les terrains de manœuvre, qui sont très vastes, des espaces considérables formant pelouse sont mis à la disposition des hommes pour pouvoir jouer.

En résumé, des installations visitées, Lachaud retient les observations suivantes :

1° Les dispositifs relatifs à la ventilation des chambres;

2° La préoccupation d'avoir des lavabos et des urinoirs de nuit à proximité immédiate des chambrées;

3° L'organisation particulièrement soignée des salles de consommation et de récréation des soldats et le fonctionnement des coopératives régimentaires;

4° Le principe de l'installation des troupes dans les camps pendant plusieurs mois de l'année;

5° L'installation des septic-tanks pour le travail biologique des matières usées de la caserne.

Nous verrons que, en ce qui concerne ce dernier point, les essais faits en France, non seulement dans l'armée, mais encore en dehors, ne confirment guère les heureux résultats constatés en Angleterre. La question est encore loin d'être résolue. Peut-être l'armée anglaise, qui est une armée de métier, en rien comparable à la nôtre, peut-elle affecter à la conduite de ces installations des employés permanents parfaitement éduqués, alors que, chez nous, le soldat attaché à ce service part au moment où il commence à être instruit. Le principe de l'installation des troupes dans les camps, pendant quelques mois est en partie appliqué en France au moment des tirs de guerre, des écoles à feu, du moins pour certains corps. Il serait à désirer qu'on étendît cette façon de faire à toutes les garnisons.

Les casernes belges. — *Caserne Prince-Baudouin.* — La caserne Prince-Baudoin, achevée en 1894, a été construite pour le logement de 4 bataillons actifs et de 3 bataillons de réserve du régiment des carabiniers.

Chaque bataillon actif, comprenant 4 compagnies, est logé dans un bloc séparé. Les bataillons de réserve sont logés dans des locaux qui leur ont été réservés dans trois des blocs pour bataillons actifs.

Trois constructions importantes forment les bâtiments de façade qui s'élèvent à 5 mètres de la place Dailly; ce sont : à l'aile droite, le mess des officiers; à l'aile gauche, un bâtiment pour militaires mariés; au centre, le bâtiment d'entrée renfermant les corps de garde, le parloir, le mess des sous-officiers, la salle d'escrime, les salles de cours, les bureaux de l'état-major du régiment, la salle de répétition de la musique et divers services accessoires.

Toutes les dépendances de la caserne : cuisines des soldats, cellules, latrines, etc., sont situées en dehors des bâtiments principaux et forment une ceinture de constructions basses réparties le long des murs de clôture.

Dans chaque bloc de bataillon, deux compagnies sont logées au rez-de-chaussée et deux au premier étage. Il existe de plus un second étage mansardé destiné à former une réserve de logements en cas de rappel des classes. Le casernement de chaque compagnie comprend cinq chambres dortoirs pour 21 hommes chacune, un réfectoir-chauffoir, un bureau et trois chambres pour logements de sous-officiers. Les chambres ont 13 m. 75 de longueur, 6 m. 20 de largeur et 4 m. 80 de hauteur; ce qui donne par habitant 19 à 20 mètres cubes d'air.

Chaque chambre donne d'un côté directement à l'extérieur et de l'autre sur un large couloir, bien éclairé, bien aéré, qui constitue une sorte de galerie fermée, qui peut être utilisée pour l'astiquage et pour le dépôt des chaussures. C'est là une disposition très heureuse que nous avons encore rencontrée en Hollande.

L'éclairage et la ventilation des chambres et du couloir qui donne accès à celles-ci sont opérés par des fenêtres à châssis ouvrants, permettant d'établir à travers les dortoirs un courant d'air énergique aux heures où ils ne sont pas occupés.

Une partie des impostes des fenêtres est construite de façon à permettre le renouvellement de l'air lorsque les circonstances exigent la fermeture des châssis. Enfin une ventilation permanente est assurée : 1° par des prises d'air percées dans les murs; 2° par des cheminées de ventilation et 3° par des vitres perforées. Toutes les aires sont en carreaux céramiques.

Les lavoirs sont pourvus de tables lavabos en pierre de taille et de cuvettes pour bains de pieds.

Les sous-officiers sont logés à 2 ou 3 par chambre.

Les cuisines sont pourvues de marmites à double enveloppe et à circulation de vapeur. On a installé deux groupes d'appareils culinaires comprenant chacun trois marmites d'une contenance respective de 1 300, 500 et 300 litres. Il existe en plus cinq chaudières Jougland d'une capacité de 275 litres chacune. Une buanderie avec séchoir d'hiver et séchoir d'été est annexée à la cuisine; mais ces installations ne sont plus employées actuellement par suite de la suppression récente des buanderies régimentaires.

La salle d'affusion comprend 12 cabines pour bains, douches et 24 cabines vestiaires. L'eau est chauffée à la vapeur dans un réservoir spécial placé près du plafond de la salle.

La vapeur utilisée par la cuisine et par la salle d'affusion est produite par deux générateurs à foyer intérieur et à tubes; ils sont alternativement en service.

Une pompe à vapeur placée à proximité de la cuisine élève les eaux d'un puits, sur lequel elle est installée, dans un réservoir de 30 mètres cubes. Les eaux de ce réservoir sont utilisées pour le service des cuisines et sont envoyées par des canalisations souterraines jusqu'aux latrines dont elles assurent l'irrigation. Des puits et des citernes ont été établis en divers points de la caserne, lors de sa construction; mais afin de placer les occupants dans des conditions hygiéniques aussi bonnes que possible, on a récemment décidé d'opérer l'alimentation en eau par un raccordement à la distribution locale passant devant la caserne.

Les produits des latrines et des eaux ménagères se déversent dans l'égout communal par l'intermédiaire d'un égout principal de 1 m. 20 sur 80 centimètres, traversant toute la caserne. Les canalisations secondaires, généralement établies en tuyaux de grès, sont munies de coupe-air, de cheminées de visite et de trous de lampes. La superficie totale de la caserne est de 3 hectares et demi, se décomposant comme suit :

Bâtiments à étages......................	1 hectare	12 ares
Bâtiments sans étages..................	0 —	51 —
Cours et rues...........................	1 —	87 —

Le coût de la caserne s'élève à 1,325 francs par homme logé.

La *caserne de Lœcken* est une caserne mixte occupée par un bataillon de grenadiers et un détachement de guides. Elle est construite avec un grand luxe extérieur, mais aussi avec tous les aménagements désirables à l'intérieur, sauf cependant les salles d'astiquage, dont l'emploi n'a pas encore été envisagé dans l'armée belge.

Les pavillons de la troupe sont construits dans le même esprit que les pavillons d'infanterie ou de cavalerie des autres casernes récentes.

Il existe des lavabos aux étages.

Les casernes d'artillerie et de cavalerie ont toutes :

1° Un pavillon d'entrée comprenant corps de garde, parloir, salle des rapports, salle d'escrime, bureaux, mess des sous-officiers et salle de réunion de la troupe;

2° Autant de pavillons que d'unités;

3° Des locaux accessoires répartis le long des murs d'enceinte, salle de douche, locaux disciplinaires, infirmerie vétérinaire, etc.

Les écuries sont au rez-de-chaussée des pavillons d'escadron ou de batterie; cette disposition est générale dans toute la Belgique.

Elle a l'avantage de faciliter énormément le service, surtout en hiver où les hommes ne sont pas obligés de faire maintes fois par jour un long trajet dans la boue ou dans la neige, comme dans les casernes où le quartier des chevaux est séparé du quartier des hommes.

D'une façon générale les éléments de la caserne belge sont les suivants :

Dortoirs. — L'installation du soldat belge comprend une chambrée, un réfectoire et un mess, mais pas de vestiaire ni de salle d'astiquage.

Dans les casernes anciennes, la dimension des dortoirs est très variable, depuis les vastes chambrées de 130 lits de la caserne de Mons jusqu'aux dortoirs de 14 lits de l'École d'application d'infanterie du camp de Beverloo.

Le cube d'air réglementaire est de 16 mètres cubes environ, mais en raison des congés de semestre assez nombreux et des corvées de garde, la contenance théorique des chambres est rarement atteinte et les hommes disposent d'un nombre de mètres cubes supérieur à celui indiqué.

Tous les locaux sont dallés.

Le couchage des troupes est identique au couchage français.

Pendant les exercices, les chambrées sont fermées; la clef est chaque jour gardée par un homme désigné de corvée pour chaque chambrée.

Il résulte de cette disposition que les officiers préfèrent ne pas avoir des chambres trop petites, afin de diminuer le service de garde qui est, paraît-il, rendu nécessaire pour éviter les vols.

Les hommes disposent chacun d'une petite armoire très analogue à notre type réglementaire d'armoire de sous-officiers.

Lavabos. — Les lavabos sont toujours installés à l'intérieur des bâtiments d'habitation, mais en général ils sont placés au rez-de-chaussée, ce qui entraîne de longs parcours pour les hommes logés au premier ou au deuxième étage.

Dans les dernières casernes construites des lavabos ont été installés à l'étage.

Les lavabos ne comprennent que des robinets placés au-dessus de pierres d'évier servant de tables sur lesquelles chaque homme dispose la cuvette en tôle qui fait partie de son équipement et qu'il apporte avec lui lorsqu'il veut faire ses ablutions.

Au-dessus de ces tables est installé, dans les casernes les plus modernes, un dispositif analogue aux filets à bagages des compartiments de chemins de fer, dans lequel les hommes peuvent placer leur chemise ou leur gilet de flanelle pendant qu'ils font leur toilette.

Les lavabos ne sont pas chauffés en général. Dans certaines casernes des braseros sont installés pendant la partie rigoureuse de l'hiver.

Il y a en moyenne 9 à 12 robinets par compagnie et place pour 30 ou 40 hommes dans chaque lavabo.

Des pédiluves ont été installés dans les lavabos des casernes de construction récente.

Ces lavabos n'offrent pas de dispositions supérieures aux nôtres. Nous trouvons même regrettable l'usage des cuvettes en tôle. Le soldat est partout le même. Une propreté relative en général lui suffit. Ces cuvettes sont difficiles à tenir propres, et nous préférons de beaucoup les lavabos à auge et à écoulement continu de nos casernes.

Bains-douches. — Partout les bains-douches sont installés avec soin et comportent des cabines d'isolement. En entrant dans une des casernes de Bruxelles on est frappé par la vue de deux longs bâtiments qui flanquent le bâtiment d'habitation de chaque côté et dont ils sont séparés par une très large allée. D'un côté sont les locaux disciplinaires composés d'une série de cellules et de l'autre les bains-douches. Leur disposition intérieure a été figurée au chapitre III.

Nous avons d'ailleurs vu la même disposition en Hollande.

Réfectoires. — Dans toutes les casernes visitées (sauf à la caserne du génie à Anvers où, paraît-il, la place fait complètement défaut) il existe un réfectoire de compagnie. Ce réfectoire est la seule pièce chauffée mise à la disposition des troupes en dehors de leur mess.

Ce réfectoire doit aussi servir théoriquement de salle de réunion, mais dans la plupart des corps, les hommes n'ont pas accès à cette salle en dehors des heures de repas.

En dehors de celle des grenadiers et guides, les casernes que nous avons visitées sont du type linéaire. Bâtiments énormes à deux étages dans lesquels habite un bataillon.

Hollande. — *Casernes de Nimègue et d'Assen*. — Les casernes de Nimègue et d'Assen, construites de 1903 à 1907, sont établies sur le même modèle. Elles comprennent autant de pavillons principaux qu'il y a de bataillons, plus un certain nombre de pavillons annexes pour certains services accessoires.

Le casernement pour un bataillon est constitué par quatre groupes de dortoirs réunis par un corps de bâtiment dans lequel sont installés les logements de sous-officiers, les lavabos, les services généraux et les cuisines.

Chambrées. — Les dortoirs contiennent 24 lits dont 4 destinés aux caporaux, qui sont placés dans des box.

Ces dortoirs ont des fenêtres sur les deux façades.

A Nimègue comme à Assen, les portions de bâtiment contenant les dortoirs sont à simple rez-de-chaussée.

Un seul des casernements de bataillon de la caserne de Nimègue fait exception : il existe un rez-de-chaussée et un étage dans la construction réservée aux dortoirs.

En raison de la hauteur du plafond, le cube d'air accordé à chaque homme est considérable. Le dortoir ayant une capacité de 494 mètres cubes pour 24 lits, chaque homme se trouve avoir 20 m. 60.

Mais, malgré ce cube d'air considérable, les lits ne sont pas assez espacés, ils sont à 0 m. 40 les uns des autres. Par contre, il y a un espace libre de 3 mètres au milieu du dortoir, disposition utile dans l'espèce, puisque la chambrée sert de réfectoire.

Lavabos. — Les hommes n'ont pas de salles d'astiquage, mais chaque compagnie dispose d'un lavabo à 12 robinets placé à proximité des chambrées. Tous les hommes ont à leur disposition, comme en Belgique, une cuvette en fer battu pour pouvoir faire leurs ablutions.

Latrines de nuit. — A chaque étage existent des latrines de nuit auxquelles on accède par le corridor qui longe la face postérieure du pavillon. Ces latrines sont en saillie sur la façade ; mais il ne semble pas que l'on ait pris des précautions suffisantes pour assurer la ventilation, étant donnée la disposition des ouvertures, la ventilation naturelle peut produire des courants d'air de sens différents ; il n'y a dès lors aucune raison pour que le premier s'établisse plutôt que le second, lequel amène les odeurs vers l'intérieur de la caserne.

Nous estimons qu'avec une autre disposition l'aération des latrines aurait de bien plus grandes chances de se produire par un courant d'air latéral.

L'urinoir se trouve placé juste en face de la porte d'accès. Cette disposition permet sa convenable utilisation et peut faire admettre la probabilité que les hommes doivent s'en servir plus fréquemment que si le même urinoir était placé dans un coin et par conséquent, moins à la vue des soldats.

Installation des sous-officiers. — Chaque sergent-major a une chambre particulière à laquelle est attenant le magasin de compagnie, tous les autres sous-officiers de la compagnie sont logés en commun.

Au nombre de huit ou neuf, ils disposent d'un dortoir de 8 mètres sur 6 mètres environ. Les sous-officiers couchent, comme les soldats, sur une simple paillasse; ils ont chacun une petite armoire, une penderie.

Locaux accessoires situés dans le pavillon principal. — Les autres locaux situés dans le pavillon principal sont :

A. Au rez-de-chaussée :

La cuisine avec laverie-office;

La salle de visite;

La salle de l'officier de garde;

Le corps de garde et les locaux disciplinaires destinés pour les soldats, les caporaux et les sous-officiers;

Le bureau et le magasin de l'officier d'armement;

Aux extrémités des dortoirs, des magasins pour le service du génie, pour l'armurier et des débarras.

B. Au premier étage :

Deux logements pour les adjudants sous-officiers;

L'appartement de l'officier de semaine;

Le bureau du commandant du régiment (dans un des pavillons de bataillon);

Le bureau du commandant du bataillon;

La salle des rapports.

Il faut noter qu'il existe une salle spéciale de détention pour les hommes en prévention de conseil de guerre, qui ne sont pas mis en cellule tant qu'ils ne sont pas sous le coup d'une punition disciplinaire.

L'espace compris entre les logements des 2ᵉ et 3ᵉ compagnies, recouvert d'une toiture, constitue un vaste hangar aux manœuvres, d'une superficie de 680 mètres carrés.

Cette disposition est très économique, mais elle présente l'inconvénient de diminuer légèrement l'aération des chambres qui donnent sur cet intervalle. Ce système ne serait à préconiser que s'il était impossible de trouver des ressources pour construire un hangar aux manœuvres distinct.

Les autres services des bataillons du régiment sont installés dans des pavillons annexes.

Latrines de jour. — Deux édicules comprenant chacun des urinoirs et 16 sièges (dont 2 réservés aux sous-officiers) sont bâtis à proximité de chaque pavillon de bataillon.

Réfectoire des sous-officiers, salle de gymnastique, salle de répétition pour la musique. — Ces trois locaux, communs à tout le régiment, sont groupés dans un même pavillon, qui contient également la cuisine des sous-officiers.

Cantines des sous-officiers et des soldats. — Des cantines régimentaires distinctes pour les sous-officiers et les hommes sont établies dans un pavillon unique et desservies par une cuisine et une office uniques.

La cantine des sous-officiers comprend une salle de consommation de 9 mètres sur 6 mètres et une salle de billard de 9 mètres sur 5 mètres. La cantine des soldats comprend, outre la salle de consommation et la salle de billard, une salle de lecture avec cabinet attenant pour la bibliothèque. La surface totale des locaux réservés aux soldats est de 234 mètres (26 mètres sur 9 mètres) pour un effectif de 800 hommes.

Bains-douches. — Le pavillon des bains-douches, commun à tout le régiment, contient 24 cabines avec pommes de bains-douches pour un effectif de 800 hommes environ. Le service des bains-douches est très suivi et régulièrement assuré par un matériel un peu vieux, mais qui fonctionne assez bien.

Les autres locaux accessoires, comprenant un magasin à cartouches et un pavillon pour les magasins d'habillement et d'équipement, ne présentent pas d'intérêt en ce qui nous concerne.

L'ensemble du casernement de Nimègue, qui contient mille places, a coûté 1 142 820 francs, soit 1 143 francs par place, non compris le terrain.

Le casernement d'Assen a coûté 720 900 francs pour 500 places, soit 1 440 francs par place, terrain compris.

Éléments de la caserne Suisse. — *Chambrées, corridors.* — Toutes les casernes visitées en Suisse présentent une disposition à peu près identique.

Les chambres de troupe donnent sur une large galerie de 4 mètres de large longeant la façade principale du bâtiment (3 m. 25 seulement dans la vieille caserne de Frauenfeld). Cette galerie sert en réalité de local d'astiquage; elle est munie de râteliers d'armes, de crochets, de porte-manteaux, de tables d'astiquage, de bancs à rabattement pour cirer les chaussures. Quelquefois, comme à Lucerne, Frauenfeld et Thoune, la galerie sert de réfectoire à un certain nombre d'unités.

Cette galerie est fermée par des fenêtres. Il n'est possible de provoquer un courant d'air dans les chambres qu'en ouvrant à la fois les fenêtres des deux façades et les portes des chambres, ce qui est manifestement moins commode que si les chambres avaient des ouvertures directes sur deux façades opposées.

Ce couloir, où s'amoncellent les poussières provenant du nettoyage des effets des hommes, n'est pas suffisamment aéré et présente l'inconvénient de communiquer directement avec les chambres des hommes, ce qui permet la pénétration des poussières dans le dortoir ; mais il a le grand avantage et la commodité de mettre en communication directe la chambre avec les lavabos et les latrines qui existent à l'étage.

A Thoune on avait voulu éviter l'inconvénient du manque d'aérage et on avait construit les casernes avec deux vérandahs ouvertes, une sur chaque face. Les chambres des deux côtés, sur des galeries ouvertes, étaient inhabitables et on a dû fermer les deux vérandhas par des châssis vitrés.

Il en est résulté une perte énorme de places puisqu'une des deux galeries n'a pu être utilisée que comme réfectoire. Dans chaque coin des galeries, des robinets munis de vasques fournissent à l'étage toute l'eau nécessaire au ménage. En Suisse, les casernes sont dotées d'une quantité d'eau illimitée et en rapport avec les besoins.

Les chambres ont une contenance normale de 16 à 20 hommes. A Berne, il existe quelques chambrées de 40 hommes et, au troisième étage de la caserne de Lucerne, un vaste local contenant 170 lits !

Le cube d'air ne dépasse jamais 20 mètres cubes ; il est généralement de 17 à 18 mètres à Lucerne.

Les hommes sont couchés sur des lits très confortables, plus larges que les lits français et munis de deux matelas quand il n'y a pas de sommier. Le matelas unique employé sur lits à sommier est constitué par 12 kilog. de crin et 2 kilog. de laine, la laine isolée par une toile légère étant répartie sur les deux faces du matelas.

L'ameublement de la chambre comprend des tables et bancs et une planche à bagage simple ou double suivant les cantons.

Les soldats nettoient leur chambre, mais afin de réduire au minimum le temps perdu en corvées, les corridors, escaliers, lavabos, latrines, en un mot tous les services généraux sont entretenus par des employés civils du service du casernement, vieux serviteurs surnommés putzer, qui sont chargés également, moyennant rétribution par les intéressés, de brosser les officiers et les sous-officiers.

Les parquets des chambres sont à point de Hongrie et de tout premier choix. Dans plusieurs casernes, les corridors et locaux accessoires présentent des sols en asphalte comprimé.

A Lausanne on a fait des essais satisfaisants de stucolithe en blocs. A Brugge on a employé des parquets de xylolithe en plaques de 1 mètre carré, maintenues par neuf vis en laiton.

Les parquets employés étant de première qualité et leur établissement étant particulièrement soigné, il y a lieu de constater une différence énorme avec nos planches de casernes. Les parquets des chambrées suisses peuvent être nettoyés sans inconvénient au moyen de la serpillière humide.

Les murs sont le plus souvent blanchis à la chaux, mais dans certaines casernes, à Lausanne notamment, ils sont peints à l'huile.

Lavabos. Bains-douches. Pédiluves. — Dans les casernes récentes, les lavabos sont à l'étage à proximité des chambres ; dans les casernes plus anciennes, les hommes sont obligés de descendre dans la cour pour faire leurs ablutions. A Thoune et à Lucerne les lavabos à auges sont même simplement installés sous un appentis.

Toutes les casernes possèdent des installations de bains-douches avec eau chaude, sauf à Lucerne, où les douches, installées dans une vieille écurie, sont froides.

Le nombre de pommes varie de 20 à 48 suivant la contenance de la caserne (600 à 1 600 hommes), soit 3 à 4 p. 100.

Les hommes prennent la douche en commun et sont munis d'un caleçon, système qui ne vaut évidemment pas le dispositif belge de la cabine d'isolement, l'homme ne se lave vraiment bien que s'il est soustrait aux regards de ses voisins.

Il existe des pédiluves dans presque toutes les casernes, mais ils sont généralement installés dans les cours et ne servent qu'en été.

A Lucerne cependant où, comme nous venons de le voir, il n'existe pas de douches chaudes, des bains de pieds chauds sont donnés dans les auges de lavabos, convenablement compartimentés, mais il est nécessaire d'apporter l'eau chaude dans des seaux.

Latrines. — La caserne suisse a résolu depuis longtemps le problème des latrines à chaque étage, et ces latrines sont en service de jour comme de nuit.

Les locaux affectés à cet usage sont souvent accolés aux cages des escaliers placées en saillie sur la façade, et leur aération est suffisante pour qu'aucune odeur ne se fasse sentir dans les corridors ; mais il convient de remarquer que les casernes sont abondamment pourvues d'eau et que la propreté des latrines est assurée par le service du casernement, qui fait nettoyer ces locaux trois fois par jour. Les sièges employés sont de type assez variés.

On trouve à Berne le siège ordinaire en bois avec protège-siège en auvent analogue au type belge ; à Lausanne, le siège à la turque ; à Brugge, un siège genre anglais.

Partout des chasses d'eau, généralement automatiques, sont installées et fonctionnent très normalement.

Dans la plupart des casernes la fosse Mouras est employée; les Suisses trouvent que ces fosses rendent de plus grands services que les tinettes mobiles.

Locaux disciplinaires. — Les locaux disciplinaires, généralement installés dans le sous-sol, comprennent une salle de police et des cellules qui sont de véritables cachots à peu près obscurs.

Trémies pour l'évacuation des balayures. — Des trémies permettent d'évacuer directement au rez-de-chaussée les balayures provenant des galeries des différents étages.

Ces trémies sont constituées par de simples gaines placées dans l'épaisseur du mur à la manière d'une gaine de ventilation; l'orifice supérieur est fermé par une porte à rabattement et à l'extrémité inférieure est placé un récipient que l'on enlève tous les matins.

Chauffage. Ventilation. — En principe les autorités fédérales poursuivent l'installation du chauffage central dans toutes les casernes; il existe une installation partielle à Thoune. Le système est uniformément le chauffage à vapeur à basse pression, avec distribution dans les chambres par gros tuyaux contournant les murs, comme à Berne, ou traversant les pièces à 2 mètres de hauteur, comme à Zurich.

A Berne, pour un cube chauffé de 25 à 26 000 mètres cubes, la consommation quotidienne est de 600 kilog. de charbon environ. Les chambres sont chauffées à 16° et la vapeur est envoyée dans les distributeurs de quatre heures et demie à huit heures du matin et de quatre heures à huit heures du soir.

La ventilation est prévue dans toutes les pièces habitées, où on a installé des gaines spéciales mais sans appel forcé.

Séchoirs pour effets de drap. — Dans toutes les casernes il existe un local spécial destiné à permettre de sécher rapidement les effets de drap lorsque les soldats ont été exposés à la pluie. Ces locaux, munis de patères, sont généralement chauffés à l'air chaud au moyen d'un fourneau spécial qui est allumé lorsque la pluie est signalée.

Cependant, à Lausanne, le séchoir est commun à la buanderie du service de casernement et aux unités de l'école de recrues.

Presque partout le séchoir est en sous-sol. Il y a là une disposition excellente que nous n'avons retrouvée dans aucun des pays visités et dont l'application en France nous paraîtrait de nature à diminuer les dangers que courent les jeunes soldats lorsqu'ils sont obligés d'endosser des vêtements mal séchés, sans parler de l'avantage qu'il y aurait, au point de vue hygiénique, à supprimer dans les chambrées les émanations mauvaises qui se dégagent du drap mouillé.

A la vérité, dans la caserne moderne, les vêtements mouillés seraient en principe laissés dans les salles d'astiquage; mais celles-ci ne seraient jamais suffisamment chauffées pour que le séchage soit complet; il faudrait donc consacrer un local spécial à ce service.

De plus l'étuvage des effets mouillés dans des salles spéciales présente l'avantage de supprimer l'odeur, qui se dégage invariablement des effets mouillés, dans les chambrées.

Réfectoires. — Partout les dispositions sont prises pour que les hommes ne mangent pas dans les chambrées; les locaux à usage de réfectoire ne sont jamais installés en resserrant les hommes dans les chambrées. Dans plusieurs casernes, Thoune et Frauenfeld notamment, les salles affectées aux cantines sont suffisamment vastes pour que la plus grande partie des hommes puissent prendre leurs repas.

A Berne, Brugge et Lausanne, les réfectoires sont installés dans les sous-sols à proximité des cuisines. Dans ce cas, l'ameublement est tout à fait sommaire et comprend simplement des tables et des bancs.

A Zurich, les réfectoires sont installés dans les chambres inoccupées.

Dans les autres casernes, et chaque fois que les cantines ou les réfectoires deviennent insuffisants, les hommes prennent leurs repas dans les corridors de 4 mètres dont il a été question plus haut.

Cuisines. — D'une manière générale, les cuisines sont installées dans les sous-sols, qui présentent une hauteur considérable : 5 mètres. Partout où les cuisines ont cette hauteur, l'aération y est très suffisante et l'évacuation de la vapeur, même au moment où les marmites bouillent le plus vigoureusement, est constamment assurée.

A Frauenfeld seulement le sous-sol est bas (3 m. 50 environ) et il a fallu installer une ventilation artificielle pour l'évacuation des vapeurs qui sont enlevées par des ventilateurs mus par de petites turbines branchées sur la canalisation de l'eau de la ville.

Les fourneaux sont d'un système très simple, analogue aux types Français-Vaillant, et ne permettent que la préparation des viandes bouillies ou en ragoût. Il n'existe pour ainsi dire pas de fours dans les cuisines militaires.

Presque tous les fourneaux sont munis de serpentins pour le chauffage de l'eau destinée à la laverie.

Une salle de lecture et de correspondance est installée dans chaque caserne.

La plupart des journaux font le service gratuit aux écoles de recrues et ces feuilles quotidiennes forment à peu près toute la littérature des jeunes soldats.

Pendant le temps très court que ceux-ci passent à la caserne, où presque tous leurs instants sont occupés par des exercices ou des théories, ils n'ont d'ailleurs que fort peu de minutes à consacrer à la lecture.

Par contre, la salle de correspondance ne désemplit pas, car le soldat suisse a la franchise postale. De plus il peut envoyer et recevoir chaque jour gratuitement des colis de 2 kilog. Il en résulte un échange continu de correspondance et de paquets entre les recrues et leurs familles ou amis.

Les familles envoient des victuailles et le plus grand nombre de soldats envoient leur linge pour être blanchi à la maison. Il en est de même des régions les plus pauvres de la Suisse, qui expédient de temps en temps jusqu'à leur pain de munition.

Blanchissage, buanderie. — Comme nous venons de le voir, le plus grand nombre des hommes font blanchir leur linge par leurs parents. Ceux qui ne veulent pas ou ne peuvent pas employer ce procédé, sont blanchis par la compagnie qui s'adresse à des blanchisseries locales.

Il n'existe de buanderies dans les casernes que pour le service du casernement, qui est chargé de faire blanchir les draps de lit, les couvertures, les taies d'oreiller, etc.

Infirmeries. — Chaque caserne possède une infirmerie, mais sauf à Lausanne où cette infirmerie occupe un bâtiment séparé, les pièces destinées aux malades font partie intégrante du casernement. Les règlements en vigueur interdisent de conserver un homme plus de quatre jours à l'infirmerie; passé ce délai il doit être évacué sur un hôpital.

Il résulte de cette disposition que l'infirmerie ne reçoit que des hommes en observation. Dès que le diagnostic permet au médecin d'affirmer que la maladie durera plus de quatre jours il n'a aucun intérêt à conserver un malade qui devra forcément être dirigé sur l'hôpital à bref délai.

L'infirmerie est généralement placée à l'étage supérieur de la caserne. Cette disposition n'est pas très commode au point de vue du malade en cas d'accident; mais il présente l'avantage de placer les patients dans la région la moins bruyante du casernement et dans les meilleures conditions d'aération.

Les salles constituant l'infirmerie comprennent autant que possible un vestibule (sans cependant que cette condition soit toujours réalisée) une salle commune de 6 à 15 lits, deux chambres d'isolement, une salle de visite servant de tisanerie et une chambre pour le médecin.

A Lausanne, l'infirmerie est un peu plus grande et comprend : cuisine, salle de bains, chambres des infirmiers.

Il y a lieu de remarquer que le corps de santé militaire ne comprend qu'un très petit nombre de médecins en service permanent. Au nombre de 4 ou 5 au maximum ils sont en service à l'administration centrale ou sont employés dans les cours d'officiers.

Le service est donc fait dans chaque garnison par des médecins civils rappelés à l'activité. Le médecin de garnison, qui est chef du service de santé, est un médecin de la localité, qui assure les soins médicaux d'une façon permanente moyennant une indemnité calculée d'après le nombre de journées pendant lesquelles fonctionnent les écoles de recrues de la garnison; il est assisté par un certain nombre de médecins moins anciens que lui, qui sont rappelés à l'activité volontairement pendant une demi-école ou une école.

Le matériel des infirmiers est tout à fait rudimentaire et se compose à peu près exclusivement du matériel du service de santé en campagne.

Le service médical de l'armée suisse ne nous offre aucun exemple dont nous puissions faire profit.

Les points les plus intéressants à noter dans les casernes suisses sont :

1° Utilisation judicieuse des corridors comme salles d'astiquage;

2° Installation de lavabos et de latrines à tous les étages avec fonctionnement parfait, le problème du water-closet à l'étage se trouvant ainsi parfaitement résolu;

3° Chauffage méthodique des locaux habités;

4° Installation de séchoirs pour les effets de drap dans toutes les casernes.

La caserne du 4ᵉ régiment des grenadiers de la garde à Berlin, qui date de 1897, représente notre type 1874-1875.

Elle occupe [1], sur la lisière ouest du vaste champ de manœuvres de Tempelhof, un emplacement de 50 hectares et loge un régiment de 3 bataillons représentant un effectif d'environ 2 000 hommes. Elle comprend comme locaux d'habitation 3 bâtiments séparés, 1 pour chaque bataillon, à 2 étages et 2 pavillons à un étage destinés à 35 sous-officiers mariés.

La distribution intérieure des casernements de bataillon est conforme au type réglementaire adopté en Allemagne, à savoir :

Au centre un large corridor longeant la façade septentrionale, éclairé par 12 ou 14 fenêtres et sur lequel viennent s'ouvrir toutes les chambres occupant la façade opposée au midi.

A chaque aile sont réparties les chambres de sous-officiers qui

---

1. SIMON, *Étude sur le service de santé de l'armée allemande. Archiv. de méd. et de pharm. militaires,* juin 1908.

sont groupés à raison de 2 ou 3 par pièce, à l'exception du Feldwebel occupant à lui seul 2 chambres.

Chambres de troupe. — Les hommes sont répartis par 18 ou 20 dans chaque chambre.

Les lits sont à 2 étages, disposition qui paraît être la règle générale dans les casernements de la capitale et qui laisse quelque incertitude au visiteur sur l'évaluation de l'espace cubique individuel dont le taux réglementaire de 17 mètres cubes ne paraît pas atteint.

La literie repose sur les planches du châlit et comprend : 1 paillasse, 1 paire de draps, 2 couvertures de laine, 1 traversin, le tout d'apparence moins confortable que le couchage de nos soldats.

Chaque homme dispose d'une armoire fermant à clef dans laquelle sont disposés le linge, les effets, les chaussures, l'équipement et les armes, son pain et ses objets personnels.

Au-dessus de l'armoire sont placés le sac et une cuvette en grès servant aux ablutions journalières. Il existe dans chaque chambre un crachoir qui est garni d'une solution de crésyl.

L'adoption d'une armoire pour chaque occupant permet de dégager ainsi la chambre de tous les accessoires de mobilier, tels que planches à bagages, planches à pain, rateliers d'armes qui nuisent au contrôle de la propreté et interceptent la circulation de l'air. Les paquetages sont également ainsi soustraits à l'imprégnation des poussières chassées par le balayage et les courants d'air.

Les murs sont couverts d'un enduit à la chaux, le plancher est en chêne, sans revêtement spécial et sans entrevous. L'aération s'effectue par les impostes mobiles disposées à chaque fenêtre et par des orifices de ventilation disposés au plafond, en communication avec la cheminée. Le chauffage se fait au moyen de poêles de grandes dimensions alimentés au charbon de terre.

Les chambres restent à peu près inoccupées le jour. Le nettoyage des effets, des chaussures et des armes se fait dans le corridor qui dessert tous ces locaux; les repas sont pris au réfectoire et les exercices et théories ont lieu à l'extérieur ou en cas de mauvais temps dans un grand hangar couvert.

Locaux annexes. Réfectoires, cantines et mess. — Une grande salle à manger, tenant lieu à la fois de réfectoire et de cantine, est affectée à un demi-bataillon, le soldat trouve ainsi tout à portée les suppléments qu'il peut s'offrir pour améliorer son repas, la cantine étant abondamment pourvue de diverses denrées et boissons.

Bains. — Chaque bataillon dispose d'une salle de bains située dans le sous-sol; elle comprend un vestiaire et une pièce pour la chaudière et 12 pommes d'aspersion.

Des galoches en bois sont à la disposition des hommes qui les chaussent pour se rendre d'une pièce dans l'autre, ce qui rend superflu l'usage d'un plancher à claire-voie. Chaque compagnie peut être douchée une fois par semaine.

Locaux disciplinaires. — Il n'existe pas de locaux disciplinaires; les punitions légères (consigne, corvées supplémentaires) sont seules faites au corps. Tout homme puni d'incarcération de 3 jours à 6 mois est envoyé à la prison commune à tous les corps de la garnison. Au delà de ces limites, les punitions sont faites dans les établissements pénitentiaires, forteresses et sections de discipline.

Une visite médicale préalable est toujours passée pour les hommes punis de prison avant leur envoi.

Hangar aux manœuvres. — Le régiment dispose d'un vaste hangar clos de toute part, avec sol goudronné pour fixer les poussières et qui est destiné aux exercices et théories en cas de mauvais temps.

Latrines, urinoirs. — En avant du casernement de chaque bataillon se trouvent les latrines comportant 36 water-closets et 10 urinoirs qui sont raccordés aux égouts de la ville; il existe en plus des latrines de nuit à l'intérieur de chaque bâtiment d'habitation.

La caserne des chasseurs à pied à Colmar, et celle de Schlestadt, représentent notre type Tollet à un étage. Chaque bâtiment ne renferme que 2 compagnies et les hommes sont répartis par petites chambres de 16 à 20 lits. Tous les locaux accessoires, réfectoires, cuisines, etc., sont situés en dehors des locaux d'habitation et admirablement installés.

L'aménagement des bains-douches surtout est remarquable.

Les dépenses sont évaluées sur le pied de 1 250 francs par homme.

CHAPITRE XVIII

HABITATIONS ACCIDENTELLES DU SOLDAT

Nous comprenons sous ce titre l'étude des locaux disposés pour recevoir les troupes en dehors des casernes. Quelques-uns d'entre eux sont occupés d'une façon permanente (camps d'instruction), mais le plus grand nombre (camps éventuels) donnent asile aux soldats pendant quelques jours ou quelques semaines, à l'occasion d'exercices spéciaux, exigeant pour leur accomplissement de grands espaces de terrain. Enfin en campagne, nous avons à considérer les habitations temporaires (camps et cantonnements) et les lieux de stationnement passager des troupes (camps, bivouac). Bien qu'occupées passagèrement, les habitations accidentelles doivent présenter autant que possible toutes les qualités exigées des habitations permanentes, car certaines d'entre elles peuvent servir de locaux de rassemblement au moment d'une guerre, ou à l'évacuation de malades ou de convalescents.

Souvent malheureusement l'hygiéniste est obligé pour leur établissement de tenir compte de nécessités militaires et ne peut obtenir qu'un minimum.

I. **Casemates**. — Ce sont des habitations creusées en sous-sol et recouvertes de terre. Au point de vue hygiénique elles n'ont que des inconvénients. Ceux-ci sont la conséquence de leurs dispositions mêmes. La situation souterraine entraîne comme conséquence le manque d'air et de lumière. Le nombre toujours exigu des étroites meurtrières qui leur donnent le jour ne peut qu'imparfaitement obvier à ce défaut. Elles présentent en outre une grande humidité. Sans doute on s'efforce d'y parer par le dispositif du toit en dos d'âne et en béton, permettant l'écoulement plus parfait de l'eau au dehors et les murs sont à double parois. Malgré tout il existe plus de rhumatismes, de maladies de l'appareil respiratoire parmi les hommes qui habitent de tels casernements; encore en temps de paix n'y sont-ils casernés qu'en petit nombre.

Aussi faut-il profiter de toutes les occasions pour sécher les locaux, pour mettre les hommes à l'air libre dès que les circonstances le permettent. Bref les précautions hygiéniques devront être d'autant plus minutieuses que les conditions d'habitation sont plus défectueuses. Si, en temps de guerre, les casemates sont des habitations de nécessité, il est à désirer qu'en temps de paix elles ne soient occupées que par *des effectifs restreints*.

Il ne faut pas qu'elles servent de casernement régulier, tout au plus doit-on s'en servir comme casernement éventuel. En temps d'occupation, notamment d'occupation intensive, il faut veiller à une ventilation active : combattre l'humidité et le froid par un chauffage énergique.

II. Camps et cantonnements. — Les habitations du soldat comportent toutes les mêmes dangers au point de vue hygiénique.

L'influence néfaste des agents météoriques, l'infection du sol et la difficulté des approvisionnements en eau de boisson constituent les facteurs principaux contre lesquels devront lutter les dispositions à prendre de la part de l'hygiéniste.

Enfin les groupes qu'elles abritent sont plus ou moins exposés à la contagion des maladies infectieuses. Le danger cependant est différent suivant les circonstances et les modes d'habitation. Le camp et le bivouac exposent plus aux affections *a frigore* que le cantonnement; celui-ci, par contre, est plus susceptible de devenir un centre de maladies infectieuses.

Quant à l'infection du sol qui entraîne souvent celle de l'eau, elle se produit dans toutes les circonstances où le soldat campe ou cantonne. Celle-ci semble réalisée au maximum dans les cantonnements resserrés et permanents comme ceux qu'ont pratiqué les Allemands sous Metz, à Sedan, sous Paris, et les troupes françaises après la guerre de 1870 dans les camps établis dans les environs de la capitale. On sait que la dysenterie et la fièvre typhoïde se propagent par les matières fécales et que le rôle du sol surtout dans le développement de la première semble considérable; or ces deux affections sont les compagnes habituelles des camps et des cantonnements mal tenus, et trop longtemps habités.

« La maladie des camps, par excellence dit Boisseau [1], celle qu'il est, pour ainsi dire, impossible de totalement éviter, la diarrhée, lorsque les précautions nécessaires ne sont pas prises, devient elle-même une cause de l'infection du sol, et contribue, de cette manière, à l'apparition de ces dysenteries graves qui ont plus d'une fois décimé les armées. »

On conçoit enfin que les approvisionnements d'eau de boisson seront en général plus faciles dans les cantonnements surtout lorsque ceux-ci se feront dans les villes, que dans les camps.

Encore y a-t-il lieu pour ces derniers d'établir une distinction entre les camps permanents qui pourront prévoir facilement un approvisionnement d'eau offrant toute sécurité, tandis que ceux du temps de guerre seront obligés d'utiliser les ressources souvent insuffisantes et suspectes du pays traversé.

Camps. — Au point de vue du mode d'habitation et de l'installation ou doit distinguer en France, parmi les camps du temps de paix, deux catégories :

Les *camps permanents*, c'est-à-dire ceux qui sont occupés par des troupes d'un bout à l'autre de l'année peuvent être regardés à peu près comme de véritables casernes.

Ces camps sont en général baraqués, comportant des constructions en briques assez confortables. On en compte onze :

Gouvernement militaire de Paris.	Saint-Maur, Satory.
2ᵉ corps......................	Sisonne (Aisne).
4ᵉ —	Auvours (Sarthe).
6ᵉ —	Châlons.
8ᵉ —	Avor (Cher).
9ᵉ —	Le Ruchard (Indre-et-Loire).
14ᵉ —	Sathonay (Ain), La Valbonne (Ain).
18ᵉ —	Saint-Médard (Gironde).
20ᵉ —	Mailly (Marne).

Les *camps éventuels* ne sont habités que pendant une partie de l'année, ils servent pour les tirs à longue distance de l'infanterie, pour des manœuvres ou pour les tirs d'artillerie. L'habitation est constituée par des baraques en bois ou par des tentes. Ces camps sont assez nombreux, nous en donnons ici la liste :

Gouvernement militaire de Paris.	Maisons-Laffitte.
1ᵉʳ corps......................	Dunkerque, Calais, Boulogne.
3ᵉ —	Le Havre.
5ᵉ —	Fontainebleau, Cercottes.

---

1. Boisseau, *Dict. Encyclop.*, Art. Camp, p. 66.

7ᵉ corps.	Valdalion, Pontarlier.
8ᵉ —	Bourges.
9ᵉ —	Biard.
11ᵉ —	Coetquidan (dépend du général commandant le 10ᵉ corps bien que placé dans le 11ᵉ), Meucon.
12ᵉ —	La Courtine, La Braconne.
13ᵉ —	Bourg, Laitre.
14ᵉ —	Chambarand, Villars-de-Lans.
15ᵉ —	Carpiagnes, Les Garrigues, Saint-Florent, Toulon.
16ᵉ —	Larzac, Le Causse.
18ᵉ —	Souge, Ger.
19ᵉ —	Hussein-Dey, Lourmel, Téléryma.

On devra pour l'établissement de ces habitations accidentelles du soldat procéder à des enquêtes identiques à celles poursuivies pour l'établissement des casernes, surtout en ce qui concerne les camps permanents.

Le *choix* et la *nature du terrain* ont une importance de premier ordre. C'est pour n'avoir pratiqué aucune enquête géologique qu'en 1885 les troupes du camp du Pas-des-Lanciers furent décimées par la fièvre typhoïde et que la division qui y fut rassemblée dut être dissoute après quelques semaines de séjour. Les assises du sol étaient constituées par des roches de calcaire compact recouvert de marais[1]. On reconnut ultérieurement que le terrain était en communication par de nombreuses fissures avec les couches de marne sous-jacentes dans lesquelles circulait la nappe d'eau souterraine. Il suffit de l'arrivée au camp d'un détachement du 62ᵉ régiment d'infanterie déjà infecté de fièvre typhoïde à son départ de Lorient pour infecter l'eau de la nappe souterraine, mal protégée d'autre part contre les souillures fécales.

On devra choisir un terrain perméable en pente, dont la surface sera éloignée de la nappe souterraine d'une distance suffisante, impossible à déterminer d'une façon exacte, puisque cette épaisseur est fonction de la constitution du terrain lui-même (sables, graviers, terre arable, craie compacte, etc.).

Les *abris* destinés aux troupes sont forcément construits d'une façon plus légère, on devra toutefois se baser sur l'instruction du 30 mai 1907 quant à la répartition et au fractionnement des unités. Ici l'achat du terrain n'est plus un obstacle comme dans les villes, on pourra donc réserver aux hommes une surface d'habitation analogue à celle des casernements Tollet et donner un cubage de 25 à 30 mètres par homme; les fenêtres seront opposées et suffisamment

---

1. DUCHEMIN, De l'épidémie de fièvre typhoïde qui a sévi sur les troupes de la division de réserve du Tonkin au camp du Pas-des-Lanciers, *Arch. de méd. et de pharm. milit.*, 1896, p. 145.

multipliées ; en somme, *les baraquements se rapprocheront autant que possible de la caserne moderne déjà décrite plus haut.*

L'approvisionnement du camp en eau de boisson de première qualité devra être entouré de toutes les garanties possibles ; cette eau pourra être fournie soit par les cours d'eau avoisinant le camp, soit mieux par des captages faits dans la nappe souterraine à l'aide de puits creusés en amont du camp et entourés d'une zone de protection suffisante.

Les précautions à prendre pour l'établissement des prises en rivières ou des captages sont indiquées au chapitre qui traite de l'eau de boisson. Ces camps sont en somme analogues à de petites villes et il y aura lieu, d'une part, de faire une enquête sur les causes de souillure provenant du voisinage et, d'autre part, de pratiquer des analyses chimiqueset bactériologiques pendant six mois à un an avant l'établissement du camp.

Toutes les précautions prises dans les casernes pour l'emmagasinage et l'évacuation des matières usées devront être également l'objet d'une attention semblable pour les camps. Cependant, tandis que les premières peuvent bénéficier des travaux urbains faits dans ce sens (canalisations d'égout, service de voirie, traitement des matières usées, etc.), les camps doivent se suffire à eux-mêmes, et vivre par leurs propres moyens ; il faut donc qu'ils soient dotés de moyens d'évacuation et de traitement des matières usées. (Voir chapitre consacré à cette étude.)

L'éloignement des centres urbains rend les approvisionnements difficiles ; il faudra donc, dans le projet d'établissement des camps quels qu'ils soient, prévoir des *routes d'accès* ou *voies ferrées* à proximité. Les camps peuvent servir à des concentrations de troupes, réservistes et territoriaux en temps de paix, armées et corps d'armée en temps de guerre ; ces voies d'accès sont nécessaires pour les faciliter. D'autre part le service de santé en a besoin pour l'évacuation de ses blessés et malades.

Enfin l'enquête devra s'étendre à l'état sanitaire des villages, hameaux, fermes environnantes.

Installés dans de bonnes conditions, les camps peuvent représenter des villes militaires plus salubres que les casernes, surtout si l'on y applique le block system dans toute sa rigueur, c'est-à-dire si on a soin de répartir les groupes militaires (compagnies) à des distances suffisantes pour, au besoin, pratiquer des isolements. Une distance de 50 mètres semble nécessaire entre ces petites unités et les bataillons devraient être séparés entre eux par un espace de 2 à 300 mètres au moins. Si l'éloignement des villes est un avantage, la proximité de villages installés dans des conditions hygiéniques le plus souvent défectueuses est un danger que la surveillance et la discipline doivent faire disparaître.

L'*habitation*, constituée en général par des constructions plus légères que celles des casernes, répond à trois types :

Construction en maçonnerie ou en bois, et les tentes. Nous n'avons guère à nous appesantir sur les premières qui, au point de vue de la protection qu'elles offrent contre les influences météoriques, ont les mêmes qualités et peuvent avoir les mêmes défauts que les constructions urbaines.

Les baraquements en bois protègent mal les habitants contre la chaleur et contre le froid. Pour obvier à cet inconvénient on a eu recours aux doubles parois, mais cette disposition est attaquable au nom de l'hygiène, car l'espace ménagé ainsi entre ces deux enveloppes de l'habitation devient le séjour des rongeurs et il s'y accumule des souillures difficiles à enlever. Un grand perfectionnement a été apporté à cette construction à Casabianca où, dans les baraques hospitalières, on a rendu mobile et démontable la paroi extérieure. De toutes façons on badigeonnera les parois au coaltar, au carbonyle ou au lait de chaux. Nous verrons plus loin ce qui a trait aux tentes.

Les infirmeries des camps devront être installées de la même façon que dans les casernes; construites à la périphérie, elles devront être suffisamment éloignées des habitations des hommes. L'aménagement de locaux d'isolement s'impose là d'une façon encore plus impérieuse que dans les casernes, car on peut être forcé d'y abriter au moins pour quelques heures sinon pour quelques jours des malades atteints d'affections contagieuses. Il ne faut pas perdre de vue que les camps peuvent devenir, à un moment donné, des camps sanitaires, abritant des agglomérations suspectes, provenant de centres urbains infectés, et qui, par mesure hygiénique, y ont été évacuées.

Des moyens de transport spéciaux devront être prévus pour les évacuations sur des établissements hospitaliers.

Dans les *camps improvisés* du temps de guerre la protection contre les agents météoriques est beaucoup plus difficile; elle est surbordonnée, d'une part, à la nature et à la quantité de matériel affecté aux armées et, d'autre part, aux nécessités imposées par les opérations stratégiques. Il ne peut être question de recourir aux abris que pour les camps de quelque durée, le bivouac n'en comportant pas. Les abris dans ces camps sont constitués par les tentes, disons de suite que plusieurs des camps permanents ou éventuels cités plus haut ne possèdent que ces sortes d'abris comme habitation; le camp sous tente était, en 1870 et dans les guerres antérieures, le seul exclusivement pratiqué par l'armée française. Inutile de dire que ce mode de protection n'est qu'un pis-aller ; cependant, dans certaines circonstances, le camp et le bivouac ont paru être moins funestes à la santé des troupes qu'un cantonnement trop resserré. Le service de santé allemand en 1870 a porté à ce sujet le jugement suivant :

« Le bivouac, même prolongé, par les mauvais temps a été moins funeste à la santé des troupes que leur entassement dans les quartiers de marche. » Quoi qu'il en soit, les tentes utilisées dans les armées peuvent constituer un abri suffisant à condition de préparer le terrain sur lequel elles doivent s'élever, de les aérer en les abattant assez souvent pour exposer le sol à la lumière et à la chaleur du soleil et au besoin en les changeant de place, enfin en drainant le camp de façon à éviter l'humidité.

Modèles divers de tentes employées en France et à l'étranger. — EN FRANCE on emploie des tentes sans mât, des tentes à un mât, des tentes à trois mâts.

1° TENTES SANS MAT. — Ce sont les plus simples et à cause de cela les plus pratiques, mais non les plus hygiéniques. Avec un simple morceau de toile le troupier ingénieux se fabrique une hutte, un gourbi, soit qu'il fasse comme en Crimée, ou dans les campagnes coloniales, un trou dans le sol, sur le flanc d'un escarpement et qu'il recouvre le tout de sa toile formant toit, soit qu'il jette cette toile sur quatre parois improvisées de fascines, de branchages ; dans les deux cas, il a un abri pour quelques heures.

2° TENTES A UN MAT. — *Tentes coniques.* La plus employée est *la tente conique* destinée à abriter 10 à 16 hommes.

La tente conique (tente marabout), en usage dans notre armée est constituée par un mât central en bois de 3 mètres de hauteur, d'où rayonne une toile fixée par des piquets enfoncés en terre. Elle est percée de *deux portes* symétriquement opposées ; d'*un chapeau* abritant une ouverture circulaire d'aération. Pour faciliter l'aération la toile s'arrête à une certaine distance du sol et l'intervalle est rempli par la *muraille* (toile à pourrir), qu'on peut relever et qu'on enterre la nuit pour empêcher le passage de l'air. Le renouvellement de l'air se fait encore par l'ouverture des portes opposées.

Son diamètre inférieur est de 6 mètres ; elle cube 30 mètres et peut abriter 16 hommes, mais souvent est occupée par 10 hommes seulement. Elle a l'inconvénient d'être lourde et encombrante ; de plus on ne peut se tenir qu'au centre à cause de l'obliquité de la toile. Poids : 57 kg. 500.

Le général Meyrier[1], dans le Sud-Oranais, avait fait perfectionner

1. LÉMURE, *Annales d'hyg. publique*, 1896, vol. XXXV, p. 229.

ce genre de campement en créant un petit mur de 0 m. 50 de hauteur, dans lequel étaient maçonnés des pieux ou des tiges de fer auxquels s'attachaient des cordeaux de tente.

Quatre ventouses étaient pratiquées dans ces petits murs pour l'aération et pouvaient être obstruées au moyen de pierres en cas de mauvais temps, les murs avaient l'avantage d'abriter la tête; les pieds se trouvaient tournés du côté du centre.

Tente du conseil (Modification Guilloux). — Analogue dans son essence à la tente conique, elle présente à sa partie supérieure une

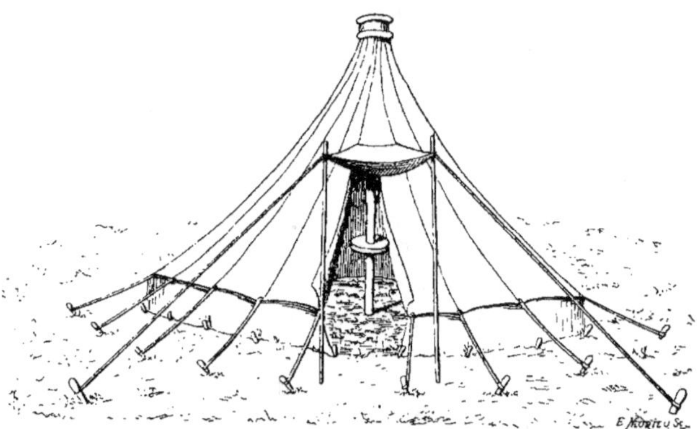

Fig. 65. — Tente conique.

série de mâts secondaires disposés en rayons de roue et qui peuvent se rabattre sur le mât central, comme les baleines d'un parapluie.

3° Tentes a deux mats. — *Tente-abri.* — Autrefois chaque homme possédait un sac de campement dans lequel il s'enfermait au bivouac. Les soldats eurent bientôt l'idée de découdre ces sacs et, les réunissant deux par deux, d'en faire les parois d'une tente très simple montée sur 2 mâts. C'est là l'origine de la *tente-abri* adoptée sous le second Empire et qui fut employée pour la première fois sous cette forme par le colonel Changarnier, commandant alors le 2ᵉ léger en Algérie en 1836.

La tente-abri comprend : 1° *une toile*; chaque homme est porteur d'une toile de 1 m. 90 sur 1 m. 60 pesant 1 kilogramme, qu'il réunit à la toile d'un camarade; un certain nombre de groupes de 2, par exemple 4, 6, 8 peuvent être réunis pour former un seul abri; les toiles sont fixées sur : 2° *une corde centrale* tendue à une certaine hauteur par : 3° *deux supports en bois* en 2 morceaux et fixés au sol à l'aide de : 4° *piquets.*

Cette tente est facile à monter, elle pèse peu (1 kg. 820 pour chaque homme) mais elle a l'inconvénient d'être peu stable, d'être facilement enlevée par le vent, de ne pas couvrir suffisamment, d'être trop basse et trop étroite.

TENTES A PLUSIEURS MATS. — *Tente de marche.* C'est une sorte de tente-abri mais les montants, au lieu d'être verticaux, sont inclinés; ils suivent les bords des toiles et s'insèrent en haut sur un montant transversal. Elle a une longueur de 2 mètres, une hauteur de 1 m. 10, une largeur de 1 mètre; elle est peu spacieuse, on le voit, et peu stable. Elle n'a pas quitté l'Algérie, seul pays où elle est employée. Les tentes d'officiers dans les pays tropicaux sont de ce type; elles présentent des toiles doubles, de façon à ménager un matelas d'air plus ou moins épais, destiné à préserver l'intérieur d'une température trop élevée.

En résumé, à l'heure actuelle dans l'armée française, les tentes supprimées après 1870, conservées pour l'Algérie ont été réintroduites en 1877 dans l'armée; elles font partie du matériel de guerre; elles sont de trois types :

1° tente-abri.

2° tente conique de 16 hommes.

3° tente conique (modification Guilloux).

La toile est imperméabilisée à l'acétate d'alumine. (Circulaires du 5 octobre 1877 et du 23 avril 1899.)

Abri passager suffisant, la tente est inférieure dans les pays chauds aux gourbis, aux huttes de feuillages construites par les indigènes, comme l'avait préconisé M. Ballot à Madagascar. Même les tentes à double paroi permettent le développement d'une température absolument insupportable. Sous la grande tente de l'hôpital de Suberbieville à Madagascar on releva communément 38° au chevet des malades et 42° entre les deux toiles [1]. Aussi les constructions à la malgache, en raphia, très élevées au-dessus du sol, à double paroi, avec vérandah, furent-elles préférées aux tentes.

Pour l'étude de ces divers abris de fortune nous renvoyons au livre si bien documenté de notre collègue le médecin principal Ferrier [2].

Armées étrangères. — ALLEMAGNE. La tente-abri a été adoptée dans l'armée allemande à la suite d'expériences prolongées pendant trois ans, dans divers corps d'armée. L'exposé des motifs dit : « En raison de l'augmentation des masses que présenteront désormais les armées en campagne, le cantonnement sera l'exception tandis que le bivouac deviendra la règle pour les troupes sur le théâtre des opéra-

---

1. *Annales d'hyg. publique*, vol. XXXVI, p. 104.

2. FERRIER, *De l'hospitalisation d'urgence en temps de guerre*, F.-R. de Rudeval, éditeur, Paris, 1903.

tions. La nécessité s'impose de garantir la santé et la vigueur des hommes en les abritant contre le froid et l'humidité. »

Chaque sous-officier ou soldat porte une toile courte de 1 m. 65 de côté en étoffe de coton brune et imperméable, avec boutons et œillets en aluminium, plus une corde de tente servant à fixer la tente au sol ou à l'attacher comme manteau de pluie autour des hanches; dans ce dernier cas, une corde plus courte, dite de cou, sert à la fixer : ces cordes sont faites de chanvre teint en noir. Plus un piquet de bois de frêne composé de trois parties d'égale longueur, réunies par deux douilles en aluminium et d'une longueur de 1 m. 11. Puis 3 petits piquets enduits d'un vernis bleu.

Piquets et cordes sont placés sur le havre-sac. La toile peut être roulée autour du manteau ou pliée et placée sur le manteau, soit pliée à plat et placée sous la patelette du sac.

L'augmentation de charge est de 1 kg. 500 à 1 kg. 600. Il faut au moins deux toiles pour former un abri. D'ailleurs le système de ces toiles individuelles se prête aux combinaisons les plus variées et permet d'établir soit des tentes en bonnet de police, soit des tentes à toit horizontal, celui-ci pouvant être formé de deux épaisseurs. Il est réservé au campement des officiers un dixième du nombre des toiles. Dans les cas de séjour prolongé, on peut disposer des toiles de manière à construire des tentes plus élevées sous lesquelles il est facile de se mouvoir. On se procure alors sur place le matériel nécessaire pour faire des supports d'une hauteur suffisante. La toile peut être employée, ainsi que nous venons de le mentionner, comme manteau de pluie en la fixant sans la serrer autour du cou et des hanches.

Autriche. — L'armée austro-hongroise vient aussi d'adopter une nouvelle tente portative [1].

Cette tente est constituée par quatre toiles et sert pour un groupe de deux files. Les tentes de deux toiles ne sont employées qu'exceptionnellement dans des terrains très irréguliers. Quand le temps est sec et chaud, on peut constituer de grandes tentes jusqu'à une pour un demipeloton. Le règlement interdit l'établissement des tentes pour les petits postes et les grand'gardes. Les hommes auxquels l'emploi des tentes est interdit pourront se servir des toiles comme de manteaux en les jetant sur leurs épaules, en les boutonnant sur le devant avec les olives et en jetant sur leur tête en guise de capuchon l'angle aigu de la toile.

La toile de tente peut être employée comme couverture ou comme oreiller (en la roulant). Il est interdit de s'en faire un manteau pendant les marches.

---

1. *Revue du cercle militaire*, août 1903, p. 20.

ANGLETERRE. — Tentes marquises, analogues à nos tentes du conseil.

ÉTATS-UNIS. — Tente-abri ou tente conique.

HOLLANDE. — Tente-abri en toile couleur cachou et imperméabilisée. Le fusil forme mât. Une toile cirée recouvre le sol.

RUSSIE [1]. — Les expériences entreprises au cours de grandes manœuvres exécutées par un froid de 25° avec vent assez fort ont démontré que, grâce à l'emploi des tentes dites tentes Yourtes, sous lesquelles ont bivouaqué soldats et officiers, les troupes ont pu tenir la campagne avec entrain et vigueur. Aucun accident sérieux de congélation n'a été observé : le soldat était muni de vêtements appropriés et pourvu de paille et de bois en abondance. Des bivouacs considérables ont été organisés ainsi à deux reprises et pendant deux jours consécutifs, dans la Pologne russe, au mois de janvier et de février. On a expérimenté des tentes pouvant contenir de 8 à 40 hommes. Les modèles de grandeur moyenne (15 à 18 hommes) et ceux de plus grands types (36 à 40 hommes) paraissaient avoir donné les meilleurs résultats. Elles se construisent au moyen de morceaux de toile de tente portés par les hommes. Le premier de ces types nécessite 11, le second 24 de ces morceaux pour leur construction.

Voici comment sont établies et disposées les tentes pour 36 hommes dont le succès paraît définitivement consacré par deux ans d'expériences consécutives et qui ont l'avantage, tout en conservant une température convenable, de permettre aux hommes de s'y tenir debout ou de s'asseoir à volonté.

Les 24 morceaux destinés à la construction de la *tente Yourte* sont cousus ensemble, de façon que 8 soient employés à former le toit et les 16 autres, les quatre côtés de la tente. Le toit est soutenu aux quatre angles par quatre poteaux et présente au milieu une ouverture formée en relevant les coins de morceaux de toile dont 3 ne sont pas cousus aux autres jusqu'à leur extrémité.

Quatre potelets soutiennent également le toit en son milieu, autour de l'ouverture qui s'y trouve ainsi aménagée. Cette ouverture est destinée à donner issue à la fumée qui émane du foyer disposé au milieu de la tente et autour duquel sont couchés les hommes, les pieds tournés vers lui.

Dans les tentes ainsi disposées, la température a pu atteindre jusqu'à 3° R., soit plus de 6° C., jusque dans les parties de la tente les plus éloignées du foyer.

En général, on a constaté que la température était plus élevée de

1. *Revue du cercle militaire*, 12 mars 1893.

10° à 15° Réaumur que celle du dehors, laquelle variait entre 14° et 20° Réaumur au-dessous de 0°.

JAPON[1]. — La tente japonaise est à simple épaisseur.

Elle a la forme d'une pyramide quadrangulaire de 6 m. 50 de côté et de 4 mètres de hauteur. Elle est supportée par un piquet métallique central. La toile n'est pas tendue comme chez nous par traction directe sur la trame : la traction se fait uniquement sur des cordelettes, qui s'attachent en haut sur un anneau et qui glissent dans des coulisses, sous la toile de tente elle-même.

Cette tente a deux ouvertures comme la nôtre, et présente en outre à sa partie supérieure deux petits volets articulés et mobiles dans un plan vertical, qui facilitent l'aération.

Le piquet central, au lieu de reposer directement sur le sol, prend appui sur une caisse ou un tronc d'arbre, haut de 1 m. 20. Les cordes sont tendues et attachées à leurs piquets respectifs. La toile de tente n'arrive pas à terre. Elle en est séparée par un espace correspondant à la hauteur même de l'appui central. Cet espace libre est fermé soit avec de la tôle ondulée, soit avec un clayonnage de tiges de sorgho maintenu par des pieux fichés dans le sol.

Bien que la hauteur de la tente fut considérablement accrue, la résistance au vent de Mandchourie, qui est très violent, a toujours été suffisante.

L'avantage principal de cet abri est de faciliter la circulation, dans tous les sens, sous la toile.

Pendant l'hiver, des essais de chauffage variés et ingénieux au moyen de poêles improvisés ont été tentés, mais n'ont pas été satisfaisants.

Les Japonais disposent aussi de petites tentes-abris en toile cachou. Chaque homme porte une pièce et il en faut six pour former une tente : quatre pour les côtés et deux pour les fermetures des extrémités. Cette toile est imperméabilisée au silicate d'alumine.

La toile pèse 1 kg. 70, est carrée et a 1 m. 45 de côté.

Deux côtés portent des anses de cordes longs de 25 centimètres. Deux autres ont des anneaux en aluminium en nombre égal à celui des anses de cordes, dans lesquels passeront les anses de corde d'une autre toile.

Pendant l'été, quand les cantonnements étaient trop mauvais, les toiles de tente-abri étaient utilisées de la façon suivante : cinq ou six toiles étaient attachées ensemble, un des côtés était fixé contre le mur d'une maison, des perches et des cordes soulevaient et main-

---

1. MATIGNON, *loc. cit.*

tenaient le côté opposé. De la sorte on formait une espèce d'auvent, sous lequel on jetait quelques brassées de tiges de sorgho ou de paille et les hommes s'y installaient, à l'ombre, le jour, et au frais, la nuit [1].

L'aménagement d'une tente consiste surtout à tasser le sol sur lequel elle doit reposer de façon à le rendre aussi compact que possible. Dans les camps permanents et éventuels du temps de paix, on pourra préparer des aires imperméabilisées artificiellement soit par une couche de goudron, soit par du bitume, etc. On peut encore établir à la base un petit mur en maçonnerie suivant le procédé indiqué plus haut, auquel le médecin aide-major de Saint-Vincent de Parois [2] vient de consacrer une intéressante étude. Les alentours des tentes devront être convenablement drainés, de façon à éviter la stagnation des eaux de pluies (Legoïc [3]). L'aménagement intérieur concerne surtout le choix d'objets de couchage. La paille doit être renouvelée tous les quinze jours ou bien par moitié tous les cinq jours comme le recommande Hermant; on peut recouvrir cette paille d'une toile, ce qui constitue une paillasse improvisée. On peut encore faire usage de hamacs, de planches légèrement surélevées au-dessus du sol, de lits en bois superposés comme dans les casemates, de brancards, de nattes, de paillassons; pendant les expéditions de Madagascar et du Dahomey on a utilisé, pour recouvrir le sol, une toile caoutchoutée

La *lutte contre l'infection du sol* semble beaucoup plus difficile. Cette infection est constituée par le dépôt à la surface des matières usées : matières fécales, urines, eau de lavage, détritus de toutes sortes.

Leur mode d'évacuation et de traitement fait l'objet d'un chapitre spécial.

Des essais de tout à l'égout avec épandage ont été faits au camp de Sissonne, et des lits bactériens ont reçu une première application au camp de Sathonay. Mais la question est loin d'être réglée et nous n'en sommes encore qu'a une période d'essai. L'incinération se présente actuellement sous une forme pratique; des expériences se poursuivent; leur réussite nous engagerait dans une voie offrant toute sécurité au point de vue hygiénique. *Pour les camps improvisés* du temps de guerre, on devra utiliser des moyens *de fortune* destinés à collecter les matières usées, et à les désinfecter; puis édicter des prescriptions

---

1. REYNAUD, *Expédition de Madagascar*, p. 258.
2. DE SAINT-VINCENT DE PAROIS, *Arch. de méd. milit.*, avril 1909.
3. LEGOÏC, Note sur l'application d'un système de drainage aux camps permanents, *Arch. et méd. milit.*, décembre 1909.

propres à en diminuer la quantité et à en faciliter l'évacuation. A cette question se rattache l'installation des latrines et des feuillées, ainsi que la provocation d'ordres destinés à maintenir la propreté du camp.

1° **Latrines.** — Les latrines devront être situées à 100 mètres au moins de toute habitation; mais si elles doivent être placées assez loin des bâtiments habités, ce serait une erreur hygiénique de les placer à une trop grande distance. Il serait à craindre que le soldat n'y recourut guère. Ces latrines ne devront pas se trouver sous le vent des habitations. Elles sont en général du type Goux dans les camps actuels.

Les feuillées sont décrites au chapitre des latrines.

Actuellement elles sont souvent situées près des cuisines! C'est là une disposition bizarre absolument anti-hygiénique. *Elle doit être corrigée partout où elle existe.* Les mouches qui y foisonnent en été sont un danger permanent pour les aliments préparés à proximité.

2° **Écuries et parcs à bestiaux.** — Les écuries exigeront un nettoyage journalier du sol. Les parcs à bestiaux seront disposés en dehors du camp.

3° **Cuisines.** — Les cuisines seront situées dans des baraques spéciales. Parfois, dans les camps volants, il faudra se contenter de l'installation de fourneaux de fortune, qu'on improvise au moyen de briques ou de pierres disposées en deux rangées parallèles ou encore en rayons de roue avec une cheminée au milieu.

4° **Boucheries, lavoirs, bains, etc.** — Les boucheries, les lavoirs, les bains seront établis dans des locaux spéciaux comme dans les casernes.

Hygiène journalière. — L'observation stricte des règles d'hygiène est d'une grande importance : grâce à elle, un camp bivouaqué, même dans des conditions mauvaises pourra conserver un bon état sanitaire. La paille de couchage devra, comme nous l'avons vu, être changée très souvent et battue tous les jours.

La propreté devra être minutieuse à l'intérieur des tentes. Dès que le soleil paraîtra on devra abattre le côté qui regarde du côté des rayons solaires, de façon à permettre une large insolation. De temps en temps, les tentes seront abattues et transportées un peu plus loin sur un sol neuf.

Après l'enlèvement définitif des tentes, le sol dans nos pays devra être remué et, ce qui est préférable, mis en culture (comme au camp de Châlons depuis 1891). C'est là le meilleur moyen d'assainir le sol. Dans les pays paludéens, au contraire, le sol ne devra pas être touché.

Dans les camps enfin, les tentes devront être rangées avec ordre, et séparées les unes des autres par des espaces d'au moins 2 mètres; Michel Lévy demande au moins 3 mètres.

Pour les camps permanents une circulaire du 8 décembre 1899 prescrit, comme pour les casernes, l'établissement d'un registre analogue au registre de casernement; il doit contenir les renseignements suivants :

1° Usage auquel le terrain se trouvait affecté avant l'installation du camp (terrain cultivé, indiquer le genre de cultures et de fumiers; terrain boisé, landes, marécages).

2° Topographie (description générale de l'emplacement du camp; mouvements du sol, cours d'eau, route, altitude [1]).

3° Climat : régime des vents et des pluies pendant la période d'occupation du camp; température.

4° Nature du sol sur lequel on a établi le camp (humus, sable, argile, roches). Perméabilité du sol; profondeur de la nappe d'eau souterraine.

5° Emplacement réservé spécialement pour l'installation des troupes, usage auquel ce terrain était affecté avant sa destination actuelle; situation et orientation de cet emplacement : au sommet d'une colline, sur un plateau, sur une pente, dans un bas-fond; sur un terrain dégagé ou entouré de bois, ou dominé à petite distance par des hauteurs, à proximité d'agglomération, près d'un cours d'eau, abrité des vents régnants; altitude.

6° Plan général du camp [2]; types de constructions, baraques ou tentes, orientation; baraques à parois doubles où simples, avec ou sans couvre-joints; à plancher surélevé, imperméabilité; avec ou sans plafond; toiture; ancienneté des constructions; modifications successives; routes et chemins empierrés à l'intérieur du camp.

7° Chambres; cubage des chambres, aires et cube moyens attribués à chaque habitant, d'après le nombre habituel d'occupants; revêtements des murs; fenêtres opposées; moyens de ventilation, de chauffage, d'éclairage.

Logement des officiers et des sous-officiers.

8° Locaux accessoires : cuisines, réfectoires, cantines, locaux disciplinaires; lavabos, bains par aspersion; lavoirs; locaux et appareils de désinfection; écuries, fumiers, dépôts d'immondices; latrines, urinoirs; vidange.

---

1. On joindra à cette étude une carte (carte au 1/80 000° de l'État-major) sur laquelle on aura délimité, en traits rouges, l'emplacement du camp. Cette carte sera achetée aux frais du service de santé.

2. Un exemplaire du plan du camp est fourni, lorsqu'il existe, par le chef du génie, ou par l'établissement d'artillerie intéressé, sur la demande que lui adresse M. le médecin chef par l'intermédiaire du chef de corps.

9° Infirmerie régimentaire : situation, isolement; nombre, disposition et affectation des locaux; distance de l'infirmerie à l'hôpital; moyens de communication.

10° Eau d'alimentation (source, puits, rivière), moyens de protection; quantité, qualité, moyens d'épuration ; distribution des prises d'eau; l'eau d'alimentation est-elle la même que celle employée pour les usages domestiques et pour les animaux[1]?

11° Drainage du sol, égouts (nature des conduites), étanchéité, pente, regards, obturateurs, siphon, chasse d'eau... aboutissement. (Sur le plan général du camp, on reproduira, en traits de différentes couleurs, les réseaux des eaux et des égouts).

12° Valeur générale et salubrité du camp, desiderata.

13° Conditions de voisinage (bois, marécages, cours d'eau, agglomérations de population, industries insalubres).

14° Relation sommaire des épidémies observées sur les troupes qui ont occupé le camp.

A la suite de ces renseignements, inscrits une fois pour toutes, seront consignées annuellement : (*a*) toutes les améliorations et réfections importantes intéressant l'hygiène du camp ; (*b*) les manifestations épidémiques qu'auront subies les troupes pendant leur séjour au camp.

III. **Cantonnements.** — On entend, par cantonnement, le logement des troupes chez l'habitant. En principe, les troupes ne doivent bivouaquer que lorsqu'on est obligé de les concentrer sur des positions où il est impossible de les cantonner, ou lorsque, l'armée étant à proximité de l'ennemi, elles doivent occuper leurs positions défensives ou s'établir pour un temps relativement court en des lieux favorables pour l'attaque des lignes ennemies. Le cantonnement est donc aujourd'hui l'habitation temporaire normale des troupes en campagne et pendant les manœuvres. (Règlement sur le service en campagne du 28 mai 1895 et décret du 7 août 1905.)

Le plus détestable cantonnement protège les hommes contre les intempéries, mieux que le meilleur bivouac. Il y a toute la différence entre passer la nuit dans un local couvert ou à la belle étoile.

Mais le cantonnement offre ses dangers, l'insalubrité de certains locaux est notoire. Les églises, par exemple, présentent à cet égard les plus mauvaises conditions, par l'absence de lumière et d'aération,

---

1. Ce paragraphe (10) doit résumer brièvement le dossier qui a dû être établi ou qui sera établi, s'il ne l'est déjà, conformément aux prescriptions de la notice n° 35 du règlement sur le service de santé à l'intérieur.

elles constituent des logements absolument dangereux pour peu que le séjour des hommes s'y prolonge.

S'il existait dans l'agglomération au milieu de laquelle on doit cantonner quelque maladie épidémique transmissible, il vaudrait mieux bivouaquer que d'exposer les hommes à contracter les germes d'une affection qu'ils pourraient ensuite disséminer dans le reste de l'armée.

La préparation du cantonnement est par conséquent une opération très importante.

On distingue plusieurs sortes de cantonnements, le *cantonnement ordinaire*, dans lequel on doit réserver en général 12 mètres cubes par homme et où on répartit ceux-ci en groupes de trois à six par feu, et le cantonnement resserré ou *cantonnement d'alerte*, lorsque la troupe se trouve près de l'ennemi; dans celui-ci, on utilise de préférence les rez-de-chaussée et on réunit les différentes unités dans de grands locaux : hangars, remises, maisons d'école, et autres locaux collectifs en évitant autant que possible les églises. On calcule en général qu'il faut réserver 2 mètres carrés par homme.

Les troupes sont cantonnées soit, en temps de paix, au cours des marches et manœuvres, soit en temps de guerre; on conçoit facilement que les règles de l'hygiène prophylactique pourront être plus facilement suivies dans le premier cas que dans le second. Pour ce dernier, disons de suite qu'on devra faire pour le mieux. Ces conditions d'hygiène étant subordonnées aux aléas des opérations militaires. On devra se rapprocher le plus possible des mesures prises pour les cantonnements en temps de paix.

Chaque année, dans la prévision de manœuvres ou de marches de concentration, les cantonnements prévus pour la troupe sont arrêtés par l'État-major et sont l'objet d'enquêtes poursuivies par les médecins militaires de différentes garnisons.

Le médecin major Champeaux[1] a, dans un mémoire récent, attiré l'attention sur cette expertise délicate, et il a fait voir quel avantage on retirerait de la constitution d'archives hygiéniques pour chaque commune de France. Elles comprendraient :

L'étude des facteurs fixes de la région, tels que : situation géographique, constitution générale du sol, régime naturel des eaux, puis l'exposition des mesures prises par la municipalité pour assurer à l'agglomération urbaine ou rurale une garantie sanitaire effective telle que : amenées d'eau, canalisations, drainages constructions d'égouts, établissements de nouvelles habitations, etc. Cette assise

---

1. Champeaux, Expertise des cantonnements, *Revue d'hygiène*, 1908, p. 838.

hygiénique pourrait être dressée par la commission sanitaire de chaque arrondissement composée de médecins, de géologues, d'ingénieurs, dans des conditions offrant toute garantie. D'autre part l'histoire épidémiologique de chaque commune serait mise à jour. De cette façon l'enquête faite chaque année par les médecins militaires en vue de l'habitation éventuelle des soldats dans des cantonnements se poursuivrait par simple correspondance. En tout cas, s'il devenait nécessaire d'éclairer certains points, le rôle de l'expert serait singulièrement facilité par les documents rassemblés à la mairie, où se trouvent déjà les documents administratifs qui guident les intendants pour les réquisitions et les approvisionnements.

Une circulaire du 7 mai 1909[1] prévoit pour chaque mairie l'établissement de ce *carnet sanitaire*, « sur lequel seraient consignées toutes les indications relatives à la qualité des eaux de la commune, aux puits malsains, à l'historique des épidémies, à la salubrité des logements, aux observations faites pendant leur séjour par les corps qui y auraient séjourné ». Il pourra être consulté avantageusement par les corps passant par la localité.

En outre de cette enquête préventive et en attendant que ces carnets sanitaires soient mis à jour, des précautions sont prises par l'officier de campement conformément aux prescriptions de l'instruction du 30 mars 1895 relatives aux manœuvres et aux règlements sur le service des armées en campagne de 1895 et de 1905.

On appelle campement la réunion du personnel chargé de reconnaître et de préparer un cantonnement ou un bivouac. Ce personnel comprend, dans chaque corps de troupe ou chaque service, un officier assisté de sous-officiers ou de soldats; lorsqu'il s'agit du cantonnement d'une ambulance, l'officier commandant le détachement est un médecin monté assisté d'un sous-officier, d'un caporal et de deux soldats pour le détachement d'infirmiers, d'un sous-officier, d'un brigadier et de deux cavaliers pour le détachement du train. Actuellement, même, le campement des corps de troupe comporte un médecin; cette disposition est consacrée par l'instruction du 30 mars 1895 : « Il sera bon, est-il écrit dans cette instruction, surtout lorsque le pays dans lequel on opère laisse à désirer au point de vue sanitaire, d'adjoindre au campement l'un des médecins du corps; il pourra ainsi préparer toutes les propositions que paraîtra comporter la situation ». Cette disposition a été étendue à toutes les situations et, actuellement, l'habitude est prise d'adjoindre un

1. Mesures d'hygiène à prendre dans les cantonnements et camps d'instruction occupés par les hommes des réserves appelés à accomplir leur période d'instruction, *B. O. P. R.*, 1ᵉʳ semestre, p. 764.

médecin aide-major ou un médecin auxiliaire à l'officier du campement. La chose est absolument nécessaire, étant donné que l'enquête que doit faire l'officier commandant le détachement est en partie d'ordre sanitaire. L'instruction précitée s'exprime en effet ainsi : « En arrivant dans la localité où le corps dont il fait partie doit cantonner, l'officier commandant le campement s'informera auprès de la municipalité ou, à défaut, auprès des habitants que leur situation met le mieux en mesure de le renseigner, si des épidémies ou épizooties sévissent ou ont sévi récemment dans la commune. Il s'enquerra de leur nature et de leur degré d'intensité; il se fera indiquer d'une manière précise les maisons et locaux contaminés et vérifiera, ou fera vérifier par les sous-officiers qui lui sont adjoints, l'exactitude des renseignements recueillis. Il n'hésitera pas à distraire complètement de la répartition du cantonnement les locaux reconnus infectés ou même suspects, et fera apposer aussitôt à toutes leurs issues des inscriptions bien apparentes portant défense d'y laisser pénétrer, suivant les cas, les hommes ou les animaux appartenant à l'armée. » Il est évident qu'une pareille enquête ne peut être faite que par un médecin. Il sera bon de consulter les médecins de la localité ou le personnel des hospices qui se trouve sur le territoire. L'enquête à faire par le cantonnement doit viser :

1° L'*état sanitaire de la commune* principalement au point de vue du règne de maladies contagieuses sous forme épidémique ou sous forme isolée; il y a lieu de distinguer, parmi ces maladies, celles qui sont surtout contagieuses par contact interhumain comme les fièvres éruptives, la diphtérie, et celles qui se propagent plus communément par les eaux d'alimentation comme la fièvre typhoïde, la dysenterie, le choléra.

Lorsqu'il existe seulement des cas isolés, on devra s'enquérir de leur origine; souvent il s'agit de cas d'importation; dans ces conditions, les maisons dans lesquelles habitent les malades devront être sévèrement consignées à la troupe; on devra y apposer une pancarte bien évidente indiquant cette interdiction. *S'il existe une épidémie* de fièvres éruptives ou de diphtérie, étant donnée la difficulté de s'assurer de l'isolement des cas frustes ou des convalescents, la meilleure mesure à prendre est de supprimer le cantonnement. Pour les cas de fièvre typhoïde, dysenterie ou choléra, il y aura lieu de tenir en suspicion les eaux de boisson, puis le lait et les aliments végétaux crus, les viandes travaillées, etc. Ces affections étant peu contagieuses d'homme à homme, s'il n'existe que quelque cas proportionnellement au chiffre de la population civile, il suffira d'interdire les maisons abritant les malades. S'il y a épidémie sévère on interdira le cantonnement. D'autre part, on devra consigner les maisons où, de notoriété publique, se trouvent des malades atteints d'affection tuberculeuse ou cancéreuse.

Les dangers de propagation de la *fièvre aphteuse* par des mouvements de troupe ont été signalés par la circulaire du 18 mai 1909 qui interdit tout périmètre déclaré infecté par l'autorité préfectorale aux militaires même isolés; les troupes éviteront d'employer, pour leur usage, les denrées telles que pailles, fourrages, etc., susceptibles de propager la maladie et provenant de ce périmètre. Lorsque les troupes seront en marche, avant ou après les manœuvres, il conviendra de détourner leurs itinéraires pour éviter le voisinage même des localités atteintes. Pendant les manœuvres, on laissera, si possible, en dehors de la zone des opérations, le territoire entier d'un canton qui présenterait plusieurs centres d'infection. Dans le cas où des nécessités de service obligeraient une troupe à occuper des cantonnements dans une région infectée, cette troupe ne pourra en sortir qu'après avoir subi une désinfection à laquelle on procédera par l'emploi d'aires désinfectantes.

2° *Eau de boisson.* — L'enquête devra rechercher les différentes conditions d'approvisionnement de la population civile : eaux de source, protégées ou non protégées; puits, profondeur, protection, causes de souillures existant dans le voisinage telles que latrines, fumier, fosses à purin, distance à laquelle se trouvent les dépôts de matières usées. Mode de construction des puits, citernes, cours d'eau, causes de souillures en amont et à proximité de celles-ci. Existe-t-il dans la ville, le village, des sources d'eau offrant des garanties spéciales? Leur débit est-il suffisant? A-t-il été pratiqué des analyses de cette eau? Souvent, au cours de manœuvres, on rencontre un ou deux puits de cette nature connus de tous les habitants et auxquels ceux-ci vont s'approvisionner. Ces puits se trouvent en général dans les mairies, maisons d'école, hospices.

3° *Infection du sol.* — On devra relever la nature de l'épandage pratiqué dans les champs ou jardins environnants, se rendre compte des modes d'évacuation des matières usées et principalement des matières fécales; enfin de l'état des latrines particulières afin de voir si elles seront suffisantes et s'il n'y aurait pas lieu d'établir des feuillées.

4° *Protection contre les agents météoriques.* — Il s'agit ici de se rendre compte de la capacité du cantonnement et d'une judicieuse répartition de ses ressources. Enfin, surtout lorsqu'il s'agit d'un cantonnement d'ambulance ou d'hôpital de campagne, on devra penser aux facilités ou aux difficultés des approvisionnements et des évacuations. Toutes les fois que la chose est possible, les formations sanitaires devront être placées à proximité de voies ferrées ou voies fluviales ou au moins de routes carrossables. Les locaux scolaires ne devront en aucun cas être utilisés pour le traitement des malades pas plus que les églises. Si des cas de maladies contagieuses se manifestent dans la troupe, il ne faut pas, en attendant l'évacuation du malade sur l'hôpital, le loger chez l'habitant, mais dans un local isolé qui sera désinfecté aussitôt après le départ du malade. Un local spécial autant que possible isolé devra aussi être affecté à l'infirmerie.

5° *L'alimentation* dans les cantonnements devra être surveillée de très près. L'exécution des prescriptions sur la surveillance des denrées, la répression impitoyable de toute fraude à cet égard, feront l'objet de mesures spéciales dans le détail desquelles il est inutile d'entrer, chaque cantonnement devant faire l'objet de mesures en rapport pour ainsi dire avec sa constitution.

Après l'occupation du cantonnement toutes les mesures devront être prises pour opérer les *désinfections* nécessaires, notamment celle des feuillets et pour faire connaître aux corps qui viendront l'occuper ultérieurement les différentes remarques dont il a été l'objet de la part du service sanitaire.

Il y aurait lieu, comme le rappelle le médecin principal Berthier[1], d'organiser dès le temps de paix des *sections d'assainissement* dont les différentes unités seraient réparties dans toutes les zones du théâtre de la guerre et qui, notamment dans les camps et cantonnements, seraient chargées de procéder à toutes les opérations d'hygiène préventive et de désinfection nécessaires. Elles posséderaient des chefs spécialement instruits à cet effet et un matériel bien déterminé dans lequel toute prophylaxie est impossible. Une organisation spéciale et spécialisée est absolument indispensable.

Ce service est actuellement exécuté par des hommes pris dans les régiments, n'ayant reçu aucune instruction à cet effet. Cette manière de faire a l'inconvénient de distraire des combattants du rang, et le service qu'ils fournissent est insuffisant. Le personnel nécessaire pourrait être pris dans celui des services auxiliaires. Il comprendrait surtout des ouvriers, tels que menuisiers, serruriers, mécaniciens, terrassiers, susceptibles, par leurs professions, de remplir les différentes fonctions de la tâche qui leur incombe.

Un semblable service d'assainissement a été organisé en 1876-77 à l'armée russe, lors de la guerre des Balkans. Il avait d'abord été laissé à l'initiative privée, à la Société de la Croix-Rouge. Cette

---

1. Berthier, *Hygiène des armées en campagne*, Chapelot, 1906.

mesure ayant été reconnue insuffisante, on créa une commission d'assainissement dirigée par le général Foullon, auquel le Dr Erismann fut adjoint comme délégué. Des ressources considérables et un personnel civil furent mis à sa disposition. Cette commission d'assainissement rendit de grands services et l'on ne regretta qu'une chose, c'est de n'en avoir pas prévu plus tôt la création.

Dans la discussion qui suivit le rapport de M. Antony[1], M. de Raptchevsky, membre du comité de santé de l'armée russe, appuya l'idée d'avoir des détachements spéciaux pour la désinfection des camps, les médecins des corps ne pouvant assurer la désinfection en grand. La Russie a déjà, dit-il, expérimenté ce système et obtenu des résultats si remarquables qu'elle va probablement établir d'une façon permanente ces détachements spéciaux.

Plus récemment, au Congrès international de l'habitation de 1904, M. le médecin inspecteur Benech[2] réclamait la formation d'équipes sanitaires qui seraient plus particulièrement employées à l'entretien de la salubrité des casernements.

L'effort nécessaire escompté par M. de Raptchevsky n'a pas été fait et, cette fois encore, la guerre a surpris l'armée russe sans organisation sanitaire prophylactique. Il a fallu y suppléer. Le général Kouropatkine a organisé des colonnes sanitaires volantes, pourvues de matériel de bactériologie et d'appareils à désinfection et ayant pour mission d'exécuter toutes les mesures prophylactiques. Grâce à ces efforts, l'état sanitaire de l'armée russe serait resté bon au moins au début de la campagne, malgré qu'elle ait opéré dans une région très insalubre.

Nous savons d'autre part quels services *ces équipes sanitaires* ont rendus à l'armée japonaise dans la guerre de Mandchourie.

Le règlement sur le service en campagne du 7 août 1905 distingue encore le *cantonnement-bivouac*. Ici les troupes n'ont pas de logement, elles vivent et couchent en plein air, sans protection, parfois cependant avec la tente. Le bivouac est hors l'hygiène; pour le rendre salubre, autant que possible, on n'aura qu'à prendre les mesures se rapprochant le plus possible de celles indiquées pour l'établissement et le fonctionnement des camps.

---

1. ANTONY, Prophylaxie de la dysenterie dans les armées en campagne, *Arch. de méd. et de pharm. milit.*, août 1900.

2. BENECH, Rôle des équipes sanitaires dans les régiments, *Congrès international d'assainissement et d'hygiène de l'habitation*, novembre 1904.

CHAPITRE XIX

HYGIÈNE HOSPITALIÈRE

Construction d'un hôpital militaire. Ses dimensions et chiffre de ses habitants.
  Ses aménagements intérieurs.
Alimentation spéciale.
Personnel et fonctionnement.

« L'hôpital[1] doit être le type de l'habitation hygiénique, c'est-à-dire que toutes les conditions essentielles à la salubrité des habitations doivent s'y trouver remplies d'une façon spécialement rigoureuse. » Il doit en effet donner abri à des hommes malades, en état de moindre résistance, et qu'on doit protéger avec le plus grand soin contre toute cause d'affaiblissement et d'aggravation.

De plus, ce sont des infectés, et, comme tels, ils émettent au dehors des produits morbides capables d'infecter les individus sains.

Dans ces conditions, l'air est vicié et Rochard a pu dire avec raison : « C'est à l'hôpital que la viciation de l'air est la plus intense et la plus rapide ».

Fournir aux malades tous les éléments nécessaires à leur guérison : surface d'habitation suffisante, large aération, lumière, alimentation, etc., et mettre obstacle à la dissémination des produits dangereux élaborés par leur organisme, tels sont les deux buts à remplir par l'hygiène hospitalière.

Les perfectionnements à apporter à l'habitation des malades doivent donc consister à les placer dans un milieu plus favorable, de façon à les séparer des agglomérations humaines, à mettre le malade lui-même à l'abri des contaminations de voisinage, dans cette nouvelle demeure, à rendre celle-ci plus confortable, et facile à désinfecter. Il faut, d'autre part, prévoir des régimes alimentaires appropriés, et un personnel instruit et dévoué. Ces données nous amènent à examiner successivement :

L'emplacement d'un hôpital;

1. RICHARD, *Précis d'hygiène appliquée*, 1891.

Ses dimensions et le chiffre maximum des habitants ;

Sa construction et ses aménagements intérieurs ;

L'alimentation ;

Le personnel et le fonctionnement.

Comme nous avons en vue l'hospitalisation militaire, nous devons examiner en chacune de ces questions les conditions particulières qui nous sont faites de par la nature de cette clientèle spéciale, qui, en dehors de toute autre considération, comporte le traitement presque exclusif de maladies aiguës, et souvent contagieuses [1].

I. Emplacement d'un hôpital. — Un hôpital peut être construit au centre ou à la périphérie d'une ville.

Au centre d'une ville, l'hôpital présente des avantages, plus administratifs que médicaux. Il est à proximité des approvisionnements et de la population et favorable aux opérations d'urgence. En revanche, ses inconvénients viennent de cette proximité même qui présente de réels dangers de contamination, que celle-ci soit le fait d'importations venant de l'extérieur ou que les malades, les convalescents ou le personnel portent au dehors, dans les habitations voisines, des germes de maladies.

L'impureté de l'air des villes avait autrefois attiré l'attention des chirurgiens, qui lui attribuaient leurs insuccès opératoires. Le Fort, dans son enquête sur les maternités, avait fait voir qu'en Angleterre la mortalité opératoire était plus élevée au centre des villes, 39 p. 100, qu'à la périphérie, 24,2 p. 100.

Aujourd'hui ces chiffres n'offrent plus le même intérêt, la sécurité des opérés étant plus le fait de la propreté du chirurgien que de celle de l'air qui l'entoure.

A la périphérie ou en dehors des villes. — L'air est plus pur, plus oxygéné et, d'autre part, le terrain est moins cher, ce qui permet de donner à l'hôpital une plus grande surface. Enfin l'éloignement des collectivités scolaires et ouvrières, etc., en rendra les abords moins dangereux, mais cet isolement nécessitera des moyens de transport pour les malades et les opérations d'urgence seront plus difficiles à exécuter en temps voulu. C'est pourquoi Le Fort demandait qu'un tel établissement fût complété par un hôpital de premiers secours construit au centre des villes et par des moyens de transport perfectionnés.

Quant aux hôpitaux spéciaux de contagieux, constituent-ils un danger pour le voisinage ?

1. A. LAVERAN, De la contagion dans les salles d'hôpital, *Méd. moderne*, 14 mars 1890.

Les relations du personnel et des fournisseurs sont plus à craindre que la présence des malades eux-mêmes. Le danger n'en existe pas moins, dans la pratique, à moins de posséder un personnel de premier ordre se soumettant à une discipline très stricte. L'exemple fourni par l'hôpital Pasteur est absolument concluant à cet égard. Situé au milieu d'un quartier populeux, il n'a jamais constitué un centre de propagation pour les maladies infectieuses qui y sont traitées depuis dix ans. Le personnel qui approche les malades s'impose, il est vrai, une réclusion volontaire.

Choix du terrain. — En général on n'est pas libre de choisir le terrain destiné à la construction d'un hôpital. La nécessité peut le rapprocher autant que possible de l'habitation normale du soldat et, d'autre part, des considérations financières imposent l'emplacement. Cependant, autant que possible, on choisira de préférence un sol non remblayé, perméable, situé à mi-hauteur d'une colline et à l'abri des vents habituels de la contrée; de plus, ce terrain doit être d'un accès facile et sûr, éloigné de tout établissement insalubre et surtout de tout établissement collectif. Il doit être assez étendu pour qu'on puisse y aménager de vastes réservoirs d'air sous forme de cours, plantées d'arbres et de jardins. Il ne faut pas négliger cet accessoire nécessaire destiné à donner aux habitants de ces demeures qui renferment tant de tristesses et de douleurs, tout ce qui peut contribuer à leur réconfort moral.

II. Dimensions des hôpitaux. — A. **Superficie.** — La superficie doit s'accroître non pas proportionnellement au nombre des malades, mais d'une façon progressive.

Le conseil de santé des armées exprima cette opinion dans ses instructions de 1873 pour la construction de l'hôpital militaire du camp de Châlons.

Pour un hôpital de 100 lits, 50 mètres carrés sont demandés par malade comme minimum par la Société de chirurgie, 25 mètres carrés par Le Fort. Tollet, en 1883, exige 100 mètres carrés. On fut par la suite plus exigeant et les surfaces indiquées par les hygiénistes sont les suivantes :

120 m² par lit pour un hôpital de 150 lits, soit : 18 000 m².
130   —   —   200   —   : 26 000 —
136   —   —   250   —   : 34 000 —
150   —   —   600   —   : 90 000 —

Un hôpital moderne de 500 lits comporte une surface bâtie de 10 000 mètres carrés, soit un hectare (Tollet). Mais il y a lieu de tenir compte de la ville où l'hôpital doit être construit, de la cherté du terrain, et des nécessités locales et de circonstance. Le service central de l'inspection des hôpitaux au ministère de l'Intérieur demande un minimum de 50 mètres carrés par lit d'hospitalisé. L'instruction du 27 août 1907 prévoit 200 mètres carrés par malade pour un hôpital militaire de 300 lits.

B. **Nombre de lits.** — Il doit être envisagé *par rapport à la population à secourir.* Dans la population civile, on doit prévoir en général un lit pour 1 000 habitants. (Loi du 15 juillet 1893.) Dans la population militaire ce chiffre doit être plus élevé, car nombre d'affections pour lesquelles le civil n'entre pas à l'hôpital nécessitent pour le militaire une hospitalisation. On compte 4 lits pour 100 hommes d'effectif.

Par rapport à la population hospitalisée. — Il faut éviter, autant que possible, l'accumulation d'un grand nombre de malades dans un même local. Un hôpital ne doit pas renfermer plus de 400 lits pour Michel Lévy, de 300 lits pour Marjolin, de 200 lits pour Verneuil, de 500 lits pour la Société de chirurgie et de médecine. Few[1] estimant que plus un hôpital contient de lits, moins il est facile d'en surveiller les services, pense que les petits hôpitaux sont préférables aux grands.

Pour des raisons financières et administratives L. Martin[2] pense qu'on ne doit pas créer d'hôpitaux d'une contenance inférieure à 500 lits et supérieure à 800 lits. Dans le premier cas les frais généraux seraient trop élevés, dans le second la surveillance et l'administration deviennent difficiles.

Il n'y a pas lieu dans les hôpitaux militaires de prévoir des *salles de rechange*, le nombre des malades diminuant à certaines périodes de l'année de façon à permettre les travaux de désinfection et de réfection des salles.

Ces données générales concernant l'emplacement des hôpitaux, leurs dimensions, la densité de leur population ont, au point de vue hygiénique, moins d'importance aujourd'hui qu'autrefois. Le chirurgien sait bien que les complications des plaies ne sont pas le fait du mode d'habitation. Les beaux résultats obtenus par Lucas-Championnière après la guerre de 1870, dans les baraquements ayant servi à l'hospitalisation des varioleux, démontrent en l'espèce qu'il faut en chercher l'explication dans la valeur de l'antisepsie chirurgicale. Les médecins à leur tour commencent à suivre l'exemple des chirur-

1. Few, *Revue d'hygiène*, 1891, p. 707.
2. L. Martin, *Hygiène hospitalière*, p. 35.

giens. Mais pour eux l'antisepsie est plus difficile à appliquer parce que les contages auxquels ils ont affaire sont plus diffusibles, et à côté des mesures d'antisepsie qu'ils doivent prendre pour le malade, le personnel infirmier, et pour eux-mêmes, ils sont plus que les chirurgiens, tributaires du mode d'aménagement intérieur. Les dispositions dont il est l'objet ont une influence considérable sur la morbidité et la mortalité hospitalières, surtout lorsqu'il s'agit de maladies contagieuses. Selon la remarque d'Hutinel[1] il n'est pas nécessaire d'avoir des bâtiments neufs; ce qui importe c'est d'avoir la possibilité d'*isoler complètement les complications contagieuses.* Aux Enfants Assistés dans les mêmes locaux qui donnaient il y a treize ans, à la rougeole, 25 p. 100 de mortalité, le chiffre des décès est tombé en 1903 à 10 p. 100 à la suite des mesures d'isolement prises pour tout enfant présentant une élévation de température inexpliquée. Pareilles constatations de la part de Variot, Moizard. Il semble que cet état satisfaisant ne se soit pas maintenu[2]. N'a-t-on pas fait voir encore que la rougeole qui, dans certains hôpitaux de Paris, présentait une mortalité de 14 p. 100, n'est que de 3,5 p. 100 à l'hôpital Pasteur où on pratique l'isolement cellulaire, mortalité identique à celle constatée dans le milieu familial.

Un bon aménagement *intérieur* est la *base de l'asepsie et de l'antisepsie médicales*; grâce à lui, les défauts d'emplacement, de surface, de dimensions générales sont suffisamment corrigés. Pour les hôpitaux destinés au traitement du soldat, les dispositions prises sont d'autant plus importantes que les malades sont presque tous atteints d'affections aiguës, pour la plupart contagieuses.

Aussi nous arrêterons-nous peu aux considérations visant les dispositions extérieures pour nous attacher plus particulièrement aux différents détails de construction et d'aménagement intérieur. Notre tâche sera facilitée par l'instruction du 27 août 1907 qui résume toutes les améliorations reconnues nécessaires aujourd'hui pour l'habitation des malades. En dressant un programme pour les établissements hospitaliers de l'avenir, cette instruction indique en même temps dans quel sens doivent être dirigés nos efforts pour améliorer les hôpitaux existants. Dans cet ordre d'idées nous aurons à considérer la disposition des hôpitaux généraux et celle particulière aux quartiers ou aux hôpitaux pour contagieux.

III. Construction et aménagement intérieurs. — Dispositions générales extérieures des bâtiments. — *Type quadrangulaire.*

1. HUTINEL, *Soc. de Pédiatrie*, 19 janvier 1903.
2. HUTINEL, *Journal des Praticiens*, 25 novembre 1909.

— La plupart des hôpitaux militaires actuels ont été aménagés dans d'anciens couvents affectant la forme dite quadrangulaire, constitués par quatre grands bâtiments circonscrivant une cour intérieure carrée, en général froide et humide. Deux bâtiments ont une exposition convenable, et les deux autres sont mal orientés. C'est là un défaut capital, car l'habitation des malades, plus que toutes les autres, doit être inondée de lumière et de soleil. Dans les pays froids et tempérés, l'exposition des deux façades principales doit être Est-Ouest. Dans les pays chauds elle sera Nord-Sud, afin de ménager une façade fraîche. La partie sud sera protégée par des vérandas. Enfin une surface suffisante, la plus grande possible, sera réservée à l'aménagement de cours et de jardins.

Le type quadrangulaire a encore l'inconvénient de rendre difficile la distribution de services complètement séparés, surtout en ce qui concerne ceux des contagieux.

Aussi a-t-on renoncé complètement à cette disposition architecturale pour la construction des hôpitaux, et le système de pavillons disposés en lignes sur un ou plusieurs rangs a-t-il prévalu.

Types à pavillons. — Il est un principe sur lequel les hygiénistes sont aujourd'hui d'accord : c'est qu'un hôpital doit se composer d'une série de pavillons indépendants les uns des autres et dont chaque élément est approprié à l'usage auquel il est destiné. L'espace entre les pavillons doit être égal à 2 fois la hauteur de chaque pavillon.

1° *Type à pavillons identiques reliés par une galerie commune.* — Le principe de leur disposition est très simple. Il existe une galerie de forme variable, quadrangulaire pour l'hôpital Lariboisière, rectiligne pour l'hôpital Saint-Thomas, sur laquelle viennent s'ouvrir, disposés perpendiculairement, des pavillons le plus souvent à plusieurs étages, et tous identiques comme disposition quelle que soit leur affectation.

A l'hôpital Lariboisière, les galeries sont vitrées et circonscrivent une cour intérieure. Les pavillons sont au nombre de dix, à trois étages ; les services accessoires occupent la façade et le fond.

L'hôpital Saint-Thomas, de Londres, consiste en un long bâtiment à façade (la galerie), avec pavillons perpendiculaires disposés de chaque côté de la galerie.

2° *Type à pavillons séparés.* — Frappé des inconvénients que présentait le système des pavillons rendus solidaires par des galeries communes on a établi des pavillons isolés les uns des autres et ne comprenant qu'un rez-de-chaussée ou un étage au plus. C'est en somme le type du block system appliqué à l'hôpital ; son plan général se propose le fractionnement des unités. On obtient ainsi, d'abord des locaux d'isolement absolu pour les contagieux, ensuite une séparation des locaux annexes d'avec les bâtiments où sont traités les malades.

Le système cependant est susceptible de quelques légères modifications, et l'on doit distinguer les hôpitaux où tous les pavillons sont de structure identique d'avec ceux où les pavillons sont d'une construction différente, répondant à leur destination spéciale.

Dans le type Tollet tous les pavillons sont identiques.

A l'hôpital de Bourges les pavillons consistent en rez-de-chaussée surélevés, ils sont indépendants les uns des autres et ne communiquent que par des pistes couvertes. C'est à Tollet et Ch. Sarazin qu'on doit sa construction.

L'hôpital militaire de Bourges est constitué par 2 groupes de 6 pavillons; chaque groupe est situé en face l'un de l'autre, séparés par de grandes cours avec jardin et pelouse; les extrémités de chacun des 6 pavillons donnant sur la cour sont reliées entre elles par une galerie couverte courant tout le long des pavillons. Le bâtiment d'administration est situé transversalement entre les deux groupes et communique à chacune de ses extrémités avec les galeries. Le pavillon n° 1, situé à gauche, près de l'entrée, constitue l'habitation des officiers et comprend une salle de réunion, 18 chambres individuelles, une tisanerie, des bains et lavabos et des latrines.

Le pavillon n° 2, situé en face du précédent, c'est-à-dire en face de l'entrée, comprend une salle d'attente, une salle de conférence, une bibliothèque. — Service des entrées avec bureau pour le sous-officier de garde, une salle de visites, enfin un magasin pour les effets. Le pavillon n° 3, situé derrière le n° 1, est consacré aux malades et contient en plus de la salle commune un réfectoire, des bains et lavabos, des latrines et urinoirs; les pavillons 4, 5, 6 constituent les chambres des malades, pour malades isolés; les bâtiments 10, 11, 12 sont semblables au n° 3. Le pavillon 7, dernier du groupe de gauche, sert de logement aux infirmiers; le n° 8, dernier du groupe de droite, est destiné aux magasins. Le pavillon 9, en avant de ce dernier, renferme la matelasserie; en dehors des groupes que nous venons de citer, il existe à l'entrée à gauche le poste et le concierge, à droite le pavillon de l'administration, au fond à gauche est le hangar aux voitures et au fond à droite la salle des morts. Cet hôpital est situé en pleine campagne et contient 260 lits.

La surface du terrain est de 48 000 mètres, soit 222 mètres carrés par tête; la surface bâtie est de 5 000 mètres; chaque lit revient à 3 600 francs.

Les salles collectives contiennent 28 lits et ont les dimensions suivantes :

Longueur	28^m,40
Largeur	7 ,50
Surface totale	213^{m2}
Surface par lit	7 ,70
Hauteur moyenne	6^m,20
Capacité totale	1 320^{m3}
Cube d'air par lit	47 ,75

Les latrines sont du système Goux. Le chauffage est assuré par des poêles ouverts en forme de cheminées doubles; cette disposition se retrouve dans les hôpitaux de Londres.

Elle a l'avantage de procurer la vue du feu.

A côté du système Tollet pur ou modifié, comprenant une série de pavillons à simple rez-de-chaussée, se place un modèle avec pavillons *à étages* réalisé à l'hôpital militaire de Carabanchel à Madrid et à l'hôpital militaire n° 2 de Berlin.

L'hôpital militaire n° 2 de Berlin [1] appartient à ce dernier type. Cet hôpital réalise dans une forme très soignée le type réglementaire actuel des hôpitaux de garnison.

Construit en 1875 par les architectes Gropius et Schmieden pour servir à toutes les troupes casernées au sud de la Sprée, dont l'effectif est d'environ 15 000 hommes, il a une contenance de 600 lits (4 pour 100 de l'effectif).

Les frais de premier établissement se sont élevés à une dépense d'environ 3 125 francs (2 500 Marks) par lit.

L'hôpital est situé au sud de Berlin; assez éloigné de la ville à laquelle le relient de nombreux tramways électriques, il est à proximité de la plupart des casernes réparties autour du grand champ de manœuvre de *Tempelhof.*

Le total des malades traités en 1906 a été de 5 316 avec une moyenne journalière de 350 occupants.

Les bâtiments sont au nombre de 17, dont 8 sont affectés aux malades et 9 aux services généraux. Ces constructions ne couvrent qu'un cinquième du terrain; le reste est réservé aux cours et jardins. La plus grande partie de cet espace est aménagée en pelouses bordées de massifs de fleurs, très soigneusement entretenues, parsemées d'arbres et de haies vives formant un joli cadre de verdure autour de chaque bâtiment où les malades peuvent se tenir une grande partie du jour et bénéficier du mouvement au grand air.

Les bâtiments d'hospitalisation sont de deux types, le block et le pavillon.

Le block est une construction à un étage et contient 80 lits.

1. SIMON, *Arch. de méd. milit.*, 1908, p. 490.

L'instruction du 27 août 1907 adopte pour les hôpitaux militaires à construire le type à pavillons séparés : L'hôpital comprendra les pavillons de malades et les bâtiments nécessaires pour l'installation des services généraux et spéciaux.

Il comportera deux pavillons de fiévreux, deux pavillons de blessés et un pavillon de contagieux; celui-ci sera complètement séparé de l'hôpital général, tout en restant desservi par les mêmes organes généraux à la faveur de dispositions spéciales maintenant son isolement.

Pour éviter de multiplier les bâtiments, les officiers et les sous-officiers, en raison de leur petit nombre, pourront être logés à l'étage du pavillon de l'administration.

Le plan général de l'hôpital sera subordonné aux dispositions du terrain choisi. On se conformera toutefois aux règles générales ci-après, les pavillons de malades, le pavillon de l'administration, celui des bains et des cuisines, le pavillon des services spéciaux (bactériologie, radiographie, etc.) seront groupés au centre et reliés entre eux, au rez-de-chaussée, par des galeries couvertes fermées par des châssis vitrés mobiles.

Sur les côtés trouveront place : le casernement des infirmiers et les autres dépendances : buanderie, service de désinfection, dépôt mortuaire, ateliers, etc., etc.

Les parties libres du terrain seront transformées en jardins et en cours, aménagés de manière à attribuer, autant que possible, un secteur à chaque catégorie d'hospitalisés (fiévreux, blessés et divers groupes de contagieux).

Un mur d'enceinte clôturera le tout. Un chemin intérieur longera ce mur et les bâtiments annexes qu'il desservira. Des bouches d'incendie seront établies à la portée des bâtiments.

B. Dispositions générales intérieures. — Ces dispositions comprennent :

La répartition des salles de malades et services annexes.

L'installation des services généraux.

La constitution des différentes parties du logement : sol, murs, plafonds.

Le mobilier.

1° *Répartition des services, des salles de malades, services annexes et services généraux.* Les dispositions modernes qu'on doit rechercher sont différentes suivant qu'il s'agit d'un service de chirurgie ou de médecine.

En chirurgie, le grand principe à réaliser, c'est avant tout la séparation des suppurants et des non suppurants.

On le mettra en pratique en établissant doubles salles de malades, d'opérations, de pansements, d'anesthésie.

Les grandes salles pourront être conservées sans inconvénient, à condition d'y annexer un certain nombre de chambres individuelles destinées aux opérés. Ce nombre sera calculé sur la moyenne journalière des opérations exécutées. Il sera très différent suivant les hôpitaux et on ne peut tracer de règle à ce sujet.

Les salles seront situées de préférence au rez-de-chaussée de façon à ne pas imposer un trop long et difficile transport aux hommes atteints de traumatismes.

Dans les services de médecine de nos hôpitaux existent actuellement de grandes salles contenant 30 à 50 lits. Ceux-ci sont souvent très rapprochés les uns des autres. C'est ainsi qu'à l'hôpital militaire du Val-de-Grâce, dans les salles affectées aux malades ordinaires, on compte 48 lits et ceux-ci sont répartis par groupes de deux séparés l'un de l'autre par un espace de 0 m. 25 à 0 m. 30 environ. Chaque groupe est distant l'un de l'autre de 1 m. 25. Une telle disposition est d'autant plus regrettable que les malades sont atteints en majeure partie d'angine, d'affections des voies respiratoires, s'accompagnant de toux, et donnant par conséquent naissance à la projection au dehors de particules extrêmement ténues, liquides, qui se disséminent autour du malade dans un rayon de 1 mètre à 1 m. 50. On observe souvent par ce fait des cas de contagion d'angine surtout. Il y a donc lieu d'une part de compartimenter ces grandes salles de façon à réduire le nombre des lits à 6 à 10 au plus et réserver de chaque côté un espace libre de 1 m. 50, au minimum.

De plus, il y aura lieu de prévoir pour chaque service un nombre de chambres individuelles égal au quart du chiffre total des lits soit : pour un service de soixante-dix à quatre-vingts lits en moyenne, vingt chambres d'isolement. *Il serait désirable que chaque malade fébricitant atteint d'angine ou d'affection des voies respiratoires pût être isolé pendant toute la période aiguë de sa maladie* pour être évacué ensuite sur la salle commune.

Les dimensions des chambres seront calculées sur les bases de 10 mètres carrés par lit et de 40 mètres cubes par malade. En général le cubage des salles doit être pour chaque malade accru progressivement en rapport avec le nombre des lits. C'est ainsi qu'on devra prévoir :

43 mètres cubes pour une chambre à				8 lits.
45	—	—	—	à 10 —
47	—	—	—	à 12 —
49	—	—	—	à 14 —
51	—	—	—	à 16 —
53	—	—	—	à 18 —
55	—	—	—	à 20 —
57	—	—	—	à 22 —
65	—	—	—	à 30 —

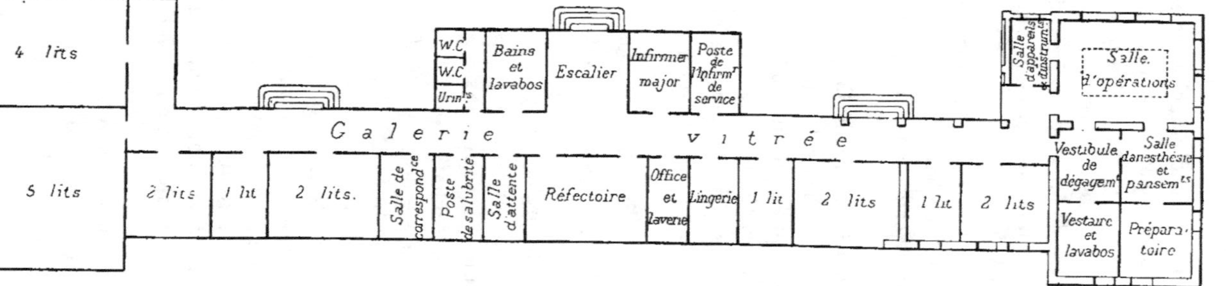

Fig. 66. — Rez-de-chaussée d'un pavillon de blessés (1905).
Le premier étage, distribué de même façon, servira à une autre catégorie de malades.

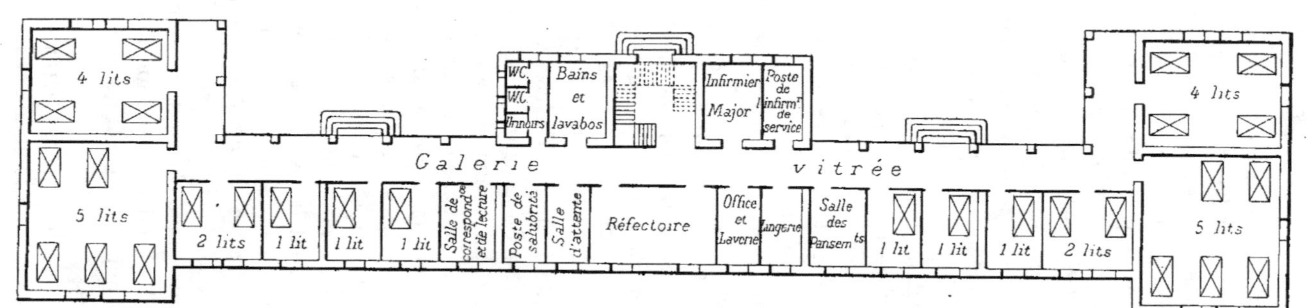

Fig. 67. — Rez-de-chaussée d'un pavillon de fiévreux (modèle 1907).

Toutes les salles de malades communes ou individuelles seront disposées de façon que leurs entrées soient indépendantes et que la surveillance des malades y soit facile. Pour cela, les portes et certaines cloisons seront vitrées à partir de 1 m. 50 au-dessus du sol. Un des moyens de remplir ces conditions est de faire ouvrir les différentes pièces sur une galerie latérale munie de châssis vitrés mobiles et régnant sur la majeure partie de l'une des façades.

Les lits seront disposés de façon à ce que chacun d'entre eux corresponde à un trumeau muni de fenêtres de chaque côté; la tête sera appuyée au mur extérieur et distant de celle-ci de 25 à 30 centimètres.

Certains hygiénistes préconisent la disposition en sens inverse des lits, c'est-à-dire la tête en dedans de la salle. C'est cette disposition qu'a adoptée la Commission de l'Assistance publique en 1902.

Il est certain que cette disposition est favorable pour les convalescents, mais il est aussi certain qu'elle est très gênante pour les fébricitants, pour les malades atteints de céphalée, qui au contraire fuient la lumière.

C'est donc là pour nous une indication à maintenir la disposition ordinaire, puisque notre clientèle se compose presque uniquement de malades atteints d'affections fébriles aiguës.

Locaux annexes. — Ces locaux seront de préférence groupés au centre du pavillon. On devra prévoir un réfectoire qui pourra servir de salle de jour et de lecture, un office muni de fourneaux à gaz et d'un chauffe-assiettes, une laverie, un monte-charge, une salle de bains et un lavabo, des water-closets et un poste de salubrité. Celui-ci devra contenir les cylindres métalliques destinés à isoler linge et vêtements des malades. Il serait encore indiqué de ménager dans ce poste des bacs remplis de solution désinfectante de façon à ce que linge de corps, mouchoirs, draps pussent être immergés immédiatement et qu'on pût opérer dans le service même le compte de ces objets dont la liste serait remise ensuite à la buanderie en même temps que les objets qui y sont envoyés. On éviterait ainsi une manipulation à sec et la dissémination de poussières toujours préjudiciables à la santé de ceux qui sont chargés de ce service. On devra prévoir en outre dans *chaque service* un cabinet pour le médecin traitant, un pour l'infirmier major, un pour les infirmières, une salle de pansement qui contiendrait les objets de pansement et les liquides antiseptiques.

Le pavillon Claude-Bernard, inauguré en 1902 à l'hôpital Cochin, construit par M. Renaud et sous l'inspiration du professeur Chauffard, donne une idée des dispositions d'un service de médecine. Tout serait

à louer si les salles de malades contenaient un moins grand nombre
de lits.

Pavillon d'administration. — L'hôpital comprendra encore *un
pavillon pour l'administration* et des locaux particuliers pour chacun
des services suivants.

A la partie médiane du rez-de-chaussée seront situés le bureau des
entrées qui devrait être précédé d'une salle d'attente assez vaste,
compartimentée et communiquant avec le bureau par des guichets,
la salle de garde et la chambre du médecin de garde devraient être
contiguës à ce bureau de façon à pouvoir faire la répartition immédiate des malades et à les faire conduire isolément dans leur service
respectif. A la salle de garde doit être annexée la chambre de l'officier d'administration de garde, la chambre de l'infirmier de garde et
une chambre de salubrité compartimentée dans laquelle chaque
malade pourrait immédiatement être déshabillé et recevoir les vêtements d'hôpital; ceux que le malade vient de quitter seraient
enfermés dans un cylindre métallique ou dans un sac à désinfection.

Le vestiaire serait à proximité.

La partie médiane du rez-de-chaussée contiendrait encore le
cabinet du médecin-chef, le bureau de son secrétaire ainsi qu'une
salle d'attente.

A une des extrémités du rez-de-chaussée serait située la lingerie
avec une entrée particulière. On prévoira une lingerie avec casier, une
salle de pliage, un magasin pour effets de laine, un atelier de réparations, des lavabos et des latrines.

A l'autre extrémité avec entrée spéciale, on disposera la pharmacie avec ses dépendances. Elle sera élevée sur cave servant de
magasin et comprendra un laboratoire, une tisanerie, un préparatoire, un dépôt de médicaments, un cabinet pour le pharmacien, des
latrines et un lavabo.

Au premier étage on placera le bureau de l'officier d'administration gestionnaire, le bureau de son secrétaire et une salle pour les
archives. S'il y a lieu, des salles seront réservées à la bibliothèque et
à la salle de conférences encore appelée salle d'honneur.

Pour les hôpitaux de garnison moyenne on pourra placer dans ce
pavillon le logement des officiers ou sous-officiers malades. Ces locaux
seront constitués par des chambres individuelles, une salle à manger
séparée pour chacun des deux groupes avec office. L'instruction de
1907 prévoit des salles communes de cinq lits avec cinq chambres
individuelles pour les sous-officiers, ce service comprendrait en outre
une chambre pour l'infirmier de service, un poste de salubrité et
des latrines.

Ces locaux seront chacun desservis par un escalier particulier.

DÉPENSE. — Elle sera établie dans un local spécial; elle comprendra une salle de réceptions de vivres, un magasin, une boucherie dont les ouvertures opposées seront garnies de toile métallique, les ouvertures principales seront autant que possible exposées au nord. La porte sera munie d'un tambour intérieur également en toile métallique.

La *cuisine* comprendra un grand fourneau, un four à rôtir, des chauffe-plats, un office, une laverie pour le nettoyage des divers ustensiles de la cuisine avec appareil de lavage mécanique (autoclave); une laverie aux légumes, une paneterie, un bûcher, une salle de distribution des petits vivres, un vestiaire et des lavabos pour les cuisiniers et des appareils thermo-conservateurs pour le transport des vivres. Le bureau de l'officier d'administration chargé de la dépense et de la cuisine sera autant que possible placé entre ces deux locaux.

La cuisine sera exclusivement alimentée avec de l'eau potable.

BAINS ET DOUCHES. — Chaque pavillon de malades étant muni de salles de bains, il y a seulement lieu de prévoir dans un bâtiment spécial les locaux nécessaires à l'hydrothérapie et à l'administration des bains médicamenteaux, il sera pourvu d'une étuve pour le chauffage des peignoirs.

SERVICES SPÉCIAUX. — Un bâtiment séparé ne comportant qu'un rez-de-chaussée surélevé pourra être affecté aux divers services énumérés ci-dessous :

Bactériologie, radiothérapie, électrothérapie, mécanothérapie, photothérapie et ophtalmologie, cabinet dentaire. Aux divers locaux nécessaires pour l'installation de ces services, on ajoutera une salle d'attente pour les malades, des lavabos et des water-closets. Le bâtiment de bactériologie servira pour l'hôpital et pour le corps d'armée, il devra être bien outillé et pourvu d'une annexe pour loger les animaux d'expérience.

CASERNEMENT DES INFIRMIERS. — Ce casernement sera construit en tenant compte des indications contenues dans la circulaire ministérielle du 30 mai 1907, relative aux dispositions à appliquer à la construction des casernes et des infirmeries régimentaires.

Le nombre des places à prévoir sera calculé à raison d'un infirmier par cinq malades.

Les locaux seront les suivants :

Au rez-de-chaussée : les chambres des sous-officiers, la salle à manger et de réunion des sous-officiers, un office, une salle de visite médicale, une salle de malades à la chambre, un poste de salubrité, des lavabos et une installation de bains-douches ; le réfectoire des infirmiers, une salle de récréation, une salle de correspondance et de lecture, des lavabos et des water-closets et de deux cellules pour les hommes punis.

A l'étage : des salles communes de quinze lits au plus, une salle d'astiquage, des lavabos, des water-closets.

AMPHITHÉATRE. — Il comprendra :

Une chambre mortuaire, une salle de reconnaissance et d'exposition convenablement aménagée, d'où partiront les convois, un dépôt de cercueils, un bureau pour le gardien.

Une salle d'autopsie bien éclairée, avec tables d'autopsie en lave émaillée, robinets d'eau, tables en laves, vitrines.

Les eaux de la salle d'autopsie seront recueillies dans un récipient clos placé en sous-sol et ne seront évacuées qu'après désinfection.

Une salle pour le dépôt des pièces pathologiques, un vestiaire avec lavabo.

BATIMENTS DES ALIÉNÉS ET DES DÉTENUS. — Ce bâtiment devra renfermer une chambre pour le surveillant, un office, une lingerie, un poste de salubrité, un water-closet et lavabo.

La partie réservée aux aliénés comprendra une chambre pour les agités et deux chambres ordinaires. Toutes les pièces seront disposées de façon à ce que les malades ne puissent échapper à la surveillance.

Le local des détenus comprendra quatre chambres individuelles aménagées comme celles des malades.

Les fenêtres des chambres des aliénés et les chambres des détenus seront barraudées.

Un appareil de chauffage devra être prévu pour ce bâtiment.

AUTRES DÉPENDANCES. — Les autres dépendances seront disposées le long des murs de clôture de l'établissement et desservies par un chemin conduisant à l'une des portes de l'hôpital.

Elles comprendront : les ateliers de menuiserie, de peinture, de serrurie, de ferblanterie, les écuries, les hangars aux voitures d'ambulance et aux voitures de formations sanitaires destinées à l'instruction du personnel et une salle de manipulations avec banquettes, une remise pour la pompe à incendie et les voitures à bras de l'établissement.

A la porte l'entrée de l'établissement seront la loge et le logement du concierge.

L'hôpital devra comprendre encore une station de désinfection à laquelle sera annexée une buanderie. Nous renvoyons au chapitre désinfection pour la disposition de ces locaux.

Les chapitres chauffage et ventilation traiteront également ces parties importantes de l'hygiène hospitalière.

Enfin l'instruction de 1907 prévoit des locaux spéciaux pour le logement du médecin-chef et de l'officier d'administration gestionnaire. Ces locaux communiqueront par le téléphone avec les pavillons des malades et les services généraux.

L'hôpital sera également relié par téléphone à la place et aux divers casernements de la garnison.

La distribution intérieure de l'hôpital de Tempelhof est la même au rez-de-chaussée et à l'étage, à savoir : du côté de la façade regardant le midi, une série de petites *chambres de 3 ou 6 lits*, sans communication entre elles, mais s'ouvrant toutes sur un large couloir bien éclairé à ses deux extrémités. En face, regardant la façade septentrionale, les locaux annexes comprennent 1 office, 1 chambre pour la sœur, 1 chambre de veille, 1 salle de bains avec 2 baignoires et 2 lavabos, 1 water-closet. Cette distribution est très bien comprise; le fractionnement en petites chambres assure à chaque malade une tranquillité et un confortable bien appréciable et offre en même temps toute facilité pour l'isolement des maladies graves et de tous ceux dont la présence peut être gênante ou pénible pour leurs camarades. Le pavillon ne comporte qu'un rez-de-chaussée; sa distribution est un peu différente; dans la partie centrale sont réparties, de chaque côté du couloir, de petites chambres de 3 lits toujours orientées au midi, et en face les locaux annexes déjà signalés.

A chacune des ailes une grande salle de 14 lits occupant toute la largeur du bâtiment, avec une pièce attenante dite salle de jour (Tagesraum), coquettement aménagée avec des sièges en rotin, une vitrine bibliothèque, des fleurs, tout un dispositif des mieux compris, pour soustraire les malades au désœuvrement, et au séjour prolongé dans les salles occupées par les lits. Cette chambre de jour s'ouvre sur une large véranda, à la fois bien exposée au soleil et abritée de la pluie par un auvent.

Les malades alités peuvent y être aisément installés sans quitter leur lit, les autres s'étendent sur les chaises longues en rotin mises à leur disposition. Toutes facilités sont données, on le voit, pour réaliser dans la plus large mesure possible cette cure d'air et de soleil qui, pour toute espèce de malade, constitue les auxiliaires si précieux du traitement.

Les chambres de malades ont une hauteur de 4 mètres, une superficie de 9 à 10 mètres carrés et un espace de 37 mètres cubes par occupant.

Elles présentent un aspect agréable avec leurs murs recouverts de peinture émaillée à leur partie inférieure et d'un enduit à la chaux à la partie supérieure, d'un ton très clair; le plancher est revêtu en son entier de linoléum, ainsi que le couloir. Toutes ces surfaces aux angles arrondis, sans aucune saillie, se prêtent à un nettoyage et à une surveillance faciles. La ventilation est convenablement assurée par les imposes mobiles des fenêtres et les ventouses disposées à la partie inférieure et supérieure de la pièce, communiquant avec des conduites d'air ménagées dans l'épaisseur des murs. Le chauffage est réparti par des radiateurs à air chaud ou à vapeur dans toutes les parties du bâtiment.

Presque partout l'ameublement ne comporte que des objets mobiliers en fer (lit, table de nuit, chaise).

Le sommier (modèle Schultze) est formé d'un châssis métallique sur lequel sont tendus des ressorts en fil de fer galvanisé; du côté de la tête du lit, un cadre glissant sur une crémaillère permet de relever l'oreiller à la hauteur convenable; le tout est d'un grande solidité.

Le *matelas* se compose de 3 pièces placées bout à bout : on évite de la sorte le tassement inévitable de la partie centrale en interchangeant ses diverses parties : on peut également renouveler avec la plus grande facilité l'une de ses parties quand elle vient à être souillée, sans être obligé de procéder à une reconfection totale.

Une étiquette métallique, fixée à la tête du lit, reçoit l'inscription du régime et des médicaments prescrits à la visite.

La *tenue* d'hôpital des malades, ainsi que du personnel subalterne, comporte un vêtement en flanelle de coton à rayures claires bleues et blanches qui contribue pour sa part à jeter une note agréable dans l'ensemble.

Pour certaines catégories de malades, quelques autres détails intéressants sont à signaler.

Contagieux. — Chacun des trois pavillons de l'hôpital se prêterait à l'installation d'un service de contagieux dans les meilleures conditions d'isolement possibles; il en serait de même des baraques Decker, qui sont toujours disposées pour les besoins éventuels, mais cette utilisation n'est pas nécessaire. La garnison de Berlin paraît fort peu éprouvée par les maladies épidémiques; la fièvre typhoïde (2 entrées en 1906 à l'hôpital n° 2), les fièvres éruptives, la diphtérie ne se manifestent que par quelques cas sporadiques pour lesquels on réserve le 1ᵉʳ étage de l'un des « blocs » et où on prend les dispositions spéciales suivantes :

1° Ce service possède une entrée spéciale.

2° Il dispose d'un personnel spécial.

3° Les malades sont séparés suivant chaque catégorie d'affections ainsi que les sujets douteux, séparations faciles à établir grâce au fractionnement des locaux.

4° La vaisselle en usage porte comme indication spéciale un filet bleu entourant chaque assiette, gobelet ou pot à tisane ; ces objets sont nettoyés sur place à l'office.

5° Dans les couloirs desservant les chambres sont disposées de petites armoires vitrées renfermant le matériel chirurgical et de pansement nécessaire aux diverses interventions qui peuvent survenir (trachéotomie, tubage, etc.).

6 A chaque extrémité de ce même couloir est placé un tonneau en bois contenant une solution désinfectante où sont soumis à une immersion de vingt-quatre heures le linge et tous les effets sortant de la chambre des malades avant d'être portés à l'étuve.

7° Une pancarte apposée à la porte de chaque chambre indique la date, la durée de l'occupation de chaque lit, la nature de l'affection, les mesures de désinfection qui ont été prises.

Tuberculeux. — Le choix de l'un des pavillons est tout indiqué pour y grouper les tuberculeux, dans une des ailes disposant d'une large salle avec chambre de jour et véranda attenantes. La cure d'air et la suralimentation sont copieusement mises en pratique.

Ces malades font cinq repas par jour, au réveil café au lait, pain et beurre ; à dix heures bouillon avec jaunes d'œufs, à onze heures et demie soupe, rôti, légumes, compote de fruits, lait ou vin ; à trois heures lait, pain et beurre ; à six heures même repas qu'à dix heures.

Les tuberculeux sont nettement éclairés sur la nature de leur affection et leur éducation hygiénique est très surveillée : au départ de l'hôpital, leur réforme prononcée, ils sont tous mis en possession d'une notice imprimée les instruisant sur toutes les précautions qu'ils ont à prendre pour eux et pour leur entourage ; ils emportent le crachoir de poche qui leur a été remis à leur entrée.

Aux termes d'une circulaire ministérielle toute récente du ministère de l'Intérieur du royaume de Prusse (23 juin 1906), les tuberculeux, réformés du service, doivent être signalés par l'autorité militaire aux autorités civiles communales en les invitant à prendre des dispositions pour assurer à ces malades les soins complémentaires.

Le fonctionnement de l'assurance ouvrière obligatoire crée des ressources considérables permettant dans la plupart des cas de faire bénéficier les tuberculeux offrant des chances de guérison de cures climatériques dans des sanatoria. Ainsi sont sauvegardés les intérêts de la collectivité et ceux des sociétés d'assurance, dont le but est de réduire avant tout le nombre des infirmes qui peuvent tomber à leur charge.

Vénériens — Le service des vénériens dispose d'un local spécialement réservé aux lavages urétraux; bains locaux, etc. Les solutions antiseptiques, les appareils d'irrigation y sont disposés de la façon la plus commode pour les malades.

Salles d'opérations. — Les interventions chirurgicales se font dans des locaux distincts pour les septiques et les aseptiques. Aux premiers sont réservées 2 salles. L'une affectée aux grandes interventions, l'autre aux petites opérations et aux pansements ordinaires.

Pour les opérations aseptiques, 2 salles contiguës sont disposées.

L'une, servant de préparatoire, contient tout le matériel nécessaire à l'asepsie du chirurgien et de ses aides, et des objets de pansement.

La salle d'opérations très spacieuse est luxueusement aménagée dans tous ses détails. Une large baie vitrée occupant tout un côté de la pièce y laisse pénétrer la lumière à profusion. L'éclairage de nuit est assuré par un puissant réflecteur projetant la lumière de 6 lampes électriques de 60 bougies. Pour réduire au minimum les déplacements, l'opéré est transporté à l'aller comme au retour dans son propre lit que l'on charge sur un transporteur à roulettes formé de 2 châssis en fer d'un maniement très simple.

Il peut recevoir dans une salle voisine de la salle d'opérations tous les soins de propreté préalables. Tout y est disposé pour lui donner un bain complet ou local, une irrigation rectale (1 siège de water-closet) et pour le couvrir de linge et couvertures chaudes après l'opération.

On trouve encore des installations complètes de mécanothérapie, de radio- et photothérapie, etc.

Les services généraux comprennent :

Un pavillon des machines;

La cuisine et ses annexes;

La buanderie avec machines à laver;

Les bains;

Une station de désinfection avec étuve à vapeur fluente;

Une remise pour les voitures.

Constitution des différentes parties du logement (sol, murs, plafonds, toitures). — Comme règle générale on évitera partout autant que possible toute disposition comportant des saillies à l'intérieur du logement, saillies qui deviennent rapidement des nids à poussière.

Sol. — Le dallage en mosaïque ou en grès cérames sera le revêtement de choix. Cependant il a l'inconvénient d'être froid. On a cherché à y remédier par l'emploi de revêtements constitués par des

matières minérales et de la sciure de bois : stucolith, xylolith, prismalith. Malheureusement nous ne sommes pas encore fixés sur
leur valeur et leur durée.

En attendant on est forcé d'utiliser les parquets existants en les
imperméabilisant. Les divers enduits préconisés ont déjà été étudiés.

Les tapis en laine, les descentes de lits, seront avantageusement
remplacés par le linoléum. Toutefois, on devra veiller à fixer le
linoléum au plancher, il serait même plus avantageux de le coller
pour éviter l'accumulation des poussières entre les planches et
le tapis.

Murs. — Ici l'imperméabilisation est la règle. On est unanime à
reconnaître l'utilité des soubassements en faïence spécialement dans
les services des contagieux. L'opaline, les carreaux émaillés peuvent
être employés au même titre. Le meilleur semble être la lave
émaillée de Volvic.

La peinture, pour être efficace, doit être vernissée. On doit adopter
des tons clairs du haut en bas qui ont l'avantage de favoriser l'expansion de la lumière.

Les peintures murales auraient une action bactéricide manifeste[1].
De nombreuses recherches faites surtout en Allemagne et en Italie
par Deyck, Huchs, Vito Lo Bosco, Heimes, Jacobitz, Lydia Rabinowitch, Hylander et par Langlois et Beaufils[2] en France en apportent la preuve. Dans les expériences de Jacobitz, les couleurs de
porcelaine émaillée se sont montrées beaucoup plus actives que les
couleurs à l'huile ou à l'hyperoline. Sur ces couleurs[3] de porcelaine,
le vibrion cholérique et le bacille diphtérique disparaissaient après
quatre jours, le bacille typhique et le staphylocoque doré après huit
jours, le streptocoque après douze jours, la bactéridie charbonneuse
après trente jours. Quant aux couleurs à l'hyperoline elles mettaient
environ 70 fois plus de temps à détruire les germes pathogènes qu'on
déposait sur elles.

L'action bactéricide des couleurs, comme cela ressort des recherches
de Lydia Rabinowitch, s'exerce également sur le bacille tuberculeux.
Ici encore ce sont les couleurs de porcelaine émaillée et les couleurs
d'émail qui se sont montrées les plus actives. Par contre les couleurs
à l'huile et les couleurs à l'eau étaient dépourvues de toute action
stérilisante.

Rappelons que l'emploi du blanc de céruse est interdit dans les
établissements militaires.

---

1. Huehs, *Revue d'hygiène*, 1908, p. 241, et Æylander, *Revue d'hygiène*, 1909, p. 850.
2. G. Beaufils, Thèse Paris, 1905, et Langlois et Beaufils, *Soc. de biol.*, 18 février 1906.
3. Romme, *Presse médicale*, 23 août 1906, n° 67.

En tous cas cette action microbicide n'est pas suffisante en pratique pour supprimer la désinfection des murs comme le voulait Huchs. Le pouvoir désinfectant des peintures ne paraît pas, à E. Arnould[1], avoir en pratique de valeur permanente réelle.

Les *cloisonnements* des grandes salles ne devront pas faire obstacle à l'accès de la lumière.

Elles pourront être incomplètes, ne s'élevant qu'à 2 mètres au-dessus du sol, ce qui sera suffisant pour les services ordinaires. Lorsqu'on aura besoin d'un isolement plus complet, la cloison joindra le plafond, mais sera vitrée à partir de 1 m. 50 du sol.

Les *fenêtres* seront ménagées sur les deux faces parallèles des longs côtés des salles. Elles devront s'élever aussi près que possible des plafonds, leur hauteur variera de 2 m. 75 à 3 m. 50; elles devront descendre à 0 m. 50 du sol. On se trouvera bien de faire usage des fenêtres à guillotine très employées dans les hôpitaux de Londres, leur nombre devra être d'une pour chaque lit, c'est-à-dire que le trumeau séparant les deux fenêtres ne devra être garni que d'un lit. Dans les pays froids on aura recours aux fenêtres doubles.

Mobilier. Objets de pansement et d'usage. — Ce mobilier devra être réduit au strict nécessaire, il devra toujours être simple et facilement désinfectable.

Les *lits* seront métalliques, de 2 mètres de long sur 0 m. 80 de large. Ils seront garnis d'un sommier à lames métalliques et d'un matelas laine et crin. Les sommiers Herbet et Aman-Vigier sont adoptés en France pour les hôpitaux militaires. Les lits n'auront pas de rideaux, on proscrira les édredons.

Les *tables de nuit* en bois actuellement en usage dans les hôpitaux militaires avec coffres fermés de toutes parts sont des meubles à réformer, on doit adopter pour l'avenir une petite table métallique avec deux étagères en lave émaillée ou encore en verre sans rebord et pouvant être par là même facilement désinfectée. L'étage supérieur sert à déposer les médicaments; au-dessous se place le crachoir et le vase de nuit qu'on peut garnir d'un couvercle. Les plateaux qui constituent ces étagères reposent sur un cadre métallique et sont mobiles. Il est à craindre que ces tablettes soient souvent brisées. Les *divers objets à usage* des malades tels que : crachoirs, cuvettes, vases à pansement, doivent être soit métalliques, soit en porcelaine. Les *crachoirs* actuellement en usage dans les hôpitaux présentent le grave inconvénient de posséder un couvercle à plan incliné sur lequel les crachats se dessèchent. On a essayé

---

1. E. Arnould, *Revue d'hygiène*, 1909, p. 852.

dans ces derniers temps des crachoirs en carton paraffinés (Fournier), garnis à l'intérieur de poudre de tourbe et devant être incinérés après usage. Ils ont donné de bons résultats; reste à évaluer la dépense qui incomberait de ce fait au service de santé. Mais il y a lieu de remarquer que la fragilité des crachoirs en porcelaine est une cause de dépense considérable.

On peut utiliser comme abaisse-langue des tiges de verre ou simplement le manche d'une cuiller conservée d'une façon constante dans un vase contenant un liquide antiseptique. Les *objets culinaires*, y compris les couteaux, devront être à manche métallique.

Chaque lit devra être muni, suivant indication, d'une éprouvette en verre remplie d'un liquide antiseptique et contenant un *thermomètre* et les *canules à lavement et à lavage*. Les irrigateurs devront être remplacés par des bocks métalliques. Chaque salle ou chaque groupe de salle devra être muni de plusieurs *baignoires roulantes* et de prises d'eau chaude et froide.

Vases plats. — Les vases destinés à recevoir les déjections alvines des malades au lit doivent être plats. Ils seront en porcelaine et désinfectés après chaque exonération.

Seaux hygiéniques. — Les plus simples sont les meilleurs. Ils sont d'autant plus défectueux qu'ils sont plus compliqués.

Les chaises percées doivent disparaître.

Les *vases de nuit*, les *tinettes à linge sale* doivent être fréquemment et facilement désinfectés. Ces dernières seront assez maniables pour permettre de les placer près du lit dont on change le linge. Les tinettes métalliques actuelles sont trop lourdes et trop encombrantes.

On devra prévoir en outre des meubles pour pansements, constitués par des chariots roulants construits en fer avec deux plateaux superposés en tôle peinte sans rebords et avec lavabos formés par deux tonnelets dont l'un contient de l'eau et l'autre un antiseptique, soit une solution de sublimé à 1 p. 1000.

Hospitalisation des contagieux. — L'hospitalisation des contagieux a été réalisée de différentes façons. Ou bien on a réservé pour cette catégorie de malades un *hôpital entier* comme à Aubervilliers, réservant pour chaque maladie un ou plusieurs pavillons. Avec ce système on s'expose à voir condamner un pavillon, ou une grande salle pour un seul malade, gros inconvénient au point de vue financier et administratif. Ou bien l'hôpital a été aménagé en chambres individuelles avec quelque salles pour convalescents; ce type est réalisé par l'hôpital Pasteur.

L'hospitalisation purement cellulaire, telle qu'elle y est pratiquée, permet de traiter à la fois dans un même pavillon les maladies contagieuses les plus différentes, à condition de posséder un personnel nombreux, discipliné et pour ainsi dire cloîtré. L'hôpital possède en effet à peu près une sœur pour 6 malades. Aussi les résultats obtenus sont-ils en rapport avec le perfectionnement des installations et des services. Parmi les maladies contagieuses qui semblent être particulièrement tributaires du mode d'aménagement intérieur des hôpitaux, la rougeole et la diphtérie occupent la première place. Tous les médecins des hôpitaux de Paris affectés à la clinique infantile sont unanimes à attribuer à la mauvaise installation et au fonctionnement défectueux des services, la mortalité relativement considérable qui sévit sur la population hospitalisée. Depuis l'application de la sérothérapie la mortalité-diphtérie a notamment baissé, mais celle de la rougeole conserve à peu près ses chiffres antérieurs du fait de la broncho-pneumonie dont l'agent pathogène s'essaime par voisinage et par les mains d'aides trop peu nombreux. Or, à l'hôpital Pasteur, la léthalité est excessivement réduite, comme le démontrent les chiffres suivants qui nous ont été obligeamment communiqués par M. L. Martin.

Rougeole.

	DE 0 A 2 ANS		DE 2 A 11 ANS		14 ANS ET AU-DESSUS		TOTAUX		P. 100
	Entrées.	Décès.	Entrées.	Décès.	Entrées.	Décès.	Entrées.	Décès.	
....	»	»	»	»	»	»	»	»	»
1901......	1	»	6	»	6	»	13	»	0
1902......	16	»	21	»	46	»	83	»	0
1903......	25	1	15	»	59	1	99	2	2,02
1904......	30	2	34	»	46	2	110	4	3,63
1905......	32	6	26	1	52	»	110	4	3,63
1906......	41	6	51	2	72	1	164	7	4,26
1907.....	20	2	40	»	27	»	87	2	2,29
1908......	38	4	43	»	50	»	131	4	3,05
Totaux.	203	21	236	3	358	4	797	28	
P. 100....	10,34		1,27		1,11		3,50		

Je dois ajouter que les résultats sont sensiblement les mêmes dans nos services d'adultes, lorsque, à côté des salles communes on possède un nombre suffisant de cabinets d'isolement, dans lesquels sont placés immédiatement les sujets atteints de complications bronchopulmonaires. Celles-ci, d'ailleurs, ont été relativement rares pendant les années de mon passage au service des contagieux du Val-de-Grâce, de sorte que dans tous les cas l'isolement a été facile, malgré une installation très rudimentaire.

La mortalité par rougeole pour ces quatre années a été de 2 p. 100.

C'est en raison de cette expérience, confirmée d'ailleurs par celle de mes successeurs, que j'estime suffisantes les dispositions prises dans les nouveaux pavillons élevés au Val-de-Grâce, et qui répondent au type dit interchangeable.

Le type dit *à segments interchangeables* préconisé par le Professeur J. Simonin [1] et le médecin inspecteur général Delorme [2] consiste à sectionner un bâtiment à un ou plusieurs étages en segments indépendants au moyen de murs de refend, dans lesquels on a pratiqué une ouverture destinée éventuellement à faire communiquer les segments entre eux, lorsque le nombre des malades devient trop consi-

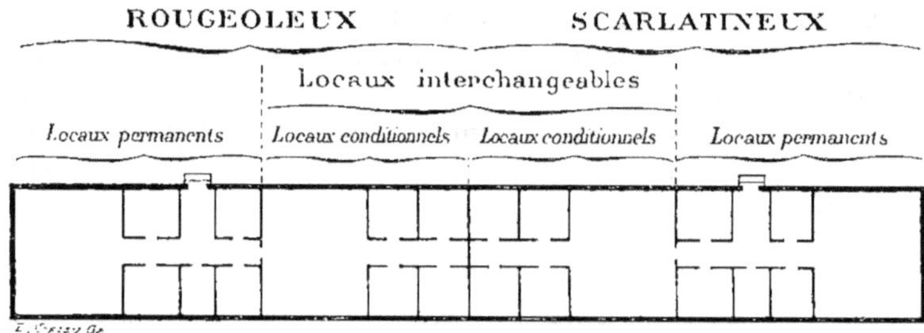

Fig. 68. — Schéma d'un pavillon à compartiments interchangeables.

dérable dans l'un d'entre eux. Ce sont en somme des pavillons séparés mais accolés les uns aux autres. L'isolement peut en être complet lorsque la porte de communication est fermée. Ce type économise le terrain tout en répondant d'une façon parfaite aux conditions exigibles pour l'isolement des groupes contagieux. La figure ci-dessus indique suffisamment l'économie de cet aménagement particulier.

Ce type est représenté par les pavillons de contagieux de l'hôpital militaire d'instruction du Val-de-Grâce, et de l'hôpital Bégin en construction à Vincennes (Saint-Mandé).

Pavillon des contagieux de l'hôpital militaire du Val-de-Grâce. — Nous en empruntons la description au mémoire de M. J. Simonin [3] en y apportant cependant les modifications faites depuis la publication de notre collègue. Ce service comprend quatre bâtiments disposés sur deux lignes.

En première ligne, trois pavillons complètement isolés; l'un est

1. SIMONIN, Principes généraux de l'installation et du fonctionnement d'un service hospitalier pour malades contagieux, *Arch. de méd. milit.*, janvier 1904.

2. DELORME, *Congrès de l'assainissement de l'habitation*, novembre 1904.

3. SIMONIN, *Revue d'hygiène*, 1906, p. 420.

central et destiné à l'administration et au logement des infirmiers;
de chaque côté est disposé un pavillon comportant un simple rez-de-
chaussée surélevé et destiné
le premier aux diphtéri-
tiques (15 lits), le second
aux érisypélateux (15 lits).

Il a paru que ces deux
catégories de maladies dont
les germes infectieux, à
vitalité particulièrement te-
nace, sont si fréquemment
l'occasion de complications
pour les autres affections,
devaient être reléguées à
une certaine distance du
troisième pavillon destiné
aux rougeoleux, aux scar-
latineux, aux ourliens, et
aux malades de diagnostic
incertain à maintenir temporairement en observa-
tion.

Le troisième pavillon
d'hospitalisation a des dimensions beaucoup plus
considérables, puisqu'il
comporte, dans son ensem-
ble, 253 lits.

La forme et les dimen-
sions des terrains disponibles ont conduit à adopter
un corps de bâtiment allon-
gé avec trois courtes ailes,
disposées perpendiculairement à l'axe du corps principal du bâtiment.

Ce troisième pavillon
comprend un rez-de-chaus-
sée et un premier étage; il
est divisé dans le sens de la longueur en trois segments nettement
distincts comportant chacun un tiers du corps principal et une aile
en retour.

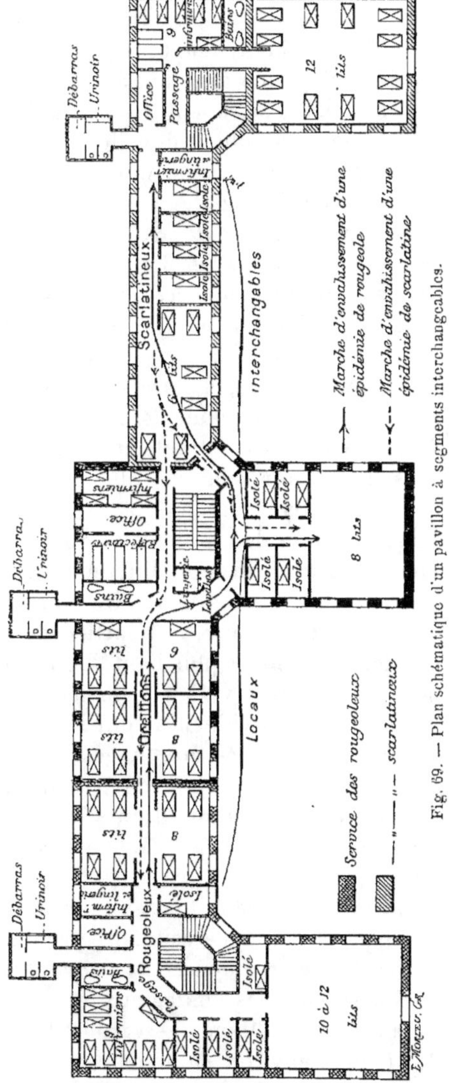

Fig. 69. — Plan schématique d'un pavillon à segments interchangeables.

A chaque catégorie sont affectés :

1° Des locaux permanents d'hospitalisation pouvant suffire à des besoins peu étendus.

2° Des locaux conditionnels destinés à une épidémie plus extensive. Ils sont interchangeables, c'est-à-dire utilisables pour le service voisin, lorsqu'une affection devient prédominante.

Les malades occupent des salles de faible contenance (4 et 6 lits), ou des box individuels dont le chiffre a été calculé en tenant compte de la fréquence plus ou moins grande des complications dans les diverses maladies contagieuses.

Le *service des douteux*, situé au rez-de-chaussée du segment du centre, ne comporte que des box individuels ; on a jugé bon d'y annexer un laboratoire pour les examens bactériologiques cliniques, une salle d'opérations avec préparatoire (arsenal et pharmacie).

Des escaliers distincts permettent d'accéder à chaque service catégorisé qui possède, d'autre part, tous ses organes accessoires : vestiaires et lavabos pour le personnel ; vestiaire et salles de bains distincts pour les entrants et les sortants ; réfectoires servant aussi de salle de jour, lingerie, officine, cabinet pour les infirmiers, urinoirs, latrines et vidoirs.

Le pavillon des contagieux du Val-de-Grâce comprend en outre une étuve à désinfection différente de celle de l'hôpital général.

Comme on peut s'en rendre compte par la description succincte qui vient d'être faite, le quartier des contagieux répond bien aux desiderata formulés plus haut, il possède des petites salles communes pouvant être réservées aux malades guéris, et un nombre suffisant de chambres individuelles pour les douteux situés au rez-dechaussée, et pour les malades aux étages. Le prix du lit peut être évalué à 4 469 francs non compris le terrain et le mobilier. Mais ce chiffre devrait subir une diminution si on tenait compte des travaux considérables exigés par les fondations qui, à elles seules, ont coûté 40 000 francs.

Le modèle suivant, tout en restant divisé en grands compartiments, se rapproche du type cellulaire par ses dispositions intérieures.

Pavillon de contagieux de l'hôpital militaire Bégin (Saint-Mandé). — Le service des contagieux en construction à l'hôpital militaire Bégin, à Saint-Mandé, est constitué par trois pavillons situés à 300 mètres environ en arrière de l'hôpital militaire général et donnant sur le bois de Vincennes. De ces trois pavillons, le principal, d'une contenance de 101 lits s'étend en ligne droite sur une longueur de 158 mètres, les deux autres de dimensions beaucoup plus restreintes flanquent à chaque extrémité le pavillon central, mais en sont complètement séparés. L'un de ceux-ci est destiné à l'hospitalisation des douteux, et comprend seulement 8 chambres à 1 lit avec locaux annexes, l'autre d'une contenance de 6 chambres à 1 lit seulement avec annexes également, est destiné aux diphtéritiques et aux cas exceptionnels.

L'aménagement du grand bâtiment linéaire central est identique à un pavillon de l'hôpital Pasteur. Il est traversé dans toute sa longueur par un couloir central qui présente à chacune de ses extrémités une salle de 5 lits. Chacun des autres lits est compris dans une cellule de 10 mètres de surface et cubant 40 mètres. Toutes ces cellules sont desservies par le couloir central, et les fenêtres donnent des deux côtés sur des jardins. Chaque cellule est séparée de sa voisine par une cloison pleine, on a préféré celle-ci à la cloison vitrée qui, en cas de malade gravement atteint ou moribond, impose au voisin un spectacle pénible. Seule la paroi donnant sur le couloir est vitrée de façon à l'éclairer largement. .

Toutes les chambres sont munies d'un vidoir, de robinets d'eau chaude et d'eau froide, d'une bouche de chaleur et d'un orifice d'aération, ces deux derniers éléments se trouvent forcément situés dans le mur extérieur, les cloisons séparant les chambres ne pouvant les admettre. Le sol est revêtu d'un carrelage céramique qui revient à 12 francs le mètre carré, — les parois sont recouvertes de carreaux de faïence sur une hauteur de 1 m. 35, — le reste est peint à l'huile avec une couche de vernis.

Le pavillon est d'autre part divisé en trois grands segments par un mur de refend : le segment médian contient 21 chambres et chacun des segments latéraux 40. On a poursuivi ici l'association du système cellulaire au système des compartiments interchangeables, le compartiment central le plus petit étant destiné à recevoir le trop-plein d'un des compartiments latéraux au cas d'extension d'une épidémie. Avec le système cellulaire, cette manière de faire semble n'avoir guère sa raison d'être, puisqu'un des avantages du système est de procurer au médecin la facilité de traiter dans chaque chambre des malades atteints d'affections contagieuses différentes. On a songé sans doute qu'il serait difficile de maintenir complètement enfermés pendant tout le cours d'une maladie le plus souvent bénigne des hommes provenant en général d'un même corps, se connaissant entre eux, et ayant le désir instinctif de se voir, de se rassembler, et on a estimé avec juste raison que, dans la pratique, il sera créé des services de rougeoleux, de scarlatineux, d'ourliens, etc., complètement séparés par des compartiments étanches.

C'est pourquoi le système adopté à l'hôpital militaire du Val-de-

Grâce semble suffisant, car il possède d'un côté un assez grand nombre de chambres d'isolement et que, d'autre part, ses salles communes contiennent un petit nombre de lits et que ceux-ci sont suffisamment séparés les uns des autres.

L'un comme l'autre permettent de traiter individuellement chaque cas aigu et d'éviter ainsi les infections secondaires; l'un et l'autre répondent donc parfaitement au but que se propose l'hygiène hospitalière; mettre le malade contagieux à l'abri des complications et supprimer les dangers qu'il peut faire courir à ses voisins de lit.

Les aménagements du premier étage et du rez-de-chaussée sont légèrement différents. Au rez-de-chaussée se trouvent de nombreux locaux à destination spéciale. Le cabinet du médecin et son laboratoire, des cabinets pour les infirmiers, un vestiaire pour les entrants, un vestiaire spécial pour les sortants en communication avec une salle de bains contenant quatre baignoires. Ce vestiaire donne sur le dehors par une porte par laquelle le malade une fois sorti ne peut plus rentrer.

Le premier étage, qui contient le plus grand nombre des chambres destinées aux malades, possède aussi dans chaque compartiment vestiaire et salles de bains, ainsi qu'office, etc.

Le chauffage est assuré ici par des radiateurs à vapeur à basse pression, placés tous dans le sous-sol. Il n'existe pas de radiateurs dans les bâtiments d'habitation. L'air pris dans le sous-sol s'échauffe au contact des radiateurs qui y sont disposés et le transporte ainsi par des gaines dans les couloirs et dans les chambres. On a voulu par ce moyen éviter la présence, dans les locaux, d'appareils difficiles à régler, légèrement encombrants et surtout exposés à recevoir des souillures et difficiles à nettoyer. Cette disposition semble préférable à celle adoptée au Val-de-Grâce.

L'extraction de l'air vicié se fait par des orifices placés à la partie supérieure des locaux conduisant dans des gaines cheminant à l'intérieur des murs jusqu'aux combles où elles sont reçues dans des réservoirs communiquant avec l'extérieur par des lanterneaux à persiennes placés sur toit. Aucun appareil spécial n'opère l'aspiration de l'air usé, aucun n'introduit de l'air neuf, celui-ci est demandé à des orifices placés sous les fenêtres et aux portes. C'est peut-être encore là le meilleur moyen de l'obtenir. Il est regrettable, même au point de vue de l'hygiène, qu'on ne puisse expulser l'air vicié directement sans aménagement de gaines obscures, longues, dont les parois se tapissent de poussières qui, par le caprice des vents, pourraient bien être à un moment donné refoulées dans l'habitation.

Les combles contiennent encore des réservoirs d'eau chauffée à la vapeur, et renfermés dans des réduits clos de toutes parts de façon à en éviter l'altération. Ces réservoirs sont destinés à fournir l'eau chaude de distribution à tout le pavillon.

En arrière du bâtiment central est un petit pavillon destiné au logement de 10 infirmiers.

Dans un coin du jardin, à 50 mètres environ des services, est le local de la désinfection commun avec celui de l'hôpital général, et communiquant avec la buanderie.

Le service de l'alimentation, de la pharmacie, de la lingerie se fera par des tours établis à la limite du mur de clôture séparant le service des contagieux de l'hôpital général. Cependant il existera une grande porte de communication pour introduire les gros objets mobiliers ou autres. Ce sera affaire d'organisation et de discipline de limiter le plus possible et de surveiller ces entrées.

Le prix de revient est de 600 000 francs, soit 5 000 francs environ par lit, non compris le terrain et le mobilier.

Les services de contagieux devront encore comprendre des cours et jardins dans lesquels on ménagera des aires imperméables cimentées afin de pouvoir, en cas d'épidémie massive et d'insuffisance des locaux, élever des baraques ou des tentes.

Le type de l'hôpital Bégin est modelé sur l'hôpital Pasteur avec les quelques modifications que comporte notre clientèle spéciale.

L'hospitalisation cellulaire est l'hospitalisation idéale et il est à désirer qu'un jour elle se généralise. Au siècle prochain on s'étonnera en effet de l'existence des chambres communes, comme nous nous étonnons des lits communs à plusieurs malades du xviiie siècle.

Le Fort, en 1868, parlant des désastres chirurgicaux et des complications des maladies contagieuses qui se transmettent d'un malade à l'autre, écrivait : « L'idéal de la thérapeutique serait donc logiquement d'*isoler chaque malade*. Dans la pratique, *ce rêve est une utopie irréalisable*, et c'est avec réserve qu'en 1889 on acceptait l'idée émise par le médecin inspecteur Richard à la Société médicale des hôpitaux, de pratiquer l'isolement individuel pour les malades atteints de maladie contagieuse. *Le rêve est aujourd'hui réalisé.*

Alimentation. — L'organisation de l'alimentation dans les hôpitaux civils et militaires avait été laissée jusqu'à ces dernières années à peu près d'une façon complète aux administrateurs. En 1901, M. le professeur Chauffard attira l'attention sur les modifications à faire subir au régime alimentaire dans les hôpitaux de Paris. Chargé d'un rapport en 1903 sur ce sujet et exprimant l'avis d'une commission spéciale instituée à cet effet par le directeur de l'Assistance publique, il établit la base d'une série de régimes en rapport avec les conditions de traitement des différentes catégories de malades. C'est ainsi qu'à côté du régime normal, nous voyons l'établissement de régimes spéciaux pour les convalescents, pour les dyspeptiques, pour les brightiques (régime lacto-végétarien et régime lacté-intégral), des diabétiques et enfin un régime de suralimentation constitué par un des régimes fondamentaux précédents plus deux œufs ou des sardines à l'huile ou 100 à 150 grammes de viande crue ou du fromage ou du beurre.

Dans les hôpitaux militaires, le régime alimentaire est réglé par la notice n° 17 ; il n'y est absolument pas question de régimes spéciaux en rapport avec l'état des malades. Ceux-ci sont traités suivant trois régimes, savoir : grand régime, petit régime et régime des diètes. Ces régimes sont constitués sous forme de menus communs. Ceux-ci sont préparés à l'avance par l'officier d'administration gestionnaire avec « toute l'économie désirable de façon à varier les aliments à chaque repas. Ces divers menus sont soumis à l'approbation du médecin chef et envoyés à tous les médecins traitants qui sont tenus de les prescrire tels quels et sans la moindre modification ». Comme on le voit, il ne s'agit aucunement de régimes médicaux et l'établissement de deux menus paraît absolument insuffisant, notamment dans les hôpitaux recevant un grand nombre d'officiers, de sous-officiers et de soldats rengagés qui, en raison de leur âge, présentent souvent des accidents de dyspepsie gastro-intestinale ou de brightisme nécessitant des régimes particuliers. Il y aurait donc lieu, dans les hôpitaux militaires [1], d'apporter au régime alimentaire les mêmes modifications que celles appliquées déjà par l'Assistance publique de Paris.

Il faudrait pour cela laisser toute latitude à l'administration pour l'achat de certaines denrées au jour le jour et ne pas la lier constamment avec un adjudicataire. Si, par mesure d'économie légitime, on peut admettre l'adjudication pour les aliments principaux, pain et viande, il est difficile, quand on veut varier le régime suivant les indications thérapeutiques, d'aller au delà, car on doit user souvent d'une très grande variété de produits, impossibles à prévoir. D'autre part certains taux d'aliments devraient être revisés. On comprend difficilement les distinctions faites entre officiers supérieurs, subalternes, sous-officiers et soldats au point de vue de la *quantité* des aliments. Sans doute on doit tenir compte en bonne diététique d'habitudes alimentaires antérieures, mais ces habitudes visent plus la *qualité* que la quantité. C'est dans ce sens qu'il y aurait lieu d'orienter

---

1. Des essais prescrits par la 7ᵉ Direction et actuellement en cours, sont orientés dans ce sens.

les améliorations à apporter au régime alimentaire de nos hôpitaux. Les dépenses occasionnées par le recrutement d'un personnel à la hauteur de sa tâche seraient vite comblées par les économies faites sur les quantités d'aliments que comportent certains menus réglementaires. En les réduisant et en les proportionnant *non au grade* mais aux *capacités digestives* des malades et des convalescents, on ferait œuvre de bon médecin et de bon administrateur. On a déjà prévu d'ailleurs des suppléments pour la suralimentation des tuberculeux. Deux œufs peuvent leur être alloués en plus du régime ordinaire. En résumé nos menus actuels sont des menus de bons restaurants, il faut qu'ils puissent devenir des menus de bons hôpitaux et des menus de malades. C'est ici que la question des cuisiniers acquiert une importance de premier ordre. Nous voudrions y voir un gradé commissionné comme chef et une cuisinière pour la préparation des aliments destinés aux malades graves, convalescents de maladies aiguës portant surtout sur le tube digestif, aux dyspeptiques, dysentériques chroniques, etc.

Personnel des hôpitaux. — Les médecins militaires sont appelés à donner leurs soins aux soldats dans les hôpitaux militaires et dans les hôpitaux militarisés depuis 1880; ces derniers ne sont autres que les hôpitaux civils de la garnison dans lesquels est réservé un quartier spécial pour le traitement des militaires. Dans toutes les villes où le chiffre des hommes de la garnison est au-dessous de 300, le service est fait par des médecins civils. Dans les hôpitaux militaires proprement dits, la direction du service appartient au médecin le plus élevé en grade ou le plus ancien dans le grade, il prend le titre de *médecin chef* et a autorité sur tout le personnel militaire attaché à l'hôpital; il assure par lui-même et par les médecins placés sous ses ordres le service médico-chirurgical, il fait établir par l'officier d'administration gestionnaire la répartition des officiers d'administration et des infirmiers militaires dans les différents services; son action s'étend à toutes les parties du service. Il prend part aux conférences concernant les travaux de construction, d'appropriation, d'affectation et d'amélioration des locaux destinés au service de l'hôpital; les médecins traitants lui rendent compte de leurs services et en particulier des précautions prises contre la propagation des maladies contagieuses.

Le médecin chef est responsable envers le directeur du service de santé de l'instruction du personnel, de la bonne tenue de l'hôpital et de l'exécution du service.

Les *médecins traitants* sont chargés du traitement des malades; ils font chaque jour, aux heures prescrites, la visite à l'hôpital et dans la journée une contre-visite. Ils rendent compte au médecin chef de toutes les circonstances graves qui se présentent.

Le *service de garde* est assuré par les médecins aides-majors attachés à l'hôpital, ils dirigent l'instruction technique des infirmiers.

Le médecin de garde est chargé en outre de recevoir les entrants et de les diriger après examen dans les différents services. C'est pourquoi il est utile que la salle de garde soit aussi rapprochée que possible du bureau des entrées afin d'éviter aux malades un parcours long et pénible et afin que la sélection puisse être faite aussitôt que possible surtout au point de vue des maladies contagieuses. Les malades de cette catégorie, lorsqu'un local spécial n'est pas annexé pour eux à la salle de garde, doivent être dirigés rapidement sur le service spécial où ils sont déshabillés et envoyés dans les locaux affectés au traitement de leur affection.

Le *pharmacien chef* de service est chargé, sous l'autorité du médecin chef de service, de la pharmacie, des analyses chimiques et des expertises. Il concourt chaque jour, avec le médecin chef et l'officier d'administration gestionnaire, à la réception des denrées alimentaires.

Le *personnel infirmier* est constitué par des hommes recrutés directement dans le contingent. Il reçoit actuellement un assez grand nombre d'hommes du service auxiliaire.

Ce recrutement serait suffisant si trop souvent on n'envoyait dans les sections d'infirmiers des malingres qui devraient être exclus des hôpitaux d'une façon complète. La profession d'infirmier demande une constitution robuste et un certain degré d'instruction. C'est dire qu'il devrait être l'objet d'un triage soigneux. Quoi qu'il en soit, les hommes versés dans les sections d'infirmiers ne sont nullement préparés en général aux fonctions qu'ils sont appelés à remplir. C'est à l'hôpital qu'ils font leur apprentissage et, avec le service de deux ans, ils quittent la profession juste au moment où ils pourraient rendre quelques services. En effet l'instruction et l'éducation d'un personnel destiné à donner des soins aux malades exigent au moins deux ans, et les écoles d'infirmiers qui se sont fondées dans ces dernières années ne donnent un diplôme à leurs élèves qu'après deux ans d'étude et de pratique hospitalière.

Sans doute, il faut bien faire servir les hôpitaux militaires à l'instruction d'hommes destinés, en cas de mobilisation, à être répartis dans les formations sanitaires ; mais il faut bien aussi songer aux malades qui subissent cet apprentissage à jet continu et qui, probablement, n'ont pas toujours à se louer des soins que leur prodiguent ces hommes toujours apprentis en l'art du soignage. Nous ne doutons point du courage et de l'abnégation de ce personnel de passage dont un certain nombre, chaque année, mérite et reçoit du ministre de la Guerre la modeste mais glorieuse médaille qui récompense leur dévouement. Mais, encore une fois, ce n'est pas une instruction, même intensive, qui peut donner à ces braves gens l'habitude du malade et l'aptitude à donner les soins nécessaires. D'ailleurs, cette instruction comporte encore certains exercices qui n'ont rien à voir avec l'art de l'infirmier. Chaque jour figurent sur le tableau de service des exercices militaires : la manœuvre de la pompe, des exercices multipliés de brancard, les instructions sur la tenue des cahiers, l'établissement des relevés d'aliments et de médicaments... La plupart sont utiles, quelques-uns nécessaires, mais ils ne constituent pas cependant le *soignage* du malade.

La direction du service de santé a compris cette lacune et, par lettre ministérielle du 1ᵉʳ mai 1909, a ordonné la désignation d'infirmiers affectés exclusivement au service des malades et appelés « *maîtres infirmiers* ».

Ces maîtres infirmiers sont recrutés parmi les caporaux et les soldats rengagés ou commissionnés. Ils sont nommés après obtention d'un certificat d'aptitude délivré à la suite d'un cours d'instruction théorique et pratique d'une durée de trois mois.

Les infirmiers majors peuvent aussi concourir pour l'obtention de ce titre. Ces infirmiers, dans l'esprit de la lettre ministérielle, ne peuvent être distraits de leurs fonctions, lesquelles ont pour objet la personne même du malade, le service des salles d'opération et des salles d'autopsie. Ils servent de guide, en ce qui concerne les soins matériels à donner aux malades, aux soldats du contingent employés dans les salles (infirmiers de visite et infirmiers d'exploitation).

Les maîtres infirmiers reçoivent une indemnité journalière de fonction de 50 centimes.

On a voulu créer ainsi des *infirmiers de carrière* capables de devenir les aides directs du médecin.

A côté d'eux, la notice du 22 juillet 1909 a organisé un personnel d'*infirmières* laïques dans les hôpitaux militaires. C'est là une heureuse initiative, car la femme semble avoir des aptitudes particulières pour le *soignage* proprement dit du malade.

Bourneville, depuis longtemps, avait signalé l'incompétence du sexe masculin pour le rôle de garde-malade. Il conseillait même d'éliminer graduellement les hommes de ces fonctions. Cette élimination complète, disons-le de suite, ne peut être admise dans l'armée, car il nous faut des infirmiers instruits pour les formations sanitaires de l'avant. Il n'en est pas moins vrai que, dans les hôpitaux du temps de paix et dans ceux de l'arrière en temps de guerre, l'assistance des infirmières paraît indispensable.

En Angleterre, tous les hôpitaux militaires sont dotés de « nurses » qui ont à leur tête une directrice, la « matron », investie d'une grande autorité et chargée de régler les services intérieurs.

L'enseignement théorique et pratique est donné chaque année pendant six à dix mois par un médecin ou un chirurgien de l'hôpital. Il comprend des notions élémentaires de physiologie, d'anatomie, de médecine, de chirurgie et d'hygiène. La « matron » fait des conférences sur le côté pratique des soins à donner aux malades.

L'enseignement technique est donné dans les salles mêmes des malades. Les nurses sont en général au nombre de une par salle.

Cette institution est très répandue à l'étranger, en Amérique notamment, où les jeunes filles appartenant à la partie saine de la population ont fini par constituer un corps d'infirmières devenu en très peu d'années le premier du monde. La raison du succès remarquable de ces « Training Schools for Nurses » est tout entière dans la situation pécuniaire et morale faite aux jeunes filles qui en sortent graduées.

Être infirmière en Amérique c'est exercer une profession vraiment libérale, c'est occuper dans la société une place presque aussi marquante que celle du dentiste, voire du médecin. (Marcel Baudoin et Huc [1].)

En France, sous l'influence des sociétés de secours aux blessés, d'une part, et, d'autre part, grâce à des initiatives particulières, on commence à imiter l'étranger et de tous côtés se forment des écoles copiées sur celles dont nous venons de parler. Mme Nathaniel Johnston [2], dans une étude remarquable et Mlle Chaptal [3], dans son *Guide de l'infirmière*, nous ont fait voir le programme à suivre pour mettre ces écoles à la hauteur de leurs congénères étrangers. La société japonaise de la Croix-Rouge pendant la guerre mandchourienne a fourni un contingent d'infirmières qui fit l'admiration de Miss Newcombe, nurse en chef américaine venue à l'hôpital de Hiroshima. « Les malades ne sont pas des *numéros*, dit-elle, l'infirmière japonaise traite chaque malade *individuellement* et lui consacre plus de temps que dans les hôpitaux où tout se fait militairement et d'après une règle inflexible. Si un malade dort, on attend son réveil pour prendre sa température. S'il a faim, la garde

---

1. HUE, École d'Infirmières aux États-Unis, *Normandie médicale*, 1908, et *Tribune Médicale*, 11 janvier 1908.

2. MME NATHANIEL JOHNSTON, *Les Infirmières militaires à l'étranger*, Bordeaux, 1909.

3. MLLE CHAPTAL, *Guide de l'infirmière*.

devance l'heure de son repas. L'idéal japonais de la garde-malade se rapproche de la famille et cherche à en donner l'illusion consolatrice au malheureux qui souffre et meurt loin des siens. »

La notice 27 du 22 juillet 1909 vient donc bien à son heure. Les infirmières laïques des hôpitaux militaires sont recrutées par voie de concours parmi les infirmières diplômées de l'Assistance publique et des écoles d'infirmières laïques publiques ou privées qui sont agréées par le sous-secrétaire d'État. Le personnel comprend :

Des infirmières stagiaires, des infirmières titulaires, des infirmières principales.

Les infirmières titulaires sont réparties en trois classes.

Les infirmières principales en deux classes, leur traitement est déterminé de la façon suivante :

Infirmières stagiaires	800 francs.
— titulaires 3ᵉ classe	1 042 —
— — 2ᵉ —	1 146 —
— — 1ʳᵉ —	1 250 —
— principales 2ᵉ classe	1 354 —
— — 1ʳᵉ —	1 458 —

En principe les infirmières sont logées et nourries dans l'hôpital; celles qui n'y sont pas logées reçoivent une indemnité de logement annuel de 400 francs à Paris et de 300 à 350 dans les autres villes; elles reçoivent en plus une indemnité d'habillement de 100 francs par an. Dans les divisions de malades ou de blessés, les infirmières sont placées sous la seule autorité des médecins traitants, leur service spécial consiste à suivre les visites des médecins, à noter toutes leurs recommandations, à donner des soins aux malades et particulièrement à ceux qui sont gravement atteints. Ce sont elles qui exécutent les prescriptions médicales.

Les infirmières des sociétés de secours aux blessés ont été autorisées par lettre ministérielle du 29 juin 1909 à faire un stage dans les hôpitaux militaires. Les services qu'elles viennent de rendre en Algérie et au Maroc, ainsi que dans plusieurs de nos hôpitaux de la métropole nous ont donné la mesure de leur dévouement et de leurs qualités professionnelles, qui garantissent aux médecins militaires des aides précieux, ainsi qu'aux soldats des soins maternels, et ce réconfort moral qui console et guérit. Les fonctions de garde-malades demandent souvent plus de dévouement que de science. Les qualités morales priment l'instruction proprement dite. Pour être à la hauteur de leur tâche les médecins et infirmiers doivent toujours faire plus que leur devoir.

Aussi, le service de santé ne saurait trop s'associer aux vœux émis dernièrement par son directeur le médecin inspecteur Février[1], qui espère : « que d'ici quelques années, grâce au dévouement et à l'esprit d'initiative dont sont coutumières les sociétés d'assistance françaises, le service de santé de l'armée disposera de précieuses et imposantes ressources hospitalières, dotées d'un nombreux personnel instruit et prêt à toutes les éventualités ».

IV. Fonctionnement d'un hôpital. — Dans l'étude du fonctionnement d'un hôpital il convient d'envisager successivement trois parties :

1° L'hygiène du malade.

2° L'hygiène du personnel.

3° Le sélectionnement des malades.

L'hygiène du malade. — A son entrée à l'hôpital, le malade, à moins de contre-indication prendra un bain ou tout au moins une lotion savonneuse, qui n'a pas les inconvénients d'un bain.

Les cheveux et la barbe seront coupés ras.

Il sera muni de linge et de vêtements spéciaux.

Les vêtements empaquetés seront emportés au vestiaire ou dans une salle spéciale s'il est contagieux. Le linge de corps sera envoyé à la buanderie et, s'il y a lieu, désinfecté.

Les ustensiles culinaires, marqués au numéro du lit, seront entièrement en métal et lavés après chaque repas, désinfectés soigneusement après maladie.

Des réfectoires en dehors des salles seront réservés aux repas des convalescents.

Le linge sera changé souvent, les draps tous les dix jours, les serviettes tous les cinq jours, le linge de corps tous les huit jours (Richard) et même tous les jours en cas de besoin.

L'hygiène du personnel. — On a donné comme principe que le personnel hospitalier *ne devait jamais contaminer, ni jamais être contaminé*.

Pour y satisfaire, les mesures suivantes sont de rigueur :

Port d'un vêtement spécial pour entrer dans la salle : le laisser à la sortie.

Lavage des mains et de la figure en sortant d'une salle de malades, d'où, nécessité d'installation sur le même palier que la salle, de lavabos destinés au personnel.

Repas pris en dehors des salles.

1. Lettre à MME NATHANIEL JOHNSTON, présidente du Sous-Comité du Médoc. *Les infirmières militaires*, Bordeaux, 1909.

Observations, des règles d'une propreté rigoureuse. Un bain par semaine et même un bain-douche savonneux tous les jours dans les services de contagieux.

Nourriture substantielle. Ne pas manger dans les salles de malades.

Ne pas multiplier les gardes, qui occasionnent de grandes fatigues et diminuent la résistance de l'organisme.

Enfin, *instruire* les infirmiers des dangers de leur profession, dangers considérables s'ils ne prennent pas de méticuleux soins de propreté.

Sélectionnement des malades. — C'est là une question fondamentale.

A son arrivée à l'hôpital le malade examiné par un médecin doit être l'objet de la part de celui-ci d'une décision rapide et d'un classement dans l'un des trois groupes :

Malades non contagieux ;

Malades suspects ;

Malades contagieux.

Dans un hôpital civil le premier diagnostic s'établit à la *consultation.* Dans un hôpital militaire, ce premier diagnostic est fait par le médecin du corps ; le médecin de garde, après vérification et au besoin complément du diagnostic, classera le malade dans une de ces trois catégories.

A. *Malade non contagieux.*

B. *Malade suspect.* Envoyé dans une chambre d'isolement, où il reçoit un bain et des vêtements spéciaux. Les vêtements qu'il quitte seront placés dans une tinette métallique bien close, expédiés à la buanderie ou à la désinfection. Le malade aura ses cheveux coupés ras et la barbe rasée.

C. *Malade contagieux.* Le malade est dirigé sur la salle où sont soignés les hommes atteints de l'affection relevée chez lui. Là il est procédé aux mêmes soins que dans le cas d'un malade suspect (envoi du linge à la désinfection, bains, etc.).

Le médecin de garde devra considérer comme contagieux non seulement les malades dont l'isolement est légal, mais encore ceux dont les affections, dites banales, sont cependant susceptibles de contaminer les voisins de lit, telles que : angines simples, bronchites, broncho-pneumonies, etc. Les malades de cette catégorie qui doivent être dirigés sur les services généraux de fiévreux doivent y être placés immédiatement dans une chambre d'isolement.

Chaque hôpital militaire doit tenir un *registre de casernement*[1] qui est mis à jour par les soins du médecin chef. Ce registre comprend cinq chapitres.

---

1. Instruction du 29 juin 1898, déjà citée.

A. *L'installation de l'hôpital*, où des données sont précisées sur :

1° L'historique de l'hôpital (usage auquel le terrain était affecté avant la construction des bâtiments).

2° La topographie de l'établissement

3° La nature du sol (humus, roches, terres rapportées; profondeur de la nappe souterraine).

4° Plan général et type de la construction, son orientation.

5° Conditions de voisinage et notamment la densité de la population du quartier environnant, la salubrité de ce quartier, etc.

La rédaction de cette première partie est complétée par une appréciation générale sur la valeur et la salubrité de l'hospitalisation; on doit y ajouter tous les desiderata qu'elle comporte.

B. *Le milieu urbain* où sont étudiés : la topographie médicale de la ville ou de la région, les eaux d'alimentation (origine, qualité, quantité, canalisation, réservoirs, distribution, causes de souillure); les égouts, la voirie, les dépôts d'immondices.

Une place doit être réservée pour les établissements et les industries insalubres, proches ou éloignées de l'hôpital.

On insiste enfin sur les endémies, les épidémies régionales, la nature habituelle des maladies transmissibles qui y règnent, enfin la réceptivité comparée de la population civile et de la population militaire aux influences pathogènes de la région.

C. *L'épidémiologie de la garnison* : « Sous ce titre, à la suite des renseignements historiques qui auront pu être retrouvés, seront mentionnées annuellement les épidémies de quelque importance. » On insistera sur les origines et les causes probables de leur localisation.

D. *Les conventions (hospices mixtes)* passées entre les administrations civiles et l'administration de la guerre pour le traitement des malades militaires.

E. *L'état du personnel de l'hôpital*, tenu par ordre chronologique d'une part pour les médecins chefs, d'autre part pour les médecins en sous-ordre.

Nous ne pouvons terminer ce chapitre consacré à l'hospitalisation des militaires sans émettre le vœu que des établissements spéciaux soient désormais réservés aux convalescents et aux militaires de carrière atteints de maladies chroniques consécutives soit à des traumatismes reçus en service commandé, soit à des affections contractées à l'occasion du service.

Il existe déjà des dépôts de convalescents[1] à Porquerolles, près

---

1. J. Simonin, Les convalescents militaires, *Bull. de l'Union fédérative des médecins de la réserve et de la territoriale*, 1908.

Hyères (Var); le chiffre des lits s'y élève à 228. Il en existe plusieurs en Algérie, à Arzew, pour la Légion étrangère, créé en 1884 (188 lits), et dans des garnisons réputées salubres comme Sidi-bel-Abbès, Tlemcen, Saïda, Mascara, Aflou et Tiaret; il en existe également pour les bataillons d'infanterie légère d'Afrique au camp Suzzoni, à Laghouat (province d'Alger) et à Mécheria (province d'Oran). Pour les compagnies de discipline et les exclus : Aumale, Mécheria, Aïn-el-Hadjar, Biskra, fort Sidi-Mérid. En Tunisie, les convalescents des corps d'épreuve sont placés en subsistance dans les détachements occupant les postes de Zarzis et d'Aïn-Drahim. Dans tous ces postes, la plupart du temps les hommes sont reçus dans des salles de l'hôpital réservées aux convalescents ou simplement dans des corps de troupe. Ces derniers vivent en général à l'ordinaire, mais il peut leur être alloué un supplément de nourriture à la demande et sur les indications du médecin chef de service. Les hommes ne sont astreints à aucun service militaire; ils peuvent sortir isolément et ils jouissent de la liberté qu'ils pourraient avoir dans leurs familles sous réserve d'être rentrés à l'heure des repas et de l'appel du soir.

En Allemagne, il a été créé pour les convalescents et les malingres douze stations de convalescence, comportant 611 lits et se répartissant de la façon suivante :

Biesenthald (Garde prussienne)			93 lits.
Suderode	(4ᵉ corps)		27 —
Landeck	(6ᵉ —)		42 —
Dribourg	(7ᵉ —)		48 —
Nordeney	(10ᵉ —)		30 —
Sulzbourg	(14ᵉ —)		67 —
Rothau	(15ᵉ —)		66 —
Lettenbach [1]	(16ᵉ —)		93 —
Hochwaser	(17ᵉ —)		40 —
Glasewalds Rube	(12ᵉ — , Saxon)		30 —
Grunbach	(19ᵉ —)		25 —
Waldeck	(13ᵉ — , Wurtemberg)		50 —
	Total		611 lits.

La durée du séjour étant de deux mois, sauf exception, on peut évaluer à 3 700 le nombre de places actuellement disponibles dans ces diverses stations.

Personnel. — Le personnel comprend : 1° pour la direction médicale et l'administration de l'établissement, un médecin-major de 1ʳᵉ classe, qui est d'ordinaire détaché de la garnison voisine et dont les fonctions durent un an au minimum; à défaut de médecins du cadre actif, on utilise des médecins militaires en retraite; 2° pour la disci-

---

1. LAVAL, *Caducée*, 13 septembre 1906, et POLICARD, *Caducée*, 6 janvier 1906.

pline des militaires en traitement et la conduite de leur instruction, un officier du grade de lieutenant, le plus généralement convalescent lui-même et par là même peut-être mieux en situation de se rendre compte du travail à imposer à la troupe dont il a la direction.

Le personnel de complément est représenté par un sous-officier de santé, marié autant que possible, dont la femme est préposée aux soins de la cuisine, et un ou deux infirmiers (Krankenwärter).

La Belgique a suivi cet exemple en évacuant sur le camp de Beverloo tous les hommes sortant de l'hôpital qui ont encore besoin de repos, et principalement ceux atteints d'affection des voies respiratoires.

En Russie, les troupes cosaques ont même des maisons de santé où peuvent être soignés non seulement les militaires, mais aussi leurs femmes et leurs enfants.

Il serait à désirer qu'il en fût de même en France[1]. Un grand nombre de malades, en effet, convalescents de maladies graves, ne trouvent pas chez eux une alimentation suffisante, une habitation hygiénique et le repos nécessaire, et souvent ils reviennent au corps aussi malades qu'à la sortie de l'hôpital, quelquefois même aggravés. Les difficultés budgétaires qu'on oppose à ces projets d'installation sont peut-être exagérées si, comme le dit le médecin major Ponsot[2], on réfléchit à toutes les dépenses occasionnées par les frais de route, les décomptes des envois en convalescence, la somme des journées d'hôpital nécessitées par les récidives et les rentrées réitérées, le nombre des gratifications et des pensions qui leur succèdent.

D'autre part l'hospitalisation des tuberculeux demandant des installations spéciales, il y aurait lieu de transformer certains hôpitaux, situés dans des régions favorables, en sanatoria avec des dispositions permettant le traitement de ces malades dans des locaux isolés par groupes de deux à trois tout au plus ou mieux dans des chambres individuelles. On y organiserait en même temps des galeries de cure absolument nécessaires au traitement de ces malades. Quant aux malades atteints d'affection chronique qui, par suite de la suppression des Invalides, sont obligés aujourd'hui de demander asile aux hospices qui reçoivent d'autre part les malheureux que recueille la charité publique, il serait juste de prévoir pour eux un asile militaire peut-être en réorganisant tout simplement l'hôtel des Invalides comme le demande le médecin major Sabatier[3].

<hr>

1. Sudre, Sur l'opportunité des maisons de convalescence, *Soc. de méd. milit.*, avril 1908.
2. Ponsot, *Soc. de méd. mil*, juillet 1908.
3. Sabatier, La question des Invalides, *Bull. de l'Union fédérative*, avril 1908.

CHAPITRE XX

HOSPITALISATION DE FORTUNE

Hôpitaux de fortune fixes. Abris de réquisition, hôpitaux baraqués fixes, abris fixes improvisés.
Hôpitaux de fortune démontables. Baraques Dœcker, Espitalier-Wehrlin, Tollet, Olive. Tentes Tollet, Herbet, Tortoise.

L'hospitalisation en temps de guerre est, au point de vue hygiénique, forcément inférieure à l'hospitalisation en temps de paix. Cependant, bien des médecins ont préconisé certains modes d'hospitalisation de fortune comme supérieurs à celui du temps de paix.

Pour les hôpitaux baraqués et sous tentes, les conditions générales d'emplacement, de disposition des bâtiments, de répartition des locaux d'aménagement intérieur doivent être les mêmes que pour les hôpitaux sédentaires, Le service doit s'y exécuter de la même manière, notamment en ce qui concerne les opérés et les contagieux.

Il nous reste donc à voir comment, en utilisant baraques ou tentes, on peut arriver aux mêmes résultats; et quelles ont été jusqu'ici les modifications apportées successivement à ce mode d'hospitalisation pour obtenir des hôpitaux aussi salubres que nos hôpitaux les plus récents.

Toutes ont eu pour but d'accroître leur mobilité, leur transportabilité et aussi leur confortabilité, cette dernière qualité devant les rapprocher le plus possible des hôpitaux.

Nous étudierons successivement :

1° Hospitalisation de fortune fixe.

   a) Les abris de réquistion.

   b) Les baraques fixes.

2° Hospitalisation de fortune démontable :

   a) Les baraques démontables.

   b) Les tentes.

I. **Hôpitaux de fortune fixes. — Abris de réquisition. —** On entend par abris de réquisition les abris recherchés dans les villes pour soigner les blessés et les malades.

Ces abris de réquisition sont de diverses sortes, depuis la simple maison d'habitation jusqu'aux plus vastes bâtiments tels que les lycées et les usines.

Dans les maisons d'habitation particulières, l'hospitalisation est peu pratique à cause des difficultés de service, mais bonne au point de vue hygiénique lorsque ces maisons sont installées dans des conditions de confort suffisant.

En général, cependant, ce mode d'hospitalisation doit être tenu comme suspect, en raison de la difficulté de la surveillance concernant les rapports des malades ou des blessés avec la population civile ; des contaminations pouvant se produire journellement de ce fait.

La neutralisation de toute maison abritant un blessé (Art. 5 de la convention de Genève) avait rendu ce moyen d'hospitalisation très commun, mais on ne put jamais exécuter les prescriptions de la convention en raison même du nombre assez considérable des hospitalisations particulières se mettant dans ces conditions, et le dernier congrès de Genève de 1906 a supprimé purement et simplement cette clause.

Dans les châteaux, dans les usines, dans les écoles, dans les lycées, dans les grandes fermes, le service devient plus facile et ces sortes de bâtiments conviennent mieux que les maisons d'habitation pour servir d'abris de fortune en temps de guerre et en temps de manœuvres.

Les lycées et les collèges présentent tout particulièrement des conditions favorables pour l'hospitalisation des blessés et des malades.

Pendant la guerre de 1870 nombreux furent ceux installés dans les lycées par les armées allemandes et des deux côtés on n'eut qu'à se louer d'une semblable manière de faire.

Les services généraux peuvent y être installés comme dans de véritables hôpitaux.

Il n'en est pas de même des églises qui, au point de vue hygiénique, et en raison de l'obscurité et de la mauvaise aération, sont des locaux tout à fait impropres à l'hospitalisation.

Les mairies des villages sont aussi rarement utilisées. Elles servent le plus souvent à loger l'État-major à cause des renseignements qui peuvent s'y trouver,

Hôpitaux baraqués fixes. — *Quelques principes généraux sont applicables à la construction des tentes et des baraques. Il est à peine utile de dire que le sol sur lequel on se propose de les élever doit être choisi avec soin et qu'il faut avant tout éviter de les placer dans*

un endroit humide. Lorsque les tentes ou les baraques ne constituent que des annexes d'un hôpital ordinaire, le lieu de l'emplacement sera le plus souvent déterminé par la nécessité, mais, dans la chirurgie militaire, le terrain pourra presque toujours être choisi d'après les lois de l'hygiène, on devra donc établir un campement sur un *sol sec*, granitique, sablonneux, sur un terrain à *l'abri des grands vents* et, s'il est possible, un peu élevé, non seulement parce que l'air y est plus pur, mais aussi parce qu'il est indispensable d'obtenir la pente nécessaire à l'écoulement des eaux. Il faut aussi que l'on trouve à proximité une rivière ou une source suffisamment abondante. Les Japonais, dans la dernière guerre, ajoutèrent à ces qualités, en choisissant une région pittoresque et agréable aux yeux[1].

Quelle que soit la nature du sol, il est toujours utile d'enlever, à l'endroit où doivent être placées les baraques et les tentes, la terre végétale qui s'imprègne facilement d'humidité et manque de résistance, on la remplace par du gravier, du sable, des débris de coke, des cendres grossières de houille. On pourrait, pour un établissement permanent, employer le bitume.

Faut-il placer les lits directement sur le sol ou vaut-il mieux établir un plancher? Pour les baraques, on a toujours eu recours jusqu'à présent au plancher posé à une certaine hauteur au-dessus du sol. Pour les tentes les avis sont très partagés et les partisans du parquetage invoquent à l'appui de leur opinion le danger de l'humidité, l'imprégnation du sol par la pénétration des souillures et de détritus de toute espèce. Le Fort repousse l'emploi des planchers, tels du moins qu'on peut les établir dans un campement improvisé. Dans ces cas les feuilles du parquet laissent presque toujours entre elles des fentes assez larges au travers desquelles l'eau, les poussières tombent sur le sol et l'on a ainsi sous les pieds une source de miasmes qui, pour être cachée, n'en existe pas moins. Sous la tente élevée à l'hôpital Beaujon pendant les années 1875-76-77, Le Fort avait utilisé du gros graviers.

Baraques américaines. — Pendant la guerre de Sécession les hôpitaux baraqués furent disposés suivant des plans très variables (parallèlement ou en rayons roue). Les inconvénients résultaient de la mauvaise orientation d'un certain nombre de ces baraques. Les locaux annexes se trouvaient au centre pour être à proximité des diverses baraques.

L'hôpital Mac-Dougall a des baraques non parallèles.

Par contre, les baraques sont parallèles dans l'hôpital de Hampton.

1. Matignon, Les hôpitaux baraqués de Tokio, *Caducée*, 1906, p. 216.
2. Le Fort, Œuvres éditées par Lejars, *Chirurgie hospitalière*.

Citons enfin l'hôpital de Hammond, où toutes les baraques sont du même type (Ch. Sarazin).

Les dimensions sont : 55 mètres de longueur, 8 mètres de largeur, 6 m. 25 de hauteur.

Chaque baraque possède 24 fenêtres.

Chaque pavillon comprend :

Une salle commune centrale dont les dimensions sont de :

49 mètres de longueur, 8 mètres de largeur, 6 m. 25 de hauteur, ce qui donne 8 m² 16 pour chacun des 48 lits que comprend la salle.

Les cabinets pour le personnel infirmier occupent une petite salle située à une extrémité de la salle centrale ; à l'autre bout du bâtiment sont ménagées des salles de dimensions réduites, pour les latrines et la salle de bains.

Les *baraques du Luxembourg* furent établies en 1870 sous l'inspiration de Michel Lévy sur l'emplacement actuel de l'avenue de l'Observatoire. Là, furent édifiés 22 pavillons dans le genre des baraques américaines. Le plancher était surélevé à 1 m. 50 du sol par des piliers en maçonnerie.

Les baraques présentaient les dimensions suivantes : 38 mètres de longueur, 10 mètres de largeur, 4 mètres de hauteur (au niveau du toit), 8 mètres de hauteur (jusqu'au faîtage ou surtoit).

Elles étaient constituées par des constructions en planches avec double couvre-joints ; 12 fenêtres étaient disposées de chaque côté, mesurant 2 m. 10 de hauteur et 1 m. 10 de largeur.

Une fente longitudinale de 0 m. 03 de largeur régnait sur toute la longueur de la base de la lanterne.

La hauteur du faîtage occupait le tiers de la longueur du toit. Elle était garnie de châssis vitrés mobiles de 1 m. 10 de haut pouvant s'ouvrir et se fermer facilement grâce à un système de charnières.

Deux portes se trouvaient aux deux extrémités de la baraque surmontées de larges châssis vitrés et mobiles.

Le toit était en voligeage simple recouvert de carton bitumé.

En plus de la paroi extérieure faite en planches de sapin de 0 m. 02 d'épaisseur, avec double couvre-joints, il y avait une cloison intérieure de 2 mètres de hauteur.

La face intérieure de la paroi était en outre tendue d'une forte toile recouverte de papier bulle.

Chacune de ces baraques était destinée à recevoir 20 lits, des cabinets pour le personnel et les annexes (salles de bains, laverie, linge sale).

Les baraques du Luxembourg présentaient au point de vue hygiénique une supériorité incontestable sur les baraques américaines.

Les latrines étaient situées en dehors du pavillon. Elles étaient construites en briques cimentées, bien isolées de la baraque et pourvues de tinettes filtrantes mobiles recevant les matières solides. Les matières liquides étaient conduites à l'égout. Les matières solides étaient vidangées 2 ou 3 fois par semaine avec la plus grande facilité.

Il n'y eut jamais accumulation de matières au voisinage des malades comme on eut à le déplorer pendant la guerre de Sécession. Une conduite venait se greffer sur celle des bains et de l'évier. « On n'a rien fait de mieux jusqu'ici », disait Ch. Sarazin, 1872.

Depuis 1870 de nouveaux progrès ont été accomplis et les modifications au type précédent devraient être les suivantes :

Double paroi pour le toit et la muraille avec air circulant entre les deux en été, immobilisé en hiver.

Ouverture dans le plancher de bouches d'appel d'air.

Adoption de matériaux de construction pouvant subir la désinfection.

Orientation identique de toutes les baraques qui devraient être séparées les unes des autres par un espace égal à deux fois la hauteur.

Baraque japonaise. — Lors de la dernière guerre Russo-Japonaise, on a été obligé de recourir encore à l'usage des baraques et on a pu élever ainsi en peu de temps des abris pour les 281 587 évacués de Mandchourie[1].

Le baraquement type était une construction en bois, de 100 mètres de long, 8 de large et 5 de hauteur du parquet au plafond, et de 9 à 10 mètres du sol au sommet du faîtage.

A Taoyama comme à Shibuya, les constructions se dressaient sur une hauteur, reposant sur un sol légèrement argileux avec une pente assurant l'écoulement des eaux, au milieu d'un joli parc.

Les baraquements étaient groupés par 6 ou 12, réunis par des galeries couvertes, courant sur l'un des bouts des baraquements où les réunissant par leur milieu.

Ces baraques ne reposaient pas sur des soubassements de pierres. La construction s'appuyait directement sur le sol fortement tassé. Le plancher était à environ 45 centimètres du sol. Mais extérieurement, les planches formant paroi descendaient jusqu'à quelques centimètres du sol, s'opposant à une ventilation trop énergique et partant au refroidissement du parquet.

La toiture à crête très vive, sans doute à cause de la neige, était recouverte de tôle ou de carton bitumé. Les murs étaient à double

1. Matignon, *loc. cit.*

paroi de bois, faite de planches de sapin de 2 centimètres d'épaisseur. Celles du dehors étaient placées horizontalement et légèrement imbriquées l'une sur l'autre pour prévenir l'infiltration de l'eau de pluie.

Les planches de la paroi intérieure étaient très bien ajustées et recouvertes de couvre-joints. Elles étaient parfaitement rabotées, précaution qui n'a pas été jugée nécessaire pour celles du dehors. Entre les deux parois existait un espace de 10 centimètres, comblé par de la paille hachée.

Le parquet était en planches de sapin, bien ajustées.

A l'annexe de Taoyama, l'aspect extérieur, la disposition, le groupement des baraques étaient les mêmes qu'à Shibuya, mais la paroi intérieure, au lieu d'être en bois, était faite d'un clayonnage de bambou et d'argile, recouvert d'une légère couche de plâtre.

Ces baraques étaient partagées par des cloisons fixes, percées de larges portes à glissières, en chambres de 16 à 20 mètres de longueur.

La lumière pénétrait abondamment par de vastes fenêtres opposées, à glissières, hautes de 1 m. 60, occupant les deux tiers de la superficie de chaque grand côté de la baraque. Au-dessus des fenêtres et à un pied au-dessous du plafond, se voyaient des vasistas mobiles sur un axe médian horizontal, hauts de 45 centimètres, larges de 80.

Les pièces étaient chauffées par des braseros enlevés à 9 heures du soir.

« Je voudrais que nos baraques puissent devenir les hôpitaux de l'avenir, disait en 1870 Michel Lévy. Avec une durée de dix ans; et au terme de cette période détruits et remplacés sur d'autres terrains par des constructions nouvelles avec les corrections que l'expérience aura suggérées. »

La même idée est défendue par Marvaud, Jœger et Sabouraud.

Laveran fit voir qu'en Amérique même, où on avait préconisé cette manière de faire, ce procédé ne fut pas mis à exécution et, dans son travail sur les hôpitaux, Covles traite celui-ci d'impraticable.

Deux pavillons du Massachusetts general Hospital, qui avaient été construits en 1874 pour dix ans, furent, en 1884, réparés parce qu'ils n'avaient rien perdu de leur salubrité primitive.

De même à Paris, Lucas-Championnière soigna ses blessés et hospitalisa ses opérés dans des baraques qui avaient abrité des varioleux.

Ces baraques désinfectées n'eurent aucune influence néfaste sur la santé des habitants et les résultats opératoires y furent aussi bons qu'ailleurs. Ne savons-nous pas d'ailleurs, aujourd'hui, que ceux-ci sont dans la main de l'opérateur plus que dans l'aménagement d'une salle d'opérations.

Quoi qu'il en soit, les hôpitaux baraqués seront toujours employés en temps de guerre par suite de l'augmentation brusque des effectifs et parce que jamais les évacuations ne pourront suffire à emporter vers l'arrière tous les blessés et tous les malades des armées en campagne.

Ceci sera surtout vrai dans les pays accidentés, montagneux, comme l'a bien fait ressortir le médecin principal Debrie [1].

Abris fixes improvisés. — Ces abris peuvent être édifiés rapidement grâce à des matériaux divers.

La charpente sera faite de solives, de troncs d'arbres, de poteaux télégraphiques, de rails de chemin de fer.

La toiture devra être imperméable à la pluie et imperméable aux rayons du soleil (carton cuir ou bitumé). Paillassons de chaume ou d'herbages dans les pays chauds. Bâches ou prélards goudronnés, tôle, lames de fer ou de zinc.

Quant aux parois, on pourra remplir les intervalles des charpentes avec de la terre séchée au soleil, des briques ou des éléments de toiture.

Les Russes ont employé des tortines en planches. Les murs peuvent être garnis de mottes de gazon.

Pendant les manœuvres du service de santé en 1897 on a employé les rails et prélards des chemins de fer çomme charpente et abri.

Dans les pays chauds, on peut, à l'exemple du médecin major allemand Haase, recourir aux huttes en paille ou paillottes.

L'inconvénient de ces abris de fortune est d'être très facilement infectables.

II. Hospitalisation de fortune démontable. — **Les baraques.** — Le Jury du concours d'Anvers de 1885 a résumé dans son programme les conditions générales que devaient remplir de telles constructions.

La baraque type devait :

1° Se démonter facilement.

2° Se transporter sans difficulté d'un point à un autre, par voie de terre ou de fer.

3° Se monter facilement.

4° Constituer un bâtiment stable pouvant résister aux vents et à toutes les intempéries.

---

1. Debrie, *Hospitalisation sur place des malades et blessés dans les régions alpines, Arch. de méd. milit.*, 1903, vol. xli, p. 289.

5° Être aménagée de telle sorte que son utilisation puisse être immédiate.

Pour remplir ces desiderata, les baraques légères et faciles à monter doivent être composées de *pièces peu nombreuses*, légères et résistantes, et appartenant à un *petit nombre de types*[1]. La raison en est facilement compréhensible; des pièces très nombreuses seront petites, facilement égarées, perdues; des pièces trop compliquées nécessiteront un long apprentissage des hommes chargés de monter la baraque.

Enfin, la baraque devra présenter des qualités hygiéniques bien précises. Le cubage ne devra pas être inférieur à 12 mètres par homme; la ventilation sera largement assurée. L'éclairage devra être pratiqué par des fenêtres, non situées trop bas pour éviter les courants d'air, et garnies de vitres en verre ou en mica.

Il serait préjudiciable au malade ou blessé d'être privé de toute vue de l'extérieur.

Une température égale devra y être assurée par un poêle, si besoin est; à cause d'un incendie possible, les matériaux devront être rendus incombustibles, et en même temps imperméabilisés. Enfin, les lieux d'aisance, annexés à la baraque, devront être d'un accès et d'un nettoyage faciles.

En temps de guerre, les *ambulances* seront munies de fourgons-tentes et de fourgons-baraques; les annexes des hôpitaux de campagne auront des baraques ordinaires.

En temps de paix, les baraques pourront être utilisées, en temps d'épidémie et, après usage, brûlées ou désinfectées.

A l'heure actuelle, les types réglementaires adoptés dans l'armée sont les suivants :

Baraque Döcker, qui remporta le prix au concours d'Anvers;

Baraque Espitallier-Wœrhlin;

Baraque Tollet;

Baraque Olive.

Baraque Döcker. — Elle est constituée par une charpente en bois, montée sur un plancher surélevé de 0 m. 25 au-dessus du sol. Ce plancher est formé par les caisses qui enveloppent les panneaux des parois. Celles-ci sont constituées, en dehors, par des feuilles de carton-feutre, montées sur des cadres en bois. Elles peuvent se mobiliser et former auvent. La paroi est double; le panneau externe est imperméabilisé et le panneau interne rendu incombustible. Entre les deux, un espace libre, isolant.

---

1. NIMIER, *Revue d'hygiène*, 1891, p. 1033.

De place en place les panneaux sont percés de fenêtres.

Le toit est surmonté de petits lanterneaux, servant à l'aération.

Les dimensions de cette baraque sont les suivantes : longueur : 15 mètres; largeur : 5 mètres; hauteur : 5 mètres.

Poids : 3 600 kilogrammes.

Deux baraques peuvent être transportées dans un fourgon ou sur un wagon plate-forme.

Prix	4 000 francs.
Contenance	16 lits.
Cubage par lit	17 mètres cubes.
Prix par lit	250 francs.

Pour la dresser il faut 6 hommes et vingt-quatre heures.

Les cabinets d'aisance sont placés à une des extrémités de la baraque : un intervalle les en sépare ; on ne peut entrer dans ces cabinets qu'après avoir fermé la porte de la salle.

Baraque Espitallier-Wœhrlin. — La baraque Espitallier-Wœhrlin diffère de la baraque Döcker :

1° *Par la nature de sa charpente,* qui est en fer. Elle est plus solide mais aussi plus lourde. Elle pèse 6 000 kilogrammes et nécessite 2 wagons plate-forme pour son transport.

2° *Par ses dimensions plus grandes.* Elle a 22 m. 50 de long, 6 m. 70 de large, 4 mètres de haut. Elle loge 24 hommes; a un cubage individuel de 19 mètres. Elle coûte aussi plus cher (8 000 fr.), à savoir : 375 francs par lit.

3° *Par la nature de ses parois* : parois, toit, plancher sont en bois recouvert de carton imperméabilisé.

4° *Par le procédé de ventilation.* Celui-ci, assuré par des lanterneaux dans la baraque Dœcker, est établi ici d'une façon fort ingénieuse. Le toit est à double paroi. L'air vicié pénètre dans l'espace ménagé ainsi dans le toit, en entrant par des trous percés dans la paroi intérieure, au niveau du point de jonction du toit et du mur.

Il chemine entre les deux parois du toit et sort par un orifice ménagé à la partie supérieure de celui-ci, orifice que recouvre un petit surtoit.

Baraque Tollet. — Comme toutes les constructions du type Tollet, cette baraque a une forme ogivale. Comme charpente, elle comprend un certain nombre de fermes métalliques en ogive, articulées sur une semelle métallique reposant sur le sol. Entre les fermes se trouvent des panneaux doubles, laissant entre eux un espace isolant de 0 m. 08 et constituant ainsi les parois. Ces panneaux sont en bois; les extérieurs sont garnis en dehors de feuilles de zinc et en dedans de papier goudronné, qui préserve le bois de l'humidité ; les panneaux intérieurs sont doublés en dedans de tôle vernie.

La ventilation est assurée par une longue fente faite au faîtage, fente que vient protéger, mais non fermer, un long chapeau de bois.

Le plancher repose sur des lambourdes, situées à 0 m. 11 au-dessus du sol.

La disposition générale de la baraque représente une salle centrale avec deux cabinets aux extrémités.

Cette baraque de 15 mètres de long sur 6 de large et 3 m. 80 de haut, loge 12 lits (cubage 15 m. 50), coûte 9 000 francs (750 francs par lit).

Baraque Olive. — Cette baraque est assez analogue à la baraque Tollet.

Elle n'en diffère qu'en ce que les parois en sont constituées par des cadres de bois garnis de treillis de fil de fer supportant une plaque de gélatine durcie au bichromate et doublée de toile pour le toit, de feutre ou de papier pour les parois.

Cette baraque, légère, bon marché (3 000 fr., 300 fr. par lit), pas trop grande (10 lits), est malheureusement trop instable et trop peu résistante.

Les tentes. — On a dit des tentes beaucoup de bien et beaucoup de mal. C'est que la tente présente, avec des inconvénients certains, des avantages réels.

Il importe de voir les uns et les autres.

L'inconvénient principal qui lui fut reproché, c'est son insuffisance de protection contre le froid et la chaleur, reproche fondé en ce qui concerne les tentes à parois simples, mais injuste pour les tentes à double paroi.

Son usure et sa souillure rapides sont encore un de ses défauts.

Et cependant ses avantages sont multiples.

La tente est peu lourde, d'un transport facile, comme la guerre de Crimée, comme les expéditions coloniales récentes l'ont montré.

Elle se prête facilement à une dissémination des malades, d'où son emploi indiqué comme annexe d'hôpitaux permanents.

Le Fort la préconisait beaucoup comme telle.

Pendant la guerre d'Orient, les décès cholériques furent deux fois moins élevés parmi les malades traités sous la tente que dans les hôpitaux.

« Le fait le plus saillant, dit Michel Lévy, le plus fertile aussi en applications salutaires, c'est le parallèle du traitement sous des tentes. J'aurai plus tard, je l'espère, l'occasion de fixer à ce sujet votre attention. C'est merveille que l'amélioration rapide des cas de choléra sous les tentes, que la marche heureuse des convalescences sous la tente. Le bénéfice de l'air libre et pur, en circulation perpétuelle autour et dans l'intérieur des tentes, ne ressort nulle part avec plus de puissance. »

Les avantages des tentes ont été ainsi formulés par le Fort : « La double paroi des tentes protège mieux contre la chaleur.

« L'aération est plus large.

« Le nettoyage et la purification plus faciles (lavage de la toile).

La tente est plus gaie, plus claire ; on peut facilement la transformer en galerie couverte, par le relèvement des parois latérales.

« Enfin la tente est plus facilement transportable, plus mobile, ce qui doit suppléer à l'insuffisance des moyens de transport en temps de guerre. Il faut que le blessé cesse d'aller chercher parfois fort loin un hôpital souvent encombré, il faut que l'hôpital vienne vers le blessé. »

Les types de tente adoptés dans l'armée française sont :

1° La tente Tollet ;

2° La tente Herbet ;

3° La tente Tortoise.

TENTE TOLLET. — Tente ogivale, à ossature métallique composée de 7 fermes.

À chaque extrémité : 4 demi-fermes, formant les éperons latéraux. Sur cette charpente est tendue une double toile : toile extérieure imperméabilisée, enveloppe intérieure en coton.

L'aération est réalisée par des ouvertures simplement recouvertes de toile en canevas à travers laquelle filtre l'air.

Elle mesure 15 mètres de long, 5 mètres de large, 5 mètres de haut ; elle loge 16 lits avec un cubage individuel de 10 mètres cubes.

Son prix est élevé, le lit revenant à près de 1 000 fr. (Laveran).

Un hôpital de 100 lits nécessiterait 8 grandes tentes et quelques autres plus petites pour les services accessoires.

TENTE HERBET. — Modèle analogue à la tente Tollet, mais de forme rectangulaire.

L'ossature en fer repose sur une semelle métallique et est recouverte d'une double enveloppe : la toile extérieure en toile imperméable, l'intérieure en coton. Elle est percée de 8 fenêtres garnies de châssis vitrés. Sa contenance est de 12 lits.

Elle a sur la tente Tollet l'avantage d'être un peu moins chère, d'être d'un montage plus facile, d'avoir un cubage plus élevé. Elle est en somme plus pratique.

TENTE TORTOISE. — Cette tente ne peut servir que d'abri passager. Elle consiste en une immense bâche goudronnée qui recouvre une voiture lui servant de point d'appui central et autour de laquelle elle s'étale.

La toile pliée repose sur les ridelles de la voiture.

Cette tente se monte vite, et offre un abri très commode mais pour un temps très limité. Elle protège mal contre la chaleur et sa capacité est considérablement réduite par la voiture centrale qui tient une grande place.

Son utilité est cependant réelle et si, dans l'avenir, la voiture pouvait être plus légère ou moins volumineuse, contenant instruments et médicaments, elle pourrait rendre de très grands services. La tente Tortoise est la vraie tente d'ambulance.

CHAPITRE XXI

SOUILLURES DE L'AIR

Causes de la viciation de l'air. Rôle de l'acide carbonique, des matières organiques, toxines, microbes, poussières ; rôle de l'air dans la propagation des maladies.

Moyen d'apprécier le degré de souillure de l'air : Expertise physique, chimique, bactériologique.

Moyens de remédier à la viciation de l'air. Suppression des poussières de l'air atmosphérique. Suppression des poussières des locaux habités. Renouvellement de l'air dans les habitations et principalement dans les casernes et dans les hôpitaux. Aération. Ventilation locale et centrale.

I. Causes de viciation de l'air. — Depuis la plus haute antiquité les médecins ont fait jouer à l'air un rôle important au point de vue sanitaire. On a considéré longtemps l'air comme jouant le principal rôle dans la propagation des maladies infectieuses.

C'est le « mauvais air » qu'on incriminait autrefois comme le facteur principal d'un grand nombre d'affections. C'est à lui qu'on attribua jadis les complications des plaies. Pour y porter remède on dota chaque opéré d'un cubage d'air plus considérable, et on conseilla de construire les hôpitaux en dehors des villes. La découverte des germes animés en venant enlever à cette pathogénie son exclusivisme, et en démontrant l'action nuisible de contacts infectieux devenus agents de propagation, ne permet pas cependant de reléguer dans l'oubli cette influence de l'air souillé. Si, grâce à son oxygène, l'air est un destructeur puissant des microbes, il est rationnel de penser que ce rôle est en rapport étroit avec sa richesse en oxygène. Celui-ci vient-il à diminuer, l'action moins active de l'air devient plus favorable à la conservation des germes. Enfin les gaz[1], les poussières, matières organiques mortes et matières minérales, la vapeur d'eau peuvent faire sentir leur action sur l'organisme vivant.

L'air atmosphérique se compose d'oxygène et d'azote dans les proportions suivantes :

$$O = \text{en poids } 23,1, \text{ en volume } 20,9.$$
$$Az = \qquad 76,9, \qquad - \qquad 79,1.$$

1. TRILLAT, *Acad. des Sciences*, 1910.

L'azote semble n'être qu'un milieu destiné à diluer l'oxygène, ses proportions ne sont pas modifiées dans un air vicié par la respiration ou les combustions (Jaubert et Laborde[1]). L'air contient encore de l'ozone en quantité variable avec les vents, ceux de la région sud de Paris en renferment une assez grande quantité d'après les analyses d'Albert Lévy faites au parc Montsouris en mars 1905. Pour 100 mètres cubes d'air, cet auteur a trouvé 4 mg. 2 alors qu'il n'en trouve que 0 mg. 5 à 2 mg. 8 lorsque règne le vent du nord. L'acide carbonique contenu normalement est de 3 p. 10 000, cette proportion varie avec les lieux mais dans des limites fort restreintes.

L'oxyde de carbone, l'hydrogène sulfuré, les acides nitreux, nitriques, la formaldéhyde existent encore dans l'air à l'état de traces. Henriet et Trillat ont surtout démontré la présence de ce dernier corps dans les fumées qui ont en outre l'inconvénient d'obscurcir l'air et, par conséquent, de diminuer la lumière et les oxydations auxquelles elle préside (Berthod[2]). L'atmosphère est encore chargée de poussières minérales et de microbes. Tous ces corps que nous venons d'énumérer peuvent être considérés comme des souillures, car ils sont ajoutés à l'air par les déchets de la vie.

Mais leur présence dans l'atmosphère n'a pas de gros inconvénients hygiéniques. Ils y sont presque toujours en très petite quantité, négligeable la plupart du temps, et si l'air de la campagne, des montagnes, de la mer est certainement plus pur, plus vivifiant, on peut vivre cependant dans l'air des villes dans de bonnes conditions hygiéniques.

Il n'en est pas de même lorsque ces souillures s'accumulent dans des espaces clos, elles constituent le danger de l'air confiné.

La *viciation de l'air des locaux habités* est proportionnelle à l'acide carbonique qu'ils contiennent. Elle est causée par les produits usés, poussières organiques et microbes.

A. **Rôle de l'acide carbonique.** — A l'air libre l'acide carbonique n'atteint jamais des proportions dangereuses; il faut en effet un taux de 280 p. 1000 pour que l'homme soit sérieusement incommodé. Il n'en est pas de même dans les locaux habités, où sa présence mesure la nocivité de l'air.

A ce titre les analyses suivantes démontrent les rapports de la souillure de l'air avec le mode d'habitation, la durée du séjour des habitants et leur état de santé.

C'est ainsi que diverses analyses ont montré que ce taux s'élevait à :

1. Jaubert et Laborde, *Académie de médecine*, 1899, vol. XLI, p. 124.
2. Berthod, *Revue d'hygiène*, déc. 1902.

9,76 p. 10 000 dans les baraques d'Aldershot.
12,9   —   — le fort d'Elsen.
16,51   —   — la prison d'Aldershot.

Dans les casernes d'Albertstadt on a trouvé :

De 8 h. à 10 h. du soir...................... 8,7 de CO_2.
De 10 h. à 12 h. du soir..................... 15,7 —
De minuit à 2 h. du matin................... 21,41 —
De 2 h. à 4 h. du matin .... 24,8 —

Enfin, dans les hôpitaux, les proportions de CO_2 sont souvent considérables. Ceci n'a rien d'étonnant car l'on sait que pendant la fièvre la quantité de CO_2 exhalée par l'homme s'élève dans la proportion de 1 à 15 (Weber).

Hôpital de la Pitié (Leblanc, 1842).

Après 2 h. 1/2 de clôture .... O : 0,2291 CO_2 : 0,0003
Après une nuit entière............. O : 0,2372 CO_2 : 0,0028
C'est-à-dire près de 30 p. 10 000.

Hôpital de la Salpêtrière (Brand, 1880).

O : 0,225 CO_2 : 0,008.

Hôpital de la Pitié.

Salle Saint-Louis, après 3 h. de fermeture des fenêtres. O : 20 766 CO_2 : 0,098
Salle Saint-Raphaël (médecine)................... O : 20 700 CO_2 : 0,111
Salle Saint-Gabriel (chirurgie).................... O : 20 603 CO_2 : 0,197

Enfin, dans certaines galeries de mine de houille, Gréhant a trouvé des chiffres variant entre 5 et 8 p. 10 000, et dans les galeries du Métropolitain on aurait noté 15 à 60 p. 10 000.

Sans doute l'homme peut vivre dans de tels milieux et il est difficile de fixer le taux de CO_2 que l'on doit tolérer dans les milieux industriels par exemple. Les auteurs ne s'entendent pas à ce sujet.

Roth et Lex admettent qu'il ne faut pas dépasser........... 6 p. 10 000.
Parkes   admet   —   —   8   —
Pettenkoffer   —   —   —   10   —
Leblanc (limite maximum) admet qu'il ne faut dépasser..... 50   —
Brand et Rochard (limite maximum) admettent qu'il ne faut
pas dépasser.. 40   —

Quoi qu'il en soit, le taux de CO_2 dans l'atmosphère des habitations reste un test précieux pour se rendre compte de sa souillure.

B. Rôle des matières organiques et des poussières. — Sanarelli et Biffi, qui refusent à l'acide carbonique à peu près toute influence dans la viciation de l'air, font au contraire jouer un rôle très important aux matières organiques volatiles qui, d'après eux, seraient fabriquées dans l'intestin, absorbées dans le sang et exhalées par le poumon.

Brown-Séquard et d'Arsonval, d'un autre côté, ont montré que la vapeur d'eau exhalée au niveau de la surface pulmonaire pouvait servir de véhicule à des toxines organiques spéciales, mais de nature encore indéterminée.

Le dispositif adopté par ces auteurs est le suivant : une série de 8 vases métalliques bien isolés de l'air ambiant au moyen de fermetures hydrauliques communiquent les uns avec les autres par des tubes. Une trompe aspirante est adaptée au dernier vase de façon à faire passer un courant d'air continu à travers toute la série. Un lapin est placé dans chaque vase, de cette façon le premier seul respire de l'air pur et les suivants respirent l'air souillé par les précédents, la souillure est de plus en plus forte, à mesure qu'on se dirige vers le dernier. Les animaux ainsi disposés moururent très rapidement à l'exception de ceux qui occupaient la première et la seconde cases. Dans une seconde série d'expériences, afin d'éliminer le produit qu'ils supposaient être toxique, les auteurs ajoutent entre les deux premiers appareils un récipient rempli de perles de verre chargées d'acide sulfurique concentré ; on soustrayait ainsi le poison autre que l'acide carbonique. Dans ces nouvelles conditions expérimentales les animaux restaient vivants. De cette seconde expérience Brown-Séquard et d'Arsonval conclurent que la mort des animaux vivant en air confiné n'était pas dû à l'acide carbonique, mais bien à un principe toxique volatil contenu dans l'air expiré par les animaux. On objecta à cette expérience que les animaux avaient été sans doute empoisonnés par les émanations de leurs urines et de leurs matières fécales. Pour répondre à cette objection, les expérimentateurs laissèrent dans les cases les matières fécales et les urines afin d'augmenter l'intensité des émanations, les résultats restèrent identiques à ceux déjà obtenus. Il paraît donc probable que l'air expiré contient des toxines d'origine animale, qu'on n'a pu isoler jusqu'ici.

Nous avons repris ces expériences au laboratoire d'hygiène du Val-de-Grâce, non dans le but de rechercher la nature de cette toxine, mais d'en dégager la nocivité sur l'organisme animal. Nous avons eu pour but de nous rendre compte de l'action d'un séjour prolongé et intermittent dans l'air confiné sur le degré de réceptivité des animaux vis-à-vis d'une infection microbienne.

Le dispositif adopté est à peu de chose près celui de Brown-Séquard et d'Arsonval. Sous une série de cloches en verre plongeant dans un cristallisoir à moitié rempli d'eau, nous avons placé des cobayes d'un poids sensiblement égal. Les cloches communiquaient entre elles par des tubes en verre. A une des extrémités se trouvait placé un aspirateur de façon à déterminer dans les cloches un courant d'air insensible de 15 à 20 litres à l'heure et, par de multiples analyses pratiquées à l'aide de l'appareil Levy et Pécoul, nous avons pu nous assurer que la quantité d'acide carbonique allait en augmentant d'une façon considérable de la première à la sixième cloche. D'autre part les analyses faites avec le permanganate de potasse sur l'eau de condensation des cloches nous ont permis de déceler une quantité de matières organiques progressivement croissante, allant jusqu'à 22 à 23 milligrammes par litre. Les animaux séjournaient chaque jour, d'abord deux heures, puis quatre, puis six heures en 2 et 3 séances de deux heures chacune pendant un mois. D'autres expériences durèrent deux et trois mois. Au bout de ce temps, les animaux furent inoculés les uns avec des cultures de b. coli, les autres avec du b. diphtéritique à virulence connue. Dans tous les cas, les animaux de la dernière et de l'avant-dernière cage qui avaient d'ailleurs maigri à la suite de ce traitement, succombèrent beaucoup plus rapidement (vingt-quatre heures à quarante-huit heures) que les quatre premiers. On observa en outre une différence sensible entre la réceptivité du premier et des suivants qui, malgré la conservation d'un bon état général apparent (pas d'amaigrissement), succombèrent au bout de 3 à 5 jours aux inoculations, alors que le premier resta indemne 5 fois sur 7. D'autre part, l'analyse des urines permit de déceler chez les derniers une albuminurie constante, tandis que les deux premiers n'en présentèrent jamais trace.

On peut donc conclure que, quel que soit le mode d'infection des animaux faisant des séjours prolongés dans l'air confiné, celui-ci augmente les prédispositions morbides. Ce fait expérimental confirme les résultats de certaines observations faites au cours d'épidémies de maladies infectieuses (rougeole, scarlatine surtout), où nous avons cru remarquer une plus grande gravité des cas, ou une plus grande fréquence des complications chez des soldats habitant des chambres d'un cubage relativement inférieur.

Quelle est la nature de cette toxine versée dans l'atmosphère par l'homme et les animaux?

La question n'est point résolue. Dans les accidents produits par l'air confiné il faut admettre, comme le fait d'ailleurs Formaneck, que les facteurs sont multiples : peut-être doit-on incriminer l'ammoniaque, voire l'acide carbonique, mais il faut tenir compte également des modifications de. la température extérieure, des troubles qui en découlent et aussi de la production des réflexes divers qui trouvent leur origine dans la respiration d'odeurs désagréables provoquant des troubles de la muqueuse pituitaire, de la diminution du nombre des mouvements respiratoires et consécutivement de l'anémie.

D'ailleurs des gaz, non plus d'origine pulmonaire mais provenant de la sueur (acide formique, butyrique, acétique, propionique, ammoniaque, etc.) ou du tube digestif (acides carbonique et sulfhydrique, ammoniaque, indol, scatol, phénol), contribuent à la souillure de l'air. Il n'est pas jusqu'au chauffage et à l'éclairage qui produisent aussi une série de gaz plus ou moins toxiques (CO, CO^2).

Les dangers de l'oxyde de carbone sont relevés à propos de l'étude du chauffage.

A côté des produits gazeux se placent certains produits liquides : nous voulons parler ici de ces gouttelettes de salive ou de mucus pharyngé ou bronchique que rejettent continuellement autour d'eux les sujets sains ou malades. C'est là une cause puissante de viciation de l'air qu'ont bien mise en évidence Flügge et ses élèves.

C'est au moment de l'émission de la parole, de la toux, de l'éternuement que sont projetées dans l'atmosphère ces très fines particules liquides ordinairement vectrices d'agents pathogènes. La transmission de la tuberculose par ce mécanisme est aujourd'hui hors de doute.

D'ailleurs il est un fait qui a frappé les observateurs, c'est que l'air des locaux habités est beaucoup plus riche en germes microbiens que l'air des locaux restés un certain temps inoccupés. Aussi a-t-on été tenté d'en conclure que l'air expiré contenait des microbes qui venaient souiller l'atmosphère. Ce fait est faux.

Strauss et Dubreuilh ont fait barboter l'air expiré dans du bouillon qui servait ensuite à ensemencer des milieux de culture en plaques. Ils ont constaté que l'air expiré est presque complètement privé de microbes, ainsi que l'on peut s'en convaincre par la lecture du tableau suivant :

Air inspiré.	Air expiré.
20 000	40
233 000	520
466 100	1 180

C'est donc dans un autre ordre d'idées qu'il nous faut chercher la raison de cette viciation de l'air d'un local, lorsqu'il est habité. Il faut vraisemblablement incriminer la mise en mouvement des poussières, opérée par nos propres déplacements, par nos vêtements, par nos procédés de nettoyage, balayage, époussetage, qui ne font que déplacer la poussière. Au contraire, dans un local inhabité où tout est en repos, l'air se débarrasse spontanément de ses souillures, qui, en vertu de leur propre poids, tombent sur le sol.

Aussi le nombre des microbes de l'air varie-t-il suivant les diverses circonstances où se trouvent réalisées les conditions précédentes de mobilisation des poussières et des germes. Ainsi, suivant les lieux, Miquel a trouvé par mètre cube :

A Montsouris	480 germes.
Rue Monge	36 000 —
A l'Hôtel-Dieu	40 000 —
A la Pitié	79 000 —

Le médecin major Régnier a trouvé dans une caserne de sapeurs-pompiers :

Avant le réveil	41 000 germes par m³.
6 heures après le réveil	220 000 —
L'après-midi (les hommes sortis)	32 000 —

M. Laveran, au Val-de-Grâce, a constaté :

A la visite du matin	16 200 germes.
Pendant le nettoyage	37 200 —

Dans ce même hôpital, au service des détenus, le professeur Richard a trouvé :

Tous les hommes étant couchés	2 700 bactéries et 350 moisissures au mètre cube.
Après les lits faits	72 000 bactéries.

G.-H. Lemoine, encore au Val-de-Grâce, a trouvé, dans une salle de son service, 51 000 bactéries au moment du nettoyage.

Ces bactéries sont le plus souvent le staphylocoque, le streptocoque, le pneumocoque, le b. de Friedländer. Il est hors de doute, d'autre part, que ceux-ci peuvent être conservés assez longtemps dans les poussières.

Le pneumocoque se conserverait 1 mois (Germano) et 50 jours lorsqu'il est renfermé dans des matières albuminoïdes.

Le streptocoque 120 à 150 jours (Germano). Le b. de la diphtérie 40 à 50 jours à l'obscurité, 3 jours à la lumière diffuse. Le b. d'Eberth 30 à 60 jours (Uffelmann). Le b. du choléra 4 jours (Germano).

Il suffirait d'un courant d'air de 1 à 4 millimètres à la seconde pour charrier la plupart des poussières, d'après Flügge. Or on ne perçoit guère qu'un courant de 20 centimètres à la seconde. C'est dire qu'un mouvement imperceptible de l'air suffit à déplacer les poussières.

D'expériences poursuivies dans différentes casernes de Florence, Testi[1] conclut à la souillure plus grande des quartiers de cavalerie.

Kelsch et Simonin[2] ont recherché comparativement le degré de virulence des microbes contenus dans les poussières provenant d'une caserne et d'un hôpital.

Dans les poussières recueillies sur le plancher d'une salle de 6 lits de l'hôpital Desgenettes, à Lyon, occupés depuis plusieurs mois par des malades atteints d'affections médicales, ces auteurs ont pu isoler le staphylocoque pyogenes albus de Rosenbach, l'aureus, le pyocyanique, le pneumo-bacille de Friedländer, le b. coli. Dans celles recueillies sur les planchers du quartier de cavalerie de la Part-Dieu, les mêmes organismes ont été isolés, puis le mesentericus, le prodigiosus, etc., moins le pyocyanique et le pneumo-bacille.

Tous ces micro-organismes ont été inoculés aux cobayes, et les résultats obtenus ont permis de se rendre compte que leur virulence était plus accusée lorsqu'ils provenaient de l'hôpital. Des recherches analogues faites par les médecins majors Braun et Niclot[3] ont abouti aux mêmes résultats. Faut-il conclure de ces expériences que l'air entre pour une certaine part dans la propagation des maladies conta-gieuses. A. Laveran[4] pense que la contagion de la fièvre typhoïde peut se faire par l'air lorsque la fièvre typhoïde est épidémique et que les typhoïdiques sont nombreux dans les salles *insuffisamment ventilées*. A. Laveran rappelle encore ces épidémies qui éclatent dans certaines villes dont le sous-sol est fortement souillé toutes les fois qu'on exécute des travaux de voierie.

Cet auteur explique aussi l'origine de la fièvre typhoïde par les poussières fécales ramenées dans la chambrée par les chaussures des hommes qui vont à des latrines trop souvent mal tenues. Enfin les effets de lingerie, la literie des malades pourraient aussi servir à la dissémination des germes dans l'air; s'il en était ainsi la contagion de la fièvre typhoïde, de la pneumonie et d'autres affections seraient peut-être plus fréquentes qu'elle ne l'est en réalité. Pour ma part,

---

1. TESTI, Recherches sur les causes déterminées d'insalubrité dans les locaux mili-taires, 2ᵉ *Congrès international de l'Assainissement de l'habitation*, 1905, p. 446.

2. KELSCH et SIMONIN, Note sur le rôle pathogénique des poussières, *Bull. de l'Académie de médecine*, 5 octobre 1897.

3. MARCHAL, *Du rôle des poussières dans la contagion de la tuberculose*, Th. Lyon, 1905, et BRAUN et NICLOT, Congrès pour l'avancement des sciences, 4 août 1900.

4. A. LAVERAN, De la contagion de la fièvre typhoïde, *Arch. de méd. milit.*, 1886, et De la contagion dans les salles d'hôpital, *Méd. mod.*, 1890, p. 221.

je n'ai guère observé de cas intérieurs de fièvre typhoïde que dans des circonstances tout à fait spéciales [1] (usage de vases à déjections communes à des typhoïdiques et à des rhumatisants retenus au lit par leur maladie et forcés de se servir de ces objets). Tout en admettant la possibilité d'une contagion de cet ordre, elle doit être assez limitée.

Les dernières expériences de Kuss [2], Lenoir et Camus [3], relatives à la mobilisation difficile des poussières de crachats tuberculeux, plaident dans le même sens.

Enfin les recherches de Kelsch, Boisson et Braun [4] entreprises dans les casernes de Lyon et celles de Rouget [5] à Bordeaux démontrent l'innocuité des poussières de ces habitations au point de vue de l'origine de la tuberculose pulmonaire.

Si les maladies infectieuses spécifiques ne semblent pas se propager fréquemment par les poussières desséchées qui flottent dans l'atmosphère de nos habitations, on ne peut nier cependant que la souillure de l'air des hôpitaux cause assez fréquemment des infections surajoutées chez les sujets en état de moindre résistance qu'ils abritent. Nous n'en voulons pour preuve que ces angines, bronchites avec fièvre qu'on observe souvent au lendemain d'un nettoyage important des salles, pratiqué en disséminant dans l'air d'épaisses poussières. Le médecin major Ligouzat [6] attribue le méphitisme des chambrées aux souillures des lits.

A côté des poussières microbiennes nous citerons les poussières inertes qui n'ont d'autre inconvénient que d'obscurcir l'air ou d'y répandre des odeurs désagréables. C'est surtout l'industrie qui est responsable de leur production. Ces poussières, ces odeurs déterminent, elles aussi, des troubles d'une façon indirecte; car on respire incomplètement dans un air chargé de fumées et de produits mal odorants, et cette anoxémie entraîne à la longue de l'anémie.

C. Autres causes de souillures. — En résumé les dangers de l'air confiné proviennent moins de la diminution de l'oxygène et de l'augmentation de l'acide carbonique que de la richesse de cet air en

<hr>

1. G.-H. Lemoine, Étude sur la contagion de la fièvre typhoïde dans les hôpitaux à propos de 4 cas intérieurs, *Revue d'hygiène*, 1892.

2. Kuss, Mobilité et dissémination des poussières infectantes dues au balayage des crachats tuberculeux, *Bull. méd.*, août et novembre 1908.

3. Lenoir et Camus, Recherche du bacille de Koch dans l'air des salles occupées par les tuberculeux, *Annales d'hygiène publique*, janvier 1908.

4. Kelsch, Boisson et Braun, De la virulence des poussières des casernes, notamment de leur teneur en bacilles tuberculeux, *Bull. de l'Acad. de méd.*, 1898.

5. Rouget, Étiologie de la tuberculose pulmonaire dans l'armée, *Arch. de méd. milit.*, 1901.

6. Ligouzat, Couchage des troupes, *IIe Congrès de l'assainissement de l'habitation*, 1906, p. 457.

poussières et en microbes. A cette cause essentielle il faut ajouter, pour expliquer certains désordres observés, la température parfois excessive des locaux longtemps habités sans aération suffisante et les odeurs désagréables que dégagent parfois les agglomérations humaines.

Enfin la vapeur d'eau apporte aux échanges respiratoires un obstacle qui se traduit par des malaises, de la dyspnée, de l'angoisse et parfois de la syncope.

11. Moyens d'apprécier la souillure de l'air. — A. Moyens physiques. — L'odorat permet déjà de percevoir les souillures d'une atmosphère plus ou moins confinée; mais c'est là un moyen par trop subjectif. Pettenkoffer pense que l'odeur de renfermé correspond à une souillure de 7 p. 10 000 de CO^2.

L'examen optique pratiqué par Tyndall consiste à rechercher si un rayon lumineux projeté dans une chambre y laisse sa trace en éclairant les poussières présentes dans l'atmosphère.

B. Analyse chimique. — Elle a principalement pour but le dosage de l'acide carbonique. Il existe plusieurs procédés :

Celui de Regnault consiste à faire barboter l'air dans une solution de potasse; l'augmentation de poids représente la quantité d'acide carbonique contenue dans le volume d'air analysé.

Le procédé de Pettenkoffer et Hesse emploie une solution de baryte titrée de telle sorte qu'il faut 1 centimètre cube d'acide carbonique pour neutraliser 1 centimètre cube de cette solution. On recherche tout d'abord quelle quantité d'une liqueur d'acide oxalique il est nécessaire d'employer pour neutraliser un certain volume de la solution de baryte; ceci connu, on agite avec l'air à analyser une quantité déterminée de la solution titrée. L'acide carbonique se combine à la baryte et la neutralise en partie. Pour connaître le volume d'acide carbonique ainsi fixé, on recherche au moyen de la solution d'acide oxalique la quantité nécessaire à employer pour obtenir la saturation de la liqueur de baryte.

On obtient la teneur de CO^2 par différence.

L'analyse chimique permet encore de doser la teneur de l'air en matières organiques; on obtient ainsi l'indice du degré d'oxydabilité de l'air; dans ce but on se sert d'une solution de permanganate de potasse; malheureusement on n'obtient pas toujours d'excellents résultats, car cette opération est difficile par elle-même, et, de plus, le permanganate se laisse facilement altérer; sans compter qu'en outre des matières organiques, l'acide sulfureux, l'acide sulfhydrique, l'ammoniaque qui peuvent être contenus dans l'air ont eux aussi un certain pouvoir décolorant et troublent par conséquent les résultats obtenus.

Dans ces derniers temps MM. Léwy et Pécoul ont imaginé un appareil facilement transportable et suffisamment perfectionné pour donner un résultat appréciable au point de vue hygiénique.

Cet appareil se compose d'un réservoir métallique A de cinq litres et demi de capacité, et d'un barboteur spécial en verre B rempli d'un liquide absorbant.

Le barbotteur est relié par une de ses branches au tube de Mariotte C soudé au réservoir. Un niveau D indique constamment la hauteur de l'eau dans l'appareil.

Le tuyau en caoutchouc E sert à l'écoulement de l'eau.

L'appareil est complété par un râtelier supportant deux pipettes graduées et deux flacons compte-gouttes pour le dosage.

Fonctionnement. — 1° On remplit le réservoir avec de l'eau ordinaire par l'entonnoir F et on revisse le bouchon métallique sur lequel on verse quelques gouttes d'eau pour assurer un joint hydraulique.

2° On verse dans la branche de droite du barboteur 20 centimètres cubes de liqueur alcaline.

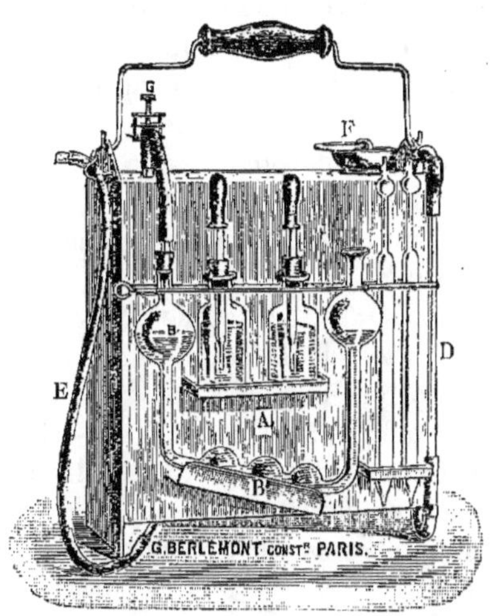

Fig. 70. — Appareil de Lévy et Pécoul pour la recherche de l'acide carbonique.

3° Ayant placé l'appareil dans l'atmosphère à examiner, on produit l'écoulement de l'eau en décrochant de son cran d'arrêt le tube de caoutchouc E ; l'eau s'écoule en produisant une aspiration dans le barboteur.

L'air entre par la branche de droite et passe bulle à bulle dans la solution alcaline à laquelle il abandonne tout son acide carbonique.

Dosage[1]. — Quand toute l'eau du réservoir s'est écoulée, on détache le barboteur de l'appareil (retirer la broche F) et, le maintenant de

---

1. Liqueur acide : Acide sulfurique pur à 66° : 11^{gr}6. Eau distillée 1 000 cm³
   1 cm³ de cette liqueur = 2 cm³ de CO^2
   Liqueur alcaline : Hydrate de sodium pur 10^{gr}. Eau distillée 1 000 cm³
   20 cm³ de cette solution doivent être saturés exactement par
   20 cm³ de la solution acide en présence de phénol-phtaléine.

la main gauche, on introduit, toujours dans la **branche** de droite, 19 centimètres cubes de liqueur acide.

On agite ainsi qu'il est indiqué plus loin.

Il se présente alors deux cas.

Premier cas. — La solution reste incolore.

On en conclut que l'air examiné contient *plus* de 10 dix-millièmes d'acide carbonique et par conséquent qu'il est insalubre.

Deuxième cas. — La solution devient rose fixe.

On en conclut que l'air examiné contient moins de dix-millièmes d'acide carbonique et par conséquent qu'il est salubre.

Si l'on veut aller plus loin et connaître exactement la proportion d'acide carbonique, on fait usage des flacons compte-gouttes.

Si la solution est restée incolore (premier cas) on verse dans le liquide du barboteur, par gouttes, de la solution alcaline et l'on s'arrête lorsque, après agitation, la teinte rose persistera.

Chaque goutte ainsi agitée représente un demi-dix-millième *au-dessus* de 10.

Exemple : Le liquide du barboteur étant resté incolore, on ajoute 8 gouttes de la solution alcaline pour obtenir, après agitation, la teinte rose fixe.

Ces 8 gouttes valant 4 dix-millièmes d'acide carbonique, l'air analysé contient : $10 + 4 = 14$ dix-millièmes.

Si, au contraire, la solution du barboteur est colorée (deuxième cas), on verse par gouttes la solution acide jusqu'à décoloration complète.

Chaque goutte ainsi ajoutée représente un, demi-dix-millième d'acide carbonique *au-dessous* de 10.

Exemple : Le liquide du barboteur s'étant coloré, on ajoute 8 gouttes de la solution acide pour obtenir la décoloration.

Ces 8 gouttes valant 4 dix-millièmes d'acide carbonique, l'air analysé contient : $10 - 4 = 6$ dix-millièmes.

ANALYSE BACTÉRIOLOGIQUE DE L'AIR. — *Procédé de Laveran*. A. Laveran emploie un dispositif fort simple, peu fragile et qui donne des résultats très exacts. Deux tubes de verre A et B fermés à leur extrémité inférieure sont réunis au niveau de leur tiers supérieur par une tubulure horizontale C. Chacun des tubes verticaux est obturé à sa partie supérieure par un bouchon de caoutchouc traversé par une pipette D, E, qui plonge jusqu'à la partie inférieure de l'appareil. Un des tubes porte un trait gravé sur le verre et délimitant une capacité de 10 centimètres cubes à partir du fond du tube ; une des pipettes est graduée en dixièmes de centimètres cubes ; l'orifice supérieur de chaque pipette est obturé par un tampon d'ouate ; dans le tube jaugé on place 10 centimètres cubes d'eau sucrée à 1 p. 100. Puis l'appareil est stérilisé à l'autoclave.

Pour l'usage on enlève le tampon de coton garnissant la pipette qui plonge dans l'eau sucrée et l'on met l'autre pipette en communication avec l'aspirateur. L'air aspiré barbote dans l'eau sucrée, passe dans la première branche, s'engage dans le tube horizontal, descend dans la deuxième branche et s'échappe par la pipette en communication avec l'aspirateur. On peut faire passer ainsi une très grande quantité d'air dans l'appareil.

Le barbotement terminé, on aspire doucement l'eau sucrée dans la pipette d'entrée, de manière à laver, puis on fait passer le liquide dans la deuxième pipette, à plusieurs reprises différentes, pour recueillir les germes qui ont pu s'y déposer ; il ne reste plus alors qu'à prélever l'eau sucrée à l'aide de la pipette graduée pour la répartir dans les différents milieux de culture (plaques de gélatine, plaque de gélose).

Si, par exemple, il est passé 200 litres d'air dans l'appareil et que l'ensemencement en plaque de gélatine d'un centimètre cube d'eau sucrée donne 12 colonies, nous avons :

200 litres d'air contiennent 12×10 germes aérobies.

1 mètre cube d'air contient

$$\frac{12 \times 10 \times 10\,000}{200} = 6\,000 \text{ germes aérobies.}$$

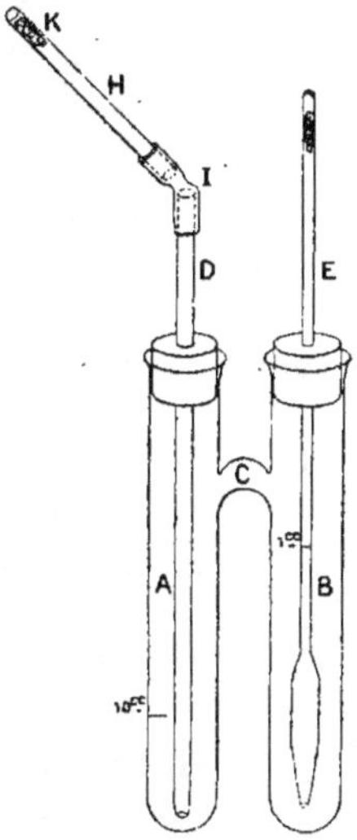

Fig. 71. — Appareil de Laveran pour l'analyse de l'air. Laveran.

Cette méthode présente l'avantage de fournir un matériel d'ensemencement abondant, représentant une grande quantité d'air et permettant la préparation de nombreuses plaques d'isolement et aussi la pratique des recherches spéciales des microbes pathogènes.

III. Moyens de remédier à la viciation de l'air. — A. Air atmosphérique. — La souillure de l'air est en somme causée surtout par les poussières, qui, chargées de matières organiques mortes ou vivantes, peuvent par inhalation ou injection provoquer dans l'organisme des infections diverses.

Ces poussières peuvent se produire non seulement dans les milieux habités où leur nocivité est renforcée par l'adjonction de gaz délétères et toxiques, mais encore en plein air. Dans les milieux urbains, les déchets de la vie, les fumées qui s'échappent des divers foyers de combustion, des usines surtout, ainsi que le mouvement intense qui y règne, en faisant obstacle à leur précipitation et à leur séjour sur le sol, contribuent à augmenter sans cesse la souillure de l'air que nous respirons.

Aussi tous les efforts de l'hygiéniste doivent-ils être dirigés vers la suppression des poussières. La loi du 11 juillet 1903, d'ailleurs, prévoit l'élaboration de règlements concernant l'évacuation des poussières et des vapeurs, ainsi que l'aération et la ventilation des locaux occupés par les ouvriers. On a cherché à supprimer les fumées[1] en exposant celles-ci à la combustion de foyers dégageant une chaleur intense. Pour diminuer la poussière urbaine, les chaussées ont été revêtues de pavés, d'asphalte, etc., et des arrosages plus ou moins fréquents font tomber la poussière. La circulation de plus en plus active sur nos routes macadamisées a provoqué d'autre part des essais destinés à étendre à celles-ci le bénéfice de nos voies urbaines. Mais il fallait ici recourir à des moyens moins dispendieux. Imitant une pratique américaine, M. Guglielminetti[2] a proposé l'arrosage avec l'huile lourde de pétrole, puis le goudronnage.

On pourrait appliquer ce procédé aux cours de nos casernes.

B) **Air des locaux habités.** — La *propreté* des locaux et de tous les objets qui y sont déposés est la première condition de la pureté de l'air qu'ils contiennent.

Dans ce but, il faudra donc éviter de secouer les draps et les couvertures dans l'intérieur des habitations et ne plus tolérer dans les chambres, l'astiquage de l'équipement, le nettoyage des chaussures et le brossage des vêtements.

Dans les chambres et salles des hôpitaux, on supprimera les rideaux et les tapis et on remplacera ces derniers par du linoléum. Tous les vases à déjection et les crachoirs devront toujours être couverts et contenir un liquide antiseptique. Enfin, lorsqu'on fera le nettoyage des appartements, le mieux sera d'utiliser le nettoyage humide, ou bien on imprégnera le sol d'enduits pulvérifuges, destinés à agglutiner les poussières et à permettre ainsi un balayage à sec dès lors sans danger.

La *ventilation* constitue le second moyen de garder à l'air sa pureté. Il est difficile de fixer le moment exact où l'air a besoin d'être renouvelé, le taux d'acide carbonique pourrait sans doute nous renseigner, mais sa recherche demande une analyse qu'il n'est pas toujours facile de faire. On peut admettre avec Pettenkoffer qu'une atmosphère est confinée lorsqu'elle commence à répandre une odeur appré-

---

1. TOBIANSKY, d'Altoff, *Suppression radicale et utilisation de la fumée par récupération de ses éléments.* Bruxelles, Imprimerie Lesèque, 1903.

2. GUGLIELMINETTI, *Revue d'hygiène*, 1903.

ciable pour un homme venant de l'extérieur; à ce moment la proportion de CO^2 s'élèverait à 7 p. 10 000.

L'idéal vers lequel on doit tendre est donc d'introduire une quantité d'air suffisante, pour que le taux de l'acide carbonique ne s'élève pas au-dessus de 7 p. 10 000 à l'intérieur de l'habitation. Quelle est cette quantité? Les auteurs donnent des chiffres variables. Pour Trélat, il faudrait introduire 12 à 15 mètres cubes par homme et par heure; pour d'Arsonval, 600 litres; Leblanc, 2 mètres cubes; Pettenkoffer, Putzeys, Rietschel, 70 mètres cubes; A. Laveran, 40 mètres cubes; E. Arnould, 50 mètres cubes; le général Morin, 60 mètres cubes pour les malades ordinaires et 100 mètres cubes pour les blessés et les femmes en couches. Pour Sutherland, 127 mètres cubes pour blessé suppurant et 170 mètres cubes pour les contagieux.

On le voit, les desiderata hygiéniques sont fort variables, comme variables aussi sont les conditions de la ventilation. Aussi bien il semble inutile de fixer des chiffres précis. Jamais l'air n'est assez pur.

On a fixé cependant le *cubage statique* permanent des chambres.

M. le médecin inspecteur Morache estime que le cube d'air dans les casernes devrait être de 45 mètres cubes par homme, ce qui, en supposant une hauteur de plafond de 4 mètres à 4 m. 50, exigerait un espace de 10 à 11 mètres par homme.

Arnould demande, dans les casernes, 8 mètres carrés par homme avec une hauteur de plafond de 4 mètres, ce qui donne un cube d'air de 32 mètres cubes par homme.

Kirchner demande 20 mètres cubes par homme.

D'après M. le médecin inspecteur Boisseau, il est à désirer que chaque homme dispose d'un espace de 25 mètres cubes; en défalquant le volume du lit, etc., cet espace se réduit à 23 m³ 50. Corfield estime que le cube d'air dans les maisons d'habitation doit être au minimum de 21 mètres cubes et que l'air doit être renouvelé quatre fois par heure, ce qui donne 84 mètres cubes d'air par homme et par heure.

En France, le règlement sur le service du casernement (30 juin 1856) fixait à 12 mètres cubes au moins l'espace à allouer à un fantassin et à 14 mètres cubes l'espace à allouer à un cavalier. Autrefois cette différence entre le fantassin et le cavalier avait sa raison d'être; le cavalier mettait sa sellerie dans sa chambre, et les cavaliers étaient d'une taille plus élevée que les fantassins; il n'y a plus de motifs pour maintenir cette distinction [1]. Aussi dans l'étude des casernements

---

1. Dans les chambres, presque toujours de forme régulière, de nos casernes et de nos hôpitaux, il est très facile de savoir quel est le cube d'air; il suffit de multiplier la

types pour les différentes armes, approuvée par décision ministérielle du 4 novembre 1889 et du 30 mai 1907 est-il dit que dans les nouvelles casernes le cube d'air ne sera jamais inférieur à 17 mètres.

En Angleterre, la Commission de réforme des casernements avait demandé que le cube d'air dans les casernes fût porté à 16 m³ 8, avec un renouvellement d'air d'au moins 34 mètres cubes par heure et par homme. Le cube d'air demandé par la commission est devenu réglementaire dans les casernes ; dans les baraques, le chiffre minimum est de 11 m³ 3, mais il est presque toujours dépassé.

En Autriche, le cube d'air réglementaire dans les casernes est de 15 m³ 3 ; en Allemagne, de 12 m³ 9 par homme dans l'infanterie, et de 15 m³ 3 dans la cavalerie et l'artillerie.

Dans les casernes d'Alberstadt de Dresde, le cube d'air est de 14 m³ 3 dans les dortoirs et de 9 mètres cubes dans les chambres ordinaires. Il est certain qu'on peut se montrer moins exigeant sur le cube d'air dans les casernes où il existe des chambres de jour et des dortoirs.

En Belgique, le cube d'air réglementaire dans les casernes est de 10 à 12 mètres cubes.

Les mêmes chiffres ont été adoptés aux États-Unis.

Tous les auteurs s'accordent à reconnaître que le cube d'air et la quantité d'air fournie par la ventilation doivent être notablement plus élevés dans les hôpitaux que dans les casernes.

Le général Morin demande que, dans les hôpitaux ordinaires, la ventilation soit assurée à raison de 60 à 70 mètres cubes d'air par heure et par malade et, dans les salles consacrées aux maladies épidémiques, à raison de 150 mètres cubes par heure et par malade.

D'après Ch. Sarazin, chaque malade devrait disposer dans une salle d'hôpital, de 11 m² 25, ce qui, avec une hauteur de plafond de 5 mètres, donne 56 m³ 25 par lit.

Dans les hôpitaux civils anglais, la moyenne est de 52 mètres cubes par lit, et ce chiffre est jugé insuffisant par quelques hygiénistes (L. Lefort).

En France, le règlement sur le service de santé à l'intérieur fixe à 40 mètres, le cube d'air que doit avoir chaque malade dans les hôpitaux.

D'après le règlement de 1868 sur les hôpitaux prussiens, le cube d'air doit être de 37 mètres.

Dans les hôpitaux militaires anglais, le chiffre réglementaire est 33 m³ 6.

---

longueur de la chambre qu'on se propose de cuber, par la largeur et par la hauteur. Du chiffre ainsi obtenu on déduira autant de fois 1 m. 50 qu'il y a de lits dans la chambre ; l'espace occupé par les lits, par les hommes et par le mobilier peut être évalué en effet à 1 m. 50 par lit.

Dans beaucoup d'hôpitaux civils de création récente, le cube d'air atteint 50 à 60 mètres par lit[1].

Les procédés employés pour assurer ce renouvellement ont tous pour but de faire pénétrer dans l'habitation de l'air pur ou d'extraire l'air vicié. Cet appel se fait mécaniquement grâce aux différences de pression produites dans l'air par la chaleur, l'air froid venant remplacer l'air chaud dont la densité est moindre.

D'ailleurs quels que soient ces procédés, *il faut que l'aération ne soit pas gênante pour l'homme*. Malheureusement ce principe est souvent irréalisable et voilà pourquoi il est si difficile d'obtenir une ventilation vraiment efficace; nos soldats, par exemple, pour le motif cité plus haut, se refusent à ouvrir les fenêtres ou oblitèrent les orifices spéciaux destinés à l'aération.

La ventilation d'un local est dite naturelle quand elle se fait par des orifices qui n'ont pas été spécialement ménagés pour assurer le renouvellement de l'air; elle est artificielle quand elle se fait au moyen d'appareils ou par des orifices qui ont été spécialement disposés pour l'entrée et la sortie de l'air.

1° La *ventilation naturelle* est celle qui se fait à travers les parois de nos demeures grâce à la perméabilité des matériaux de construction ou par l'ouverture des fenêtres et des portes.

La ventilation par les parois aurait une grande valeur si l'on pouvait en apprécier le rendement et surtout si celui-ci restait invariable au lieu d'être subordonné à l'assèchement des matériaux de construction, aux oscillations de température, à la force et à la direction du vent.

Mais elle est toujours insuffisante et, dans les maisons qui ne possèdent pas d'appareils de ventilation on doit y suppléer en ouvrant les portes et les fenêtres.

Les portes ouvrant sur des couloirs et des paliers peuvent ne permettre l'arrivée que d'un air insuffisamment pur, mais comme leur ouverture a lieu avec une certaine fréquence, grâce au va-et-vient nocturne qui se produit par exemple dans les salles d'hôpital et les chambres des casernes, on obtient ainsi un mode de ventilation qui n'est pas sans valeur.

Quant aux *fenêtres*, d'après Ch. Sarazin et A. Laveran, leur ouverture constituerait *le procédé le plus efficace* de ventilation, pourvu qu'elles présentent une disposition convenable (fenêtres opposées).

---

1. L'espacement des lits est calculé de façon à donner autant que possible 40 mètres cubes d'air à chaque malade. Dans aucun cas la distance entre les lits ne peut être inférieure à 1 mètre; la distance entre deux rangées de lits doit être de 2 mètres au moins. (Art. 233 du règlement.) — Voir A. LAVERAN, *Traité d'hygiène.*

Supposons, en effet, un courant à peine sensible qui fasse seulement 10 mètres à la minute; si ce courant est produit par deux fenêtres opposées, largement ouvertes, ayant 1 m. 50 de large et 3 mètres de haut, le cube d'air qu'il introduit dans la salle par minute est égal $1,5 \times 3 \times 10 = 45$ mètres cubes; en une heure, il sera égal à : $1,5 \times 3 \times 10 \times 60 = 2\,700$ mètres cubes, et dans ces conditions Stern a trouvé que le nombre des bactéries tombait de 100 à 1 en deux minutes. C'est que l'air agit alors non seulement par son pouvoir oxydant et par son pouvoir bactéricide, mais aussi en entraînant toutes les poussières flottantes. « On expulse ainsi, comme le fait remarquer le médecin inspecteur Richard, toutes les souillures de l'atmosphère d'un local avec des « chasses d'air », de la même manière que l'on nettoie un égout avec des chasses d'eau. »

Aussi, au point de vue hygiénique, ne saurait-on mieux faire que de se conformer aux anciennes prescriptions réglementaires :

« L'air des chambres doit être constamment renouvelé, le jour au moyen de l'ouverture des fenêtres, la nuit au moyen des appareils de ventilation ouverts dans la mesure prescrite. Après le lever, et lorsque les hommes sont sortis, les chambres sont aérées le plus possible. On ferme les fenêtres un instant, lorsque les hommes rentrent ayant chaud. Dans les pays fiévreux, les fenêtres sont toujours fermées la nuit, surtout en été. » (Art. 354 inf. du décret du 20 octobre 1892 sur le service intérieur des corps de troupe.)

Le nouveau règlement du 25 mai 1910 prescrit au caporal de « faire aérer les chambres et découvrir les lits ». (Art. 62.)

2° La *ventilation artificielle* se fait à l'aide d'appareils. Ou bien chaque salle ou chaque chambre possède des appareils spéciaux (ventilation locale), ou bien on adopte des dispositifs destinés à ventiler un ensemble d'habitations.

Pour assurer la ventilation d'une pièce, il faut donner accès à l'air extérieur et par conséquent établir des orifices. Ceux-ci seront multiples. De plus, leurs dimensions seront variables pour permettre de graduer l'entrée de l'air.

La place que l'on doit donner à ces orifices a été le sujet de discussions nombreuses et d'applications diverses.

Le général Morin place les orifices de sortie à la hauteur de la tête des lits, le plus près possible du point où se fait la souillure, et les orifices d'entrée au-dessous du plafond. Mais le gros inconvénient de ce système est que l'orifice de sortie peut devenir l'orifice d'entrée et les hommes reçoivent dans ce cas une douche d'air froid sur la tête et s'empressent d'oblitérer tous les orifices.

Putzeys, Geneste et Herscher ont soutenu qu'il fallait mettre les orifices de sortie à la partie supérieure et les orifices d'entrée au raz du sol, mais ce système produit, sauf par les temps très chauds, un courant d'air froid insupportable, qui glace les jambes et par conséquent ne peut être utilisé en partie.

Une dernière disposition, qui paraît plus rationnelle, a été recommandée par A. Laveran : les orifices d'entrée et de sortie sont placés à la partie supérieure de la chambre, les uns à l'est, les autres à l'ouest. L'air froid du dehors, qui est plus lourd, pénétrant par l'orifice ouest par exemple le matin avec exposition est-ouest, tombe vers la partie inférieure de la chambre, tandis que l'air vicié, dont la densité est moindre, monte vers la partie supérieure et s'en va par l'orifice est exposé à ce moment aux rayons du soleil et plus chaud par conséquent que l'orifice ouest.

L'industrie fournit à l'hygiéniste des appareils multiples, ce qui prouve qu'aucun n'est parfait; mais l'on peut dire que tous ceux qui évacuent l'air vicié sont bons, et que tous ceux qui ne font qu'introduire de l'air neuf sont mauvais, du moins dans nos casernes, parce que toujours gênants; il est vrai que l'air qui n'obéit guère aux lois des hygiénistes sort souvent par ces mêmes orifices.

Les appareils à introduction d'air peuvent être fixés au-dessus des fenêtres, au niveau même et à la partie supérieure de celles-ci, ou bien dans l'épaisseur des murs.

Appareils destinés à introduire de l'air neuf. — Les uns sont fixés au niveau des fenêtres. Ce sont les plus simples et les plus économiques pour les bâtiments déjà construits.

Les *vasistas* ou vitres mobiles autour d'un axe vertical ou horizontal. Pour éviter les courants d'air, il est préférable que la vitre soit mobile autour d'un axe horizontal passant par son bord inférieur; si, de plus, l'on place de chaque côté du carreau mobile des feuilles de tôle qui ferment les espaces triangulaires existant entre le châssis et le carreau lorsqu'il est ouvert, on obtient alors une ventilation en forme de hotte qui dirige le courant d'air tout entier vers la partie supérieure de la chambre et qu'on peut ouvrir plus ou moins suivant les conditions météorologiques.

Les *toiles métalliques* seraient excellentes si elles n'avaient l'inconvénient de se colmater.

Le *feutre* offre le même inconvénient et de plus intercepte la lumière.

Vitres perforées. — MM. Trélat, Geneste et Herscher ont préconisé des vitres perforées à trous coniques; ces vitres sont adaptées à la partie supérieure des fenêtres, la partie évasée des trous coniques étant dirigée vers l'intérieur de la chambre. L'air extérieur entre par les orifices les plus étroits, se divise en arrivant à l'orifice le plus large et par suite le courant perd de sa force. L'appareil est bon, mais fragile et coûteux. On l'utilise dans un grand nombre d'hôpitaux ou de demeures particulières.

Vitres parallèles. — Le médecin major Castaing a proposé de remplacer une des vitres des fenêtres par une double vitre disposée de la façon suivante : la vitre interne est insérée dans une feuillure du cadre et coupée en haut laissant un vide dans le cadre de 3 à 4 centimètres. La vitre externe, parallèle à la première, est insérée également dans une autre feuillure du cadre située en dehors à 3 ou 4 centimètres de distance.

Ici c'est l'extrémité inférieure qui est coupée laissant un vide de 3 à 4 centimètres.

De cette façon on ménage entre les deux vitres un couloir de 10 à 15 centimètres dont l'orifice externe se trouve à la partie inférieure du châssis, et l'orifice interne à la partie supérieure. L'air s'engouffre par en bas, s'échauffe légèrement en cheminant dans le couloir, surtout au contact de la paroi interne échauffée par l'air de la chambre, et arrive dans le local par l'orifice supérieur et interne en se dirigeant vers le plafond, pour retomber ensuite dans la pièce, car, en hiver du moins, sa température est inférieure à celle de la chambrée pendant la nuit.

Ce dispositif a l'inconvénient de rendre très difficile le nettoyage des vitres le long des parois du couloir. On a cherché à corriger ce vice de construction soit en mobilisant la vitre interne (Dardignac[1]), soit en raccourcissant la longueur du couloir par l'abrasion des vitres à une grande distance des bords du cadre. C'est cette dernière disposition qui a été adoptée d'une façon générale par le service du génie. Mais, de ce fait, le système perd de ses qualités qui consistaient justement à rendre moins directe l'arrivée de l'air. A l'hôpital du Val-de-Grâce, dans certaines salles, on a placé la vitre interne sur un châssis à part fixé à la fenêtre par des écrous à oreilles, ce qui rend leur enlèvement facile pour le nettoyage.

Les vitres Castaing sont commodes et peu coûteuses : malheureusement elles ne permettent pas de faire varier les dimensions des orifices d'entrée de l'air. Aussi, par les temps calmes et lorsque la différence de température est peu considérable entre l'air de la chambre à ventiler et l'air extérieur, la vitre Castaing ne ventile que très peu; lorsqu'il fait du vent ou par les temps très froids, la ventilation devient trop énergique.

---

1. DARDIGNAC, Note sur une modification au système de l'aération automatique par les vitres parallèles, *Revue d'hygiène*, 1893, p. 204.

Les *vitres à échancrures semi-lunaires* ménagées à la partie supérieure du châssis, imaginées par Bonnette [1], paraissent un bon mode de ventilation.

Les *vasistas à valves mobiles en verre* sont trop fragiles.

Les *appareils se fixant dans les murs* consistent tous en blocs de pierre, de brique ou de fonte perforés de trous de 3 à 4 centimètres de diamètre, légèrement tronc-coniques, à orifice plus petit dirigé en dehors.

Les *ventilateurs hydrauliques* ont pour but d'aspirer l'air du dehors à l'aide d'une trompe à eau, qui joue en même temps le rôle de refroidisseur.

Appareils destinés à l'extraction de l'air vicié. — *Cheminées.* — La cheminée ordinaire, alors même qu'on n'y fait pas de feu, constitue un excellent moyen d'extraction de l'air. Le général Morin a constaté que la cheminée de son cabinet évacuait jusqu'à 400 mètres cubes d'air à l'heure sans feu. Un bon moyen d'augmenter l'action des cheminées consiste à allumer un bec de gaz à l'intérieur. Coulier a obtenu ainsi d'excellents résultats.

L'appareil du commandant Renard se compose d'une boîte en zinc

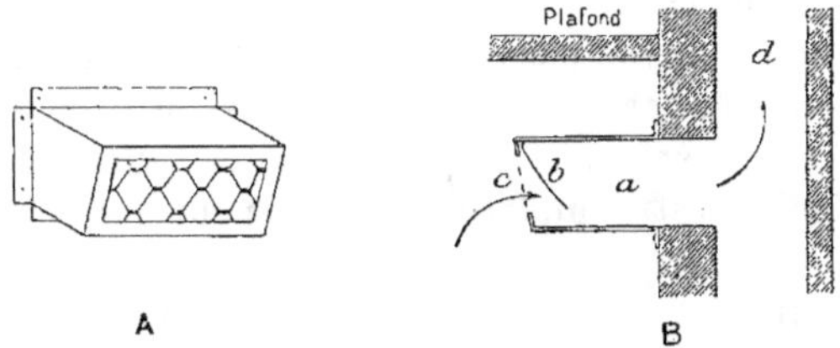

Fig. 72. — Ventilateur Renard (Laveran). — A, Vue d'ensemble; B, Coupe.

ouverte sur deux de ses faces. La partie antérieure de la boîte est munie d'un grillage à larges mailles *c*, facile à enlever pour les nettoyages et qui sert d'appui à un rideau *b* de soie formant soupape.

La face antérieure du ventilateur est légèrement inclinée en bas pour que le rideau s'y applique mieux lorsque le courant tend à se renverser. Par sa face postérieure *a*, le ventilateur est encastré et scellé au mur dans une ouverture pratiquée sur la cheminée d'appel *d*, qui peut être une cheminée servant au chauffage d'une autre pièce que la pièce à ventiler.

On a aussi construit des appareils qui utilisent la force du vent pour l'extraction de l'air vicié : telles sont les manches à vent des navires et les capes à vent. Ces diverses espèces de ventilateurs sont

1. BONNETTE, *Revue d'hygiène*, 15 décembre 1909.

placés au-dessus de nos demeures, à l'extrémité des tuyaux de fumée. Leurs dispositions permettent d'annihiler l'action contraire des vents sur le courant d'air sortant, et même de déterminer au sommet d'une cheminée une sorte d'aspiration.

2° **Ventilation centrale.** — Ces appareils se rapportent à deux types principaux :

Appareils agissant par propulsion.

Appareils agissant par aspiration.

A. VENTILATION CENTRALE PAR PROPULSION. — Les premiers de ces appareils sont des ventilateurs à force centrifuge, les autres des ventilateurs à hélice.

Les ventilateurs à hélice sont basés sur le principe suivant : lorsque, dans un tube ouvert aux deux bouts, on fait tourner sur place une hélice, il se produit un courant d'air dont la direction et l'intensité dépend du sens et de la rapidité du mouvement imprimé à l'hélice.

Le type des ventilateurs à force centrifuge représenté par le tarare agricole consiste en une caisse cylindrique ou buse dans laquelle se meut une roue à palettes, actionnée par un moteur quelconque. Au niveau de l'axe de la roue se trouve une ouverture dite œil central, à laquelle aboutit le tuyau d'aspiration ; sur la circonférence de la base une fente circulaire permet à l'air refoulé de s'échapper. Lorsque la roue entre en mouvement, les palettes chassent l'air par cette fente et l'air propulsé est remplacé par l'air neuf qui pénètre par l'œil central.

B. VENTILATION PAR ASPIRATION. — La ventilation par appel se fait au moyen de la chaleur.

III. Procédés chimiques de purification de l'air.

— Desgrez, Balthazar, Mangianti et Torelli ont proposé de régénérer l'atmosphère au moyen du bi-oxyde de sodium ; ce sel, mis en présence de la vapeur d'eau, dégagerait de l'oxygène, et l'acide carbonique de l'air expiré se combinerait avec la soude pour donner du carbonate de soude.

Des expériences ont montré que cet oxygène mis ainsi en liberté et cette disparition de CO^2 permettraient la survie des animaux.

Les cobayes maintenus simplement sous cloche meurent au bout de trois heures et demie. Si l'on a soin de placer 15 à 30 p. 100 de bi-oxyde de sodium à 6 ou 7 centimètres au-dessus de l'animal, ou même si l'on utilise une solution de ce sel dans l'eau, l'expérience peut être prolongée pendant dix heures sans que les animaux présentent les moindres symptômes alarmants (Mangianti).

Quénu et Landel ont essayé non seulement de régénérer l'atmosphère, mais encore de la débarrasser des germes qu'elle pouvait contenir; ces auteurs avaient surtout en vue de rendre le plus aseptique
possible l'air de leurs salles d'opérations; dans ce but ils ont pratiqué,
avant d'opérer, des pulvérisations d'eau oxygénée et ils ont obtenu
d'excellents résultats.

Enfin, pour se débarrasser de la vapeur d'eau qui constitue une
cause constante de souillure de l'air dans les milieux confinés, on
peut se servir du chlorure de calcium.

Ce ne sont pas, on le voit, les moyens qui manquent pour lutter
contre la viciation de l'air; mais ici encore, comme pour les maladies
qui sont tous les jours l'objet de la découverte d'un médicament nouveau, si le mal admet tant de remèdes, c'est qu'il n'y en a vraiment
aucun qui soit complètement efficace et sans inconvénient.

CHAPITRE XXII

CHAUFFAGE ET ÉCLAIRAGE

Avantages et dangers du chauffage. Combustibles et rations de chauffage. Mode
d'action des foyers. Appareils de chauffage local. Chauffage central.

I. Chauffage. — A. Considérations générales. — Quel que soit
l'appareil dont on se serve pour produire la chaleur, le chauffage a
pour but de maintenir la température intérieure uniforme et appropriée aux besoins et au bien-être de ceux qui séjournent dans la pièce.
Cette température optima est variable suivant les conditions auxquelles
sont soumis les habitants. En général elle doit être de 16 à 18°
le jour et de 9 à 10° la nuit. Il est plus avantageux d'avoir des
chambres à coucher froides, car, dans un cubage restreint, la température des dortoirs ne tarde pas à s'échauffer ; il faut donc autant que
possible, dans l'armée, réserver le calorique pour les salles de jour,
dans lesquelles les hommes iraient se réchauffer après les exercices.

Les modes de chauffage doivent encore réaliser une répartition
uniforme de la température dans les diverses parties de la pièce et le
maintien de l'état hygrométrique normal, enfin assurer la prompte
et complète évacuation des produits de combustion. Parmi ceux-ci
le gaz oxyde de carbone est celui dont la toxicité, en créant un
danger pour l'habitant, impose une attention spéciale.

La dose à laquelle l'oxyde de carbone dans l'air est toxique,
d'après Huffelmann et Grüber, est de 2 à 5 p. 10 000. Mais il ne s'ensuit pas qu'à des doses inférieures l'oxyde de carbone soit inoffensif.
Fodor a trouvé que 0,54 p. 10 000 d'oxyde de carbone mélangé à l'air
suffisent à tuer le animaux ; Orfila 0,45 ; Max Grüber 0,50 p. 10 000.

L'oxyde de carbone s'attaque aux globules rouges, qu'il détruit en
grand nombre, d'où anémie intense. Il agit sur les centres par
l'intermédiaire des terminaisons sensitives. La mort peut se produire
subitement par le bulbe et arrêt du cœur.

Cl. Bernard a montré que si l'on agite du sang oxygéné avec de
l'oxyde de carbone, ce gaz déplace l'oxygène volume à volume.

Quand on fait respirer à un chien un mélange titré d'air et d'oxyde de carbone renfermant un millième de ce gaz, on trouve, au bout d'une heure, dans 100 centimètres cubes de sang, 8 centimètres cubes d'oxyde de carbone; si le mélange contient seulement 1/60000 d'oxyde de carbone, on ne trouve, dans 100 centimètres cubes de sang, au bout d'une heure, que 0 cm³ 22 de ce gaz, quantité négligeable.

Dans les intoxications produites par le gaz d'éclairage, qui renferme 8 à 18 p. 100 d'oxyde de carbone, on a même observé des morts foudroyantes.

L'oxyde de carbone est d'autant plus dangereux que rien ne révèle sa présence.

Le médecin major Delamare [1] a observé sur lui-même les symptômes de cette intoxication qui, en résumé, est caractérisée cliniquement par une céphalée intense affectant une forme constrictive, des nausées puis des vomissements, et de la faiblesse musculaire. Le malade titube en marchant, parfois la station debout devient rapidement impossible et, si on ne vient pas à son secours, le malade succombe soit à la suite d'une syncope, soit par asphyxie lente.

Ici la convalescence fut longue. Les moyens thérapeutiques employés furent les inhalations d'oxygène, l'exposition à l'air et l'ingestion d'une grande quantité de lait qui, d'après l'auteur, a joué un rôle important dans la désintoxication.

Hirtz [2] a signalé plusieurs faits d'intoxication larvée par l'oxyde de carbone provoqués par l'usage des poêles mobiles, des briquettes de voitures, etc., modes de chauffage particulièrement défectueux.

Plusieurs des observations présentées concernent des médecins chez lesquels les accidents consistaient en céphalée, vertiges, angor pectoris, pâleur de la face, ces sujets étant d'ailleurs indemnes de lésion cardiaque. Un phénomène assez fréquemment observé consiste en une névralgie névritique avec atrophie musculaire consécutive, le plus généralement dans le domaine du cubital. A noter également une légère glycosurie ou du moins une réduction manifeste de la liqueur de Fehling.

Le diagnostic étiologique de ces intoxications est parfois un peu obscur au début, mais la démonstration est rapidement faite par l'amélioration que l'on constate chez le malade une fois la cause supprimée.

M. Chassevant a observé des faits analogues se produisant parfois

1. DELAMARE, Intoxication par l'oxyde de carbone (auto-observation), *Arch. de méd. milit.*, 1904, p. 393.
2. HIRTZ, *Soc. de thérapeutique*, 8 mars 1903.

même dans des chambres où on ne fait jamais de feu ; dans ces cas, il y a refoulement, par le toit, des produits de la combustion opérée dans une cheminée voisine de celle de la chambre contaminée.

M. Bardet signale à ce propos les malaises éprouvés dans les laboratoires insuffisamment ventilés, eu égard au nombre des becs de gaz allumés.

Comment déceler dans une atmosphère ce gaz si nocif? L'emploi de plus en plus répandu des appareils à combustion lente donne encore plus d'actualité et d'urgence à la question. Jusqu'en 1903 l'emploi des petits oiseaux comme réactif de la présence de ce gaz était seul pratique. Gréant avait montré qu'on pouvait ainsi déceler des doses de gaz entre $1/5\,000$ et $1/10\,000$.

Grâce aux travaux d'Albert Lévy et Pécoul[1] nous sommes en possession aujourd'hui d'un procédé pratique permettant de déceler la présence de ce gaz dans l'atmosphère des locaux habités ; il repose sur la mise en liberté de vapeurs iodées.

L'appareil est constitué essentiellement par un tube rempli d'anhydride iodique chimiquement pur et traité par un procédé spécial qui lui donne toute sa sensibilité ; ce tube est plongé dans un bain-marie B.

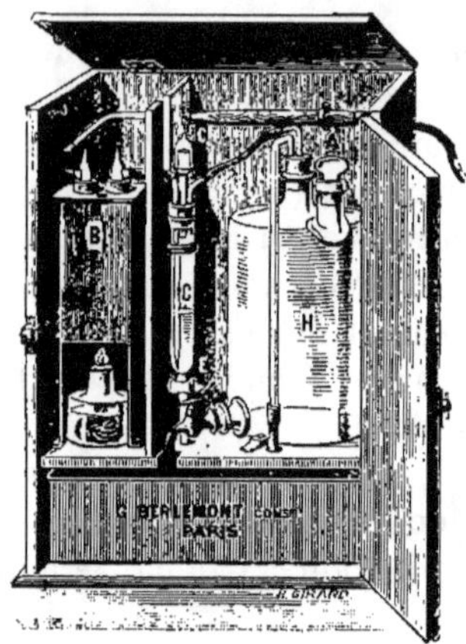

Fig. 73. — Avertisseur d'oxyde de carbone de MM. Albert Lévy et A. Pécoul. Le socle n'est autre que la boîte qui sert à enfermer l'appareil.

L'air à examiner traverse le tube chauffé à 60° par le bain-marie situé au-dessus d'une lampe à alcool; de là, il se rend automatiquement dans un liquide indicateur renfermé dans le tube C qu'il colore en rose plus ou moins foncé, suivant la quantité d'oxyde de carbone contenu dans l'air; le passage de l'air est obtenu par l'aspirateur hydraulique H.

A la fin de chaque opération, s'il ne suffit pas de constater la présence de l'oxyde de carbone visible et si l'on veut connaître exactement la proportion du toxique, on compare la teinte obtenue à une échelle colorée spéciale sur laquelle on trouve immédiatement la proportion cherchée.

Si l'on veut obtenir une plus grande précision (et elle peut atteindre

---

1. *Comptes rendus de l'Académie des sciences*, 9 janvier 1905, et *Académie de médecine*, 24 janvier 1905.

1/200 000). On emploie des gammes de liquides colorés maintenus en tubes scellés qui sont livrés dans des boîtes spéciales.

Lorsqu'après une opération on aura trouvé une forte dose d'oxyde de carbone, il sera toujours prudent, pour purger l'appareil des traces de ce gaz qui peuvent y adhérer, de faire une ou plusieurs opérations à l'air pur jusqu'à ce qu'il n'y ait plus de coloration.

Le réactif employé est le chloroforme pur anesthésique :

Chloroforme.........................	8 centimètres cubes.
Eau distillée	20 —

B. Combustibles. — Tous les combustibles sont d'origine organique. Le calorique dégagé par eux est le résultat de la combinaison du carbone et de l'hydrogène qu'ils contiennent avec l'oxygène de l'air.

Leur rendement calorique est, pour 1 kilogramme (grandes calolies) :

Bois	2 800 à 2 900
Tourbe sèche.......................	3 000 à 5 000
Charbon de terre....................	6 000 à 7 500
Anthracite..........................	7 500 à 8 000
Coke	7 000 à 7 800
Aggloméré de charbon	7 000
Pétrole	9 963 à 11 460
Gaz d'éclairage	10 000 à 11 000
Hydrogène..........................	34 462

Les quantités de combustibles allouées au corps de troupe constituent des rations de chauffage qui varient avec les régions territoriales et avec les services.

A. — Rations collectives.

| DÉSIGNATION DES RÉGIONS | TAUX DES RATIONS | | | | | |
| | TROUPES CASERNÉES | | TROUPES BARAQUÉES | | TROUPES CASEMATÉES | |
	Charbon.	Bois.	Charbon.	Bois.	Charbon.	Bois.
	Kg.	Kg.	Kg.	Kg.	Kg.	Kg.
Intérieur. — Région très chaude..	2	3,2	3,0	4,8	4,0	6,4
— chaude......	3	4,8	4,5	7,2	6,0	9,6
— tempérée....	4	6,4	6,0	9,6	8,0	12,8
— demi-froide.. — froide.......	5	8,0	7,5	12,0	10,0	16,0
— très froide...	6	9,6	9,0	15,4	12,0	19,2
Algérie. — Région chaude...... — tempérée...	3	4,8	4,5	7,2	6,0	9,6
— froide.......	4	6,4	6,0	9,6	8,0	12,8
— très froide...	5	8,0	7,5	12,0	10,0	16,0
Tunisie. — Région chaude (1re catégorie. 2e — 3° —	2	3,2	3,0	4,8	4,0	6,4
— Région tempérée....	3	4,8	4,5	7,2	6,0	9,6
— froide.......	4	6,4	6,0	9,6	8,0	12,8

B. — Infirmeries régimentaires.
Infirmeries de garnison et infirmeries-hôpitaux.

DÉSIGNATION DES LOCAUX	NOMBRE DE RATIONS ALLOUÉES PAR JOUR	OBSERVATIONS
Chambre des infirmiers.....................	1	Par chambre occupée.
Salles de malades. Troupe. (Fiévreux, blessés, vénériens, contagieux convalescents) Capacité de 150^{m3} et au-dessous..	1 1/2	Par pièce occupée.
Au-dessus de 150^{m3}.......	2	
Salles de malades (sous-officiers)...........	1 1/2	
— de visite............................	1	Une seule ration quand il n'existe qu'un seul local pour ces deux salles.
— d'attente............................	1	
Bureau du médecin, chef de service........	1	
Salles pour les malades à la chambre et les convalescents ne comptant pas à l'infirmerie.	1 1/2	

On se rend compte facilement de l'insuffisance de ces allocations qui représentent en moyenne par foyer un demi-seau de charbon pour les chambrées des hommes. J'avoue ne pas être partisan du chauffage des dortoirs et cette insuffisance des allocations ne me semblerait devoir soulever aucune objection si, d'autre part, je ne voyais la nécessité de les employer autrement. En hiver, tous les hommes toussent, un grand nombre sont atteints d'affections de l'appareil respiratoire motivant des entrées à l'infirmerie et à l'hôpital ; combien débutent ainsi dans la tuberculose active ! Cet état de chose est le résultat de l'absence complète de local où l'homme puisse se réchauffer, ne fût-ce qu'une heure, dans la journée. Revenant de l'exercice le corps en sueur, il échoue dans sa chambre où les fenêtres opposées ouvertes par mesure hygiénique légitime, versent sur lui un air glacial qui le saisit. C'est l'histoire de tous les jours.

Puisqu'il est impossible avec les maigres allocations dont il dispose que le commandement puisse réaliser le chauffage de toutes les chambres pendant le jour, ne serait-il pas possible de faire affluer vers une seule chambre par unité, vers le réfectoire par exemple, toutes les allocations partielles de façon à entretenir dans celle-ci une chaleur suffisante de 15° pendant quatre à cinq heures de la journée, et le soir, si c'était possible, jusqu'à l'heure du coucher. Il faudrait, d'autre part, changer les appareils par trop primitifs en usage encore aujourd'hui. Certains poêles modernes en terre réfractaire, en faïence ou en fonte à combustion vive pourraient être avantageusement substitués au simple poêle actuel dont les tuyaux de fumée, toujours en mauvais état, déversent dans la chambre des torrents de fumée et d'oxyde de carbone. On pourrait organiser à ce sujet un concours entre divers industriels, analogues à celui qui fut fait il y a quelques années pour les fourneaux de cuisine.

Il serait désirable que le gaspillage actuel cesse, car la flambée du soir dépense des milliers d'allocations parcellaires, sans aucun profit, alors qu'une *simple organisation, sans dépense nouvelle*, suffirait à obtenir un résultat appréciabel.

Le capitaine Dubois[1] a calculé les dépenses qui incombent au budget du fait du chauffage actuel. Les achats et réparations de poêles avec leurs accessoires, en comptant 60 appareils par bataillon à raison de 1 par chambre, reviennent à 21 000 francs par an — alors que l'installation du chauffage par calorifère à Briançon a coûté 20 900 francs.

La dépense de combustible pour la même unité est de 13 fr. 50 par jour, tandis que celle incombant au calorifère est de 11 fr.

Enfin les poêles sont une cause de malpropreté des chambres. La chaleur qu'ils dégagent ne se répartit pas uniformément quand, par hasard, elle est assez intense pour être appréciée par le soldat. D'autre part leur installation ne peut se combiner avec un système de ventilation approprié.

On remarquera, d'autre part, que les allocations destinées au chauffage de l'eau des bains-douches se confondent avec celles consa-

1. Dubois, *Revue du génie*, 1891.

crées à la préparation des médicaments et des boissons hygiéniques
des infirmeries régimentaires et vétérinaires. Ces allocations devraient
être complètement distinctes. Car, en pratique, comme la quantité
de charbon allouée est toujours restreinte, les infirmeries commencent par s'en approprier la part jugée nécessaire et en rapport avec le
nombre des malades, les bains-douches sont chauffés avec ce qui
reste. Aussi le vestiaire et la salle de douches ne présentent jamais
une température suffisante.

C. **Mode d'action des foyers**. — Les foyers concourent à un
double but : produire de la chaleur et contribuer à la ventilation. La
chaleur produite est utilisée sous deux formes : la chaleur rayonnante et celle produite par les gaz de combustion. La première est
seule utilisée dans les cheminées ordinaires. La ventilation, par contre,
se fait d'une façon parfaite grâce aux foyers rayonnants, mais le
chauffage est insuffisant. La chaleur produite par les gaz de la combustion est donnée par les poêles.

D. **Les appareils**. — Tout appareil de chauffage se compose
essentiellement d'un foyer de combustion destiné à produire la chaleur et d'un tuyau d'évacuation pour la fumée et les gaz de la combustion. Entre ces deux parties se trouve une chambre ou un réservoir de chaleur destiné à emmagasiner le calorique et à le distribuer dans toutes les parties de l'espace à chauffer. Dans certains de
ces appareils le foyer est placé dans la pièce même : chauffage local ;
dans les autres ce foyer est établi plus ou moins loin des parties de
l'habitation qu'il doit réchauffer et sert le plus souvent au chauffage
de l'ensemble de la maison : chauffage central.

A. Chauffage local. — 1' Les cheminées. — a) *La cheminée
ordinaire*. — C'est le système le plus ancien, le plus simple et aussi
le plus salubre. Il se compose, comme on le sait, d'un foyer à feu
visible surmonté d'un tuyau montant le long ou dans l'épaisseur du
mur jusqu'au-dessus du toit et par lequel s'échappent les produits de
combustion.

La cheminée offre le grand avantage d'être un agent énergique de
ventilation : l'évacuation de l'air des chambres est proportionnée au
degré de chaleur produite, à la température extérieure et dépend
aussi de la section et de la hauteur de la cheminée.

Ainsi le tirage est de :

Au rez-de-chaussée avec 15 mètres de tuyaux.........	750 m³
Au 1er étage avec 13 mètres de tuyaux...............	663 —
Au 2e — 9 —	575 —
Au 3e — 6 —	432 —

La cheminée chauffe par rayonnement lumineux, le plus agréable et le plus sain des modes de chauffage; en outre elle ne modifie pas l'état hygrométrique de l'air. Cet appareil a, en revanche, quelques inconvénients : le plus grand de tous, c'est son faible rendement calorique.

b) Modification Perret. — Cette modification cherche à utiliser la chaleur rayonnante et à la réfléchir dans l'intérieur de la pièce à l'aide d'une dalle en terre réfractaire placée au fond du foyer, s'échauffant au contact du feu.

c) Cheminée Belmas, Douglas-Galton. — Le système consiste à entourer le tuyau de la cheminée d'une enveloppe extérieure, dans laquelle l'air venu du dehors entre par la partie inférieure et ressort près du plafond après s'être réchauffé pour se répandre dans la pièce.

d) Cheminée Joly. — La cheminée Joly ne diffère de la précédente que par un coffre extérieur qui reçoit l'air chaud.

e) Appareil Fondet-Cordier. — Cette cheminée est caractérisée par deux rangs de tubes aboutissant en haut à un tuyau unique et en bas à une gaine située au-dessous du foyer : il y a des bouches de chaleur sur les parties latérales. C'est un appareil très précieux qui peut rendre de grands services.

2° LES POÊLES. — *a) Poêles en fonte simple.* — Appareils de chauffage peu avantageux, ils élèvent rapidement la température de la salle où ils brûlent, sans dépenser beaucoup de combustible; mais la température, en revanche, s'abaisse rapidement lorsqu'ils s'éteignent. On leur a reproché de dégager de l'oxyde de carbone; en effet, ce gaz traverse la fonte au rouge; mais la température est telle que ce gaz brûle et se transforme en acide carbonique, ce danger est donc illusoire. Le surchauffage de l'air au contact du tuyau du poêle a surtout pour effet de donner à cet air une odeur désagréable par suite de la combustion des poussières organiques qu'il tient en suspension. Pour obvier à cet inconvénient il faut éviter de porter le poêle à une température trop élevée.

b) Poêles à combustion lente. — Pour ralentir la combustion on ne laisse pénétrer que juste l'air nécessaire pour empêcher le foyer de s'éteindre, d'où oxygénation insuffisante et production d'oxyde de carbone. On diminue le tirage de ces poêles, soit en limitant l'air qui pénètre jusqu'au foyer, soit en refroidissant l'air au delà du foyer, soit en plaçant un obstacle (une clé) sur la conduite d'évacuation de la fumée et des gaz. On a aussi imaginé de faire une double enveloppe à ces poêles, de sorte que l'air pénètre par la partie inférieure, traverse la colonne de combustible, puis redescend en entraînant les produits de combustion dans l'enveloppe extérieure et s'échappe ensuite par le tuyau de fumée : il y a donc tirage ascendant d'abord, puis descendant, ce qui le rend peu actif et ralentit ensuite la combustion. On évacue ainsi le moins de produits de combustion possible qui se répandent dans l'atmosphère ambiante. Si ces poêles dépensent peu c'est que le tirage, comme nous l'avons dit, est réduit à son minimum (4 mètres cubes d'air par kilogramme de charbon au lieu de 9 dans les poêles ordinaires).

Le peu d'activité du tirage est un vice inhérent au système. Le dégagement d'oxyde de carbone qui en résulte est dangereux, non seulement pour les habitants des chambres ainsi chauffées, lorsqu'il se produit des retours de courant aérien, mais encore pour les locataires d'une maison, lorsque ceux-ci utilisent pour leur propre compte le même corps de cheminée. Il est impossible, en effet, de construire des gaines de fumée étanches (Vaillant), de sorte que les habitants des étages supérieurs peuvent être intoxiqués par les gaz s'échappant d'un poêle situé à un étage inférieur. Aussi plus de 1 200 propriétaires à Paris ont-ils interdit dans leurs baux l'usage de poêles à combustion lente. (IIIe Congrès de l'assainissement de l'habitation, 1909.)

C'est donc moins à perfectionner ces poêles qu'à les remplacer par des poêles à tirage normal que doivent tendre aujourd'hui les efforts de l'hygiéniste.

c) Poêles en terre. — Les poêles en terre, en maçonnerie et en faïence, c'est-à-dire en matériaux mauvais conducteurs de calorique, ont pour caractère commun de s'échauffer lentement, de fournir par suite moins de chaleur à la pièce dans laquelle ils se trouvent. Mais en revanche ils la conservent bien mieux et sont de véritables réservoirs de calorique même lorsqu'ils sont éteints pendant la nuit. Ne surchauffant pas l'air qui se trouve en contact avec leurs parois, ils fournissent une chaleur plus douce, plus agréable et sont par suite plus salubres.

d) Poêle tubulaire Besson. — Ce poêle est en fonte ordinaire, le foyer est entouré par une enveloppe de tubes ouverts en haut et en bas. L'ouverture inférieure nécessite un espace vide au-dessous du poêle, espace dans lequel va s'accumuler la poussière. De plus les hommes bouchent souvent les ouvertures supérieures des tubes en introduisant dans ceux-ci toutes sortes de débris qui dégagent une mauvaise odeur sous l'influence de la chaleur du poêle. On reproche encore à ce poêle d'avoir un couvercle qui n'est pas toujours hermétique, de mobiliser des poussières, d'être d'un entretien difficile, de consommer 40 kilogrammes d'anthracite en vingt-quatre heures et de n'utiliser que 80 p. 100 du combustible.

B. Chauffage central. — Quand il s'agit d'échauffer de vastes espaces et de fournir du calorique à toutes les parties d'un édifice important, il faut avoir recours au chauffage central, constitué par un seul foyer de combustion et un système d'appareils destinés à transporter la chaleur. Les appareils employés ont reçu le nom de calorifères. On utilise dans l'armée deux sortes de calorifères : à air et à vapeur d'eau.

1° *Calorifère à air chaud.* — On pourrait les définir : des poêles ventilateurs dont le foyer et le tuyau d'évacuation de la fumée sont installés hors du local à chauffer. Du foyer part un système de canaux horizontaux ou verticaux en métal ou en céramique, dans lesquels circulent les produits chauds de la combustion, tandis que l'air pris au dehors vient s'échauffer à leur contact à l'aide d'autres canaux entourant les premiers ou en rapport de contiguïté avec eux. On comprend que, dans ces conditions, les tuyaux où circulent les gaz de combustion doivent posséder une étanchéité parfaite et que le tirage doit être très énergique. Sans cela, les gaz pourraient s'évacuer dans les gaines de chaleur par des fissures toujours à prévoir.

C'est d'ailleurs ce danger qui fait renoncer de plus en plus à ce mode de chauffage. Il présente encore l'inconvénient de lancer dans l'atmosphère de nombreuses poussières. On est parvenu cependant à les supprimer à peu près complètement en plaçant des écrans ouatés au niveau des bouches de chaleur.

Un des systèmes les plus économiques et les meilleurs de ce genre a été installé à la nouvelle caserne de Briançon[1], où on n'a noté jusqu'ici aucun accident. On a essayé en même temps de le combiner avec un procédé de ventilation, dont une partie semble un peu théorique.

2° *Chauffage par la vapeur.* — La vapeur est l'agent le plus puissant de transport pour la chaleur infiniment supérieur à l'air et à l'eau. En effet, tandis que 1 kilogramme d'air porté de 0 à 100° n'emmagasine que 24 calories, et que 1 kilogramme d'eau chauffée dans les mêmes limites n'emmagasine que 100 calories, 1 kilogramme d'eau absorbe pour passer à l'état de vapeur 537 calories qui seront immédiatement disponibles par le seul fait de la condensation de la vapeur. Donc, en employant la vapeur, on chauffe avec la chaleur latente qui est une réserve autrement riche que la chaleur sensible.

La vapeur est un agent commode de transport pour la chaleur ; son emploi permet de placer la chaufferie à une distance pour ainsi dire quelconque des locaux : il y a des installations dans les-

---

1. Dubois, Chauffage et ventilation des casernes, *Revue du Génie*, février 1891.

quelles la vapeur destinée au chauffage est portée à 2 000 mètres et ce transport s'effectuerait sans déperdition sensible? La vapeur circule avec la plus grande facilité et une grande rapidité, même sous une très faible pression, dans des conduites de très petit diamètre; pression très peu supérieure à la pression atmosphérique : on ne dépasse jamais 1/2 à 1 atmosphère, de sorte que la température des surfaces de chauffe est au maximum de 100° à 120°. L'air qui circule au contact de ces surfaces n'est donc jamais porté à une température trop élevée; en général il est à 40° et jamais plus qu'à 50°.

De même que le chauffage à eau chaude, le chauffage à vapeur a pour principal avantage de permettre de placer les surfaces chauffantes dans les locaux mêmes à chauffer.

Le chauffage à vapeur à basse pression a été installé à l'hôpital militaire du Val-de-Grâce. Cette installation, en raison de la grande étendue des bâtiments en surface, a nécessité l'emploi de plusieurs foyers. Leur construction, confiée à la maison Pommier et Delaporte, comporte une seule description que nous résumons ici. Elle a été combinée avec un système de ventilation.

L'installation faite à l'hôpital militaire du Val-de-Grâce permet de donner et d'entretenir par un froid extérieur de 10° des températures de 18° dans les locaux chauffés.

La pression de la vapeur ne dépasse pas 0 kg. 300 et en marche moyenne elle ne s'élève jamais au-dessus de 150 grammes par centimètre carré.

Le principe de l'installation est le suivant :

La vapeur produite dans les chaudières à une très faible pression se rend directement dans les surfaces de chauffage, où elle se condense, et l'eau de condensation revient naturellement par le seul effet de son propre poids et de la pente des tuyaux de retour à la chaudière où elle rentre directement.

La purge de l'air se fait automatiquement à l'air libre par des tuyaux de retour d'eau, sans robinets spéciaux.

Par suite de son fonctionnement absolument automatique l'installation peut être abandonnée à elle-même pendant plusieurs heures sans aucune surveillance.

L'installation comprend deux chaudières, l'une de 30 mètres carrés de puissance, suffisante pour assurer le service du chauffage lorsque la température extérieure se maintient au-dessus de 0°, et l'autre de 16 mètres carrés destinée à fournir le complément de vapeur nécessaire lorsque la température extérieure descend au-dessous de 0°.

Ces chaudières sont à chargement continu. Le chargeur peut contenir la quantité de charbon nécessaire à huit heures de marche consécutives sans rechargement.

Le fonctionnement automatique des organes de ces chaudières n'exige aucune surveillance et la tâche du chauffeur se bornant à l'introduction du charbon et au décrassage du feu à intervalles éloignés, la présence permanente d'un homme dans la chaufferie est rendue absolument inutile.

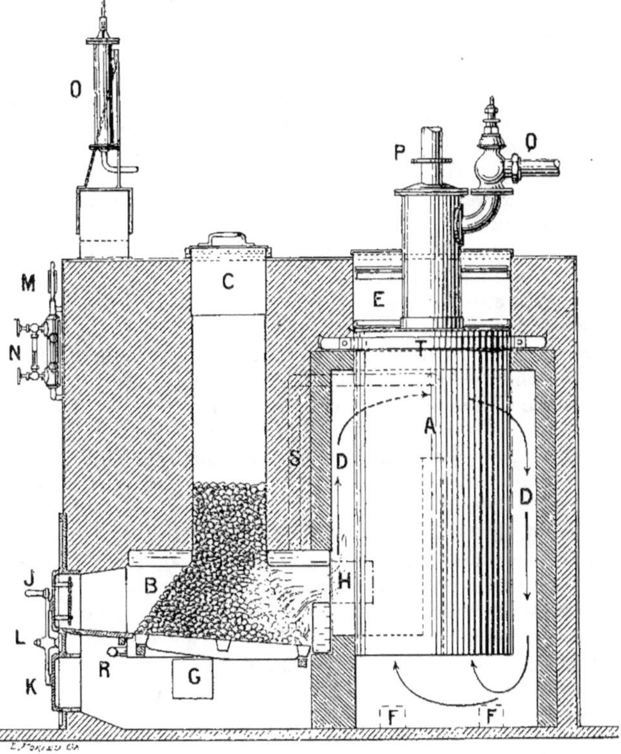

Fig. 74. — Chauffage à vapeur à basse pression. — Chaudière Pommier et Delaporte. — A. Corps cylindrique tibulaire; B. Foyer; C. Trémie de chargement; D. Carneaux de fumée; E. Tambour de fumée; F. Tampons de ramonnage; G. Entrée d'air dans le cendrier; H. Entrée d'air dans les carneaux; J. Porte du foyer; K. Porte du cendrier; L. Levier de fermeture des portes; M. Manomètre; N. Niveau d'eau; O. Régulateur; P. Tubulure de prise de vapeur; Q. Clapet de sûreté; R. Tuyau de retour d'eau; S. Tuyau de communication du foyer et du corps; T. Collier de suspension du corps cylindrique.

Les chaudières sont munies de tous les appareils de sûreté exigés par les décrets et règlements et de tous les accessoires nécessaires à leur bon fonctionnement. Elles sont timbrées officiellement à 4 kilogrammes.

Dans le but de maintenir la pression de la vapeur à une allure constante et proportionnée aux besoins de l'installation, chaque chaudière est munie d'un régulateur automatique de pression et de combustion à colonne de mercure.

Ce régulateur est en communication directe avec la vapeur de la chaudière.

Il subit par suite le contre-coup de toutes les variations de pression et, en agissant simultanément sur le tirage et sur l'arrivée d'air sous le cendrier soit pour modérer la combustion, soit pour l'activer, il ramène automatiquement la pression au minimum nécessaire.

La conduite d'alimentation d'eau des générateurs a un diamètre intérieur de 20 millimètres.

La quantité d'eau nécessaire par vingt-quatre heures, en tenant compte de l'utilisation des eaux de condensation, peut être évaluée à environ 15 litres.

Le combustible le plus convenable est de la houille en gailletins, quart grasse, type Mambourg, dont le prix actuel est de 44 francs la tonne environ.

Ce combustible est préférable à l'anthracite dont le prix est trop élevé par rapport à sa puissance calorifique.

Les deux chaudières sont placées dans une chaufferie installée dans une des cours de l'hôpital.

Le sol de cette chaufferie est au minimum à 2 m. 50 en contre-bas du sol du rez-de-chaussée des bâtiments.

Les chaudières elles-mêmes sont placées dans une fosse située à 1 mètre en contre-bas du sol de la chaufferie, afin de faciliter le chargement.

Enfin on a prévu un dépôt de charbon pouvant contenir environ 30 à 35 tonnes de combustible, et un dépôt de cendres et scories.

Le service du charbon et des cendres se fait par des trappes placées dans le plafond de la chaufferie et donnant accès dans la cour. Le chauffage est assuré dans tous les locaux par des radiateurs lisses ou à ailettes. Par suite de l'absence de cave dans toutes les parties des bâtiments la tuyauterie de distribution de vapeur est placée tout entière dans les locaux à chauffer et au plafond de ces locaux. De cette tuyauterie principale, partent des branchements secondaires que viennent alimenter les radiateurs de un ou de plusieurs étages.

La tuyauterie de retour d'eau de condensation circule le long des plinthes. Au rez-de-chaussée, elle est placée en partie dans des caniveaux sous parquet pour laisser libre le passage des portes.

Les radiateurs à ailettes sont constitués par des poêles formés d'éléments horizontaux en fonte.

Les radiateurs lisses en fonte sont composés d'éléments verticaux lisses en fonte.

Chaque surface de chauffage est rendue complètement indépendante au moyen d'un robinet spécial en bronze placé sur le tuyau d'arrivée de vapeur et permettant non seulement de l'isoler complètement et par suite d'interrompre le chauffage dans n'importe quel local, mais aussi de faire varier la quantité de vapeur admise dans l'appareil, de façon à limiter l'introduction de la vapeur à la quantité strictement nécessaire et capable d'être condensée. Ces robinets sont munis soit d'un volant en bois, dans les chambres d'officiers, soit disposés de façon à être manœuvrés par une clef spéciale dans les locaux occupés par les soldats malades. La clef est en dépôt chez l'infirmier major.

On a prévu en outre pour chaque local le renouvellement de l'atmosphère intérieure par afflux d'air à la température extérieure.

L'expérience de deux années permet de conclure à la supériorité incontestable de ce mode de chauffage sur le chauffage local utilisé jusqu'alors, non seulement au point de vue d'une répartition uniforme d'une chaleur suffisante, mais aussi au point de vue de la propreté générale et de la fatigue imposée jadis au personnel par le transport continuel du combustible.

3° *Chauffage à l'eau chaude à base pression.* — Le chauffage à l'eau

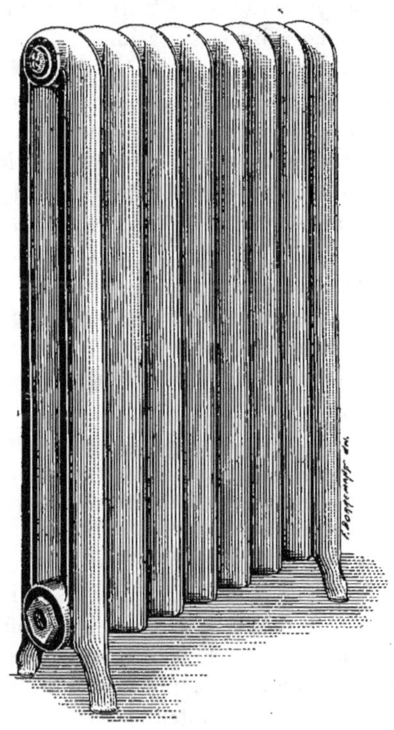

Fig. 75 — Chauffage à vapeur à basse pression. — Radiateur lisse en fonte.

chaude sans pression, se fait à l'aide d'une chaudière placée en sous-sol, d'où part un circuit qui conduit d'abord l'eau chaude au point le plus élevé du bâtiment d'où elle redescend à la chaudière après avoir traversé les surfaces chauffantes auxquelles elle abandonne une partie de son calorique. A la partie la plus déclive du circuit est disposé un robinet de vidange.

Dans ce système, on est conduit à mettre en circulation de grands volumes d'eau pour deux raisons. D'abord le nombre de calories que l'eau peut emmagasiner et abandonner entre 20° et 100° n'est que de 80 par litre ; il faut par conséquent un fort volume d'eau pour mettre en liberté un nombre un peu considérable de calories. Puis l'eau circule dans les canalisations avec une très grande lenteur, le mouvement dans les appareils à eau chaude en général est obtenu grâce à la différence de poids d'une colonne d'eau chaude et d'une colonne d'eau relativement froide ; plus cette différence sera grande et plus la vitesse de la circulation sera considérable et réciproquement.

Or, dans le chauffage à basse pression, cette différence reste toujours forcément maintenue entre des limites très étroites, d'où il résulte que l'eau progresse dans les tuyaux avec une très grande lenteur qui ne dépasse pas 3 ou 4 centimètres à la seconde et qui souvent n'est que de 1 centimètre. C'est là le vice capital du système, car du moment qu'on ne peut faire passer l'eau rapidement, il faut en faire passer beaucoup à la fois, ce qui a pour conséquence l'exagération des sections des conduites.

Celles-ci sont encombrantes, difficiles à placer et à dissimuler et nécessitent de larges orifices pour traverser les murs dont la solidité est amoindrie par là-même.

On a essayé de réduire la section des canalisations en activant la circulation de l'eau au moyen d'un jet de vapeur surchauffée injectée dans un point quelconque du circuit avec un injecteur Giffard.

Quand on a le soin de réduire au minimum compatible avec un bon fonctionnement la masse d'eau mise en mouvement, on obtient des résultats assez bons.

Une disposition ingénieuse consiste à introduire dans le circuit un réservoir qui emmagasine la majeure partie de l'eau et qu'on peut isoler du circuit général par un système de robinets. Lorsque cet isolement est effectué, la quantité d'eau à échauffer est assez restreinte, attendu que la chaudière a elle-même une faible capacité.

De la sorte, on arrive plus rapidement à chauffer l'eau des pièces et on n'admet l'eau du réservoir dans le circuit général que progressivement et lorsque le chauffage est déjà bien en train. Quelle que soit la combinaison adoptée pour le chauffage de l'eau à moyen volume, les tuyaux réduits à un strict minimum peuvent passer à peu près partout. Si l'on tient compte de la grande simplicité de fonctionnement de ces appareils, de la sécurité absolue qu'ils présentent (pourvu que les canalisations soient bien étanches, condition qu'on est toujours sûr de remplir en faisant usage des tuyaux en fer et non en fonte), on doit reconnaître qu'ils présentent de sérieux avantages. Ils peuvent être employés avec un certain avantage dans les hôpitaux et d'une manière générale dans les locaux occupés d'une façon sinon permanente, du moins très prolongée.

Ils conviennent pour le chauffage des maisons particulières, auquel cas il est très économique de faire servir le foyer de la cuisine au chauffage de l'eau.

La limitation de la pression est faite au moyen d'un mécanisme, consistant en une double soupape faisant communiquer le circuit avec le vase d'expansion. L'une de ces soupapes s'ouvre dès que la pression atteint 8 ou 10 kilogrammes (il y en a même qui sont réglées à 3 atmosphères) et permet l'issue d'une certaine quantité d'eau. Au moment du refroidissement, l'autre soupape favorise l'entrée de l'eau dans le circuit.

La température de l'eau oscille par conséquent entre 158° et 160° qui correspondent à une pression de 10 kilogrammes.

A part cela, il n'y a aucune différence essentielle entre les systèmes à haute et à moyenne pression. La circulation de l'eau dans les tuyaux se fait comme dans les thermosiphons, seulement avec une vitesse bien plus grande, qui peut être évaluée en moyenne à 0 m. 80 à la seconde.

Lorsque ces appareils ont été bien construits, et ils ne peuvent l'être que par des maisons spéciales, il n'y a aucune espèce de perte à redouter.

Le chauffage à eau chaude présente sur le chauffage à vapeur l'avantage d'être plus constant. Les radiateurs se refroidissent moins rapidement. Enfin le réglage du débit de chaleur est plus facile. On tend à revenir aujourd'hui à ce mode de chauffage, depuis que, grâce à la rapidité de circulation de l'eau, la pression sur les parois des appareils est moins forte.

II. Eclairage. — **A. Considérations générales.** — Nous définirons tout d'abord les diverses qualités que doit présenter un bon éclairage au point de vue hygiénique. A ce point de vue il faut tenir compte de trois facteurs importants : l'intensité lumineuse, la chaleur dégagée par le foyer d'éclairage, la viciation de l'atmosphère intérieure de la pièce.

1° INTENSITÉ LUMINEUSE. — L'intensité lumineuse doit être subordonnée à l'occupation et au genre de travail et aussi à la couleur des objets. Elle pêche plutôt par défaut que par excès; car aucun foyer artificiel ne peut donner une luminosité comparable à celle du soleil. La myopie, que l'on observe chez les enfants, a, le plus souvent, sinon toujours, comme étiologie l'éclairage défectueux des salles d'études. Pour diffuser uniformément la lumière on place des verres dépolis autour des foyers et, au contraire, pour concentrer la lumière sur l'objet de travail, on se sert d'abat-jour.

2° Chaleur émise par les foyers lumineux. — Cette chaleur peut produire une irritation des paupières, de la conjonctive et de la cornée. C'est un réel avantage de la lumière électrique de ne donner que fort peu de chaleur. Il n'en est pas de même avec le gaz dont un bec de 17 bougies émet par heure 908 calories.

3° Altération de l'air par les produits de l'éclairage. — C'est surtout de l'acide carbonique que produit une source de lumière; ce gaz est peu toxique et la ventilation amenée par le foyer de lumière peut être assez active pour pallier aux inconvénients de cet excès de CO_2. Mais le danger de viciation de l'air réside dans la possibilité de diffusion du gaz d'éclairage dans l'atmosphère d'une pièce habitée. Nous dirons simplement que ces accidents présentent une grande analogie avec ceux de l'asphyxie par le charbon; c'est en effet une intoxication par l'oxyde de carbone.

B. Substances employées pour l'éclairage.

1° Le pétrole. — L'usage du pétrole, s'il est permis dans les casernes, est par contre interdit dans les magasins d'habillement et les hôpitaux.

2° Le gaz d'éclairage. — Le gaz d'éclairage est un produit de la distillation de la houille; il est autorisé dans les hôpitaux et peut même concourir à la ventilation en plaçant le bec dans une gaine de ventilation ou au-dessous d'elle. On a plusieurs modèles de becs de gaz : le bec papillon, le bec Argand, mais le plus éclairant et aussi le plus économique est incontestablement le bec Auer. Il donne sa lumière par incandescence d'un cône creux de coton trempé dans une solution d'oxyde de zirconium, de lanthane et d'autres éléments. Ce dispositif donne 4 fois plus de lumière en brûlant la moitié moins de gaz. Le manchon dure 800 à 1 000 heures, il faut ouvrir graduellement le bec de gaz et chauffer au préalable le manchon par le bas. Le bec Auer a l'inconvénient d'être très fragile, de s'user vite et de ne pas se prêter aux déplacements de la source lumineuse.

3° L'électricité. — On a peu essayé l'électricité dans l'armée. Elle n'a été employée comme moyen d'éclairage que dans quelques forts, des casemates, les casernes de Briançon. Elle a l'avantage de diminuer les chances d'incendie, à moins que, par suite d'une altération des fils, ils s'établisse ce qu'on appelle un court-circuit, produisant une incandescence de ces fils.

Il est à désirer, au point de vue hygiénique, que partout où cela sera possible, cet éclairage se substitue à tout autre procédé.

L'éclairage dans nos établissements militaires est tout à fait rudimentaire. Il serait à désirer que, au moins dans nos hôpitaux, on empruntât aux milieux urbains dans lesquels ils sont situés leurs moyens d'éclairage, gaz ou électricité.

CINQUIÈME PARTIE

MATIÈRES USÉES

CHAPITRE XXIII

MATIÈRES USÉES. ORDURES MÉNAGÈRES ET MATIÈRES FÉCALES COLLECTIONNEMENT ET ÉVACUATION

Matières usées solides.
Matières fécales et urines.
Collectionnement. Latrines. Installation dans les casernes et les hôpitaux.
Emmagasinage. Fosses fixes, mobiles.
Évacuation. Vidange simple, à canalisation spéciale.

Les matières usées sont constituées : par les ordures ménagères, les eaux ménagères et les excrétions humaines. On comprend tout l'intérêt qu'il y a à évacuer en dehors des collectivités humaines ces produits dont la nocivité est évidente. Tous, en effet, contiennent des matières organiques putrescibles et des germes vivants pouvant provenir d'organismes atteints de maladies infectieuses. Ils peuvent donc devenir le point de départ de manifestations épidémiques. Il y a lieu de distinguer parmi ces matières usées : 1° les ordures et eaux ménagères ; 2° les matières fécales et urines.

I. **Ordures ménagères.** — Les gadoues ou les ordures ménagères que l'administration d'une ville doit chaque jour évacuer représentent une masse très volumineuse. Aussi, là, plus que partout ailleurs peut-être, la question hygiénique se double d'une question financière.

A l'intérieur des casernes et des hôpitaux militaires, l'enlèvement des ordures se fait d'une façon défectueuse, à l'aide de voitures de corvée dont le sol et les parois en bois s'imprègnent de liquides organiques et ne peuvent être nettoyés que très difficilement ; il serait utile de réformer cette manière de faire, en employant des voitures métalliques faciles à laver et à désinfecter.

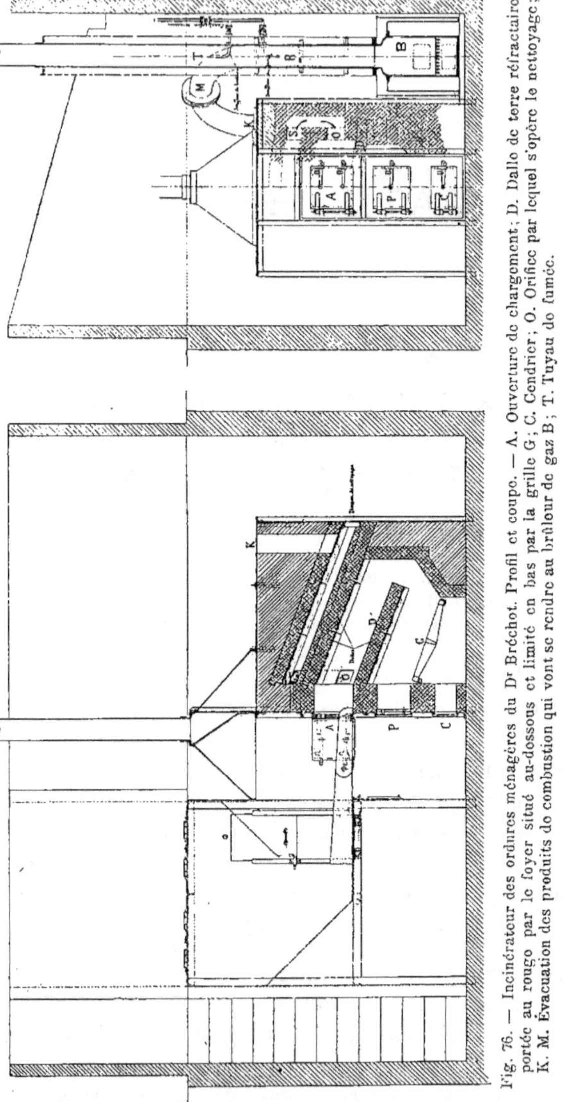

Fig. 76. — Incinérateur des ordures ménagères du Dr Bréchot. Profil et coupe. — A. Ouverture de chargement; D. Dalle de terre réfractaire portée au rouge par le foyer situé au-dessous et limité en bas par la grille G; C. Cendrier; O. Orifice par lequel s'opère le nettoyage; K. M. Évacuation des produits de combustion qui vont se rendre au brûleur de gaz B; T. Tuyau de fumée.

Ces détritus dans les villes de garnison sont confiés au service de la voierie, lorsqu'ils ne sont pas jetés sur les fumiers de la caserne. Cette dernière pratique peut avoir les plus grands inconvénients. Au moins serait-il indiqué d'arroser les poussières et ordures de liquides désinfectants. L'autorité militaire vient de faire étudier un procédé d'incinération qui lui a été présenté par le Dr Bréchot et dont nous donnons une description succincte.

INCINÉRATEUR D'ORDURES MÉNAGÈRES DU Dr BRÉCHOT. — L'incinérateur est composé de deux parties : le four et le brûleur de gaz.

Le four, fait en matériaux réfractaires, est entouré d'une enveloppe en tôle, pour éviter toute rentrée d'air.

Il comporte en bas le cendrier, au-dessus le foyer, plus haut une dalle de moindre longueur que la grille du foyer, pour que les ordures qui y ont été mises et s'y sont séchées et en partie consumées, puissent tomber sur la grille et y servir de combustible.

Sur la façade, trois portes : une A, en haut, pour le chargement des ordures sur la dalle ; au-dessous, la porte du foyer P, pour le chargement du combustible sur la grille ; au-dessous, la porte du cendrier C.

En saillie au-dessus de la façade une hotte surmontée d'un tuyau. Les gaz de la combustion s'échappent du four par deux orifices O et montent, par deux conduits verticaux S, dans une double voûte et de là sortent par l'orifice K pour se rendre au brûleur de gaz par un conduit en fonte dans lequel est un éjecteur de vapeur.

Les ordures sont, chaque matin, versées dans un caisson d'où on les pousse dans le four, en les faisant glisser sur une table mobile.

Pour incinérer, avant de commencer le chargement des ordures, on chauffe le four au blanc, puis on allume le brûleur de gaz dont la cheminée est munie d'un souffleur de vapeur, pour activer le feu.

La vapeur nécessaire aux souffleurs est prise soit sur une chaudière de l'établissement, soit sur une chaudière placée sur le brûleur de gaz qui la met et la maintient en pression sans dépense.

Une fois l'appareil en marche l'incinération se fait entièrement par auto-combustion.

L'incinération de toutes les ordures d'un établissement comme le Val-de-Grâce, qui donne journellement de 1 400 à 1 600 litres d'ordures et débris de pansements, dure environ quatre heures[1].

Les résultats donnés par cet appareil ont été parfaits au point de vue de l'incinération des ordures. Les fumées odorantes ont été complètement brûlées. Mais son fonctionnement forcément intermittent par suite du volume relativement réduit des ordures à détruire engage des dépenses qui, en raison de l'intermittence des opérations, ne peuvent être récupérées par un effet utile. De plus, le degré d'humidité de ces ordures oblige d'utiliser en même temps une certaine quantité de charbon. Il y a donc lieu, au point de vue financier, d'attendre des perfectionnements permettant l'emploi de cet appareil dans les casernes et les hôpitaux. En principe l'emploi de ces appareils paraît indiqué surtout pour ces derniers établissements.

---

1. La dépense est de 230 litres de coke n° 2 par jour, soit 3 fr. 68.

II. Matières fécales et urines. — Latrines. — Frankland évalue à 90 grammes de matières fécales et à 1 200 grammes d'urines la quantité évacuée en moyenne par homme et par vingt-quatre heures. Et Pettenkoffer, se basant sur une moyenne annuelle, donne comme chiffre moyen : 34 kilogrammes de matières fécales et 428 kilogrammes d'urines par homme.

Or ces matières fécales constituent, par leur accumulation, un danger permanent pour les agglomérations humaines. Ces matières peuvent en effet provenir de contagieux et propager la fièvre typhoïde, le choléra, la dysenterie, la tuberculose même. Les éléments virulents peuvent être véhiculés par l'air des cabinets d'aisance à obturation défectueuse ; d'autre part par les éclaboussures fécales qui salissent la cuvette et le cadre des latrines, puis par le sol et l'eau qu'ils souillent.

Il importe donc au plus haut point d'évacuer rapidement au loin ces matières ou de les détruire sur place.

A. Collectionnement des matières fécales et des urines dans l'armée. — Ce collectionnement comprend des latrines de jour, des latrines de nuit et des urinoirs. En outre, on doit, dans l'armée, se préoccuper des bâtiments spéciaux tels que les locaux disciplinaires où actuellement est en usage un simple baquet, des hôpitaux où, à la disposition des malades doivent se trouver des seaux hygiéniques et des chaises percées, enfin l'installation des latrines dans les camps et cantonnements emprunte une importance particulière aux conditions inférieures d'habitation de la troupe dans ces circonstances.

1° *Latrines de jour.* — En France on compte dans les casernes un siège pour 70 hommes de l'effectif, soit 10 à 12 par bataillon. Disons cependant que les latrines de l'infirmerie, des cantines, du mess des sous-officiers, des salles de jeux, etc., ne sont pas comprises dans ce nombre. En Allemagne, ce chiffre est beaucoup plus élevé puisque le nombre des sièges a été porté à 20 par bataillon. Dans les hôpitaux ce chiffre doit être encore majoré ; on ne doit même pas limiter le nombre des latrines dans les établissements destinés à recevoir des malades ou des convalescents.

Ces latrines doivent être installées, ni trop loin du casernement dans les casernes, ni trop loin des salles de malades dans les hôpitaux.

L'isolement doit être aussi complet que possible.

Il faut exiger pour la construction des latrines des matériaux imperméables, faciles à nettoyer, à désinfecter, de construction simple et ne nécessitant pas de soins particuliers.

---

1. Vallin, *Revue d'hygiène*, 1893, p. 370.

Les latrines doivent être éclairées largement. En un mot, ainsi que l'a écrit Mangenot [1] : « Plus les cabinets d'aisance seront beaux, nous voudrions dire luxueux même, moins ils seront souillés et plus ils inspireront le goût de la propreté ».

L'*installation des latrines* dépend du système de vidange employé, mais on peut appliquer aux latrines considérées en tant que chambre de collectionnement des règles générales.

Une propreté rigoureuse doit être tout d'abord exigée. Or cette propreté ne peut être obtenue que si tout d'abord le constructeur la rend possible.

Les latrines convenablement établies *avec un bon éclairage* devront être pourvues de papier et on devra veiller à leur bonne tenue. C'est ainsi qu'on pourra donner aux individus appelés à s'en servir des habitudes de propreté, tant il est vrai que la question d'hygiène est d'abord et surtout une question d'éducation.

On aura soin de veiller avec soin à la propreté des parois du cabinet d'aisance et de les badigeonner tous les mois avec du coaltar. Un éclairage suffisant de jour et de nuit est la première condition d'une bonne tenue des latrines. Le médecin principal Lapasset [2] fait voir par un exemple frappant les inconvénients d'une négligence à ce sujet. Par suite de l'obscurité régnant aux latrines d'une caserne, surtout la nuit, les hommes en étaient arrivés progressivement à s'exonérer près de l'entrée. Ils sortaient de là véhiculant des parcelles de matières fécales collées à leurs chaussures et les rapportaient ainsi dans la chambrée. Quelques cas de fièvre typhoïde s'étant déjà produits au régiment, Lapasset accusa les poussières fécales d'avoir été cause de l'extension ultérieure de l'épidémie.

Doit-on, dans les latrines des casernes, installer des sièges sur lesquels on est obligé de s'asseoir ou au-dessus desquels on s'accroupit?

Les avis sont très partagés sur cette question, beaucoup d'hygiénistes se sont prononcés pour les sièges assis. Ils sont en effet plus commodes et cette commodité devra, dans les hôpitaux, imposer leur installation, du moins pour un certain nombre de latrines, car la défécation accroupie suppose une certaine vigueur et un grand nombre de malades sont obligés de s'asseoir. Mais à côté de cet avantage et d'autres d'ailleurs beaucoup plus théoriques que pratiques se trouvent de nombreux inconvénients. Tout d'abord le siège assis, par la suspicion dont il est l'objet au point de vue de la propreté, est mal accepté par les hommes, qui montent alors sur la cuvette et la trans-

1. Mangenot, *Revue d'hygiène*, 1885, p. 155.
2. Lapasset, *IIIe Congrès de l'habitation*, 1909.

forment en un trou à la turque, rapidement malpropre. Nous avons pu voir de nombreuses installations semblables dans plusieurs casernes ou hôpitaux de Belgique et en Hollande; l'appréciation qui en est faite par les officiers et médecins est nettement défavorable au système.

De plus, les sièges sont, par leur construction elle-même, une cause de danger. Dans la défécation assise, la verge, la peau de la partie postérieure des cuisses et des fesses touchent le rebord de la cuvette, d'où la possibilité de la transmission de maladies vénériennes, en particulier [1]. Ces multiples inconvénients, sans doute, n'existent pas dans les maisons particulières, aussi y a t-on adopté à juste titre le système avec siège; mais dans les collectivités il n'en est plus de même, et dans les établissements contenant des agglomérations humaines, exception faite des hôpitaux dont nous avons parlé plus haut, doit-on adopter les trous à la turque :

« Si, dit A. Laveran [2], les hygiénistes qui préconisent les sièges étaient obligés de fréquenter une latrine de caserne, nous pensons qu'ils aimeraient mieux s'accroupir que de s'asseoir sur un siège souvent malpropre, toujours suspect, et que, s'ils se trouvaient en présence d'un siège, beaucoup s'efforceraient de monter dessus; pour notre part nous n'hésiterions pas. Comme nous ne devons pas faire à autrui ce que nous ne voudrions pas qui nous fût fait, nous nous prononcerons en faveur des sièges sur lesquels on peut s'accroupir. »

La position accroupie est d'ailleurs plus favorable à l'exonération.

On doit distinguer parmi les sièges utilisables pour la position accroupie ceux qui possèdent une cuvette et ceux qui n'en ont pas.

Les premiers ont l'inconvénient de nécessiter des nettoyages fréquents; ils ne sont donc guère indiqués dans les casernes, à moins de disposer de chasses automatiques abondantes.

Les dispositions actuelles dans un grand nombre de casernes sont celles du « trou à la turque ». Il consiste en une sorte de plate-forme en maçonnerie ou en métal au milieu de laquelle est ménagé un orifice de 20 à 25 centimètres de diamètre. Les matières sont projetées directement dans le récipient, fosses fixes ou mobiles. L'adjonction à l'orifice d'un tuyau de descente est mauvaise, car les matières ne tardent pas à tapisser l'intérieur, à s'y dessécher et à répandre dans l'atmosphère une odeur nauséabonde.

Les urines émises par l'homme accroupi étant projetées en avant on a adjoint à ces plates-formes ou coquilles des urinoirs afin d'assurer

---

1. M. T. Brennau, dans la *Revue médicale du Canada*, publie une observation où la blennorragie fut transmise par le siège des latrines.
2. Laveran, *Traité d'hygiène militaire*, p. 753.

l'écoulement des urines dans l'orifice qui donne passage aux matières fécales. Cet écoulement est obtenu au moyen de caniveaux recouverts de grilles en cuivre ou en fer, le sol étant en plomb ou en grès cérame ; les grilles doivent être nettoyées avec beaucoup de soin ; sans cela, elles s'incrustent de sels et donnent ainsi lieu à des dégagements de gaz ammoniacaux. On pourra les badigeonner tous les huit jours, avec un lait chaux à 20 p. 100, après nettoyage avec une solution d'acide chlorhydrique à 20 p. 100.

Bien préférables sont les modèles de sièges en grès vitrifié, constitués par une cuvette profonde à bords inclinés de haut en bas et de dehors en dedans, présentant de chaque côté de l'orifice ménagé au niveau du tiers postérieur, des blocs allongés, surélevés destinés à l'emplacement des pieds. La paroi postérieure est presque verticale de façon à ne pas arrêter des débris de matières fécales; la paroi antérieure, qui forme un plan incliné, est assez vaste pour que le jet d'urine n'en dépasse pas l'extrémité antérieure. Cette cuvette, qui représente en somme une modification du trou à la turque, devrait être adoptée pour toutes les casernes. Un modèle dû au colonel du génie de Prémesnil a été installé au Val-de-Grâce, et donne toute satisfaction.

Cependant les surfaces exposées à être souillées sont encore trop étendues. Pour nous, l'orifice au lieu de présenter une forme arrondie, devrait constituer une véritable tranchée à grand axe antéro-postérieur, analogue à celle des feuillées, sur les côtés de laquelle s'élèveraient les emplacements des pieds.

Ces cuvettes, dans les installations du tout à l'égout, donnent en général sur un récipient demi-cylindrique rempli d'eau au travers duquel passe d'heure en heure une chasse réglée automatiquement. Ce récipient est en général trop rapproché de la cuvette et salit le visiteur de ses éclaboussures, au moment de la chute du bol fécal. Il devrait être placé plus bas.

Les *latrines de nuit* des casernes sont constituées par des tinettes ou baquets métalliques disposés à chaque étage, selon les prescriptions de l'instruction ministérielle du 30 mars 1895. Elles ne doivent recevoir que les urines. Ces récipients sont enlevés et désinfectés au réveil et replacés après l'appel du soir. L'instruction prévoit l'imperméabilisation du sol au niveau de ces emplacements. Malgré toutes les précautions prises, ces tinettes dégagent de telles odeurs qu'il vaudrait mieux les supprimer. La construction de latrines en encorbellement s'impose d'une façon urgente.

Dans les locaux disciplinaires il existe, notamment *dans les salles de police*, des baquets, ce qui constitue un simple collectionnement, non une évacuation. Aussi doit-on demander la suppression des baquets et construire des édicules spéciaux analogues à ceux qui existent dans les cellules.

Dans les hôpitaux les latrines doivent être munies d'un certain nombre de *sièges à position assise*. Les cuvettes avec ou sans retenues d'eau sont recouvertes généralement d'un « abattant », siège en bois qu'un ressort maintient appuyé contre le mur dans l'intervalle des visites. Chaque visiteur l'abaisse pour s'asseoir. Cette disposition présente l'avantage qu'on ne peut monter que difficilement sur la cuvette, mais avec un peu d'adresse on peut monter sur l'abattant lui-même. D'autre part ce siège se souille facilement, et lorsque par suite du relàchement du ressort l'abattant reste sur la cuvette, ce qui arrive souvent, il se produit entre sa face inférieure et le bord supérieur de la cuvette une accumulation de matières difficile à surveiller. Aussi doit-on abandonner complètement ce dispositif et installer des cuvettes à bord larges et arrondis, en faïence ou en grès vitrifié, dont la propreté peut être contrôlée facilement, et dont le nettoyage est aisé. Ces cuvettes devront être ovales, allongées dans le sens antéro-postérieur, de façon que la verge trouve sa place sans frotter contre le rebord de la cuvette. Les parois devront avoir une pente se rapprochant autant que possible de la verticalité.

Les *urinoirs* employés dans les casernes peuvent se ramener à deux types principaux : les urinoirs à retenue d'eau et à auges, et les urinoirs à paroi verticale.

Les *urinoirs à retenue d'eau* sont constitués soit par des réservoirs fixés au mur, soit par de longs caniveaux ayant la forme d'auges.

Les premiers doivent toujours contenir une certaine quantité d'eau afin d'assurer une fermeture hydraulique.

Les seconds sont maintenus remplis d'eau au moyen d'un écoulement continu ou au moyen de chasses automatiques intermittentes. Ces urinoirs, pour demeurer propres, doivent être fréquentés par des personnes soigneuses, veillant à ce que l'urine tombe bien dans l'auge ou dans le pot applique.

Les *urinoirs à paroi verticale* sont préférables pour les hôpitaux et casernes. Ils se composent d'une surface verticale imperméable au bas de laquelle se trouve une rigole qui reçoit l'urine et l'eau de lavage.

L'ardoise en raison de sa facilité de travail et de son prix peu élevé est la matière la plus généralement adoptée. Elle est d'ailleurs peu perméable, qualité première et qu'on doit avant tout rechercher.

Le verre est une excellente substance, absolument imperméable et facilement désinfectable et devrait être préféré à l'ardoise si sa fragilité ne devait le faire rejeter des casernes. Le verre armé dont on

commence à faire usage mériterait d'être essayé, à cause de sa solidité.

Enfin, plus récemment, on a créé des urinoirs en opaline laminée,
sorte de verre opaque moins fragile que le verre et se laissant plus
facilement travailler.

Le lavage de l'urinoir peut être assuré, soit par un écoulement d'eau
continu ou intermittent, soit par un graissage avec l'huile lourde de
houille [1]. M. le médecin inspecteur Vallin [2] conseille encore un badigeonnage avec une dissolution de paraffine dans l'essence de pétrole.

Le lavage à l'eau a l'inconvénient de nécessiter une grande quantité d'eau.

Le graissage est un excellent moyen à condition d'être précédé d'un
décapage soigneux de la surface à l'aide d'une brosse en chiendent
trempée dans une solution d'acide chlorhydrique à 1 p. 100.

Seaux hygiéniques, chaises percées dans les hopitaux. — Dans les
hôpitaux, les malades souvent ne peuvent se rendre aux latrines. On
se sert encore de chaises percées en bois, mais cet appareil doit être
rejeté, car le bois s'imprègne facilement et, malgré tous les soins
dont on peut les entourer, ces chaises deviennent rapidement une
source d'odeurs infectes.

Elles ont d'ailleurs, dans la plupart des hôpitaux militaires, été
remplacées par des seaux dits hygiéniques. Ces derniers ont sur les
chaises percées l'avantage d'être en métal : mais le mode de construction est à rejeter. Ils portent en effet une soupape, tout à fait
illusoire, car les matières fécales, papiers, etc., empêchent son fonctionnement.

Ils doivent être remplacés par de simples seaux en fer galvanisé ou
mieux en faïence, ou même en verre, sur lesquels on pourrait placer
un rond d'ébonite. Chaque malade pourrait avoir un rond particulier.
Ces appareils, facilement désinfectables, permettraient d'éviter tout
danger de contagion ou d'infection. L'orifice doit affecter la forme
ovale à grand axe antéro-postérieur.

Cependant, pour certains malades très affaiblis, ces seaux hygiéniques ont l'inconvénient de ne pas posséder de point d'appui pour le
dos et pour les bras. On supplée au premier en plaçant le seau près
d'un lit, d'un mur de la chambre. Mais le malade n'est pas soutenu
latéralement. On pourrait se servir du simple cadre d'un fauteuil
dont le siège serait remplacé par le seau hygiénique sur lequel le
malade s'assiérait directement.

---

1. Circulaire du 22 décembre 1898.
2. Vallin, *Revue d'hygiène*, 1893.

Inutile d'ajouter que tous ces sièges ou récipients devraient être à surface lisse et blanche afin de pouvoir être tenus dans le plus grand état de propreté.

B. Emmagasinage des matières fécales et urines et évacuation. — L'emmagasinage peut se faire localement, dans la maison d'habitation elle-même; c'est l'emmagasinage local assuré au moyen des :

1° Fosses fixes; 2° fosses Mouras; 3° fosses mobiles, système diviseur; 4° systèmes à la terre et aux poussières sèches.

Mais, répondant à un principe plus hygiénique, les matières fécales peuvent être entraînées au loin immédiatement. On pratique alors un emmagasinage général, collectif qui se fait ·

5° par canalisation spéciale;

6° par le tout à l'égout.

Emmagasinage local :

1° Fosses fixes. — Les fosses fixes consistent en chambres plus ou moins grandes, creusées dans le sol. Les parois et le fond doivent en être maçonnés et recouverts d'enduits imperméables. En pratique, l'étanchéité de ces fosses est suspecte et on sait que leur perméabilité peut être une source de contamination de la nappe d'eau souterraine et des puits à proximité desquels elles se trouvent le plus souvent.

2° Fosse Mouras. — A l'origine du système diviseur se trouve la fosse Mouras. Elle est sans contredit un perfectionnement considérable, car elle supprime en grande partie les multiples inconvénients que présentent les fosses fixes et on peut la définir « une fosse fixe qui fait de la division des matières ».

La fosse Mouras est essentiellement constituée par un récipient auquel aboutit un tuyau de chute et d'où part un tuyau se rendant à l'égout. Il n'y a pas de tuyau d'aération. La fosse doit être hermétiquement close. Il se forme dans cette fosse trois couches distinctes : une première couche dénommée « chapeau » ou « ciel » et mesurant environ 25 à 30 centimètres est formée par les matières fécales fraîches qui, plus légères que l'eau, se tiennent à la surface; une deuxième couche, liquide, dans laquelle se dissolvent les gaz et l'air que renferment les matières fécales au moment de l'expulsion et qui, par suite de la fermentation postérieure à l'exonération, finissent par être mis en liberté; les matières ainsi désagrégées deviennent plus lourdes et se déposent lentement au fond du réservoir constituant ainsi la troisième couche, couche solide qui demeure presque toujours au même niveau. En effet, dans la couche médiane liquide, complètement à l'abri de l'air, se développent des microbes anaérobies grands destructcurs de matière organique, et ainsi s'explique la stabilité du niveau de la troisième couche.

Le trop-plein de la fosse s'écoule par un tuyau dans l'égout. Ce modèle de fosse est utilisé en grand par la ville de Bordeaux.

Plusieurs modifications et perfectionnements ont été apportés au schéma que nous venons de décrire.

La modification de Lande et Mauriac consiste à faire déverser le trop-plein liquide dans une seconde fosse à l'aide d'un siphon faisant communiquer les deux réservoirs et constituant ainsi une sorte de bassin de décantation.

Deplanque remplit la fosse Mouras d'un lait de chaux qui vient jouer vis-à-vis des matières fécales le rôle d'un désinfectant.

Dans le système Amoudruz, de Genève, la fosse, construite en métal ou en ciment, contient une grande quantité d'eau où viennent tomber les matières. Le modèle a été utilisé en 1893 aux Magasins du Louvre.

Dans le système Pagliani et Raiselli [1] la fosse, construite en maçonnerie, est située dans la cave. On la remplit de tourbe, dont on utilise le pouvoir purificateur et désodorisant. Les matières organiques sont retenues par la tourbe et la transforment en engrais. Au bout de quelques mois on remplace cette « tourbe-engrais » par de la tourbe fraîche. Comme dans le système primitif, les liquides filtrés par la tourbe s'en vont dans les égouts.

La fosse septique Bezault diffère de la fosse Mouras en ce que la cloison qui sépare les deux compartiments est percée de petites ouvertures longitudinales placées sous la surface du liquide. De plus, pour empêcher qu'un courant d'air s'établisse entre le tuyau de chute et le tuyau de sortie, la première chambre a été partagée en deux par une cloison. Enfin il existe un tube d'échappement pour les gaz dont la conservation dans la fosse nuirait au travail microbien.

3° Fosse mobile. — Elle consiste en un tonneau ou cylindre placé sous la cuvette des cabinets et remplacé, lorsqu'il est plein, par un récipient vide.

Plusieurs modèles ont été proposés pour remplir ce but.

Les *tinettes filtrantes*, constituant un système diviseur type, répondent à ce principe que le volume des liquides étant beaucoup plus grand que celui des solides, un récipient qui recevra le tout sera trop fréquemment rempli.

Elles se composent donc : 1° d'un réservoir métallique à parois pleines qui, par sa partie inférieure est mis en communication avec

1. *Revue d'hygiène*, 1882, p. 328.

l'égout; 2° un réservoir mobile, percé de trous dans toute sa hauteur, concentrique au premier.

Théoriquement les matières solides sont retenues dans le récipient intérieur, tandis que les matières liquides, filtrant à travers les trous, se rendent à l'égout. Mais ces matières liquides entraînent avec elles des particules solides et, de plus, cette filtration ne s'accomplit pas toujours aussi facilement et les tinettes alors ne tardent pas à déborder, elles débordent même toujours (Vallin[1]).

Malgré ce défaut, la tinette-filtrante a été utilisée en grand à Paris sous le nom de tinette Pranger.

Paris comptait en effet, en 1880, 15 504 tonneaux mobiles (Vallin), en 1899, 26 142 tinettes filtrantes (Proust).

4° EARTH-SYSTEM. — Le système à la terre part de ce principe que la terre est un bon désinfectant des matières fécales qu'elle désodorise entièrement et devient à leur contact un excellent engrais.

C'est tout d'abord un moyen facile à improviser. Un simple tonneau défoncé et placé sous la lunette des cabinets constitue la tinette. Un tas de terre sèche se trouve à proximité et le visiteur n'a qu'à jeter après chaque défécation une pelletée de terre.

L'earth-system est très répandu en Angleterre, en Belgique, en Hollande, aux Indes, les cendres du foyer remplacent l'eau projetée sur les déjections humides dans les fosses fixes ou mobiles.

Ce système, modifié par MM. Goux et Thuasne (1867), est depuis longtemps employé dans l'armée[2] sous le nom de tinette Goux-Thuasne. La tinette est constituée par un récipient cylindrique d'une contenance de 130 litres environ. Elle est garnie de matières absorbantes (paille hachée, poussières, etc.) réparties au fond et contre les parois; pour faciliter cette répartition, un moule cylindrique, d'un diamètre plus petit que celui de la tinette, est placé au milieu de celle-ci pendant le remplissage et retiré lorsque l'opération est terminée. On peut mêler des désinfectants à la matière absorbante.

En 1871, au camp de Satory, les tinettes étaient garnies avec le mélange suivant :

Chènevotte (paille de chanvre)	2 hectolitres.
Feuilles de chanvre	2 —
Déchets de laine	1 —
Gadoue desséchée	1/2 —
Sulfate de fer pulvérisé	1/4 —

1. VALLIN, *Rapport à la Commission technique de l'assainissement de Paris*, 29 mars 1883.
2. Circulaire du 5 février 1894, prescrivant de transformer les latrines d'anciens types d'après le système des tinettes mobiles.

Les Allemands emploient la poudre de tourbe qui jouit d'un pouvoir absorbant considérable ; Poore recommande la sciure de bois, comme donnant d'excellents résultats.

Les tinettes ainsi préparées sont placées dans des chambres maçonnées à parois et sol imperméables. Lorsqu'elles sont pleines elles sont échangées contre des tinettes vides et conduites au dépotoir ou à l'usine qui doit en utiliser l'engrais.

Les matières contenues dans ces tinettes constituent en effet un engrais riche en azote et en acide phosphorique, à peu près analogue au fumier de ferme.

Ainsi comprises, les tinettes Goux-Thuasne sont un excellent système de vidange qui peut, surtout dans des installations provisoires

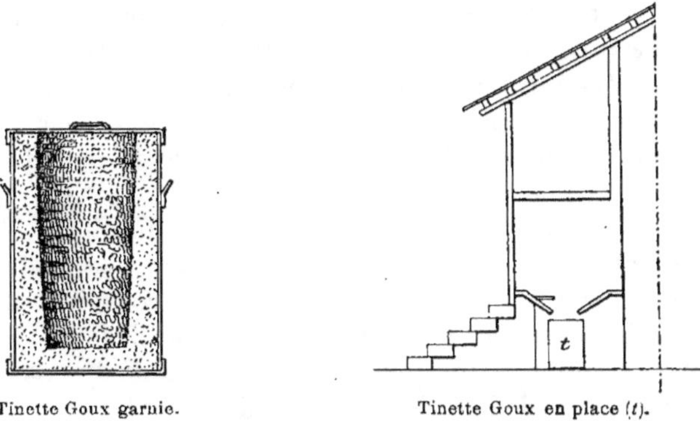

Fig. 77. — Coupe d'une tinette Goux.

(camps, hôpitaux temporaires, etc.), rendre de grands services. Mais plusieurs précautions doivent être prises si on veut retirer de ce mode d'emmagasinage tous les avantages qu'il présente.

La garniture du récipient doit être faite avec soin et ne pas consister en de simples bouchons de paille, comme cela se fait le plus souvent. Il ne doit jamais être jeté d'eau dans les tinettes, car, par ce moyen, on détruit l'action des poussières sèches sur les urines et sur les matières fécales, et si la tinette contient trop de liquide les fermentations destructives ne tardent pas à s'arrêter. Cette adjonction de liquide et l'absence de corps absorbants rendent d'autre part le transport et la manutention des récipients excessivement difficiles. Ils laissent échapper une grande partie de leur contenu sur le sol.

La chambre renfermant la tinette comportera des parois imperméables et être badigeonnée souvent au lait de chaux ou au coaltar. Elle devra posséder une fermeture hermétique.

En pratique, le système Goux est appliqué dans nos casernes d'une façon absolument défectueuse. Souvent l'adjudicataire des tinettes Goux est en même temps l'adjudicataire de la paille de couchage, et cet industriel est autorisé à utiliser cette paille pour garnir les tinettes. Cette pratique n'aurait aucun inconvénient si, en même temps, on avait soin d'insérer dans le cahier des charges que la paille doit être hachée menue. On devrait exiger en outre une certaine quantité de terre desséchée ou de sciure de bois ou de paille d'avoine. Nous posséderions ainsi un mode d'emmagasinage excellent, n'exigeant pas la dépense d'eau résultant de l'application du tout à l'égout. Mais étant données les réelles difficultés d'application du système, il ne peut être mis en balance avec le tout à l'égout, toutes les fois que celui-ci peut être appliqué.

Il reste cependant le procédé *de fortune* le plus pratique d'évacuation et d'emmagasinage des matières fécales *dans les camps.*

Il sera nécessaire, en temps d'épidémie, de mélanger à la matière absorbante un désinfectant tel que le sulfate de fer[1] en solution à 5 p. 100 et au taux de 90 grammes par personne, ou le lait de chaux à 20 p. 100 au même taux.

Quoi qu'il en soit, la tinette Goux, ainsi que toutes les tinettes mobiles, offre le grave inconvénient de conserver les matières fécales presque à l'état permanent à la caserne. On conçoit tout le danger d'une pareille manière de faire si on songe que dans les régiments un grand nombre de fièvres typhoïdes frustes ou de dysenteries se produisent au cours de l'année. Si la chambre dans laquelle est enfermée la tinette n'est pas bien close, si le sol et les parois ne sont pas tenus en grand état de propreté, les mouches qui foisonnent autour peuvent devenir des vecteurs importants de contagion. La chose est encore plus à craindre dans les camps, où les aménagements sont plus rudimentaires. Il y a donc lieu de rechercher, pour ces derniers surtout, un mode d'évacuation des matières fécales moins dangereux.

Nous verrons tout à l'heure, dans l'étude consacrée aux fosses septiques et lits bactériens, les installations relevant de ce système qui pourraient convenir aux petites comme aux grandes collectivités.

Quant au *traitement chimique* des matières fécales et urines, il présente une sécurité trompeuse.

Les travaux de Vincent[2], en France, sur la désinfection chimique des matières fécales normales et pathologiques, ceux de Kayser[3], en Allemagne, prouvent qu'il est impossible de désinfecter les matières

---

1. H. Vincent, *Revue d'hygiène*, juin 1904, p. 486.
2. H. Vincent, *Ann. de l'Institut Pasteur*, 1895.
3. Kayser, *Centralblatt die med. Wissenschaft*, 1907.

fécales avec des agents chimiques quels qu'ils soient, si elles n'ont
été préablement délayées et sans élever la proportion de désinfectant
à un taux considérable et par conséquent fort coûteux.

La solution de crésyl à 10 p. 100, le lait de chaux à 20 p. 100, tout
en étant plus ou moins efficaces à l'égard des excréments liquides,
sont absolument insuffisants, disent-ils, pour désinfecter les matières
fécales épaisses fréquemment évacuées dans les maladies infectieuses, même dans la fièvre typhoïde, et dont la quantité varie de
1/5 à 1/3 dans la masse excrémentitielle commune.

Le seul moyen, dit Kayser, de réaliser chimiquement cette désinfection consisterait à se servir d'une solution de soude caustique à
15 p. 100, mais, ajoute-t-il, l'emploi de ce désinfectant est dangereux
pour ceux appelés à le manipuler.

Le procédé de Schumacher, qui consiste à recevoir dans une
citerne l'effluent des water-closets et à l'y brasser avec du chlorure de
chaux à la dose de 1 p. 2000, puis à égoutter, presser et brûler
ensuite le dépôt, outre qu'il constitue une manipulation répugnante
et dangereuse, est très imparfait.

Tous les systèmes d'emmagasinage qui précèdent nécessitent
des manipulations qui aboutissent tous en fin de compte à l'évacuation d'un effluent incomplètement épuré et par conséquent non exempt
de danger. Le procédé suivant supprime toute crainte à ce sujet.

5° INCINÉRATION. — L'incinération des matières fécales est certainement, au point de vue hygiénique, la méthode de *traitement de
choix*. Ainsi disparaît tout danger par la destruction complète des
éléments pathogènes des maladies infectieuses. Malheureusement
cette solution du problème a des conséquences économiques et financières qui font entrer agronomes et administrateurs en lutte avec les
hygiénistes. Or, ceux-ci doivent compter avec les premiers sous
peine de voir disparaître les ressources nécessaires à l'accomplissement de leurs desiderata. Les matières fécales, en effet, plus encore
que les ordures ménagères, constituent un engrais précieux utilisé
journellement par les cultivateurs, et la vente de cet engrais ou les
produits agricoles qui en sont le fruit deviennent un élément rému-
nérateur pour les villes qui s'imposent des sacrifices financiers considérables pour le traitement de leurs matières usées. Comme on le
voit, les uns et les autres ne manquent pas d'arguments pour détruire
ou pour accaparer les matières fécales, et l'entente entre tous est
encore loin d'être faite. Elle pourrait cependant trouver un terrain
d'entente, si l'incinération pouvait, par la chaleur produite, devenir
un élément de force applicable à l'industrie. C'est ce qu'on essaye de
faire pour les ordures ménagères.

Il est cependant des circonstances qui semblent devoir faire _primer la solution hygiénique_. Ces circonstances sont celles créées par l'infection spécifique des matières fécales. Celles fournies chaque jour par les hôpitaux sont de cet ordre. Il en est de même pour la collectivité militaire au milieu de laquelle on observe quotidiennement des manifestations frustes de maladies infectieuses localisées sur le tube digestif et provoquant l'émission au dehors de selles d'autant plus dangereuses que le sujet qui en est l'auteur inconscient a des apparences de bonne santé. Dans les casernes et dans les camps, l'incinération des matières fécales résolvent un problème important au point de vue du maintien du bon état sanitaire des troupes. On sait que les camps surtout, en campagne principalement, sont visités d'une façon constante par la fièvre typhoïde et la dysenterie.

Des applications d'incinération ont déjà été faites dans de nombreuses circonstances [1].

Pendant la guerre de Cuba notamment, les Américains [2] ont employé des incinérateurs de matières fécales, installés dans des wagons spéciaux du poids de 2 000 kilogrammes. Le wagon contenait huit incinérateurs individuels au-dessus desquels étaient huit sièges. Le modèle indiqué par Munson est celui de Bizzelli consistant en une sorte de cuvette destinée à recevoir les déjections et placée au-dessus de la grille d'un foyer. La contenance était de 25 litres et le poids de 60 kilogrammes. Malheureusement ces wagons ne pouvaient marcher avec la colonne et arrivaient au campement lorsque celui-ci était déjà infecté.

M. Bréchot, après quelques essais, vient de construire un appareil qui, par les résultats déjà acquis, nous permet d'entrevoir une heureuse solution du problème de la destruction des matières fécales et de la stérilisation des urines et produits dangereux.

Nous laisserons de côté l'installation de l'hôpital Claude-Bernard, qui emprunte encore des éléments de désinfection aux produits chimiques pour l'épuration des liquides. L'incinération des matières fécales s'y exécute de la même manière qu'au Val-de-Grâce. Il suffira donc de décrire ce dernier appareil.

Incinérateur de matières fécales du Dr Bréchot [3].

Celui-ci est composé de trois parties, superposées dans l'ordre suivant de bas en haut :

1° Un brûleur de gaz A ; 2° au-dessus, une cuve de stérilisation B ; 3° en haut, l'incinérateur C.

1. BRÉCHOT, Prophylaxie des maladies contagieuses, _Revue d'hygiène_, 1904.
2. MUNSON, _Military Hygiene_, p. 390.
3. BRÉCHOT, Désinfection de l'effluent des water-closets par incinération des matières fécales et stérilisation des liquides par ébullition. _Revue d'hygiène_, 1909, p. 1366.

L'incinérateur C est formé de trois parties : une enveloppe extérieure F
fermée en haut par un couvercle; à l'intérieur un cylindre de moindre dia-

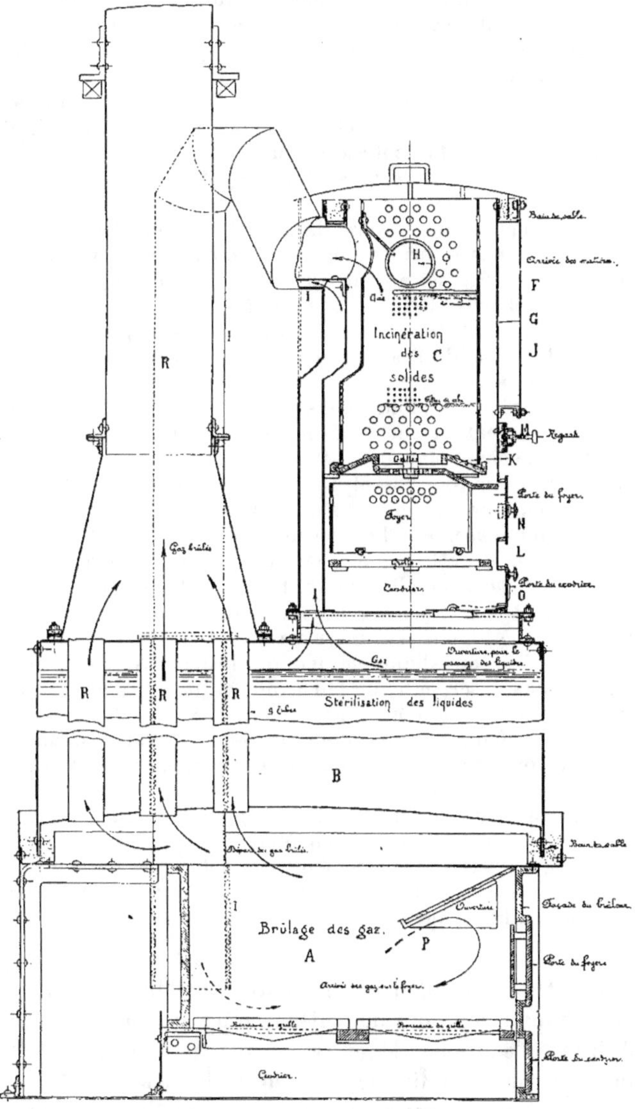

Fig. 78. — Incinérateur des matières fécales du Dr Bréchot.

mètre G formant, en bas, un foyer avec son cendrier, dont le fond porte un
trou qui le met en communication avec la cuve B et qu'un tampon permet
de fermer.

Au-dessus de ce foyer une grille tronconique K ayant, en son milieu, une ouverture fermée par une petite grille qui s'enlève à volonté.

Sur la grille tronconique K repose un tube percé de trous sur toute sa surface qui sert de réservoir aux matières que retient une couche de coke placée sur la grille tronconique, tandis qu'elle filtre les liquides qui tombent dans la cuve.

Des ouvertures ménagées sur la paroi supérieure de la cuve entre l'enveloppe F et le cylindre G permet la circulation des vapeurs pendant l'ébullition dans l'espace libre entre ces deux parois.

Une tubulure H, portant une vanne, reçoit le branchement de la canalisation du water-closet.

Une cheminée I, qui traverse la cuve B, conduit les gaz et fumées de l'incinérateur dans le brûleur de gaz A, où ils circulent autour du foyer pour venir passer ensuite dans les flammes et sortir par la cheminée qui traverse aussi la cuve B, pour se rendre à l'extérieur.

Cette cheminée contient à son départ, au-dessus de la cuve, un serpentin dans lequel circule de l'eau que chauffe le passage du gaz et qui se rend dans un réservoir.

Un second serpentin plongé dans la cuve B sert, lorsque l'incinération et la stérilisation sont terminées, à récupérer la chaleur de l'eau et à envoyer ainsi de l'eau chaude dans le réservoir.

Ces 2 serpentins fournissent pour bains, lavoirs, etc., plusieurs milliers de litres d'eau à 70° environ sans qu'il en coûte rien.

Il y a toujours 2 appareils reliés chacun avec la canalisation du water-closet. Chacun, à tour de rôle est mis en charge vingt-quatre heures, de cinq heures du soir par exemple à quatre heures le lendemain. La vanne en est alors fermée et il est incinéré le lendemain, pendant que l'autre, mis en charge pour vingt-quatre heures, s'emplit.

Pour incinérer on allume le feu du brûleur A, on laisse passer un peu d'eau dans le serpentin de la cheminée. Quand ce feu est bien pris on allume celui de l'incinérateur C.

On active les feux avec une soufflerie disposée exprès; quand l'opération est terminée on retire les feux, on ferme le serpentin de la cheminée et on ouvre celui de la cuve.

La température du liquide dans la cuve monte à 102°; après vingt minutes d'ébullition la stérilisation est complète.

Aucune odeur révélatrice n'est émise au dehors.

L'effluent stérilisé peut être évacué dans un puisard. Il pourrait encore être utilisé comme engrais.

Au point de vue financier, l'appareil installé dans un des pavillons de l'hôpital militaire du Val-de-Grâce, permettant de récupérer 1500 litres d'eau chaude en vingt-quatre heures, a dépensé en combustible une quantité de coke équivalente à celle du gaz d'éclairage employé antérieurement à entretenir un thermo-siphon installé dans ce bâtiment pour le chauffage de l'eau nécessaire au service soit 140 litres de coke n° 1 à 1 fr. 70 = 2 fr. 38 par jour. En somme, la dépense d'entretien a été nulle. Restent l'amortissement du prix d'achat et d'installation [1] de l'appareil et les dépenses incombant aux réparations et à l'usure. L'avenir nous fixera sur toutes ces questions. Mais l'expérience qui se poursuit à l'hôpital Claude-Bernard depuis le mois de février 1908 permet de penser que les appareils sont très résistants, et que les réparations ne s'élèvent pas à un taux très élevé. Il ne faut pas oublier que, d'autre part, le système Goux revient à 0 fr. 35 par homme et par mois [2].

Emmagasinage général. — Dans les procédés que nous venons de passer en revue, quel que soit le mode adopté, ce dernier suppose forcément un séjour plus ou moins long des matières fécales dans la maison d'habitation. Or, nous avons vu que l'objectif des hygiénistes était d'éloigner immédiatement de la maison les matières excrémentitielles. Deux procédés de nos jours assurent cette évacuation immédiate :

Le système à canalisation spéciale.

Le tout à l'égout.

VIDANGE A CANALISATION SPÉCIALE. — De date relativement récente, ce système, qui compte à n'en pas douter un grand nombre d'avantages, a pris de nos jours une assez rapide extension puisque, en 1892, on comptait en Angleterre 40 villes utilisant ce système, en Amérique 50 villes, en Allemagne 10 villes. En Italie les hygiénistes se sont prononcés en sa faveur. Ajoutons cependant qu'en France la faveur paraît avoir été moindre. Actuellement on ne compte que 4 à 5 villes (Cannes, Levallois-Perret, Trouville, un quartier de Paris, etc.) ayant fait l'essai de ce système.

Ce mode de vidange consiste à séparer dans l'évacuation des matières usées les eaux de pluies et de lavage, qui sont peu nocives, des urines, des matières fécales et même, dans la plupart des cas, des eaux ménagères.

Trois procédés différents arrivent à ce résultat. Ce sont : le système Waring, le système Liernur, le système Berlier. — Tous ont pour but d'amener, à travers une canalisation spéciale par aspiration les matières fécales et urines, jusqu'à une usine centrale où elles sont l'objet de traitements divers. Le système Berlier est appliqué à la caserne de la Pépinière depuis 1882.

Les modes d'emmagasinage et d'évacuation usités dans l'armée empruntent leur aménagement aux systèmes adoptés dans les villes

---

1. Les deux appareils en essai au Val-de-Grâce ont entraîné une dépense de 6 000 francs.
2. Pour un effectif de 500 hommes le système Goux entraîne une dépense annuelle de 2 400 francs. Celle-ci ne serait que de 2 300 francs avec l'incinération Bréchot. Traitement et stérilisation des matières usées par la chaleur. *Revue du Génie*, mars 1910, p. 147, et *Montloup*, Th. Lyon, 1907.

de garnison. A ce titre ils rentrent dans l'étude générale des latrines, et, suivant les circonstances, l'autorité militaire arrêtera les dispositifs à adopter. Mais, à côté des garnisons urbaines, il y a lieu de se préoccuper de certaines installations en dehors des centres urbains. *Les forts et les camps*, forment un groupe autonome libre d'adopter des dispositifs appropriés. Le camp forme une véritable ville militaire dans laquelle l'emmagasinage et l'évacuation des matières usées sollicite d'autant plus l'attention que ces agglomérations passagères ou permanentes sont en contact plus intime avec le sol, et que l'expérience montre le danger des souillures accumulées à sa surface. Les maladies des camps sont les maladies du sol et de l'eau.

C'est donc là un problème important de l'hygiène militaire.

Nous avons indiqué, au chapitre consacré à l'étude des camps et des cantonnements, les précautions générales à prendre pour l'installation des latrines.

Quant à l'emmagasinage, à l'évacuation et au traitement des matières usées, les procédés à employer seront choisis parmi ceux usités dans les agglomérations urbaines. Mais le choix devra se porter sur les systèmes ayant fait leur preuve. Ils devront avant tout évacuer rapidement hors du camp toute matière dangereuse, ou mieux *la détruire complètement sur place*. L'évacuation au dehors devra éviter de souiller les agglomérations urbaines ou rurales voisines, respecter les champs environnants et les cours d'eau, c'est dire que l'effluent sera aussi épuré que possible, et que le sol naturel ou artificiel destiné à la purification des eaux usées des camps sera complètement isolé. Une étude des camps à ce point de vue s'impose. Elle dévoilera très certainement une installation le plus souvent défectueuse. Mais il faut dire à la décharge de l'autorité militaire que le problème de leur amélioration ne peut actuellement que se poser en face des incertitudes du moment présent.

Les camps sont encore mieux installés que la plupart de nos collectivités urbaines, car ils sont au moins l'objet d'une surveillance médicale qui atténue pour une part les dangers d'installations primitives adoptées. Des essais d'ailleurs sont tentés par les services compétents. Quant aux camps du temps de guerre, on ne peut pour leur aménagement utiliser la plupart des procédés en usage. Leur salubrité est plus affaire de soins, d'ordres, de discipline que de l'adoption de systèmes plus ou moins perfectionnés. Les essais faits pour l'incinération des matières fécales semblent jusqu'ici peu pratiques, et on sera le plus souvent obligé de recourir à la désinfection chimique des *feuillées*, seul système rapide, convenable et commode pour une occupation extemporanée.

Une circulaire en date du 22 août 1889 indique minutieusement quelles doivent être leurs dispositions. Ce sont des fosses de la largeur d'une pelle, d'une profondeur de 80 centimètres à 1 mètre. Cette exiguïté de largeur permet à l'homme de placer ses pieds de chaque côté du sillon; la terre du remblai se trouve rejetée de part et d'autre et elle est utilisée après chaque exonération par l'homme pour recouvrir les matières. Matin et soir ces feuillées sont désinfectées par le rejet d'une certaine quantité de terre et le versement d'une solution de lait de chaux à 5 p. 100 ou de sulfate de fer à 5 p. 100. On doit calculer 910 grammes de chacune de ces substances par homme et par jour.

Lors de l'abandon du camp, la feuillée devra être comblée complètement, le sol tassé au-dessus d'elle et l'on y plantera des piquets pour éviter l'établissement ultérieur d'habitations ou de nouvelles feuillées au même endroit.

Quant aux *urinoirs*, ils sont constitués par de simples tinettes métalliques mobiles.

L'installation des latrines dans l'armée a été l'objet d'un rapport très complet du médecin principal Hublé au IIIe Congrès de l'assainissement de l'habitation réuni à Paris en 1909. Les discussions qui ont suivi la lecture de ce rapport, et les communications faites à l'occasion de celui-ci ont indiqué les vœux suivants comme répondant le mieux aux desiderata actuels. Les questions d'épuration par fosses septiques et lits bactériens et d'incinération ont été réservées, ces procédés étant encore à l'étude.

Le congrès a donc émis les vœux :

1° Que les bureaux d'hygiène militaire actuels voient leur rôle s'étendre à tout ce qui concerne l'hygiène militaire des garnisons, et qu'ils s'entendent avec les municipalités pour l'évacuation des matières usées en vue de réclamer des installations communes, servant à la population civile et à la population militaire au lieu d'exécuter dans les casernes ou autres établissements des installations particulières, qui demandent un personnel spécial difficile à trouver dans le contingent annuel.

2° Que les latrines aient au moins 0 m. 90 de largeur.

3° Qu'elles soient toujours convenablement et suffisamment éclairées de jour et de nuit.

4° Que des latrines distinctes soient affectées à chaque unité dans les corps de troupes et nettoyées par chacune d'elles.

5° Que les permanentes soient installées à proximité des champs de tir.

6° Que, pour retirer de l'emploi des tinettes Goux tous les avantages qu'on est en droit d'en attendre, *le cahier des charges spécifie nette-ment :*

A. Que les récipients doivent être garnis de matières non seulement sèches mais encore pulvérulentes afin d'être absorbantes (paille hachée et terre sèche).

B. Que leur enlèvement doit se faire avant que les tinettes débordent.

C. Qu'il est indispensable de procéder à leur désinfection.

La question des latrines des forts et des camps reste en dehors de ces conclusions. Car, dans ces circonstances, comme nous l'avons dit, l'autorité militaire ne pourra guère s'entendre avec les localités voisines, et devra recourir à des moyens en rapport avec les conditions locales d'installation de ces collectivités particulières.

CHAPITRE XXIV

LE TOUT A L'ÉGOUT

Conditions générales d'application. Système unitaire. Système séparatif. Nécessité d'une grande quantité d'eau. Réservoirs de chasse.
Traitement des eaux d'égout. Déversement direct aux cours d'eau. Déversement
après épuration.
Épuration par les procédés physiques.
Épuration par les procédés chimiques.
Épuration par les procédés biologiques. Épandage sur sol naturel. Épandage sur
sol artificiel ; fosses septiques et lits bactériens.

La quantité moyenne d'eaux-vannes produite dans les agglomérations urbaines doit être calculée à raison de 100 litres par habitant
et par vingt-quatre heures. En tenant compte des excrétions d'animaux domestiques, ces 100 litres renferment environ 25 à
40 grammes de matières sèches (organiques ou minérales) soit 250 à
400 grammes par mètre cube. Ces chiffres sont susceptibles de
grandes variations suivant les industries, les habitudes locales et la
quantité d'eau dont les habitants disposent pour leurs usages
ménagers.

Le tout a l'égout consiste à déverser dans une même conduite
les matières usées liquides et à les évacuer immédiatement sans
emmagasinage en dehors des agglomérations urbaines. L'épuration
ultérieure de ces eaux vient compléter ce système en évitant le
déversement de ces immondices à la rivière.

Le tout à l'égout constitue donc un mode de vidange hygiénique,
mais le succès de son fonctionnement est en raison directe des bonnes
conditions de son installation.

Parmi les matières usées liquides, il faut distinguer les eaux usées
proprement dites (eaux-vannes, eaux ménagères, eaux industrielles)
et les eaux pluviales.

Les premières [1] ont un débit à peu près fixe et donnent un sewage
très chargé en matières organiques.

1. Imbeaux, *Congrès de Bruxelles*, 1903, et *Assainissement des villes*, p. 395.

Elles sont dangereuses au premier chef et doivent, par conséquent, être éloignées de leur lieu de production par des canalisations étanches et souterraines.

Les secondes, à débit excessivement variable et intermittent, pouvant atteindre par les temps de pluie un volume cinquante fois plus considérable que celui des eaux-vannes, renferment surtout une grande quantité de matières minérales; les matières organiques qu'elles entraînent, provenant des toitures, des cours et des chaussées y sont très diluées; elles peuvent donc, sans trop d'inconvénient, être évacuées dans des caniveaux à ciel ouvert avant d'être recueillies dans une canalisation.

En face de la diversité d'origine et de composition de ces eaux, on s'est demandé s'il n'y aurait pas avantage à écouler séparément par deux réseaux les eaux des deux provenances. C'est là le principe du système du « *Tout à l'égout* » dit *séparatif*.

Lorsque la localité dont il s'agit d'épurer les eaux ne possède pas de réseau de canalisation utilisable, le système séparatif est préférable.

Il permet d'utiliser de simples canalisations de fonte, de ciment armé ou de grès, à faible section, où les matières sont facilement entraînées par la pente et par les chasses automatiques qui, établies aux points culminants de chaque secteur, empêchent le dépôt des corps lourds en même temps qu'elles suppriment totalement les inconvénients et les dangers qui résultent de la pullulation des rats.

Le système *séparatif* évite toute possibilité de diffusion d'odeurs ou de gaz méphitiques et son principal avantage consiste en ce que, le *volume des eaux-vannes étant toujours à peu près le même* pour chaque période de vingt-quatre heures, on peut l'épurer en totalité dans les meilleures conditions économiques, sans s'exposer au risque de polluer les rivières en cas d'orages.

L'adoption du système unitaire, collectant simultanément les eaux-vannes et les eaux pluviales, n'est justifiée que lorsque l'ensemble de ces eaux peut être évacué sans épuration soit à la mer, soit dans les fleuves à très grand débit. L'établissement d'un tel réseau est toujours très onéreux. Il rend l'épuration des eaux d'égout beaucoup plus difficile et coûteuse en raison des variations considérables de leur débit et parce que ces eaux entraînent les sables, terres et graviers des voies publiques.

Enfin il nécessite l'établissement de déversoirs d'orages, assurant l'évacuation directe du trop-plein dans les rivières lors des grandes averses; d'où menace incessante de pollution pour les cours d'eau à faible débit.

D'après Masson et Calmette [1] le système unitaire convient plus particulièrement aux grandes agglomérations urbaines comptant de 20 000 à 500 000 habitants ou plus, ou bien lorsque, dans une localité quelconque, l'ensemble des eaux-vannes, ménagères, industrielles et pluviales peut être évacué, sans épuration préalable, à la mer, à l'extérieur des ports, sur un point du rivage éloigné de toute habitation, balayé par un courant capable de s'opposer à toute espèce de dépôt et dans des conditions telles que, quelle que puisse être l'influence des marées, il n'en résulte aucune pollution pour les plages ou pour les pays à coquillages comestibles.

Aussi est-ce au système séparatif que devront s'arrêter la plupart des collectivités urbaines. Il en sera de même pour les bureaux d'hygiène militaires lorsqu'ils auront à traiter ces questions pour l'évacuation des matières usées dans les *camps*. La solution du problème dans les *garnisons* dépendant du procédé adopté par les villes.

I. Conditions générales d'application du tout à l'égout. — Ces conditions peuvent se résumer dans les propositions suivantes :

Isolement des matières par la construction de conduites étanches. Rapidité de leur évacuation par des chasses d'eau suffisantes.

Pour réaliser ces desiderata, l'art de l'ingénieur utilise :

1° Des conduites en fonte ou en poterie dont la paroi interne est lisse, dont les dimensions sont en rapport avec la quantité de liquide à évacuer et dont les dispositions en pente facilitent le cours des matières ;

2° Des siphons hydrauliques destinés à intercepter les communitions entre l'égout et l'habitation et la voie publique ;

3° Des appareils automatiques, consistant en réservoirs d'eau qui se vident en masse et provoquent une chasse violente des immondices.

Quels que soient les détails de construction de ces derniers appareils, ils répondent tous aux schémas suivants ;

Tous ces appareils sont essentiellement constitués par les mêmes organes, et possèdent le même mode de fonctionnement.

1° Un *bac métallique* d'un volume déterminé destiné à recevoir l'eau nécessaire à la chasse. Il est muni à la partie inférieure d'un orifice par lequel doit s'échapper l'eau contenue dans tout son parcours jusqu'au point de convergence, dans un tuyau disposé en siphon à la sortie. Ce tuyau émerge d'autre part à l'intérieur du bac à une certaine hauteur.

2° Une *cloche métallique* coiffant le segment de tuyau compris

---

1. MASSON et CALMETTE, *Revue d'hygiène*, 1910. Voir encore TROLLAT, th. Lyon, 1904.

dans le réservoir. Cette cloche est perforée d'un orifice en un point de sa paroi.

Le réservoir et la cloche forment un véritable siphon dont la courte branche est représentée par le réservoir et la longue branche

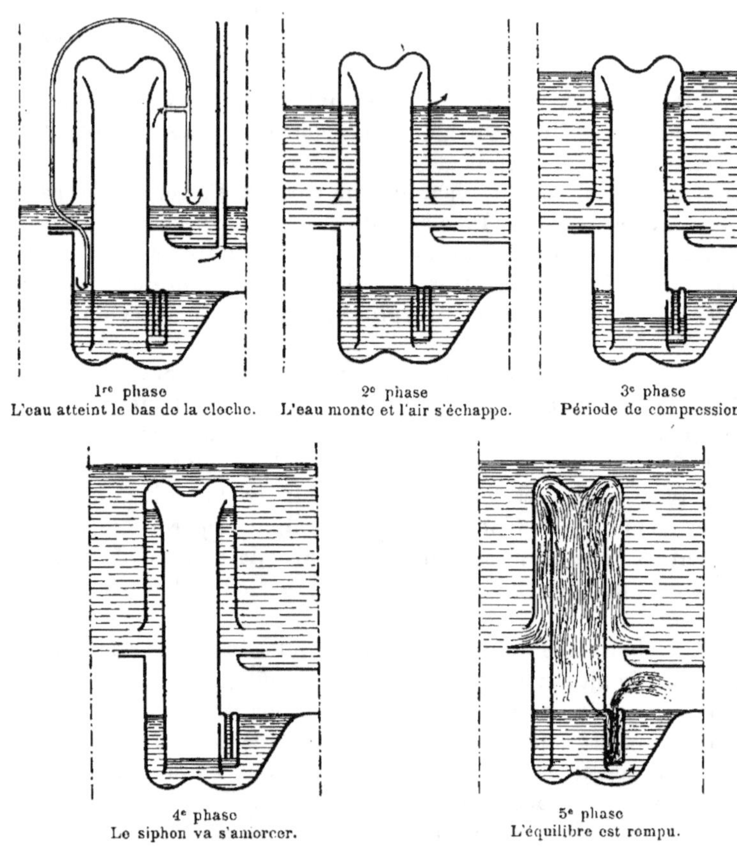

Fig. 79. — Les cinq phases d'amorçage du siphon automatique Geneste-Herscher. (Imbeaux.)

par l'espace compris entre la paroi interne de la cloche et la paroi externe du tuyau de sortie. La courte branche a une capacité beaucoup plus grande que la longue, ce qui provoquera dans la suite, au moment de l'amorçage du siphon, le passage d'une violente et volumineuse trombe d'eau dans la longue branche et dans le tube d'évacuation.

Fonctionnement. — La figure 79 (1re phase) représente l'appareil au moment où il vient de fonctionner ; le réservoir commence déjà à recevoir de l'eau dont le niveau monte également dans toutes les parties de l'appareil (réservoir et cloche), par suite de la sortie ménagée à l'air, au niveau de la paroi de la cloche. Mais bientôt l'eau parvient à la hauteur de cet orifice, le dépasse, et, à partir de ce moment, l'air comprimé dans la cloche opère une dénivellation entre l'eau qu'elle contient et celle du réservoir. L'eau monte cependant de plus en plus et, sous le poids de l'eau du réservoir, celle renfermée sous la cloche arrive au niveau de l'orifice de sortie ; au moment où celui-ci est forcé, le siphon est amorcé et l'eau se précipite violemment dans le tube d'évacuation, jusqu'à ce que la rentrée d'air dans la cloche rétablisse un niveau égal dans les deux branches du siphon.

Dans les appareils à tirage, l'arrivée de l'eau dans le réservoir est limitée par un flotteur ; la hauteur de l'eau sous la cloche est ainsi elle-même limitée. Le constructeur calcule la quantité d'eau à admettre dans le réservoir de façon à ce qu'au moment de l'arrêt l'eau de la cloche affleure le tube de sortie. Il suffit alors d'un léger mouvement d'ascension imprimé à la cloche pour hausser la colonne d'eau qu'elle contient et amorcer ainsi le siphon.

Le nombre des appareils de chasse automatique ou à tirage est aussi considérable que celui des industriels qui s'occupent de leur construction. Aussi le schéma précédent nous semble-t-il suffisant.

La *composition de l'eau d'égout* est très variable. Elle contient des matières en suspension minérales et organiques et des matières dissoutes : azote organique, ammoniacal, acide phosphorique, chaux, potasse, etc.

La teneur en microbes de l'eau d'égout est en moyenne de 11 à 200 millions de germes par centimètre cube[1].

Si l'égout est mal ventilé, s'il y a obstruction dans le cours des matières, les anaérobies s'y développent et en même temps il se produit des phénomènes de putréfaction : d'où dégagement d'ammoniaque aux dépens des matières organiques et dégagement de sulfures aux dépens des sulfates.

Si l'égout est bien ventilé, si son fonctionnement est satisfaisant, les microbes aérobies prédominent. Mais si la quantité de ces germes est grande il est juste de dire avec Cornil[2] que la plupart sont inoffensifs.

Cependant on trouve quelques microbes pathogènes. Leur recherche est, il est vrai, difficile, mais il semble que, depuis les récentes expériences de Karlinski, l'eau d'égout soit un mauvais milieu de culture pour les microbes pathogènes, tout au moins pour le bacille typhique et pour le vibrion cholérique.

1. IMBEAUX, *Assainissement des villes*, p. 680.
2. CORNIL, *Rapport au Sénat*.

Traitement des eaux d'égout. — Si théoriquement les eaux d'égout ne contiennent qu'un petit nombre de microbes pathogènes, en pratique tout au moins et jusqu'à nouvel ordre, on est tenu de les considérer comme très suspectes, et la nécessité de s'en débarrasser, après les avoir rendues inoffensives, s'impose à toute agglomération urbaine et militaire.

Or, nous avons vu qu'avec un réseau d'égouts suffisant, lavé comme il doit l'être, la quantité d'eaux-vannes que déversent les collecteurs est très grande (750 000 mètres cubes par jour pour Paris, 700 000 pour Londres, etc.). Encore ce chiffre est-il augmenté dans les villes industrielles où les usines envoient leur résidu à l'égout.

Une fois évacuées hors de la ville, que doit-on faire de ces eaux dangereuses par leur quantité, nocives par leur qualité ?

1° Déversement direct au fleuve ou a la mer. — Le système le plus simple qui se présente à l'esprit est le déversement des eaux-vannes à la mer, lorsqu'il s'agit d'une ville située sur le littoral, à la rivière lorsque cette ville est traversée par un cours d'eau ; c'est ainsi que :

Cologne utilise le Rhin, Hambourg : l'Elbe, Genève : le Rhône, Munich : l'Isar, Marseille, Nice, Cannes, Monaco : la mer, Londres : la Tamise en un point où elle a 700 mètres de large, à 30 kilomètres au-dessous de la ville.

On sait bien que, sous l'influence de l'air et de la lumière, microbes et matières organiques disparaissent assez rapidement. C'est ainsi que Genève verse dans le Rhône les immondices de 50 000 habitants, sans dommage pour la ville de Lyon.

Le tout à la mer offre plus d'inconvénients. Lorsqu'il existe des mouvements de flux et de reflux, la marée montante s'engouffre dans les égouts et en suspend la circulation, laissant à découvert, quand elle s'éloigne, des bancs de vase infects.

Le seul remède est de conduire les eaux-vannes en haute mer.

Mais ce traitement des eaux d'égout ne peut être qu'exceptionnel ; il est en rapport avec la situation de quelques villes.

Pour le plus grand nombre, l'épuration s'impose.

2° Épuration des eaux d'égout. — Cette épuration pratiquée aujourd'hui un peu partout peut se faire de différentes façons que nous classerons en : procédés physiques, procédés chimiques et procédés biologiques.

a) Procédés physiques. — On peut, par *l'ébullition*[1], tout d'abord

---

1. Imbeaux, *Assainissement des villes*, p. 403.

épurer les eaux-vannes. Celles-ci, après avoir été acidifiées par de l'acide sulfurique, sont portées à une température de 101 à 102°. Elles sont ensuite évaporées, séchées et transformées en poudre. Ce procédé est employé à Trouville où fonctionne l'usine de Touques.

Les *procédés de décantation* ont eu un succès beaucoup plus grand en Angleterre et en Allemagne où ils ont été surtout essayés.

Auprès de Londres et pour les eaux-vannes de cette ville on a installé le grand bassin de décantation de Barking. Là les eaux-vannes se débarrassent de leurs boues qui sont ensuite aspirées et transportées au large par des bateaux spéciaux.

A Bondy, près de Paris, on utilise ce procédé de décantation, qu'on a appliqué aux matières usées provenant des tinettes, fosses mobiles, fosses fixes, etc.

Les matières extraites des fosses fixes, aspirées de l'habitation au moyen de pompes à vapeur sont transportées par des voitures adaptées à eet usage aux usines de sulfate d'ammoniaque.

Les matières pâteuses qu'on retire du fond des fosses et des tinettes mobiles ou filtrantes sont portées dans des dépotoirs à air libre, sortes de fosses dont les parois sont en terre absorbantes. Là elles se conduisent absolument comme le font les matières fécales et urines reçues dans la fosse Mouras ou dans le Septic-Tank que nous étudierons plus loin.

b) PROCÉDÉS CHIMIQUES. — Les procédés chimiques permettent en somme une épuration *mécanique* plus parfaite que les procédés purement physiques.

Ils sont basés pour la plupart sur l'emploi de la chaux ou les sels de fer. Ces corps ont la propriété de rendre insolubles et de précipiter certaines substances organiques renfermées dans les eaux-vannes, et ce précipité entraîne les autres substances en suspension.

Les procédés assurant l'épuration chimique des eaux-vannes sont très nombreux. Ils diffèrent peu cependant les uns des autres car ils ont tous comme principe l'association de la chaux à des solutions de manganèse, de chlorure de magnésium, de goudron de houille, de sulfate de fer et de diverses autres compositions tenues secrètes par leurs auteurs. Il nous paraît donc inutile d'entrer dans les détails des opérations.

c) PROCÉDÉS BIOLOGIQUES. — Les procédés biologiques mettent en jeu la propriété qu'ont l'air, la lumière, les bactéries et autres organismes inférieurs de décomposer la matière organique, de la transformer en une série de corps de plus en plus simples en l'oxydant, pour en faire en dernier lieu des produits gazeux et de la matière minérale ayant perdu leurs qualités nocives. Sous cette forme les matières organiques peuvent être assimilées par les plantes et rentrer ainsi dans le cycle universel. Telle est l'action provoquée par l'épandage des eaux d'égout sur le sol naturel ou sur un sol artificiellement constitué par la main de l'homme auquel on a donné le nom de lit bactérien.

1. Épandage sur le sol naturel. — L'*épandage sur le sol naturel* a été pratiqué depuis la plus haute antiquité, mais les études scientifiques à ce sujet ne datent guère que de la seconde moitié du XIXe siècle. Appliqué en France, pour la première fois à Reims en 1847, il fut adopté pour la ville de Paris en 1897, après des essais de Mille et Durand-Claye commencés en 1866, et malgré l'opposition de Pasteur qui, en 1888, protesta contre l'adoption d'un système qui favoriserait la pullulation des germes pathogènes.

Le bon état sanitaire de Gennevilliers qui, en 1884, échappait à l'épidémie de choléra, dissipa ces craintes. Mais, depuis, les incidents de Pierrelaye-Méry et Carrières-Triel vinrent démontrer que, dans certaines circonstances, le système peut présenter un réel danger lorsque, par exemple, le sol est fissuré, comme dans ces localités. Il faut donc faire un choix basé sur la nature du sol et du sous-sol.

De ce fait, bien des villes peuvent se trouver dans l'impossibilité d'adopter le procédé.

Au début, à Paris et à Berlin, l'épandage sur sol naturel fut associé à la culture, et cela non dans un but d'hygiène, mais pour recouvrer en partie les frais d'établissement et d'entretien du système. L'épandage devenu agricole réussit d'ailleurs d'une façon complète. Mais on s'aperçut au bout d'un certain temps des inconvénients matériels de cette association. Des terrains qui pouvaient épurer primitivement 2 à 300 000 mètres cubes d'eaux-vannes par hectare et par an, virent tomber leur rendement à 40 000 mètres cubes, puis à 25 000 et encore au-dessous. Les besoins de l'agriculture étant variables avec les saisons, avec le temps..., il se produit souvent une diminution considérable du taux des irrigations.

Pour obvier à ces inconvénients on a procédé à des irrigations intermittentes (six heures de contact et dix-huit heures de repos) en prairie ou sur des terres en jachère. Le rendement des terrains irrigués ainsi s'est accru dans des proportions considérables, et M. Vincey[1] a fait voir tout le parti qu'on pouvait tirer des pâturages ainsi aménagés.

Des essais faits à Achères dans ces derniers temps ont permis

---

1. Vincey, *Revue d'hygiène*, mai 1906.

d'épurer annuellement 600 000 mètres cubes à l'hectare. Le ray-grass semé dans les prairies est mis en pâturage directement ou coupé. On a pu faire jusqu'à huit coupes par an. Quant aux terrains laissés en friche, on se contente de les labourer une fois tous les mois, ce qui a semblé suffire jusqu'à présent à empêcher le colmatage et l'infection du sol.

Dans le même ordre d'idées, M. Puech[1] a fait des essais intéressants en 1904-1905 dans la plaine de Créteil, en employant le procédé utilisé pour l'épuration des eaux de boisson de la banlieue (installation du mont Valérien). On avait à cet effet constitué trois bassins successifs, renfermant des graviers de différentes grosseurs, dans lesquels l'eau brute d'égout filtrait, à raison de 332 mètres cubes par jour, pour une superficie totale de 70 mètres carrés. Les matières en suspension dans l'effluent de dégrossissage étaient retenues mécaniquement dans les interstices des graviers, qu'elles finissaient par obstruer. Le dégorgement périodique du filtre était opéré par un contre-flux d'eau d'égout. Quant aux boues, elles étaient évacuées sur des terrains d'égouttement et de décharge, disposés à cet effet dans le voisinage. Le dégrossissage amènerait l'élimination de 96 p. 100 de l'ensemble des matières minérales et organiques en suspension dans l'eau brute.

L'eau ainsi clarifiée était déversée ensuite sur des prairies. On est arrivé à épurer 600 000 mètres cubes par hectare et par an; il est à présumer que, grâce à ces dégrossisseurs, l'obstruction des pores du sol est moins à craindre que par les procédés précédents.

Ce serait donc un tort de considérer d'ores et déjà comme condamné l'épandage sur le sol naturel, et si, au lieu de prendre l'exemple de Paris et de Berlin, dont les eaux-vannes représentent un volume colossal, on examine ce qui se passerait pour les villes moyennes comme Reims, par exemple, on viendrait à penser avec le médecin major E. Arnould[2] qu'en telle ou telle localité, cette méthode en vaut une autre, si même elle n'est pas la méthode de choix.

Mécanisme de l'épuration. — Vis-à-vis de la matière organique le sol ne joue pas le rôle d'un simple filtre dont toutes les parties ont une action égale et analogue. Avec les différentes couches du terrain apparaît une action nouvelle qui variera, selon que nous considérerons la surface ou ses différentes couches profondes.

On peut distinguer en effet parmi celles-ci trois zones : zone de filtration; zone d'oxydation; zone de drainage.

1. Puech, *Soc. de méd. publique*, 31 octobre 1906.
2. E. Arnould, Epuration biologique des eaux d'égout, *Revue d'hygiène*, 1907, p. 108.

A la surface agissent l'air et la lumière. Il se fait donc déjà là un premier travail d'oxydation, une première étape dans l'épuration.

La *zone de filtration* mesure de 20 à 25 centimètres environ. Dans cette couche s'arrêtent les corps volumineux ou insolubles et c'est là que nous trouvons les matières colloïdales.

Les autres produits sont en partie solubilisés par les anaérobies qui se trouvent dans la couche juxta-superficielle où ils sont à l'abri de l'air, grâce au colmatage passager que produit l'inondation. Ainsi liquéfiés, ces produits traversent la couche de filtration pour gagner la deuxième *zone d'oxydation*. Celle-ci présente la plus grande épaisseur (1 m. 50 à 2 m.) et c'est dans son sein que s'opère le travail le plus important, travail aboutissant à la désagrégation complète, à la transformation véritable de la matière organique. C'est dans cette zone que l'azote ammoniacal est repris par les ferments aérobies nitrificateurs pour aboutir à la formation des nitrates grâce à l'action des deux éléments vivants dont l'existence entrevue en 1877 par Schlœsing et Muntz a été démontrée en 1890 par Winogradsky :

Le ferment nitreux (Nitromonas), qui transforme l'ammoniaque provenant du travail des anaérobies en acide nitreux (nitrites).

Le ferment nitrique (Nitrobacter), qui, sans action sur l'ammoniaque, transforme l'azote nitreux en azote nitrique (nitrates).

Ces ferments essentiellement aérobies ne peuvent vivre que dans les terrains très aérés; de là la nécessité de terres légères, irriguées par intermittence. De plus certains corps comme les acides gras, l'acide butyrique par exemple, nuisent à leur vitalité, d'où nécessité de ne pas déverser sur le sol certaines eaux industrielles ou d'arrêter les corps gras des eaux d'égout comme on l'a fait au camp de Sissonne.

Grimbert[1] a fait voir que la dégradation de la matière organique pouvait aller plus loin et que les nitrates à leur tour pouvaient être décomposés par des microbes dénitrifiants, comme le pyocyanique et le coli par exemple, et donner de l'azote pur.

La *zone de drainage* permet l'écoulement de l'eau épurée par les couches précédentes.

On doit choisir une terre arable ou sablonneuse. La première possède un pouvoir épurateur plus grand et elle peut être utilisée immédiatement puisqu'elle contient d'avance les germes nitrificateurs[2], tandis que la seconde a besoin de mûrir, il faut attendre l'apport des germes véhiculés par l'eau à épurer.

ÉVALUATION DE LA SURFACE. — La quantité du terrain nécessaire varie évidemment avec sa nature. On compte généralement qu'un

---

1. GRIMBERT, *Revue scientifique*, 1905, p. 249, et *Bull. de l'Institut Pasteur*, 1904, p. 23.
2. ROCHARD, *Encyclopédie de l'hygiène*, t. III, p. 266.

hectare est nécessaire pour épurer 12 000 à 45 000 mètres cubes par an. Mais ce chiffre n'est qu'une moyenne et on comprend aisément qu'avec le pouvoir de filtration plus ou moins grand d'un terrain donné la quantité nécessaire de ce terrain variera dans des proportions assez élevées.

Une certaine profondeur de la couche perméable favorisera la filtration.

A Gennevilliers, par exemple, où la couche bactérifère mesure de 2 à 3 mètres, on a admis un pouvoir de filtration égal à 40 000 mètres cubes par hectare et par an, tandis qu'à Berlin, où la couche bactérifère, faite de sable, mesure de 1 mètre à 1 m. 50, ce pouvoir de filtration ne peut dépasser 12 à 15 000 mètres cubes par hectare et par an.

D'ailleurs le tableau suivant fait voir la variabilité de cette action.

Mètres cubes épurés annuellement à l'hectare [1].

Berlin (Malchour), terre forte	8 827 m³
Donester, sable	10 889 —
Berlin (Falkenberg), terre forte	12 327 —
Leamington, presque tout gravier	13 946 —
Berlin (Osdorff), sable	15 727 —
Berlin (Grossbeeren), sable	10 755 —
Reims (partie basse), terrain calcaire	19 000 —
Reims (partie haute), terrain calcaire	30 000 —
Dantzig, divers	40 150 —
Paris (Gennevilliers), sable et gravier	48 940 —
Croydon (Beddington), gravier	98 578 —
Paris (Gennevilliers), sable et gravier	100 000 —
Redfield (Massachusets), gravier	108 543 —

Enfin la quantité de terrain nécessaire dépend encore de la nature du sewage. C'est ainsi que Calmette estime qu'il faut en moyenne 1 hectare pour un déversement de 100 mètres cubes par jour d'eaux de sucrerie [2], tandis que pour les eaux d'égout on peut compter 1 hectare pour un déversement de 2 500 kilogrammes par jour.

Si on calcule le pouvoir épurateur du sol des environs de Paris sur le pied de 40 000 mètres cubes par hectare et par an, on arrive à trouver qu'un espace de 6 387 hectares est nécessaire pour subvenir aux besoins.

La ville de Paris ne peut tabler actuellement que sur une surface de terrains irrigables de 5 505 hectares se répartissant de la façon suivante :

1. E. RICHARD, *Précis d'hygiène appliquée*, p. 287.
2. CALMETTE, *Revue d'hygiène*, 1903, p. 234.

Gennevilliers.	905 hectares filtrant 36 500 000 m³ par an.
Achères.	1 500 — 79 500 000 —
Méry-Pierrelay	2 150 — 48 000 000 —
Carrière-Triel	950 — 43 000 000 —

en comptant que Gennevilliers et Achères épureront 40 000 mètres cubes par hectare et par an, Méry-Pierrelay 25 000 et Carrières-Triel 48 000 mètres cubes. Or, il s'en faut de beaucoup que le pouvoir de filtration des terrains irrigués soit aussi étendu et aussi constant. Les quantités déversées directement à la Seine en sont une preuve.

TECHNIQUE DE L'IRRIGATION. — On irrigue soit des *terrains laissés incultes*; c'est ainsi qu'on obtiendrait le meilleur rendement : 4 à 600 000 mètres cubes par hectare et par an, au lieu de 40 000 d'après Launay; soit des *terrains laissés en prairie*, dont le pouvoir épurateur est encore supérieur au dernier mode d'irrigation, qui consiste à mettre l'eau d'égout *à la disposition des cultivateurs* comme mode d'arrosage. La culture n'ayant besoin de ces eaux qu'à certaines époques de l'année et ne les utilisant d'autre part que suivant les variations du temps, de la chaleur, de la pluie, etc., il s'ensuit que cette dernière technique donne le rendement le plus inférieur comme quantité. Encore l'utilisation agricole demande-t-elle la prescription de mesures de précaution vis-à-vis de la souillure directe de la surface des plantes, celle-ci appartenant pour la plus grande part à la classe des plantes maraîchères dont la consommation à l'état cru est fréquente. *Cette culture doit être absolument interdite* [1].

Dans tous les cas, les sols utilisés pour l'irrigation devront être convenablement drainés, puis régulièrement labourés ou travaillés à la bêche de façon à ce que le colmatage ne soit pas trop prolongé. Le déversement des eaux s'y fera d'une façon intermittente; on évitera toute stagnation à la surface. On disposera le terrain de manière à ce que les racines des plantes seules soient au contact de l'eau en traçant des rigoles destinées à la recevoir sur chaque côté des billons.

Résultats. — Quel que soit le mode de traitement du sol, si celui-ci est bien conduit et si le terrain est scientifiquement choisi, les résultats sont excellents au point de vue de l'épuration chimique, comme on peut s'en rendre compte par les chiffres suivants [2] :

---

1. MASSON et CALMETTE, *Instructions générales relatives à la construction des égouts, à l'évacuation et à l'épuration des eaux d'égout*, Rapport approuvé par le Conseil supérieur d'hygiène publique de France, 1909, et *Revue d'hygiène*, octobre 1909.
2. *Annales de l'Observatoire de Montsouris*, 1905.

	Eau d'égout puisée à Clichy.	EAU DES DRAINS DE		
		Achères.	Méry-Pierrelaye.	Carrières-Triel.
Matières organiques en milligrammes par litre..................	43,3	1,75	0,817	1,24
Azote organique..............	2,4	»	»	»
Azote ammoniacal............	22 »	0,47	»	»
Azote nitrique................	0,3	17,9	14,2	16,2

Au point de vue bactériologique, les résultats ne sont pas moins parfaits.

L'analyse des eaux provenant des drains de Gennevilliers faite par Miquel a montré :

Eau d'égout........................	10 000 bactéries par cm³.	
Eau de drains.......................	13 à 14	—
Eau de la Vanne....................	62	—
Eau de la Seine....................	1 200	—

Œsten[1] a fait voir que les eaux provenant des drains pouvaient servir à une pisciculture intensive.

Mais des analyses faites sur des terrains différents montrent qu'il n'en est pas toujours ainsi. Pendant le 1er trimestre 1902 on a relevé les chiffres suivants :

Au drain de Méry....................	1 355	bactéries par cm³		
— de la Bonne-Ville............	16 970	—		
— d'Epluches.................	595	—		
— de Courcelles...............	2 430	—		
— de la Chaussée Jules-César....	230	—		
— de la Ruelle Darras..........	560	—		
— de Saint-Blaise..............	3 744	4 octobre	1901.	
— —	60	11	—	
— —	32	22 novembre	—	
— —	12	6 décembre	—	
— —	264	27	—	—

Ces chiffres cependant ne nous semblent prouver qu'une chose, c'est que tous les terrains ne sont pas susceptibles de recevoir le traitement qu'on leur impose, et les accidents survenus à Carrières-Triel démontrent la nécessité d'une enquête géologique préalable.

Une application de l'épandage sur sol naturel a été faite au *camp de Sissonne* et nous empruntons les détails de son installation au capitaine du génie Menu[2] et au médecin major Thooris[3].

Constitution du terrain. — De la périphérie vers la profondeur, on

---

1. ŒSTEN, *Revue d'hyg.*, 1892, p. 1029.
2. MENU, *Revue du Génie*, mars 1901.
3. THOORIS, *Arch. de méd. milit.*, 1903, p. 193.

observe successivement, d'après les renseignements autorisés de M. Gaillot, directeur de la station agronomique de l'Aisne, 0 m. 45 de sable calcaire d'origine diluvienne, résultat de la décalcification de la grève calcaire ; au-dessous, environ 2 mètres de craie roulée, puis 30 mètres de craie blanche à « belemnites quadrata ».

Au-dessous de la craie blanche, on trouve la craie fendillée, noduleuse, magnésienne, caractérisée par les oursins, le micraster et le cor testudinarium.

Enfin, la craie à silex et la craie marneuse ou argileuse imperméable, qui détermine dans toutes les assises une hauteur d'eau de 200 mètres environ.

Le sol est donc absorbant et la nappe est située profondément.

Les eaux usées destinées à l'épandage ne contiennent pas de matières fécales.

Le tout à l'égout y est pratiqué seulement pour les eaux usées provenant des cuisines, lavoirs, lavabos et urinoirs fixes.

Les eaux de lavage de gamelles traversent dans la cuisine une boîte à graisse qui empêche celle-ci de pénétrer dans la canalisation, s'opposant ainsi au colmatage.

Le réseau est constitué par des tuyaux en grès vernissé de 0,30 à 0,15 de diamètre. La pente est une pente faible de 2 millimètres. Aussi a-t-on installé sur le parcours de la canalisation des réservoirs de chasse espacés de 175 mètres.

L'égout collecteur débouche dans un dépotoir souterrain étanche de 130 mètres cubes de capacité ; cette quantité correspond à la quantité d'eaux usées par une brigade d'infanterie, soit 4 000 hommes à raison de 40 litres par homme.

Ce dépotoir est situé à une extrémité du camp, à côté du champ d'épandage. Un grillage placé sur l'égout collecteur retient les corps étrangers. Une cheminée d'aérage assure la ventilation.

Le champ d'épandage est situé à 1 800 mètres du camp habité et à 1 500 mètres des premières maisons du bourg de Sissonne. Sa superficie totale est de 2 hectares 70 ares. Le sol épure en moyenne 5 555 mètres cubes par hectare et par an. La moyenne journalière est de 120 mètres cubes du 15 mai au 15 septembre, et on compte en plus 600 mètres cubes pour l'épandage intercalaire de la non occupation.

Les analyses ont permis de déterminer les qualités fertilisantes de l'effluent qui, pour les 120 mètres cubes journaliers, donne :

Azote..	60^{kg}
Acide phosphorique...................................	6 ,84
Potasse..	20 ,40

On voit donc que les eaux usées du camp sont réellement riches en principes utiles et constituent un engrais de premier ordre pour la fécondation du sol irrigué. D'ailleurs, l'eau par elle-même remplit déjà dans ces terrains secs un rôle capital au point de vue de la végétation.

Les objections faites a l'épandage sur le sol naturel sont de deux ordres : les unes, d'ordre financier ; les autres, d'ordre hygiénique.

L'*objection principale* d'ordre financier faite à l'épandage sur sol naturel est que le procédé demande une grande étendue de terrain. Calmette estime que pour les 800 000 mètres cubes journaliers de Paris 12 000 hectares seraient nécessaires. Bezault porte même l'évaluation à 15 000 hectares et Bechmann a fait voir qu'à Berlin, pour 240 000 mètres cubes journaliers d'eau d'égout on employait 6 000 hectares et que la ville a en plus à sa disposition 6 000 hectares ; d'autre part, l'engrais [1] ne serait contenu dans les eaux résiduaires que dans de faibles proportions, 7 p. 100. Sur 1271 kilogrammes d'acide phosphorique apportés par les eaux, 126 seulement seraient retenus par la culture ; 1145 se perdraient dans les drains, soit 90 p. 100. Il en serait de même pour la potasse dont la perte s'élève à 83 p. 100, pour l'azote à 93 p. 100 et la chaux à 90 p. 100.

Les bienfaits attribués à ces eaux proviendraient beaucoup plus de l'arrosage qu'elles procurent à la terre que de leurs qualités fertilisantes.

Objections d'ordre hygiénique. On a parlé d'abord du *colmatage* progressif du sol qui, à un moment donné, ne pourrait plus être utilisé. Ce colmatage se produit très certainement à la longue au point de diminuer quelquefois de moitié le rendement du terrain irrigué. Les exemples de Turin où l'épandage se fait depuis 900 ans ; de Bunzlau depuis 300 ans, d'Edimbourg depuis 90 ans au taux de 40 000 mètres cubes par hectare et par an, de Reims depuis 60 ans, font voir que cette objection n'est pas complètement fondée et que, s'il y a diminution de rendement au bout d'un certain temps, celui-ci reste suffisant indéfiniment avec un terrain bien choisi et bien entretenu. Reims, il est vrai, n'évacue pas les matières fécales. Pour les sols graveleux de la presqu'île de Gennevilliers, le fait a été établi [2], par la constatation analytique, que des irrigations intensives, continuées pendant un quart de siècle, n'étaient pas parvenues à accroître sensiblement la teneur du terrain en débris organiques et en humus cumulés. Même à la dose très notablement supérieure à 40 000 mètres

---

1. Haméon, *th. Lyon*, p. 88, 1902.
2. P. Vincey, *La terre d'épuration, Mémoires de la Société nationale d'Agriculture de France*, 1896.

cubes par hectare et par an, l'épandage agricole prolongé n'occasionne aucun feutrage persistant, lorsque le terrain perméable est habituellement soumis aux façons culturales.

L'accumulation sur le sol de débris organiques et de microbes dangereux est une objection plus sérieuse. Pasteur avait en effet combattu le système autrefois pour cette raison. Il ne l'avait admis qu'au cas où on laisserait le sol sans culture. Calmette[1] a évoqué le danger provenant des insectes ailés (mouches, moustiques) ayant séjourné sur ce sol. Il a rappelé aussi à ce propos le rôle des helminthes dans l'appendicite. Certains faits de transmission de la fièvre typhoïde par des légumes ou des fruits provenant de champs fumés avec l'engrais humain viennent à l'appui de cette manière de voir. Mais il faut remarquer qu'il s'agit là de déversement direct de matières fécales pures, sur des champs n'ayant reçu aucun aménagement spécial. L'assimilation de ceux-ci avec les champs d'épandage n'est donc pas tout à fait juste. D'autre part, Wurtz, dans des expériences de laboratoire, a fait voir que des légumes et des fruits provenant des champs d'épandage de Gennevilliers pouvaient conserver à leur surface des bacilles pathogènes. Mais nous savons, d'autre part, comme l'avait déjà fait remarquer Duclaux, que les microbes pathogènes périssent vite au contact de l'air et de la lumière, puis des expériences de Chantemesse et de Widal ont permis de constater la stérilité de la pulpe des légumes provenant de Gennevilliers; en tout cas, on pourrait prescrire de ne consommer les produits juxta-telluriques que cuits, ou défendre la culture des plantes maraîchères, des tubercules et des fruits qui, comme les fraises, ont un contact avec le sol et ne tolérer que des plantes fourragères ou des arbres fruitiers. Dans ces conditions et en prenant ces précautions, toute crainte semble devoir être écartée du fait de la consommation de produits venant des terrains irrigués. D'ailleurs, si le danger signalé était grand, on devrait constater dans la région où se pratique l'épandage un état sanitaire défectueux.

Or, il résulte de l'observation faite depuis de longues années que la _santé des populations habitant_ Gennevilliers, Asnières, Colombes n'est pas moins bonne depuis l'installation de l'épandage; en effet, les statistiques de Brouardel font voir que la mortalité de Gennevilliers qui, avant l'épandage, était de 15,49 p. 100, n'est que de 12,87 p. 100 depuis les installations actuelles. De son côté Bertillon assure que la fièvre typhoïde n'est pas plus fréquente là que dans d'autres communes des environs de Paris ne pratiquant pas l'épandage, la tuber-

1. CALMETTE, _Revue d'hygiène_, 1901, p. 1091.

culose même y serait moins fréquente. En 1902[1], sur 202 décès survenus à Gennevilliers, on n'en compte pas un seul dû à la fièvre typhoïde. Pas de maladies infectieuses chez les habitants de Villeneuve-la-Garenne qui boivent l'eau du drain du moulin de la Loge. A Bunzlau[2], qui fait de l'épandage depuis le xvi° siècle, la mortalité est inférieure à la mortalité allemande moyenne. Ces faits d'observation doivent être opposés aux craintes manifestées par certains auteurs. On a encore reproché à l'épandage sur le sol de favoriser la *souillure de la nappe d'eau souterraine*, mais les faits qu'on cite à l'appui ne prouvent qu'une chose, c'est que les terrains d'irrigation doivent être l'objet d'une enquête géologique afin de se rendre compte de l'état de leur perméabilité; la souillure de la nappe d'eau souterraine survenuc en 1885 sur les plateaux de Méry-Pierrelaye a été due en effet à l'existence de fissures au sein des terrains d'épandage, et à un apport d'eau trop intensif. Il a suffi de pratiquer des drainages pour voir disparaître ces inconvénients.

Quant à la souillure microbienne, les expériences de Cornil, Chantemesse et Widal, celles de Grancher et Deschamps nous rassurent à ce sujet. Après avoir arrosé de la terre de Gennevilliers avec des cultures de b. d'Éberth, jamais ces auteurs n'ont retrouvé celui-ci dans l'effluent qui avait traversé 2 à 3 mètres de cette terre. . Grancher et Deschamps ont même observé que cet élément microbien ne parvenait pas à plus de 40 centimètres de la surface, malgré des arrosages quotidiens. Il est vrai que les expériences de Wurtz et Bourges ont fait voir que des microbes pathogènes tels que la bactéridie charbonneuse, le bacille tuberculeux, et le vibrion cholérique déposés à la surface de la terre et même enfouis à une certaine profondeur, sont retrouvés lors du développement des plantes qui y poussent et se retrouvent sur les feuilles et le long des tiges. Mais ce n'est là qu'un inconvénient facile à faire disparaître en interdisant, comme l'a fait le Conseil supérieur d'hygiène publique de France, la culture des plantes dont la partie comestible est en contact direct avec le sol. Plus sérieux serait le résultat des expériences faites par Smee junior en 1886, qui a démontré que les plantes fourragères cultivées sur les terrains d'épandage entraîneraient pour les vaches qui les consomment une altération de leur lait. Celui-ci aigrirait et se putréfierait rapidement. Mais les faits publiés par Vincey, après une expérience de plusieurs années, ne permettent pas de généraliser ces résultats.

En somme, les objections faites renferment toutes une certaine

1. *Presse médicale*, 30 janvier 1904.
2. *Revue d'Hayem*, 1887, vol. XXIX, p. 78.

Lemoine. — Traité d'hyg. milit.   40

part de vérité. *Mais elles s'appliquent à des cas particuliers, et non à la méthode.* Elles ne prouvent qu'une chose, c'est que l'épandage sur sol naturel doit être préparé par des enquêtes approfondies sur la nature des terrains, sur leur capacité d'écoulement et de filtration épuratrice, sur l'utilisation possible des produits fertilisants qu'amènent les eaux résiduaires, sur la richesse de celles-ci en engrais, sur leur abondance, sur leurs variatious de quantité et de qualité, etc. Enfin l'application du procédé demande des travaux scientifiquement conduits.

La question financière toutefois reste entière si, comme l'expérience le prouve, l'élévation du taux de rendement du sol demande de reléguer au second plan le bénéfice qu'on pourrait retirer de sa mise en culture. Peut-être cependant pourrait-on en augmenter la valeur en demandant l'aide des procédés que nous allons décrire.

Après une période d'enthousiasme, en effet, l'épandage sur le sol est aujourd'hui sur le point d'être abandonné, et on tend de plus en plus à lui substituer une nouvelle méthode d'épuration des eaux-vannes à l'aide de supports artificiels.

2. Épandage sur sol artificiel. — Domestiquer les bactéries en vue de l'application raisonnée de leur activité vitale à la purification du sewage, tel est le principe sur lequel repose l'emploi des lits bactériens, telle est la voie ouverte depuis quelques années seulement à l'épuration des eaux d'égout.

Les procédés employés dans ce but consistent à soumettre le sewage à deux équipes d'ouvriers microbiens :

Les anaérobies, chargés de solubiliser la matière organique; les aérobies, chargés d'oxyder les matières solubilisées et de transformer les produits en nitrates, dernier terme de leur dégradation. La méthode dite bactérienne substitue au sol naturel un sol artificiel de 1 à 3 mètres d'épaisseur constitué par des corps poreux. On choisit de préférence le coke, les scories ou mâchefers qui, grâce à leur perméabilité, favorisent la fixation des matières et leur oxydation. On peut encore utiliser les briques concassées, les laves et exceptionnellement les pierres calcaires. Les premiers essais tentés par Dibdin, en 1888, sur la rive gauche de la Tamise, à Barking, ne réussirent qu'en partie; les lits ne tardèrent pas à se colmater et furent laissés de côté. Mais quelle ne fut pas la surprise de Dibdin, lorsque plusieurs mois après il vit ces lits abandonnés recouvrer leur puissance épuratrice.

La nécessité de l'intermittence de l'irrigation était démontrée. Cet exemple servit en même temps à expliquer une partie des phénomènes qui depuis ont été relevés et étudiés au sein des lits de contact : destruction de la matière organique par l'oxygène de l'air, et effet favorable de celui-ci sur les microbes aérobies dont le développement est indispensable à la transformation des matières.

Certaines substances cependant restaient toujours inattaquées et encombraient soit les bassins de décantation précédant les lits, soit les lits eux-mêmes.

C'est alors que Donald-Cameron, mettant à profit les propriétés des anaérobies, découvertes par Scott-Moncrief, imagina le « Septic Tank », ou fosse septique où les eaux d'égout s'accumulent avant d'être dirigées sur les lits aérobies. Là se développe, à l'abri de l'air, une abondante végétation de microbes anaérobies qui ont pour mission de solubiliser les matières organiques non dissoutes. *La méthode bactérienne*, telle qu'on la conçoit aujourd'hui, est donc *constituée par l'association des deux systèmes*. Certaines eaux industrielles cependant, les eaux de sucrerie par exemple, ne demandent pour être épurées que des lits de contact (Calmette, 1902). D'autres, un traitement chimique préalable[1].

Le procédé est constitué :

1° Par une *chambre à sable* destinée à retenir les plus grosses impuretés et les matières minérales ;

2° Par une *fosse septique* ouverte ou fermée où fermentent et se dissolvent les matières organiques, sous l'influence des microbes anaérobies apportés par les eaux-vannes. Ce bassin fonctionne d'abord pendant deux à trois semaines comme simple bassin de décantation, mais bientôt le travail microbien commence, les matières se solubilisent au fur et à mesure de leur arrivée, et le niveau des boues accumulées au fond de la fosse reste fixe *au moins théoriquement*.

Suivant l'expression de Sedgwick[2] l'eau a travaillé dans le bassin comme le jus de pommes fermentant sous l'action des ferments apportés avec elles, et par là le bassin septique constitue, suivant le même auteur, la partie essentielle des méthodes bactériennes d'épuration. L'analyse suivante due à Riedel fait voir les transformations qui s'opèrent au sein de la fosse septique :

	MILLIGRAMMES PAR LITRE	
	A l'entrée.	A la sortie.
Extrait sec	468	486
Ammoniaque libre	36	49
Azote albuminoïde	140	6,4

1. CALMETTE et ROLANTS, *Revue d'hyg.*, 1901, p. 673, et ROLANTS, Épuration biologique des eaux d'amidonnerie, *Revue d'hyg.*, 1905, p. 97; VIÉ, *Congrès d'hyg. sociale d'Arras*, 1904.
2. *Revue d'hyg.*, 1902, p. 809.

D'autre part les analyses de Calmette[1] montrent les diminutions constantes des matières organiques dosées au permanganate.

	EAU BRUTE EN MILLIGR. PAR LITRE		EFFLUENT DES FOSSES SEPTIQUES EN MILLIGR. PAR LITRE	
	En solution acide.	alcaline.	En solution acide.	alcaline.
Du 13 au 19 janvier 1907	86	65,5	74,8	50,8
Du 17 au 23 mars 1907	108,1	83,3	91,7	70,8
Du 5 au 11 mai 1907	66,2	57,5	60	47,1
Du 16 au 22 juin 1907........	102,3	78,3	80,6	58,6

De plus l'ammoniaque, produit de la décomposition des matières azotées, augmente légèrement, et l'hydrogène sulfuré produit par la réduction des sulfates et par la décomposition des matières albuminoïdes apparaît dans l'effluent de la fosse septique.

Le taux de solubilisation s'élèverait à 50 p. 100 et parfois à 60 p. 100 avec le système d'égout séparatif, et à 30 p. 100 au moins avec le système unitaire (Manchester, Birmingham, etc.).

D'après le rapport de la Commission royale anglaise[2] cette solubilisation ne serait que de 25 à 35 p. 100 et la fosse septique ne pourrait être envisagée que comme un organe de dégrossissage.

Il n'est pas sûr, en effet, que toutes les matières confiées au septiktank se solubilisent et que, par suite, la fosse septique ne laisse pas s'accumuler les boues. C'est sur le volume de ces résidus, semble-t-il, plutôt que sur des analyses, que certains observateurs sont arrivés à contester l'action transformatrice de la fosse septique. Si cette action n'est pas niable, les faits viennent en effet démontrer par contre qu'en pratique, malgré la solubilisation d'une certaine quantité de matières albuminoïdes, la quantité des boues qui restent dans les fosses septiques peuvent atteindre un volume considérable. Dibdin[3] estime qu'il subsiste un résidu réel de 50 à 70 p. 100 des matières solides arrivant dans les bassins, et que ces résidus augmentent progressivement et nécessitent des nettoyages. Calmette[4], dans son installation de la Madeleine, a retiré des fosses septiques, de 1904 à 1906, 10 434 kilogrammes de boues humides, plus 6 758 kilogrammes des fosses à sable. En 1906-1907 le taux des boues des fosses septiques

1. CALMETTE, *Recherches sur l'épuration biologique et chimique des eaux d'égout*, Masson, 1908, vol. II, p. 10.

2. CALMETTE, *loc. cit.*, vol. II, p. 225, et VINCEY, Congrès des services municipaux techniques et des travaux publics, *Édilité technique*, septembre 1909.

3. DIBDIN, *Purification of Sewage and Water*, 3e édition, 1903.

4. CALMETTE, *Revue d'hygiène*, 1908, p. 314.

est monté à 113 212 kilogrammes malgré ou à cause de la réduction du débit.

Certains auteurs persistent à nier toute action liquéfiante ou autre à la fosse septique.

Schmitmann et Proskauer[1] observèrent, lors de la démolition de l'établissement construit par Schweder à Gross-Lichterfelde et utilisant le septic-tank, que les boues accumulées au fond de celui-ci étaient analogues à celles de bassins de sédimentation, les composés azotés n'étaient pas minéralisés.

D'après Dzerszgowski[2] la fosse septique agirait également comme un simple bassin de sédimentation; bien plus, elle serait nuisible à l'épuration ultérieure sur les lits bactériens. Duyk[3] demande aussi la suppression de la fosse septique, mais pas pour la même raison. Cet auteur pense que la fermentation anaérobique de l'effluent s'effectue suffisamment le long de la conduite d'amenée, lorsque celle-ci est suffisante.

On voit que la question est encore loin d'être élucidée. Cependant, en pratique, on ne peut refuser à la fosse septique une action solubilisante sur une certaine quantité des produits qui y sont déversés.

3° Les *lits bactériens aérobies* reçoivent les eaux-vannes directement ou après avoir subi déjà une première transformation destinée à les rendre facilement attaquables par les microbes nitrificateurs. Ils ont pour but de transformer en nitrates l'azote des ammoniaques. Aussi faut-il favoriser la vie des microbes nitrifiants dont on utilise le travail.

Il importe donc de poser certaines règles qu'on devra suivre dans l'installation des lits bactériens[4].

On doit assurer une large aération de l'eau sortant de la fosse septique, afin d'éliminer les substances réductrices, l'acide sulfhydrique notamment, qui absorberaient l'oxygène aux dépens des aérobies du lit de contact.

Les matières grasses sont difficilement détruites par les microbes; or certaines eaux peuvent en contenir beaucoup. Les usines de peignage, par exemple, donnent des matières grasses qui sont souvent accompagnées d'hydrocarbures d'origine minérale (huile de graissage), ce qui fait que, dans certaines villes, il faut éliminer au préalable ces matières grasses du sewage[5]. En opérant sur les eaux de l'Espierre et

---

1. *Revue d'hygiène*, 1900, p. 755, Analyse.
2. DZERSZGOWSKI, Contribution à l'étude du rôle de la fosse septique, *Arch. des sciences biologiques*, 1907, n° 1, et *Revue d'hygiène générale et appliquée*, 1908, p. 365.
3. DUYK, *Annales des travaux publics de Belgique*, avril 1902.
4. CALMETTE, *Revue d'hygiène*, 1902.
5. ROLANTS, *Congrès de Bruxelles*, 1902.

de Verviers, M. Rolants a pu obtenir une bonne précipitation de ces matières à l'aide du sulfate ferrique. L'eau ainsi traitée a pu ensuite être très bien épurée par deux contacts sur lits bactériens aérobies.

Pour favoriser le travail de nitrification il ne faudra pas admettre des eaux d'égout trop riches en matières ammoniacales.

Enfin la capacité volumétrique doit être à peu près *constante*. On n'admettra pas de matières solides non solubilisables (papiers), et on tâchera de modérer la production des zooglées qui obstruent les pores des surfaces, en faisant reposer le filtre de temps en temps. Toute la technique des lits bactériens repose sur cette condition primordiale de ne leur livrer qu'un effluent liquide absolument exempt de matières organiques non solubilisées. Sans cela, le colmatage est rapide et l'organe ne peut plus fonctionner.

L'épuration sur un lit de contact ne fonctionne qu'au bout d'un certain temps, lorsque le filtre a été ensemencé et que les bactéries nitrifiantes s'y sont développées. Si, à ce moment, on examine les matériaux inertes du lit, on constate que chacun des éléments est entouré d'une sorte de gelée composée de bactéries : c'est dans le parfait équilibre de cette couche active que réside la qualité du lit.

Les dispositifs préconisés jusqu'à présent pour permettre à ces lits de fonctionner dans les meilleures conditions d'efficacité et d'économie forment *deux groupes* : les procédés de contact et les procédés de percolation.

Les *lits de contact* sont constitués par des bassins en maçonnerie cimentée remplis de matériaux poreux plus ou moins gros, tels que mâchefer, scories, coke, sable, gravier, briques cassées.

Dibdin a préconisé dernièrement des lits d'ardoises (1907) de 0 m. 30 à 0 m. 90 carrés et de 0 m. 08 d'épaisseur posées à plat et séparées les unes des autres par de petits fragments de la même substance.

La filtration sur ces lits bactériens se fait de deux manières par des arrosages *intermittents* ou *continus*. Dans le premier cas, les ingénieurs anglais recommandent une immersion de deux heures. La vidange du lit prend ensuite une heure et on la fait suivre d'un repos de quatre heures. A vrai dire il ne peut exister de règle invariable à ce sujet, la durée d'immersion dépendant de la facilité avec laquelle les lits peuvent s'aérer, de la présence ou de la non-existence du septic-tank, etc. Ces lits de contact sont le plus souvent au nombre de deux ou trois, l'eau passe successivement de l'un à l'autre en s'épurant chaque fois davantage.

Certains établissements font de l'*épuration continue*; ce dernier système a l'inconvénient de favoriser le colmatage, mais il faut bien le dire, cet accident est peu à redouter, car, dans ces différents systèmes, l'eau qui arrive sur le lit de contact a déjà subi un premier traitement chimique ou en fosses septiques; de plus, on la fait arriver en jets ou en pluie sur des filtres très aérés; on a même été jusqu'à insuffler de l'air ou à introduire des corps riches en oxygène pour favoriser artificiellement la nitrification. Cette méthode est appliquée dans un grand nombre de systèmes : filtre Scott-Moncrief, filtre Adeney, filtre Ducat, filtre Sthittaker, filtre Stoddart, filtre Corbett (Salford).

Les *lits percolateurs* reçoivent l'eau de la fosse septique à l'aide d'appareils distributeurs qui la répartissent en pluie ou en nappes minces, et par intermittences. Il n'est donc plus besoin ici de bassins étanches entourés de murs maçonnés. Il suffit de disposer sur une tôle imperméable des amas de scories, de coke ou de pierres concassées. Au lieu de rester en contact avec les matériaux du lit bactérien, l'eau traverse le lit percolateur en s'égouttant lentement. Les périodes d'intermittence peuvent être réglées automatiquement de façon à permettre une large aération. Ce dernier procédé a l'avantage d'épurer un volume d'eau double ou triple de celui qu'il est possible de traiter sur les lits à double ou triple contact.

D'autres essais ont été faits de 1904 à 1907, au Laboratoire de recherches du Service d'assainissement de la Seine dans le but de trouver une méthode permettant l'*écoulement continu* des matières sur les lits bactériens. La *colonne épuratrice* de M. Rouchy[1] semble répondre à ce *desideratum* et, par la simplicité de son aménagement, permet d'espérer que son application sera facile, surtout pour les petites agglomérations. L'appareil consiste en un cylindre de *toile métallique* de 1 m. 80 de hauteur et de 0 m. 75 de diamètre renfermant des scories du volume d'un noyau de cerise; le tout repose sur un bassin de tôle galvanisée, percé latéralement d'une ouverture par laquelle l'eau s'écoule après épuration. Une couche de sable de 5 centimètres d'épaisseur est disposée à la surface supérieure des scories pour empêcher le colmatage. Elle aide en même temps à la distribution uniforme de l'eau.

Cet appareil, qui n'appartient encore qu'au laboratoire, a épuré les eaux d'égout de Paris préalablement décantées dans la proportion de 480 litres par vingt-quatre heures et par mètre carré.

Enfin une dernière modification du procédé bactérien consiste à *associer ce dernier à l'épuration chimique* en déterminant, dans un bassin de décantation, la précipitation préalable des matières à l'aide d'un réactif bon marché approprié à leur composition. Mais il faut

---

1. Rouchy, *Les eaux d'égout de Paris*, Jules Roussel, 1907

encore que ce réactif n'ait pas une action défavorable sur la vitalité des microbes chargés ultérieurement de détruire la matière organique.

Ces procédés sont très usités en Angleterre. Un des plus répandus est le filtre Candy, employé notamment à Uxbridge.

Comprenant mal le mécanisme de l'épuration bactérienne, un certain nombre de constructeurs ont préconisé récemment des « fosses septiques » dont l'emploi tend à se généraliser dans les communes du département de la Seine.

D'un rapport de M. A. Laveran[1] rédigé au nom du Conseil d'hygiène de la Seine, il résulte que les fosses septiques dont il s'agit ne peuvent être en rien assimilées à la fosse septique de la méthode bactérienne. Les fosses Mouras, le système Bézault, la fosse Simplex, le transformateur intégral, la tinette Oget, l'appareil Lucas, l'appareil Girard n'opèrent pas l'épuration des matières qu'ils renferment. L'effluent doit être soumis à une purification ultérieure.

Masson et Calmette[2] tolèrent leur emploi dans certaines collections très restreintes, mais demandent que l'effluent soit destiné à être répandu sur le sol pour épuration et comme engrais, et qu'il ne soit en aucun cas déversé sur la voie publique, dans des égouts ou à la rivière[3].

Quel que soit le système adopté pour que l'épuration s'accomplisse d'une manière satisfaisante, sans encrasser le lit bactérien, on devra suivre les prescriptions suivantes adoptées par le Conseil supérieur d'hygiène :

1° L'eau distribuée à la surface du lit sera débarrassée aussi parfaitement que possible de toute matière en suspension et ne renfermera que des matières dissoutes;

2° La distribution sera *régulière* et les déversements seront *suffisamment espacés* pour que l'oxydation des substances organiques dissoutes fixées sur les matériaux ait le temps de s'effectuer.

Pour remplir la première condition, on se servira de bassins de décantation destinés à recueillir toutes les substances lourdes et pour séparer, au moyen de diaphragmes ou de chicanes de surface, les corps légers flottants, en particulier les graisses. Ces bassins devront avoir une capacité correspondant au débit total moyen fourni par l'égout en six heures.

Les fosses septiques avec ou sans bassin de sable remplissent le même but.

1. A. LAVERAN, Compte-rendu des séances du Conseil d'hygiène publique et de salubrité du département de la Seine, 2 août 1907.
2. MASSON et CALMETTE, *Revue d'hygiène*, octobre 1909.
3. Une ordonnance du 1er juin 1910 du Préfet de la Seine interdit le déversement direct de ces effluents dans les puisards absorbants ou dans les rivières.

Pour remplir la seconde condition on devra calculer la quantité d'eau d'égout à évacuer, son taux de dilution moyen et user d'appareil pour rendre le débit régulièrement intermittent.

La répartition des eaux sera faite de façon à multiplier les contacts et à les étendre en même temps à toute la surface épuratrice ; on utilise pour cela des sprinklers fixes ou mobiles, des distributeurs à mouvement de va-et-vient et des becs pulvérisateurs.

L'épuration par les lits bactériens est certainement moins complète que celle produite par l'épandage sur le sol, c'est ainsi que l'effluent contient encore 5 à 10 p. 100 du nombre total des germes de l'eau brute et qu'on peut même y retrouver encore des germes pathogènes. Pour l'élimination des « nuisances » de l'eau d'égout en général, l'épandage agricole l'emporte de beaucoup sur tous les procédés biologiques.

Pour Masson et Calmette [1], l'épuration par lits bactériens devra être considérée comme satisfaisante :

1° Lorsque l'eau épurée ne contient pas plus de 0 gr. 03 de matières en suspension par litre ;

2° Lorsque, après filtration sur papier, la quantité d'oxygène que l'eau épurée emprunte au permanganate de potassium en trois minutes reste sensiblement constante avant et après sept jours d'incubation à la température de 30°, en flacon bouché à l'émeri ;

3° Lorsqu'avant et après sept jours d'incubation à 30° l'eau épurée ne dégage aucune odeur putride ou ammoniacale ;

4° Enfin lorsque l'eau épurée ne renferme aucune substance chimique susceptible d'intoxiquer les poissons et de nuire aux animaux qui s'abreuveraient dans le cours d'eau où elle est déversée.

Le tableau suivant, dressé par M. Rouchy, donne les résultats comparatifs des différents modes d'épuration au point de vue chimique et bactériologique.

	Eau d'égout brute.	EAU ÉPURÉE		
		Par sol naturel.	Par lits de contact.	Par colonne épuratrice.
Matières organiques	30	1	4	2,2
Ammoniaque.................	22	0	1,2	0
Nitrites....................	0	0	traces	0
Nitrates....................	0	30	30	50
Germes microbiens..........	20 000 000	2 350	600 000	6 000
Coefficient de consommation..	26	0,5	2,6	1,1
Cube épuré en 24 h. par m². .		11 lit.	400 lit.	400 lit.

1. MASSON et CALMETTE, Instructions générales relative à la construction des égouts à l'évacuation et à l'épuration des eaux d'égout, *Revue d'hygiène*, octobre 1909.

Au point de vue bactériologique, l'eau est encore fortement chargée de germes, 100 000 et plus au centimètre cube. D'ailleurs cette abondance des germes est si grande qu'il faut songer à la traiter par les désinfectants chimiques. Le chlorure de chaux à 3 à 6 milligrammes par litre suffirait à faire tomber le chiffre des bactéries de 113 000 à 70 [1].

Au point de vue financier, le dernier système présente des avantages considérables. Sur une grande installation de lits de contact, on peut traiter jusqu'à 6 000 mètres cubes d'eau d'égout par jour et par hectare, soit 2 200 000 mètres cubes par an (50 fois la dose de l'épandage sur le sol).

Calmette calcule qu'à Paris, avec les lits bactériens, pour épurer les 600 000 mètres cubes journaliers il faudrait 150 hectares, au lieu de près de 7 000 hectares. Mais il faut ajouter que cette surface est nécessitée par les exigences de la culture, il n'en serait pas de même pour le sol nu qui épure 600 000 mètres cubes par hectare et par an. Ce procédé ne nécessiterait donc que 425 hectares pour les 255 500 000 mètres cubes d'eaux-vannes annuels de Paris.

Une application des procédés bactériens a été faite dans l'armée au camp de Sathonay et à Châlons pour l'annexe militaire de l'hôpital civil par M. Bezault.

Installé en mars 1907, le résultat parut tout d'abord excellent, malgré les apports variables faits par un système d'égout unitaire. L'effluent était suffisamment clarifié, quand, en décembre de la même année, des pluies abondantes vinrent entraîner les matières fécales hors de la fosse septique d'où elles se répandirent en abondance sur le lit de deuxième contact. On dut laver le mâchefer de plusieurs lits et on établit le système séparatif. Malgré ces améliorations on constata bientôt le colmatage des lits. Les bassins de premier contact notamment durent être récurés à la main chaque jour. On procéda alors à l'évacuation des fosses, on lava le mâchefer et à l'heure actuelle le système semble reprendre la marche du début.

L'échec partiel de l'installation semble être dû à l'irrégularité du débit de l'eau à épurer. La régularité est une condition indispensable au bon fonctionnemment des lits bactériens.

Quelle que soit l'explication qu'on puisse donner de ces divers incidents, ils démontrent que l'organisme est délicat, qu'il demande sans doute à être surveillé de très près par des hommes éduqués à cet effet, et, avec le service de deux ans, il est sans doute malaisé d'avoir

---

1. CALMETTE, *loc. cit.*, vol. III, p. 96.

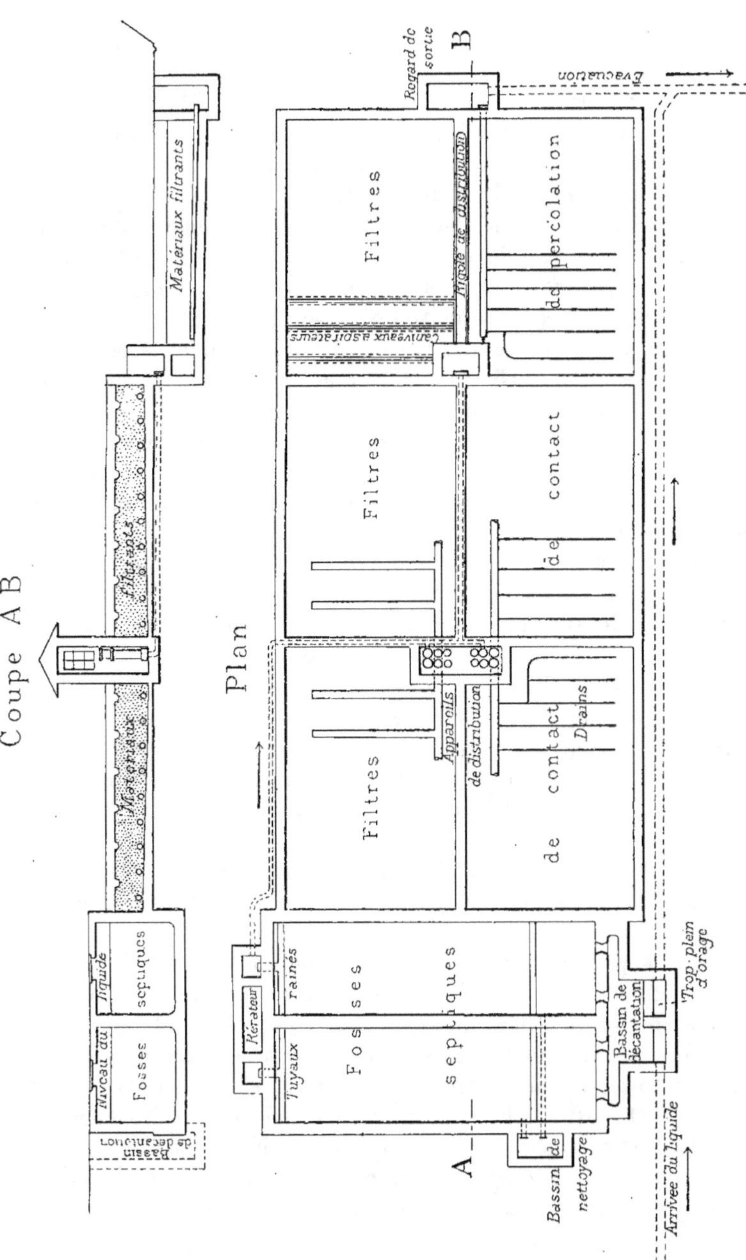

Fig. 80. — Installation d'épuration bactérienne du camp de Sathonay.

à sa disposition un personnel suffisamment habitué à la conduite de ces installations.

L'installation de Châlons comprend un réseau d'égouts de 980 mètres drainant 3 hectares 40. Le réseau des eaux usées reçoit les matières fécales et ne reçoit pas d'eaux industrielles.

Le cube journalier est de 25 mètres cubes.

L'installation fonctionne depuis le mois de novembre 1907. Elle est constituée par 1 bassin de décantation, fosse septique couverte, 1 bassin de nettoyage, 1 filtre bactérien de premier contact, 1 bassin pour distributeur automatique Adam's. Les filtres ont une superficie totale de 55 mètres carrés. L'épuration est incomplète. Le coût de l'installation a été de 20 500 francs. La dépense annuelle d'exploitation aurait été nulle jusqu'ici.

En Angleterre, le camp d'Aldershot et la caserne de Catterham utilisent la méthode bactérienne. Dans le premier l'installation comporte une fosse septique. Dans la seconde, il n'y a qu'un simple bassin de décantation [1].

La méthode bactérienne semble avoir aujourd'hui la préférence. Un grand nombre de villes anglaises ont abandonné l'épuration par le sol pour adopter les lits bactériens. 232 installations d'après Calmette. Il est vrai que le récent rapport d'une Commission chargée de se rendre compte de leur valeur, ne renferme guère que des critiques et qu'en dernier ressort, en Angleterre, on semble devoir revenir à l'épandage sur le sol !

A priori la méthode bactérienne est assez séduisante. Elle paraît plus précise, plus scientifique. Mais il manque encore la sanction d'une longue expérience.

Son maniement paraît plus délicat qu'on ne l'a dit. Son rendement hygiénique est certainement moins parfait que celui de l'épandage sur le sol.

Mais une appréciation rationnelle de la méthode ne peut être émise à l'heure actuelle, car les éléments qui lui serviraient de base sont trop différents les uns des autres.

Il semble que les auteurs ne se soient pas assez préoccupés de la nature du sewage. On a généralisé trop tôt des résultats partiels obtenus. C'est ainsi que les expériences faites avec des lits bactériens *ne recevant pas de matières fécales*, ont été publiées en faveur de la méthode en général, alors que les résultats obtenus ne devraient s'appliquer qu'aux conditions particulières dans lesquelles s'était faite l'application du procédé.

---

1. CALMETTE, *loc. cit.*, vol. II, p. 95.

D'ailleurs on cite constamment aussi les champs d'épandage de Reims comme un exemple démontrant l'absence de colmatage des terrains d'irrigation. Or Reims n'y envoie pas les matières fécales. Toutes ces questions demandent donc de nouvelles études, conduites avec une grande rigueur scientifique, et publiées avec prudence.

Quant aux dangers sanitaires relevés pour les champs d'épandage sur sol naturel, ils subsistent en partie pour les lits bactériens. Si l'absence de culture, qui, d'ailleurs, peut être imposée au sol naturel supprime les craintes d'infections relatives à la consommation des produits agricoles, on peut voir les procédés bactériens provoquer l'infection de la nappe souterraine par des eaux incomplètement épurées, et les mouches ou moustiques fréquentant la surface des sols naturels irrigués, abondent aussi sur les lits aérobies. La fosse septique, d'autre part, répand autour d'elle des odeurs aussi nauséabondes que celles qui proviennent des champs d'épandage.

En somme la combinaison et l'association des deux méthodes paraît rationnelle pour des villes possédant déjà des champs d'épandage; elle peut également être adoptée pour les villes ayant à proximité des terrains irrigables. La méthode bactérienne pure semble indiquée surtout pour les agglomérations urbaines ne possédant pas un sol convenable ou présentant une population moyenne.

La question des boues reste entière pour les systèmes préconisés jusqu'ici. Une visite à la sortie du grand égout collecteur de Paris et aux différentes usines élévatoires suffit à nous édifier à cet égard. Leur enlèvement, leur évacuation ou leur destruction sont pour l'épandage sur le sol comme pour les lits bactériens un problème qui attendra probablement encore longtemps sa solution.

Si enfin l'épandage sur le sol exige l'achat de grandes étendues de terrains, la méthode bactérienne demande, *pour être bien appliquée*, des appareils perfectionnés et un personnel spécial. La commission royale anglaise, dans son rapport du 7 août 1908, montre qu'au point de vue financier, l'une et l'autre exigent à peu près les mêmes sacrifices. La Commission d'études [1] de la Société de médecine publique se rallie à cette opinion.

---

1. BECHMANN et LE COUPPEY DE LA FOREST, *Société de médecine publique et de génie sanitaire*, 22 déc. 1909, *Revue d'hygiène*, janvier 1910, p. 112.

SIXIÈME PARTIE

DÉSINFECTION ET ISOLEMENT PROPHYLAXIE DES MALADIES CONTAGIEUSES

CHAPITRE XXV

PERSONNEL — MATÉRIEL — DÉSINFECTANTS

Désinfection. Personnel et matériel. Appareils à désinfection.
Appareils à vapeur. Étuve Geneste-Herscher. Étuve Vaillard et Besson. *Appareils utilisant la lessive bouillante* : Appareil Dehaitre. *Pulvérisateurs. Appareils utilisant le formol.* Station de désinfection.
Désinfectants. Expertise d'un désinfectant. Désinfectants réglementaires. Formol. Chlorure de zinc. Sulfate de cuivre. Chlorure de chaux. Sublimé. Acide phénique. Crésyline. Alcalins : chaux, lessive de soude, solutions de savon, hypochlorites de potasse et de soude (eau de Javel).

Les agents de transmission des maladies contagieuses sont contenus soit dans les produits d'excrétions des malades et convalescents, soit dans les organes des animaux vivants qui nous entourent. Les insectes, moustiques, mouches, puces, punaises, ou les petits animaux, rats et souris, jouent à ce point de vue un rôle que les découvertes modernes étendent tous les jours. Détruire ces agents partout où ils se trouvent est le but de la *désinfection.* Cependant on réserve plus spécialement ce dernier terme à la stérilisation des produits d'excrétions morbides, tandis que la destruction des animaux et des insectes prend le nom de *désinsection.* Cette division est d'autant plus légitime que les deux opérations empruntent à l'arsenal hygiénique des procédés différents. Des antiseptiques comme le formol annihilent les microbes et leurs toxines, sans tuer les insectes; l'acide sulfureux, au contraire, impuissant contre les éléments microbiens, tue sûrement les rats et les insectes. De là deux chapitres consacrés l'un à la désinfection proprement dite, l'autre à la désinsection. Un troisième sera consacré aux mesures prophylactiques d'isolement et de surveillance applicables aux principales maladies épidémiques observées dans l'armée.

I. **Désinfection**. — La *désinfection* a pour but de détruire les agents pathogènes, ou, tout au moins, de rendre inoffensifs les germes virulents que le malade répand autour de lui. C'est sur la pratique de l'isolement et de la désinfection que repose, en dehors de la vaccination préventive, toute la prophylaxie des maladies contagieuses.

Toute maladie contagieuse peut être regardée comme une maladie microbienne, c'est-à-dire ayant pour cause un élément vivant que l'homme peut atteindre et détruire.

Comprises ainsi, les maladies contagieuses voient leur cadre s'élargir et on peut dire que nombre d'affections, considérées comme banales : bronchites, angines simples, broncho-pneumonies..., offrent dans certaines circonstances le même danger que la rougeole, la scarlatine, etc. ; sans doute elles ne sont pas toujours aussi contagieuses que ces dernières, mais on doit cependant regarder les excrétions provenant des individus atteints comme pouvant propager la maladie, surtout lorsque les produits excrétés sont frais.

On peut conclure de ces quelques considérations au rôle étendu de la désinfection et de l'isolement. Isolement rigoureux du malade et des objets qu'il souille, désinfection au cours de la maladie et après la guérison. Des deux mesures, il faut le dire, la première apparaît comme la plus importante, puisqu'elle met à l'abri des éléments pathogènes fraîchement expulsés par le malade et par cela même des plus virulents.

La seconde est un moyen de lutte complémentaire ; elle permet parfois de diminuer la rigueur de la première et, à ce titre, peut être une ressource précieuse pour combattre efficacement la propagation des maladies contagieuses.

Une désinfection scientifique doit être méthodiquement conduite par des agents instruits spécialement et opérée à l'aide de produits ou d'appareils offrant toute garantie.

A. **Personnel affecté à la désinfection dans l'armée**. — Actuellement on a organisé dans les hôpitaux militaires des cours pratiques de désinfection (emploi des étuves fixes et locomobiles et opérations diverses) auxquels sont admis un certain nombre de militaires des sections d'infirmiers.

Ces cours sont actuellement faits dans un certain nombre de centres, à savoir :

1° A l'hôpital militaire de Lille pour les infirmiers des 1re et 2e sections.

2° A l'hôpital militaire du Val-de-Grâce pour les infirmiers des 22e, 24e, 5e, 3e et 9e sections.

3° A l'hôpital militaire du camp de Châlons pour les infirmiers des 6e et 23e sections.

4° A l'hôpital militaire de Rennes pour les infirmiers des 4e, 10e et 11e sections.

5° A l'hôpital militaire Desgenettes à Lyon pour les infirmiers des 7e, 8e, 13e et 14e sections.

6° A l'hôpital militaire de Marseille pour les infirmiers des 15e et 16e sections et les infirmiers coloniaux.

7° A l'hôpital militaire de Bordeaux pour les infirmiers des 12e, 17e et 18e sections.

8° A l'hôpital militaire du dey d'Alger pour les infirmiers des 19e, 20e et 21e sections.

9° A l'hôpital militaire de Tunis pour les infirmiers de la 25e section.

Ces cours, d'une durée de quinze jours, ont lieu chaque année du 15 au 31 mai.

Ils sont professés, en ce qui concerne la conduite des machines, par les mécaniciens chargés, dans les hôpitaux ci-dessus, du fonctionnement de ces appareils, et, pour les opérations de la désinfection proprement dite, par un médecin de l'hôpital, choisi par le médecin-chef de l'établissement ; le médecin professeur distribue à chaque infirmier une brochure intitulée : *De la pratique de la désinfection* et qui met à la portée de ceux-ci les connaissances générales nécessaires sur la nature des maladies microbiennes, sur le rôle qu'ils sont appelés à jouer pour lutter contre leur extension. Ils trouvent en outre dans cet opuscule d'une cinquantaine de pages tous les détails pratiques relativement à la conduite des étuves et à la pratique de la désinfection des locaux et des vêtements.

Les hommes sont choisis en général parmi ceux qui exercent la profession de mécanicien ou de chauffeur conducteur de machine ; à défaut de candidats exerçant ces professions, ils sont pris parmi les infirmiers qui, par la nature de leur profession et de leurs aptitudes, paraissent se rapprocher le plus des conditions nécessaires pour suivre avec fruit ces cours pratiques.

Les infirmiers désinfecteurs doivent avoir pendant l'exécution de leur travail un vêtement spécial. Au début ils se dépouillent de leurs vêtements habituels pour revêtir une calotte en toile, ou en toile cirée, enserrant la tête, et des habits en toile. Ces vêtements sont, à la fin des opérations, passés à l'eau bouillante, ou immergés dans une solution antiseptique, ou encore exposés aux vapeurs d'aldéhyde formique. Quand il s'agit de désinfection à l'étuve, ces vêtements sont placés dans l'étuve avec les derniers objets à désinfecter.

Ces hommes doivent avoir les cheveux coupés courts et les ongles ras. Ils éviteront autant que possible d'avoir des écorchures aux mains et au visage, qui constituent des portes d'entrée à l'infection. On a même proposé de leur donner un masque. Pendant tout ce travail, ils s'abstiendront de boire et de manger. Les repas seront pris en dehors. Après chaque séance ils se laveront le visage, la barbe, les cheveux et les mains avec une solution antiseptique, ils se rinceront la bouche. Enfin il leur sera donné un bain par aspersion à la fin de la journée de travail. Ils devront aussi autant que possible ne respirer que par le nez.

On avertira les désinfecteurs des dangers auxquels ils s'exposeraient en s'écartant des instructions et des consignes qui leur sont données.

En somme, être propre constitue pour le désinfecteur la principale règle de conduite.

B. **Appareils à désinfection.** — Les appareils actuellement utilisés dans l'armée sont : les étuves utilisant la vapeur, les lessiveuses-désinfecteuses mécaniques, utilisant la lessive de soude bouillante, et le pulvérisateur Geneste-Herscher.

Dans ces derniers temps on a cherché à utiliser en outre le dégagement de vapeurs d'aldéhyde formique.

1. APPAREILS A VAPEUR. — Les appareils à vapeur sous pression se composent d'un générateur de vapeur et d'une chambre de désinfection. Celle-ci est habituellement de forme cylindrique, et peut être hermétiquement close au moment de l'opération ; ses parois sont assez résistantes pour supporter la pression indiquée par un manomètre.

Une température de 110° à 115° correspondant à une pression de 1/2 à 3/4 d'atmosphère tue en quelques minutes dans un milieu saturé les spores les plus résistantes, et assure la stérilisation presque absolue. De plus les expériences de Grancher, de Vinay, de Nocard, d'A.-J. Martin ont montré que le calorique se répartissait très uniformément dans toutes les parties du récipient, et pénétrait rapidement jusqu'au centre des matelas et des paquets d'effets, à condition de purger d'air toute l'étuve et de ne pas trop presser les objets.

Étuve Geneste-Herscher. — Le type le plus répandu est l'étuve Geneste-Herscher. Elle se compose d'un cylindre métallique assez épais pour

pouvoir supporter les pressions et de diamètre variable selon le modèle.
L'étuve ordinairement employée a 1 m. 30 de diamètre. Ce cylindre, recouvert d'une enveloppe extérieure en bois, est fermé aux deux extrémités par des portes métalliques boulonnées avec des écrous à oreilles, comme un couvercle d'autoclave. A l'intérieur, est un chariot monté sur rails.

Ce chariot est constitué par un bâti métallique avec des claires-voies, permettant de le séparer en plusieurs étages. Toutes les traverses sont recouvertes de toile pour empêcher le fer de se rouiller sous l'influence de la vapeur et de salir le linge à désinfecter. Ce chariot porte des roues latérales qui lui permettent de glisser sur des rails et rendent son maniement plus commode.

A l'intérieur du cylindre sont disposés des tuyaux de chauffe divisés en deux batteries : une à la partie supérieure l'autre en bas, destinées à

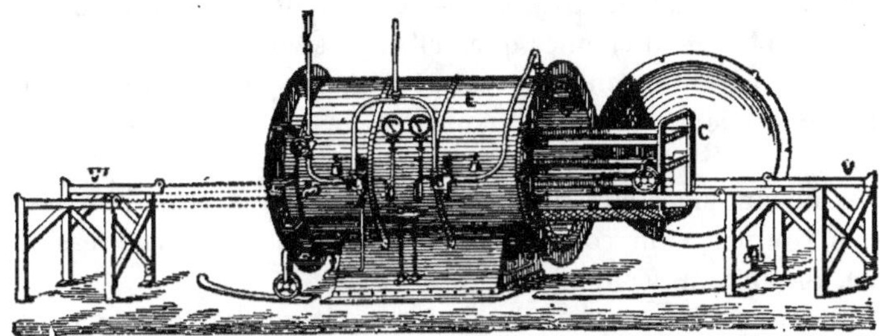

Fig. 81. — Etuve Geneste-Herscher. — E. Cylindre; C. Chariot; VV. Supports.

empêcher la condensation de la vapeur par un chauffage préalable de l'étuve et à sécher les objets après l'opération de la désinfection. La vapeur peut ensuite être dirigée dans le cylindre par un tuyau d'amenée de vapeur.

A la partie inférieure sont le robinet de purge pour l'eau de condensation et le robinet pour évacuation de l'air. La mise en marche comprend : 1° l'envoi de la vapeur dans les tuyaux de chauffe; 2° l'envoi de la vapeur dans le cylindre; 3° les décompressions brusques.

Ces dernières s'obtiennent en donnant brusquement issue au dehors à la vapeur contenue dans la chambre cylindrique. Elles ont pour but d'ouvrir tous les interstices des objets contenus dans l'étuve de façon à les exposer plus intimement à l'action de la vapeur de l'opération suivante. On exécute en général une décompression toutes les dix minutes et ces décompressions sont au nombre de trois.

Un appareil enregistreur en communication avec la partie supérieure du cylindre permet un contrôle facile.

L'étuve peut contenir un des lots d'objets suivants :

1° 3 fournitures complètes de lits militaires; 2° une fourniture complète d'hôpital avec les vêtements des malades; 3° 3 matelas et 3 traversins; 4° 60 toiles à paillasse; 5° 30 couvertures; 6° 45 couvre-pieds ; 7° 65 pantalons ; 8° 45 capotes ; 9° 65 tuniques ; 10° 75 vestes ; 11° 250 flanelles ; 12° 20 couvertures des hôpitaux militaires.

Il ne faut pas mettre à l'étuve des objets en cuir, ni chaussures, ni ceinturons, ni képis, ni pantalons basanés, ni objets en bois collé, ni toiles cirées, ni fourrures. Les cuirs qui consolident les pattes des capotes, tuniques et vestes doivent être décousus et enlevés, autrement ils se racorniraient.

Les matelas se placent verticalement, les couvertures et les effets sont pliés et disposés dans les compartiments sans les serrer ni les entasser. Les sacs à désinfection sont mis dans le chariot, malheureusement sans être ouverts.

Étuve Vaillard et Besson. — A côté des étuves à vapeur sous pression, et plus anciennes que celles-ci, sont les étuves à vapeur circulante, ou fluente sans pression, très employées en Allemagne.

L'emploi de la vapeur fluente est basé sur la constatation suivante :

Quand on place un thermomètre à maxima dans l'intérieur des objets soumis à un courant de vapeur chauffée à la pression normale, on obtient des températures de 105°.

Rübner explique cet excès de température des tissus sur celle de la vapeur par la condensation de la vapeur et sa fixation dans les tissus qui, mettant en liberté une grande quantité de calories (537 calories par gramme de vapeur d'eau condensée), élève la température des objets au-dessus de 100°.

Dans l'armée française on emploie l'étuve Vaillard et Besson, qui répond à ce type et peut fonctionner sous pression et sans pression, par un dispositif spécial de la soupape. Cette étuve a les avantages de l'étuve à vapeur fluente : comme étuve à vapeur sous pression, elle réduit l'outillage et, par suite, le prix de revient au minimum.

Cette étuve se compose d'un fourneau et de l'étuve proprement dite qui repose sur le fourneau.

Le fourneau est situé sous l'étuve. Il peut être alimenté au bois ou au charbon.

L'étuve en tôle d'acier galvanisée est formée par deux cylindres concentriques, fermés à leur partie inférieure par un fond embouti, et écartés l'un de l'autre, sauf à leur partie supérieure où ils sont réunis par une pièce de fer forgé.

Le cylindre intérieur S limite la chambre de désinfection qui mesure 0 m. 70 de haut sur 0 m. 75 de diamètre ; sa capacité est de 350 litres.

Le cylindre extérieur E est écarté de l'intérieur de 2 centimètres et demi et du fond du cylindre intérieur. L'espace contenu entre les deux fonds constitue la chaudière.

La chaudière reçoit l'eau au moyen d'un entonnoir latéral à robinet E.

Un robinet de niveau N marque la hauteur de l'eau nécessaire *à chaque opération*.

Le cylindre intérieur peut s'enlever lorsqu'on veut visiter la chaudière.

La vapeur produite au fond de cette chaudière circule dans le manchon qui entoure le cylindre intérieur, arrive à la chambre de désinfection par la partie supérieure et s'échappe ensuite par la partie inférieure. Le cylindre intérieur S est foré, près de son extrémité supérieure, d'une série de trous qui livrent passage à la vapeur. Le fond de ce même cylindre est également perforé à son centre par un trou circulaire de 15 centimètres de diamètre. Ce trou correspond à un canal dans l'âme duquel est vissé un tube de fer galvanisé VD servant à l'échappement de la vapeur. Ce tube parcourt

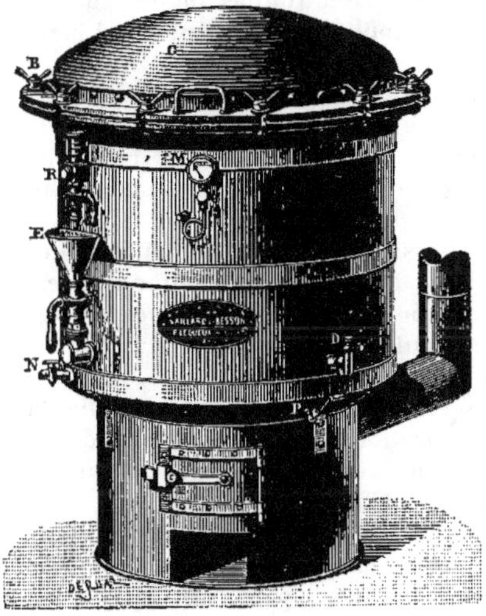

Fig. 82. — Étuve Vaillard et Besson.

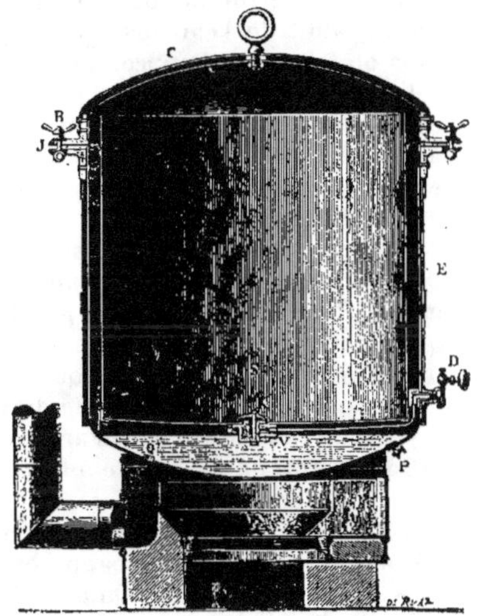

Fig. 83. — Étuve Vaillard et Besson.
Coupe verticale.

le double fond qui constitue la chaudière et se termine en dehors, en D, par une soupape qui sera décrite tout à l'heure.

Le cylindre extérieur porte à sa partie supérieure une forte cornière étanche J, dont la partie horizontale est munie de 10 échancrures portant chacune un boulon à oreille; c'est sur cette pièce que s'applique le couvercle par l'intermédiaire d'un joint en caoutchouc assurant la fermeture hermétique.

La face externe du cylindre E est garnie d'une enveloppe isolante en feutre recouverte elle-même d'une feuille munie de tôle ou de cuivre, maintenue par trois cercles métalliques serrés au moyen de boulons. Cette paroi porte un manomètre M indiquant la pression à l'intérieur de l'étuve; 2° à la partie supérieure et en communication directe avec la chaudière, une prise de vapeur sur laquelle est branché un T en bronze portant à une de ses extrémités une soupape de grande sûreté et à l'autre un robinet de vapeur R. Ce robinet permet de laisser échapper à volonté la vapeur au dehors, et la soupape de sûreté est destinée à fonctionner pour une pression supérieure au régime normal de l'appareil. Une claire-voie mobile en toile métallique garnit le fond du cylindre S et supporte les objets à désinfecter.

L'orifice de sortie de la vapeur est fermé par un clapet en cuivre : lorsque ce clapet est soulevé la vapeur s'échappe. Ce clapet porte une boule que l'on déplace à volonté et qui sert à augmenter ou à diminuer la pression de la vapeur dans l'étuve : c'est à la fois un instrument de réglage et une soupape de sûreté.

Fonctionnement de l'étuve. — Les objets à désinfecter sont placés dans l'étuve de manière à ne pas boucher les trous qui sont en T : on les recouvre d'un linge pour les protéger contre l'eau de condensation et on boulonne le couvercle.

On ouvre le robinet de l'entonnoir E ainsi que le robinet de niveau N et on introduit de l'eau jusqu'à ce qu'elle s'écoule par ce dernier robinet : puis on ferme les deux robinets.

Le clapet est fixé dans la position soulevée : le robinet R est fermé. On allume le foyer; dix-huit à vingt minutes après l'allumage, l'eau commence à bouillir, la vapeur monte entre les deux cylindres, redescend à travers les effets à désinfecter et s'échappe par le tube VD, d'abord faiblement puis en jet vigoureux.

On peut laisser le clapet soulevé et laisser la vapeur s'échapper ainsi pendant quarante minutes; au bout de ce temps la désinfection est terminée. Pour sécher on ouvre le robinet R, on enlève le couvercle et le linge qui recouvre les effets et on continue à chauffer pendant dix minutes. Puis on retire les effets, on les secoue et on les expose à l'air.

Si une seconde opération ne doit pas être faite on retourne la grille du foyer et on éloigne le feu pour arrêter l'évaporation de l'eau dans la chaudière.

En général, on désinfecte à la vapeur sous pression. Pour cela, on introduit l'eau dans la chaudière; on ferme les robinets F et N ainsi que l'orifice R. On met le clapet en position soulevée et on allume le foyer.

Lorsque la vapeur s'échappe en jet vigoureux on attend cinq minutes puis on ferme le clapet. On compte vingt minutes à partir de l'instant où l'aiguille du manomètre accuse une pression correspondant à 110° et 112°. Après ce temps, on ouvre *lentement, petit à petit* le robinet R : lorsque l'aiguille du manomètre est revenue au zéro, on déboulonne et on enlève le couvercle : on enlève le linge qui recouvre les effets et on continue la chauffe pendant cinq à six minutes pour opérer le séchage.

On retourne la grille du foyer et on fait tomber le feu.

Il faut mettre de l'eau à chaque opération jusqu'à la hauteur marquée par le robinet de niveau.

La capacité de la chaudière est de 25 litres; pour une heure la consommation est de 10 litres environ.

Il existe deux modèles : celui que nous venons de décrire, vertical, fixe, est destiné à de petites unités, et peut contenir :

2 matelas roulés ensemble, ou une literie complète avec les vêtements de l'homme, ou 16 couvertures, ou 40 couvre-pieds, ou 60 pantalons, ou 35 capotes, ou 40 tuniques, ou 60 vestes, ou une literie complète des hôpitaux militaires, ou 12 couvertures des hôpitaux militaires.

Les matelas sont roulés dans l'étuve. Les autres objets sont introduits, renfermés dans leur enveloppe qu'on aura soin de laisser ouverte. Il faut éviter de les tasser.

Une autre étuve du même modèle est horizontale, elle est plus grande d'un tiers environ. Il existe aussi un type locomobile. Une circulaire du 23 février 1905 règle les dépenses effectuées pour frais d'entretien et de réparation des étuves Vaillard et Besson en service dans les garnisons.

A la date du 10 mars 1903, suivant la déclaration faite alors à la Chambre par M. le médecin inspecteur Dieu, en qualité de commissaire du gouvernement, il y avait une étuve fixe par garnison et une étuve locomobile par corps d'armée, destinée à suppléer à l'insuffisance des étuves fixes là où une épidémie en nécessiterait l'emploi.

Cette organisation fut amorcée en 1895 et, par leurs circulaires, l'une du 12 octobre 1895 et l'autre du 16 avril 1896, les directeurs du service de santé furent invités à passer des conventions avec les municipalités qni déjà entretenaient des étuves dans leurs hôpitaux, pour fixer une indemnité pour la désinfection des effets de couchage et d'habillement des militaires. D'autre part le ministère de la Guerre entreprit de fournir, sous certaines conditions, des étuves aux garnisons n'en possédant pas.

Les expériences de Levison, à Copenhague avaient montré que la résistance des tissus n'est pas sensiblement modifiée par leur passage à l'étuve? et que les couleurs bon teint ne sont pas altérées? Mais Kratselmur et Rhœfer [1] démontrèrent au contraire que la résistance des tissus diminuait proportionnellement à la durée de la désinfection.

Il est certain que le passage à l'étuve n'est pas sans inconvénient. On a reproché avec raison aux étuves de déformer et de rétrécir les objets soumis à leur action.

La résistance des tissus est sûrement diminuée, ainsi qu'il ressort des essais au dynamomètre faits par l'Assistance publique avec les étuves Reck et Vaillard :

	Avant étuvage.	Après 10 étuvages	
		Vaillard.	Reck.
Couvertures blanches neuves chanvre...	34	29,5	26
— — trame	19	15,5	15
— grises chanvre............	17	14,5	15,5
— — trame............	14	12	13
— vieilles chanvre..........	24,5	24	24
— — trame	9,5	1,5	1,6

1. *Arch. de méd. milit.*, 1893, vol. XXII, p. 93.

Mêmes résultats ont été constatés avec l'étuve Geneste-Herscher [1].

TISSUS (Bandes de 25 millimètres de largeur.)	NON DÉSINFECTÉS	DÉSINFECTÉS 10 FOIS	
		A l'étuve Genest-Herscher	A l'étuve de Reck.
Toile de lin..........................	40,84	34,3	38,4
Coutil (de lin)......................	28,5	24,6	22,4
Cuir-laine	26,8	24,5	24,1
Ceriset (Kirsey).....................	13.6	11,8	11,1
Flanelle moitié laine................	13,1	12,2	10,2
Molleton moitié laine................	19,9	21,0	21,2
Molleton tout laine..................	9,6	7,3	7,6
Futaine serrée.	29,4	25,3	26,1
Doulebsais (Dowlas)..................	18,1	19,1	15,8
Calicot à ramages...................	13,6	14,3	14,7
Toile à tabliers, rayée..............	16,6	18.9	18,1
Toile à matelas.....................	32,5	33,9	34,0

Ce mode de désinfection est de plus une cause d'altération du linge et des tissus lorsque ceux-ci sont imprégnés de certaines substances chimiques, comme cela se présente pour les linges des malades plongés immédiatement dans une solution désinfectante avant d'être envoyés à l'étuve ou à la buanderie. Cette manière de faire est absolument condamnable. Les expériences de Barillé [2] ont permis de se rendre compte de l'influence nocive du chlorure de zinc, du sulfate de zinc et de la chaux. Seule la solution de crésyline ne présente aucun inconvénient à cet égard.

Après l'étuvage, la laine se feutre et devient raide. On peut cependant remédier dans une certaine mesure à ces inconvénients en séchant les objets au moyen de la batterie de chauffe de l'étuve Geneste-Herscher, avant la désinfection.

Un des grands inconvénients de l'étuve est de fixer d'une façon indélébile sur les tissus les taches produites par les liquides organiques, sang, pus, déjections, que ni lavages, ni lessives ne peuvent plus enlever. On a proposé, pour parer à cet inconvénient, d'enlever auparavant ces taches, mais cette opération n'est pas sans danger pour celui qui la pratique. La notice 7 a prescrit une immersion préalable dans le chlorure de zinc ou l'eau de Javel. Nous venons de voir ce qu'il faut penser de cette pratique qui, d'ailleurs, ne sera plus utile. C'est pour remédier à cet inconvénient que MM. Dehaître et Piet ont construit une étuve laveuse désinfecteuse, qui actuellement est mise à l'essai dans plusieurs établissements militaires.

1. J. ARNOULD, La Désinfection publique, p. 209.
2. BARILLÉ, Considérations diverses sur l'altération des tissus suivant la désinfection, Arch. de méd. milit., 1904.

2° **Appareils utilisant la lessive bouillante.** — L'appareil Dehaître se compose de deux récipients cylindriques d'une capacité moyenne de 300 litres emboîtés l'un dans l'autre. Le premier, à parois pleines, destiné à recevoir les liquides d'essangeage, de lessivage et de rinçage; le second, à parois perforées, reçoit le linge (50 kilogrammes environ). Il subit un mouvement de rotation destiné à faire passer les effets dans les liquides du premier cylindre et à y brasser le linge.

1° Le *premier cylindre*, en tôle galvanisée, est fermé à ses extrémités par un fond plat monté à boulons. Ce cylindre fixe est muni à la partie supérieure

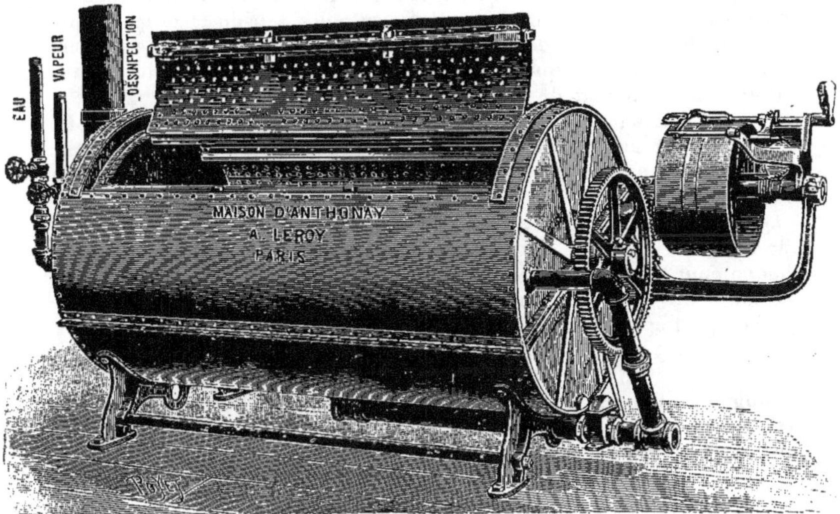

Fig. 81. — Laveuse-désinfecteuse Dehaître-Leroy.

d'une ouverture rectangulaire avec porte fermant hermétiquement par un verrou à bascule sur un joint de coton; cette fermeture à joint permettra d'obtenir dans l'appareil une légère pression correspondant à la température de 102-103°; à droite, à la partie inférieure, est fixée une tubulure pour l'arrivée de l'eau froide; à gauche, un tube de niveau d'eau à grand diamètre avec entonnoir pour introduire l'eau avec un seau si cette opération ne peut se faire autrement.

Une soupape robuste, réglée à la pression de 500 grammes, limite la pression qu'il est loisible de maintenir dans le cylindre.

Un appareil dit « reniflard » est fixé à la partie supérieure; il est destiné à l'évacuation de l'air dilaté et à la rentrée de l'air extérieur en cas de refroidissement brusque.

Un clapet permet d'évacuer très rapidement les bains de lessivage; un robinet sert au contraire à limiter la vitesse d'évacuation lors du rinçage.

2° Le *cylindre intérieur*, contenu dans le cylindre extérieur fixe, est en laiton écroui, perforé de trous emboutis, avec porte à glissière et à verrou, et ne présente que des surfaces lisses et polies.

Ce cylindre intérieur tourne sur deux axes, au moyen d'une roue dentée engrenant avec un pignon, lequel pignon est solidaire d'un volant mû par des courroies de transmission qui permettent le mouvement rotatif tantôt dans un sens, tantôt dans l'autre.

Fonctionnement. — Le linge contaminé, mis en paquet dans une enveloppe spéciale, est apporté à la laveuse-désinfecteuse où il est introduit dans l'intérieur du tambour laveur dont on referme les portes ainsi que celle de l'étuve.

Essangeage. — On introduit alors de l'eau froide de façon à submerger le linge qui est soumis à l'essangeage, le mouvement de rotation du tambour active l'action de l'eau sur les matières solubles à froid et en particulier sur les taches albuminoïdes, gommeuses ou sucrées; cet essangeage peut-être activé au bout de quelque temps par un chauffage léger de l'eau au moyen d'un barbotage de vapeur.

Le bain d'essangeage est alors évacué au bouilleur de stérilisation où il est porté à 115° centigrades, puis rejeté à l'égout.

Cette opération se fait pendant que les opérations dans la laveuse-désin-fecteuse s'effectuent.

Lessivage. — On introduit ensuite dans l'appareil, par un robinet *ad hoc*, une solution de savon et de cristaux de carbonate de soude (500 gr. de chaque pour 50 kilogrammes de linge) préparée préalablement dans un bac spécial, cette solution, mélangée avec de l'eau, donne un bain convenable que l'on porte progressivement à l'ébullition, puis sous pression à 0 kg. 750 correspondant à la température de 115° centigrades.

On obtient ainsi un lessivage sous pression qui dissout toutes les taches du linge et lui donne une parfaite blancheur.

On évacue directement à l'égout le bain de lavage qui a été stérilisé, puisque l'opération a eu lieu à 115 degrés, et l'on rince le linge.

Rinçage. — Ce rinçage se fait soit à froid, soit avec de l'eau légèrement chauffée comme pour l'essangeage.

Désinfection. — Après le rinçage, afin d'éviter toute recontamination du linge par les eaux qui ont servi à cette opération, ce qui est absolument nécessaire pour les services de chirurgie et d'accouchement, où le linge doit être absolument aseptique, on soumet le linge, avant sa sortie de l'appareil, à une stérilisation par la vapeur sous pression, comme dans une étuve ordinaire; les taches ayant disparu par le lavage, il n'y a aucun danger de fixation de matières colorantes.

Cet appareil a l'avantage de réunir les qualités désinfectantes de l'étuve à vapeur, sans en avoir les inconvénients. Il réduit surtout au minimum les opérations de manipulation du linge, ce qui constitue un profit considérable. Aussi pour le linge doit-il être *seul* employé dans les établissements qui le possèdent.

Il existe un modèle moyen, avec volant pouvant être actionné à la main, destiné à des collectivités qui n'ont pas de moteur à leur disposition. Ce modèle est pourvu d'un fourneau en tôle. On ne peut ici opérer la désinfection finale à la vapeur, mais celle-ci n'est nécessaire que dans certaines circonstances particulières, comme nous venons de le voir.

On peut encore désinfecter les linges, objets de laine et vêtements en les immergeant dans l'eau simple bouillante pendant une demi-

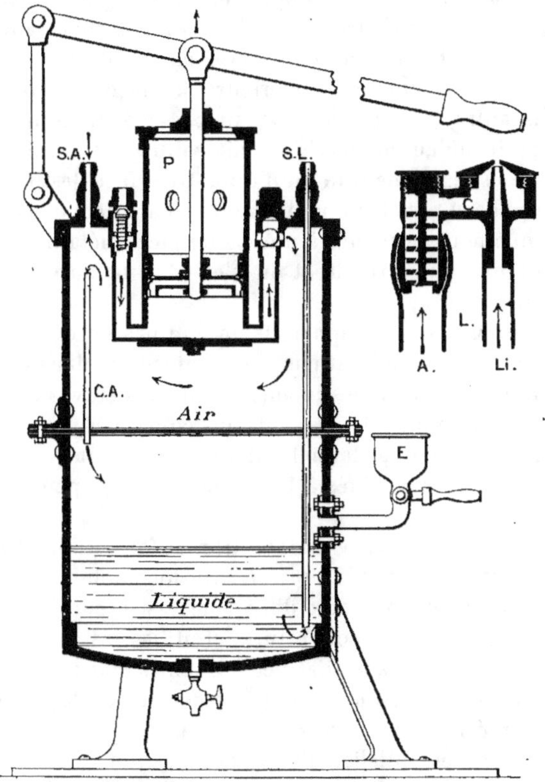

Fig. 85. — Pulvérisateur Geneste-Herscher. — P. Corps de pompe aspirante et foulante ; S. A. Orifice de sortie de l'air au moment de la pulvérisation ; S. L. Orifice de sortie du liquide C. A. Tube de communication des deux récipients destiné à donner passage à l'air qui doit opérer la compression du liquide antiseptique ; E. Entonnoir destiné à verser le liquide ; L. Extrémité de la lance ; A. Conduite de l'air ; Li. Conduite du liquide ; C. Tube faisant communiquer les deux conduites.

heure. Cette immersion prolongée ne nuit pas à la solidité des tissus, ni à leur couleur lorsqu'ils sont bon teint. Le médecin inspecteur E. Richard [1] a expérimenté l'action de l'eau bouillante sur les tissus de vêtements de troupes et a pu se rendre ainsi compte que ni

1. E. RICHARD, *Précis d'hygiène appliquée*, p. 408 et 409.

le drap bleu-foncé, ni le drap garance ne perdaient leur solidité
même au bout de deux heures d'immersion.

Pulvérisateur Geneste-Herscher. — Cet appareil est constitué par
un cylindre de 0 m. 26 de diamètre et de 0 m. 60 de hauteur supporté par un trépied adhérent au fond du cylindre. Celui-ci est divisé
en deux compartiments d'égale capacité par une cloison horizontale
munie de deux tubes. Le compartiment supérieur est destiné à
emmagasiner l'air, l'inférieur reçoit le liquide désinfectant. Un tube
traversant la cloison horizontale laisse passer l'air de la chambre
supérieure dans la chambre inférieure de façon à comprimer le
liquide. Un autre tube est destiné au passage du liquide. Celui-ci
est prolongé jusqu'au couvercle et fait saillie à sa face supérieure.
Le couvercle est également muni d'un autre orifice destiné à la sortie
de l'air. Liquide et air cheminent ensuite séparément dans deux tubes
de caoutchouc pour se rendre à une petite pièce métallique terminale
qui soutient une lance rigide et où s'effectue la pulvérisation proprement dite.

Étuves a formol. — Ces appareils ne sont pas encore utilisés dans
l'armée, mais ils ne tarderont pas à être introduits dans nos casernes
et nos hôpitaux en raison des inconvénients des étuves à vapeur.

Quel qu'en soit le modèle, ils sont tous constitués par une chambre
d'un cubage variable pour laquelle il faut prévoir un mode de chauffage et des dispositifs destinés à l'introduction de vapeurs d'aldéhyde
formique.

Celles-ci sont dégagées par une solution de formacétone dans l'*étuve
Fournier* (hôpital Pasteur). L'*étuve Gonin* locomobile, employée par
un grand nombre de bureaux d'hygiène, est à parois métalliques,
recouvertes d'une épaisse couverture, et utilise les cartouches fumigator réglementaires dans l'armée. Enfin *Lequeux* a transformé
l'étuve Vaillard et Besson en étuve à formol de façon à pouvoir
opérer à volonté les deux sortes de désinfection.

La condition essentielle d'une désinfection par les vapeurs
d'aldéhyde formique est l'obtention d'un milieu thermique uniforme
s'élevant au moins à 80°-90°. D'autre part on doit éviter la condensation de la vapeur d'eau sur les parois de l'étuve. Les briques de
liège proposées pour entrer dans leur construction paraissent
jusqu'à présent réaliser ce desideratum.

Station de désinfection. — Une station de désinfection doit être
constituée de telle façon que les objets à désinfecter ne soient à
aucun moment en contact avec les objets désinfectés. Pour remplir
ce but, la construction des bâtiments doit être comprise de façon à
obtenir une séparation complète entre ces deux groupes d'opérations,

par l'établissement d'une cloison, au niveau de laquelle seront placées les étuves. Les locaux d'entrée comprendront une porte particulière et une salle de réception des objets, munie d'étagères. Ceux-ci
déboucheront dans la chambre des étuves.

Les locaux de sortie, disposés du côté opposé, posséderont des
étagères avec claies de façon à favoriser l'assèchement des objets qui
sortent toujours de l'étuve plus ou moins chargés d'humidité.

On devra de plus prévoir un cabinet pour les infirmiers chargés
des opérations de désinfection, avec lavabos, placé du côté des
objets infectés. Une salle de bain-douche devra être annexée à ce
cabinet, ainsi qu'une chambre à deux compartiments où les hommes
déposeront d'un côté leurs vêtements, de l'autre leur bourgeron ou
la blouse destinée à les protéger contre les souillures des objets
qu'ils manipulent.

Au bâtiment des étuves on a annexé, à l'hôpital militaire du Val-
de-Grâce, un incinérateur des ordures ménagères, une cellule de
12 mètres cubes pour la désinfection par les vapeurs de formaldéhyde, et la buanderie.

L'*incinérateur des ordures ménagères* est du modèle Bréchot déjà
décrit.

La *cellule* est représentée par une chambre de 6 m. 25 de surface
et de 2 mètres de hauteur cubant par conséquent 12 m. 5. Ses parois
sont doubles, séparées par un intervalle de 0 m. 06 et constituées
en dehors et en dedans par des briques de liège sur champ. Le sol
est formé par 4 voûtins distants du sol de la pièce de 0 m. 10 et
construits également en briques de liège et recouverts d'un aggloméré
de liège. La voûte est constituée par deux parois séparées l'une de
l'autre par un espace de 0 m. 10 et formées de plaques de liège. Au
milieu est une cheminée destinée à l'évacuation des gaz après l'opération. Le liège qui entre exclusivement dans la construction de
cette cellule a pour but d'empêcher la condensation de la vapeur sur
les parois. La vapeur arrive dans la cellule par un tube en relation
avec le générateur de vapeur que fournit d'autre part l'étuve Geneste-
Herscher qui se trouve dans le même groupe de locaux.

L'aldéhyde formique peut être dégagé à l'intérieur de la chambre
en employant un procédé quelconque.

La chambre présente sur chacune de deux de ses parois opposées
une porte à joints étanches. D'un côté sont introduits les effets à
désinfecter, et les effets désinfectés sont retirés de l'autre. Les
deux services sont complètement séparés par une cloison.

L'intérieur de la cellule est muni de tringles destinées à y étendre
les effets à désinfecter. La première condition à réaliser pour

l'emploi de l'aldéhyde formique est d'éviter le tassement des effets les uns contre les autres.

D'autre part on y a installé des radiateurs de façon à y maintenir une température élevée et constante.

La *buanderie* comprend une chambre d'entrée du linge sale possédant des cuves remplies d'une solution de crésyline à 2 0/0 dans

CELLULE A FORMOL

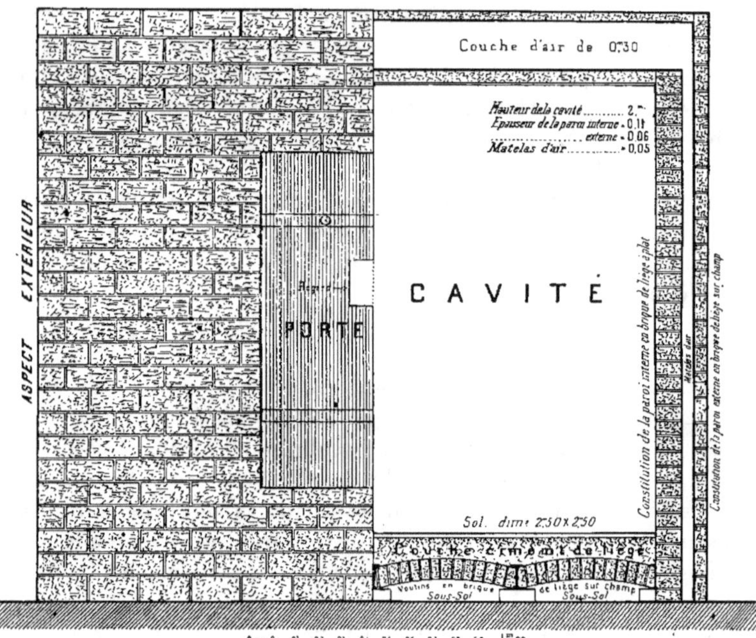

Fig. 86.

lesquelles sont plongées immédiatement les différentes pièces de linge provenant des contagieux. Après un séjour de 24 heures dans la solution antiseptique le linge est *coulé* dans une lessive pour laquelle on emploie 18 kilogr. de cristaux de carbonate de soude dissous dans 400 litres d'eau environ pour 400 kilogr. de linge. Après quoi il est versé dans la lessiveuse mécanique. Les linges peu sales, draps, etc., provenant de malades ordinaires, sont dirigés directement dans la lessiveuse, où, après un brassage de 5 minutes dans l'eau simple froide, ils sont portés progressivement à la température de l'ébullition dans un bain de carbonate de soude et de savon au taux de 500 grammes chaque pour 300 litres d'eau environ et pour 50 kilogr. de linge.

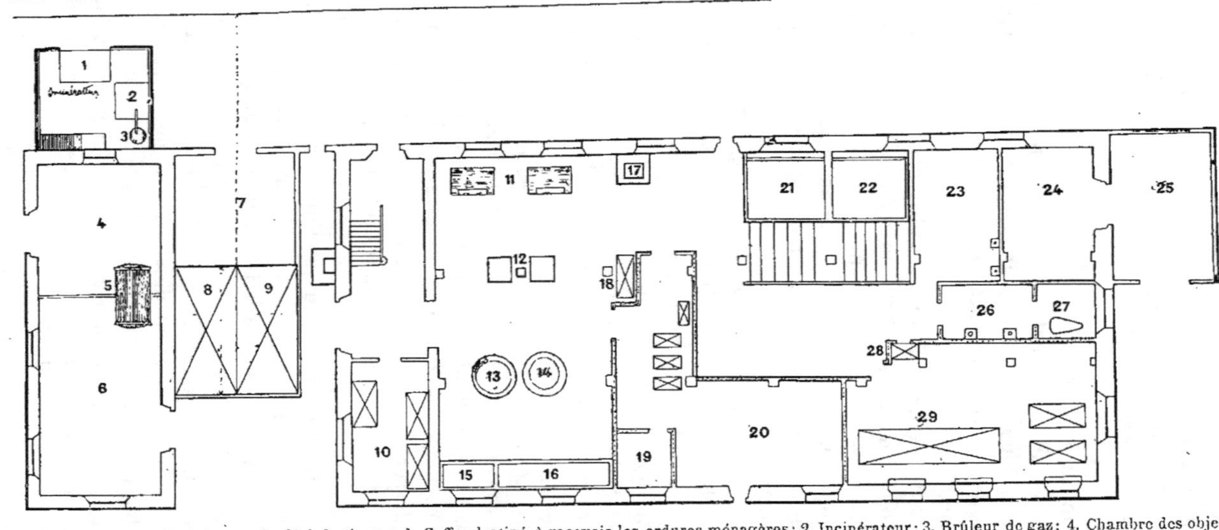

Fig. 87. — Buanderie et locaux de désinfection. — 1. Coffre destiné à recevoir les ordures ménagères; 2. Incinérateur; 3. Brûleur de gaz; 4. Chambre des objets à désinfecter; 5. Etuve Geneste-Herscher; 6. Chambre des objets désinfectés; 7. Chambre des générateurs de vapeur; 8 et 9. Chaudières; 10. Chambre des infirmiers; 11. Laveuses Dehaître-Leroy; 12. Essoreuses; 13 et 14. Cuviers; 15 et 16. Bacs destinés au rinçage du linge; 17. Moteur; 18. Monte-charge; 19. Chambre de la maîtresse buandière; 20. Local de réception du linge sale; 21 et 22. Séchoirs à vapeur; 23. Magasin, vestiaire et lavabo des infirmiers; 24. Local de la claie; 25. Local de la cardeuse; 26. Vestiaire et lavabo des buandières; 27. Salle de bains; 28. Monte-charge; 29. Local de pliage.

La quantité de soude et de savon est d'ailleurs variable suivant le degré de souillure des objets. C'est ainsi que l'opération du coulage peut employer 25 kilogr. de carbonate de soude pour 400 litres d'eau, lorsqu'il s'agit de laver les torchons et les vêtements de corvée des infirmiers et des cuisiniers.

L'opération du coulage, avec la lessiveuse Dehaître, paraît inutile.

Le rinçage se fait également dans la machine, et la seule manipulation consiste à porter le linge dans les essoreuses et à l'étendre ensuite dans des étuves spéciales, ou dans des chambres largement aérées pour le séchage.

Désinfectants. — Le nombre des substances capables d'arrêter la vie des micro-organismes, ou tout au moins d'entraver leur pullulation, est considérable, et chaque jour voit s'accroître la liste déjà longue des antiseptiques. Il semble donc que nous péchions par excès de richesse, mais en réalité, il n'en est rien ; beaucoup sont loin d'avoir fait leurs preuves, et ceux même estimés les plus puissants sont loin de répondre à toutes les indications.

Le pouvoir bactéricide est d'ailleurs une propriété essentiellement contingente, variant dans une large mesure suivant l'espèce microbienne, le milieu, le mode d'application, la phase de végétation, l'état de dessiccation ou d'humidité, la température et bien d'autres causes encore plus ou moins connues. D'une façon générale, les bactéries non sporulées sont beaucoup plus sensibles à l'action des antiseptiques. Les spores, au contraire, présentent une grande résistance et peuvent survivre à une immersion très prolongée dans les plus puissants désinfectants. Tel microbe qui sera fatalement tué par une substance dans les milieux de culture ordinaires, résistera s'il est fixé et desséché contre une paroi. L'élévation de température, d'autre part, augmente notablement l'action bactéricide.

Le taux de dilution du désinfectant, la durée de son contact avec l'objet infecté, qui doit être d'autant plus longue que la dilution est plus faible et inversement, la nature du support, jouent également un rôle considérable. Otsuki a fait voir quelles différences existaient à cet égard entre les supports à surface lisse ou rugueuse, entre les étoffes de laines, de soie, et les tissus de lin ou de coton.

D'autre part un désinfectant doit, en plus de son action microbicide, posséder certaines qualités qu'il importe de bien connaître. Il ne doit pas être dangereux pour les hommes chargés de l'employer ; son maniement doit être facile ; il ne doit pas altérer les tissus ; enfin son prix devra être peu élevé.

Son action microbicide est cependant la plus importante et il est nécessaire de posséder des moyens de contrôle.

On se sert en général [1], à cet effet, de petits carrés de papier buvard stérilisés et imprégnés ensuite soit de cultures de microbes connus, soit de produits naturels. Parmi ces derniers, les plus résistants sont ceux imprégnés de matières fécales. Ces tests sont enfermés dans une enveloppe de papier buvard stérilisée et pouvant être emportée ainsi facilement là où il est nécessaire d'opérer un contrôle.

Désinfectants réglementaires dans l'armée. — La notice 7 du réglement sur le service de santé de 1902 donne la liste suivante des antiseptiques dont il peut être fait usage : le formol, le chlorure de zinc à 5 p. 100, le sulfate de cuivre à 5 p. 100, le chlorure de chaux à 10 p. 100, le bichlorure de mercure à 1 p. 1000, l'acide phénique à 5 p. 100, l'huile lourde de houille, la crésyline, la lessive, l'acide sulfureux.

Il y aurait intérêt à limiter le nombre de ces antiseptiques. Plusieurs d'entre eux sont insuffisamment bactéricides, comme le chlorure de zinc et l'huile lourde de houille. Cette dernière a été déjà remplacée par la crésyline (C. du 24 mars 1903). D'autres sont d'un prix relativement élevé, comme l'acide phénique; enfin le sulfate de cuivre a le grave inconvénient de tacher le linge et le sublimé de fixer les taches.

Il y aurait intérêt à faire entrer dans la liste le mélange des hypochlorites de potasse et de soude connu sous le nom d'eau de Javel, en raison de son prix peu élevé, de sa qualité désinfectante de premier ordre, et de la facilité avec laquelle on peut se le procurer.

Quant à l'acide sulfureux, il ne doit plus être employé que pour la destruction des petits animaux et des insectes, nous en établirons les modes d'application au chapitre de la désinfection.

Le *formol* est une solution aqueuse d'aldéhyde formique à 35 p. 100 en poids et à 40 p. 100 en volume.

L'aldéhyde formique est un gaz dont la formule chimique est CH^2O. La densité est à peine plus forte que celle de l'air.

Il est incolore, doué d'une odeur *sui generis* piquante, et très irritante pour les muqueuses oculaire et pituitaire. Il se polymérise sous l'influence du refroidissement et dans la pratique presque dès sa naissance en polyoxyméthylène dont les principaux représentants sont la paraformaldéhyde $\begin{matrix} CH^2O \\ CH^2O \end{matrix}$ et le trioxyméthylène $\begin{matrix} CH^2O \\ CH^2O \\ CH^2O \end{matrix}$; la première se présente sous forme d'un corps solide, blanc, onctueux au toucher, soluble dans l'eau et l'alcool; le second est une poudre dégageant une forte odeur d'aldéhyde formique.

---

1. Bonjean, Le Contrôle de la désinfection, *Revue d'hygiène,* 1907, p. 760.

La dilution de l'aldéhyde formique dans un corps inerte, azote, hydrogène, et par conséquent en partie l'air, met obstacle à la polymérisation. La chaleur dépolymérise au fur et à mesure de leur production les corps polymères formés par l'aldéhyde formique. C'est là un point important à relever, car il nous montre la condition indispensable de pénétration de ce gaz, et nous fait voir en même temps la façon de nous servir du trioxyméthylène et de la paraformaldéhyde pour la production du gaz aldéhyde formique.

On comprend d'autre part tout l'intérêt qui s'attache à l'étude de l'aldéhyde formique comme agent utilisable pour la désinfection, quand on connaît son action sur l'albumine et les matières organiques.

En effet l'adjonction de quelques gouttes de formaline à du blanc d'œuf met obstacle à sa coagulation.

L'aldéhyde formique pénètre donc la substance albumineuse sans la coaguler, et on suppose qu'elle pénètre de même le protoplasme des micro-organismes pour expliquer son action germicide réelle, mais pour cela il faut qu'elle soit en contact direct avec ces derniers. Elle forme de même, avec les produits morts, fermentés, putréfiés, des composés chimiques nouveaux inodores. D'autre part elle semble n'avoir aucune action détériorante sur les tissus. Cependant sa réaction est acide de par l'acide formique qu'elle contient, et elle semble devoir altérer certaines couleurs, principalement celles à base d'aniline [1]. Les solutions aqueuses chaudes attaquent l'acier et le fer.

Pour produire l'aldéhyde formique sous forme de gaz, on évapore la solution du commerce à 40 p. 100 ou bien on a recours à la volatilisation du trioxyméthylène.

Actuellement, on se sert communément de divers appareils constitués soit par des autoclaves, soit par des récipients de divers modèles que nous décrirons plus loin (Désinfection des locaux).

Par le formol, Bosc a obtenu la destruction, au bout de 5 heures, de tous les microbes sporulés et non sporulés, et la destrution des poussières dans un local de 737 mètres cubes soumis à l'action des vapeurs de formol. Pfühl a montré l'efficacité de ces vapeurs à l'égard des crachats tuberculeux humides ou desséchés sur le plancher. Walter a obtenu la destruction de tous les microbes soumis à leur action, à l'exception des spores charbonneuses, mais après un contact de vingt-quatre heures au moins.

Mackensie a désinfecté ainsi plus de 2 000 maisons ou chambres en quatre ans et conclut à l'excellence du procédé. En 1901, le

---

1. ROSENAU et ALLAN, *Pratique de la désinfection*, p. 83.

médecin major Dopter fit de nombreuses expériences avec des cultures et avec des produits pathologiques, tels que matières fécales, exsudats diphtériques, crachats tuberculeux, poussières, avec la solution à 2 1/2 p. 100. Il a montré que cette solution détruit les microbes non sporulés. Un contact de vingt-quatre heures, quelquefois de seize heures suffit à stériliser des membranes diphtériques; trente secondes de pulvérisations rendent inoffensifs des crachats tuberculeux, mais il faut vingt-quatre heures pour des selles typhiques ou dysentériques.

Rechter admet cependant que l'immersion dans une solution à 1 p. 100 suffit à désinfecter sûrement et rapidement sans indiquer le temps nécessaire. Par contre, il nie l'action du formol sous forme gazeuse.

De nombreuses recherches personnelles me permettent d'affirmer l'action désinfectante d'une solution à 1,5 p. 100 d'aldéhyde formique en mélangeant 30 centimètres cubes de formol à 970 centimètres cubes d'eau, sur des linges souillés de B. coli, B. diphtéritique, B. du charbon sporulé, staphylocoque, puis de pus, de crachats tuberculeux et de matières fécales après une immersion de trois heures.

L'inconvénient du formol en solution concentrée est qu'il se polymérise en s'évaporant.

Il faudra donc éviter que la solution s'évapore trop vite; aussi emploie-t-on, au lieu de la solution du commerce à 40 p. 100, des solutions plus étendues. Hoton emploie une solution à 10 p. 100 obtenue en ajoutant 250 cm³ de solution du commerce à 750 cm³ d'eau. Il faut 1 litre de cette solution pour désinfecter 30 mètres cubes, soit 3 gr. 3 par mètre cube. La solution à 5 p. 100, qui paraît suffisante, s'obtient avec 125 cm³ de solution du commerce pour 875 centimètres cubes d'eau.

On a encore essayé d'empêcher la polymérisation en ajoutant à la formaline ou au trioxyméthylène d'autres corps tels que le chlorure de calcium (formo-chloral de Trillat), du menthol (holzène de Rosemberg), de la glycérine (glyco-formol de Walther), de l'acétone (formacétone de Fournier), ce dernier est d'une puissance remarquable; enfin de la naphtaline comme dans le procédé Hélios.

Chlorure de zinc. — Le chlorure de zinc s'emploie en solution à 5 p. 100. C'est plutôt un désodorisant qu'un désinfectant efficace.

Le *sulfate de cuivre* est employé uniquement à la désinfection des matières fécales en solution à 5 p. 100. Il imprime au linge des taches indélébiles.

Chlorure de chaux. — Les recherches de Fernbach et Chamberland ont mis en lumière les propriétés désinfectantes du chlorure de chaux. La solution s'obtient en délayant 100 grammes de chlorure de chaux dans 1 000 grammes d'eau. On étend ensuite la bouillie blanche ainsi obtenue de 10 volumes d'eau. La puissance de l'antiseptique est augmentée par la température. On emploiera donc, pour diluer la bouillie, de l'eau à 40° ou 50° on fera les solutions dans des vases en terre vernissée, parce que le chlore attaque tous les métaux.

Le chlorure de chaux a une grande valeur désinfectante, parce qu'il joint à l'action de la chaux caustique celle de l'acide hypochloreux, mais il a une odeur insupportable. On s'en sert pour la désinfection des vases et des objets en bois ou en cuir que l'on trempe dans une solution à 4 p. 100. On en humecte encore les draps destinés à ensevelir les individus morts de maladies contagieuses.

Sublimé. — Les solutions de sublimé doivent être colorées avec 40 gouttes par litre de solution alcoolique à 1 p. 100 de carmin d'indigo. Il s'emploie en solution à 1 p. 1 000. La solution se fait dans des vases en terre, en verre ou en métal émaillé, parce que le bichlorure de mercure attaque les métaux. La solution s'altèrerait au bout de vingt-quatre heures? L'action antiseptique des sels de mercure est hors de conteste et le sublimé jouit à juste titre d'une ancienne réputation comme désinfectant. C'est lui qu'emploie encore la Ville de Paris en pulvérisations.

Le sublimé est beaucoup moins efficace quand il s'agit de désinfecter les excreta virulents, par suite de la combinaison que ce sel forme avec les albuminoïdes. Les albuminoïdes coagulées par ce sel constituent une coque protectrice aux germes qu'elles englobent. Behring a bien montré que l'albuminat mercuriel est aussi antiseptique que le sublimé qu'il renferme, mais à la condition d'être mis dans un liquide qui le puisse dissoudre. On obvie à cet inconvénient en ajoutant de l'acide tartrique, ou chlorhydrique, ou de 1 à 7 grammes de sel marin par litre de solution.

Si le sublimé n'avait pas l'inconvénient de rendre indélébile les taches de sang; si, d'autre part, il était doué d'une odeur destinée à en révéler la nature et par conséquent à en éviter les dangers pour l'homme; si, d'autre part, il ne produisait parfois des intoxications légères chez les désinfecteurs qui le pulvérisent, ce corps resterait un des meilleurs désinfectants. Malheureusement, dans le milieu militaire, son maniement peut être dangereux, c'est pourquoi nous serions assez disposées à l'éliminer de la pratique courante de la désinfection.

Rechter et Flügge le conseillent encore pour l'immersion des objets souillés.

D'après A.-J. Martin, la solution salée resterait un excellent désinfectant des crachats, assurant, selon Miquel, immédiatement et indéfiniment leur stérilisation.

Acide phénique. — L'acide phénique jouit encore d'une réputation qu'il doit à son odeur pénétrante, à son emploi au début de l'antisepsie et aux bons résultats obtenus avec les pansements phéniqués.

La solution ordinairement employée est une solution à 5 p. 100 ou à 2 p. 100, colorée en vert par une solution alcoolique à 1 p. 1000 de vert sulfo.

Les expériences de Behring, de Gärtner sur les cultures des divers microbes ont montré qu'il tuait rapidement en quelques secondes les bactéries non sporulées. Les spores sont en revanche beaucoup moins sensibles à son action.

L'acide phénique ne coagulant pas l'albumine n'en reste pas moins à 5 p. 100 un très bon désinfectant.

Huile lourde de houille. — L'huile lourde de houille, ou hydrocarbure phéniqué, est un liquide brunâtre employé surtout pour la désinfection des latrines, mélangée à l'eau dans la proportion de 50 à 100 p. 1 000. — Elle n'a pas d'action sur le bacille tuberculeux : elle possède d'ailleurs peu de propriétés désinfectantes et constitue plutôt un désodorisant et surtout un excellent isolant pour les urinoirs.

Le *crésyl* est un produit complexe formé de créosote d'huile lourde et d'huile d'anthracène ; il contient 10 p. 100 d'acide crésylique et 20 p. 100 de naphtaline. On l'obtient par distillation de la créosote qui elle-même est un produit de distillation du goudron de houille ; il se présente sous la forme d'un liquide brun, sirupeux, à odeur forte rappelant celle de la créosote. Il s'émulsionne dans l'eau additionnée de carbonate de soude. Le liquide ainsi obtenu est laiteux, homogène et présente la propriété très précieuse pour la désinfection des excreta de s'émulsionner avec eux et de les pénétrer dans toutes leurs parties.

Les deux formules suivantes peuvent être utilisées :

(1)	Crésyl	30 centimètres cubes.
	Carbonate de soude	10 grammes.
	Eau	960 centimètres cubes.
(2)	Crésyl	50 centimètres cubes.
	Eau	950 —

Ces deux solutions sont ainsi titrées : la première à 4 p. 100 de désinfectant et la seconde à 5 p. 100.

Après 3 heures d'immersion, des morceaux de toile ou de coton imprégnés de bouillon de culture de B. coli, diphtéritique, charbon sporulé, de staphylocoque, de pus, de crachats tuberculeux ou autres, de matières fécales, sont complètement stérilisées. On obtient le même résultat en immergeant un test dans le liquide pendant 10 minutes, et en le laissant simplement imprégné après avoir enlevé l'eau du liquide. Le même liquide peut servir pour 4 à 5 désinfections successives.

Le crésyl apparaît donc comme le *désinfectant de choix*, qu'on l'emploie directement pour la désinfection des excreta, ou qu'on l'utilise pour la désinfection des linges. Il a le très grand avantage de ne pas fixer les taches de sang ou de pus. Le seul inconvénient qu'il présente est de laisser sur le linge une très légère teinte jaune, qui d'ailleurs disparaît complètement à la lessive.

Désinfectants alcalins. — *Chaux, lessive de soude.* — Ces corps alcalins sont des désinfectants par *changement de réaction*. Ils n'atteignent leur effet qu'à la condition de réaliser un degré d'alcalinité déterminé. La quantité de solution alcaline à ajouter au milieu à désinfecter dépend de la neutralité ou de l'acidité primitive de ce milieu, les portions employées à neutraliser l'acide ne comptent pas. Il est plus difficile de déterminer la quantité de désinfectants à ajouter au milieu contaminé lorsque celui-ci présente lui-même une réaction alcaline due à la présence de l'ammoniaque en excès. Dans ce cas la quantité du désinfectant doit être de 3 à 5 fois plus élevée que si l'alcalinité était due à la lessive de soude ou à la chaux. Il serait donc indiqué de titrer le degré d'alcalinité obtenu quand on se trouve en face d'un milieu acide. Mais c'est là une affaire d'expérience de laboratoire, et il semble inutile ici d'entrer dans les détails de cette opération.

Lait de chaux. — Le lait de chaux se prépare en faisant déliter de la chaux vive dans la moitié de son poids d'eau. On obtient ainsi une poudre qu'on peut conserver dans un récipient soigneusement bouché, dans un endroit sec. Un kilogramme de chaux ayant absorbé 500 grammes d'eau, a acquis un volume de 2 litres en moyenne dont 1 litre de poudre de chaux + 1 litre d'eau; on délaie dans 4 litres d'eau pour obtenir un lait de chaux à 20 p. 100.

D'après Behring et Jäger, le lait de chaux ne tuerait pas le bacille tuberculeux après 24 heures; même en solution concentrée à 1 partie de chaux pour 1 ou 2 parties d'eau et déposée en 3 couches successives. Le bacille du typhus, du rouget, du charbon, de la morve, le staphylocoque sont tués par une seule couche de lait de chaux à 5 p. 100.

Les recherches du médecin-major Lapasset[1] semblent établir qu'il est préférable d'employer un lait de chaux très clair. L'auteur avait en vue la désinfection des murs des chambrées, et employait la solution suivante :

Chaux fraîchement éteinte.................. 2 kilogrammes.
Eau froide............................... 5 litres.

On délaye, on mêle et on agite, puis on laisse reposer un quart d'heure et c'est avec le liquide décanté qu'on badigeonne les murs.

Croner, en utilisant un lait de chaux à 20 p. 100, stérilise la paroi d'une muraille au bout de plus de six heures et en moins de vingt-quatre heures. Par contre, Giaxa prétend que l'efficacité est proportionnelle à la densité du milieu, c'est ainsi qu'il faudrait une solution à 20 p. 100 pour tuer la bacille du choléra, à 50 p. 100 pour celui du typhus et pour le staphylocoque ; cette dernière solution serait insuffisante pour tuer le bacille du charbon sporulé, le bacille de la tuberculose et celui du tétanos.

Quoiqu'il en soit *le lait de chaux reste un bon désinfectant* employé surtout dans la désinfection des selles. Sternberg recommande le lait de chaux fraîchement préparé contenant environ en poids une partie d'hydrate de chaux (1 kilogr. de chaux de vive pour un demi-litre d'eau) pour 8 parties d'eau ; ce mélange doit être ajouté par quantité égale à la quantité de matière à désinfecter, et on doit laisser au moins 2 heures le mélange au repos afin d'en disposer finalement. Liborius et Pfuhl[2], puis Chantemesse et Richard[3], qui ont controlé les recherches de ces auteurs, conseillent de verser dans les fosses d'aisance 5 parties de lait de chaux pour 100 parties de matière, et, dans les fosses mobiles, 7,5 parties pour 100 ; il ne faudrait jamais aller au-dessous de 2 p. 100.

Les expériences récentes d'Auer[4] permettent de penser que le lait de chaux à 20 p. 100 serait susceptible d'amener en vingt-quatre ou trente-six heures une sorte de liquéfaction des matières fécales solides, suffisante pour assurer une désinfection complète de ces matières. Kaiser met formellement en doute la possibilité d'agir d'une manière efficace sur les matières compactes au moyen du lait de chaux. Auer a constaté en outre que la chaux hydratée *pouvait rester longtemps exposée à l'air sans perdre notablement son pouvoir désin-*

1. Lapasset, *Revue d'hygiène*, 1892, p. 481.
2. Liborius et Pfuhl, *Zeitschrift f. Hygiene*, II, p. 15, 1887, et VI, p. 15, 1889.
3. Chantemesse et Richard, Désinfection des matières fécales au moyen du lait de chaux, *Revue d'hygiène*, XI, p. 641, 1889.
4. Auer, *Arch. f. Hyg.*, Vol. 47, 1908, et *Revue hyg.*, 1909, p. 849.

fectant : tout au plus conviendrait-il d'écarter la partie superficielle, en contact direct avec l'air, où se forme peu à peu du carbonate de chaux.

En résumé : la chaux vive est le désinfectant le plus pratique en toutes circonstances. Son usage est surtout indiqué pour la désinfection des matières usées, matières fécales, boues, ordures, matériaux de démolition etc., au taux de cinq kilogr. pour 1 mètre cube. Conseil supérieur d'hygiène publique de France 1910.)

Lessive de soude. — Depuis longtemps les ménagères désinfectent le linge par la lessive de soude en employant tout simplement des cendres de bois reposant sur un gros drap (dit cendrier), qui recouvre le linge sale déposé dans une cuve en bois. Von Gerlöczy a étudié scientifiquement l'action de cette lessive en employant un mélange de deux volumes de cendre de bois lessivée pour un volume d'eau. Il a constaté que 100 grammes de ce mélange stérilisaient, après quatre jours, 100 parties de matières fécales ; en employant non plus 100 centimètres cubes mais 300 centimètres cubes de cette lessive pour 100 grammes d'excrément, la désinfection est complète en une heure. En effet, dans ces conditions, l'inoculation sur *gélatine* ne donne lieu qu'au développement d'une à deux colonies ; si on emploie cette lessive bouillante, la stérilisation est absolue, ce qui n'aurait pas lieu avec l'eau simple. Behring, de son côté, déclare que les lessives et non les carbonates alcalins tuent les spores à la température ordinaire pourvu qu'on emploie des solutions fortes. Une lessive de soude à 30 p. 100 se montra active en 10 minutes, la lessive normale à 4 p. 100 retarda jusqu'à 45 minutes. Förster et H. Vincent[1] auraient tué des bacilles typhiques, diphtériques et le staphylocoque avec une solution à 10 p. 100 employée à froid. H. Vincent aurait tué le bacille tuberculeux dans les crachats au bout de 6 heures. D'autre part, employé à chaud, Behring à tué les spores du charbon en 10 minutes à 85° avec une solution de carbonate de soude à 1,5 p. 100 et Bormans est arrivé à tuer des bacilles pathogènes avec une solution à 2 à 5 p. 100 à 60°.

Les *solutions de savon* empruntent leurs qualités désinfectantes à la richesse en alcali qu'elles possèdent. A ce titre, le savon noir paraît le plus qualifié pour obtenir un bon résultat. Une solution à 10 p. 100 a permis à Förster de tuer le bacille de la fièvre typhoïde, celui de la diphtérie et le staphylocoque en une heure, à froid. Une solution à 1 p. 100 a permis à Beyer d'obtenir le même résultat à 50° en 1 à 3 heures.

---

1. H. Vincent, Désinfection des crachats tuberculeux, *Revue d'hygiène*, 1905, p. 39.

Les *hypochlorites de potasse et de soude*, avec excès de carbonate de potasse, qui constituent l'eau de Javel diluée à 50 p. 100 dans l'eau, ont été préconisés par L. Martin[1], Bezançon[2] pour la désinfection du sol et des murs. Cette solution aurait l'avantage de ne pas altérer les tissus, d'après Bernard et Pécourt.

Une solution à 1/50 suffirait pour les lavages des objets de literie et à usage, ainsi que pour les parquets (L. Martin).

1. L. Martin, *Hygiène hospitalière*. Traité d'hygiène de Brouardel et Mosny.
2. Bezançon, *Société de Médecine publique*, 1901.

CHAPITRE XXVI

PRATIQUE DE LA DÉSINFECTION

Maladies entraînant la désinfection.
Désinfection du malade et de ses excreta.
Désinfection des linges et vêtements.
Désinfection des objets de literie, du mobilier et des objets à usage.
Désinfection des locaux. Procédés particuliers à cette désinfection. Dégagements de vapeur d'aldéhyde formique et pulvérisations. Appareils à dégagement de vapeur d'aldéhyle formique. Autoclaves divers, cartouche fumigator, procédé de fortune, autan, aldogène.
Pratique de la désinfection à la caserne, à l'hôpital, en campagne : Appareils de fortune. Désinfection du champ de bataille. Crémation des cadavres. Mesures à prendre en fin de campagne.
Désinsection. Rôle des insectes et des petits animaux dans la propagation des maladies contagieuses. *Lutte contre les rats.* Emploi de l'acide sulfureux : appareils Clayton, Sanito-cleaner. Bacille de Danisz. *Lutte contre les insectes.*

Pratique de la désinfection. — La désinfection est obligatoire dans un certain nombre de maladies dont la liste présentée par l'Académie de médecine a été arrêtée par un décret du 10 février 1903 conformément aux prescriptions des articles 4, 5 et 7 de la loi du 15 février 1902 sur la « Protection de la santé publique ». Le décret du 10 juillet 1906 en fixe la réglementation.

Il a été établi deux catégories dans les affections contagieuses. Dans la première sont comprises les maladies entraînant la désinfection obligatoire; dans la seconde les maladies pour lesquelles la désinfection est seulement facultative.

1. Liste des maladies entraînant la désinfection obligatoire. — 1° la fièvre typhoïde; 2° le typhus exanthématique; 3° la variole et la varioloïde; 4° la scarlatine; 5° la rougeole; 6° la diphtérie; 7° la suette miliaire; 8° le choléra et les maladies cholériformes; 9° la peste; 10° la fièvre jaune; 11° la dysenterie; 12° les infections puerpérales et l'ophtalmie des nouveau-nés, lorsque le secret de l'accouchement n'a pas été réclamé; 13° la méningite cérébro-spinale épidémique.

2. Maladies n'entraînant que la désinfection facultative. — 14° la tuberculose pulmonaire; 15° la coqueluche; 16° la grippe; 17° la pneumonie et la broncho-pneumonie; 18° l'érysipèle; 19° les oreillons; 20° la lèpre; 21° la teigne; 22° la conjonctivite purulente et l'ophtalmie granuleuse.

Il faut savoir d'autre part quelles sont les matières dangereuses pour chaque maladie. A ce point de vue elles peuvent être divisées en plusieurs groupes dont le classement est basé sur le mode dc rejet et la nature des produits d'excrétion.

1er GROUPE. — *Maladies dont le contage est contenu dans les matières fécales et urines.*

Fièvre typhoïde (quelquefois crachats : pneumotyphoïdé).

Dysenterie.

Choléra et maladies cholériformes.

2e GROUPE. — *Maladies dont le contage est contenu dans les produits bucco-pharyngés-naso-bronchiques.*

Scarlatine (fragments d'épiderme lorsqu'ils proviennent de parties ayant pu être en contact immédiat avec le mucus pharyngé nasal, dans lequel seul existe l'agent du contage scarlatineux).

Rougeole (secrétion oculaire).

Diphtérie (catarrhe nasal fréquent).

Peste pneumonique (crachats et secrétions nasales).

Méningite cérébro-spinale épidémique (mucosités buccales et nasales).

Tuberculose pulmonaire (crachats secs et particules humides de crachats projetées par la toux; parfois matières fécales et produits de suppuration).

Coqueluche (crachats).

Grippe (crachats).

Pneumonie et broncho-pneumonie (crachats).

Oreillons (mucosités de la bouche et du nez).

Suette miliaire (mucosités, sécrétions).

3e GROUPE. — *Maladies dont le contage est contenu dans les produits cutanés et autres sécrétions.*

Variole (produits des pustules et surtout croûtes desséchées).

Peste bubonique (matières issues des pustules ulcérées ou gangrénées et des bubons).

Infections puerpérales (sécrétions vaginales, pus, lochies).

Ophtalmie purulente des nouveau-nés (pus provenant des yeux de l'enfant).

Érysipèle (sérosités et parcelles d'épiderme détachées des surfaces emflammées).

Teigne (pellicules épidermiques du cuir chevelu).

Conjonctivite purulente et ophtalmie granuleuse (sécrétions oculaires).

4ᵉ Groupe. — *Maladies dont le contage est contenu dans le sang et les parasites vivants.*

Paludisme (moustiques).

Peste (rats et puces).

Fièvre jaune (moustiques).

Typhus exanthématique (puces, poux, punaises, etc.) et selon toute vraisemblance *lèpre* (les puces, poux, araignées, etc.); peut-être *suette miliaire* (puces).

La *pratique de la désinfection* dans l'armée est réglée par la notice 7 du règlement sur le Service de santé à l'intérieur. Nous en indiquerons ici les principales prescriptions tant administratives qu'hygiéniques.

Dans les hôpitanx les désinfections sont ordonnées par le médecin-chef.

Dans les corps de troupe elles sont ordonnées par le chef de corps sur la proposition du médecin chef de service, toute les fois qu'il s'agit de désinfecter un nombre restreint de literies, d'effets d'habillement ou de locaux. Lorsque la désinfection doit s'étendre à un nombre considérable d'objets, des allocations exceptionnelles et l'autorisation d'y procéder ne peuvent être données que par le ministre; la demande qui lui est adressée est toujours accompagnée d'un rapport motivé établi par le directeur du Service de santé. Il est rendu compte au ministre de l'exécution de la désinfection.

Personnel d'exécution et de surveillance. — Les opérations de désinfection sont effectuées par le personnel des corps et services, sous la direction et la surveillance d'un médecin désigné à cet effet.

Le médecin préside à la préparation, à la répartition et à l'emploi des solutions désinfectantes : il demeure personnellement responsable des accidents d'intoxication qui pourraient résulter de leur emploi, pendant toute la durée de l'opération.

Moyens de désinfection. — Les moyens à mettre en œuvre pour les désinfections sont :

1º L'incinération ;

2º L'ébullition dans l'eau ;

3º L'action d'un courant de vapeur humide avec ou sans pression ;

4º L'emploi des antiseptiques en pulvérisation, lavages, vapeurs.

Nous avons donné plus haut la liste des désinfectants autorisés dans l'armée.

Pour les pulvérisations, il est exclusivement employé du formol.

Agents physiques. — Les désinfections par l'incinération et l'ébullition peuvent se faire dans des appareils improvisés, et la manière de faire, toujours simple, ne comporte pas d'explication.

Le troisième moyen exige une étuve avec générateur à vapeur sous pression, fixe ou mobile. Tous les corps d'armée étant pourvus d'une étuve à désinfection sous pression locomobile, cette étuve, peut, sur demande du général en chef, être mise temporairement à la disposition des corps ou services qui ont à effectuer des désinfections importantes.

Agents chimiques. — Les corps sont pourvus des agents chimiques nécessaires aux désinfections courantes par les demandes trimestrielles de médicaments.

Lorsque des désinfections d'une importance exceptionnelle sont autorisées par le ministre, des demandes supplémentaires de livraison par les établissements du Service de santé, ou d'achat sur place, sont adressées au directeur du Service de santé, en y joignant une copie de l'autorisation ministérielle.

Les antiseptiques sont employés soit en solutions aqueuses, soit à l'état brut; nous avons donné plus haut les titrages réglementaires.

Le *formol*[1] (solution de formaldéhyde à 40 p. 100) du commerce doit être employé à trois titres différents, suivant l'usage qu'on en veut faire :

Pour immersion.	Eau...........................	970 cm³
	Formol du commerce........	30 —
Pour pulvérisation.	Eau...........................	875 — [1]
	Formol du commerce........	125 —
Pour évaporation	Formol du commerce........	1 000 —
à chaud.	Eau...........................	200 —

Le *sublimé* à 1 p. 100.

Le *crésyl* à 5 p. 100.

Lessive de soude à 10 p. 100 et carbonate de soude à 10 p. 100 à chaud.

Lait de chaux à 20 p. 100.

Ces cinq désinfectants suffisent à tous les usages.

Désinfection du malade et de ses excreta. — Si les malades atteints de maladie contagieuse étaient toujours l'objet de mesures destinées à assurer l'asepsie des cavités externes de l'organisme et des orifices naturels ainsi que la propreté de la surface cutanée; si, d'autre part, tous les excreta étaient soigneusement isolés et reçus dans des vases contenant une certaine quantité de désinfectant, toutes les mesures

---

1. Nous devons faire remarquer que toujours *le titre* des solutions désinfectantes de cette catégorie doit être exprimé en *aldéhyde formique*, et non en formol, qui ne représente qu'une solution d'aldéhyde formique.

ultérieures de désinfection deviendraient inutiles. Il faut donc apporter tous ses soins à réaliser cette antisepsie autant que possible. Aussi, les objets de pansement ou de traitement tels que : 1° canules à lavage ou à lavement, thermomètre; 2° objets à usage, urinoirs, seaux hygiéniques, objets culinaires, etc., devront être réservés à chaque malade en particulier.

Dans les hôpitaux, notamment les uns, canules, thermomètres, seront conservés dans une solution de sublimé à 1 p. 1000 et placée dans un récipient en verre spécial. Les autres seront nettoyés à l'eau de lessive bouillante, et les vases à déjections seront garnis d'une solution de crésyl sodique à 5 p. 100 ou d'un lait de chaux à 20 p. 100 sous un volume égal à celui des matières. La chambre du malade ou la salle dans laquelle il est en traitement devra posséder soit des récipients cylindriques en métal facilement stérilisables, soit des sacs à désinfection en toile imperméabilisée. Il est indispensable que récipients ou sacs soient d'un volume moyen de façon à pouvoir être transportés facilement. On devra notamment, dans les services de chirurgie, faire une séparation immédiate entre les objets à incinérer et les objets à désinfecter.

Désinfection des linges et des vêtements. — De ces deux groupes les linges, chemises, mouchoirs, caleçons, cravates, linge à pansement, chaussettes, serviettes, torchons, tabliers, bourgerons, pantalons de treillis, draps de lits, alèzes, taies d'oreiller sont certainement ceux dont la contamination est la plus dangereuse et demandent par conséquent à être désinfectés avec le plus de soin. Ils seront donc manipulés rapidement et sans secousse, de façon à ne pas disséminer les poussières qu'ils supportent; ils devront être disposés soit dans un récipient métallique clos, soit dans le sac à désinfection confectionné suivant les dispositions adoptées par la notice du 4 octobre 1894[1]. Ce sac est trop volumineux et il serait utile d'en réduire les dimensions. Les objets qu'il supporte quand il est rempli forment une masse trop lourde et rendent son maniement fort difficile; de plus, *les objets sont en général tassés fortement* et comme ces sacs, lorsqu'ils proviennent des corps de troupes, ne peuvent être ouverts parce qu'ils sont *plombés*, il en résulte qu'ils doivent être soumis à la désinfection dans cet état peu favorable à la pénétration de la vapeur ou des liquides désinfectants. Lorsqu'on manquera de sacs, les linges pourront être mis encore dans des draps mouillés avec une solution antiseptique.

La circulaire du 3 décembre 1907 prescrit que le linge à panse-

---

1. *Dispositions diverses*, p. 328.

ment et le linge provenant de malades atteints d'affections contagieuses, doit être plongé pendant 24 heures dans une solution de crésyl à 2 p. 100; la solution ne doit servir qu'une fois et le récipient doit être nettoyé immédiatement après. Des expériences personnelles nous ont permis de constater que du linge souillé de cultures de b. coli, diphtéritique, charbon sporulé, de pus, de crachats tuberculeux, et de matières fécales était désinfecté par la solution à 5 p. 100 en trois heures, et que cette première solution pouvait servir à nouveau six fois en donnant les mêmes résultats.

Les linges pourront encore être plongés dans une solution de carbonate de soude à 20 p. 100 pendant trois heures. Mais cette opération aura surtout pour but de dissoudre les produits albumineux, cette solution de carbonate de soude n'ayant à froid aucune action stérilisante [1].

Les objets en flanelle peuvent être également immergés dans la solution de crésyl, il en est de même des vêtements de laine; tunique, veste, capote, pantalon. Nous avons vu que ces derniers objets pouvaient être également plongés dans l'eau bouillante. Mais, d'une façon générale, ceux-ci devront être de préférence exposés aux vapeurs d'aldéhyde formique.

A cet égard il y a lieu de faire une distinction entre les vêtements des hommes bien portants, les vêtements usagés des malades ordinaires et ceux provenant des malades contagieux. Pour les premiers, les circulaires ministérielles du 30 avril 1906 et du 11 décembre 1907 prescrivent la désinfection des effets d'habillement usagés, avant leur réintégration dans les magasins, à l'aide des vapeurs d'aldéhyde formique provenant de la combustion du trioxyméthylène sous forme de cartouches *fumigator* disposées dans les magasins de compagnie ou tel autre local convenable. On ne devra pas mettre plus de deux collections d'effets par mètre cube. Seront joints à ces vêtements les coiffures de tous genres, les chaussures et les houzeaux de cuir.

On peut, dans d'autres circonstances, appliquer aux effets d'habillement et aux objets de grand et petit équipements les prescriptions de la circulaire du 26 février 1905 préconisant les pulvérisations de formol exécutées jusqu'à ruissellement avec une solution d'aldéhyde formique à 5 p. 100 (formol 125 centimètres cubes + 875 centimètres cubes eau).

La circulaire du 19 août 1905 étend cette désinfection d'une façon spéciale aux capotes de sentinelles. Les vêtements des malades ordinaires pourront être l'objet des mêmes mesures à l'hôpital.

1. L. MARTIN. *Hygiène hospitalière*, p. 256.

Quant aux vêtements provenant des contagieux ils devront être désinfectés soit par l'étuve à vapeur, soit de préférence dans une étuve à vapeur d'aldéhyde formique dans lesquelles ce gaz devra être développé à raison de 4 gr. d'aldéhyde formique par mètre cube au moins (Décret du 10 juillet 1906).

Désinfection des objets de literie, du mobilier et des objets à usage. Désinfection des livres. — Les objets de literie tels que : matelas, traversins, édredons, oreillers, couvre-pieds seront l'objet de mesures différentes suivant leur degré de souillure. On peut dire que, dans la grande majorité des cas, la souillure de ces objets est superficielle et n'atteint guère que l'enveloppe; dans ces conditions, on pourra se contenter de la désinfection dans l'étuve à formaldéhyde ou bien on devra défaire ces objets pour immerger les enveloppes dans une solution de crésyl à 5 p. 100. Dans les cas où la souillure est profonde, il faudra passer ces objets à l'étuve à vapeur. Des *expériences personnelles faites récemment* me permettent de penser que, même dans ces cas, on pourra utiliser les étuves à développement d'aldéhyde formique, à condition de *découdre les enveloppes* et de desserrer légèrement le contenu en prenant les dispositions pour que la température de l'étuve atteigne au moins pendant une heure une température de 80 à 90° et que le dégagement du gaz aldéhyde formique soit précédé d'un *dégagement de vapeur*.

Les couvertures devront être l'objet d'un traitement analogue. Quant au lit, au mobilier et aux objets à usage, on devra les badigeonner avec la solution forte à 5 p. 100 d'aldéhyde formique, il en sera de même pour les toiles cirées, les objets en cuir, les masques d'escrime; cette désinfection devra être faite à l'aide d'une brosse puis d'un linge imbibé de la solution antiseptique.

Les instruments des perruquiers seront désinfectés par une immersion de trois heures dans la solution d'aldéhyde formique à 5 p. 100 ou dans l'eau bouillante; il en sera de même des embouchures des instruments de musique. La décision ministérielle du 23 juillet 1890 prescrit pour ces derniers une désinfection toutes les fois que l'instrument change de propriétaire; de plus ils devront être nettoyés tous les mois.

Les objets sans valeur tels que paille, foin, chiffon, papier, pièces de pansement, décombres, fumier et débris d'animaux et de végétaux doivent être incinérés.

La désinfection des livres pourra se faire dans la cellule à formol sans dégagement de vapeur. En son absence on pourra appliquer le procédé de M. Miquel.

Dans une armoire fermant convenablement, on dispose des étagères en grillage de fer galvanisé, sur lesquelles on place les livres perpendiculairement, comme dans une bibliothèque, en ayant soin de les tenir ouverts sur un angle de 60 à 80 degrés. Cela fait, on immerge dans une cuvette contenant deux parties de formol commercial et une partie de chlorure de calcium cristallisé un linge de toile roulé sur une baguette de bois, en évitant de se mouiller les doigts. On déroule le linge et on le pend au-devant des étagères; on ferme l'armoire et on laisse la désinfection se poursuivre vingt-quatre heures.

Dans ses expériences, Miquel[1] a constaté la stérilisation des livres souillés de cultures de staphylocoques, de bacilles de la diphtérie, de la fièvre typhoïde, de crachats tuberculeux. Seuls, les bacilles sporulés ne sont pas entièrement détruits.

Désinfection des locaux[2]. — La propagation des maladies contagieuses s'opère surtout par les cas frustes, légers, et par les convalescents. Cette notion très ancienne et qu'on retrouve dans les ouvrages de nos maîtres a été objectivée par la bactériologie dans ces derniers temps par la démonstration de la persistance des germes dans l'organisme longtemps après la guérison des malades. Aussi, du même coup, la propagation par des locaux contaminés a-t-elle perdu un terrain que celle-ci d'ailleurs n'aurait jamais dû occuper[3]. Déjà avant cette période Flügge, Moritz Wolf, Bard avaient nié toute participation des locaux à la propagation de la diphtérie, et l'exemple de la fameuse épidémie de diphtérie de la maison de Saint-Denis, cessant en juillet 1881 par le licenciement des élèves et réapparaissant en octobre lors de leur rentrée, malgré une désinfection très sérieuse des locaux, est un fait d'observation éloquent, qui démontre l'impuissance ou l'inutilité de cette mesure, en même temps qu'il apporte confirmation du rôle des convalescents alors méconnu.

Nous avons fait voir[4], par des exemples tirés d'une longue pratique, que, pour les fièvres éruptives du moins, la persistance des germes en dehors de l'organisme, notamment dans les locaux d'habitation, était absolument problématique.

M. Lesage[5] vient de rapporter des faits analogues. En faisant passer dans des boxes annexés à la consultation externe de l'hôpital

1. Miquel, Sur un mode de désinfection des livres, *L'Hygiène générale et appliquée*, 1908, n° 11.
2. Voir discussion sur la désinfection d'une chambrée dans le *Bull. de la Soc. de méd. milit.*, nov. et déc. 1907 et janvier, mars, avril, mai 1908.
3. G.-H. Lemoine, Désinfection des locaux, *Journal des Praticiens*, 12 juin 1909, p. 369.
4. *Id.*, Persistance problématique des germes des fièvres éruptives dans les locaux, *Revue d'hygiène*, 1908, et *Désinfection et maladies infectieuses*, *Journal des Praticiens*, 1908.
5. Lesage, Consultations externes en boxe à l'hôpital Hérold, *Tribune médicale*, 4 septembre 1909.

Hérold un très grand nombre d'enfants atteints d'affections contagieuses diverses, il n'a jamais observé de contagion de ce fait. Le contact direct était évité en ménageant des portes d'entrée et de sortie différentes.

Un classement s'opérera un jour plus méthodique et plus scientifique, basé sur la longueur de la maladie, sur le milieu dans lequel a vécu le malade, sur les mesures prises au cours de l'affection.

Quoi qu'il en soit cependant, la désinfection des locaux est une *mesure de propreté* qui, rien qu'à ce titre, ne doit pas être négligée par l'hygiéniste, à condition qu'elle ne soit exécutée qu'à bon escient et de façon à ne faire subir aux habitants qu'un minimum de gêne. L'épidémiologiste, d'autre part, n'y verra qu'une mesure accessoire pour arrêter la marche d'une épidémie. Comprise ainsi, et renfermée dans de justes limites, elle pourra rendre quelques services. Cette façon de faire est surtout nécessaire dans l'armée où règnent constamment des maladies contagieuses dont l'extension au moyen de l'habitation est plus que douteuse.

Il n'existe qu'un petit nombre de méthodes de désinfection applicable aux habitations. Le lavage des surfaces à l'aide de désinfectants et le flambage appliqué par le médecin-major Godin[1] à l'asepsie du casernement et au mobilier du soldat sont, avec l'emploi de gaz antiseptiques, les seuls procédés d'un usage courant. Le lavage et le nettoyage pratiqués avec énergie à l'aide de la brosse, du balai, de l'éponge, de la lance et de façon à ce que le désinfectant pénètre partout, tel est, d'après A.-J. Martin[2], le procédé qui aura d'autant plus de succès qu'il aura réussi à porter l'antiseptique sur tous les points où les microbes pathogènes auront pénétré et qu'il l'y aura laissé un temps suffisant pour que son action microbicide ait pu s'exercer. Pratiqué avec soin, une telle désinfection dépassera à coup sûr cette épaisseur de quelques millimètres de poussière que les gaz les plus antiseptiques ne peuvent atteindre, L. Martin emploie pour ces lavages une solution d'eau de Javel à 1 p. 50. Lorsqu'il s'agit de surfaces revêtues de matériaux sans valeur comme les parois de nos casernes, le badigeonnage au lait de chaux à 20 p. 100 en ayant soin de ne pas gratter la couche précédente, opérera une désinfection suffisante comme l'a démontré Lapasset[3]. Marage a fait voir qu'on pouvait encore recourir au lait de chaux pour le lavage du sol des

1. Godin, Désinfection du casernement, *Caducée*, 22 août 1903.

2. A.-J. Martin, Rapport lu au Congrès International de la tuberculose le 27 juillet 1898, *Presse Médicale*, 3 août 1898, *Rapport au Congrès international d'hygiène de Bruxelles*, 1903, *Revue d'hygiène*, 1910, p. 565.

3. Lapasset, *Revue d'hygiène*, 1892.

habitation3. H. Vincent[1] lui préfère la solution de soude bouillante
à 10 p. 100.

Les pulvérisations faites méthodiquement soit avec une solution
de sublimé à 1 p. 1000, soit encore et mieux avec une solution d'aldéhyde formique à 5 p. 100, remplissent les conditions d'une bonne
désinfection des parois des locaux. Il faut pour cela que les pulvérisations soient pratiquées jusqu'à ruissellement. Dans ces conditions,
en effet, Dopter[2] a reconnu qu'une pulvérisation de trente secondes
amène au bout de vingt-quatre heures une destruction des bacilles
diphtéritiques, typhiques et du streptocoque; le staphylocoque, les
spores du charbon ne succomberaient pas toujours dans ces conditions. Une pulvérisation de 45 secondes stérilise des exsudats diphtéritiques étalés sur du papier, des crachats tuberculeux desséchés sur
des fils de soie. Zetter, Schnidelka et Schürer[3] ont obtenu d'excellents résultats avec des pulvérisations intenses d'une solution à 1 à
1,5 p. 100 d'aldéhyde formique.

Le Conseil supérieur d'hygiène publique de France, dans ses instructions du 23 juillet 1907, a indiqué l'emploi de gaz antiseptiques. Par
ce moyen, on ne peut obtenir encore actuellement qu'une *désinfection de surface*, car tous les procédés proposés jusqu'à ce jour et
autorisés par le Conseil supérieur d'hygiène publique sont incapables
de donner un rendement plus puissant.

La quantité d'aldéhyde formique dégagé doit être égale au moins
à 2,5 ou 3 gr. par mètre cube, soit le résultat de l'évaporation de
$8^v,57$ de formol. Il est préférable d'aller jusqu'à 4 gr., soit 10 v. de
formol.

L'aldéhyde formique exige pour pénétrer des conditions d'humidité, de température ou de pression qu'on ne peut réaliser dans les
conditions ordinaires où se pratique la désinfection des locaux.
Néanmoins, cependant, il est permis de penser que ce dégagement
de gaz antiseptique diminue pour une part les dangers de contamination pour le personnel chargé ensuite de procéder au lavage des
murs et des planchers.

Une distinction doit être établie entre les divers appareils proposés jusqu'ici par l'industrie.

Nous avons fait voir, en effet, avec le médecin major Sacquépée[4], que

1. H. VINCENT, *Bull. de la Soc. de méd. militaire*, 1907, p. 671.
2. DOPTER, Désinfection des locaux par la pulvérisation d'une solution de formol,
Revue d'hygiène, 1902, p. 131.
3. ZETTER, Pratique de la désinfection par la formaldéhyde, *Congrès international d'assainissement et de salubrité de l'habitation*, 1904.
4. G.-H. LEMOINE et SACQUÉPÉE, Désinfection des locaux collectifs par le formol,
Revue d'hygiène, 1907.

la désinfection des locaux était d'autant plus parfaite que le nombre des foyers de production d'aldéhyde formique était plus multiplié. Or, il s'en faut que tous les appareils répondent à ce desideratum.

Ceux-ci forment en effet deux groupes : le premier utilise plus spécialement la solution d'aldéhyde formique pure ou associée à d'autres produits destinés à retarder ou à empêcher la polymérisation (*formo-chloral, holzène, glyco-formol, formacétone*).

Ces appareils sont tous constitués par un autoclave dans lequel la solution portée à une haute température dégage du gaz aldéhyde formique sous pression. Un des plus anciens est l'*autoclave Hoton* qui emploie une solution d'aldéhyde à 10 p. 100, soit, pour 1 litre, 750 gr. d'eau + 250 gr. de solution commerciale. Cette quantité est nécessaire pour la désinfection de 30 mètres cubes.

Cet autoclave est muni à sa partie supérieure d'un tube métallique flexible dont l'extrémité libre peut être introduite par le trou de la serrure de la pièce à désinfecter.

A ce type appartiennent les *appareils Fournier et Lingner*.

Au lieu de dégager l'aldéhyde sous forme de gaz, le *procédé Guasco* procède par pulvérisation d'un composé formolé spécial.

Pour les pièces de 70 à 80 mètres cubes, ces appareils sont en général suffisants, mais au delà, la désinfection du local n'offre plus la même sécurité. Quelle que soit la quantité de gaz dégagée, les tests déposés à l'autre extrémité d'une pièce un peu grande ou très longue sont incomplètement stérilisés.

Les résultats de la désinfection sont beaucoup plus sûrs avec les appareils plus récents du second groupe qui, de petit volume, sont disséminés à la surface du parquet du local, et dont le nombre peut être multiplié suivant les besoins.

A ce type appartiennent notamment deux appareils qui, au lieu d'employer la solution de formol, ont recours à la volatilisation du trioxyméthylène. L'*Hélios* n'est autre qu'un récipient métallique de dimensions assez restreintes dans lequel on place des cubes de trioxyméthylène. Chacun de ceux-ci présente un volume déterminé de façon à correspondre au dégagement d'une quantité d'aldéhyde formique suffisante pour désinfecter 1 mètre cube.

Le récipient est obturé à sa partie supérieure par un couvercle percé d'une grande quantité de petits orifices du volume d'une grosse tête d'épingle par lesquels s'échappe le gaz antiseptique.

Le *Fumigator* consiste simplement en une cartouche de cuivre contenant le trioxyméthylène[1].

---

1. Le trioxyméthylène dégage 90 à 100 p. 100 d'aldéhyde formique. Son action semble plus profonde que l'aldéhyde formique provenant d'une vaporisation du formol.

Cette cartouche est entourée d'une pâte qui, allumée à l'aide d'une allumette, brûle lentement sans flamme et porte bientôt la matière antiseptique à une température où elle se volatilise rapidement sans brûler ni s'altérer, en donnant d'abondantes vapeurs d'aldéhyde formique qui se répandent dans tout le local à stériliser.

La pâte, brûlant sans flamme ni projection, n'offre aucun danger d'incendie.

Ce dernier procédé présente le réel avantage de ne pas engager l'avenir, car il ne nécessite l'emploi d'aucun appareil fixe.

C'est sans doute à ce titre qu'il a été adopté officiellement par le Ministère de la Guerre pour la désinfection des effets usagés, à la date du 30 avril 1906.

Les cartouches sont de volumes diffé-rents, ce qui permet de les adapter à tous les cubages, et de *multiplier à volonté le nombre des foyers de production du gaz aldéhyde-formique* — c'est là le point capital, comme nous l'avons dit plus haut.

Procédé de fortune.

Mais on peut arriver au même résultat par un procédé encore plus simple imité de celui de Flügge.

Il consiste à faire évaporer la solution de formol du commerce à 40 p. 100 addi-tionnée d'une quantité d'eau suffisante pour en faire une solution d'aldéhyde formique au tiers.

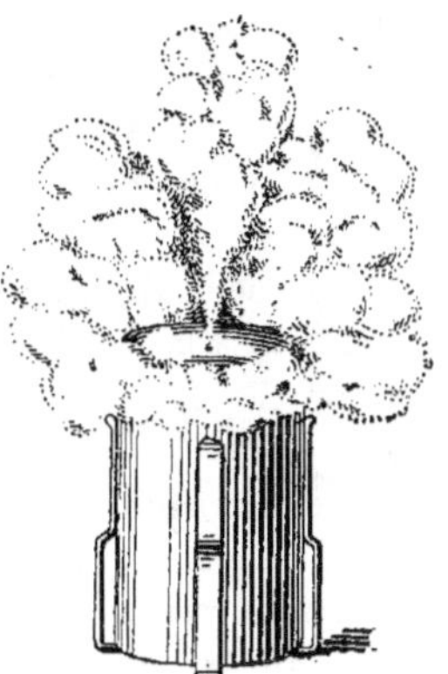

Fig. 88. — Fumigatoi.

Pour plus de simplicité, nous employons pour 1 mètre cube à désinfecter la solution suivante :

Solution de formol du commerce à 40 p. 100 .... 10 cm³.
Eau .... 2 —

qui dégage 4 grammes d'aldéhyde formique.

Il ne reste qu'à multiplier chacun de ces chiffres par le nombre de mètres cube à désinfecter.

D'autre part l'expérience nous a enseigné qu'il fallait compter un foyer pour 80 mètres cubes.

Soit un local à désinfecter de 800 mètres cubes : on emploiera 8 litres de solution de formol du commerce, plus 1 litre 600 d'eau et cette solution sera répartie dans 10 récipients placés sur un trépied et disséminés à la surface du sol.

Au-dessous de chacun d'eux on placera une forte lampe à alcool des-tinée à porter le liquide à l'ébullition jusqu'à évaporation complète.

Par prudence, si le sol du local, est recouvert de parquet, les trépieds seront placés sur du sable.

Ces dispositions prises, le local, dont toutes les fentes des fenêtres auront été obturées au préalable par du papier collé, est ensuite fermé hermétiquement.

Une seule fois, au cours de nombreuses expériences, les vapeurs ont pris feu dans 2 récipients. — Cet incident, d'ailleurs, n'a pas eu de suite fâcheuse car la flamme s'est développée uniquement dans le récipient. Cependant il est bon d'être averti afin de ne pas disposer les foyers près de lits ou de tentures. Mais cette inflammation de gaz peut être facilement évitée en utilisant des vases métalliques très larges, de telle façon que la flamme de la lampe à alcool limite son action au fond et ne vienne pas lécher les parois. — Ou bien en couvrant le récipient d'un couvercle portant en son centre une large ouverture.

Ce procédé de fortune[1] offre l'avantage de pouvoir être appliqué facilement à la campagne où le sol des maisons est en général recouvert de carreaux, ou constitué par de la terre battue.

L'*Autane*[2] et l'aldogène sont des produits qui, sous l'action de l'eau, donnent lieu à un dégagement d'aldéhyde formique. Le premier est un mélange de paraformaldéhyde, de peroxyde de baryum et d'une poudre inerte.

L'*Aldogène Carteret*[3] est basé sur la réaction de la paraformaldéhyde sur l'hypochlorite de chaux en présence d'eau. Si, à un mélange renfermant une partie de paraformaldéhyde sec et deux parties d'hypochlorite de chaux sec, on ajoute environ trois parties d'eau et si l'on agite pour bien homogénéiser, il se produit une ébullition très vive dans toute la masse donnant lieu à un abondant dégagement de vapeurs de formaldéhyde et d'eau.

Les *voitures* et les *wagons* ainsi que les brancards qui ont servi au transport des contagieux seront désinfectés par les mêmes moyens que les meubles et les locaux.

Les *cabinets d'aisance* dans les casernes seront désinfectés avec le lait de chaux à 20 p. 100 ou le crésyl à 5 p. 100 à parties égales avec le volume des matières dans tous les cas où la maladie régnante appartiendra à la catégorie dont le contage est contenu dans les selles et les urines (fièvre typhoïde, choléra, dysenterie). Il en sera de même pour les baquets de propreté et les urinoirs. Dans les

1. G.-H. LEMOINE, Désinfection d'une chambrée, *Bulletin de la Société de méd. mil.*, 30 novembre 1907, p. 630.
2. Société anonyme des produits F. Bayer et Cᶦᵉ, usines à Flers, par Croix (Nord).
3. Société générale parisienne d'antisepsie, à Paris, rue d'Argenteuil, nᵒ 15.

hôpitaux, les cabinets d'aisance communs seront interdits aux malades atteints de ces affections, et les seaux hygiéniques destinés à recevoir les déjections recevront au préalable une certaine quantité de solution de crésyl à 5 p. 100. Il en sera de même pour les *fosses à fumier*, les *vidoirs*, les *éviers*. Les puits d'une habitation où sévit l'une des affections précédentes seront désinfectés à la chaux ou au permanganate de potasse.

Les *boues, ordures ménagères, matériaux de démolition* seront désinfectés par la chaux vive à raison de 5 kilogr. pour 1 mètre cube. La chaux aura été délayée au préalable dans moitié de son poids d'eau et on ajoutera assez de liquide pour en faire un mélange suffisamment pénétrant dans les matières à désinfecter.

Pratique de la désinfection à la caserne. — Des mesures de désinfection seront prises à la caserne toutes les fois qu'il se produira un cas de maladie contagieuse entrant dans la liste dressée par le décret du 10 février 1903. Ces mesures consisteront dans tous les cas, après isolement du malade, à recueillir dans le sac à désinfection réglementaire les linges, les vêtements et les fournitures de literie du malade; la paille des paillasses sera incinérée. De plus, on aura soin de nettoyer, à l'aide de la solution de crésyl à 5 p. 100 ou de carbonate de soude à 10 p. 100 bouillante, le sol et la paroi de la muraille jusqu'à hauteur d'homme au niveau de la place du malade. Celui-ci sera transporté à l'hôpital dans une voiture spéciale. Dans le cas de maladie infectieuse du tube digestif, on procédera à la désinfection des latrines ou des urinoirs. Les fièvres éruptives, les oreillons, les méningites cérébro-spinales n'entraîneront la désinfection générale des locaux *que dans des cas tout à fait exceptionnels.*

Rappelons que les circulaires du 30 avril 1906 et 11 décembre 1907 prescrivent de désinfecter au *fumigator* tous les effets usagés au moment du départ de la classe. Ces effets peuvent encore être désinfectés par des *pulvérisations de formol* conformément aux prescriptions de la circulaire du 26 février 1905. D'autre part, la circulaire du 25 mars 1907 prescrit que la désinfection des lits et objets mobiliers dans les casernes sera faite au compte du Service de santé. Elle sera faite par frottage et lavage avec une solution désinfectante de crésyl à 5 p. 100, ou eau de Javel à 2 p. 100, ou carbonate de soude chaude à 20 p. 100. Les deux premières valent mieux parce qu'elles dégagent une certaine odeur qui permet de constater l'emploi qui a été fait de l'antiseptique.

Désinfection dans les hôpitaux. — Il y a lieu ici de faire une distinction entre les malades des services de chirurgie et de médecine ordinaire et le service des contagieux. Pour les premiers, les linges et objets à usage seront nettoyés par les moyens ordinaires : lavage à froid ou à la lessive; les vêtements d'hôpital seront exposés aux vapeurs d'aldéhyde formique dans un local spécialement affecté à cet usage.

Pour les contagieux, les linges et objets à usage seront placés dans des sacs à désinfection spéciaux ou dans des cylindres métalliques ainsi que les vêtements, pour être portés à la station de désinfection de l'hôpital. Là, les linges seront immergés immédiatement dans une solution de crésyl à 2 p. 100 (circulaire du 3 décembre 1907) en évitant toute manipulation. Le mieux est de plonger les sacs contenant le linge directement dans des bacs remplis d'une solution de crésyl à 5 p. 100. Les vêtements seront passés soit à l'étuve à vapeur, soit à l'étuve à aldéhyde formique, il en sera de même pour les fournitures de literie. Il serait à désirer que chaque service pût être muni de bacs contenant une solution de crésyl ou de carbonate de soude, de façon à ce qu'au moins les linges ne soient l'objet d'aucune manipulation à sec. Les objets de pansement sans valeur doivent être mis dans un récipient spécial pour être versés ultérieurement et directement dans un incinérateur.

Désinfection en campagne. — En campagne la désinfection des linges par la *lessive*, et la désinfection des produits d'excrétion par le lait de *chaux* se présentent comme les moyens de fortune les plus utilisables. D'autre part, il est bon de rappeler qu'il existe des hôpitaux de campagne appelés à abriter les contagieux dont l'emplacement sera choisi soit par le médecin divisionnaire, soit par le directeur du Service de santé du corps d'armée, suivant les cas, et que les désinfectants nécessaires et les étuves à désinfection dont sont munies certaines formations sanitaires de l'arrière (hôpitaux d'évacuation) peuvent être envoyés sur demande là où leur présence sera jugée nécessaire.

En l'absence de tout appareil on peut faire une bonne désinfection avec de l'eau bouillante, du carbonate de soude et de la chaux.

INHUMATION — DÉSINFECTION DU CHAMP DE BATAILLE. — Les inhumations intéressent l'hygiéniste surtout en ce qui concerne les cadavres d'individus morts d'affections contagieuses. Nous savons en effet qu'un certain nombre de microbes spécifiques peuvent vivre assez longtemps dans le sol, le cadavre ou en dehors de lui. Karlinski a fait voir que le b. d'Eberth pouvait vivre 3 mois dans les cadavres de typhoïdiques. Grancher et Deschamps, Levy et Kayser ont démontré que cet organisme vivait encore en pleine terre, au milieu des organismes variés qu'elle recèle pendant 5 mois.

Il y a donc grand intérêt à prendre des précautions spéciales vis-à-vis de ces sources d'infection. Le meilleur moyen est de recourir à l'isolement hâtif du cadavre dans un cercueil plombé et avant d'en fermer le couvercle de recouvrir le cadavre de chaux vive, ou de poussières de charbon, sciure de bois, cendres fortement imbibées d'une solution de formaldéhyde à 5 p. 100.

La *désinfection du champ de bataille* et les inhumations en général devront être l'objet de mesures énoncées d'ailleurs dans une notice spéciale annexée au règlement sur le service de santé en campagne. Les cadavres d'animaux seront incinérés.

Les inhumations sont individuelles pour les officiers, et se font en masses pour les hommes; pour les uns comme pour les autres, le choix de l'emplacement est le premier point qui doit attirer l'attention du médecin militaire.

Le terrain devra être perméable, disposé sur une surface assez étendue et d'une épaisseur suffisante pour que les fosses, une fois creusées, le fond se trouve encore assez éloigné de la nappe d'eau souterraine. On devra éviter le bord des rivières, le voisinage des sources, le fond des vallées basses et humides, et choisir de préférence les terrains à flanc de coteaux en aval des collectivités urbaines ou rurales par rapport au thalweg, et assez éloignés des lieux habités.

Avant l'inhumation l'homme est dépouillé de ses vêtements, de sa plaque d'identité et de ses bijoux ou valeurs. Il est ensuite déposé dans la fosse. Celle-ci, longue d'une dizaine de mètres, doit être profonde d'au moins deux mètres; son fond est tapissé de branchages pour faciliter l'écoulement des liquides et le drainage du sol. Les cadavres sont ensuite superposés par couches, de préférence perpendiculaires entre eux ou tête-bêche.

H. Larrey, en 1871, proposa de jeter au préalable au fond de la fosse une couche de chaux vive [1], qu'on renouvela entre les cadavres et au-dessus d'eux. — C'est là, en somme, une crémation véritable, facile à exécuter, et donnant toute sécurité.

Les fosses sont ensuite remplies avec la terre de déblai qui sert à la formation de tumuli. La surface en est ensemencée de plantes avides d'azote (ray-grass, luzerne, avoine).

Le drainage des fosses pourra emprunter sa technique au procédé indiqué par les médecins majors Le Goïc et Coupry [2].

Ces auteurs proposent de creuser des fosses de 10 mètres de long, 2 mètres de large et 2 mètres de profondeur, dimensions telles

---

1. On peut évaluer la quantité de chaux vive nécessaire à 5 kilos par cadavre.
2. Le Goïc et Coupry, Installation à Saint-Nazaire du « Cimetière de l'Avenir ». *Annales d'hygiène publique et de médecine légale*, 1900.

qu'elles permettraient d'y placer 75 ou 100 cadavres en trois ou quatre rangées superposées.

Tout autour et au fond de la fosse, en contre-bas, on pourra creuser un fossé de 30 centimètres de largeur et 30 centimètres de profondeur destiné à empêcher les cadavres d'être baignés par les eaux. On sait, en effet, que, pour que les corps se décomposent normalement et rapidement, ils doivent être mis à l'abri des eaux[1], car celles-ci détruisent les insectes destructeurs de cadavres. Pour arriver à ce but, on mettra ce fossé en communication, par une sorte d'aqueduc, avec une petite fosse ou puits perdu, où les eaux venant de la fosse commune se réunissent pour être absorbées naturellement par les terres. Cet aqueduc et ce puits seront tapissés de branchages, de cailloux, de sable, qui laissent passer l'eau.

Enfin, à la hauteur de l'avant-dernière rangée de cadavres, un autre conduit partira de la fosse, venant aboutir, à une certaine distance de cette dernière, à une sorte de puits-cheminée, où l'on brûlera les gaz de dégagement, ou bien, sans les brûler, on les fera absorber par du charbon de bois.

On a utilisé aussi au cours ou à la fin de certaines campagnes la combustion des cadavres, mais cette pratique se heurte à des croyances et à des usages qui empêcheront encore longtemps ce procédé d'entrer dans nos mœurs. Il a cependant été employé par les Japonais.

Il a aussi été utilisé par l'armée russe en 1812 pour détruire un grand nombre de morts abandonnés par les Français. En 1814 les Allemands incinérèrent 4 000 cadavres à Montfaucon, les cadavres des animaux seuls auraient été brûlés[2].

Au Dahomey, en Erythrée les Français et les Italiens auraient eu recours à l'incinération pour les corps des indigènes. Les Anglais font de même aux Indes.

Dans certaines circonstances épidémiques l'incinération s'imposerait.

Le procédé le plus pratique est celui du bûcher employé jadis chez certaines nations comme traitement du corps des grands et des riches, qui étaient placés sur des lits de bois de combustion.

En 1870, Créteur a utilisé le goudron de houille pour désinfecter les fosses remplies de cadavres au cours de la campagne. Celui-ci, après déblai de la couche superficielle, fut versé à raison de 5 à 6 tonneaux pour 300 cadavres. Une fois le feu mis à l'aide de paille imbibée de pétrole, l'opération était terminée en une heure, après avoir

---

1. Rouget et Dopter, *Hygiène militaire*, p. 335.
2. Fischer, *Bull. de la Soc. de méd. milit.*, juillet 1909.

fait diminuer le contenu des fosses des trois quarts. Le contenu consistait à la fin en os calcinés enveloppés d'une couche de résine concrète. La dépense fut évaluée à 0 f. 15 par homme. — C'est par cette méthode que furent désinfectées après la campagne les tombes accumulées sur un parcours de 50 kilomètres entre Beaumont et Illy.

Les cadavres de contagieux[1] doivent être l'objet de mesures semblables, surtout lorsque leur nombre est assez grand et qu'on ne possède absolument aucun autre moyen de procéder à une désinfection méthodique. Dans ce cas les cadavres seront placés dans dés caisses légères et brulés. Un tiers de mètre cube de bois, un peu de paille et quelques litres de pétrole suffisent à consumer un cadavre en 5 heures.

Les exhumations après une campagne sont parfois nécessaires, soit pour rassembler dans un même lieu les restes enfouis dans des tombes isolées, soit pour éviter les dangers d'inhumations défectueuses.

Dans ces cas, les opérations consistent à découvrir les corps et à les arroser d'un liquide désinfectant. On s'est beaucoup servi dans ces circonstances de mélanges divers dans lesquels la chaux et l'acide phénique tiennent la première place. Le formol mérite à cet égard d'attirer l'attention.

Cette désinfection faite, on procède au transport des corps dans des fosses creusées dans de bonnes conditions. Les travailleurs doivent prendre toutes les précautions prescrites pour les désinfecteurs.

Les exhumations concernant les cadavres de sujets morts d'affections contagieuses demanderont des précautions spéciales. Brouardel et Vallin, au Conseil d'hygiène de la Seine, ont déclaré à ce sujet qu'en dehors des cas où le corps a été placé dans un cercueil de plomb, les exhumations après décès résultant de maladies contagieuses ne peuvent être opérées sans danger qu'après quatre ou cinq ans. Néanmoins aucune disposition législative n'a encore été prise à ce sujet.

La désinfection s'impose non seulement en cours de campagne, mais encore à la fin, lorsqu'une armée ou un corps expéditionnaire rentre dans ses foyers. Les précautions à prendre dans ce cas doivent viser en première ligne les convalescents de maladies contagieuses, mais il peut être indiqué aussi d'opérer une désinfection en masse.

Celle-ci a été exécutée par les Japonais après la guerre avec tant de soin que leur pratique peut être regardée comme un modèle.

Elle a été exposée avec détails dans le livre de notre collègue Matignon[1].

1. MATIGNON, La désinfection des troupes japonaises rentrant de la campagne de Mandchourie, *Revue d'hygiène*, 1906, p. 662.

Une direction générale des services quarantenaires avait été créée au ministère de la Guerre à Tokio.

Elle était confiée à un général, qui avait auprès de lui tout un comité technique comprenant des ingénieurs et des médecins.

Chaque section quarantenaire était commandée par un lieutenant-colonel ou un chef de bataillon suivant son importance, ayant sous ses ordres un personnel militaire et civil comprenant des médecins, des ingénieurs, des mécaniciens et employés divers.

Le personnel des établissements importants comprenait :

1 colonel commandant ;

8 à 10 officiers de troupe ;

600 sous-officiers ou soldats, employés aux transports, empaquetages des effets, bains, distributions des effets ;

52 médecins, surtout des aides majors ;

2 pharmaciens ;

300 infirmiers (dont un certain nombre de civils) ;

2 officiers comptables ;

Plus un personnel de chauffeurs, mécaniciens, blanchisseurs, etc.

Ces établissements quarantenaires correspondaient à un double but : la désinfection des hommes et des effets, l'observation, l'isolement et l'hospitalisation des troupes suspectes d'être atteintes de maladies contagieuses au moment de leur débarquement. Aussi les établissements comprenaient-ils deux parties, avec personnel distinct : la désinfection et l'hôpital d'observation, hôpital de capacité très variable. Celui de Hiéroshima, par exemple, pouvait parfaitement recevoir 15 000 hommes. Les baraquements étaient en bois, sans étage, longs de 50 mètres, larges de 8 mètres, hauts de 3 m. 50 du parquet au plafond. Celui-ci était en bois. Le parquet était surélevé de 1 m. 20 au-dessus du sol. Les parois des constructions étaient à simple épaisseur. Tout autour des bâtiments courait une galerie protégée seulement par en haut par l'avancement du toit.

Les pavillons ne communiquaient pas entre eux.

Les salles étaient ordinairement partagées par deux ou trois cloisons. La ventilation et la lumière y étaient assurées par un très grand nombre de larges fenêtres opposées. Ces baraquements n'ont d'ailleurs pas eu l'occasion d'être utilisés par les troupes japonaises. Ils n'ont servi, à Hiéroshima, que pour 10 000 prisonniers russes amenés de Port-Arthur et qui y passèrent quelques jours seulement, en attendant d'être conduits dans les divers dépôts organisés à leur intention.

A Dairi, à Hiéroshima, à Wada, les dispositions étaient à peu près identiques.

La désinfection des hommes se faisait par des bains dans l'eau de mer très chaude, à 50 degrés, suivis d'un savonnage à l'eau douce.

Celle des habits et des effets d'équipement se faisait suivant la nature de ceux-ci, par la vapeur sous pression dans des étuves, par la vapeur fluente formalinée dans des chambres spéciales étanches ou par simple spray d'eau formalinée.

Les établissements quarantenaires, toujours installés au bord de la mer, avec une ou deux jetées d'atterrissage, avaient l'air, vus du large, avec leurs baraquements de bois, les hautes cheminées, les câbles électriques, les innombrables chariots circulant sur rails, de quelques cités industrielles brusquement sorties de terre, cités à vie intermittente, les transports n'arrivant pas tous les jours, au moins au début des rapatriements.

Les emplacements de ces stations avaient été bien choisis pour éviter les causes de contamination : ils étaient loin des villes, sur un îlot ou une presqu'île, et de la sorte la surveillance en était plus facile, et l'isolement parfaitement assuré.

A l'intérieur, tout un système de couloirs assurait une double canalisation d'hommes et d'effets, grâce à laquelle aucun contact ne pouvait s'établir entre les désinfectés et ceux qui se rendaient à la désinfection. Toutes les opérations se passaient dans le plus grand calme, sans à-coups, sans reflux humain; l'écoulement se faisait avec une régularité de manœuvre sur le terrain. Cette régularité de fonctionnement nous explique le débit quotidien considérable de ces stations dans leurs périodes d'activité.

Le matériel se compose de piscines, d'étuves, de chambres pour la désinfection par la formaline, d'appareils de transports de toutes sortes, chariots métalliques, ou de bois montés sur des trains de roues ayant tous le même écartement.

Les diverses phases de la désinfection des hommes et de leurs effets sont simultanées ou presque.

Pendant que l'homme se baigne, ses effets sont passés à l'étuve ou à la formaline, et pendant qu'il s'essuiera les derniers effets seront désinfectés et il les trouvera sur sa route et sous sa main en quittant les salles de désinfection.

Les piscines sont aménagées pour les hommes, les officiers et parfois pour les généraux. Elles sont du même type et ne se distinguent que par leur dimension. Elles sont en granit, bâties dans le sol creusé à 1 m. 60. Leur largeur est de 2 mètres et leur longueur varie de 6 à 10 mètres.

Dans certaines stations, les piscines bâties étant en nombre insuffisant, on avait suppléé à ce défaut de matériel par des piscines en bois de dimensions identiques.

II. **Désinsection.** — Le rôle des animaux et insectes dans la genèse ou la propagation des maladies a acquis dans ces dernières années une importance de premier ordre.

Pasteur le premier montra le rôle du ver de terre dans la transmission du charbon : on sait que le rat et la puce sont les hôtes du microbe de la peste, que le rat intervient dans la transmission de l'influenza des chevaux et de la fièvre aphteuse puis de la trichinose, que la punaise jouerait un rôle dans la propagation de la tuberculose[1], de la fièvre récurrente[2].

La mouche transporte avec elle les germes d'un grand nombre de maladies infectieuses.

Des faits récents montrent son rôle dans la propagation de la fièvre typhoïde ainsi que celui des punaises. (Dutton.)

On a observé, soit, pendant la campagne cubaine, dans les camps de volontaires de l'armée des États-Unis en 1898, soit dans les corps de troupe anglais ayant participé à la guerre du Transvaal, ou dans ceux appartenant à l'armée des Indes, que souvent la propagation de la fièvre typhoïde était due aux mouches qui essaimaient autour des matières fécales accumulées dans les latrines à ciel ouvert et non désinfectées (Austin[3]). Weder[4], à Cuba, rapporte le fait du voisinage d'une cuisine avec une tranchée où les matières fécales fraîches étaient recouvertes de myriades de mouches. Or, il est à présumer qu'au cours d'une épidémie de fièvre typhoïde, des hommes, ne se sentant pas encore assez malades pour demander les soins du médecin, déversaient dans les feuillées des matières déjà infectieuses et dangereuses.

Même remarque a été faite par Munson[5].

D'expériences qu'ils ont faites à Metley en 1902, le lieutenant-colonel médecin Firth et le major Horrocks[6] concluent que : la mouche de nos maisons peut porter les microbes infectieux des excréments spécifiques aux objets sur lesquels elle se pose, se promène et dont elle se nourrit.

Les germes infectieux paraissent s'attacher, non seulement à la

1. Dewévre, *Revue de médecine*, 1892, p. 291.
2. Héricourt, *Revue scientifique*, 1897.
3. De Lavarenne, *Presse médicale*, 5 mars 1904, p. 148.
4. *Journal du Corps de Santé Anglais*, juin 1904.
5. *Caducée*, 5 août 1905.
6. Une enquête sur l'influence du sol, des objets et des mouches dans la dissémination de la fièvre typhoïde, par le lieutenant-colonel Firth et le major Horrocks, *British med.*, juin et septembre 1902, p. 936-943.

tête de ces insectes, aux mandibules particulièrement, mais aux ailes, aux pattes, au corps tout entier.

Il n'a pas été prouvé, disent ces observateurs, contrairement à l'assertion de M. Munson formulée plus haut, que le bacille passe dans leur intestin [1].

En dehors de ce mode de contamination par les mouches, indirecte par les aliments, et directe par le contact des insectes sur la bouche de l'homme, le major Fred-Smith a émis l'avis que la contamination pouvait se faire par l'anus, au moyen des mouches, au moment où l'homme se trouvait accroupi au-dessus des latrines.

Pour la dysenterie ce mode d'infection a été signalé par quelques médecins de l'armée des Indes qui ont prétendu que la dysenterie pouvait être contractée par l'usage des latrines servant aux malades.

Des expériences sur les animaux ont démontré que l'inoculation de la dysenterie pouvait se faire par le rectum.

La mouche commune peut être inoculatrice de la dysenterie dans les latrines à ciel ouvert des camps. Il en est de même pour le choléra et la fièvre typhoïde.

La variole [2], la conjonctivite granuleuse [3] seraient également transportées par les mouches.

Pour les détruire on utilisera le mélange suivant :

Formol	100	volumes.
Lait	200	—
Eau	700	—

Le chien recevrait la rage de la souris et du rat [4].

Le pou du corps transporterait le typhus exanthématique [5].

Un mutille (le spalangi), insecte se présentant sous l'apparence d'une fourmi, serait capable de transporter le charbon [6].

La mouche tsé-tsé [7] est l'agent propagateur des trypanosomes du Nagana.

Enfin le moustique a un rôle prépondérant dans l'étiologie du paludisme et de la fièvre jaune. De tout temps il a été considéré comme étant un des agents principaux de transmission de la malaria.

1. *Traité théorique et pratique d'hygiène militaire* par le Dr EDWARD MUNSON (Londres, Baillière, Tyndall et Cox, 1901).

2. HERVIEUX, *Acad. de Médecine*, 1909, p. 6, 10, n° 43.

3. LAFFORGUE, *Acad. de médecine*, 1900, p. 671, V, 435.

4. NICOLLE, COMTE et CONSEIL, Transmission expérimentale du typhus exanthématique par le pou du corps, *Acad. des Sciences*, 6 septembre 1909.

5. REMLINGER, *Revue scientifique*, 31 mars 1906, et *Gaz des hôp.*, 1905, p. 895.

6. WILLIAMSON DE LARNACA, note du *Caducée*, 1903.

7. DUCLAUX, *Annales de l'Institut Pasteur*, 1893.

D'autre part il est aujourd'hui prouvé que c'est un moustique : le culex tæniatus de Mégnin ou fasciatus des Américains, qui transmet la fièvre jaune, que c'est un anophèle qui transmet la filariose.

D'après Nutal[1], Varron, Vitruve, Columelle admettaient une relation entre le moustique et la malaria elle-même; les paysans italiens savaient depuis des siècles que les insectes produisent la malaria.

En Amérique, d'après A. Laveran, on connaissait cette théorie et on la citait comme déjà ancienne. En 1848 Nott de Mabile prétend que ce moustique propage la fièvre jaune, de même Kingen en 1883.

Lancisi, en 1717, étudie les rapports existant entre les moustiques et le paludisme.

En France, Audouard, dans son travail : *Recherche sur la contagion des fièvres intermittentes (1818)*, nous fait voir que cette théorie n'était pas inconnue.

Depuis lors, cette notion s'est précisée avec Laveran, 1891, Manson, Joss, Gram de 1895 à 1898, puis avec le mémoire de Sergent, 1903.

A. Lutte contre les rats. — Le Congrès international de la marine de Copenhague, en 1902, a émis le vœu que s'établisse une collaboration internationale pour combattre le fléau des rats. Déjà depuis 1898 existait en Danemark l'Association internationale pour répandre la notion des dégâts causés par les rats (agriculture, commerce, hygiène, marine). Fondée sous l'inspiration de l'ingénieur Emil Zuschlag, cette association prit des mesures immédiates et ce sont les résultats obtenus qui engagèrent le Congrès à émettre un vœu destiné à développer les effets de cette heureuse initiative.

Aussi voyons-nous en 1904 le gouvernement français présenter au Parlement un projet de loi portant l'ouverture d'un crédit extraordinaire de 350 000 francs pour subventionner les opérations de destruction.

A Odessa en 1902, le docteur Gamaléia[2] forma des détachements spéciaux affectés à l'extermination des rats. En Danemark, en Suède, en Norvège, le système de la chasse méthodiquement organisée, avec primes suffisantes pour indemniser ceux qui s'y livrent, semble avoir donné des résultats encourageants.

C'est ainsi qu'à Copenhague en 1899, en quatre mois, 102 786 rats furent détruits et la dépense totale s'éleva à 18 500 francs; chaque rat était payé 14 centimes.

Or on calcule que ces rats auraient occasionné des dégâts pour 511 000 francs.

1. *Académie de Médecine*, 1899.
2. GAMALEIA et M. BJELIBOVISKY, *La peste à Odessa*, 1903.

A Maribo, dans l'île de Lolland, on arriva à détruire par ce moyen, de novembre 1899 à octobre 1902, 24 670 rats.

En 1903 on organisa à Manille[1] un corps de tueurs de rats.

Bruxelles a institué un service spécial en janvier 1900 en conformité de l'arrêté royal du 18 novembre 1889 et, pendant les années 1900 et 1901, il fut capturé 13 131 rats; les frais furent de 1 313 francs.

Des chasses avec primes ont été également organisées en Annam par le gouvernement français. A Hanoï, la prime s'est élevée à 3 sols par tête de rat. Elle a été ensuite abaissée en présence de l'affluence énorme de cette singulière marchandise. Les rats étaient apportés vivants dans les divers bureaux du commissariat de police d'Hanoï, jetés dans des cuves d'eau bouillante et enterrés ensuite dans d'énormes fosses creusées assez loin des villes et recouvertes de chaux vive.

A la suite du Congrès de Bruxelles de 1903, le Président de la République, par un décret du 21 septembre 1903, a rendu obligatoire la destruction des rats à bord des navires provenant de contrées contaminées par la peste.

Les moyens à employer sont laissés à la décision du conseil supérieur d'hygiène publique de France. Les frais sont à la charge de l'armement.

Par l'emploi des chiens (fox-terriers) on a tué ainsi à Amsterdam[2] plusieurs milliers de rats en quelques mois.

A Glascow on a utilisé un animal domestique, le mangouste (herpestes javanicus).

A Hambourg, on a conseillé dans le même but de se servir d'un furet.

En 1899, l'Association japonaise pour l'hygiène (Painippon Fhi-Rizu–Jeiséi-kaï) a alloué un prix de 20 yen pour l'inventeur d'une bonne trappe. Raynaud[3] préconise la capture au moyen de nasses.

En dehors de la chasse aux rats, d'autres moyens de destruction de cet animal sont préconisés.

Ce sont d'abord les appâts toxiques, mais ils offrent un certain danger pour les hommes et les animaux (strychnine, huile d'ambre, arsenic, phosphore, carbonate de barium, camphre, chlorure de chaux, verre pilé, etc.) mélangé à de la farine.

Mandoul[4] a proposé la pétrolisation qui réussirait aussi bien que pour les moustiques.

<hr>

1. *Caducée*, 1903.
2. Ringeling, Prophylaxie sanitaire de la peste, *Congrès de Bruxelles*, 1903. Proust et Faivre, *Rapport sur différents procédés de destruction des rats*.
3. Raynaud, Prophylaxie de la peste en Algérie, *Revue d'hygiène*, 1909, p. 1106.
4. Mandoul, La pétrolisation à bord contre les stégomygas et les rats, *Gaz. hebd. de Bordeaux*, 1909.

Aspery[1] a proposé l'acide carbonique. Il suffirait de placer à fond de cale des tonneaux remplis d'un mélange de bicarbonate de soude et d'eau acidulée. Le gaz, plus lourd que l'air, se déposerait dans les parties inférieures de la cale. Malheureusement les rats fuient devant l'asphyxie en grimpant le long des parois et se réfugient dans les superstructures de la cale (Vallin). Jacques (de Marseille) propose l'acide carbonique liquide détendu (Delafond). L'inconvénient est le même que pour le procédé précédent. De plus le procédé est coûteux.

L'appareil de Nocht-Giemsa, qui fournit de l'oxyde de carbone en grande quantité, paraît excellent. Mais ce gaz a l'inconvénient de n'avoir pas d'odeur et présente par là même, un danger considérable. Il pourrait être réservé pour les cargaisons qui ne supportent pas l'acide sulfureux.

Au congrès de 1900, l'acide sulfureux a été proposé pour dératiser es navires. On l'emploie aujourd'hui également pour tuer les moustiques que peuvent recéler bagages et marchandises dans les cales.

L'*acide sulfureux* a été jusqu'à ces derniers temps le désinfectant traditionnel des locaux infectés, réglementaire dans les casernes, officiellement recommandé par le Conseil supérieur d'hygiène publique de France. Mais, en 1881, il fut attaqué et discuté par Wolffhügel, sous la direction de R. Koch; seul le docteur Janssen (de Bruxelles) le défendit.

On l'emploie à la dose de 30 à 50 grammes par mètre cube donnant 20 à 35 litres de gaz. Chantemesse et Borel[2] demandent 68 grammes par mètre cube pour les cales des navires.

Il est avant tout nécessaire de rendre les clôtures hermétiques, en recouvrant les joints des portes et fenêtres par des bandes de papier collé; on sature d'humidité l'air du local pour fixer l'acide sulfureux, soit en passant un linge mouillé sur les murailles peintes et sur le sol, soit en faisant bouillir de l'eau dans un large bassin; on place sur le sol un certain nombre de récipients en poterie grossière, de 15 à 20 centimètres de diamètre et de 4 centimètres de profondeur, contenant au maximum 250 grammes de soufre en canon concassé. Si le sol de la chambre est planchéié, il est indispensable, pour éviter l'incendie, d'interposer sous chaque réchaud un lit de sable de 25 centimètres d'épaisseur et de 50 centimètres carrés. Le nombre des réchauds doit varier suivant le cubage du local.

---

1. Aspery, *Revue d'hygiène*, 1900, p. 269. Koll, La lutte contre les rongeurs, *Arch. f. Schiff' und Tropen-Hygiene*, 1905, p. 289.

2. Chantemesse et Borel, Un procédé pratique et économique de sulfuration des navires, *Bull. médical*, 1909, p. 103.

On enflamme le soufre à l'aide d'une mèche de tonnelier placée dans chaque récipient ou, à son défaut, à l'aide d'alcool, de papier, en commençant par le foyer le plus éloigné de la sortie, puis on se retire en fermant hermétiquement la porte. L'acide sulfureux altère les objets métalliques et les effets de lin et de coton par suite de la transformation rapide de l'acide sulfureux en acide sulfurique par absorption de la vapeur d'eau atmosphérique. De plus ce procédé offre des dangers d'incendie. C'est pourquoi on a pensé à employer un four à soufre brûlant en dehors de l'habitation ou du navire, et projetant ensuite la vapeur sulfureuse au moyen d'un ventilateur. C'est le procédé Clayton[1].

Dans ce procédé le gaz sulfureux contient encore une assez forte proportion d'acide sulfurique qui altère les marchandises. D'autre part l'opération elle-même est longue.

Aussi a-t-on pensé à employer l'acide sulfureux liquide renfermé dans des récipients métalliques, le détendre et l'envoyer à flot dans les locaux. Les appareils Marot et Sanito-Cleaner ont réalisé ce progrès.

Enfin on a employé pour détruire les rats un dernier procédé qui non seulement peut être utilisé dans les habitations, les navires, mais encore dans les champs, les égouts, etc.

Danisz[2] a eu l'idée de se servir dans ces divers cas d'un bacille spécial mortel pour les rats : le bacille typhi murium découvert par Löffler. Ce microorganisme n'est pathogène que pour les rats, souris, campagnols ; il ne l'est pas pour les rats gris. Danisz, par des passages successifs en sacs de collodion, est parvenu à rendre le bacille pathogène pour cette espèce. Il suffit de verser sur du pain, du grain, une petite quantité de la culture diluée pour communiquer aux rats une épizootie intense.

Le bacille de Danisz aurait, en Allemagne, donné des résultats contradictoires. Abel[3], qui a repris la question, est arrivé aux conclusions suivantes :

Dans les expériences de laboratoire, quand on fait manger aux rats du pain enduit de cultures de bacille de Danisz, les animaux succombent au bout de six à douze jours. Les organes contiennent alors des bacilles de Danisz. On obtient aussi la mort des animaux en leur faisant manger les organes des rats ayant succombé à l'infection ; seulement, après six passages à travers l'organisme des rats, le

---

1. CALMETTE et HAUTEFEUILLE, Désinfection par le procédé Clayton, *Revue d'hygiène*, 1902, p. 865.
2. DANISZ, *Revue d'hygiène*, 1900, p. 321.
3. ABEL, *Deutsch med. Wochenschrift*, 1901.

bacille perd toute sa virulence. Par contre, il la garde tout entière dans des passages successifs sur agar.

Les expériences en grand, faites dans des écuries, des bateaux, des greniers, etc., n'ont réussi qu'une fois sur cinq. Dans un cas, il s'agissait d'une écurie infectée de rats, on en trouva plusieurs de morts et les autres disparurent pour ne plus reparaître. Dans les quatre autres expériences, le résultat fut négatif; quelques rats moururent, mais leur nombre ne diminua pas.

Abel ne pense donc pas que la destruction des rats puisse se réaliser au moyen du bacille de Danisz. C'est aussi la conclusion à laquelle est arrivé un médecin australien, Tidswell.

Les essais faits par Calmettes, Loir à Tunis, par Madren à Copenhague démontrent que, 50 fois sur 100, on a observé une destruction complète des rats, 30 fois une destruction partielle. Les résultats n'ont été nuls que 20 fois.

En 1901 des expériences de cette nature ont été effectuées à Nuits-sous-Ravières, à Sens, aux Aubrais (5ᵉ corps d'armée), à Nevers (8ᵉ corps d'armée) et à Jausiers (14ᵉ corps). Elles donnèrent des résultats favorables dans ces cinq places; elles amenèrent la disparition à peu près complète des rongeurs à Nuits-sous-Ravières et à Nevers, et une destruction partielle dans les trois autres places. Les denrées ravagées par les rongeurs n'étaient pas contaminées; les cadavres non dévorés étaient desséchés et ne dégageaient aucune odeur.

Les expériences de l'automne 1902 ont, seules, donné, dans le 5ᵉ corps d'armée, quelques résultats, et les essais qui y furent tentés au printemps de l'année 1903 sont restés à peu près inefficaces; dans le 20ᵉ corps d'armée, les résultats ont été satisfaisants à Troyes, mais à Toul la disposition des locaux n'a pas permis de les constater d'une façon certaine.

Une circulaire du 12 décembre 1902 a autorisé l'emploi dans l'armée des cultures du bacille de Danisz.

B. **Lutte contre les insectes (mouches, punaises, moustiques).** — Contre les mouches de nombreux moyens ont été préconisés depuis les divers systèmes de gobe-mouches jusqu'au papier revêtu d'une couche de gelée arsenicale et au quassia amara imbibé d'eau et saupoudré de sucre. Tous ces moyens sont aussi bons les uns que les autres. Trillat et Legendre ont proposé un mélange de lait et de formol à 1 pour 10.

Aux punaises on a opposé l'acide sulfureux. Meilleur est le nettoyage des lits avec du pétrole et de la literie avec une solution de lusoforme (formol dissous dans une lessive alcoolique de soude).

La poudre de pyrèthre donne peu de résultats. Les vapeurs de formol sont désagréables et ont une action d'autant moindre que la quantité d'oxygène laissée dans la pièce est plus grande.

Contre les puces et les punaises on a aussi préconisé les lavages avec une solution mercurielle. Celle-ci doit être suffisamment concentrée.

Mais l'un des ennemis les plus redoutables de l'homme est certainement le moustique. Nous avons vu plus haut que le moustique pouvait propager le paludisme, la fièvre jaune, la filariose, etc. La lutte devra donc être double; empêcher l'homme de contaminer le moustique et empêcher le moustique de contaminer l'homme. .

En réalité les moyens employés sont les mêmes dans les deux cas.

Ils sont de deux sortes : l'isolement de l'homme et la destruction du moustique.

1° *Défense mécanique individuelle.* — C'est la méthode la plus simple. Il suffit de garantir les parties habituellement découvertes du corps, la figure, par une voilette ou une gaze fine, les mains par des gants.

Il est de toute nécessité d'avoir autour de son lit une moustiquaire à maille excessivement fine.

Cependant la moustiquaire présente, au dire de certains, bien des inconvénients. Schilling, entre autres, lui reproche d'entraver considérablement la respiration dans les pays chauds.

Avec M. Sergent et nombre d'auteurs, nous reconnaissons qu'il est plus facile de préserver la masse elle-même que chaque individu pris en particulier, car « la défense collective dépend moins de la bonne volonté des individus ». Cette défense collective des individus a été fort bien étudiée par M. Sergent dans ses études sur la lutte contre le paludisme en Algérie.

La séparation des Européens, des indigènes porteurs constants de germes dans le sang, malgré l'absence de manifestations extérieures de paludisme, est une des premières mesures à prendre dans un milieu paludéen, car les moustiques transportent l'hématozoaire des uns aux autres.

La seconde mesure consiste à organiser la défense mécanique en faisant obstacle au contact du moustique, et avant tout à son entrée dans l'habitation.

Toutes les portes doivent être doublées de tambours dont les panneaux sont en toile métallique et maintenus constamment fermés par un ressort. Les fenêtres seront obturées par des toiles métalliques ainsi que les cheminées; malheureusement ce procédé est un obstacle sérieux à la ventilation, et M. Kermorgant est venu dernièrement conter à l'Académie que ce moyen n'avait pas été fort goûté des hommes d'un régiment qui avaient détruit la toile métallique à coups de baïonnettes pour lutter contre la chaleur produite par ce moyen de protection.

M. Sergent[1] recommande de bien blanchir les murs de manière à voir les anophèles qui seraient parvenus à pénétrer.

A la protection de l'individu lui-même ne doit pas se borner la campagne antipaludique. Il faut éloigner le moustique ou mieux l'exterminer.

2° *Éloignement et destruction des moustiques.* — Nombreux sont les moyens employés pour éloigner les insectes.

Un grand nombre de pommades ou de teintures ont été préconisées. Ferrera a proposé la suivante :

Vaseline	100 gr.
Naphtaline	10 —
Camphre	1 —
Essence de girofle	} āā 1 à 20 gouttes.
Acide acétique	
Essence d'anis	40 gouttes.

Blanchard a proposé une pommade au quassia; on en a fait à base de menthol.

Le formol donne peu de résultat. Au pénitencier de l'île d'Osinata, Ferni, Lumbau et Tonsini ont employé avec succès les vapeurs de chlore. Blanchard et Laveran ont proposé le flambage des larves.

Les Américains, à Cuba, dans leur lutte contre la fièvre jaune, se sont servis de la poudre de pyrèthre : les moustiques endormis par la fumée dégagée par la combustion tombent; on les balaye puis on les brûle (*Annales d'hygiène* de juillet 1902).

Trillat et Legendre[2], en faisant évaporer 0 gr. 10 de quinoléine, ont immobilisé les moustiques en trente minutes et les tuent au bout de trois heures.

A ces diverses substances on a ajouté l'action des ventilateurs, des courants d'air. Le moustique, en effet, fuit l'air agité.

A bord des navires, le gaz sulfureux projeté au moyen de l'appareil Clayton rend de précieux services. Le commandant William Keith, de l'*Ahergeldie*, relate que, grâce à ce procédé, il fut, à Galveston, complètement débarrassé des moustiques, alors que les navires voisins en étaient infestés et que, durant le reste de la traversée, il n'en vit pas un seul.

---

1. E. SERGENT, *La lutte contre les moustiques*, Rueff, 1903.

2. TRILLAT et LEGENDRE, Procédés de destruction des moustiques et des mouches, *Soc. de path. exotique*, 9 décembre 1908.

Les larves aquatiques sont plus faciles à tuer.

Dans ce but on peut utiliser les ennemis habituels de larves : les poissons ; les cyprins en particulier en sont très friands.

La larve n'aime pas l'eau courante : on a proposé la déviation des marais et la transformation de leur eau croupissante en une eau courante. Cela n'est pas toujours aisé à faire.

L'arrachement des herbes, des roseaux, ne donne pas des résultats absolument satisfaisants.

« Un autre procédé connu depuis longtemps consiste dans la répartition à la surface de l'eau d'une mince couche de pétrole. Quand les larves viennent respirer à la surface, de fines gouttelettes de pétrole, pénétrant dans la trachée, amènent la mort par asphyxie » (Laveran).

Quand la surface des eaux est couverte de végétation il est difficile d'étaler uniformément le pétrole. Il faut enlever au préalable les algues ou plantes. Puis muni d'une longue perche coiffée à son extrémité libre d'un chiffon qu'on trempe dans le pétrole on promène l'instrument à la surface de l'eau, et le pétrole qui se détache s'étend et fait tache l'huile. Il suffit en général d'employer 5 centimètres cubes de ce liquide par mètre carré, tous les quinze jours. On peut encore utiliser un mélange de goudron et pétrole à la dose de 10 centimètres cubes par mètre carré, appliqué une fois au printemps. Quand les larves sont trop nombreuses, on peut mêler à l'eau des substances toxiques. Gellé préconise une couleur d'aniline : le larvicule. Cette substance est très soluble et aurait une action très prolongée. Il suffirait d'une concentration de 0,00031 p. 100 pour tuer les larves. Sauzeau de Puyberneau [1] a proposé de pratiquer cette opération à l'aide d'une macération de feuilles du cactus épineux.

Puisqu'il est à peu près impossible de chasser le moustique il faut le fuir. De fait, depuis la plus haute antiquité, on savait que pour éviter les fièvres il suffisait de quitter les vallées et de gagner les coteaux ou les montagnes. Le moustique, en effet, laisse difficilement de lui-même la région où s'est écoulée sa vie larvaire, et les anophèles ont le vol court en hauteur. Il en résulte que, dans les pays paludiques, les habitants ne construisent jamais au bord de l'eau mais toujours en un lieu élevé. Tout ce qui peut être un refuge pour les moustiques doit être détruit : arbres, broussailles, fleurs, etc., c'est ce que font les Anglais à Hong-Kong. Le moustique est, en effet, très friand de fruits juteux. Après s'être gorgé de sang, il se jette avidement sur une fleur, un fruit, pour en sucer le jus, alors qu'il refusera

---

1. SAUZEAU DE PUYBERNEAU, *Annales d'hygiène et de méd. coloniales*, 1907.

de prendre un nouveau repas sanguin. Ces diverses cultures doivent donc être éloignées des habitations.

Tels sont les principaux moyens utilisés dans ces derniers temps contre ces vecteurs de contages. Les rats, les mouches et les moustiques ont accaparé jusqu'ici toute l'attention des hygiénistes. Il est probable que la connaissance plus approfondie des modes de contagion amènera la découverte du rôle d'autres animaux contre lesquels l'hygiéniste sera encore appelé à fournir des armes pour lutter avec succès.

CHAPITRE XXVII

DÉCLARATION, ISOLEMENT ET AUTRES MESURES PRISES CONTRE LES MALADIES CONTAGIEUSES

Malades et suspects. Maladies à microbe inconnu. Maladies à microbe connu. Maladies se transmettant par des insectes. Prophylaxie internationale.

La déclaration des maladies contagieuses doit se faire dans l'armée conformément aux termes de l'article 5 de la loi du 15 février 1902, et de la notice 36, c'est-à-dire que tout contagieux doit être l'objet d'une déclaration individuelle. Elle sera faite à l'autorité civile aussitôt le diagnostic établi, à l'aide de carnets à souches.

Ces carnets à souches sont délivrés par l'autorité civile elle-même, c'est-à-dire par le Préfet dans les départements et par le Préfet de police à Paris, conformément aux prescriptions de la note circulaire n° 17 du gouvernement militaire de Paris.

Il arrivera souvent que le diagnostic définitif ne sera fait qu'à l'hôpital; dans ce cas, les carnets à souches sont remplacés par une formule collective sur laquelle sont portés les noms de tous les contagieux avec l'indication de leurs provenances (corps, casernes ou domiciles), et, dans la colonne « observations générales », des renseignements sur l'étiologie possible de la maladie. Les imprimés de formule sont fournis par l'autorité civile et adressés aux hôpitaux par les soins du directeur du Service de santé.

Les maladies contagieuses ne doivent être déclarées qu'une fois. Les désinfections obligatoires ordonnées par la loi de 1902 sont faites dans l'armée pour les deux catégories de maladies contagieuses indiquées par le décret du 10 février 1903 et dont nous avons donné la liste plus haut. C'est-à-dire que ces opérations doivent être faites aussi bien pour les maladies pour lesquelles la déclaration et la désinfection sont obligatoires que pour celles dont la déclaration est facultative.

D'autre part l'autorité militaire doit être informée du règne des maladies épidémiques. (Décret du 20 mai 1903.)

Isolement des malades. — L'homme atteint d'une maladie contagieuse est un danger pour les personnes de son entourage et pour les milieux qui l'environnent. Ce danger provient d'excrétions morbides dont la virulence persiste parfois longtemps après la maladie. Bien plus, cette virulence peut subsister chez des malades atteints de formes frustes et même chez des sujets sains. Ces données permettent d'orienter les mesures générales d'une prophylaxie rationnelle, dont l'exécution sera singulièrement facilitée par le groupement et la discipline des divers éléments constituant la collectivité militaire. Des mesures d'isolement devront donc être prises pour :

Les malades ;

Les douteux (cas frustes ; symptômes de la période d'invasion) ;

Les suspects (voisins sains des deux premières catégories) ;

Les porteurs de germes sains (?)...

La durée de l'isolement devra être en rapport : 1° avec la durée d'incubation de la maladie envisagée.

2° Avec la persistance de la virulence de l'élément contagieux chez le convalescent ou le porteur de germes sain.

Enfin l'isolement devra être étendu aux milieux contaminés par le malade ou les convalescents.

La durée de l'isolement pourra être abrégée par des opérations d'antisepsie et de désinfection.

Toutes ces mesures devront être commandées par *la nature* des différentes maladies, celles-ci comportant une incubation et des modes de propagation propres à chacune d'elles.

Nous n'envisagerons ici que les affections contagieuses le plus communément répandues dans le milieu militaire, et les maladies donnant lieu à des mesures de prophylaxie internationale.

Pour la clarté de l'exposition nous avons cru bon d'établir les trois groupes suivants :

1er groupe. — Affections dont l'élément pathogène est inconnu. Fièvres éruptives, oreillons, grippe, suette miliaire.

2e groupe. — Affections dont l'élément pathogène est connu. Diphtérie, méningite cérébro-spinale, fièvre typhoïde, dysenterie, choléra.

3e groupe. — Affections dont l'élément pathogène connu semble se transmettre le plus souvent par des hôtes intermédiaires (insectes). Paludisme, peste, fièvre jaune, typhus exanthématique.

1° Affections contagieuses à microbe spécifique inconnu. — Certaines de ces affections présentent ce caractère commun qu'elles se propagent surtout par les contacts interhumains, que leur règne ne

paraît pas en rapport avec la souillure de milieux extérieurs à
l'homme malade, eau, lait, aliments, ou du moins que les études
épidémiologiques poursuivies jusqu'à ce jour ne nous donnent à ce
sujet que des renseignements incomplets. On sait cependant que la
scarlatine notamment a pu se propager par du lait provenant d'étables
ou de fermes habitées par des malades atteints de cette affection.

Le microbe spécifique étant inconnu il n'y a pas lieu pour le
moment de s'inquiéter des porteurs de germes, et par conséquent de
procéder à des ensemencements destinés à nous les faire connaître.
Cette recherche ne peut servir ici de base d'appréciation pour l'isolement primitif. Il ne s'ensuit pas cependant que nous soyons complètement désarmés pour l'application de mesures hâtives de prophylaxie. Ces affections présentent en effet, dès les premiers moments de
leur période d'invasion, c'est-à-dire de leur période de contagiosité,
certaines localisations morbides bien connues, mais souvent difficiles
à déceler parce que très légères, échappant trop souvent à l'observation, mais qui peuvent donner une indication très précieuse pour la
prophylaxie. Il en est de même des séquelles de la convalescence de
ces maladies qui demandent à être recherchées.

Le succès des mesures de prophylaxie prises contre ces maladies
contagieuses dans la collectivité militaire est en rapport avec la densité
de la population casernée, et surtout avec le degré de promiscuité des
hommes, c'est-à-dire avec l'existence ou la non-existence des chambres
à effectif restreint.

La première mesure à prendre, en effet, lors de l'apparition d'un
cas de fièvre éruptive, est de pratiquer l'isolement immédiat du malade
par son envoi dans une chambre de l'infirmerie en attendant le
transport à l'hôpital qui doit se faire dans la matinée. Il arrive trop
souvent, en pratique, par suite de l'absence de ces chambres dans
la plupart de nos infirmeries régimentaires, que ces malades, qui,
d'ailleurs, cela est inévitable, sont arrivés au milieu du flot des
camarades se rendant le matin à la visite du médecin, restent, malgré
le diagnostic porté, au milieu des autres. Si une surveillance attentive n'est pas exercée, on les voit même sortir de l'infirmerie, rentrer
dans leur chambre pour prendre de menus objets leur appartenant
ou aller à la cantine étancher par un verre de lait ou d'autre liquide
la soif qui dévore tout fébricitant. C'est ainsi que j'ai pu saisir sur
le fait des contaminations dont l'origine au premier abord m'avait
semblé en dehors d'un contact suspect.

Il faut donc insister sur la nécessité d'aménager dans les infirmeries des locaux d'isolement, et de les placer au rez-de-chaussée.

Le malade isolé, on devra également soustraire immédiatement ses vêtements, son paquetage et ses fournitures de literie, en les transportant enfermés dans un sac ou dans un drap propre au local de désinfection. Cette manipulation devra être faite par un infirmier revêtu d'un vêtement spécial, et instruit et éduqué à cet effet.

Les *voisins de lit* devront être isolés dans un local de l'infirmerie pendant un temps égal à la période d'incubation de la maladie. Les camarades de chambrée et les amis du malade seront envoyés quotidiennement à la visite du médecin pendant le même laps de temps. Lorsqu'on a affaire à un premier cas, le médecin étendra son enquête à tous les hommes de l'unité à laquelle appartient le malade. Il m'est arrivé de découvrir ainsi l'importateur d'un premier cas de scarlatine [1], à la caserne. Celui-ci, jeune soldat, avait quitté 8 jours auparavant sa famille dans laquelle se trouvait un scarlatineux, lui-même avait été pris d'une simple angine le lendemain de son arrivée au régiment, angine si légère qu'il n'était même pas venu se présenter à la visite. La desquamation ultérieure de ce porteur de germes fit la preuve de la nature de la maladie.

En résumé : Isolement hâtif du malade, de ses vêtements, de son paquetage et de ses objets de literie.

Isolement des deux voisins de lit et autant que possible de ceux qui ont pu être en contact prolongé avec le malade dans les 24 ou 48 heures qui ont précédé son éruption.

Surveillance des hommes de la chambrée.

Temps d'isolement et de surveillance :

Pour la variole	12 jours.
— la rougeole	14 —
— la scarlatine	6 —
— les oreillons	25 —
— la grippe	6 —
— la suette	3 —

En dehors de ces mesures concernant le malade avéré, le médecin devra s'inquiéter de la *recherche des cas frustes*, et il portera son attention sur : les coryzas, conjonctivites et bronchites s'il s'agit de rougeole et de grippe, les angines s'il s'agit de scarlatine, les douleurs auriculaires et de mastication, le gonflement sublingual et sous-maxillaire s'il s'agit d'oreillons.

Deux procédés sont à sa disposition pour arriver à cette connaissance :

Ou bien passer une visite générale des hommes du régiment, ce qui n'est guère possible que dans les collectivités restreintes. Haury [2]

---

1. G.-H. LEMOINE, Contagion de la scarlatine, *Bull. de la Soc. de méd. militaire*, 1908.
2. HAURY, Les porteurs ignorés d'oreillons, *Hygiène générale et appliquée*, mai 1909.

a pu par ce moyen éliminer dès le début 6 hommes atteints de formes frustes d'oreillons (visite de 700 hommes).

Ou bien faire connaître par la voie de l'ordre que les hommes atteints de ces légères indispositions soient envoyés à la visite.

Ces dernières mesures concernant les cas frustes de la maladie ne sont guère applicables que lors de l'apparition du *premier cas* dans la collectivité.

A ce moment la rigoureuse observation de ces prescriptions peut arrêter l'extension de la maladie.

Mais si, malgré les premières mesures prises, l'affection se propage, les chances de l'arrêter dans sa marche envahissante diminuent avec le nombre des cas.

On devra cependant chercher encore à limiter autant que possible son extension en faisant exécuter d'une façon constante les mesures d'isolement des malades et des voisins de lit et amis, et en demandant au commandement de porter son attention sur les circonstances de service qui produisent un mélange des hommes appartenant à différentes unités, dans les réfectoires, les cantines, les corps de garde, les gardes d'écurie, etc., de façon à les supprimer autant que possible.

Il faut bien avouer enfin que bien des causes nous échappent encore sur le mode de propagation de ces affections. Il semble qu'il y ait, entre autres causes, des réceptivités de masse, comme il y a des réceptivités individuelles; les premières paraissent souvent commandées dans les régiments par des épidémies antérieures ayant produit des contingents de vaccinés qui limitent ainsi le ou les premiers cas par l'immunité du terrain en contact avec l'élément pathogène spécifique. Le plus ou moins de virulence des premiers cas, sous des influences inconnues, doit jouer encore un rôle important.

On se tromperait donc étrangement en attribuant toujours à l'insuffisance des mesures d'isolement prises l'extension ultérieure de ces affections dans le milieu militaire.

Pour la variole, la première mesure à prendre après les isolements pratiqués comme il a été dit est de procéder à la revaccination non seulement des suspects isolés, mais encore de toute la population casernée. La circulaire du 17 février 1904 étend l'obligation des revaccinations aux personnes civiles logées dans les bâtiments militaires.

A l'hôpital, les cas suspects seront l'objet d'un *isolement individuel.* Les *malades* seront dirigés sur le local destiné au traitement spécial de l'affection dont ils sont atteints. Il serait à désirer que ces locaux ne fussent pas de trop grande dimension, et que le nombre de lits qu'ils contiennent fût aussi limité que possible. Le danger des fièvres éruptives, de la rougeole notamment réside dans des infections secondaires elles-mêmes contagieuses, c'est pourquoi nous voudrions voir rougeoleux, scarlatineux, etc., traités, pendant la période d'invasion et d'état, et tant qu'on peut craindre une infection secondaire, dans un cabinet individuel[1]. Ces malades, une fois la convalescence bien établie, seraient versés dans des salles communes différentes pour y subir le temps d'isolement réglementaire. Nous avons vu, en traitant de l'hospitalisation des contagieux, les dispositions à prendre à cet effet. Ce serait se faire illusion que de penser pouvoir maintenir enfermé pendant des semaines un homme qui, après quelques jours de période fébrile, est en réalité très bien portant. Donc traitement de tout malade dans une chambre individuelle; isolement du guéri dans une salle de 6 à 8 lits.

A quelle époque les malades de cette catégorie doivent-ils être rendus à la vie commune? Nous n'avons, pour élucider ce point que des données incertaines. L'expérience clinique a permis aux uns d'affirmer, par exemple, que le *rougeoleux* convalescent n'était pas contagieux; à d'autres, au contraire, que cette contagion ne faisait pas de doute. On peut dire d'une façon générale que la première opinion renferme la plus grande part de vérité, à condition de pas être trop absolue.

C'est ici qu'il faut faire intervenir les *porteurs de séquelles*, rares dans la rougeole, mais dont on ne peut cependant nier l'existence. J'ai rapporté un cas de ce genre[2]. On a fixé cependant, d'une façon absolument arbitraire d'ailleurs, le temps d'isolement pour la rougeole à 15 jours. C'est aussi de la même manière qu'on a déterminé la durée de l'isolement du *scarlatineux*. Ici tous les auteurs sont unanimes à regarder la période de 40 jours comme un minimum; on s'est basé, pour la déterminer, sur l'histoire authentique de contagions qui se sont exercées longtemps après la convalescence de la maladie. On a même pensé regarder la desquamation cutanée comme le signe extérieur permettant d'affirmer ou d'infirmer le pouvoir de contagiosité du malade. Une saine critique ne permet plus de faire des squames le gîte des éléments de contagion: ce sont ceux du pharynx qu'il faut craindre[3]. Malheureusement cette connaissance ne peut en rien préciser la durée de contagiosité puisque nous ne pouvons nous rendre compte de leur nature, de leur présence ou de leur absence.

Dans le doute nous sommes donc forcés de nous rallier à la durée

1. RICHARD, *Soc. méd. des hôp.*, 1889.
2. G.-H. LEMOINE, Contagion de la rougeole à la période de convalescence. *Soc. méd. des hôpitaux*, 13 mai 1898, et H. VINCENT, *Soc. méd. des Hôp.* 1898. L. MARTIN, Contagion à l'hôpital Pasteur, *Revue d'hyg.*, 1910, p. 557.
3. G.-H. LEMOINE, Contagiosité de la scarlatine, *Bull. de la Soc. méd. des hôp.*, 1895.

d'isolement réglementaire, bien persuadé cependant que cette période est trop longue dans un grand nombre de cas et qu'on pourrait en raccourcir la rigueur par une antisepsie méthodique de la cavité naso-pharyngienne.

On a fixé la durée de l'isolement pour les *oreillons* à 8 jours. On n'a déterminé aucune date pour la *grippe*. Pour la *suette*, en raison de la longueur de la convalescence signalée par tous les auteurs, même dans les cas légers, il y a lieu d'assigner une durée d'isolement de 35 à 40 jours.

On a pu constater, lors de l'épidémie des Charentes, en 1906, le danger des cas légers qui ont été cause sans doute de l'extension rapide de l'affection, par l'intermédiaire des agglomérations : les foires et les marchés.

2° **Affections contagieuses à microbe spécifique connu.** — Il semble au premier abord que la lutte prophylactique soit ici plus facile et qu'on doive posséder des armes plus puissantes parce que mieux adaptées à la destruction d'un élément pathogène connu.

Pour accepter sans réserve une telle manière de voir, il faudrait que les mots réceptivité et immunité exprimassent des états organiques dont nous possédons d'ores et déjà tous les éléments; il faudrait aussi que nous ayons la connaissance complète de toutes les conditions qui influencent la vitalité et la virulence des germes. Or il s'en faut que ces éléments d'informations soient actuellement à notre disposition. Malgré les belles conquêtes faites dans ce sens, par les recherches nombreuses poursuivies sur le sang et les produits de sécrétion de l'organisme humain, nous ne sommes qu'à l'aube de cette science nouvelle qui viendra un jour compléter les notions fournies par la bactériologie.

Ce second groupe de maladies cependant emprunte aux moyens dont nous disposons pour constater la présence de leurs germes au sein de l'organisme, des éléments d'appréciation plus sûrs. Théoriquement au moins, ces affections semblent justiciables de mesures prophylactiques plus positives.

Puisque le microbe est connu, qu'on peut le voir, l'isoler, le cultiver et le détruire, on n'aura qu'à le rechercher et à isoler tous ceux qui ont le privilège peu inviable de l'héberger dans leurs cavités naturelles. Le problème paraît donc facile à résoudre. Une de ces affections vient-elle à se produire dans une collectivité militaire, on devra procéder aux opérations suivantes :

1° Isolement du malade et de ses objets à usage, vêtements, paquetage, objets de literie comme dans le premier cas.

2° Isoler les porteurs de germes. Telle est la conséquence logique des faits observés qui nous montrent que ceux-ci malades, souffrants ou même sains peuvent propager la maladie, non seulement dans l'entourage du malade, mais encore au loin. Le fait est prouvé pour la méningite cérébro-spinale par les observations rapportées à l'Académie de médecine par M. le médecin inspecteur général Vaillard et par M. Netter. Un certain nombre de faits du même genre ont été publiés pour la fièvre typhoïde.

Dans ce but on devrait opérer la recherche de l'élément pathogène sur *tous* les hommes appartenant à la collectivité dont le malade fait partie. On comprend immédiatement les obstacles d'ordre matériel s'opposant à une pareille manière de faire. La méthode ne semble donc applicable que dans des collectivités restreintes.

Heureusement qu'un certain nombre de recherches pratiques sur la diphtérie ont permis de se rendre compte qu'en général le plus grand nombre de porteurs de germes se trouve toujours près du foyer de contagion. Max Kober[1] rapporte que les personnes vivant dans l'entourage du diphtéritique ont été trouvées porteurs du bacille dans 18,8 p. 100 des cas, tandis que ce chiffre serait seulement de 7 p. 100 parmi les personnes ne vivant pas habituellement en contact avec les malades; aussi conclut-il que l'apparition de ce germe chez les sujets sains est le plus souvent en rapport avec un contact diphtéritique. Ustvedt[2], qui a procédé à une enquête bactériologique sur l'épidémie ayant sévi en 1902–03 sur les écoles de garçons de Christiania, arrive à des conclusions analogues; Netter, en France, soutient la même opinon. Roussel et Job[3] émettent un avis semblable.

D'autre part l'expérience tend de plus en plus à démontrer qu'ici, comme pour les contagieux de la première catégorie, les cas frustes ou ambulatoires sont fréquents et que ce sont eux qui le plus souvent propagent la maladie. Ces malades sont si légèrement atteints qu'ils passent inaperçus et continuent à vaquer à leurs occupations journalière au milieu de leurs camarades. C'est donc à les dépister que le médecin devra s'astreindre,

Aussi, pratiquement devra-t-on passer une visite minutieuse des hommes qui entourent le malade, retenir ceux qui présentent la *moindre indisposition* et opérer chez eux les recherches bactériologiques nécessaires à l'établissement d'un diagnostic précis. En attendant les résultats de ces dernières, les hommes atteints devront être

<hr>

1. Max Kober, Le bacille de Lœfler dans la gorge des individus sains, *Zeitsch. f. Hyg. u. Inf.*, Vol. 31.
2. Ustvedt, La prophylaxie de la diphtérie, *Norek Magazin foor Laegewidenskaben*, 1904.
3. Roussel et Job, La diphtérie dans les collectivités, *Revue de médecine*, 1905.

isolés jusqu'à ce qu'un ou plusieurs ensemencements à résultat négatif permettent de les libérer. Ainsi limitée, la prophylaxie devient plus pratique et plus rationnelle.

Quant à l'isolement des convalescents la base des prescriptions à faire à leur sujet nécessite des *études nouvelles. On ne peut nier, en effet, que bien des malades parfaitement guéris, ou les sujets n'ayant jamais été atteints d'une de ces maladies contagieuses, portent pendant longtemps, peut-être même à l'état constant, le germe de l'affection dans leurs cavités naturelles sans danger pour ceux qui les approchent* [1].

Dès maintenant cependant, en joignant à la notion du *porteur de germes* celle du *porteur de séquelle*, il paraîtrait possible de fournir par la seconde une *limite à la première.* Les praticiens ne sont-ils pas souvent à même de constater à la suite des maladies infectieuses des modifications de l'organisme qu'un examen clinique méticuleux leur permet de mettre en évidence et de retenir. Ici, ce sera un jetage nasal chronique à la suite d'une diphtérie[2]; là une diarrhée ou divers troubles intestinaux à la suite d'une dysenterie, d'une fièvre typhoïde, troubles qui demandent à être recherchés. car le malade paraît complètement rétabli. Ne pourrait-on trouver dans ces circonstances. si l'examen bactériologique confirme la nature spécifique de ces troubles, une raison impérieuse de maintenir l'isolement, tandis qu'en leur absence la nécessité d'une telle mesure ne s'impose pas.

Quant aux *porteurs sains de germes* n'ayant jamais été malades, la notion du milieu d'où ils proviennent acquiert une grosse importance, car les observations qui montrent leur danger indéniable dans la méningite cérébro-spinale ont trait à des *sujets provenant de milieux où sévissait une épidémie.*

En résumé, pour la catégorie des maladies à microbe connu, les mesures à prendre doivent être d'abord celles prescrites pour la première catégorie. On cherchera surtout à dépister les *malades* frustes porteurs de bacilles au voisinage du contagieux; on les isolera jusqu'à disparition de la maladie.

Pour les convalescents, on recherchera cliniquement les *séquelles* qu'aurait pu laisser l'affection et on maintiendra l'isolement tant que subsisteront des troubles de l'organisme si légers soient-ils, dus à la présence du germe pathogène.

Pour les porteurs de germes qui n'ont jamais été atteints, la mesure de l'isolement ne s'impose *que s'ils proviennent d'un milieu épidémique,* réserve faite de la découverte d'un moyen qui nous permet-

---

1. G.-H. LEMOINE, Les porteurs de bacille diphtéritique, *Soc. méd. des hôp.*, 1910.
2. *Id.,* Note sur la contagion de la diphtérie, *Lyon médical,* décembre 1892.

trait de connaître la nocivité de ces sujets en dehors de cette circonstance.

En dehors des mesures d'isolement préventif et après guérison, chacune de ces affections doit être l'objet de mesures spéciales dans le milieu militaire.

Pour la diphtérie on portera une attention particulière dans les régiments de cavalerie sur les exercices de manège pendant lesquels se produit une inhalation considérable de poussières.

Simonin explique ainsi la prédominance de la diphtérie dans les troupes montées[1]. Les médecins majors Roussel et Job se rallient à cette explication. On portera également son attention sur le lait distribué dans les régiments. Klein a montré que l'on rencontrait parfois sur le pis des vaches laitières des vésicules contenant le bacille de Lœffler. Mais il s'agit le plus souvent de lait provenant de fermes où existent des cas de diphtérie. On est donc amené à poursuivre également une enquête sur l'état sanitaire de la ville où le régiment tient garnison et à consigner à la troupe les maisons et quartiers où sévit la diphtérie; il en est de même pour les régions dans lesquelles se rendent les hommes allant en permission. Enfin, en dernier lieu, on pratiquera des injections préventives de sérum antidiphtéritique aux suspects sains dans le cas de manifestations particulièrement graves de l'affection et lorsque le nombre des individus infectés ne rendra pas la mesure impraticable[2].

Pour la méningite cérébro-spinale, en dehors des mesures d'isolement dont nous avons parlé, il y a lieu de prescrire le chauffage des locaux dans lesquels auront été placés les suspects et ceux habités par l'unité dans laquelle s'est produit le cas. Cette mesure est d'autant plus importante que le froid a une influence indéniable sur la production des cas[3] de méningite cérébro-spinale. J'ai relevé cette influence très nette dans l'épidémie que j'observai en 1886 au 32ᵉ régiment d'artillerie à Orléans. Dans le même but, on donnera aux hommes des couvertures supplémentaires et on veillera à ce qu'ils soient vêtus chaudement. Par les jours de grand froid, on supprimera les exercices militaires faits en plein air dans la cour du quartier ainsi que les revues. Dans la cavalerie on fera effectuer le pansage dans les écuries et les exercices équestres se feront autant que possible dans les manèges. Une autre mesure dont j'ai pu apprécier les bons effets immédiats est le desserrement des hommes par l'envoi en permission de 15 jours d'un très grand nombre d'entre

---

1. Simonin, *Bull. de la Soc. méd. des hôpitaux*, 1899.
2. G.-H. Lemoine, *Congrès d'hygiène*, Bruxelles, 1903.
3. *Id.*, Une épidémie de méningite cérébro-spinale, *Arch. de Méd. et de Pharm. militaire*, 1892.

eux. L'épidémie de 1886 dont je viens de parler fut arrêtée complètement par cette mesure. Il est évident qu'aujourd'hui une telle prescription ne devrait être faite qu'après examen bactériologique de la gorge des permissionnaires, ou, du moins, devrait-on distraire des permissionnaires les hommes de l'unité qui a été atteinte. Cette restriction serait sans doute suffisante. En tous cas, les appels de réservistes ou de territoriaux devront être supprimés dans les régiments présentant des cas de méningite cérébro-spinale. On devra également prendre les mêmes mesures que pour la diphtérie concernant les maisons ou quartiers de la ville et les régions territoriales dans lesquelles sévirait cette maladie. (Circulaire du 9 avril 1910.)

La fièvre typhoïde et le choléra[1]. — Maladies d'origine hydrique 90 fois sur 100 (Brouardel et Thoinot), elles nécessiteront l'application des mesures communes prescrites plus haut lorsque l'épidémie aura créé des cas frustes et des convalescents porteurs de germes virulents[2]. La contagion interhumaine directe est en général limitée aux sujets entourant le malade *qui manipulent ses linges* et les objets dont il fait usage, *sans prendre aucun soin de propreté*. Sur plusieurs centaines de cas de fièvre typhoïde observés au cours de ma carrière, je n'ai observé en dehors des faits de contagion parmi le personnel infirmier que 4 cas intérieurs[3] de cette affection provoqués chez des rhumatisants par le séjour sur un vase à déjection ayant servi à des typhoïdiques. Or j'avais à l'état constant dans mon service un ou deux cas de fièvre typhoïde en évolution dans une salle de 45 lits. La rareté de la contagion interhumaine s'explique d'ailleurs non pas tant par l'absence de virulence des germes portés par le malade que par leur habitat ordinaire : les matières fécales, qui les mettent peu à la portée des personnes qui sont simplement en contact avec le malade.

Mais le danger des porteurs de germes n'est pas là et les précautions à prendre contre eux ne doivent guère viser la contagion interhumaine proprement dite. Elles doivent avoir surtout pour but de protéger les latrines et les eaux par la protection du sol, contre la dissémination de leurs déjections. C'est à ce titre qu'il importe de veiller *aux cas frustes et aux convalescents porteurs de séquelles à germe spécifique*. Les *cas frustes* signalés depuis longtemps sous la rubrique d'embarras gastrique fébrile devront être l'objet de recherches sur le

---

1. Delorme et Vaillard, Kelsch, Chantemesse, Widal, Thoinot, Linossier, *Bull. de l'Acad. de méd.*, décembre 1909, janvier et février 1910, et H. Vincent, Les porteurs latents de microbe pathogène dans l'armée, *Congrès de médecine de Budapesth*, 1909 ; *Bull. de l'Acad. de méd.*, 13 janvier et 22 février 1910.

2. Circulaire du 13 janvier 1908.

3. G.-H. Lemoine, Étude sur la contagion de la fièvre typhoïde dans les hôpitaux, *Revue d'hygiène*, 1892.

sang (hémo-culture et séro-réaction) de façon à désinfecter les latrines de la caserne le plus tôt possible[1]. D'ailleurs, ces embarras gastriques avec fièvre ne doivent plus être traités à l'infirmerie. Leur envoi à l'hôpital s'impose aussi bien pour le diagnostic et la prophylaxie qui doit en être la conséquence, que pour le traitement. Signalons d'une façon particulière le défaut de propreté des latrines dont le sol constamment souillé de matières fécales peut devenir l'origine du transport de germes dans les chambrées. Nous avons cité à cet égard l'épidémie relevée par Lapasset et attribuée logiquement à un défaut d'éclairage de ces locaux. La fièvre typhoïde se propage plus par les cas frustes que par les convalescents comme, d'ailleurs, la plupart des maladies contagieuses.

La durée d'isolement *du convalescent* est plus difficile à limiter. La recherche des germes dans les selles semble devoir donner comme pour la diphtérie une indication précieuse. L'absence d'éléments virulents met un terme à l'isolement avec toute sécurité. Il n'en est pas de même de la persistance de germes pendant des mois, *bien après la disparition de tout signe pathologique*. En s'en référant à ce qui se passe pour le bacille de la diphtérie, il est permis de douter de la légitimité d'un isolement trop prolongé. On sent qu'ici, il manque un critérium que nous donneront sans doute des études ultérieures. En attendant il semble prudent de faire durer l'isolement ou plutôt la surveillance avec *désinfection des selles*, aussi longtemps que possible.

Quant à la prophylaxie générale, *la plus importante* consiste dans la surveillance de l'eau de boisson, du lait et de l'alimentation[2], et dans l'isolement et le traitement hygiénique des matières usées.

On devra, en toute circonstance épidémique, surveiller le tableau de service pour éviter la fatigue, et veiller à la bonne préparation d'une alimentation substantielle.

La fièvre typhoïde enfin est une de celles que la *déclaration obligatoire* peut conjurer avec le plus de succès. L'armée retirerait de cette déclaration le plus grand bénéfice, surtout dans les communes faisant partie des zones de protection de sources captées pour l'alimentation des villes, ou situées sur les bords de cours d'eau utilisés en aval, par les collectivités urbaines.

Dans une revue récente, H. Vincent[3] a discuté la possibilité de vaccination à l'aide de cultures atténuées de B. d'Eberth ou d'autolysats

1. G.-H. LEMOINE, La prophylaxie de la fièvre typhoïde et les porteurs de germes, *Pres. med.*, 1910, *Journal des praticiens*, 1910, *Revue d'hygiène*, mars 1910.
2. Circulaire du 5 mai 1897 concernant la consommation des légumes.
3. H. VINCENT. *Arch. de méd. milit.*, 1909, et *Acad. de méd.*, 21 juin 1910.

de bacilles vivants. Malgré les résultats encourageants obtenus par l'armée anglaise notamment pendant la guerre du Transvaal, notre collègue ne semble pas enclin à conseiller la généralisation de cette mesure pour le moment, il la réserverait seulement aux troupes d'Algérie parmi lesquelles la fièvre typhoïde sévit avec le plus d'intensité.

Pour les troupes en campagne, les mesures prophylactiques adoptées en Allemagne sont les suivantes :

Pour protéger d'une manière efficace les troupes en campagne contre les épidémies de fièvre typhoïde, il est de la première importance que les fractions de troupe déjà infectées n'entrent pas dans la composition de l'armée et que des troupes déjà malades ou seulement suspectes n'y soient pas incorporées comme troupes de renfort.

Il est plus facile d'éliminer des éléments semblables quand on sait que la fièvre typhoïde règne dans les localités d'où ils proviennent.

Pour cette raison, et pour empêcher également l'introduction des germes provenant de la population civile dans la région où s'opère la concentration, il est nécessaire que l'autorité supérieure soit renseignée, dès le temps de paix, sur les points du pays où règne la fièvre typhoïde.

Au début de la guerre il y aura lieu d'envoyer, dans la région où se fait la concentration, des médecins militaires s'occupant spécialement des questions d'hygiène, qui devront s'entendre avec les autorités locales et les médecins fonctionnaires du pays, pour dépister les foyers de fièvre typhoïde et pour les rendre inoffensifs si cela est possible. Au moment de l'arrivée des troupes, ils auront à agir de concert avec les autorités militaires et les médecins des corps de troupes.

A l'arrivée sur le territoire ennemi, il incombe aux médecins des corps de troupe de prendre immédiatement des informations relatives aux conditions hygiéniques des localités, et des camps à occuper, et de renseigner aussitôt à ce sujet l'autorité supérieure qui, de son côté, devra leur faire communiquer les renseignements de quelque importance qui pourraient lui parvenir.

Il faut éviter avec soin le contact des troupes avec les malades atteints de fièvre typhoïde dans la population civile. Il faut empêcher l'accès des prises d'eau qui auraient pu être contaminées; les aliments qui auraient pu être souillés de la même manière doivent être prohibés. Il y a lieu de prendre toutes les précautions pour éviter que le contage émanant des malades ne puisse se répandre au dehors.

Les prisonniers de guerre doivent être éloignés aussitôt que possible des parages occupés par l'armée en campagne; les malades atteints de fièvre typhoïde parmi les prisonniers de guerre doivent être traités de la même manière que les malades de l'armée nationale.

Contre les germes de la maladie qui auraient pu se répandre au dehors et échapper à l'observation, la meilleure protection consiste à se conformer aux règles générales de l'hygiène.

Les cantonnements, les camps, les bivouacs ne doivent pas être encombrés outre mesure; on tiendra la main à ce qu'ils soient tenus propres, surtout au point de vue de l'éloignement des immondices.

L'eau de boisson doit être prélevée aux prises d'eau irréprochables; si elles font défaut, on peut songer à débarrasser l'eau des germes suspects à l'aide de filtres Chamberland ou de Berkefeld. Le moyen le plus simple et le plus sûr est l'ébullition.

Pour préparer l'eau potable en grandes quantités, on pourrait se servir avec avantage des appareils stérilisateurs sur roues. Dès qu'on pourra disposer du temps et du personnel nécessaires, il faudra songer à améliorer les prises d'eau existantes ou en établir de nouvelles irréprochables.

Les aliments doivent être conservés à l'abri de toute contamination et préparés proprement. Les germes qui pourraient s'y trouver seront détruits par la cuisson. Autant que les circonstances le permettront, on devra préserver les troupes du surmenage et des intempéries.

Pour entreprendre la lutte contre la fièvre typhoïde dans l'armée, il est nécessaire de dépister le plus tôt possible les premiers cas et, au fur et à mesure, tous les autres cas de la maladie qui se présenteront par la suite.

Même au cas de simple soupçon de fièvre typhoïde, il y aura lieu d'isoler les malades et en même temps il faudra prendre les précautions voulues pour préserver de la contagion le personnel hospitalier. L'évacuation des malades doit être recommandée. Si leur état le permet, il faudra les renvoyer sur l'arrière dans les hôpitaux éloignés du théâtre des opérations.

Les troupes qui ont occupé un cantonnement où se sont trouvés des malades atteints de la fièvre typhoïde, ou qui ont eu avec eux quelques communications plus directes, doivent être soumises à une observation médicale et isolées, jusqu'à ce que tout soupçon de la maladie puisse être écarté. Dans certains cas, on pourra songer à vacciner contre la fièvre typhoïde une troupe menacée, lorsqu'une méthode pratique et sûre d'immunisation aura fait ses preuves dans la pratique.

Le cantonnement quitté par le malade, ses effets d'habillement et tous les objets dont il faisait usage seront soumis à la désinfection.

Les autorités supérieures doivent être aussitôt avisées de l'apparition de la fièvre typhoïde parmi les troupes pour aider les médecins dans la lutte contre la maladie et empêcher l'extension de l'affection à d'autres fractions de l'armée.

Le *choléra* est justiciable des mêmes mesures que la fièvre typhoïde; mais, en raison de son origine exotique, cette maladie a été l'objet de prescriptions spéciales concernant la surveillance des berceaux d'origine de l'affection et des voies d'extension en Europe. Celles-ci doivent être garnies de postes sanitaires destinés à retenir les malades et les suspects en cours de route, et les navires doivent être l'objet de visites aux escales et à l'arrivée par des médecins chargés de dépister l'existence de la maladie à bord.

Pour l'armée des prescriptions spéciales ont été édictées par les instructions du 30 mars 1895 et 12 octobre 1909. Ces documents concernent la surveillance des eaux d'alimentation, des aliments et des groupes urbains où sévit la maladie. Ils prescrivent l'isolement des malades, la connaissance rapide et l'isolement des cas frustes.

La *dysenterie* [1] bacillaire ou amibienne comporte vis-à-vis des malades les mêmes mesures que pour les deux affections précédentes. H. Vincent pense que cette affection est plus tributaire du sol que de l'eau. Certains faits cependant ne nous permettent pas d'éliminer l'origine hydrique dans une trop large proportion. La surveillance du sol, des matières usées, la désinfection des matières fécales et des urines surtout et la purification de l'eau de boisson, constitueront la base d'une prophylaxie rationnelle.

L'isolement devra également comprendre les cas frustes (diarrhées) et les convalescents (porteurs de séquelles, diarrhée à germe spécifique).

3° Affections dont l'élément pathogène connu semble se transmettre le plus souvent par des hôtes intermédiaires (insectes). — La *peste* et la *fièvre jaune* constituent avec le choléra le groupe des maladies exotiques susceptibles de bénéficier de mesures prophylactiques internationales. Comme pour le choléra, elles ont été l'objet d'instructions détaillées émanant du Conseil supérieur d'hygiène publique de France.

Pour la peste. — Les mesures prises concernent en première ligne la *destruction des rats* à bord ou sur terre, par des moyens divers mettant les opérateurs le plus possible à l'abri des piqûres des

---

1. Consulter encore pour la prophylaxie de la fièvre typhoïde et de la dysenterie les instructions pour l'armée allemande résumées par Fischer dans les *Arch. de méd. et de pharm. militaire*, 1910, vol. 55, p. 139 et 380.

puces de ces rongeurs. C'est ainsi qu'il est prescrit de plonger dans l'eau bouillante les rats recueillis vivants ou morts. Les procédés employés ont été décrits plus haut. Quant au malade il sera l'objet de mesures d'isolement comme il a déjà été dit pour les autres maladies contagieuses. On isolera aussi autant que possible les personnes lui donnant les soins.

Les cas frustes se manifestant surtout par des adénites survenant principalement chez des indigènes, sans déterminer de réactions bien vives, seront l'objet d'une surveillance particulière; ils seront isolés au même titre que le malade.

Dans de multiples circonstances nos collègues des colonies se sont bien trouvés d'injections préventives de sérum antipesteux chez les membres de la famille du malade, ou chez les individus qui les avaient approchés.

Pour la fièvre jaune. — Toute la prophylaxie consiste à rechercher les moustiques et leurs larves et à les détruire. (Voir désinsection.)

Le malade isolé sera mis à l'abri des piqûres de moustique, de façon à réduire ou à supprimer ces porteurs de germes seuls dangereux d'après les études modernes.

Paludisme. — La prophylaxie de cette affection comporte les pratiques de désinfection et de désinsection déjà passées en revue, et des mesures d'assainissement du sol qui ont été indiquées en 1901 par une commission spéciale nommé par l'Académie de médecine[1].

Typhus exanthématique. — La communication récente de Ch. Nicolle, C. Comte et E. Conseil[2] semble orienter la prophylaxie de de cette affection du côté de la désinsection. Si le pou du corps doit véritablement être considéré comme l'agent principal de transmission du virus pathogène, toutes les mesures devront avoir pour but de détruire ces parasites qui envahissent surtout le corps, le linge, les vêtements et les objets de couchage.

Les mesures d'isolement passées en revue à propos des fièvres éruptives, etc., devront être appliquées de la façon la plus rigoureuse.

D'autre part on n'oubliera pas que le typhus se développe surtout dans les milieux encombrés et subissant des fatigues et des privations. Indiquer ces causes, c'est en indiquer le remède. Enfin le règne de cette affection étant prédominant parmi les populations indigènes, on aura soin d'éloigner les troupes européennes des villages et des camps habités par ces populations.

---

1. *Bull. de l'Acad. de méd.*, 1901. Rapport d'une Commission composée de MM. VALLIN, KELSCH, RAILLET, BLANCHARD et A. LAVERAN, rapporteur.

2. CHARLES, NICOLLE, C. COMTE et E. CONSEIL, Transmission expérimentale du typhus exanthématique par le pou du corps, *Académie des Sciences*, 6 septembre 1909.

Dans les hôpitaux au cours du traitement, le personnel qui donne les soins au malade ne fera pas de séjour prolongé dans sa chambre. L'assistance dû au malade sera pratiquée par plusieurs personnes à tour de rôle.

Prophylaxie de la Syphilis. — La prophylaxie de la syphilis dans l'armée rencontre deux obstacles, à savoir : les lacunes des lois et règlements concernant la prostitution, et certains défauts de la visite médicale dans les corps de troupes.

Pour vaincre le premier, les ressources de l'autorité militaire sont forcément assez restreintes ; pour faire disparaître le second, certaines mesures sont indispensables.

L'influence néfaste de la prostitution libre ou clandestine a été relevée par tous les médecins militaires.

Le professeur Fournier, par une statistique empruntée à la morbidité militaire dans les différentes armées européennes, a démontré, d'une façon éclatante les conséquences de la prostitution libre.

En effet :

L'Allemagne donne une morbidité de 5,7 pour 1 000 soldats ; la Belgique, de 6,7 pour 1 000 ; la France (avec l'Algérie), de 6,8 pour 1 000 ; la Bavière, de 9 pour 1 000 ; la Russie, de 12 pour 1 000 ; l'Italie, de 13 pour 1 000 ; la Roumanie, de 16 p. 1 000 ; l'Autriche, de 19 pour 1 000 ; l'Angleterre, troupes métropolitaines, de 75 pour 1 000, troupes coloniales, de 139 pour 1 000.

Dans tous ces chiffres, le minimum revient à l'armée allemande, la nation la plus sévèrement réglementée, le maximum à l'Angleterre, où la prostitution jouit d'une absolue liberté. L'écart énorme de ces chiffres emporte cette conviction que le régime de la réglementation est supérieur à l'autre pour amener la réduction du nombre des infections syphilitiques.

Les secondes consisteront d'abord à instruire les hommes et les officiers du danger de la syphilis. « Ne doit-on pas chercher à préserver quelques conscrits, dit Brissaud [1], en leur inspirant la terreur de la syphilis, et s'il en est trop qui ne tiennent nul compte de nos discours, qui sait si quelques-uns ne s'y laisseront pas prendre ? »

Dans ces derniers temps, à cette instruction ont été ajoutés des conseils et des mesures administratives, destinés à permettre aux hommes de prendre des soins spéciaux. (Instruction du 23 septembre 1907.)

Dans un autre ordre d'idées, certains ont pensé trouver un moyen puissant de prophylaxie en faisant obstacle au désœuvrement et à l'isolement du soldat lorsque celui-ci sort de la caserne.

1. BRISSAUD, Lettre ouverte au Dr Granjux, *Bulletin médical*, 1903, p. 351.

M. Granjux a préconisé dans ce but, il y a déjà plusieurs années, la fondation de maisons pourvues de salles de lecture, bibliothèque et salles de consommation, où l'on pourrait se procurer à bon compte, comme à la *Salle du Drapeau* au Havre, de la bière, du vin chaud, du chocolat et quelques aliments. A Vincennes, le ministre de la Guerre inaugura, en 1901, le *Foyer du soldat*, créé par la Ligue de l'Enseignement dans le même but et dans des conditions identiques.

On ne saurait trop souscrire à cette manière de faire qui, avec la limitation des permissions de la nuit et l'extension des permissions de vingt-quatre heures données aux hommes pour se rendre dans leurs familles, lorsque celles-ci sont à proximité, constituent des mesures réellement utiles et bien propres à éloigner le soldat des foyers de syphilis.

Mais la prophylaxie de la syphilis dans l'armée demande à être envisagée à un autre point de vue. Les mesures à prendre par l'hygiéniste militaire, de concert avec le commandement, doivent avoir pour but non seulement de préserver le soldat de la syphilis, mais sa sollicitude doit s'étendre plus loin et atteindre le syphilitique primitif, autant pour empêcher la contagion que pour lui donner des soins précoces. *Connaître immédiatement le syphilitique doit être la principale préoccupation.* La chose n'est pas si facile qu'on pourrait le penser, en raison de la nature de l'affection.

Le préjugé de maladie honteuse, encore enraciné dans les esprits, se double aujourd'hui des dangers de l'avarie publiés partout dans la Presse, au théâtre, dans les conférences, à la tribune, de sorte que le malheureux syphilitique, comme le tuberculeux d'ailleurs, ces deux pestiférés de la société moderne, cherchent par tous les moyens possibles à dissimuler leur mal. Si un certain nombre d'hommes indifférents parce qu'ignorants et de culture intellectuelle médiocre, n'hésitent point à se présenter à la visite, quand le motif ne serait autre que d'échapper à une corvée, à un exercice, à une marche, d'autres, de plus en plus nombreux, parce que de plus en plus instruits, pensent à l'avenir que leur réserve la révélation publique de ce mal, qui après la visite médicale sera connu de leurs amis d'enfance, de leurs compatriotes, des habitants de la même ville, du même village. Aussi préféreront-ils cacher leur affection au médecin du régiment et, suivant leurs ressources pécuniaires, se faire soigner en ville.

Il faut estimer, en effet, que la *moitié des syphilitiques échappent ainsi à toute surveillance* et quelquefois à tout traitement sérieux.

Une mesure paraît donc indispensable : c'est la visite individuelle prescrite, d'ailleurs par la circulaire du 5 août 1905 avec distribution de la main à la main des médicaments spéciaux et la suppression de toute formule de diagnostic sur les cahiers de compagnie, escadrons ou batterie. Il serait désirable, d'autre part, que le médecin, à certains jours, restât dans son cabinet après la visite réglementaire pour y recevoir les hommes qui désireraient le consulter personnellement.

J'ai adopté cette façon de faire, au cours de mon service régimentaire, et je n'ai eu qu'à m'en louer. Pour éviter de signaler ainsi à l'attention publique les syphilitiques, je les renvoyais souvent au sous-officier de l'infirmerie avec une ordonnance pouvant s'appliquer au traitement d'une bronchite ou d'un embarras gastrique. De cette façon, les consultations particulières, au bout d'un certain temps, n'avaient plus la réputation d'être demandées uniquement par des malades atteints de syphilis. Mais que faire des syphilitiques après la visite individuelle? Il y a lieu de les diviser en deux catégories : les uns ne demandent pas le secret : la chose est alors très simple, ils doivent être gardés à l'infirmerie, dans des locaux isolés, avec objets de literie et objets à usage particuliers. Pour les autres, le médecin devra se guider un peu sur la mentalité du malade :

S'il a affaire à un garçon sérieux, capable de comprendre le danger qu'il peut faire courir à ses camarades par l'usage d'objets communs, assez consciencieux, d'autre part, pour ne pas semer la contagion sexuelle, le sujet pourra être laissé libre, mais à la condition expresse de revenir périodiquement à la visite faire surveiller son traitement.

Si, au contraire, le malade présente une mentalité suspecte, *son envoi à l'hôpital avec une mention quelconque sur le billet s'impose.* Le traitement à l'infirmerie romprait trop tôt le secret médical auquel le malade a droit.

Là peut s'arrêter, en pratique, l'usage du secret médical, et je pense que la mesure serait suffisante pour attirer aux médecins des corps de troupes le plus grand nombre des syphilitiques. Car *le malade craint surtout la divulgation de son mal dans le régiment.* Pour ma part, cependant, je ne serais pas éloigné de continuer à garder le secret à l'hôpital.

Qui pourrait en souffrir? La statistique? C'est là un mince inconvénient, en face de l'avantage considérable qu'il y a pour la Société à ce que ce syphilitique soit isolé et soigné, d'une façon précoce, d'autant plus qu'actuellement ceux-ci, en grand nombre, échappent à toute observation.

Or, pour soigner le syphilitique, il faut le connaître et, pour le découvrir, il faut l'attirer à nous par *l'observance du secret médical. Au fond et en pratique, cette question prime toutes les autres*[1].

---

1. G.-H. Lemoine, Prophylaxie de la syphilis dans l'armée, *Presse médicale,* 23 mai 1909.

SEPTIÈME PARTIE

HYGIÈNE DES PAYS CHAUDS

CHAPITRE XXVIII

Agents météoriques. Saison sèche, hivernage. Influences océaniques, telluriques. Altitudes et pluies.
Action des météores sur l'organisme.
Préparation d'un corps expéditionnaire. Son recrutement. Habillement et équipement. Emploi des coolies. Alimentation. Choix de l'époque du départ. Transport et débarquement des troupes. Opérations militaires. Campements, habitations. Sanatoria. Rapatriements.

L'hygiène coloniale se confond en pratique avec l'hygiène des pays chauds; elle ne diffère point de l'hygiène ordinaire en ce sens que toutes les règles de celle-ci sont applicables à la première. La lecture des traités d'hygiène coloniale permet de constater qu'ils contiennent l'étude des mêmes sujets sous la même forme, et qu'au point de vue colonial proprement dit, ils ne font guère mention que de dispositions de détails concernant l'alimentation, le vêtement, l'habitation en rapport surtout avec les influences météoriques, la chaleur et l'humidité. Or, de l'avis même des maîtres de l'hygiène coloniale, ces influences exercent une action de second ordre sur l'économie. « Les pays chauds, dit Rochard[1], ne sont pas rebelles à l'acclimatement par le fait de leur température, mais par l'insalubrité de leur sol. »
M. Treille[2] s'exprime à peu près dans les mêmes termes : « Et cependant aux pays chauds comme dans la zone tempérée, c'est moins du côté des météores que du côté des défectuosités de l'hygiène individuelle et sociale, moins dans les troubles fonctionnels apportés par le climat à la physiologie de l'homme que dans les aber-

---

1. ROCHARD, *Encyclopédie d'hygiène.*
2. TREILLE, *Hygiène coloniale.*

rations du régime de vie qu'il faut chercher les causes d'altération de la santé de l'Européen. »

Ce qu'il convient de dire, c'est qu'il n'y a ni un climat intertropical, ni un climat équatorial. Il y a entre les tropiques et sous l'équateur une succession de climats partiels à la constitution desquels concourent des éléments absolument variés. Parmi ces éléments figurent l'altitude, la nature du sol, le voisinage des mers, l'étendue des contrées ou des îles, le régime des vents ou la distribution des pluies; et naturellement reliée à toutes ces causes, la tension de la vapeur d'eau atmosphérique.

Au reste il convient d'observer que les affections communes de nos pays tempérés, les bronchites, les pneumonies, les pleurésies sont rares en Cochinchine, et que les seules affections endémiques à redouter, celles des organes abdominaux, diarrhée, dysenterie, hépatite sont plutôt dues aux imprudences individuelles, à des causes d'infections évitables qu'à des influences météorologiques.

Le sol domine la pathologie de l'habitant des pays chauds, le ciel en régit la physiologie, disait Féris[1], exposant ainsi en quelques mots les deux données principales du problème de la vie de l'Européen dans les pays chauds.

Si la première occupe la place la plus importante, il ne s'ensuit pas cependant que la seconde doive être envisagée comme une quantité négligeable; les troubles simplement fonctionnels de nos organes pouvant créer la prédisposition aux troubles pathologiques et aux lésions définitives, lorsque l'organisme se trouve aux prises avec les éléments infectieux.

L'étude de l'hygiène coloniale se borne donc en somme à ajouter un chapitre à l'hygiène générale, pour préciser la conduite à tenir vis-à-vis des milieux météoriques spéciaux, dont l'action entraîne un certain degré de dépression dans l'accomplissement des fonctions organiques, et favorise ainsi l'invasion des maladies infectieuses communes aux pays chauds.

Si, en effet, on pouvait supprimer le règne du paludisme, de la dysenterie et des maladies infectieuses spéciales à nos colonies, celles-ci n'offriraient aucun obstacle à l'immigration européenne.

Les chiffres suivants sont assez éloquents par eux-mêmes pour qu'il suffise de les citer.

Au Bengale[2], pendant une période de cinq ans, 1903-1907, le paludisme a fourni 1 120 000 décès. En 1908 le choléra a causé la

---

1. *Arch. de méd. navale*, 1829.
2. *Dépêche coloniale*, 25 septembre 1909.

mort de 268 000 individus, la variole a donné 36 000 décès et la dysenterie 64 900.

C'est dire que la question d'acclimatement est du ressort de l'épidémiologie plus que de l'hygiène proprement dite. Au fond les deux doivent confondre leurs efforts, la première pour dicter des règles prophylactiques appropriées, la seconde pour mettre l'organisme en état de résistance, en diminuant autant que possible l'action déprimante, secondaire mais réelle, des influences météoriques.

Les chapitres consacrés à la désinsection, au choix et à la surveillance des eaux potables, à l'évacuation des matières usées reçoivent ici leur application comme dans tous pays. Nous ne ferons donc qu'indiquer les modifications à apporter au recrutement et à la conduite des troupes allant opérer dans les pays chauds, à leur habillement et équipement, à leur alimentation, etc. Nous rappellerons enfin les mesures à prendre pour protéger le travailleur.

La CHALEUR joue le rôle primordial dans l'action des météores sur l'organisme. Fournie presque exclusivement par le foyer solaire, son intensité dépend de l'inclinaison de ses rayons. Tombant perpendiculairement sur la surface des régions équatoriales elle leur impose d'une façon presque constante son action qui devient plus intermittente à mesure qu'on s'avance vers les tropiques. De là deux zones se différenciant assez nettement; la zone équatoriale et la zone tropicale, celle-ci se divisant en région tropicale sud et région tropicale nord. La première, caractérisée par une température moyenne de 28° à 35° avec des variations saisonnières de 1° à 4°, est limitée un peu différemment suivant l'hémisphère considéré. Au nord la limite est de 12° tandis qu'au sud elle est de 3° à 5° de latitude. Cela tient à ce que l'hémisphère nord, constitué en grande partie par des continents, absorbe et rend mieux la chaleur à l'atmosphère juxtatellurique. De ce fait l'équateur thermique est reporté un peu au-dessus de l'équateur réel.

Les zones tropicales sont comprises entre 12° et 23° nord et 3° et 23° sud. La température y est de 20° en saison sèche et de 29° en saison humide avec des maxima de 32° à 40° (Tonkin) et les variations saisonnières de 9° en moyenne pouvant aller jusqu'à 30° (Soudan).

Les variations nycthémérales sont de 12° à 20° en saison sèche au Soudan.

En résumé nous avons, correspondant aux diverses zones :

Un climat prétropical nord (Algérie),
—   tropical nord (Tonkin),
—   équatorial nord (Guinée), sud (Gabon),
—   tropical sud (Réunion),
—   prétropical sud (Cap).

Mais la chaleur n'est pas le seul élément dominant dans ces régions. Elle se double d'un autre agent météorique qui, par sa présence constante, vient aggraver son action autant par la dépression qu'il cause à l'organisme que par l'élément eugénésique qu'il apporte aux germes des maladies infectieuses. Le soleil entraîne en effet avec lui une *masse considérable d'eau* qui, par suite de l'évaporation énorme produite à la surface des océans, s'agglomère dans l'atmosphère sous forme de nuages, et se concentre au niveau de l'équateur, par suite de la pression qu'exercent sur elle au nord et au sud les vents alizés des deux hémisphères.

Le nom de « Pot au noir » donné par les explorateurs et les marins à cette zone équatoriale exprime bien l'aspect du ciel dans ces régions et les sombres conséquences d'un pareil climat pour les organismes soumis à son influence. Il résulte de cet état de choses qu'une humidité intense et continue élève l'état hygrométrique, aggravant l'action de la chaleur par la diminution de l'évaporation cutanée et pulmonaire qu'il produit. L'Européen est plus accablé par 28° de température humide à Saïgon, que par 40° de chaleur sèche au Sahara.

Cette chaleur humide est constante à l'équateur où, par ce fait, il n'existe guère de saisons, la pluie tombant toujours plus ou moins dans les régions équatoriales, mais les saisons se dessinent lorsqu'on quitte l'équateur et deviennent bien tranchées lorsqu'on aborde les zones tropicales.

La répartition des saisons est en rapport direct avec la marche du soleil soit dans l'hémisphère nord, soit dans l'hémisphère sud. Elle se trouve résumée dans le tableau suivant qu'il importe de bien retenir, car c'est lui qui règle l'époque de débarquement des corps expéditionnaires et des troupes de relève :

1° Zone équatoriale.

MARCHE DU SOLEIL	HÉMISPHÈRE NORD (TYPE : GUINÉE)
Au nord de l'équateur...	Grande saison des pluies : 15 avril-1er août.
De l'équateur au tropique nord.............	Petite saison sèche : 1er août-1er octobre.
Du tropique nord à l'équateur...............	Petite saison des pluies : 15 octobre-15 décembre.
Au sud de l'équateur....	Grande saison sèche : 15 décembre-15 avril.

HÉMISPHÈRE SUD (TYPE : GABON)

Au nord de l'équateur...	Grande saison sèche : 15 mai-1er octobre.
Au sud de l'équateur....	Petite saison des pluies : 10 octobre-15 décembre.
De l'équateur au tropique sud	Petite saison sèche : 15 décembre-31 janvier.

Du tropique sud à l'équa-
teur .... Grande saison des pluies : 1er février-15 mai.

2° **Zone tropicale.**

MARCHE DU SOLEIL	HÉMISPHÈRE NORD (TYPE : TONKIN)	HÉMISPHÈRE SUD (TYPE : RÉUNION)
Au nord de l'équateur.	Hivernage : 15 avril-15 octobre.	Saison sèche : 1er avril-31 octobre.
Au sud de l'équateur..	Saison sèche : 15 octobre-15 avril.	Hivernage : 1er novembre-30 mars.

Les divers climats subissent d'autre part des variations locales dépendant d'autres influences atmosphériques puis de dispositions océaniques et telluriques que nous allons rapidement passer en revue.

La *pression barométrique* est une des modifications de l'atmosphère qui, avec l'état électrique de l'air, joue un rôle appréciable sur les fonctions pulmonaires et cutanées. Si on songe, en effet, qu'une pression de 1 millimètre de mercure correspond pour le corps humain à une charge de 23 kilogr., on comprend aisément l'influence que peuvent avoir les alternatives de pressions sur un organisme dont les divers éléments ont déjà perdu en partie leur équilibre primitif par suite de leur contact avec la chaleur et l'humidité. On sait que si la chaleur abaisse ce poids et permet par la congestion périphérique qu'elle provoque une meilleure répartition de la chaleur cutanée, elle a d'autre part l'inconvénient en abaissant la pression atmosphérique de diminuer le taux de l'oxygène de l'air, et de favoriser l'anoxhémie.

Les *vents* sont en général un correctif de la chaleur; les alizés, vents réguliers, est, nord-est et sud-est, ont un rôle plutôt favorable; il en est de même des vents périodiques (Mousson) qui soufflent six mois dans un sens et six mois dans l'autre.

Ces vents apportent aux climats locaux des modifications importantes au régime des pluies; ils peuvent, par exemple, accumuler les nuages sur un vaste territoire, qui de ce fait subira des pluies torrentielles, et respecter, dans un même pays, sous une même latitude, un territoire voisin séparé du premier par une chaîne de montagnes disposée en travers des courants aériens, de façon à les arrêter. C'est ainsi que les versants « est » de la Nouvelle-Calédonie et de l'île de la Réunion reçoivent des pluies torrentielles continues apportées par les alizés du sud-est, tandis que le versant « ouest » est sans pluie et sans brise. Le versant oriental de l'Amérique du Sud (Brésil) faisant face aux alizés du sud et visité par eux est très humide, tandis que la côte occidentale (Chili) est très sèche. Cette influence des vents réguliers, qui en somme sont les grands répartiteurs des nuages, et les limites que leur imposent les chaînes de montagnes, expliquent la sécheresse désolante des régions désertiques.

Enfin règnent aussi les vents accidentels. Ils balaient l'atmosphère et jouent là comme chez nous un rôle purificateur. Les vents du sud, connus sous le nom de Sirocco, sont cependant pour l'hémisphère nord une cause d'aggravation de l'influence de la chaleur.

La température d'une même région varie encore sous l'influence des cours d'eau. Les fleuves que représentent les *courants marins* agissent dans ce sens. Les uns, partis du pôle antarctique, comme le courant de Humboldt, viennent rafraîchir la côte occidentale de l'Amérique du Sud; d'autres longent certaines côtes après avoir atteint l'équateur où ils ont emmagasiné de la chaleur, comme le courant équatorial, qui, se dirigeant ensuite vers le pôle, chauffe en passant les côtes du Brésil. Nous connaissons en Europe le Gulf-Stream qui, parti du golfe du Mexique, vient réchauffer l'ouest de la France et fait sentir son influence jusqu'aux régions froides de la Hollande. Ces courants expliquent en partie pourquoi deux pays situés sous la même latitude peuvent cependant subir des températures moyennes très différentes.

Les *situations géographiques* de certaines régions et la *configuration du sol* viennent encore faire varier la température dans les pays chauds et créer des climats régionaux souvent fort différents les uns des autres.

Le *climat maritime*, par exemple, sera plus constant qu'un *climat continental*; le voisinage des grandes masses d'eau, moins sujettes aux oscillations de température que la terre, est une des causes très connue de ce phénomène. Le continent, au contraire, présente des vallées, des montagnes, de grandes plaines, des altitudes diverses, toutes causes qui rendent son climat éminemment variable. La composition et la structure du sol même modifient son pouvoir absorbant pour la chaleur. La végétation a aussi son action : les bois arrêtent les vents, entretiennent l'humidité, attirent les orages.

Il n'est pas jusqu'aux habitations qui n'influent sur le climat. On sait que les foyers des maisons, l'intensité de la vie accroissent légèrement la température.

Mais, de tous ces éléments, l'*altitude* est celui qui joue le rôle le plus important en raison de l'immunité qu'elle confère vis-à-vis de certaines maladies infectieuses, telles que le paludisme et la fièvre jaune.

La connaissance de cette particularité justifie des dispositions spéciales concernant le séjour des troupes dans les pays chauds. Below pensait devoir attribuer cette immunité des terres hautes par rapport aux terres basses à la richesse de l'air en ozone. D'autres auteurs y voyaient une conséquence de la diminution du taux de l'oxygène. Miquel, en émettant l'opinion que les éléments nocifs des terres basses étaient trop lourds pour s'élever, était le précurseur des découvertes modernes qui ont fait voir que les moustiques auteurs de ces affections ne quittaient guère leurs gîtes situés de préférence dans les régions basses et humides. Mais, en dehors de ce rôle prophylactique de l'altitude, nous devons ici considérer qu'elle apporte une atténuation marquée aux conséquences de la chaleur. Une simple élévation de 120 à 130 mètres procure un abaissement de 1°. On voit quelle ressource précieuse peut offrir semblable disposition pour l'aménagement de camps sanitaires pour les troupes européennes, de *sanatoria* pour les anémiés, les malades chez lesquels la chaleur aggrave les infections et en retarde la convalescence.

ACCLIMATEMENT. — On appelle « acclimatement » le changement que subit l'organisme à la suite d'un séjour prolongé dans un lieu notablement différent de celui que le sujet avait jusqu'alors habité : l'acclimatation est l'ensemble des moyens par lesquels on peut favoriser ce changement; et on dit qu'un individu ou une collectivité sont acclimatés lorsque les modifications subies par l'organisme, loin d'entraîner la déchéance de celui-ci, augmentent au contraire sa résistance et lui permettent de proliférer.

D'une façon générale, l'Européen qui arrive dans les pays chauds éprouve pendant les premiers jours une sorte d'excitation fonctionnelle qui le rend apte à supporter les travaux les plus fatigants sans souffrance; il semble que son énergie est décuplée. Mais bientôt cette activité tombe, les forces baissent, la réserve d'énergie s'épuise. Ces phénomènes sont en rapport direct avec les modifications subies par l'organisme.

Les *mouvements de la respiration* sont augmentés de nombre. Leur moyenne est de 23, 30 souvent, au lieu de 16 à 18 qui est la normale en Europe. L'homme, en effet, cherche à compenser la diminution du taux de l'oxygène, puisque l'air chaud à 40° présente 0 gr, 014 d'oxygène en moins que l'air inspiré à 0°. En outre, la pression atmosphérique étant diminuée, la tension de l'oxygène à la surface du poumon est amoindrie. A ces phénomènes entravant l'hématose s'ajoutent la diminution d'élimination de vapeur d'eau, l'air inspiré en contenant déjà 60 à 80 p. 100.

Il y a donc, par suite, pléthore aqueuse dans le sang et les tissus, et diminution dans la perte du calorique.

En résumé donc : hématose insuffisante, trop faible évaporation de vapeur d'eau.

La *circulation* subit des modifications analogues. Au début le pouls augmente de fréquence et de tension. Un certain temps après, tout en conservant cette vitesse anormale, le pouls est plus faible, sa tension diminue. La cause de l'éréthisme cardiaque est la lutte active qui s'établit contre l'anoxhémie signalée plus haut; la diminution de tension est due à la vaso-dilatation périphérique qui vient encore pour son compte augmenter la tachycardie.

L'*appareil digestif*, après une excitation passagère parallèle à celle des autres organes, voit s'établir assez rapidement un état de dépression marquée. C'est le phénomène qui se produit dans nos climats au moment de l'été. Les sueurs continuelles et profuses, la congestion des téguments et l'anémie persistante des centres nerveux, la faible teneur du sang en sels minéraux et principalement en chlorure de sodium fourni aux glandes sudoripares, ont pour résultat une diminution des sécrétions gastrique et intestinale. Non seulement le suc gastrique est sécrété en moindre quantité, mais encore sa richesse en acide chlorhydrique est diminuée. De là les modifications qui entravent les fonctions des glandes duodénales et amènent peu à peu des fermentations secondaires et des phénomènes d'infection du côté du foie; celui-ci s'hypertrophie, la bile est secrétée en plus grande abondance que de coutume, d'où l'apparition d'un ictère longtemps localisé à la conjonctive. Les habitudes d'intempérance, amenées, il est vrai, par la chaleur, accentuent par la suite ces troubles des fonctions hépatiques et rendent cet organe très susceptible vis-à-vis des différentes causes d'infection.

La sudation abondante et l'abaissement de la tension sanguine ont pour résultat *une diminution considérable du taux de l'urine* et des substances qui y sont contenues. Seule sa toxicité est augmentée, alors que l'urée et les autres matières extractives tombent au 1/8 de ce qu'elles sont normalement.

L'*appareil cutané* présente une suractivité considérable, alors que sa sécrétion entre pour 1/10 dans les sécrétions totales du corps : dans les pays chauds elle atteint 3/10 et même plus. Cette hyperfonction amène de l'amaigrissement et la faiblesse considérable qu'on constate chez les Européens ayant séjourné dans des pays chauds, mais cependant salubres.

Il se dépose assez rapidement dans l'épaisseur des plans cutanés, une grande quantité de pigment : cette matière colorante protège un peu contre la chaleur; elle absorbe en effet une partie de l'excès des rayons chimiques et lumineux et réfléchit un certain nombre de rayons calorifiques. La pigmentation due à un trouble d'élimination devient donc un moyen de défense.

Le *système nerveux* est excité d'abord, déprimé ensuite. Eyckman et Gryus ont fait voir, par l'étude de la « réaction simple » électrique, que, après un séjour prolongé dans les pays chauds, les processus psychiques sont très ralentis.

L'*équilibre calorique physiologique est rompu* : l'exhalation pulmonaire est diminuée par l'humidité de l'atmosphère, qui porte atteinte aussi aux fonctions de la peau; celle-ci est couverte de sueur qui ne s'évapore pas, d'où accumulation du calorique absorbé. La température du corps s'élève de quelques dixièmes de degré à 1° ou 1°5 au-dessus de la normale.

En résumé le séjour des pays chauds est déprimant. Le résultat définitif peut être l'*anémie* dite *essentielle*, moins fréquente cependant qu'on ne le croit, si on élimine les anémies secondaires dues au paludisme, aux dyspepsies, etc. (Kermorgant et G. Reynaud [1]). Mais cet état s'atténue peu à peu : l'organisme s'habitue progressivement à cette nouvelle existence, pourvu qu'aucune maladie infectieuse ne vienne y apporter quelque perturbation.

L'homme de nos pays pourrait arriver à vivre et à se reproduire dans toutes les régions tropicales et équatoriales s'il n'avait comme ennemis que les agents météoriques.

En pratique il faut donc considérer les colonies d'après leur salubrité et non d'après leur moyenne de température. Telle colonie très chaude est salubre (Tonkin, Nouvelle-Calédonie), telle autre jouissant d'une même température est plus humide et par suite difficilement supportée (Madagascar, Basse-Terre, Indo-Chine, Guyane).

On reconnaît qu'une race est acclimatée à un pays lorsqu'elle s'y reproduit. Certaines semblent, à ce point de vue, plus favorisées les unes que les autres. Les Israélites, par exemple, les Espagnols, les Italiens peuvent s'acclimater facilement dans les pays chauds : le Français un peu moins, l'Allemand semble jusqu'ici mal s'adapter à ce nouveau milieu.

Quels sont les moyens que l'Européen peut mettre en œuvre pour lutter efficacement contre les diverses causes d'épuisement et de maladie qui l'assaillent?

En dehors de l'assainissement méthodique des contrées tropicales et des bienfaits qui résultent pour les indigènes d'une civilisation bien comprise, permettant de lutter efficacement contre la propagation du paludisme et des autres maladies exotiques, l'adoption de

---

1. Kermorgant et G. Reynaud, *Annales d'hygiène et de médecine coloniales*, 1900.

certaines mesures hygiéniques doit être conseillée, concernant l'alimentation, le vêtement, l'habitation etc. ; c'est ce que nous allons examiner, en envisageant la question de préparation d'une expédition coloniale.

Formation d'un corps expéditionnaire destiné à opérer dans les pays chauds. — Précautions hygiéniques à prendre au cours de la campagne. — MM. le médecin inspecteur général Kermorgant et le médecin principal Reynaud[1] ont tracé de main de maîtres le programme à remplir dans toute expédition coloniale. Leur mémoire me servira de guide pour la rédaction de ce chapitre.

Les expéditions en pays chauds diffèrent notablement des expéditions européennes; les différences ressortent à des causes bien diverses : influences des agents climatiques, changement d'alimentation, difficulté du ravitaillement, fatigue des marches à travers des régions inexplorées, dangers des maladies épidémiques, affaiblissement moral des troupes éloignées de leur patrie, etc., toutes conditions inéluctables et dont le chef de l'expédition doit tenir compte.

De l'énumération des agents propres à déprimer l'organisme, une déduction s'impose qui établit l'importance du rôle du médecin dans ces expéditions et légitime l'opinion d'apparence paradoxale du Professeur Bard[2], qui « confierait à un médecin le commandement suprême dans les cas où, comme à Madagascar, les généraux à combattre s'appellent la fièvre et les épidémies ».

Dans tous les cas, c'est au Service de santé qu'incombe pour une large part, la préparation de la campagne, car c'est à lui d'amener au point voulu et de conserver jusqu'au moment décisif les effectifs nécessaires au succès final. Certaines expéditions avortèrent complètement par l'absence de préparation médicale. D'autres, au contraire, durent leur succès et leur faible mortalité aux précautions de cet ordre prises par le commandement. La guerre contre les Aschantis, en 1873-74, pendant laquelle un corps expéditionnaire de 4 600 hommes ne perdit que 80 hommes, dont un tiers de blessures, reçut avec raison de Lord Derby le nom de guerre d'ingénieurs et de médecins. Un médecin doit faire partie de la Commission ou de l'État-Major chargé de préparer la campagne. Il recherchera sur place ou à proximité des points où pourront être établis des hôpitaux, des sanatoria. Il concourra à la détermination du point de débarquement. Comme les ennemis à combattre sont toujours le paludisme, la dysenterie et

---

1. KERMORGANT et REYNAUD, Précautions hygiéniques à prendre pour les expéditions et les explorations aux pays chauds, *Annales d'hygiène et de médecine coloniales*, 1900.

2. BARD, La mortalité et les maladies dans les milieux militaires, *Presse médicale*, 6 avril 1904.

la fièvre typhoïde, les approvisionnements devront comprendre en conséquence de grandes quantités de quinine, calculées à raison de 0 gr. 25 par jour et par homme pendant le séjour des troupes dans la colonie, de moustiquaires destinées à les protéger contre la piqûre des insectes, et de tous les éléments nécessaires pour épurer l'eau et désinfecter le sol. De grandes quantités de thé devront notamment être jointes aux approvisionnements de quinine, et on devra expédier en même temps des désinfectants en quantité suffisante. Tout doit être prévu, arrêté, préparé, avant la concentration des troupes; la formation du corps expéditionnaire ne comprend pas seulement l'appel et la réunion d'un groupe d'individus dans la région à occuper, mais leur recrutement, les prévisions alimentaires, le choix de l'équipement, les soins apportés à l'embarquement, au transport, au débarquement, à la marche des colonnes, à l'occupation du territoire, etc.

I. Recrutement. — Le recrutement doit faire une sélection parmi les soldats de la métropole : il ne faut pas seulement des hommes sains, le choix vise les plus aptes. Ce seront des soldats de vingt-cinq à trente-cinq ans, résistants et éprouvés : plus âgés, ils sont exposés par les tares inhérentes à la maturité (artério-sclérose et modifications des émonctoires), aux accidents du surmenage, aux coups de chaleur, aux hépatites, etc. Moins âgés les hommes de troupe sont vite décimés. Le procès d'un tel recrutement a été fait depuis longtemps et encore récemment par la campagne de Madagascar. Ce corps expéditionnaire comprenait 14 000 soldats dont 6000 environ étaient âgés de moins de vingt-deux ans.

Sur 2 800 appartenant au 200ᵉ de ligne			il y eu 1 013 morts : 40,1 p. 100.						
—	800	—	40ᵉ chasseurs	—	506	—	: 68,2	—	
—	1 000	—	38ᵉ artillerie	—	383	—	: 38,5	—	
—	600	—	Génie	—	387	—	: 69,5	—	
—	450	—	Train	—	250	—	: 51,6	—	
—	1 000	—	Sect. inf. et ouv.	—	209	—	: 20,9	—	
—	2 400	—	Rég. Algérie	—	591	—	: 24,6	—	
—	2 400	—	13ᵉ inf. marine	—	577	—	: 24	—	
—	450	—	2ᵉ artillerie	—	148	—	: 32,9	—	
—	400	—	Équipage flotte	—	47	—	: 11,7	—	
—	800	—	Légion étrangère	—	304	—	: 32	—	

L'expérience a appris à choisir parmi les vieux soldats les hommes d'une complexion sèche, à forte ossature, sans embonpoint et parmi eux les bruns plus vifs, plus actifs; on éliminera au contraire les obèses, les lymphatiques, les bilieux, les sanguins, les névrosés, qui sont prédisposés aux coups de chaleur et aux congestions.

Si la richesse en hommes ne permet pas cette suprême sélection, la visite de santé s'attachera à dépister les dyspeptiques, les cardiaques, les arthritiques, migraineux, eczémateux, hémorrhoïdaires, tous sujets aux dermatoses par le fonctionnement exagéré de la peau, prédisposés aux infections par l'insuffisance de leurs émonctoires. Les individus porteurs d'adhérences pleurales, exposés aux syncopes et à la mort subite, les alcooliques sujets aux ictères, aux congestions du foie et candidats à l'hépatite, les syphilitiques récents dont l'accident initial remonte à moins de quatre ans, et les anciens avariés qui ont négligé leur traitement.

Le Midi fournit en général des individus plus sobres et soutenus par un meilleur état moral : ce sont d'ailleurs des hommes petits, trapus, énergiques, dont la complexion organique répond au type de choix.

Le recrutement ne se borne pas là; les Européens ne doivent former que le cadre de la colonne. Il faut la compléter par un effectif indigène. La mortalité des Européens en campagne est en effet trois, quatre, cinq fois plus élevée que celle des indigènes ; cette proportion s'atténue, il est vrai, après la victoire et l'occupation du territoire quand les améliorations apportées au logement et à l'hygiène alimentaire des troupes casernées les mettent dans des conditions meilleures de résistance.

Le tableau suivant démontre la supériorité de l'élément indigène :

	MORTS	
	Européens.	Indigènes.
Expédition du Niger 1841, sur 158 hommes.....	40	0
— du Sénégal (1857)...................	10,69 p. 100	3,14 p. 100.
— du Soudan (1887)...................	7,93 —	2,05 —
— du Tonkin (1889)...................	6,66 —	2,4 —
— — (1897) [1].................	1,7 —	0,7 —
— du Benin (1890)...................	4,63 —	1,93 —
— de Madagascar (régiment colonial)...	43 —	4,5 —

Il faut encore ne pas employer les indigènes trop loin de leur pays d'origine. C'est ainsi qu'à Madagascar les Hindous ont eu une mortalité de 43 p. 100, les Chinois de 16 p. 100, tandis que les Africains (Sénégalais, Dahoméens, Zanzibaristes) ne donnent qu'une mortalité de 4 à 8 p. 100.

On se préoccupe d'ailleurs actuellement d'une façon sérieuse du recrutement de troupes indigènes pour la garde de nos colonies. Déjà les effectifs ont été augmentés d'une façon notable. De 14 000 in-

---

1. SÉREZ, *Annales d'hygiène et de médecine coloniales*, vol. II, p. 195.

digènes en 1892, l'armée coloniale[1] est arrivée à en comprendre 28 448 en 1903; la proportion de soldats blancs devra être d'environ un quart pour trois quarts de soldats indigènes. Bien que les soldats noirs offrent une résistance plus grande en campagne, il ne faut pas oublier qu'ils ne sont doués d'aucune immunité vis-à-vis de certaines maladies infectieuses (choléra, peste, typhus, etc.) auxquelles ils paient au contraire un lourd tribut. Leur ignorance et leur insouciance relativement à l'observation des prescriptions hygiéniques rend même ces affections encore plus dangereuses pour eux que pour l'Européen. C'est assez dire les soins dont ces hommes doivent être entourés. Il faudra leur éviter les travaux excessifs, les refroidissements par un vêtement approprié, augmenter leur alimentation, proscrire les habitations malsaines et leur imposer les mesures de propreté nécessaires. En somme on devra faire pour eux comme pour les Européens, sélectionner avec soin leur contingent, en éliminer les scrofuleux, syphilitiques, tuberculeux, les faibles, et les entourer de soins hygiéniques. Ce n'est qu'à ces conditions que le recrutement indigène donnera le rendement supérieur qu'on attend de lui. Enfin le choix des chefs a une importance de premier ordre. Ils doivent être pourvus d'une force morale exceptionnelle. C'est à eux à renouveler, quand elle s'épuise, la provision de résistance physique et morale, de gaîté et de force (Reynaud). Quand le choix de l'effectif européen est arrêté, il faut chercher un point de concentration.

La *concentration* doit se faire de préférence par groupes restreints dans de petits postes aménagés à cet effet, où le soldat puisse se reposer sans courir risque d'être contaminé : ce fut le procédé employé pour l'expédition de Chine. La réunion du corps expéditionnaire dans un grand camp de concentration paraît dangereuse (Exemple du camp du Pas-des-Lanciers). Le médecin procédera, avant le départ, à la vaccination et à la revaccination avec d'autant plus de soin que les pays où les soldats doivent opérer sont infectés de variole.

On aura garde de prendre les contingents dans des corps où existe une maladie infectieuse à l'état endémique. L'exemple de la campagne de Tunisie a fait voir le danger d'importation de la fièvre typhoïde par cette voie.

II. Vêtement et équipement. — Au fur et à mesure de leur arrivée au point de concentration les hommes seront équipés. Longtemps le soldat français dut porter aux colonies le vêtement métropolitain. Il fallut arriver jusqu'au 15 juin 1905 pour qu'on donnât

---

1. *Dépêche coloniale*, 15 septembre 1900.

aux hommes, aux ports d'embarquement, un paletot de molleton, un pantalon de flanelle, une ceinture de laine et un casque en liège. Seuls les zouaves et les tirailleurs ont été autorisés à garder leur ancien uniforme. On devrait ajouter à cette tenue un capuchon en tissu imperméable dont on a doté nos troupes indigènes en Indo-Chine.

Aux colonies, le vêtement doit protéger contre la chaleur, l'humidité et les souillures extérieures. Il doit être flottant autour du corps pour permettre l'émission de la chaleur naturelle; pendant le jour il doit favoriser l'absorption et l'évaporation de la sueur; pendant la nuit protéger contre le refroidissement. *Pendant le jour* il faut des vêtements minces, mauvais conducteurs de la chaleur solaire; le fait de superposer deux couches d'étoffe avec un matelas d'air protecteur interposé porte au maximum la non-conductibilité. Les tissus de laine répondent à cette condition; ils sont lâches et contiennent de l'air, mais ils sont par contre très hygroscopiques, mauvais par conséquent dans les climats humides comme au Tonkin, meilleurs dans les régions sèches comme au Soudan. D'une façon générale on reproche aux vêtements de laine d'irriter la peau déjà si susceptible et de causer un prurigo gênant, la gale bédouine, l'eczéma, etc.

Les tissus de coton s'imbibent rapidement de sueur et la laissent trop vite évaporer; appliqués immédiatement sur la peau ils occasionnent un dangereux refroidissement, *médiatement ils sont excellents*, d'autant plus que par leur texture serrée ils protègent fort bien contre les poussières.

Ces étoffes seront choisies de couleurs claire, blanche, jaune, grise ou cachou, couleurs réfractant la lumière; la couleur cachou est préférable pour l'armée, surtout celle qu'on obtient avec une teinture mixte de sel de fer et de noix d'arec et qui offre l'avantage très appréciable aux colonies de résister parfaitement au lavage.

La tenue du jour comprendra une veste cachou, ou blanche en temps de paix, un pantalon de toile flottant, un caleçon serré à la jambe, lâche à la ceinture; pas de cravate, ni de chemise.

Pendant la nuit il y a parfois des variations thermiques considérables; c'est ainsi qu'au Soudan la différence atteint parfois 30°; aussi le pantalon et la veste de flanelle bleue sont indiqués. Tous ces vêtements seront en double et seront portés avec les bagages. A la suite d'une journée de pluie le vêtement devra être changé.

La ceinture de flanelle est réglementaire.

La *coiffure* est constituée par un casque en liège ou en moelle de sureau avec orifices d'aération au sommet et au pourtour de la coiffe. Les bords doivent être suffisamment larges; il doit être recouvert d'une coiffe, blanche en garnison, cachou pendant les expéditions. Le couvre-nuque est un peu lourd et immobilise souvent une épaisse couche d'air au niveau de la nuque. En tissu léger son action sera bienfaisante.

Le képi, ou mieux le béret, ainsi qu'on en fit usage en Chine, sont réservés aux régions froides ou aux marches de nuit.

Les *chaussures* seront résistantes et souples, et doivent remplir quelques conditions supplémentaires; protéger le pied contre les piqûres d'insectes et les morsures de serpents; afin d'étendre cette protection à la jambe, l'emploi des jambières est indispensable. On fait également usage de chaussures de repos : ce sont des brodequins lacés en toile avec semelle de cuir.

Le sac doit être banni; il sera remplacé par deux étuis-musettes en toile imperméabilisée, portés en bandoulière, et contenant des brosses, un quart et une gamelle. Un poids de 15 kilogrammes doit être regardé comme le maximum qu'on puisse imposer à un soldat européen. La couverture de laine, la pèlerine imperméabilisée, s'il y a lieu, la moustiquaire et les vêtements de rechange seront portés par les coolies attachés en nombre suffisant à chaque corps de troupes.

L'Européen doit autant que possible ne porter que ses armes. Aux pays chauds le blanc est le cerveau qui pense, et l'indigène le porteur qui marche.

Le *nombre des coolies* doit être au moins égal à celui des soldats. Au Dahomey on a compté 1 porteur pour 2 soldats et 1 abri pour 3 soldats; les Anglais en Abyssinie dotèrent les soldats européens de 478 mulets et de 400 porteurs pour 600 hommes; et les 600 indigènes de 270 mulets et de 500 porteurs. Pendant la première expédition des Ashantis, un bataillon européen fut doté de 650 porteurs et le bataillon indigène de 206 porteurs. Le premier groupe était composé de 217 coolies, 1 pour 3 soldats, 240 porteurs de cadres, 193 cuisiniers, domestiques d'officiers, porteurs de tentes.

III. **Alimentation**. — L'hygiène alimentaire aux colonies n'a rien de très spécial. Certains auteurs ont prétendu imposer le régime végétarien aux indigènes. C'est là une erreur; l'indigène se contente de sa maigre nourriture parce qu'il ne fait rien. Mais celui qui travaille doit recourir à la nourriture azotée. Il doit en être de même pour l'Européen (Dupont[1]). Celui-ci gardera aux colonies ses habitudes alimentaires. Les Anglais, qui aux colonies continuent leur régime

1. DUPONT, *Congrès colonial* de 1903.

de viande et de thé, qui mangent toujours beaucoup de bœuf, se trouvent bien de ces habitudes. Wurtz[1] pense que la nourriture est presque toujours trop azotée; cependant, ajoute-t-il, on ne peut tracer de règle à cet égard. C'est aussi notre avis.

L'usage de la viande et la quantité à conseiller est en rapport avec les facultés digestives du sujet, avec son âge, son genre de travail, plus qu'avec la latitude qu'il habite. La seule chose dont il doit s'abstenir d'une façon absolue c'est l'alcool. Le soldat en campagne a besoin d'un régime riche en albuminoïdes et ne prenant pas trop de place dans l'estomac; il mangera donc de la viande au taux de la ration de guerre, toutes les fois que les circonstances le permettront, sans en faire un usage excessif.

En Angleterre le soldat en campagne aux colonies touche 500 grammes de viande. Au Mexique nos soldats recevaient 5 à 600 grammes de viande fraîche. La part d'albuminoïdes à demander au règne animal ne doit jamais être inférieure au tiers de la ration totale.

Les hydrates de carbone fourniront 60 p. 100 de la ration d'énergie et remplaceront souvent en proportion équivalente une partie de la graisse *animale* qui est difficilement digérée. Il n'en sera pas de même si on peut utiliser les graisses végétales d'un usage courant à la côte d'Afrique et au Soùdan, huile de palme, beurre de kariti, qui sont mieux supportés.

C'est en somme le régime mixte qui doit être le régime type : la preuve en a été faite sur les travailleurs noirs au Congo belge, sur les soldats noirs à Java, sur les coolies annamites en Indo-Chine, sur les Indiens et les Cafres engagés comme travailleurs aux Antilles et à la Guyane.

En prenant pour base les rations distribuées dans les colonies du Soudan, pendant les expéditions du Dahomey et des Ashantis, on a pu établir ainsi la ration type :

	Paix.	Guerre.
Pain	750 gr.	750 gr.
Viande fraîche	300 —	500 —
Ou conserve de poisson	»	300 —
Vin	0 l. 46	0 l. 50
Légumes secs { riz	»	40 gr.
Légumes secs { lentilles	»	} 30 —
Légumes secs { ou julienne	»	
Légumes frais	»	450 —
Graisse	20 gr.	20 —
Café	20 —	50 —
Thé	»	10 —
Sucre (cassonade)	25 —	60 —
Sel	22 —	30 —

1. Wurtz, Régime colonial, *Traité d'hygiène*, Brouardel et Mosny, p. 73.

Plutôt que d'augmenter la quantité de légumes secs, il vaut mieux en remplacer une partie par un complément de sucre.

Cette ration alimentaire correspond à :

```
Albumine.......................................  159gr,05
Hydrate de carbone............................   547 ,05
Graisse ......................................    37 ,35
```

soit 3 240 calories.

L'alcool ne doit avoir aucune part dans l'alimentation du colonial.

L'usage du vin sera modéré, et entre les repas on ne distribuera aux hommes que du thé léger sucré.

Les condiments irritants de la muqueuse gastrique seront également bannis des préparations culinaires. Cependant ils doivent être parfois tolérés.

L'emploi du sucre, au contraire, est un bienfait que ne méconnaissent pas les indigènes ; ils mâchent la canne à sucre en marchant sous les tropiques et cela leur fait supporter les fatigues, diminue la faim sans faire perdre l'appétit et empêche le dépérissement.

La ration type pour la nourriture des indigènes est peu différente de la ration type des soldats européens ; on peut seulement remplacer certains aliments par des équivalents ; elle comprendra par exemple :

```
Pain ou riz................................  750 grammes.
  — ou mil ................................  800   —
  — ou maïs...............................   500   —
Viande fraîche ............................   400   —
Ou poisson salé, ou viande salée...........   250   —
Haricots...................................   120   —
Ou riz.....................................   300   —
Ou fèves...................................   120   —
Ou mil.....................................   250   —
Sel .......................................    30   —
Sucre, cassonade...........................    60   —
Café.......................................    30   —
Ou thé ....................................    15   —
```

Le *pain* pourra être remplacé dans certaines circonstances par du riz, du mil, de la farine de manioc. Les gâteaux de manioc, les purées et les gâteaux de maïs des Cafres et des Indiens, les galettes de millet des Arabes, leur couscous peuvent parfaitement se substituer à l'aliment pain.

Les *légumes secs* forment souvent l'unique nourriture du colonial avec la viande. L'un d'eux, le riz, est fourni par un grand nombre de colonies et forme la base de la nourriture des Annamites, Chinois, Indiens, Malgaches.

Les *légumes frais* sont une ressource précieuse pour varier l'alimentation. Malheureusement ils sont rares en expédition. On peut leur substituer des plantes indigènes, jeunes pousses de bambou, d'agouman (raisin d'Amérique), les sommités vertes des patates ou de diverses cucurbitacées, les choux palmistes, les tubercules tels que l'igname, le taro, le manioc, etc. Il faudra avoir soin de bien laver ces légumes à l'eau pure, lorsqu'ils devront être consommés crus, la plupart des indigènes (Chinois, Annamites), comme beaucoup de maraîchers européens d'ailleurs, ayant l'habitude d'arroser leurs jardins potagers avec des matières fécales.

Les *fruits* abondent dans certains pays chauds et constituent un appoint utile et agréable de l'alimentation. A défaut de fruits frais, on distribuera des confitures, comme le font les Anglais, à la dose de 100 grammes deux fois par semaine.

La *viande* est fournie par le bétail du pays. On trouve du *bœuf* presque partout aux colonies. Mais il ne peut subir les longues marches ou la diète prolongée. Traîné à la queue des colonnes il donne un rendement de 20 à 30 p. 100 seulement. Les animaux sont atteints fréquemment d'affections parasitaires (tænia inerme), d'affections viscérales *paludiques* et de différentes infections parmi lesquelles la tuberculose et le charbon occupent la première place. Au Soudan la tuberculose s'observe souvent dans la proportion de 25 à 40 p. 100[1]. Le charbon, la peste bovine, affections qui rendent dangereuse la consommation de la viande, règnent parfois à l'état épidémique. Des épidémies de ce genre ont été observées en Annam et au Transvaal en 1897, au Cambodge et au Tonkin en 1899.

Le *mouton*, abondant en Algérie, où il forme la base de l'alimentation carnée, est assez rare dans nos autres colonies (Madagascar, Soudan, Congo).

La *chèvre*, qu'on trouve partout, fournit un excellent aliment.

Le *porc* se rencontre partout. Il est fréquemment envahi par les cysticerques du tænia armé, la trichine et le rouget. Les indigènes en consomment de grandes quantités. Cette viande ne devra être consommée qu'après cuisson prolongée.

La *volaille* est abondante, mais ne peut guère être consommée en colonne. C'est une ressource précieuse pour les hôpitaux.

Le *poisson* abonde dans les cours d'eau et les lacs des pays inter-

---

1. KERMORGANT et REYNAUD, *loc. cit.*, p. 61.

tropicaux. Il constitue l'alimentation de millions d'habitants en Afrique, Asie, Amérique, Océanie.

Cette viande devra figurer dans les rations des soldats indigènes et des coolies qui goûtent fort les poissons séchés et salés.

Le *lait* doit entrer non seulement dans l'alimentation des malades ou des convalescents, mais encore dans celle de l'homme en santé aux colonies. Il constituerait, d'après Kermorgant et Raynaud, le remède souverain des troubles digestifs, et doit leur être appliqué immédiatement dès le début.

Les *conserves* sont d'un usage constant aux colonies et leur consommation s'impose souvent d'une façon exclusive au cours des colonnes d'opérations. Combien de dyspepsies et de troubles de la nutrition sont consécutifs à une semblable alimentation ! Expérimentalement, et à plusieurs reprises, nous avons nourri des chats, animaux carnivores par excellence, avec des conserves de viande ou de la poudre de viande d'une façon exclusive, ceux-ci finissaient par mourir de consomption après avoir présenté une diarrhée incoërcible. L'alimentation par les conserves doit donc être regardée, au point de vue hygiénique, comme une alimentation de nécessité et d'exception.

Le *vin* à la dose journalière de 50 centilitres peut être consommé avec avantage.

L'*alcool*, sous forme d'apéritifs, d'eau-de-vie, de tafia, le choum-choum des Annamites, le mabi des Antilles (préparé avec une écorce amère, des copeaux de gaïac, de l'eau et de la mélasse), l'arak des Indiens et des Malais, l'eau-de-vie de manioc doivent être absolument proscrits.

Aux pays chauds, l'action de l'alcool est plus pernicieuse qu'en Europe. « Il frappe à la tête et au ventre. » Les troubles dyspeptiques et les affections du foie en sont tributaires. Les facultés mentales et intellectuelles sont atteintes avec une rapidité qu'on ne soupçonne pas dans nos pays. A la Guadeloupe, où la consommation de l'alcool est considérable (16 litres par habitant et par an, 2 500 000 litres pour 150 000 habitants), on a compté jusqu'à 50 p. 100 d'aliénés alcooliques. Ces accidents sont la conséquence non seulement de l'abus, mais de l'usage continu et régulier des boissons alcooliques. Comme le font remarquer Kermorgant et Reynaud, les races sémites, qui ont établi leur domination en Afrique, ne buvaient pas d'alcool. Leur sobriété était le fruit des prohibitions mahométanes. C'est aux chefs qu'il appartient de conseiller leurs hommes, de les éloigner des cabarets en leur créant des occupations, et en prêchant d'exemple. En colonne, il faut chasser impitoyablement cette nuée de mercantiles qui s'abat autour des troupes en campagne.

Approvisionnement en eau potable. — Le choix en est restreint ;
en marche on ne peut guère utiliser que l'eau de pluie pauvre en
sel, difficile à recueillir et d'une captation aléatoire, et l'eau des
rivières, trop souvent l'eau de mare ou d'étang. Il sera presque
toujours nécessaire de l'épurer. En campagne dans les pays chauds
l'appréciation d'une eau de boisson est un problème qui demande
toujours une solution rapide, car avant tout la troupe qui marche,
sous un ciel de feu, qui arrive fatiguée au cantonnement choisi en
général près d'un point d'eau, ne demande que de l'eau pour étancher
sa soif, et immédiatement. Les sources sont rares, il n'y a souvent
qu'un puits à l'endroit de la halte, et je doute qu'on puisse retarder
pour une troupe le moment de se désaltérer. Le mieux est en pareil
cas de recourir aux filtres de poche, à la purification au permanganate,
qui fait ses preuves tous les jours au dire de nos camarades des
troupes coloniales. Le procédé Lambert et le filtre Hy notamment
sont parmi eux d'un usage courant.

Mais avant tout on devra faire un large usage des *infusions de thé*
qui réduisent au minimum l'inconvénient de l'élévation de température de l'eau bouillie. Nous avons d'ailleurs déjà dit nos préférences
en traitant des approvisionnements d'eau pour les troupes en
campagne, et nous renvoyons le lecteur au chapitre qui leur est consacré.

IV. Choix de l'époque du départ. — Il faut procéder à l'embarquement à une date qui permette d'arriver sur la base des opérations
en pleine saison sèche.

C'est d'ailleurs la période de l'année la plus favorable aux marches
et aux travaux, tandis que la saison des pluies, de la chaleur
humide, des inondations, outre la perte de temps et les inconvénients
matériels qu'elle suscite, est déplorable au point de vue sanitaire.
Aussi mauvaise, aussi dangereuse est la période qui suit immédiatement cette saison chaude, par le dénivellement des eaux et les
oscillations des nappes souterraines.

C'est l'époque de la fièvre typhoïde et du paludisme.

Au contraire, si les troupes arrivent peu après le début de la
saison sèche, elles trouvent une température sujette à des rémissions,
des nuits fraîches propices au sommeil, on doit calculer le départ de
façon à ce que le débarquement ait lieu :

Dans la zone tropicale nord.........	fin novembre (Tonkin).
— — sud..........	Mai (Madagascar).
— équatoriale nord	Décembre (Ashantis).
— — sud	Juin (Gabon).

Si la région où doivent avoir lieu les opérations est en proie à
une épidémie, il faut retarder le départ, de peur que l'apport du
contingent nouveau ne réveille l'épidémie si elle sévit encore active-
ment.

V. Transport des troupes et débarquement. — Deux sortes de
navires sont en usage pour le transport des hommes : les navires
« affrétés » et les « transports ». Les affrétés ne sont que des pis-
aller, l'encombrement y est à l'extrême, l'aération y est rudimentaire, la distribution intérieure aussi défectueuse que peut l'être un
local utilisé pour un usage auquel il n'est pas destiné. Courtois y a
constaté, dans les salles adossées à la machine, des températures
courantes de 53° quand le temps oblige à fermer les sabords.

Les transports devront présenter des locaux spacieux percés de
larges ouvertures ventilées par des manches à vent ou des ventilateurs
à refoulement, de façon que l'homme soit assuré d'un renouvellement de 30 mètres cubes par heure. La surface d'aération doit être
de 0 m. 50 environ. D'autre part les chartes-parties exigent un espace
de 2 m³ 375 par homme valide, 3 mètres cubes par convalescent et
6 mètres cubes par malade.

La ventilation [2] de chaque compartiment situé au-dessous du pont
cuirassé doit être absolument indépendante de celle des compartiments
voisins. Les prises d'air neuf doivent toujours partir du pont
supérieur et être établies le plus haut possible ; les conduits d'évacuation de l'air vicié doivent aussi déboucher sur le pont supérieur et
jamais dans les étages situés au-dessous de ce pont.

La quantité des hommes reçus dans nos transports actuels ne
doit pas, pour répondre à ces conditions, excéder le chiffre de
600 passagers.

Le mode de couchage le meilleur est le hamac, qu'on peut facilement aérer et nettoyer ; enfin une infirmerie de 15 à 26 couchettes,
2 ou 3 cabines d'isolement, une étuve à désinfection, des appareils à
douche compléteront l'aménagement du transport.

J. Dupuy et A. Villejean [3] demandent 5 couchettes d'hôpital et d'infirmerie pour 100 passagers. Ces auteurs insistent en même temps
sur les perfectionnements à apporter à la construction et à l'aména-

---

1. Chavigny, Aménagement des bateaux au point de vue de la salubrité, *Congrès
international d'hygiène*, 1900.
2. Rhio, Les progrès de la ventilation des navires et des systèmes de chaudières
marines au point de vue hygiénique, et L. Vincent, Ventilation des navires modernes,
Congrès international d'hygiène, 1900.
3. J. Dupuy et A. Villejean, Hospitalisation des malades à bord des navires de
commerce, *Congrès de Buda-Pesth*, 1909, *Presse médicale*, 1er septembre 1909.

gement de ces locaux. Jusqu'à ces derniers temps, ceux-ci étaient pris sur les cabines ou les chambres du bord; l'instruction ministérielle du 22 mai 1902 a prescrit qu'à l'avenir ces locaux seraient construits spécialement pour l'usage particulier des malades, et après avoir pris l'avis du médecin avant l'établissement des plans du bâtiment.

A tous les points de vue, d'ailleurs, les grands transports de l'État des types *Annamite*, *Mytho*, *Shamrock*, *Vinh-long*, sont supérieurs aux affrétés. Le médecin chef Bonnafy [1] s'exprime ainsi à leur sujet. « Si, dit-il, on embrasse l'ensemble de nos sept transports-hôpitaux, on est bien forcé de reconnaître que, sous la main et dans la main d'un homme de guerre, ces navires constituent une arme parfaite. Avec eux on peut enlever du coup une brigade avec son matériel et la porter où on veut. Grâce à ces navires on s'assure immédiatement une hospitalisation sur place excellente; enfin, la ligne d'étapes par voie liquide, ce cordon ombilical des corps expéditionnaires coloniaux, est à l'instant même très régulièrement établie; l'écoulement des malades et le ravitaillement en personnel et en matériel fonctionnent méthodiquement, sans à-coups, sans surprises. »

Actuellement, donc, la substitution des affrétés du commerce aux excellents transports de l'État a été un recul dans la voie du progrès.

La façon dont se fait le transport de nos soldats à bord des navires de commerce est le plus souvent, en effet, fort défectueuse, et le Dr L. Murat [2] a énuméré avec un sens critique très judicieux les améliorations à apporter à la nourriture, à l'installation générale, à la propreté et à l'aération de ces bâtiments. *Pour la nourriture*, le mode des aliments laisse beaucoup à désirer. Il faudrait que les soldats puisssent recevoir leur ration dans le local même où ils doivent la consommer et qu'ils ne soient pas astreints à cette pénible distribution sur le pont, à la porte des cuisines, chacun attendant son tour, debout, obligé, par le mauvais temps, de s'arc-bouter pour ne pas tomber, recevant plus ou moins les embruns et les paquets de mer à chaque coup de tangage; c'est une odyssée si pénible que beaucoup renoncent à leur ration et préfèrent rester à jeun plutôt que d'acheter à ce prix la satisfaction d'un appétit déjà bien compromis par le mal de mer. En outre, les hommes devraient avoir un gobelet qui leur évite la promiscuité du bidon commun.

Pour le repos, il faut donner au militaire passager un espace suffi-

1. BONNAFY, *Arch. de méd. navale*, 1897, p. 241.
2. MURAT, *Médecine moderne*, 25 septembre 1900.

sant pour qu'il puisse se coucher à l'abri des intempéries de l'air et de la mer ; il faut prévoir des installations spéciales, soit dans les entreponts, soit même sur le pont, dans des postes en toile ; il faut même, comme l'a vu faire une fois le Dr Murat, dans certaines circonstances, installer, dans les cabines libres de 2ᵉ classe, les passagers de 3ᵉ pour consacrer intégralement les aménagements de 3ᵉ classe aux troupes dont la traversée est rendue plus tolérable.

Pour la propreté qui, par les mauvais temps, laisse souvent fort à désirer, l'auteur demande une série de minutieuses précautions, toutes très judicieuses, qu'il serait trop long d'énumérer, et qui rentrent, d'ailleurs, dans le service régulier d'un bâtiment bien tenu.

Pour l'aération, l'auteur indique de très efficaces mesures telles qu'ouvertures de certains hublots sous le vent, disposition de manches à air en toile rigide, cheminées d'appel d'air, ouvertures de panneaux, installation de ventilateurs à vapeur ou électriques, toutes mesures qui ne sont assurément pas nouvelles, mais dont il est indispensable d'imposer l'usage dans les parties du bâtiment où on a le plus à craindre l'encombrement.

Plusieurs précautions doivent encore être prises au cours de la traversée.

On prémunira les hommes contre les dangers de la traversée des zones chaudes ; on lui fera connaître le péril qu'il y a à prolonger sa sieste trop près des sabords ou à séjourner sur le pont si l'on n'est protégé par les doubles tentes à rideaux qu'on installe dès l'arrivée dans le canal de Suez.

Ils devront au même titre redouter le refroidissement nocturne et y parer par le port de vêtements appropriés.

Les relâches ne sont pas moins l'occasion d'invalidations par les excès alimentaires, alcooliques et autres dont elles sont le signal : aussi ne permettra-t-on la descente à terre qu'à une élite d'individus, et pour un temps restreint, avant 9 heures du matin et après 4 heures du soir.

Les troupes européennes ne doivent débarquer que lorsque tout est prêt pour les recevoir : on doit donc charger une fraction du corps occupant de préparer longtemps à l'avance, deux ou trois mois s'il est nécessaire, le terrain de débarquement, les approvisionnements en vivres frais et en eau potable, les abris, les moyens de transport, etc. On évitera ainsi un séjour prolongé le long des bas-fonds vaseux de la côte pour gagner au contraire très rapidement les collines voisines ; là, le soldat, fatigué du régime du bord et des insomnies de la traversée, reprend quelque courage et envisage sans amertume la perspective d'un départ qu'il faut ménager aussi précoce et rapide que possible.

VI. Opérations militaires. — « C'est, dit Legrand, à ménager les forces de ses troupes, à soigner les maladies de ses hommes qu'un bon chef de corps s'emploiera en temps d'expédition coloniale. » Pour cela le soldat, en dehors de l'action elle-même, ne devrait faire aucun effort : la marche même devrait lui être épargnée et c'est, monté sur un âne, un chameau ou un mulet, qu'il devrait arriver aux avant-postes ennemis. On ne peut pourtant songer à monter ainsi toute l'infanterie coloniale, aussi devrons-nous nous borner actuellement à préconiser la réduction de la charge, à limiter à 15 kilomètres la longueur des étapes, à s'opposer aux marches en dehors des heures favorables, après 9 heures du matin et avant 4 heures du soir.

Les *marches de nuit* elles-mêmes sont mauvaises parce qu'elles privent le soldat de son meilleur sommeil, l'exposent aux brouillards du matin et aux piqûres des insectes nocturnes.

En bonne règle on marchera de 5 à 9 heures le matin et de 4 à 6 heures du soir, après un repas préalable et avec des haltes de 10 minutes toutes les heures, on veillera à ce que les hommes emportent dans leurs bidons des infusions légères de thé ou de café et on leur recommandera de déboutonner leurs vêtements de dessus, mais de ne jamais se découvrir la tête, même à la tombée de la nuit, ni de s'étendre à terre pour se reposer. A l'arrivée à l'étape, de rapides ablutions sont nécessaires afin de favoriser les sécrétions sudorales.

Pendant ces marches, les bagages et charges diverses, répartis en caisses de 30 à 60 kilogr., sont confiés, non à des voitures d'un emploi toujours problématique dans des pays sans routes, mais à des animaux de bât et à des coolies.

L'*évacuation des malades et des blessés* doit être très rapide pour parer aux propagations épidémiques : mais là commencent les vraies, les plus grandes difficultés : les voitures d'ambulance, les voitures de réquisition, les brancards réglementaires, tout le matériel employé à la métropole sont inutilisables : il n'est pas même jusqu'aux litières et cacolets qui ne soient d'un usage problématique. Là encore il faut s'astreindre à imiter les procédés indigènes.

Le palanquin tonkinois, composé d'un filet suspendu à ses deux extrémités à un long bambou; la civière chinoise, avec sa toile à voile tendue aux deux extrémités par des tringles de fer, ses anneaux pour fixer une tige de bambou qui étaye la partie moyenne de la toile et son toit en natte, sont des moyens de transport pour malades bien préférables aux procédés européens. On compte, pour une armée de 5 000 hommes, un personnel de 2 000 coolies et 500 civières destinées à l'évacuation des malades et blessés; ces convois sanitaires s'arrêtent au point le plus proche où l'on puisse assurer par la voie des cours d'eau le transport en jonques ou en bateaux.

Quant au *campement des troupes valides*, il n'est guère différent du campement métropolitain. Son assiette devra être changée souvent. On ne fera pas succéder les différentes unités sur un même emplacement. Son installation, pourtant, doit être ménagée d'une façon telle que les lois de la prophylaxie spéciale aux tropiques y soient respectées ; or quels sont les ennemis contre lesquels il faut toujours se tenir armés? Le soleil et le paludisme.

C'est donc sur une hauteur peu boisée, à mi-côte, pour éviter le contact des moustiques et les émanations telluriques, sur le versant opposé à la direction du vent dominant, qu'on établira le camp après que la hache et le feu auront, par la main des coolies, préparé suffisamment le terrain.

Le camp devra être éloigné des gîtes à anophèles, c'est-à-dire des cours d'eau, des mares, des sources, des habitations indigènes. On choisira un terrain plutôt rocailleux qu'argileux, car les pluies diluviennes qui tombent au début de l'automne embourberaient bêtes et gens. On creusera des fossés autour de chaque abri (tente, gourbi), et au besoin une tranchée transversale au-dessus du camp, destinée à couper le chemin aux eaux qui dévaleraient par la pente sur le camp.

Au Sahara, il faut toujours camper dans un endroit sableux, car toutes les ordures disparaissent vite dans le sable. Les hommes s'envelopperont la nuit, car au-dessous d'une croûte de mince épaisseur, conglomérée par l'humidité de la rosée, le sable reste meuble, possède une température plus basse que celle de l'atmosphère de 3 à 4°. De plus le rayonnement nocturne est considérable. Il faudra donc coucher sous un abri ou avoir soin au moins de se couvrir les yeux d'un mouchoir.

Le gourbi indigène, avec ses branches d'arbres et ses feuilles de palmiers reste la tente de choix ; on en complétera l'installation en étendant sur le sol une toile imperméable. Un lit pliant en toile, démontable, ou des lits de bambou élevés de 0 m. 80 au-dessus du sol, avec, complément indispensable, une bonne moustiquaire en gros fils serrés, constitue le mode de couchage par excellence.

Dans certaines conditions, les villages indigènes abandonnés pourront être utilisés à condition qu'ils soient désinfectés.

Une avant-garde composée de soldats et d'ouvriers noirs est chargée dans ce cas d'aller préalablement aménager les baraques, les hangars, les villages qui vont constituer les gîtes d'étapes.

Travaux de terrassement. — Dans ces travaux l'Européen jamais ne devra procéder de lui-même aux constructions, terrassements, bouleversements du sol ; on sait le danger de ces terres chaudes et insalubres signalées à Panama, au Tonkin, en Algérie, à Madagascar. « Celui qui creuse la terre creuse sa tombe. » (Lind.) « Le travail de la terre est interdit sous peine de mort. » (Maurel.)

L'état inculte est une présomption d'endémie palustre, et il suffit de la mise à nu des couches terrestres sous-jacentes pour voir éclore la maladie.

Les exemples d'épidémie de fièvre palustre sévissant sur les ouvriers occupés à des terrassements sont innombrables. Au Congo belge, les agents du chemin de fer employés aux travaux de terrassements ont subi une mortalité de 44 p. 100, tandis que ceux des finances n'en présentaient que 18 p. 100. Les chiffres publiés plus haut accusent cette influence du sol d'une façon encore plus marquée. Les troupes du génie à Madagascar ont eu la plus forte mortalité du corps expéditionnaire, 69,5 p. 100, alors qu'elle n'a été que de 20 p. 100 pour les troupes sanitaires et d'administration.

D'autre part la morbidité comparative des divers groupes qui contribuèrent à la construction de la route, avec celle des troupes n'ayant pas été employées à ces travaux, est sensiblement différente, comme le prouvent les chiffres suivants :

Infanterie de marine non employée	163 p. 100.
Troupes du génie employées	184 —
Régiment colonial (cadres européens) employé	189 —
Régiment malgache (cadres européens) employé	193 —
Conducteurs d'artillerie employés	233 —

Il ne faut pas oublier que même les indigènes paient souvent un lourd tribut aux défrichements du sol. Les Marocains employés au chemin de fer du Soudan, les Tonkinois travaillant au chemin de fer de Langson ont été décimés par la fièvre. A Panama, les Chinois ont fourni une mortalité de 58 p. 100. Au Congo, la mortalité des Chinois et des Noirs des Barbades a été de 50 p. 100. 80 000 Annamites sont morts pendant le creusement du canal de Chaudoc au golfe de Siam.

En Cochinchine la mortalité est dix fois moindre depuis la cessation des travaux d'installation.

L'histoire du développement de l'Algérie consacre les dangers inhérents à la culture des sols vierges.

Aussi, au cours des expéditions coloniales [1], il faudra éviter autant que possible la construction de routes. On utilisera les fleuves, et, si

1. REYNAUD, BONVALET et THIERRY, Précautions à prendre pour les expéditions coloniales, *Congrès d'hygiène*, 1900.

on est obligé de faire un chemin pour le passage des troupes, on tra-
cera d'abord une route muletière, quitte à en compléter l'aménagement plus tard. A l'avant il faut se borner au minimum indispensable.

Pourtant si la nécessité des terrassements s'impose on en confiera
l'exécution aux ouvriers noirs, et on prendra des mesures destinées
à les protéger.

Il importera autant que possible de n'exécuter le travail que pendant la saison sèche et de faire camper les ouvriers en dehors des
travaux sur des hauteurs, à l'abri du vent des chantiers, *dans les
baraques protégées*, et possédant des isolants du sol pour la nuit.

Les heures de travail seront réduites. On le commencera à 6 heures,
après que le brouillard du matin aura été dissipé ; on le suspendra à
10 heures pour le reprendre de 3 à 6 heures du soir. C'est la journée
de 7 heures qu'on ne peut prolonger sans danger.

L'alimentation sera enrichie de viandes et de toniques. *Le thé ou le
café sera la boisson habituelle*. Jamais les ouvriers ne partiront au
travail sans avoir mangé et avoir pris 0 gr. 25 à 0 gr. 30 de chlorhy-
drate de quinine.

On donnera des vêtements de jour et de nuit. Ceux-ci seront en
laine.

Les travaux seront précédés d'allumage de grands feux le matin.
On en fera autant le soir autour du campement. Le courant d'air
déterminé par le feu diminue l'humidité et éloigne les moustiques.
On comblera les mares, etc. (Voir désinsection).

Sanatoria. — Malgré toutes les précautions il est impossible de
parer à l'éventualité de toutes les maladies endémiques des pays
chauds : aussi toute expédition coloniale doit-elle posséder un matériel médical des plus riches, un personnel spécial, des sanatoria, des
hôpitaux. Les besoins devront être prévus pour un chiffre de morbidité pouvant s'élever à 35 p. 100 des Européens et à 15 p. 100 des
indigènes. Des pavillons élevés sur pilotis avec véranda circulaire,
les transports-hôpitaux mouillés sur rade constituent les hôpitaux
de la base d'opérations. L'idéal serait l'évacuation sur la métropole,
mais le rapatriement a bien ses dangers, longeur et fatigue du
voyage, encombrement des transports, contamination à bord; aussi
doit-on de plus en plus compter sur les bons résultats du sanatorium
bien installé sur une hauteur ou sur les hôpitaux flottants.

Kermorgant et Reynaud prévoient deux emplacements différents
pour les sanatoria. Les uns, situés à une altitude de 500 mètres, dits
sanatoria d'attente, destinés à abriter les malades pour lesquels une
altitude plus élevée serait un danger. A cette catégorie appartiennent

« les sujets de constitution éréthique, les albuminuriques, goutteux, rhumatisants, neuro-arthritiques, artério-scléreux, tuberculeux ayant dépassé la première période, les emphysémateux, les convalescents de pneumonie, les hépatiques, les dysentériques chroniques, les paludéens ayant eu récemment des accès hémoglobinuriques graves et ceux qui sont arrivés dans un état avancé de cachexie accompagnée d'affaiblissement cardiaque. Les seconds, situés de 1 000 à 1 200 mètres, sont destinés à une cure d'air pour tous les anémiques qui ne rentrent pas dans la catégorie que nous venons de spécifier, en somme les paludéens et les convalescents de maladies infectieuses. Après une station de 4 à 10 jours dans le sanatorium d'attente employés à prendre de la quinine, des bains, et à se munir de vêtements chauds, ces malades seront dirigés sur le sanatorium d'altitude pour y être traités. De ce groupe, les uns seront rapatriés lorsque leur état aura été amélioré, et les autres, susceptibles de reprendre du service, y feront un séjour de 1 à 3 mois. A ce moment on pourra choisir pour eux des postes d'une salubrité relative.

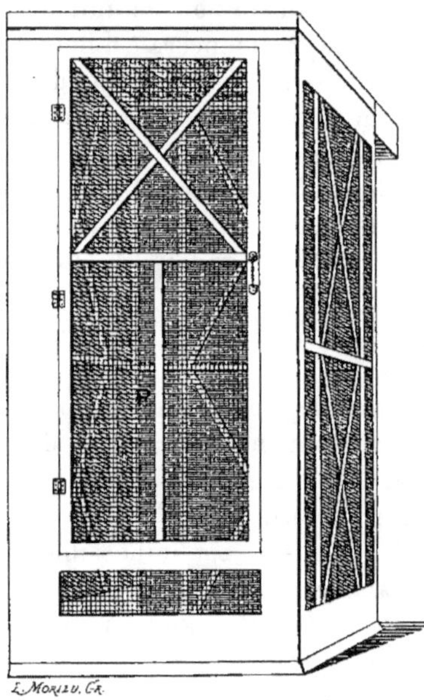

Fig. 89. — Tambour en toile métallique.

Les sanatoria devront être construits autant que possible en maçonnerie. Les portes et les fenêtres seront munies de tambours garnis de toiles métalliques de façon à permettre l'ouverture permanente des portes et des fenêtres. On veillera avec un soin particulier à l'illumination des locaux, à ce qu'il n'existe pas de pièces obscures, retraites de choix pour les insectes. Pour les mêmes raisons on exigera une bonne ventilation. Il conviendra enfin de garantir l'habitation contre la chaleur. Pour cela l'exposition sera nord-sud et chaque façade sera abritée par une vérandah ou galerie couverte. Les parois seront creuses, soit qu'on les construise en larges briques perforées, soit qu'on établisse deux cloisons en briques légères séparées par un matelas d'air. Il ne faut pas perdre de vue cependant que cette cavité peut servir de retraite à un grand nombre d'animaux. On en fermera les issues par des toiles métalliques. La toiture sera munie d'une cheminée d'aération, armée de toile métallique, et doublée d'un plafond.

Le général Joffre a basé tout un système d'aération sur la conductibilité des toitures métalliques. Chaque pièce communique par des ouvertures avec le grenier compris entre les plafonds et une toiture métallique, en tôle ondulée par exemple, munie d'une cheminée. Pendant le jour, le soleil échauffe rapidement la tôle, et l'air du grenier qui s'échappe par la cheminée est remplacé par celui des chambres, qui est moins échauffé. Dès qu'arrive la fraîcheur du soir, la tôle se refroidit très vite et rafraîchit l'air du grenier. Il s'établit dans les pièces un double courant, l'un d'air frais qui descend, l'autre d'air chaud qui monte. Ce système donne, paraît-il, de tels résultats que quelquefois on est obligé de fermer la communication avec le grenier à cause du refroidissement nocturne.

Enfin le sanatorium possédera un matériel composé de brancards avec supports, de lits d'hôpital avec literie complète et moustiquaires, de tentes Tollet ou Herbet, d'appareils à glace et de moyens d'épuration pour l'eau de boisson, puis des salles de bains et de douches plus nécessaires encore aux pays chauds qu'en Europe. Le confortable de l'habitation aux colonies est une nécessité.

Le séjour au sanatorium constitue le plus souvent la dernière étape du soldat colonial loin de la métropole : apte souvent, grâce à un traitement approprié, à envisager la possibilité d'un séjour ultérieur aux colonies, il ne quitte guère pourtant le sanatorium que pour revenir en Europe : il n'entre plus dans le cadre de notre sujet de l'y suivre à nouveau, mais il nous appartient cependant de fixer l'époque de son retour. L'arrivée en hiver expose à des accidents dus à la dépression produite par le froid, et aux retours du paludisme. Des accès pernicieux sont souvent la conséquence de cette manière de faire. Les rapatriés devront donc être dirigés de préférence sur les hôpitaux ou les garnisons du littoral méditerranéen.

Toutes ces prescriptions hygiéniques commandées par une prophylaxie complexe à la fois étiologique, symptomatique et compensatrice, apparaissent trop souvent aux yeux des chefs d'expéditions comme le dernier mot de la minutie et de l'exagération médicale : il n'en est rien.

Pour ce qui est de l'argument trop souvent employé contre elle, celui de la grande dépense, il est particulièrement juste d'y répondre, avec MM. Kermorgant et Reynaud, que, lorsqu'il s'agit d'expéditions coloniales : « toute dépense judicieusement faite en faveur de l'hygiène est une économie réalisée ».

CIRCULAIRES DIVERSES

CONCERNANT L'HYGIÈNE MILITAIRE

CITÉES DANS LE COURS DE L'OUVRAGE

Alcoolisme.

Allocation de rhum (Indication aux commandants de corps d'armée de n'accorder les —
qu'après en avoir référé au ministre). Dépêche ministérielle du 13 novembre 1892.

Alcooliques (Proscrivant des cantines les liqueurs —). Circulaire du 3 mai 1900 et circulaire
du 2 mars 1901. — Art. 81. Règlement sur le service intérieur, 25 mai 1910.

Cantines (Réduction du nombre des — dans les casernes). Circulaire du 9 juin 1906.

Conférences antialcooliques (Arrêtant un programme de —). Circulaire du 15 janvier 1901.

Mess (Prescrivant la création des —). Circulaire du 24 février 1903. — Art. 11 et 80. Service intérieur, 25 mai 1910.

— (Favorisant la création des —). Circulaire du 4 juillet 1906.

Alimentation en général.

— Service intérieur, 25 mai 1910. Art. 9, 26, 36, 52, 131, 132, 133, 134, 135, 136.

Alimentation (Moyens de donner à l' — dans l'armée un caractère rationnel). Instruction
du 19 juillet 1909.

Bonis (Autorisation aux chefs de corps de répartir les — dans les différentes unités d'un
corps de troupe). Décret 28 mars 1908.

Cuisiniers (Concernant l'instruction des —). Circulaires des 28 décembre 1908 et 22 avril 1908.

Denrées (Conditions que doivent remplir les — autres que la viande). Notice du
20 mai 1908. — Leur conservation. Instruction du 4 juin 1908.

Fourneaux (Résultats du concours pour les — de cuisine). *B. O. R.*, 1896, n° 29.

Fraudes (Application de la loi de 1905 sur les — dans l'armée). Décret du 5 juin 1908.

— (Organisation du service des —). Circulaire du 22 août 1908.

Ration de viande (Augmentation du taux de la ration de —. Affectation d'une somme
déterminée à l'alimentation. Organisation des jardins potagers). Instruction
du 22 avril 1905.

Registre de visite (Prescriptions pour l'ouverture d'un — pour l'achat des denrées autres
que la viande). Circulaire du 1er juin 1908.

Saucisses (Exclusion de l'alimentation des —, boudins, chipolatas, andouillettes, gras-
double, etc.). Circulaire du 29 mai 1908.

Tarif des vivres (Fixant les — pour le temps de paix). Instruction du 14 juin 1900.

Vivres (Fixation du tarif des — en temps de guerre). Instruction du 10 novembre 1908.

Aptitude physique.

Armes (Classement dans les différentes —). Instruction ministérielle du 22 octobre 1905.

Jeunes soldats (Appel des —). Instruction 21 juillet 1906. Réception des —. Instruction
des —. Hygiène des —. Circulaires des 28 septembre, 10 octobre 1905 et
12 octobre 1906.

Pesées (Institution des — périodiques). Circulaire du 6 mars 1905.

Pelotons (Création des — de malingres). Circulaire du 1er juillet 1908.

Recrutement (Sur le — de l'armée). Loi du 21 mars 1905.

Réformés (Hommes de troupe — temporairement doivent être examinés un an après leur rappel à l'activité). Circulaire du 28 décembre 1908. Les — temporairement rappelés seront affectés à des corps de troupe stationnés dans la région d'où ils sont originaires). Circulaire du 22 janvier 1909.

Réforme des hommes pesant moins de 50 kilogrammes. Circulaire du 18 janvier 1908.

Service auxiliaire (Les hommes faibles de constitution ne doivent pas être proposés pour le —). Circulaire du 30 décembre 1908.

Taille (Suppression du minimum de —). Circulaire du 16 avril 1901.

Vélocipédistes (Le médecin militaire fait partie de la commission qui délivre le certificat des —). Instruction ministérielle du 5 avril 1895.

Bains-douches.

Appareils (Désignation des —). Circulaire du 31 juillet 1879.

— Autorisant l'achat de l' — Franck-Defoug). Circulaire du 7 juin 1909.

Bains-douches (Fixant le nombre de — à un tous les quinze jours). Règlement du 20 novembre 1892. Sorties de bains. Circulaire du 28 janvier 1909.

Camps (Prescriptions de doter les — d'installation de bains-douches). Circulaire du 6 mai 1909.

Café.

Café (Moyen de conserver le — chaud). Circulaire du 22 mars 1907.

Camps.

Camps (Etablissement d'un *registre de casernement* pour les —). Circulaire du 8 décembre 1899.

Tentes (Imperméabilisation des —). Circulaire du 5 octobre 1877.

— (Imperméabilisation par l'acétate d'alumine des —). Circulaire du 23 août 1899.

Cantonnement.

Aphteuse (Précautions à prendre contre la fièvre —). Circulaire du 18 mai 1909.

Campagne (Modifications apportées au règlement du 28 mai 1895 sur le service des armées en —). Décret du 7 août 1905.

Carnet (Prévoit l'établissement d'un — sanitaire pour les communes). Circulaire du 7 mai 1909.

Chaussures.

Chaussures (Entretien des —). Instruction du 1er janvier 1888.

Désinfection.

Aldéhyde formique (Déterminant à 4gr d'— par mètre cube le minimum de gaz qui doit être dégagé dans un local où on pratique la désinfection). Circulaire du 10 juillet 1906.

Crésyl (Prescriptions pour plonger les linges à pansement et le linge des contagieux dans une solution de — à 20 p. 100).

Effets d'habillement (Prescription pour la désinfection des — usagés à la caserne par les vapeurs d'aldéhyde formique). Circulaire des 30 avril 1906 et 11 décembre 1907.

Etuves Vaillard et Besson (Réglementation des dépenses effectuées pour réparations des —). Circulaire du 23 février 1905.

Formol (Préconisant les pulvérisations de — pour la désinfection des effets d'habillement et des objets de grand équipement [Circulaire du 26 février 1905] et pour les capotes de sentinelles [Circulaire du 19 août 1905].

Fumigators (Emploi des — pour la désinfection des effets usagés). Circulaire du 30 avril 1906.

Instruments de musique (Prescriptions pour la désinfection des — toutes les fois que ceux-ci changent de propriétaire). Circulaire du 23 juillet 1890.

Sacs à désinfection (Concernant les —). Notice du 4 octobre 1894.

Destruction des rongeurs.

Danisz (Autorisation de l'emploi de culture de — pour la destruction des rongeurs). Circulaire du 12 décembre 1902.

Eau.

Bureaux d'hygiène (Instruction pour servir de guide aux — militaires). Circulaire du 22 juin 1909.

Cruches (Concernant le collectionnement de l'eau de boisson dans les — de chambrées). Circulaire du 29 décembre 1900.

— (Au sujet de la disposition des — dans les chambrées). Circulaire du 26 mars 1901.

Cruches (Prescriptions pour remplacer progressivement les — des chambrées par des récipients métalliques du modèle des pots laitiers). Circulaire du 16 mars 1906.
— (Prescriptions pour l'usage d'un couvercle pour recouvrir les — dans les chambrées). Circulaire du 15 mai 1908.
— (Emploi d'un système de fermeture métallique dit « système Mignucci » pour les —). Circulaire du 15 mai 1908.
Eau (Prescriptions pour désigner par des inscriptions — bonne à boire, — dangereuse à boire). Circulaire du 26 avril 1897.
— (Prescriptions pour fournir 10 litres d'— épurée par jour et par homme). Circulaire du 28 janvier 1909.
— (Analyse de l' — tous les quinze jours). Circulaire du 11 décembre 1907.
Filtres (Allocations des —). Instruction du 18 octobre 1909. (Portant adoption des — à sable non submergés). Circulaire du 28 janvier 1909.
Lavabos (Prescriptions pour approvisionner les — avec de l'eau potable). Circulaire du 28 janvier 1909.

Équipement.

Étamage (Indications pour l' — des ustensiles de campement). Circulaire du 28 janvier 1909.
Havre-sac (Mode de chargement du). Instruction du 26 août 1908.

Exercices.

Chaleur. Précautions à prendre pour assurer le maintien de la santé des troupes pendant les fortes —). Circulaire du 24 juillet 1900.
Escrime (Suppression de l'— dans les corps de troupe). Circulaire du 15 février 1894.
— (Enseignement de l'—). Règlement du 6 mars 1908.
Gymnastique (Sur la —). Règlement du 22 octobre 1902 et circulaire du 29 novembre 1903 et Règlement en 1910.
— (Hygiène des corps de troupe). Instruction ministérielle du 30 mars 1895.
Instruction individuelle des recrues. Circulaire du 10 octobre 1907.
— (Marche progressive de l' —). Circulaire du 4 mars 1903.
Manœuvres (Mesures sanitaires à prendre pendant les —). Circulaire du 17 août 1886.
— (Précautions à prendre en hiver). Circulaire du 27 janvier 1899.
Recrues (Hygiène générale à l'arrivée des —). Circulaire du 28 septembre 1905.
Terrassement (Interdiction de certains travaux de — pendant la saison chaude). Circulaire du 6 septembre 1901.

Filtres.

Chamberland (Concernant l'installation des filtres). Circulaire du 12 janvier 1901.
— (Donnant les règles pour l'inspection des bougies). Circulaire du 19 décembre 1901.

Fraudes alimentaires.

Décret du 5 juin 1908 pour l'application dans l'année de la loi du 1er avril 1905.
— (Service intérieur 25 mai 1910. Art. 138, 139.
— Dispositions relatives aux). Circulaire du 3 décembre 1907 et Instruction du 2 juin 1908.
Laboratoires d'expertise. Circulaire du 10 mars 1906.
Prélèvement d'échantillons. Arrêté du 1er août 1905.

Graisse.

Graisse (Supprimant l'usage de la — de Normandie). Circulaire du 5 février 1909.

Habitation militaire.

Carbonyle (Imperméabilisation des parquets par le —). Circulaire du 23 avril 1906.
Casernes (Programme pour la construction des nouvelles —). Circulaire du 30 mai 1907.
— (Institution d'un concours pour la construction des nouvelles —). Circulaires des 9 février et 6 mai 1905.
Cellulaires (Régime — aux bataillons d'Afrique et unités de discipline). Circulaire du 14 août 1906.
Cubage des chambres (ne doit pas être inférieur à 17 mètres). Circulaire du 9 avril 1903.
Crachoirs (Hygiène de la troupe). Instruction du 30 mars 1895.
— (Dimensions des —). Circulaire du 2 septembre 1901.
— (Placer dans les corps de garde des —). Circulaire du 5 septembre 1901.
Cruches (Disposition dans les chambres des —). Circulaires des 30 mars 1895 et 29 décembre 1900.

Hôpitaux (Examen des projets de casernement des —). Circulaire du 17 juin 1907.
   — (Construction des —). Instruction du 27 août 1907.
Couchage des gardes d'écurie (Mode de —). Circulaire du 7 mai 1909.
Lits de camps (Remplacement des — des locaux disciplinaires par. des châlits). Circulaire du 27 juillet 1909.
Paillasses (Prescriptions pour le renouvellement de la paille des — tous les quatre mois dans les établissements pénitentiaires). Circulaire du 21 juillet 1909.
Logements éventuels (Engageant les autorités militaires et civiles à s'entendre pour la convocation des réservistes et des territoriaux). Circulaires des 9 mars et 16 avril 1908, et 14 avril 1909.
Parquets (Coaltarisage des —). Circulaire du 2 février 1900.
Réfectoires (Aménagement des —). Circulaires du 25 février 1894 et du 23 octobre 1907.
Registres de casernement (Établissement des —), 29 juin 1898 (Les médecins des corps de troupe envoient au ministre chaque année les feuilles annexes). Circulaire du 17 avril 1907.
Sommiers Thuau (Adoption des —). Circulaires des 19 juillet 1886 et 30 août 1887.
Substitution progressive du sommier métallique aux planches de châlit et à la paillasse dans la composition des lits de troupe. Circulaire du 10 octobre 1910.

Hygiène générale.

Service intérieur, 25 mai 1910. Art. 13, 26, 55.

Infirmiers.

Infirmiers (Institution de maîtres — dans les hôpitaux militaires). Lettre ministérielle du 1ᵉʳ mai 1909.
Infirmières (Institution d' — dans les hôpitaux militaires). Circulaire du 22 juillet 1909.
Infirmières des sociétés de secours (Autorisant les — à faire un stage dans les hôpitaux militaires). Lettre ministérielle du 29 juin 1909.

Latrines.

Feuillées (Établissement des —). Circulaire du 22 août 1889.
Latrines (Achat d'antiseptiques nécessaires à la désinfection des —). Service de l'habillement, vol. 3. Instruction du 22 avril 1905.
Urinoirs (Graissage des —). Circulaire du 22 décembre 1898.

Légumes.

Haricots (Met en garde l'administration militaire contre l'usage des — à acide cyanhydrique). Circulaire du 11 avril 1906.
   — (Procédé pour reconnaître la présence d'acide cyanhydrique dans les —). Circulaire du 23 avril 1906.
Légumes (Signale le danger de la consommation des — crus). Circulaires du 5 mai 1907 et du 13 janvier 1908.

Pain.

Farine de riz (Interdiction de l'emploi de la — pour la fabrication du pain). Circulaire du 18 juin 1909.
Pain biscuité (Assignant dix jours comme durée de conservation du —). Circulaire du 20 janvier 1908.
Pain de guerre (Supprimant la consommation du — en temps de paix). Circulaire du 20 avril 1902.

Poussières.

Poussières (Concernant l'évacuation des — des locaux collectifs). Loi du 15 juillet 1903.

Prophylaxie.

Choléra (Mesures prophylactiques contre le —). Circulaires des 30 mars 1895 et 12 octobre 1909.
Fièvre typhoïde (Prophylaxie de la —). Circulaire du 14 janvier 1908.
Méningite cérébro-spinale (Mesures prophylactiques applicables à la —). Circulaire du 9 avril 1910.
Vénériennes (Mesures prophylactiques contre les maladies —). Instruction du 23 septembre 1907 et circulaires du 7 avril 1902 et du 24 août 1905.
Prophylaxie générale (Interdiction de faire usage des locaux scolaires pour l'installation des malades pendant les manœuvres). Circulaire du 13 février 1899.
   — (Éloignement de la troupe d'un centre épidémique. Le maire doit indiquer les maisons suspectes). Décret du 20 décembre 1899.

Prophylaxie générale (Les hommes ne doivent pas aller dans les maisons où se trouvent des malades). Décret du 30 décembre 1899.

Stérilisateurs.

Glace (Allocation de la prime éventuelle n° 1 pour l'achat de — dans le but de rafraîchir l'eau brute arrivant dans les stérilisateurs). Circulaire du 26 août 1905.

Thé.

Thé (Allocation de —). Circulaire du 31 décembre 1889.
— (Circonstances dans lesquelles les allocations de — peuvent être faites au titre du service de santé). Instruction du 30 mars 1895.
— (Prescriptions concernant les distributions de —). Lettre ministérielle du 6 mars 1896.

Transports.

Locaux (Prescriptions pour l'aménagement à bord des navires de — spéciaux pour l'infirmerie). Instruction du 22 mai 1902.

Vaccination.

Revacciner (Prescrivant de — le personnel civil habitant les bâtiments militaires). Circulaire du 17 février 1904.

Vêtements.

Ceinture (Supprime la — de flanelle). Circulaire du 5 juin 1905.
Molletières (Donnant des bandes — aux chasseurs alpins). Circulaire du 19 août 1905.

Viande.

Fraudes (Indique les pénalités pour — graves et pour des livraisons non conformes aux cahiers des charges). Circulaire du 10 mars 1909.
Gestion des ordinaires. Circulaire du 28 mars 1908.
Inspection. Circulaire du 28 mars 1908.
Viande (Démonstrations pratiques pour la reconnaissance et l'examen de la —). Circulaire du 27 février 1905. (Dispositions à insérer dans le cahier des charges pour la fourniture de la —). Circulaire du 22 avril 1908.
— (Contrôle et inspection des — de boucherie destinées à la troupe). Instruction du 2 mai 1908. Aux cantines et mess. Circulaire du 18 juin 1908.
— (Instruction technique pour la reconnaissance et l'examen de la — *sur pied et abattue*. Fixation des conditions d'expertise). Instruction du 15 mai 1908.
— (Les autorités militaires ont le droit d'opérer des prélèvements sur les — suspectes ou malsaines). Décret du 5 juin 1908.
— (Conditions dans lesquelles doivent se faire les prélèvements en cas de — avariée). Circulaire du 5 mars 1909.
Lard (Préparation du — salé). Circulaire du 4 juin 1908.

Vin.

Vin (Distribution à chaque homme de troupe d'un quart de — à tous les repas). Circulaire du 1er décembre 1909.

TABLE ALPHABÉTIQUE
DES MATIÈRES

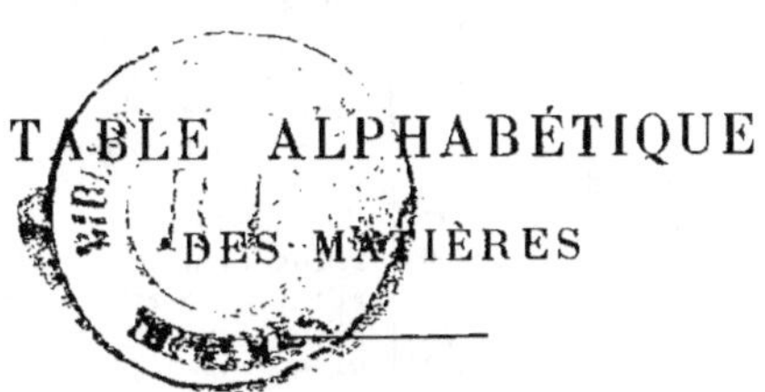

TABLE DES FIGURES

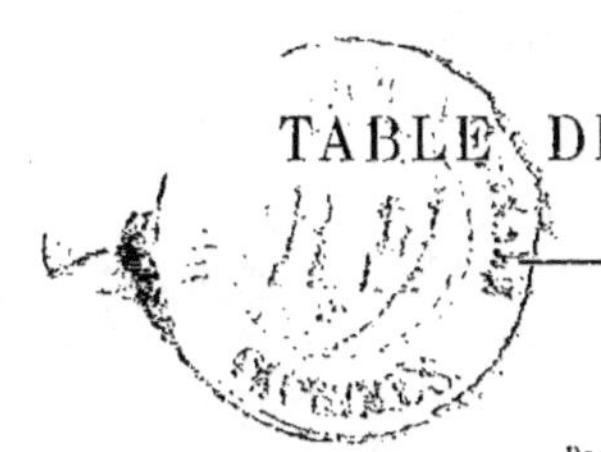

1708-09. — Coulommiers. Imp. PAUL BRODARD. — 11-10.

MASSON ET Cᴵᴱ, ÉDITEURS

LIBRAIRES DE L'ACADÉMIE DE MÉDECINE

120, BOULEVARD SAINT-GERMAIN, 120 — PARIS — VIᵉ ARR.

PR. Nᵒ 646　　　　　　　　　　　　　　　　AOUT 1910

EXTRAIT DU CATALOGUE MÉDICAL [1]

RÉCENTES PUBLICATIONS

COLLECTION DE PRÉCIS MÉDICAUX

Cette collection s'adresse aux étudiants, pour la préparation aux examens, et à tous les praticiens qui ont besoin d'ouvrages concis, mais vraiment scientifiques, qui les tiennent au courant

Introduction
à l'Étude de la Médecine

Par G.-H. ROGER
Professeur à la Faculté de Médecine de Paris, Médecin de l'hôpital de la Charité.

QUATRIÈME ÉDITION, REVUE ET AUGMENTÉE

1 volume petit in-8° de xiv-780 pages, avec un lexique des termes techniques. Cartonné toile anglaise souple. . . . . **10 fr.**

Précis de Physique Biologique

Par G. WEISS
Professeur agrégé à la Faculté de Paris, Ingénieur des Ponts et Chaussées.

DEUXIÈME ÉDITION, REVUE ET CORRIGÉE

1 vol. petit in-8° de xii-556 pages, avec 570 fig., cart. toile anglaise souple **7 fr.**

Précis de Chimie Physiologique

Par Maurice ARTHUS
Professeur de Physiologie à l'Université de Lausanne.

SIXIÈME ÉDITION, REVUE ET AUGMENTÉE

1 volume petit in-8° de vi-403 pages, avec 118 figures et 2 planches hors texte en couleurs, cartonné toile anglaise souple . . . . **6 fr.**

---

(1) *La librairie Masson et Cⁱᵉ envoie gratuitement et franco de port les catalogues suivants à toutes les personnes qui lui en font la demande.* — Catalogue général *contenant, classés par subdivisions tous les ouvrages ou périodiques publiés à la librairie.* — Catalogues de l'Encyclopédie scientifique des Aide-Mémoire. *I. Section de l'ingénieur.* — *II. Section du biologiste.* — Catalogue des ouvrages d'enseignement.

Les livres de plus de 5 francs sont expédiés franco au prix du Catalogue.
Les volumes de 5 francs et au-dessous sont augmentés de 10 °/₀, pour le port.

Toute commande doit être accompagnée de son montant.

PRÉCIS MÉDICAUX

COLLECTION DE PRÉCIS MÉDICAUX (Suite)

Vient de paraître :

Précis de ▨▨▨▨ Microbiologie Clinique

Par Fernand BEZANÇON

Professeur agrégé à la Faculté de Médecine de Paris, Médecin de l'hôpital Tenon

DEUXIÈME ÉDITION, REVUE ET AUGMENTÉE

1 volume petit in-8°, de XVIII-640 pages, avec 148 figures, cartonné toile anglaise souple . . . . **9** fr.

Précis de Diagnostic médical
et d'Exploration Clinique

PAR

P. SPILLMANN
Professeur de clinique médicale
à l'Université de Nancy.

P. HAUSHALTER
Professeur de clinique infantile
à l'Université de Nancy.

L. SPILLMANN
Professeur agrégé à la Faculté de Médecine de Nancy.

1 volume petit in-8° de XII-532 pages, avec 153 figures en noir et en couleurs, cartonné toile anglaise souple.. . . . . **7** fr.

Précis de Thérapeutique
et de Pharmacologie

Par A. RICHAUD

Professeur agrégé à la Faculté de Médecine, Docteur ès Sciences.

1 vol. petit in-8° de XXX-938 pages, avec figures, cartonné toile souple.. **12** fr.

Précis d'Ophtalmologie

Par V. MORAX

Ophtalmologiste de l'hôpital Lariboisière.

1 volume petit in-8° de XX-640 pages, avec 339 figures en noir et en couleurs et 3 planches en couleurs, cartonné toile anglaise souple. . . . . . **12** fr.

Précis de Médecine légale

Par A. LACASSAGNE

Professeur de médecine légale à l'Université de Lyon.

DEUXIÈME ÉDITION, REVUE ET AUGMENTÉE

1 vol. petit in-8° de XXIV-866 pages, avec 112 figures en noir et en couleurs et 2 planches hors texte en couleurs, cartonné toile anglaise souple. . . **10** fr.

PRÉCIS MÉDICAUX

COLLECTION DE PRÉCIS MÉDICAUX (Suite)

Précis de Dermatologie

PAR

J. DARIER

Médecin de l'Hôpital Broca

1 vol. petit in-8° de XVI-708 pages, avec 122 figures, cart. toile anglaise souple. **12 fr.**

Précis de
Pathologie exotique

PAR

E. JEANSELME	**Ed. RIST**
Professeur agrégé à la Faculté de médecine de Paris	Médecin des hôpitaux de Paris
Médecin des hôpitaux	Ancien Inspecteur général des services sanitaires d'Égypte

1 volume petit in-8° de VIII-810 pages, avec 160 figures et 2 planches hors texte en couleurs, cartonné toile anglaise souple . . . . **12 fr.**

Vient de paraître:

Précis de Parasitologie

PAR **E. BRUMPT**

Professeur agrégé à la Faculté de Paris.
Chef des travaux pratiques de Parasitologie.

1 vol. de XXVI-916 pages avec 683 figures et 4 planches hors texte en couleurs, cartonné toile anglaise souple . . . . **12 fr.**

Précis de
Pathologie Chirurgicale

Par MM. **BÉGOUIN, BOURGEOIS, PIERRE DUVAL, GOSSET, JEANBRAU, LECÈNE, LENORMANT, R. PROUST, TIXIER**

TOME I. — **PATHOLOGIE CHIRURGICALE GÉNÉRALE. MALADIES GÉNÉRALES DES TISSUS, CRANE ET RACHIS**

Par **P. Lecène, R. Proust,** Professeurs agrégés à la Faculté de Paris, chirurgiens des Hôpitaux, et **L. Tixier,** Professeur agrégé à la Faculté de Lyon, chirurgien des Hôpitaux. 1 vol. in-8° de XVI-1028 pages, avec 349 figures, cartonné toile anglaise souple . . . . **10 fr.**

TOME II. — TÉTE, COU, THORAX

Par **H. Bourgeois,** Oto-rhino-laryngologiste des Hôpitaux de Paris, et **Ch. Lenormant,** Professeur agrégé à la Faculté de Paris, chirurgien des Hôpitaux. 1 vol. in-8° de XII-984 pages, avec 312 figures, cartonné toile anglaise souple. **10 fr.**

Pour paraître en 1910:

TOME III. — **GLANDES MAMMAIRES, ABDOMEN,** par MM. **Pierre Duval, A. Gosset, P. Lecène, Ch. Lenormant.**

TOME IV et dernier. — **ORGANES GÉNITO-URINAIRES, MEMBRES,** par MM. **P. Bégouin, E. Jeanbrau, R. Proust, L. Tixier.**

Vient de paraître :

Aide-Mémoire de Thérapeutique

PAR MM.

G.-M. DEBOVE
Doyen honoraire de la Faculté de Médecine
Professeur de Clinique
Membre de l'Académie de Médecine

G. POUCHET
Professeur de Pharmacologie et Matière
médicale à la Faculté de Médecine de Paris,
Membre de l'Académie de Médecine

A. SALLARD
Ancien interne des Hôpitaux de Paris.

**DEUXIÈME ÉDITION, ENTIÈREMENT REVUE ET AUGMENTÉE
CONFORME AU CODEX DE 1908**

1 *volume in-8° de* VIII-911 *pages, imprimé sur 2 colonnes, cartonné toile.* **18 fr.**

Cet *Aide-Mémoire de Thérapeutique* est destiné à parer aux défaillances de mémoire, inévitables dans l'exercice de la pratique journalière. Il réunit, sous une forme concise, mais aussi complète que possible, toutes les notions thérapeutiques indispensables au médecin. Pour faciliter la recherche rapide, les questions sont classées par ordre alphabétique. Elles comprennent : 1° l'exposé du *traitement de toutes les affections médicales et des grands syndromes morbides* ; 2° l'étude résumée des *agents thérapeutiques principaux, médicaments et agents physiques* ; 3° la mention des *principales stations hydro-minérales* (situation, composition, indications) et *climatériques* ; 4° l'exposé des *connaissances essentielles en hygiène et en bromatologie*.

Traité élémentaire de Clinique Médicale

PAR

G.-M. DEBOVE et A. SALLARD

1 volume grand in-8° de XVI-1296 pages, avec 275 figures. Relié toile . . . . . **25 fr.**

Traité de

MICROSCOPIE CLINIQUE

PAR

M. DEGUY
Ancien Interne des Hôpitaux de Paris,
Ancien Chef de Laboratoire
à l'Hôpital des Enfants-Malades.

A. GUILLAUMIN
Docteur en Pharmacie,
Ancien Interne des Hôpitaux de Paris.

1 *vol. grand in-8° de* 428 *pages, avec* 38 *figures dans le texte,*
et 93 planches en couleurs

Relié toile anglaise . . . . **50 fr.**

Vient de paraître :

TRAITÉ DE L'INSPECTION

DES

Viandes de Boucherie

DES VOLAILLES ET GIBIERS
DES POISSONS, CRUSTACÉS ET MOLLUSQUES

PAR

J. RENNES

Ex-inspecteur du service sanitaire de la Seine,
Vétérinaire départemental de Seine-et-Oise.

Préface par le Professeur VALLÉE (d'Alfort).

1 volume in-8°, de VIII-368 pages, avec 45 planches, comprenant 87 figures, par
G. Nicolet, et 28 photographies. . . . . **15 fr.**

Le plan adopté par l'auteur du présent livre, qui est plus une *technique* qu'un *Traité de l'Inspection des viandes*, correspond bien au but cherché : initier aux méthodes de l'inspection tous ceux qui n'ont point la possibilité de prendre part aux opérations de ces excellentes écoles que représentent les services d'inspection de nos grandes villes : préparer aussi plus avantageusement ces privilégiés aux leçons pratiques qu'ils recevront.

L'auteur a, d'ailleurs, très justement considéré que les meilleures descriptions n'entrent en possession de leur complète valeur que si elles sont dûment illustrées. La documentation photographique et l'habile crayon d'un spécialiste hors pair enrichissent de données inédites et précieuses ce livre de conception bien nouvelle.

BIBLIOTHÈQUE

D'HYGIÈNE THÉRAPEUTIQUE

Fondée par le Professeur PROUST
Chaque volume in-16, cartonné toile, tranches rouges, **4 fr.**

L'Hygiène du Goutteux (2ᵉ *édition*), par le Dʳ A. Mathieu.
L'Hygiène de l'Obèse (2ᵉ *édition*), par le Dʳ A. Mathieu.
L'Hygiène des Asthmatiques, par le Pʳ E. Brissaud.
Hygiène et Thérapeutique thermales, par G. Delfau.
Les Cures thermales, par G. Delfau.
L'Hygiène du Neurasthénique (3ᵉ *édition*), par le Pʳ G. Ballet.
L'Hygiène du Tuberculeux (2ᵉ *édition*), par le Dʳ Chuquet, préface du
Dʳ Daremberg.
Hygiène et Thérapeutique des Maladies de la Bouche (2ᵉ *édition*), par le
Dʳ Cruet, dentiste des Hôpitaux de Paris, avec une préface du Pʳ Lannelongue.
L'Hygiène des Maladies du Cœur, par le Dʳ Vaquez.
L'Hygiène du Dyspeptique (2ᵉ *édition*), par le Dʳ Linossier.
Hygiène thérapeutique des Maladies des Fosses nasales, par MM. les
Dʳˢ Lubet-Barbon et R. Sarremone.
Hygiène des Maladies de la Femme, par le Dʳ A. Siredey.
Hygiène du Syphilitique (2ᵉ *édition*), par le Dʳ H. Bourges.

HISTOLOGIE — MICROBIOLOGIE

TRAITÉ
D'HISTOLOGIE

PAR

A. PRENANT
Professeur
Faculté de Médecine de Nancy.

P. BOUIN
Professeur agrégé
à la Faculté de Médecine de Nancy.

L. MAILLARD
Chef des travaux de Chimie biologique
à la Faculté de Médecine de Paris.

Pour paraître en octobre 1910 :

TOME II et dernier

HISTOLOGIE ET ANATOMIE MICROSCOPIQUE

1 vol. grand in-8° de 1088 pages, avec nombreuses figures en noir et en couleurs.

Déjà publié

TOME I

CYTOLOGIE GÉNÉRALE ET SPÉCIALE

1 vol. gr. in-8° de 977 pages, avec 791 fig. dont 172 en plusieurs couleurs.   **50** fr.

Vient de paraître :

Les Débris Épithéliaux ✦ ✦ ✦ ✦ ✦

✦ ✦ ✦ ✦ ✦ ✦ ✦ ✦ ✦ ✦ ✦ Paradentaires

D'après les travaux de **L. MALASSEZ**
Directeur adjoint des Hautes Études, Membre de l'Académie de Médecine,
Président de la Société de Biologie.
Publiés par le Dr **V. GALLIPPE**

1 volume grand in-8° de XXVI-269 pages avec 60 figures. . . . .   **12** fr.

Vient de paraître :

LES ANAÉROBIES

par **M. Jungano** et **A. Distaso**.
Préface par M. le Professeur **Metchnikoff**.

1 volume in-8° de XII-228 pages, avec 58 figures dans le texte. . . . . . .   **5** fr.

ANATOMIE

P. POIRIER — A. CHARPY

TRAITÉ
d'ANATOMIE HUMAINE

NOUVELLE ÉDITION, ENTIÈREMENT REFONDUE PAR

A. CHARPY ET **A. NICOLAS**
Professeur d'Anatomie à la Faculté   Professeur d'Anatomie à la Faculté
de Médecine de Toulouse.   de Médecine de Paris.

AVEC LA COLLABORATION DE

O. AMOEDO — ARGAUD — A. BRANCA — R. COLLIN — B. CUNÉO — G. DELAMARE
PAUL DELBET — DIEULAFÉ — A. DRUAULT — P. FREDET — GLANTENAY — A. GOSSET
M. GUIBÉ — P. JACQUES — TH. JONNESCO — E. LAGUESSE — L. MANOUVRIER
P. NOBÉCOURT — O. PASTEAU — M. PICOU — A. PRENANT — H. RIEFFEL — ROUVIÈRE
CH. SIMON — A. SOULIÉ — B. DE VRIESE — WEBER

5 volumes grand in-8°. avec figures en noir et en couleur . . . . **160** fr.

Vient de paraître :

TOME I. — *(3ᵉ édition refondue)* : Introduction. Notions d'embryologie. Ostéologie.
Arthrologie, avec 825 *figures* . . . . **20** fr.

Précédemment publiés :

TOME II. — 1ᵉʳ Fasc. *(2ᵉ édition entièrement revue)*: **Myologie**, avec 331 *fig*. **12** fr.
2ᵉ Fasc. *(2ᵉ édition entièrement revue)* : **Angéiologie** (Cœur et Artères), Histologie.
avec 150 *figures* . . . . **8** fr.
3ᵉ Fasc. *(2ᵉ édition entièrement revue)* : **Angéiologie** (Capillaires. Veines), avec 83
figures. . . . . , **6** fr.
4ᵉ Fasc. : **Les Lymphatiques** *(2ᵉ édition entièrement revue)* avec 126 *fig* . . . **8** fr.
TOME III. — 1ᵉʳ Fasc. *(2ᵉ édition entièrement revue)* : **Système nerveux** (Méninges.
Moelle. Encéphale.) Embryologie, Histologie, avec 265 *fig* . . . . **10** fr.
2ᵉ Fasc. *(2ᵉ édition entièrement revue)*: **Système nerveux** (Encéphale), avec 131
figures. . . . . **10** fr.
3ᵉ Fasc. *(2ᵉ édition entièrement revue)* : **Système nerveux** (Les Nerfs. Nerfs crâniens.
Nerfs rachidiens), avec 228 *figures* . . . . **12** fr.
TOME IV. — 1ᵉʳ Fasc. *(2ᵉ édit. entièrement revue)* : **Tube digestif**, avec 201 *fig*. **12** fr.
2ᵉ Fasc. *(2ᵉ édit. entièrement revue)* : **Appareil respiratoire**, avec 121 *fig*. . . **6** fr.
3ᵉ Fasc. *(2ᵉ édit. entièrement revue)* : **Annexes du tube digestif. Péritoine.** 1 *vol.*
avec 418 *figures*. . . . . **16** fr.
TOME V. — 1ᵉʳ Fasc. : **Organes génito-urinaires** *(2ᵉ édition entièrement revue)*, avec
431 *figures* . . . . **20** fr.
2ᵉ Fasc. : **Les organes des sens. Les Glandes surrénales**, avec 544 *fig*. **20** fr.

Quelques
Dissections d'Anatomie

PAR

Paul HALLOPEAU | **Eugène DOUAY**
Ancien prosecteur   Aide d'Anatomie
à la Faculté de Médecine de Paris.   à la Faculté de Médecine de Paris.

1 vol. grand in-8° de IV-114 pages. avec 55 planches en couleurs. . . . . **5** fr.

MÉDECINE OPÉRATOIRE
DES VOIES URINAIRES

Anatomie Normale et
Anatomie Pathologique Chirurgicale

Par J. ALBARRAN
Professeur de clinique des Maladies des Voies
urinaires à la Faculté de Médecine de Paris,
Chirurgien de l'Hôpital Necker.

1 volume grand in-8°
de XII-992 pages, *avec 561 figures
dans le texte en noir
et en couleurs*

Relié toile . . . . **35** fr.

Dans ce volume, l'auteur a voulu exposer les procédés opératoires employés par lui pour le traitement des maladies de l'appareil urinaire qui nécessitent l'intervention chirurgicale ; il n'a pas cru utile d'indiquer toutes les variantes, il a voulu seulement, par sélection, exposer les procédés opératoires, dont il a reconnu la supériorité.

Enfin, sachant l'importance capitale des soins post-opératoires, le professeur Albarran n'a pas hésité

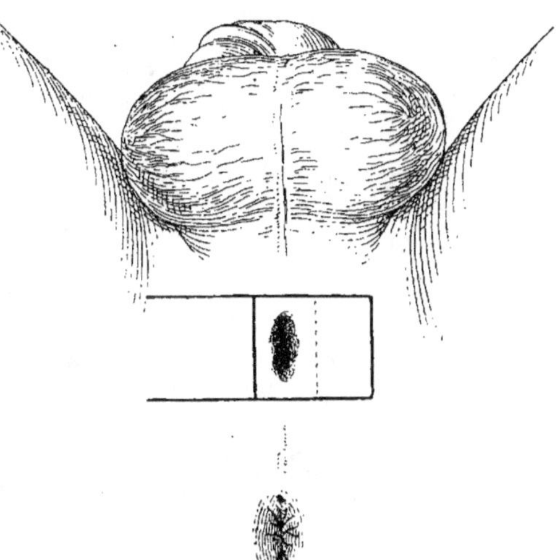

Fig. 486. — Autoplastie à lambeaux de l'Urètre périnéal.
Procédé de Guyon. 1er temps.

à donner un minutieux développement à la description des soins à donner aux opérés.

Vient de paraître :

La Période ❦ ❦ ❦ ❦ ❦ ❦ ❦ ❦ ❦ ❦ ❦
❦ ❦ ❦ ❦ ❦ ❦ ❦ ❦ Post=Opératoire

Soins, Suites et Accidents

PAR

Salva MERCADÉ

Ancien Interne, Lauréat (médaille d'or) des Hôpitaux de Paris.

1 vol. gr. in-8° de VI-550 p. avec 82 fig. dans le texte. cart. toile anglaise. **10** fr.

Vient de paraître :

TRAITÉ
DE
TECHNIQUE OPÉRATOIRE

PAR

Ch. MONOD
Agrégé à la Faculté de Médecine de Paris,
Chirurgien honoraire des hôpitaux,
Membre de l'Académie de Médecine.

J. VANVERTS
Chirurgien des hôpitaux de Lille,
Ancien interne, lauréat des Hôpitaux de Paris
Membre corresp. de la Société de Chirurgie.

DEUXIÈME ÉDITION, ENTIÈREMENT REFONDUE

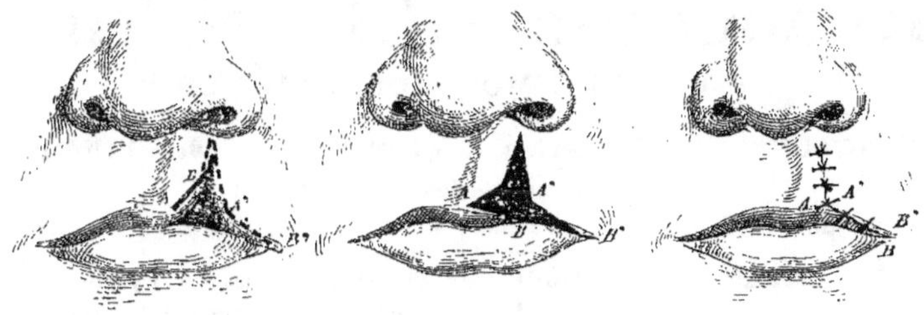

Procédé de Mirault

Fig. 1. — Tracé du lambeau A B et de l'avivement (indiqué en pointillé) B A′B′.

Fig. 2. — Le lambeau A B est rabattu, l'avivement a été pratiqué.

Fig. 3. — Sutures, opération terminée.

2 volumes grand in-8°, formant ensemble XII-2016 pages avec 2337 fig. dans le texte. . . . . **40** fr.

Nouvelle Édition

PRÉCIS
DE
TECHNIQUE OPÉRATOIRE

PAR LES
Prosecteurs de la Faculté de Médecine de Paris
Avec introduction par le Professeur **Paul BERGER**

Pratique courante et Chirurgie d'urgence, par VICTOR VEAU, 3e *édition*.
Tête et cou, par CH. LENORMANT, 3e *édition*.
Thorax et membre supérieur, par A. SCHWARTZ. 2e *édition*.
Abdomen, par M. GUIBÉ, 2e *édition*.
Appareil urinaire et appareil génital de l'homme, par PIERRE DUVAL, 3e *édit.*
Membre inférieur, par GEORGES LABEY, 2e *édition.*
Appareil génital de la femme, par R. PROUST, 2e *édition.*

7 volumes. — *Chaque volume cartonné toile et illustré de plus de 200 figures* . . . . **4** fr. **50**

OBSTÉTRIQUE — CHIRURGIE

Précis ▦▦▦▦▦▦▦▦▦▦▦ d'Obstétrique

PAR

A. RIBEMONT-DESSAIGNES
Professeur à la Faculté de Paris,
Membre de l'Académie de Médecine.

G. LEPAGE
Professeur agrégé à la Faculté de Paris,
Accoucheur de l'Hôpital de la Pitié.

SIXIÈME ÉDITION, ENTIÈREMENT REFONDUE

1 volume grand in-8° de 1420 pages, avec 568 figures dans le texte dont 400 dessinées par **M. Ribemont-Dessaignes**. Relié toile . . . . **30 fr.**

Iconographie Obstétricale

Par A. RIBEMONT-DESSAIGNES

FASCICULE I. — Rétention du Fœtus mort dans l'Utérus
avec intégrité des membranes
1 volume de 12 planches en couleurs, avec texte explicatif. : . . **12 fr.**

FASCICULE II. — Anomalies et Monstruosités Fœtales
1 volume de 12 planches en couleurs, avec texte explicatif. . . . **12 fr.**

FASCICULE III. — Anomalies et Monstruosités Fœtales
1 volume de 12 planches en couleurs, avec texte explicatif. . . . . . **12 fr.**

Vient de paraître :

FASCICULE IV. — Anomalies et Monstruosités Fœtales.
12 planches en couleurs gr. in-8°, avec texte explicatif et observations. **12 fr.**

Précis de Manuel Opératoire

Ligatures des Artères, Amputations. Résections, Appendice
**NOUVELLE ÉDITION, COMPLÈTEMENT REVUE ET AUGMENTÉE
DE FIGURES NOUVELLES**

PAR

L.-H. FARABEUF

Professeur à la Faculté
de Médecine de Paris.

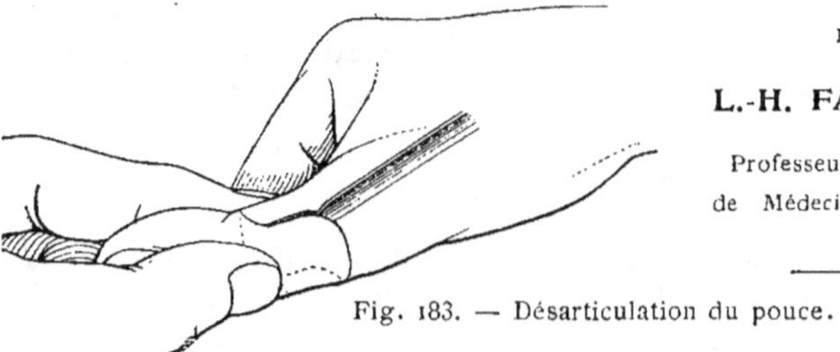

Fig. 183. — Désarticulation du pouce.

1 vol. in-8° de XVIII-1092 pages, avec 862 fig. dans le texte. . . . . . . **16 fr.**

DIVERS

ACHARD. — **Nouveaux Procédés d'Exploration**. — Leçons professées à la Faculté de Médecine de Paris par CH. ACHARD, agrégé, recueillies et rédigées par P. SAINTON et M. LŒPER. *Deuxième édition*, 1 vol. grand in-8°, avec figures. . **8** fr.

ALBARRAN et IMBERT. — **Les Tumeurs du Rein**, par MM. J. ALBARRAN, professeur à la Faculté de Paris, et L. IMBERT, agrégé à la Faculté de Montpellier. 1 vol. grand in-8°, avec 106 figures . . . . **20** fr.

— **Exploration des Fonctions rénales** : *Étude médico-chirurgicale*, par J. ALBARRAN. 1 vol. gr. in-8°, avec 143 figures et tracés en couleurs. . . . . **12** fr.

ARSONVAL (D'), GARIEL, CHAUVEAU, MAREY. — **Traité de Physique biologique**, publié sous la direction de MM. D'ARSONVAL. GARIEL, CHAUVEAU, MAREY. Secrétaire de la rédaction : **G. WEISS**, agrégé à la Faculté de Paris.
    TOME I. — *Mécanique, Actions moléculaires, Chaleur*. 1 vol. in-8° de 1150 pages, avec 591 fig. . . . . **25** fr.
    TOME II. — *Radiations, Optique*. 1 vol. in-8° de 1160 pages, avec 665 figures et 3 planches hors texte en noir et en couleurs. . . . . **25** fr.
    TOME III. — *Electricité, Acoustique* (*Sous presse*).
    Les tomes I et II sont vendus **25** fr. chacun. On souscrit à l'ouvrage complet au prix de **70** fr. — Ce prix restera tel jusqu'à la publication du tome III.

BROCA. — **Leçons cliniques de Chirurgie infantile**, par A. BROCA, chirurgien de l'hôpital Tenon (Enfants-Malades), professeur agrégé.
    2ᵉ SÉRIE. 1 vol. in-8° broché, avec 99 figures . . . . **10** fr.

— **Précis de Chirurgie cérébrale**, par AUG. BROCA. 1 vol. avec figures. . . **6** fr.

CALMETTE. — **L'Ankylostomiase**, *maladie sociale (anémie des mineurs)*, par A. CALMETTE, directeur de l'Institut Pasteur de Lille, et M. BRETON, avec un *Appendice*, par E. FUSTER. 1 vol. in-8°, avec figures dans le texte. . . . . **5** fr.

— **Recherches sur l'épuration biologique et chimique des Eaux d'égout**, par A. CALMETTE. avec la collaboration de MM. E. ROLANTS, E. BOULLANGER, F. CONSTANT, L. MASSOL. de l'Institut Pasteur de Lille, et de M. le professeur A. BUISINE, de la Faculté des Sciences de Lille.
    TOME I. — (*Épuisé*).
    TOME II. — (*Epuisé*).
    TOME III. — 1 vol. gr. in-8°, avec 50 figures . . . . **8** fr.
    TOME IV. — 1 vol. gr. in-8°. avec 18 figures. 12 graphiques et 5 planches hors texte. . . . . **8** fr.
    TOME V. — 1 vol. gr. in-8°, avec figures et graphiques et 5 planches hors texte **6** fr.
    (1ᵉʳ *Supplément*) **Analyse des Eaux d'Égout**, par E. ROLANTS, chef de laboratoire à l'Institut Pasteur de Lille. 1 vol. gr. in-8°, avec 31 figures. . . . . **4** fr.

CHANTEMESSE et PODWYSSOTZKY. — **Processus généraux** (*Pathologie générale expérimentale*), par les Dʳˢ CHANTEMESSE, professeur à la Faculté de Paris, et PODWYSSOTZKY, professeur à l'Université d'Odessa.
    TOME I. — 1 vol. gr. in-8° avec 162 figures en noir et en couleurs. . . . . **22** fr.
    TOME II. — 1 vol. gr. in-8°, avec 94 figures en noir et en couleurs . . . . **22** fr.

DUVAL. — **Précis d'Histologie**, par M. MATHIAS DUVAL, professeur à la Faculté de Paris. *Deuxième édition*. 1 vol. gr. in-8°, avec 427 figures dans le texte. . . . **18** fr.

FOURNIER (Edmond). — **Recherche et diagnostic de l'Hérédo-Syphilis tardive**, par le Dʳ EDMOND FOURNIER, ex-chef de clinique de la Faculté. 1 volume grand in-8°, de 412 pages, avec 108 figures et une planche. . . . . **12** fr.

GAUTIER (A.). — **Cours de Chimie minérale et organique**. par ARMAND GAUTIER, membre de l'Institut, professeur à la Faculté de Paris. 2 vol. grand in-8° avec figures.
    I. *Chimie minérale*. 2ᵉ édition. 1 vol. grand in-8°, avec 244 fig. dans le texte. **16** fr.
    II. *Chimie organique. Troisième édition*, mise au courant des travaux les plus récents, avec la collaboration de MARCEL DELÉPINE, professeur agrégé à l'École supérieure de pharmacie, 1 vol. gr. in-8°, avec figures . . . . **18** fr.

— **Leçons de Chimie biologique normale et pathologique.** *Deuxième édition*, publiée avec la collaboration de M. ARTHUS, 1 vol. in-8°, avec 110 figures. **18** fr.

— **L'Alimentation et les Régimes chez l'homme sain ou malade.** *Troisième édition, revue et corrigée*, 1 vol. in-8° de VIII-756 pages. avec figures . . . . **12** fr.

DIVERS

HAYEM. — **Leçons sur les maladies du sang,** par GEORGES HAYEM, professeur, médecin des hôpitaux, recueillies par MM. E. PARMENTIER et R. BENSAUDE, 1 vol. in-8°, avec 4 planches. . . . . **15** fr.

— **Les Évolutions pathologiques de la digestion stomacale,** par le professeur G. HAYEM. 1 vol. in-12 avec figures, cartonné toile . . . . **5** fr.

HENNEQUIN et LŒWY. — **Les Fractures des Os longs (Leur traitement pratique),** par les docteurs J. HENNEQUIN, membre de la Société de Chirurgie, et Robert LŒWY, 1 vol. in-8°, avec 215 figures . . . . **16** fr.

KIRMISSON. — **Leçons cliniques sur les maladies de l'appareil locomoteur** (*os, articulations, muscles*), par le Dr KIRMISSON, professeur à la Faculté de Médecine, chirurgien des hôpitaux. 1 vol. in-8°, avec figures. . . . . **10** fr.

— **Traité des Maladies chirurgicales d'origine congénitale,** par le Pr KIRMISSON. 1 vol. in-8°, avec 311 fig. et 2 planches en couleurs. . . . . **15** fr.

— **Les Difformités acquises de l'Appareil locomoteur pendant l'enfance et l'adolescence,** par le Pr KIRMISSON. 1 vol. in-8°, avec 430 figures . . . . . . **15** fr.

LANDOUZY et LABBÉ. — **Planches murales destinées à l'Enseignement de l'Hématologie et de la Cytologie,** publiées sous la direction de L. LANDOUZY, professeur à la Faculté de Paris, et MARCEL LABBÉ, chef de laboratoire à la clinique de l'hôpital Laënnec. 15 planches tirées sur papier toile très fort et munies d'œillets, avec texte explicatif rédigé en français, allemand, anglais. . . . . **60** fr.

LANNELONGUE. — **Leçons de clinique chirurgicale,** par O. LANNELONGUE, professeur à la Faculté de Paris. 1 vol. gr. in-8°, avec 10 fig. et 2 planches. **12** fr.

PASTEUR (Institut). — **Collection de planches murales destinées à l'enseignement de la Bactériologie,** publiée par l'INSTITUT PASTEUR de Paris. 65 planches du format 80×62 centimètres, tirées sur papier toile très fort et munies d'œillets, avec texte explicatif rédigé en français, allemand, anglais. Prix de la collection. **250** fr. Chaque planche séparément, **4** fr. Le texte explicatif, **3** fr.

PROUST (R.). — **La Prostatectomie dans l'hypertrophie de la prostate:** *prostatectomie périnéale et prostatectomie transvésicale,* par R. PROUST, agrégé à la Faculté de Paris, chirurgien des hôpitaux. 1 vol. grand in-8°, avec 100 figures. . . . **10** fr.

RECLUS. — **L'Anesthésie localisée par la cocaïne,** par le Dr PAUL RECLUS, professeur à la Faculté de Paris. 1 vol. petit in-8°, avec 59 figures dans le texte. **4** fr.

ROGER. — **Les Maladies infectieuses,** par G.-H. ROGER, professeur à la Faculté de Paris, 1 vol. in-8° de 1520 pages, publié en 2 fasc., avec figures. . . . . . **28** fr.

TRAITÉ DE PATHOLOGIE GÉNÉRALE, publié par CH. BOUCHARD, membre de l'Institut, professeur à la Faculté de Paris. Secrétaire de la Rédaction : G.-H. ROGER, professeur à la Faculté de Médecine de Paris, médecin des hôpitaux, 6 vol. grand in-8°, avec figures dans le texte. . . . . **126** fr.

Chaque volume est vendu séparément :

TOME I. — 1 vol. in-8° de 1018 pages, avec figures : **18** fr.
TOME II. — 1 vol. in-8° de 940 pages, avec figures : **18** fr.
TOME III. — 1 vol. in-8° de 1400 pages, avec figures, publié en deux fasc. : **28** fr.
TOME IV. — 1 vol. in-8° de 719 pages, avec figures : **16** fr.
TOME V. — 1 vol. in-8° de 1180 pages, avec nombreuses figures : **28** fr.
TOME VI. — 1 vol. in-8° de 935 pages : **18** fr.

WEISS. — **Leçons d'Ophtalmométrie** (*Cours de perfectionnement de l'Hôtel-Dieu*), par G. WEISS, professeur agrégé à la Faculté de Médecine. Avec une préface de M. le professeur de LAPERSONNE. 1 vol. in-8° de VIII-224 pages, avec 149 figures. **5** fr.

WURTZ et BOURGES. — **Ce qu'il faut savoir d'Hygiène,** par R. WURTZ, professeur agrégé à la Faculté de Médecine de Paris, médecin des hôpitaux, et H. BOURGES, ancien chef du Laboratoire d'hygiène de la Faculté de Médecine de Paris. 1 vol. petit in-8°, de VI-333 pages, avec figures dans le texte. . . . . . . **4** fr.

JOURNAL
DE
CHIRURGIE

REVUE CRITIQUE PUBLIÉE TOUS LES MOIS

PAR MM.

**B. CUNÉO — A. GOSSET — P. LECÈNE — CH. LENORMANT
R. PROUST**

Professeurs agrégés à la Faculté de Médecine de Paris, Chirurgiens des Hôpitaux.

AVEC LA COLLABORATION DE MM.

AMEUILLE — BAROZZI — BASSET — A. BAUMGARTNER — BENDER — CAPETTE — CARAVEN
M. CHEVASSU — CHEVRIER — CHIFOLIAU — CLUNET — COTTE — DE JONG — DENIKER
DESFOSSÉS — DESMAREST — DUJARIER — FREDET — GRISEL — GUIBÉ — GUYOT
P. HALLOPEAU — IMBERT — JEANBRAU — KÜSS — LABEY — LANGLOIS — LARDENNOIS
GEORGES LAURENS — LERICHE — LÉTIENNE — P. LUTAUD — MASCARENHAS — P. MATHIEU
MAYER — MERCADÉ — MICHEL — MOCQUOT — MOUCHET — MUNCH — OKINCZYC
PAPIN — PICOT — SAUVÉ — SENCERT — WIART

SECRÉTAIRE GÉNÉRAL

J. DUMONT

Le **JOURNAL DE CHIRURGIE** paraît le 15 de chaque mois, à partir du 15 avril 1908.

Il a pour but de tenir le chirurgien au courant des plus récents et des plus intéressants travaux de chirurgie parus dans le monde entier.

Chaque numéro contient régulièrement :

Les *Sommaires des principaux Périodiques chirurgicaux*, spéciaux et de médecine générale ;

Les *Sommaires des Comptes rendus des Congrès et Sociétés de Chirurgie*, ainsi que des principaux Congrès et Sociétés mixtes de Médecine et de Chirurgie ;

L'Index des *Thèses* et des *Livres de Chirurgie* les plus importants ;

Des *Analyses* très complètes — souvent illustrées — des principaux articles, communications, ouvrages énumérés dans le Sommaire ;

Des *Informations* de nature à intéresser le chirurgien.

En outre chaque numéro contient une *Revue générale* sur une question nouvelle de pathologie ou de thérapeutique chirurgicales.

PRIX DE L'ABONNEMENT ANNUEL :

PARIS : **40** fr. — DÉPARTEMENTS : **42** fr. — ÉTRANGER : **44** fr. — LE NUMÉRO : **4** fr.

REVUE GÉNÉRALE
D'HISTOLOGIE

**Comprenant l'exposé successif des principales questions d'Anatomie générale,
de Structure, de Cytologie,
d'Histogenèse, d'Histophysiologie et de Technique histologique**

PUBLIÉE PAR LES SOINS DE

J. RENAUT
Professeur d'Anatomie générale
à la Faculté de Médecine de Lyon,
Membre associé de l'Académie de Médecine.

CL. REGAUD
Professeur agrégé
Chef des travaux pratiques d'Histologie
à la Faculté de Médecine de Lyon.

AVEC LA COLLABORATION DE SAVANTS FRANÇAIS ET ÉTRANGERS

La *REVUE GÉNÉRALE D'HISTOLOGIE* paraît sans périodicité rigoureuse, par fascicules autant que possible monographiques.

Un nombre de fascicules successifs, variables suivant l'importance de chacun d'eux, mais formant un total d'environ 800 pages, avec de nombreuses figures, constitue un volume. Il paraît un volume par année, en moyenne. L'abonnement est de **35** francs par volume. Chaque fascicule est vendu séparément.

67010. — Imprimerie LAHURE, 9, rue de Fleurus, Paris.